AF545730

N. Sergueef

Orofaziale und temporomandibuläre Osteopathie

Nicette Sergueef

Orofaziale und temporomandibuläre Osteopathie

1. Auflage

Übersetzt von: Olaf Schueren, Köln

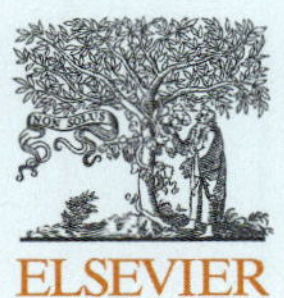

Elsevier GmbH, Bernhard-Wicki-Str. 5, 80636 München, Deutschland
Wir freuen uns über Ihr Feedback und Ihre Anregungen an kundendienst@elsevier.com

Titel der Originalausgabe
Ostéopathie orofaciale et temporomandibulaire.

ISBN: 978-2-294-76799-9
e-ISBN: 978-2-294-76916-0

This translation of Ostéopathie orofaciale et temporomandibulaire, 1st edition by Nicette Sergueef was undertaken by Elsevier GmbH and is published by arrangement with Elsevier Masson SAS.

Diese Übersetzung von Ostéopathie orofaciale et temporomandibulaire, 1. Auflage, von Nicette Sergueef wird durch die Elsevier GmbH ausgeführt und in Absprache mit Elsevier Masson SAS veröffentlicht.

Orofaziale und temporomandibuläre Osteopathie, 1. Auflage, von Nicette Sergueef © 2024 Elsevier GmbH Deutschland

ISBN 978-3-437-55137-6
eISBN 978-3-437-05418-1

1. Auflage 2024

Wichtiger Hinweis
Die medizinischen Wissenschaften unterliegen einem sehr schnellen Wissenszuwachs. Der stetige Wandel von Methoden, Wirkstoffen und Erkenntnissen ist allen an diesem Werk Beteiligten bewusst. Sowohl der Verlag als auch die Autorinnen und Autoren und alle, die an der Entstehung dieses Werkes beteiligt waren, haben große Sorgfalt darauf verwandt, dass die Angaben zu Methoden, Anweisungen, Produkten, Anwendungen oder Konzepten dem aktuellen Wissensstand zum Zeitpunkt der Fertigstellung des Werkes entsprechen. Der Verlag kann jedoch keine Gewähr für Angaben zu Dosierung und Applikationsformen übernehmen. Es sollte stets eine unabhängige und sorgfältige Überprüfung von Diagnosen und Arzneimitteldosierungen sowie möglicher Kontraindikationen erfolgen. Jede Dosierung oder Applikation liegt in der Verantwortung der Anwenderin oder des Anwenders. Die Elsevier GmbH, die Autorinnen und Autoren und alle, die an der Entstehung des Werkes mitgewirkt haben, können keinerlei Haftung in Bezug auf jegliche Verletzung und/oder Schäden an Personen oder Eigentum, im Rahmen von Produkthaftung, Fahrlässigkeit oder anderweitig übernehmen.

Für die Vollständigkeit und Auswahl der aufgeführten Medikamente übernimmt der Verlag keine Gewähr.
Geschützte Warennamen (Warenzeichen) werden in der Regel besonders kenntlich gemacht (®). Aus dem Fehlen eines solchen Hinweises kann jedoch nicht automatisch geschlossen werden, dass es sich um einen freien Warennamen handelt.
Hinweise zu Diagnose und Therapie können sich von den in Deutschland üblichen Standards unterscheiden. Achtung: Die bei den genannten Arzneimitteln angegebenen Dosierungen und Anwendungshinweise können von der deutschen Zulassung abweichen.

Bibliografische Information der Deutschen Nationalbibliothek
Die Deutsche Nationalbibliothek verzeichnet diese Publikation in der Deutschen Nationalbibliografie; detaillierte bibliografische Daten sind im Internet über https://www.dnb.de abrufbar.

24 25 26 27 28 5 4 3 2 1

In ihren Veröffentlichungen verfolgt die Elsevier GmbH das Ziel, genderneutrale Formulierungen für Personengruppen zu verwenden. Um jedoch den Textfluss nicht zu stören sowie die gestalterische Freiheit nicht einzuschränken, wurden bisweilen Kompromisse eingegangen. Selbstverständlich sind **immer alle Geschlechter** gemeint.

Planung: Laura Eichhorn, München
Projektmanagement: Annekathrin Sichling, München
Redaktion: Barbara Buchter, extratour - Büro für Verlage, Freiburg
Rechteklärung: Andrea Ispan, Riemerling
Satz: Thomson Digital, Noida/Indien
Druck und Bindung: Drukarnia Dimograf Sp. z o. o., Bielsko-Biała/Polen
Fotos: Nicette Sergueef/Zeichnungen: Carole Fumat
Umschlaggestaltung: SpieszDesign, Neu-Ulm
Titelfotografie: Nicette Sergueef

Aktuelle Informationen finden Sie im Internet unter **www.elsevier.de**

Meinem Ehemann

Vorwort

Dieses Buch ist das Ergebnis jahrelanger Erfahrung als Therapeutin und Dozentin der Osteopathie. Ich möchte mit diesem Text eine Geschichte erzählen, die Geschichte der Kontinuität der orofazialen Sequenzen des Lebens, von der Embryonalphase über die Kindheit und das Erwachsenenalter bis zum fortgeschrittenen Alter. In den folgenden Kapiteln werden die Entwicklung, das Wachstum und das Altern der orofazialen Strukturen beschrieben und den jeweiligen Phasen zugeordnet.

Einen Blick auf die Geschichte des Lebens zu werfen, hilft uns zu verstehen, wer oder was ein „Patient" ist. Diese umfangeiche Erkundung ist komplex und faszinierend zugleich. Bei der Betrachtung eines Embryos lernen wir, wie seine ersten zaghaften Bewegungen die Strukturen des späteren Fetus modellieren. Die Wachstumskräfte setzen unaufhörlich ihre Arbeit fort und stehen dabei unter großem epigenetischem Einfluss. Für eine genauere Betrachtung unserer Patienten ist eine weitreichende Kenntnis dieser Entwicklungsschritte unverzichtbar. Nur so können wir das Entstehen von Dysfunktionen verstehen und angemessene Behandlungsprotokolle ausarbeiten.

Sowohl die Phylogenese als auch die Ontogenese zeigen uns, wie Funktionsveränderungen, z. B. der Kaufunktion, die Entwicklung der orofazialen und temporomandibulären Strukturen beeinflussen. Die Erforschung dieser Veränderungen ermöglicht uns einen Gesamtüberblick über die orofazialen Funktionen. Dafür stellen wir eine detaillierte Beschreibung der ontogenetischen Entwicklung vor, insbesondere der besonders bedeutsamen Kleinkindphase, also der Zeit von der Geburt bis zum Durchbruch des ersten bleibenden Backenzahns, des Sechsjahrmolars. Nur aus diesem Blickwinkel lassen sich die Dysfunktionen unserer Patienten verstehen. Beim Erwachsenen liefert uns außerdem die Kenntnis iatrogener Faktoren, die zu temporomandibulären und posturalen Dysfunktionen führen, wichtige Informationen für die Ausarbeitung unserer Behandlungsansätze.

Im Leben eines Menschen spielt der Mund eine wichtige Rolle. Über ihn ernähren wir uns, über ihn kommunizieren wir durch Laute oder Mimik. Die Geschichte der Menschheit ist voll von Berichten, wie der Mund im Laufe der Zeit betrachtet, welche Aufmerksamkeit ihm geschenkt und welche Symbolkraft ihm zugeordnet wurde. Der Mund ist immer ein wichtiger Teil unseres Aussehens, das wussten schon die Wikinger mit ihren geschliffenen und gefärbten Zähnen. Das zeigt sich auch im Lächeln der Mona Lisa (deren Gesundheitszustand möglicherweise nicht sehr gut war[1]), oder in den Darstellungen des Buddha, dessen Weisheit sich in seinem Lächeln zeigt. Im Laufe der Jahrhunderte hielt man sich bei der künstlerischen Darstellung der Zähne häufig eher zurück, da diese sich oft in einem beklagenswerten hygienischen Zustand befanden. Zähne werden aber auch symbolhaft für psychoanalytische Impulse der Feindseligkeit, der Animalität oder des Todes betrachtet[2].

Im 21. Jahrhundert wird es unter dem Einfluss von Werbung, Medien, Film und Fernsehen immer wichtiger, ein schönes Lächeln zu zeigen. Es drückt Selbstvertrauen aus und erleichtert soziale Beziehungen. Die Wahrnehmung des Lächelns hängt in hohem Maße von der Gesichtssymmetrie und seinen als harmonisch empfundenen Proportionen ab. Dies spielt für unser Verständnis von Schönheit eine wichtige Rolle und steht auch im Zusammenhang mit einem gesunden Aussehen. An einem lächelnden Blick sind alle Gesichtsmuskeln beteiligt, auch die periokuläre Muskulatur. Zu einem schönen Lächeln gehören oftmals aber auch ebenmäßige, weiße Zähne. Um dies zu erreichen, nutzen wir unterschiedliche Methoden, unter anderem auch kieferorthopädische Korrekturmaßnahmen.

In diesem Buch wird erläutert, wie sich im Laufe des Lebens einer Person gegenseitige Wechselbeziehungen zwischen den Funktionen des Saugens, Schluckens, Kauens, der Ventilation, Phonation, der Haltung und der Okklusion entwickeln. Daher ist bei Kindern das frühzeitige Erkennen und Normalisieren

[1] Mehra MR, Campbell HR. The Mona Lisa decrypted: allure of an imperfect reality. Mayo Clin Proc 2018 ; 93(9): 1325–7.

[2] Choukroun MG. La fabuleuse histoire du sourire. Orthod Fr 2019; 90: 137–48.

orofazialer Dysfunktionen für die Ausbildung eines intakten Mundes und einer funktionellen und ästhetischen Okklusion von grundlegender Bedeutung. Beim Erwachsenen ermöglicht die Normalisierung somatischer Dysfunktionen den Erhalt des Zahnbestandes und seiner Funktion und vermeidet negative Auswirkungen auf das Kiefergelenk oder andere Bereiche des Körpers.

Es werden Ursachen und Lösungen für orofaziale Störungen beschrieben, sei es für Säuglinge, denen das Saugen schwerfällt, für Kinder, die nicht kauen wollen oder wegen unregelmäßiger Zähne kieferorthopädisch behandelt werden sollen, oder für Erwachsene, deren Lebensqualität durch Kiefergelenkprobleme beeinträchtigt wird.

Mein Wunsch ist es, Ihr Interesse als Osteopath/in zu wecken. Ich möchte aber auch allen Therapeuten, die mit Kindern arbeiten, die Dringlichkeit einer frühzeitigen Behandlung vermitteln, wenn es darum geht, prädisponierende Faktoren für orofaziale Störungen zu entdecken und zu beheben. Prävention ist entscheidend. Sie besteht darin, den Eltern Ratschläge zu geben, wie sie ihren Kindern gute Gewohnheiten beibringen können, z. B. das Kauen fester Nahrung. Außerdem sollen sie in der Lage sein, Störungen zu erkennen und, falls erforderlich, einen Therapeuten aufzusuchen, der die nötige Kompetenz besitzt, die entsprechende Dysfunktion zu behandeln. In diesem Sinne soll mit den Kapiteln zur osteopathischen und zur kieferorthopädischen Therapie eine interdisziplinäre Kommunikation und Zusammenarbeit gefördert werden.

Die Lektüre dieses Buch kann am Stück oder kapitelweise erfolgen. Ich hoffe, damit Ihre Neugierde zu wecken und Ihnen Denkanstöße für mehr Wohlergehen Ihrer Patienten zu geben.

Nicette Sergueef DO (Frankreich)
Associate Professor (retd.),
Department of Osteopathic Manipulative Medicine,
Chicago College of Osteopathic Medicine,
Midwestern University, USA

Danksagung

Die vorliegende Arbeit wäre in dieser Form ohne die langjährige Unterstützung und Ermutigung durch eine Reihe besonderer Menschen nicht möglich geworden. Durch ihre umfangreichen Kenntnisse auf ihrem jeweiligen Spezialgebiet haben sie alle zur Entstehung des Buchs beigetragen. Dazu gehören, unter anderem, E. Allin, B. Gardel, T. Glonek, I. Hue, B. Michel, K. Nelson, D. Nicoulis und M. Paule.

Mein Dank für ihr wohlwollendes und anregendes Feedback gilt weiterhin allen, denen ich im Laufe meiner osteopathischen Praxis und Tätigkeit als Dozentin begegnet bin. Für dieses Buch bedanke ich mich ganz herzlich bei Anna, Alice, Aurora, Allison, Benjamin, Danilo, Edoardo, Filippo, Fjoralba, Greta, Gabriel, Johann, Nicolas, Lina und Paul.

Fehler gefunden?

An unsere Inhalte haben wir sehr hohe Ansprüche. Trotz aller Sorgfalt kann es jedoch passieren, dass sich ein Fehler einschleicht oder fachlich-inhaltliche Aktualisierungen notwendig geworden sind.

Sobald ein relevanter Fehler entdeckt wird, stellen wir eine Korrektur zur Verfügung. Mit diesem QR-Code gelingt der schnelle Zugriff.

https://else4.de/978-3-437-55137-6

Wir sind dankbar für jeden Hinweis, der uns hilft, dieses Werk zu verbessern. Bitte richten Sie Ihre Anregungen, Lob und Kritik an folgende E-Mail-Adresse: kundendienst@elsevier.com

Inhaltsverzeichnis

KAPITEL

1 Orofaziale Osteopathie

1.1 Orofaziale Therapie

1.1.1 Orofaziale Therapie in der Geschichte

Zähne waren schon immer Gegenstand besonderer Aufmerksamkeit. Seit Urzeiten praktiziert der Mensch an ihnen Verschönerungen mit Edelsteinen, religiös motivierte Verstümmelungen oder Abschleifungen zu therapeutischen Zwecken.

Die ersten Anzeichen einer Zahnbehandlung fand man an einem 14.000 Jahre alten, menschlichen Backenzahn, der zu einem Skelett in einer Grabstätte in Norditalien gehörte. Der Zahn wies zahlreiche Spuren einer mechanischen Perforationsbehandlung durch ein feines, extrem hartes Steinwerkzeug auf. Karieserkrankungen, die mit Beginn des Ackerbaus zu dieser Zeit zunahmen, wurden wahrscheinlich auf diese Art behandelt, um die Menschen von Schmerzen und anderen Beschwerden zu befreien. Dies war der Beginn der Zahnheilkunde [1, 2].

Zahlreiche anthropologische Studien weisen auf Veränderungen an Zähnen hin. Einige von ihnen, z. B. die Furchen, die auf den Zähnen aus der archäologischen Stätte von Ein Mallaha in Israel gefunden wurden, könnten auf die Verarbeitung von Pflanzenfasern hinweisen. Es scheint, dass die Zähne als Werkzeuge genutzt wurden [3]. In anderen Regionen wurden aus ästhetischen Gründen oder zu symbolischen bzw. religiösen Zwecken absichtliche Verstümmelungen durchgeführt. Beispiele aus der Vorzeit dafür fand man in Afrika, Indien, China, Japan und Europa [4]. Sehr verbreitet waren vor allem Feil- und Schleiftechniken, mittels derer die Zähne spitz geschliffen oder in zwei oder drei Teile geteilt wurden. Häufig wurden auch Perlen, Jade-, Obsidian- oder Goldteilchen eingesetzt [5].

Die Extraktion von Zähnen, bisweilen gefolgt von prothetischen Versorgungen, wurden ebenfalls praktiziert. Der in Algerien gefundene, 7.000 Jahre alte Schädel von Faid Souar II. markiert möglicherweise den Beginn der Implantologie. Dieses berühmte Exemplar zeigt ein Zahnimplantat an der Stelle des zweiten Prämolaren im Knochengewebe des rechten Oberkiefers [6]. Andere Beispiele zeigen Zahnrekonstruktionen mit Hand- oder Fußknöchelchen, Knochenfragmenten aus Säugetierfüßen, Gold-, Holz- oder Elfenbeinstücken [7].

Hippokrates, gemeinhin als der „Begründer der Medizin" bezeichnet, hinterließ zahlreiche Abhandlungen über Zähne und ihre Krankheiten. Er beschrieb als Erster die Entwicklung der Zähne in utero und erwähnte die Benutzung der Zahnzange zur Entfernung kariöser oder lockerer Zähne. Um einer Krankheit auf den Grund zu gehen, empfahl er, stets nach ihrem Ursprung zu suchen, und wies gleichzeitig darauf hin, dass dieser in bestimmten Fällen bei den Zähnen zu finden sei.

Hippokrates' Ausführungen enthalten eine interessante osteopathische Konnotation: „Von den Individuen mit langen Köpfen besitzen einige einen dicken Hals und kräftige Gliedmaßen und Knochen; andere habe stark gewölbte Gaumen, ihre Zähne stehen unregelmäßig und überkreuzen sich, und sie leiden unter Kopfschmerzen und Ohrausfluss" [8]. Diese Beschreibung entspricht einer somatischen Dysfunktion in Extension-Innenrotation (➤ Kapitel 1.3.2 „Bewegungen des kraniosakralen Konzepts"). An dieser Stelle sei erwähnt, dass die von Hippokrates vor 2.500 Jahren vorgeschlagene Technik zur Korrektur einer Kiefergelenkdislokation immer noch aktuell ist [9].

Die Etrusker stellten aus Goldlamellen bereits Apparate her, die man heute als Zahnbrücke bezeichnen würde. Solche Apparate dienten dazu, Prothesen oder Zähne, die sich infolge eines Traumas oder einer parodontalen Erkrankung gelöst hatten, zu stabilisieren [10]. Dieses Wissen hatte großen Einfluss auf die Römer, die lange vor der Allgemeinmedizin bereits eine Art von Zahnmedizin betrieben. Sie maßen der

Zahn- und Mundhygiene große Bedeutung zu und verwendeten verschiedene Substanzen zur Zahnreinigung. Diese bestanden beispielsweise aus Pulver, die sie aus Hühnereierschalen, oder aus Asche, die sie aus Mäuse-, Hasen-, Wolfs- oder anderen Tierköpfen gewonnen hatten [8]. Gegen Zahnschmerzen wurden andere Mittel oder Techniken eingesetzt, z. B. das Kauen wilder Minze. Die Verwendung von Zahnstochern wurde ebenfalls empfohlen.

Galen, der in Rom ansässige griechische Arzt der Antike, betrachtete die Anatomie als die Grundlage der Medizin. Er hinterließ umfassende Schriften und hatte großen Einfluss auf die Welt der Medizin [11]. Galen beschrieb als Erster die Innervierung der Zähne. Da die Obduktion menschlicher Leichen untersagt war, führte er diese an Tieren durch. Bei der Übertragung seiner Untersuchungsergebnisse vom Tier auf den Menschen unterliefen ihm allerdings einige Irrtümer. Das Os intermaxillare beim Tier ist beispielsweise bedeutend größer als das menschliche Zwischenkieferbein.

Kelsos, griechischer Philosoph im 2. Jahrhundert, riet zur Stabilisierung lockerer Zähne mithilfe von Goldfäden, die an den festen Nachbarzähnen befestigt werden sollten. Weiterhin beschrieb er die Verwendung von Zahnzangen zum Ziehen von Zähnen [12] und die Notwendigkeit der frühzeitigen Repositionierung eines luxierten Kiefergelenks. Dazu führte er aus, dass „der Knochen stets nach vorne verschoben ist, einseitig oder beidseitig". Sollte bei Kindern ein bleibender Zahn durchbrechen wollen, bevor der entsprechende Milchzahn ausgefallen ist, riet Kelsos dazu, den Milchzahn zu ziehen und mit einem Finger täglich Druck gegen den durchbrechenden bleibenden Zahn auszuüben, bis dieser die richtige Position eingenommen habe [13].

In der Geschichte der Menschheit finden sich auch zahlreiche Beispiele absichtlich herbeigeführter Zahnverstümmelungen. Gegen Ende des ersten Jahrtausends fügten sich die Wikinger an den Frontzähnen tiefe horizontale Furchen zu und färbten diese mit unterschiedlichen Pigmenten [14]. Der dänische König Harald I. „Blauzahn" (dessen Beiname heute für eine kabellose Datenübertragung steht) liefert ein Beispiel für absichtliche herbeigeführte Veränderungen und Verfärbungen der Zähne.

Manche Völker hegen seltsame Überzeugungen, was die Zähne anbelangt. Für die Bulang in China sind z. B. perfekte Zähne gleichbedeutend mit einem hohen sozialen Rang. Sie glauben, Zahnschmerzen würden durch Zahnwürmer verursacht, die mit der Karies auszutreiben sind. Eine solche Behandlung erfordere den Besuch eines Mönchs [15]. In Südwest-Asien und Ozeanien dienen Bambusfasern zum Reinigen der Zähne. Das Schwärzen der Zähne ist dort eine verbreitete Praxis, mit der verheiratete Frauen ihren neuen Familienstand kundtun. Mittlerweile wurde nachgewiesen, dass das Auftragen solcher Pasten aus Nüssen und Holz die Proliferation von im Speichel enthaltenen Streptokokken hemmt und so die Zähne vor Karies schützt [16].

In Frankreich übernahmen die Barbiere im 18. Jahrhundert die Zahnheilkunde. Dieser Berufsstand hatte ein breit gefächertes Tätigkeitfeld, vom Zähneziehen über das Haareschneiden, die Herstellung schmerzstillender Elixiere bis zum Setzen von Schröpfgläsern und anderen Leistungen.

Im 16. Jahrhundert beschrieb Ambroise Paré, Chirurg am französischen Königshaus, die Pulpitis, die akute Arthritis und den Zahnabszess. Er war ein Befürworter der Zahnprothese: „Wenn ein Zahn ausfällt, muss er durch einen aus Knochen oder Elfenbein ersetzt werden, da diese Materialien sich hervorragend dazu eignen. Der neue Zahn ist mit Gold- oder Silberfäden mit den Nachbarzähnen zu verbinden" [17]. Er beschrieb außerdem Zahnfehlstellungen und deren funktionelle Auswirkungen: „Der kann nicht gut Wörter sprechen, dessen Zähne zu kurz oder zu weit vorne oder übereinander stehen". Er empfiehlt, zu lange Zähne abzuschleifen und, in Anlehnung an Kelsos, bei Kindern mit dem Finger so lange Druck gegen einen falsch stehenden Zahn anzuwenden, „bis er an seiner natürlichen Stelle stehe" [18].

Pierre Fauchard, Zahnarzt im 18. Jahrhundert, nahm diesen Ratschlag auf und fügte hinzu, dass der Druck gegen den Zahn mehrmals am Tag ausgeübt werden sollte [19]. Tatsächlich war Pierre Fauchard der Erste, der die Korrektur von Zahnpositionen mithilfe von speziellen Apparaturen einführte. Er verfasste sein zweibändiges Werk „Le chirurgien dentiste", das sämtliche Bereiche der Zahnheilkunde abdeckte und in ganz Europa Verbreitung fand: *„Der Zahnarzt oder Traktat der Zähne. Von den Mitteln, die Zähne sauber und gesund zu halten, sie zu verschönern, ihren Verlust zu ersetzen und ihre Krankheiten und die des Zahnfleischs zu heilen, und von Unfällen, die den be-*

nachbarten Teilen der Zähne widerfahren können. Mit Beobachtungen und Reflexionen zu mehreren Einzelfällen" [20].

Philippe zitiert in seinem Buch den französischen Chirurgen und Anatom Philippe-Frédéric Blandin aus dem 19. Jahrhundert, der sich mit der Ätiopathogenese von Zahnkrankheiten beschäftigte und dabei auch die benachbarten Strukturen berücksichtigte: *„Die Lippen, Wangen und die Zunge tragen dazu bei, die Zähne in eine Richtung zu lenken. Die Zähne liegen auf natürliche Weise zwischen zwei Kräften, die sie auf gegensätzliche Art beanspruchen: die eine von außen nach innen, die andere von innen nach außen gerichtet.*" Man beachte an dieser Stelle die ersten Anzeichen einer eher funktionellen Betrachtungsweise von Zahnerkrankungen.

Im Laufe der Zeit gewannen die Behandlungsansätze an Genauigkeit. Schange unterschied bei den Zähnen zwischen „Positions-" und „Ausrichtungsanomalien" und sprach von „fehlerhaften Bezügen zwischen den Arkaden". Lefoulon ersetzte im Jahre 1841 den Begriff des „Richtens" der Zähne durch die „Orthodontosie" [22]. Später entwickelte sich die Zahnheilkunde vor allem im englischsprachigen Raum weiter und wurde zur „Orthodontie". Besondere Beachtung fand Edward Angle mit seiner Klassifikation.

1.1.2 Orofaziale Therapie in der osteopathischen Tradition

Wie bereits sein Vater praktizierte auch Andrew Taylor Still zunächst allopathische Medizin. Damals gab es so gut wie keine Gesetzesregelungen zur Lehre und Ausübung der Medizin, sodass sich jeder nach einer gewissen Lehrzeit Arzt nennen konnte. Es gab Homöopathen, Phytotherapeuten, Einrenker, Heiler usw., die eine Vielzahl unterschiedlicher, mehr oder weniger seriöser Methoden anwendeten.

Zu dieser Zeit brachten die Behandlungen mit Aderlässen, Quecksilberwaschungen, Arsen oder anderen toxischen Mitteln häufig mehr Gefahren als Nutzen. Still schrieb dazu: „Als ich ungefähr vierzehn Jahre alt war, wurde ich entschleimt. Ich nahm mehrere Dosen Kalomel. Es lockerte meine Zähne. Heute brauche ich teilweise künstliche Zähne, weil ich in einer Zeit aufwuchs, in der den Menschen nichts Besseres einfiel, als meinen Kiefer in Zinnober zu verwandeln" (*„When I was about fourteen years old I was salivated. I took several doses of calomel. It loosened my teeth. Today I am using part of a set of store teeth, because I lived in a day and generation when people had no more intelligence than to make cinnabar of my jawbone*") [23].

Ab dem 18. Jahrhundert wird Kalomel als Abführmittel eingesetzt. Dieses extrem toxische Mittel erlangte später Beliebtheit im Kampf gegen verschiedene Fieberzustände und wurde zum Aushängeschild der damaligen „heroischen" Medizin. Im 19. Jahrhundert lehnten allerdings viele Praktizierende das Mittel ab und wandten sich alternativen Methoden wie der Homöopathie, Osteopathie, Chiropraxie oder anderen Bewegungen, z. B. der christlichen Wissenschaft, zu [24].

Still kann die „grobe Ignoranz seitens des medizinischen Berufstands" nicht unterstützen. Seine persönlichen Erfahrungen und der Tod dreier seiner Kinder im Laufe einer Meningitis-Epidemie bringen ihn dazu, eine neue Methode zu begründen, die er als „Osteopathie" bezeichnet: „Was werden Sie anstelle von Drogen geben? Wir haben nichts, was wir anstelle von Kalomel geben können, denn die Osteopathie ruiniert weder die Zähne, noch zerstört sie den Magen, die Leber, noch irgendein Organ oder eine Substanz im Körper […]" (*„What will you give in place of drugs? We have nothing we can give in place of calomel, because Osteopathy does not ruin your teeth, nor destroy the stomach, liver, nor any organ or substance in the system […]*") [23]. Er fügt hinzu: „Wir können Ihre Struktur neu einstellen, aber wir können nichts aus der materiellen Welt hinzufügen oder geben, was für das Funktionieren einer perfekten Maschine von Nutzen wäre […]. Ein perfekt eingestellter Körper, der reines Blut in großen Mengen produziert, der es rechtzeitig und in ausreichender Menge zur Verfügung stellt, um alle Anforderungen eines lebendigen Organismus zu erfüllen. Das ist es, was der Osteopath Ihnen anstelle von Medikamenten geben kann, wenn er sein Geschäft versteht" (*„we can give you adjustment of structure but we cannot add or give anything from the material world that would be beneficial to the workings of a perfect machine […]. A perfectly adjusted body which will produce pure blood and plenty of it, deliver it on time and in quantity sufficient to supply all demands in the economy of life. This is what the osteopath can give you in the place of drugs if he knows his business*") [23].

In seinen Veröffentlichungen erwähnt er häufig die Bedeutung der Zähne für die Gesundheit des Organismus. In den damaligen osteopathischen Kliniken wurden Leistungen nicht nur auf dem Gebiet der Orthopädie, Pädiatrie oder Geburtshilfe, sondern auch der Zahnheilkunde angeboten: „Viele schwere und viele tödliche allgemeine Infektionen hatten ihren Ursprung in den Mandeln und in Abszessen an den Zahnwurzeln" („*Many grave and many fatal general infections had their origin in the tonsils and in abscesses at the roots of the teeth*") [25]. Er ist sich der Bedeutung von Zahnextraktionen bewusst und teilt seine Meinung dazu mit: „Wenn eine Extraktion vorgenommen wird, muss sie gründlich durchgeführt werden. Man kann vernünftigerweise sagen, dass manche Zahnärzte die Zähne ziehen, manche sie extrahieren, manche sie chirurgisch entfernen. Das letztere Verfahren ist in diesen betroffenen Bereichen meiner Meinung nach das einzig sichere Verfahren" („*If the extraction is made, it must be done thoroughly. It is wisely said, some dentists pull teeth, some extract them, some remove them surgically. The latter procedure in these involved areas, in my mind is the only safe procedure*").

Still schreibt den damaligen Zahnextraktionen häufig schadhafte Auswirkungen zu, z. B. den Schiefhals: „Luxationen oder Verrenkungen des Nackens, vor allem bei ungeschicktem Gebrauch der Zange beim Ziehen der Zähne" („*luxations or dislocations of the neck, chief among which is an unskillful use of forceps at the time of extracting teeth*") [26]. Doch die Folgen beschränken sich seiner Ansicht nach nicht auf die Wirbelsäule, sondern betreffen ebenfalls die kranialen Strukturen, besonders den Unterkiefer: „Achten Sie gut darauf, dass Sie den Unterkiefer richtig eingestellt haben, denn er ist oft nicht in seiner normalen Position. In einigen Fällen ist dies die Folge von zahnärztlichen Eingriffen. Nach dem Ziehen von Zähnen wurde der Unterkiefer in einer verspannten Position belassen" („*Be very careful that you have adjusted the inferior maxilla because it is very often quite out of its normal position. In some cases this is the result of dental work. After the extraction of teeth the under jaw has been left in a strained position*") [26].

Still weist immer wieder auf die Bedeutung des Unterkiefers und seiner umgebenden Strukturen hin, vor allem der vorderen viszeralen Halsloge mit ihren Leitungsbahnen. Eine Normalisierung des Unterkiefers zeigt für ihn positive Auswirkungen auf dessen Nachbargewebe, die Schädelbasis, das Zungenbein und die Halswirbelsäule. Er empfiehlt eine solche Normalisierung bei verschiedenartigen Störungen wie Stottern, Dysphonien oder Aphonien, Halsschmerzen, Laryngitis, Trigeminus- oder Fazialisneuralgien. Nach einer minutiösen Behandlung der Halswirbelsäule, der oberen Brustwirbelsäule, der Rippen, Schlüsselbeine und des kraniozervikalen Übergangs normalisiert er den Unterkiefer mit einer einfachen Methode: „Ich lege meine Hand hinter und auf den Unterkieferwinkel meines Patienten, halte ihn fest, dann bitte ich den Patienten, den Mund zu öffnen. Zur gleichen Zeit lege ich meine andere Hand auf sein Kinn und bewege es mit einer festen Drehbewegung nach vorne unten. Wenn diese Bewegung richtig ausgeführt wird, bringt sie den unteren Oberkiefer zurück in seine normale Position" („*I place my hand behind and on the angle of my patient's under jaw with a firm hold, then ask the patient to open his mouth. At this time I place my other hand on his chin and bring it forward and down with a firm rotary motion which movement when done properly returns the inferior maxilla to its normal position*") [26].

In *The Cranial Bowl*, das 1939 erschien, äußert sich Stills Schüler Sutherland mehrfach zu Dysfunktionen in der Orofazialregion und ihren Auswirkungen. Er widmet dort ein ganzes Kapitel dem „zahnbedingten Trauma" („*Dental traumatic type*"), bei dem die Sutura occipitomastoidea (OM) während der Extraktion eines Backenzahns durch eine Kompression des Patientenkopfes gegen die Kopflehne des Zahnarztstuhls in Dysfunktion gerät [27].

An anderer Stelle schreibt er über das Ziehen von oberen Backenzähnen unter Betäubung. Da diese Zähne über große gekrümmte Wurzeln verfügen, führt der Zahnarzt mit seiner Zange zunächst kräftige Dreh- und Seitbewegungen am Zahn aus, bevor er ihn herauszieht. Wenn er dann bei der Extraktion diese Dreh- und Seitbewegungen mit einer Traktion nach vorne unten kombiniert, neigt der Patient dazu, Widerstand zu leisten, indem er seinen Hinterkopf in die entgegengesetzte Richtung, gegen die Kopflehne des Zahnarztstuhls presst. Nach Sutherland gerät dadurch die gesamte Schädelbasis in Ungleichgewicht, vom Processus pterygoideus bis zum Bereich des Lambda [28]. Die Traktion am Zahn könnte außerdem eine Dysfunktion des Oberkiefers bewirken.

Bei der Extraktion eines unteren Backenzahns enthält die nach kranial gerichtete Traktion auch eine mediale Komponente. Diese mediale Hebelwirkung auf den Zahn kann dazu führen, dass über das Kiefergelenk die Kompression des Schläfenbeins erhöht wird. Gleichzeitig wird der Unterkiefer auf der gegenüberliegenden Seite nach kaudal gezogen, wodurch das Lig. sphenomandibulare unter Spannung gerät und den Processus pterygoideus auf der dysfunktionalen Seite nach oben außen kippt [28]. Sutherland erläutert auch mögliche Auswirkungen einer solchen Extraktion auf das Ganglion trigeminale, das Ganglion pterygopalatinum, die Ohrtrompete oder die Augenhöhle. Die Funktion des Ganglion pterygopalatinum könnte durch eine Fehlstellung des Oberkiefers und eine dadurch bedingte Verengung der Fissura orbitalis inferior beeinträchtigt werden. Für Sutherland sind Fehlstellungen des Gaumenbeins in der Regel Folgen von Fehlstellungen des Oberkiefers oder des Keilbeins [28].

Sutherland erinnert mehrfach daran, dass Zahnextraktionen die Bezüge des Oberkiefers zum Keilbeinfortsatz und, als Reaktion darauf, auch zu den anderen Gesichtsknochen verändern können [28]. Für ihn kann der Oberkiefer allerdings nicht nur durch dentale Traumata, sondern auch durch Schläge oder Verletzungen im Gesicht in Dysfunktion geraten. Solche Störungen können die verschiedensten Auswirkungen in der Nasen-Rachen-Region nach sich ziehen, die seiner Ansicht nach auf eine Kompression des Siebbeins durch den Processus orbitalis der Maxilla zurückzuführen sind.

Die Zahnheilkunde hat seitdem große Fortschritte gemacht. Im Bereich der Zahnpflege, der Schmerzlinderung, der Extraktionen und der Kieferorthopädie kommen mittlerweile hochentwickelte Techniken zum Einsatz. Diese Fortschritte wurden im Laufe der Zeit durch die Weiterentwicklung der Konzepte möglich gemacht.

1.2 Kraniosakrales Konzept

William Garner Sutherland, ein Schüler Stills, entwickelte das kraniosakrale Konzept am Ende des 19. Jahrhunderts. Er berichtet dazu: „Der Gedanke entstand, als ich einen Schädel betrachtete, den Doktor Andrew Taylor Still in seine Einzelteile zerlegt hatte und der auf einer Ausstellung in der North Hall des A. T. Still Infirmary Buildings zu sehen war. Die Gelenkflächen der Schädelknochen schienen mir zu zeigen, dass sie für gelenkige Bewegungen gemacht waren" („*The idea originated while I was viewing the disarticulated bones of a skull belonging to Doctor Andrew Taylor Still, on exhibition in North Hall of the A. T. Still Infirmary Building. The articulary surfaces of these bones seemed to me to indicate that they were designed for articular mobility*") [27].

Im Laufe der Zeit setzt Sutherland seine Forschungen zur kranialen Mobilität fort, bemerkt aber: „Wenn Sie die Ausführungen des Doktor Andrew Taylor Still aufmerksam lesen, werden Sie feststellen, dass das kraniale Konzept in der osteopathischen Wissenschaft [...] nicht von mir, sondern von ihm stammt" („*If you read the writings of Dr. Andrew Taylor Still carefully, you will find that [...] the cranial concept in the science of osteopathy was his, not mine*") [29]. Sutherland wird wahrscheinlich auch durch die Ausführungen Emmanuel Swendenborgs beeinflusst [28]. Der schwedische Wissenschaftler ist der Autor grundlegender Texte, wie z. B. *The Brain*, den er von 1743 bis 1744 verfasste. Auf brillante Weise beschreibt er die Bewegungen des Gehirns, die Bedeutung der duralen Membranen und die pulsierenden Eigenschaften der Zerebrospinalflüssigkeit, die sich auf den gesamten Organismus übertragen. Sutherland übernimmt diese grundlegenden Elemente in sein kraniales Konzept und schreibt: „Swedenborg entdeckte vor 200 Jahren die Bewegung des Gehirns. Haben wir etwas vollkommen Neues?" („*Swedenborg, 200 years ago, said there is movement of the brain. Have we anything totally new?*") [28].

Fortan vertritt Sutherland die Meinung, dass die gelenkige Verbindung der Schädelknochen die Aktivität des Gehirns, des Liquors und der duralen Membranen begünstigt, und dass dieses Zusammenspiel eine funktionelle Einheit bildet, die er den Primären Respiratorischen Mechanismus (PRM) nennt: „Ich betrachte die gelenkige Schädelstruktur als einen primären respiratorischen Mechanismus, der in Einheit mit dem Gehirn, den Ventrikeln und den intrakranialen Membranen arbeitet; der diaphragmatische respiratorische Mechanismus ist diesem gegenüber sekundär" („*I view the cranial articular structure as a primary respiratory mechanism, and that it fonctions in conjunction with the brain, the ventricles, and the intracranial membranes; the diaphragmatic respiratory mechanism being secondary thereto*") [27].

In Übereinstimmung mit Sutherland tragen Howard Lippincott, D. O., und Rebecca Lippincott, D. O., später auch Rollin E. Becker, D. O., und Harold Magoun, D. O., durch ihren Unterricht und ihre Veröffentlichungen wesentlich zur Entwicklung der kranialen Osteopathie bei.

Der Bildungsrat für Osteopathische Prinzipien (Educational Council on Osteopathic Principles, ECOP) der Amerikanischen Vereinigung der Schulen für Osteopathische Medizin (American Association Of Colleges of Osteopathic Medicine, AACOM) gab der kranialen Osteopathie, auch bekannt als *„Osteopathie in der Schädelsphäre"*, im Jahre 2014 die neue Bezeichnung „Osteopathische kraniale manipulative Medizin". Die vom ECOP ausgearbeitete und regelmäßig überarbeitete osteopathische Terminologie definiert die osteopathische Behandlung durch kraniale Manipulation heute als ein „Diagnose- und Behandlungssystem, ausgeführt durch einen osteopathischen Therapeuten, auf der Grundlage des primären respiratorischen Mechanismus und einer ausgeglichenen membranösen Spannung" (*„A system of diagnosis and treatment by an osteopathic practitioner using the primary respiratory mechanism and balanced membranous tension"*) [31].

1.3 Primärer Respiratorischer Mechanismus

1939 veröffentlicht Sutherland *The Cranial Bowl* und stellt ein Konzept vor, das er den „Primären Respiratorischen Mechanismus" (PRM) nennt:

- „Primär" im Sinne des Ersten in einer chronologischen Abfolge, vor der pulmonalen Atmung. Primär aber auch im Sinne der größten Bedeutung, des Hauptsächlichen;
- „Respiratorisch" in Bezug auf den Gas- und Metabolitenaustausch auf zellulärer Ebene;
- „Mechanismus" im Sinne einer funktionellen Einheit, deren Einzelteile alle miteinander verbunden sind.

Der PRM wird klassisch anhand von fünf Phänomenen beschrieben: Die inhärente Motilität des Gehirns und des Rückenmarks, die Fluktuation der Zerebrospinalflüssigkeit (Liquor cerebrospinalis), die Mobilität der intrakranialen und intraspinalen Membranen, die gelenkige Mobilität der Schädelknochen sowie die unwillkürliche Mobilität des Sakrums zwischen den Beckenknochen [32].

1.3.1 Inhärente Motilität des Gehirns und des Rückenmarks

Motilität wird definiert als „die Fähigkeit zu Spontan- oder Reaktivbewegungen als Eigenschaft von Lebewesen in allen Ausprägungen" [33]. Für Sutherland stellt die Motilität des Gehirns und Rückenmarks den Motor des PRM dar.

Tatsächlich lassen sich die im zentralen Nervensystem (ZNS) stattfindenden zellulären und intrazellulären Aktivitäten dem Prozess des PRM zuordnen [34]. Mit verschiedenen Techniken ließen sich bei mehreren Arten von Lebewesen langsame Schwingungen in der Dynamik des Gefäßsystems, des Herzzyklus und des Gehirnstoffwechsels nachweisen [35, 36].

Zusätzlich zur Motilität des Gehirnparenchyms bewegen sich die Basalganglien nach kaudal, medial und posterior. Der Pons bewegt sich während der kardialen Systole nach kaudal und anterior und kehrt während der Diastole langsam zurück [37]. Anschließend folgt eine trichterartige Bewegung, bei der das Rückenmark das Gehirn nach kaudal zu ziehen scheint [38].

1.3.2 Fluktuation der Zerebrospinalflüssigkeit

1912 ist Fernand Cathelin der Erste, der von einer Zirkulation der Zerebrospinalflüssigkeit (Liquor cerebrospinalis, CSF) und einem Periduralraum spricht. 1925 präsentiert Harvey W. Cushing das Konzept, es gäbe außer der Zirkulation des Blutplasmas und der interstitiellen Flüssigkeit noch eine „dritte Zirkulation" im Gehirn, nämlich die des CSF [39]. Dabei hatte Swedenborg bereits im 18. Jahrhundert die pulsatilen Eigenschaften des CSF beschrieben, der „sich synchron mit den Bewegungen des Gehirns auf den gesamten Organismus überträgt, die Nerven durch und zwischen die Wurzeln der Faszikeln begleitet und sich im ganzen Körper ausbreitet" [30]. Sutherland misst der Fluktuation des CSF große Bedeutung bei. Für ihn liegt hier der „Atem des Lebens": „In der zerebrospinalen Flüssigkeit liegt ein unsichtbares Element, das ich als ‚Atem des Lebens' bezeichne" („*Within the cerebral spinal fluid there is an invisible element that I refer to as the 'Breath of life'*") [29].

Der CSF stammt aus den Plexus chorioidei, aber auch aus der interstitiellen Flüssigkeit, den Ependymzellen und den Kapillaren. Die Neuralachse ist von ca. 150 ml CSF umgeben, der beim Erwachsenen durchschnittlich vier Mal pro 24 Stunden erneuert wird. Die Resorption des CSF in den venösen Blutkreislauf geschieht hauptsächlich in den Arachnoidalzotten auf kranialer (Pacchioni-Granulationen) und spinaler Ebene, aber auch über die Hirn- und Spinalnervenscheiden, die Lamina cribrosa des Ethmoids und die Adventitia der Gefäße der Schädelbasis, die zum Lymphsystem führen [40].

Mithilfe verschiedener MRT-Techniken konnten zwei Flussqualitäten des CSF festgestellt werden: einerseits ein unidirektionaler, rostrokaudaler Fluss von den Bildungsorten zu den Resorptionsstellen hin, andererseits ein pluridirektionaler Fluss in den Subarachnoidalräumen. Das Pulsieren des CSF wird durch den kardialen und den pulmonalen Zyklus erzeugt und trägt durch die Drainage der Kataboliten des zerebralen Parenchyms wesentlich zur zerebralen Homöostase bei [41–43]. Der pulmonale Zyklus hat dabei die größere Wirkung. Außerdem wird die Pulsqualität des CSF durch die Bewegungen des täglichen Lebens beeinflusst.

1.3.3 Mobilität der intrakranialen und intraspinalen Membranen

Die Hirnhäute (Meningen) entstammen dem embryonalen Mesenchym, das sich in zwei Blätter aufteilt: die (innere) Endomeninx und die (äußere) Ektomeninx. Die Endomeninx bildet die Pia mater und die Arachnoidea, die Ektomeninx teilt sich weiter in ein tiefes Blatt für die Dura mater und ein oberflächliches für die knorpeligen und membranösen Anteile des zukünftigen Neurokraniums.

Die äußere Schicht der drei Hirnhäute, die Dura mater, besteht aus zwei Schichten. Die äußere Schicht haftet fest am Periost der Innenseite der Schädelknochen und verlängert sich über die Suturen zur Schädelaußenseite. Sie haftet besonders fest an der Schädelbasis am Foramen magnum und begleitet die Hirnnerven über ihre Austrittsstellen hinaus.

Die innere Schicht der Dura mater bedeckt das Gehirn und Rückenmark und bildet Falten zwischen den verschiedenen Anteilen des Gehirns. Diese Falten bilden die Großhirnsichel (Falx cerebri), die Kleinhirnsichel (Falx cerebellum) und das Kleinhirnzelt (Tentorium cerebelli). Diese sichelförmigen Strukturen verbinden die Schädelknochen untereinander. Am Foramen magnum geht die kraniale in die spinale Dura mater über und setzt sich im Wirbelkanal bis zum kaudalen Rand des zweiten Sakralwirbels fort. Anschließend verbindet sie sich mit dem Filum terminale und geht in das Periost des hinteren Anteils der Steißwirbel über. Im Wirbelkanal ist die Dura mater über Bindegewebsfasern mit dem hinteren Längsband und den Ansätzen der Wirbelbogen verbunden [44].

Bewegungen der Dura mater

Bereits Ende des 17. Jahrhunderts spricht Giorgio Baglivi von Bewegungen der Dura mater [45]. Ebenfalls zu dieser Zeit betrachtet Antonio Pacchioni die harte Hirnhaut als einen Muskel mit drei Bäuchen und vier Sehnen. Der für seine Studien an den Arachnoidalzotten (Pacchioni-Granulationen) berühmte Pacchioni führt aus, dass das von den Zotten abgesonderte Sekret während der Kontraktionen der Dura mater die Gleitbewegungen zwischen den Hirnhäuten und dem Gehirn begünstigt [46].

Im Einklang dazu spricht Swedenborg von einer zur zerebralen Bewegung reziproken Bewegung der Dura mater: „Dank ihrer Elastizität und ihrer Eigenschaft als muskuläre Sehne trägt sie allgemein zur reziproken Ausdehnung des Gehirns bei" („*by virtue of its elasticity, and in its capacity as a muscular tendon, it contributes in a general way to the reciprocal expansive motion of the brain*") [47]. Er fügt hinzu: „Während der Ausdehnungsphase des Gehirns wird die Dura mater gedehnt. Zieht sich das Gehirn zusammen, entspannt sie sich" („*When the brain is in the expansion phase, the dura mater is stretched, when the brain contracts the dura is unstrung*").

Die duralen Membranen und ihre Falten reagieren auf die inhärenten Bewegungen des ZNS und die Fluktuation des CSF. Dank der Elastizität der Dura mater lassen sich außerdem plötzliche Druckschwankungen des CSF auffangen, die sich aus Lagewechseln oder anderen körperlichen Veränderungen ergeben [48].

Wie wir wissen, haben die Dura mater und das Knochengewebe einen gemeinsamen embryologischen Ursprung. Diese enge, reziproke Verbindung, die in der Embryonalphase entsteht, bleibt das ganze Leben über bestehen. Die Hirnhäute kontrollieren die Struktur des Schädels und der Schädelnähte. Es entsteht ein Tensegrity-System zwischen den intrakranialen Membranen und den Bestandteilen des Schädels einerseits sowie über die intraspinalen Membranen zwischen dem Schädel und den Beckenstrukturen andererseits. Alle Elemente dieses Systems sind voneinander abhängig. Die duralen Membranen begleiten den biphasischen Zyklus des PRM, der, unter Normalbedingungen, synchron zu den Bewegungen der Schädelknochen, der Wirbelsäule und des Sakrums verläuft [27].

Gemäß den Prinzipien des Tensegrity-Modells bildet die Zentralsehne („*core link*") die Verbindung zwischen Schädel und Becken bzw. zwischen der „Schädel- und der Beckenschale" [27, 31]. Durch diese Verbindung werden auf- oder absteigende Kräfte, seien sie funktional oder dysfunktional, von einer Schale zur anderen übertragen. So können beispielsweise Störungen der Kiefergelenke die Haltung [49], oder Dysfunktionen der unteren Extremitäten die Schädeldynamik beeinflussen [50, 51].

1.3.4 Gelenkige Beweglichkeit der Schädelknochen

Über die gelenkige Verbindung der Schädelknochen untereinander, ein grundlegender Bestandteil in Sutherlands kraniosakralem Konzept, wird mit Verweis auf die Verknöcherung der Schädelnähte häufig kontrovers debattiert. Tatsächlich existiert diese Debatte bereits seit Langem. Galenos, griechischer Arzt im 2. Jahrhundert, beschreibt die Suturen als Räume, die „dazu bestimmt sind, das Überflüssige des Geistes, Verlängerungen der Dura mater und kleine Gefäße durchzulassen" [52].

Anfang des 20. Jahrhunderts veröffentlichten T. W. Todd und D. W. Lyon die Ergebnisse einer ausgedehnten Studie zum Alter, an dem die verschiedenen Schädelnähte verschmelzen [53, 54]. Seitdem führen zahlreiche Autoren diese Studie an, mit der Behauptung, eine Beweglichkeit zwischen den Schädelknochen könne aufgrund der Verknöcherung (Ossifikation) der Schädelnähte nicht existieren. Bei der vollständigen Lektüre des Originaldokuments ergibt sich allerdings ein etwas differenzierteres Bild, das zeigt, dass bestimmte Nähte niemals vollständig verknöchern. Außerdem räumten Todd und Lyon ein, Fälle mit verspäteten oder verfrühten Verschmelzungen verworfen zu haben, da sie pathologische Hintergründe vermuteten. Dadurch entsteht eine deutlich stärkere Korrelation zwischen Alter und Ossifikation.

Auf dem Gebiet der Anthropologie und der Rechtsmedizin werden Untersuchungen durchgeführt, um das Alter einer Person anhand der Verknöcherung der vorhandenen Knochenfragmente festzustellen. Die Verschmelzung einer Schädelnaht wird durch zahlreiche Variablen beeinflusst, darunter Geschlecht, Erbgut oder auch epigenetische Faktoren [55]. In der Regel schreitet die Verknöcherung mit zunehmendem Alter voran, einige Suturen erreichen allerdings nie das Stadium vollständiger Ossifikation [56–59]. Die Sutura frontozygomatica beispielsweise verschmilzt allmählich im achten Lebensjahrzehnt, ohne jedoch vollständig zu verknöchern [56]. In orofazialer Hinsicht ermöglicht die Sutura squamosa mit ihrem schrägen Rand einen Druckausgleich bei Kaubewegungen [60]. Mit zunehmendem Zahnverlust und verminderter Kauaktivität vermindert sich die Gleitbeanspruchung der Sutura squamosa und leitet ihre Verschmelzung ein.

Während der Embryogenese sind die primären Hirnbläschen von einem Mesenchym umhüllt, in dem sich die Schädelknochen entwickeln (➤ Kapitel 2). In diesem Stadium überträgt sich die Motilität des ZNS auf die umgebenden Gewebe, sodass alle Gewebe von derselben Dynamik des PRM bewegt werden. Anschließend kalzifiziert das Bindegewebe mehr oder weniger unter dem Einfluss der Wachstumskräfte und bildet die Knochen. Dieser Prozess wird durch die Motilität des ZNS geführt, dabei entstehen interossäre Räume (zukünftige Gelenke zwischen zwei Knochen) und intraossäre Räume zwischen den verschiedenen Anteilen eines Knochens. Beim Säugling und Kind zeigen diese Räume eine hohe Flexibilität. Mit zunehmendem Alter, Krankheit und körperlichen Dysfunktionen nimmt diese Flexibilität allerdings ab. Dennoch verknöchern nicht alle Schädelgelenke vollständig. Der PRM, der während des gesamten Lebens vorhanden ist, lässt sich mit individuellen Abweichungen an den Gelenken wahrnehmen.

MAN BEACHTE

Die kraniale Osteopathie beschränkt sich nicht auf die Untersuchung der Gelenkbewegungen, sondern umfasst die dynamische Funktion aller Gewebe. Es handelt sich um ein Phänomen des gesamten Organismus.

1.3.5 Unwillkürliche Mobilität des Sakrums zwischen den Beckenknochen

Die Mobilität des Sakrums zwischen den Beckenknochen ist mittlerweile anerkannt [61, 62]. Sie lässt sich bei Haltungsveränderungen oder Bewegungen einer Person nachweisen.

Sutherland bezieht sich allerdings auf die Mobilität des Sakrums zwischen den Beckenknochen, die außerhalb solcher Haltungsveränderungen oder Bewegungen stattfindet, und bezeichnet sie deswegen als unwillkürlich. Für ihn ergibt sie sich aus der Aktion der Zentralsehne, die die Bewegungen zwischen dem Schädel und dem Kreuzbein überträgt und koordiniert.

Kranialer rhythmischer Impuls

1961 beschreiben John Woods und Rachel Woods den „*cranial rhythmic impulse*" (CRI), der in der osteopathischen Terminologie definiert wird als eine „im gesamten Körper palpierbare, rhythmische Fluktuation, von der angenommen wird, dass sie synchron zum PRM verläuft" [31].

Bei der Palpation eines Schädels durch einen erfahrenen Therapeuten wird der PRM wahrgenommen als ein subtiler Wechsel zwischen Ausdehnung (Expansion, primäre Inspiration) und Zusammenziehen (Retraktion, primäre Exspiration). Diese biphasische Bewegung unterscheidet sich von der Lungenatmung und dem kardialen Puls. Er lässt sich einhergehend mit der niederfrequenten Traube-Hering-Mayer-Oszillation nachweisen [64]. Mit 4 bis 14 Zyklen pro Minute weist der PRM in der Regel eine niedrigere Frequenz als die Lungenatmung auf. Die beiden Rhythmen können unter bestimmten Umständen allerdings synchron verlaufen.

Traube-Hering-Mayer-Oszillation

Die Traube-Hering-Mayer-Oszillation wurde im Zusammenhang mit Blutdruck, Herzfrequenz, Herzmuskelkontraktilität, Lungendurchblutung, Hirndurchblutung und Liquorbewegung sowie peripherer Durchblutung unter Berücksichtigung thermoregulativer Prozesse gemessen. Dieses Phänomen, das den gesamten Organismus betrifft und dessen Frequenz in der Regel leicht unterhalb der der Lungenatmung liegt und unabhängig von dieser ist, weist eine frappierende Ähnlichkeit mit dem PRM auf [64].

In der osteopathischen Therapie stellen die Untersuchung und Behandlung der verschiedenen Parameter des PRM (Frequenz, Rhythmus, Richtung, Qualität) grundlegende Werkzeuge dar. In der Regel findet eine Modulation der Frequenz des CRI von 20 % statt, wobei kraniale Behandlungen die Veränderungen des CRI nachweisen [64–66].

Bewegungen des kranialen Konzepts

Die kraniale Osteopathie gründet auf dem von Sutherland beschriebenen Konzept des PRM. Dies kann je nach Lehre auf zwei verschiedene Arten ausgelegt werden. Der erste Ansatz legt den Schwerpunkt auf den kraniosakralen Mechanismus und den mechanischen Aspekt der gelenkigen Verbindungen der Knochen untereinander. Der zweite, weniger mechanische Ansatz betrachtet nicht nur die gelenkigen Verbindungen, sondern berücksichtigt die anderen Parameter des PRM und die Idee der „Gewebeatmung", dank derer die Motilität sich in allen Körpergeweben manifestiert. Dysfunktionen sind demnach einerseits durch eine Einschränkung der gelenkigen Mobilität und andererseits durch eine verminderte primäre „Atmung" gekennzeichnet (s. zu Untersuchungs- und Normalisierungsprinzipien ➤ Kapitel 6).

Nach Sutherlands Modell zeigen Knochen Bewegungen, die die Motilität des Gehirns und Rückenmarks begleiten. Diese Bewegungen stellen sich in der Embryonalphase ein, und zwar zu einem Zeitpunkt, an dem die jeweilige zukünftige Knochenmatrix noch nicht organisiert ist. Die Knochen stehen, wie alle Gewebearten des Körpers, unter dem Einfluss morphogenetischer Prozesse sowie genetischer und epigenetischer Faktoren. Die frühzeitige Einschreibung dieser Bewegungen in die Struktur hinterlässt für die

Bewegungen ein Erinnerungsmuster, das sich sowohl in die Gewebematrix der zukünftigen Knochen als auch die zukünftigen Gelenkräume einprägt. Jegliche Dysfunktion, die nach der Embryonalperiode auftritt, überlagert das ursprüngliche Muster um ein neues Schema. Um also eine Dysfunktion erkennen zu können, muss man die ursprünglichen normalen Bewegungen kennen.

MAN BEACHTE

Die frühzeitige Speicherung der in der Embryonalphase initiierten Bewegungen in die Gewebematrix hinterlässt ein Erinnerungsmuster, das sich sowohl in die Gewebematrix der zukünftigen Knochen als auch die zukünftigen Gelenkräume einprägt.

Klassischerweise werden die Bewegungen des kraniosakralen Mechanismus so beschrieben, als ob sie um bestimmte „Achsen" herum stattfänden. Dieser Beschreibung liegt eine sehr mechanische Sichtweise auf das kraniosakrale Konzept zugrunde, die dazu diente, die Visualisierung der Bewegungen zu erleichtern. Diese Ansicht war zu Beginn des 20. Jahrhunderts weit verbreitet, da man den Körper zu dieser Zeit als eine Art „Maschine" betrachtete.

Tatsächlich aber bewegen sich die verschiedenen Strukturen des Körpers nicht um feste Achsen, sondern um im Raum bewegliche, zentrale Punkte [67]. Jeder lebendige Knochen besteht aus einer mehr oder weniger kalzifizierten Bindegewebematrix. Diese offene Matrix ermöglicht ein gewisses Maß an Flexibilität als Ausdruck des in der Embryonalphase eingeprägten Erinnerungsmusters. Wir untersuchen, inwieweit diese Flexibilität besteht und der PRM in der Knochenmatrix zum Ausdruck kommt. Die Vorstellung einer Achse ist dabei eher fiktiv. Zu didaktischen Zwecken nutzen wir zwar eine mechanische Darstellung der Bewegungen, sind uns allerdings der Grenzen dieses Modells bewusst.

Für die Knochen, die einen medialen und einen oder mehrere laterale Anteile besitzen (z. B. das Sphenoid oder Ethmoid), werden die Bewegungen des medialen Anteils im Abschnitt „Bewegungen der unpaarigen Strukturen während der kraniosakralen Flexion-Extension" beschrieben. Die lateralen Anteile gelten als paarige Knochen, die Beschreibung ihrer Bewegungen folget im Abschnitt „Bewegungen der paarigen Strukturen während der kraniosakralen Flexion-Extension".

Grundlagen

Die Bewegungen werden immer im Verhältnis zur Person beschrieben. Demnach bedeutet beispielsweise „nach unten" in Richtung der Füße der Person. Befindet sich die Person in Rückenlage, bedeutet „nach vorne" in diesem Fall in Richtung der Decke des Raums.

Der PRM verläuft in zwei Phasen (➤ Abb. 1.1 und ➤ Abb. 1.2).

Kraniale Inspiration

In dieser Phase zeigen die medialen (unpaarigen) Strukturen eine als Flexion bezeichnete, die lateralen (paarigen) Strukturen eine als Außenrotation bezeichnete Bewegung. Der transversale Schädeldurchmesser nimmt zu, während der vertikale Durchmesser abnimmt. Die Synchondrosis sphenobasilaris (SSB) hebt sich mit zunehmender Flexion, während die Basis des Sakrums sich nach posterior bewegt.

Kraniale Exspiration

In dieser Phase zeigen die medialen (unpaarigen) Strukturen eine als Extension bezeichnete, die lateralen (paarigen) Strukturen eine als Innenrotation

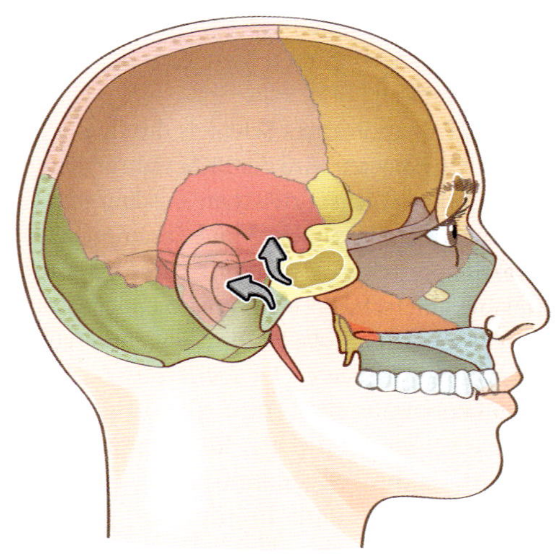

Abb. 1.1 Kraniosakrale Flexion (Ansicht von lateral rechts) © Carole Fumat, nach Vorlagen von N. Sergueef, mit freundlicher Genehmigung des Verlages.

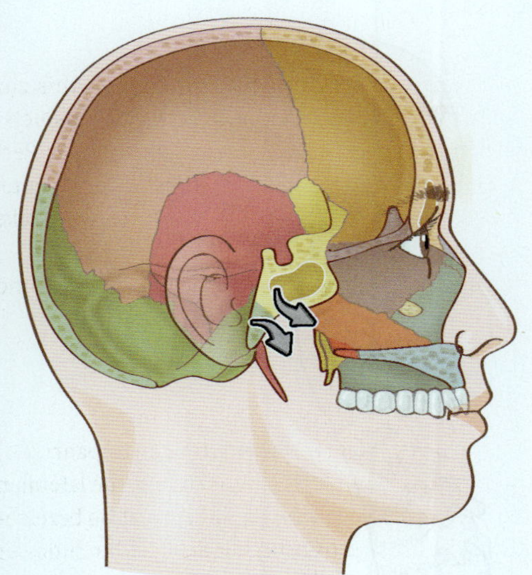

Abb. 1.2 Kraniosakrale Extension (Ansicht von lateral rechts) © Carole Fumat, nach Vorlagen von N. Sergueef, mit freundlicher Genehmigung des Verlages.

bezeichnete Bewegung. Der transversale Schädeldurchmesser nimmt ab, während der vertikale Durchmesser zunimmt. Die SSB sinkt mit zunehmender Extension, während die Basis des Sakrums sich nach anterior bewegt.

Bewegungen der unpaarigen Strukturen während der kraniosakralen Flexion-Extension

Bei den unpaarigen Strukturen handelt es sich um das Kreuzbein, Steißbein, die vertebralen Segmente der Wirbelsäule, das Zungenbein, Brustbein, Hinterhauptbein, Keilbein, Siebbein und das Pflugscharbein. Bei der Flexion, d. h. während der kranialen Inspiration des PRM, und der Extension, d. h. während der kranialen Exspiration des PRM, findet die Bewegung auf der Sagittalebene um eine transversale Achse statt. Die Extension ist die gegenteilige Bewegung zur Flexion.

MAN BEACHTE

Die kraniosakrale Flexion und Extension des PRM unterscheiden sich teilweise von der anatomischen Flexion und Extension und sind nicht mit ihnen zu verwechseln.

Kreuzbein und Steißbein (Sacrum und Os coccygis)

Die Bewegungsachse ist hypothetisch, sie verläuft transversal horizontal, durch die Spitze des Dornfortsatzes des zweiten Sakralsegments [68]. In der kraniosakralen Flexion bewegt sich die Basis des Kreuzbeins nach posterior, die Spitze nach anterior. In der kraniosakralen Extension bewegt sich die Basis des Kreuzbeins nach anterior, die Spitze nach posterior (➤ Abb. 1.3).

Wirbel (Vertebra)

Die Bewegungsachse der kraniosakralen Flexion-Extension verläuft transversal horizontal durch den Discus intervertebralis. In der kraniosakralen Flexion, d. h. während der kranialen Inspiration des PRM, zeigt die Wirbelsäule eine Verminderung der physiologischen Krümmungen. In der kraniosakralen Extension, d. h. während der kranialen Exspiration des PRM, verstärken sich die physiologischen Krümmungen.

Zungenbein (Os hyoideus)

Die Bewegungsachse ist hypothetisch, sie verläuft transversal horizontal durch die kleinen Hörner in Höhe der Ansatzstelle der Ligg. stylohyoidea. In der kraniosakralen Flexion bewegt sich der Corpus des Zungenbeins nach hinten unten, die großen Hörner nach vorne oben. In der kraniosakralen Extension bewegt sich der Corpus des Zungenbeins nach vorne oben, die großen Hörner nach hinten unten (➤ Abb. 1.4).

Brustbein (Sternum)

In der kraniosakralen Flexion bewegt sich das Brustbein als Ganzes nach vorne, der Brustbeinwinkel wird kleiner. In der kraniosakralen Extension bewegt sich das Brustbein als Ganzes nach hinten, der Brustbeinwinkel wird größer.

Hinterhauptbein (Os occipitale)

Die Bewegungsachse der kranialen Flexion-Extension verläuft transversal horizontal, oberhalb des Foramen magnum in Höhe der Processus jugula-

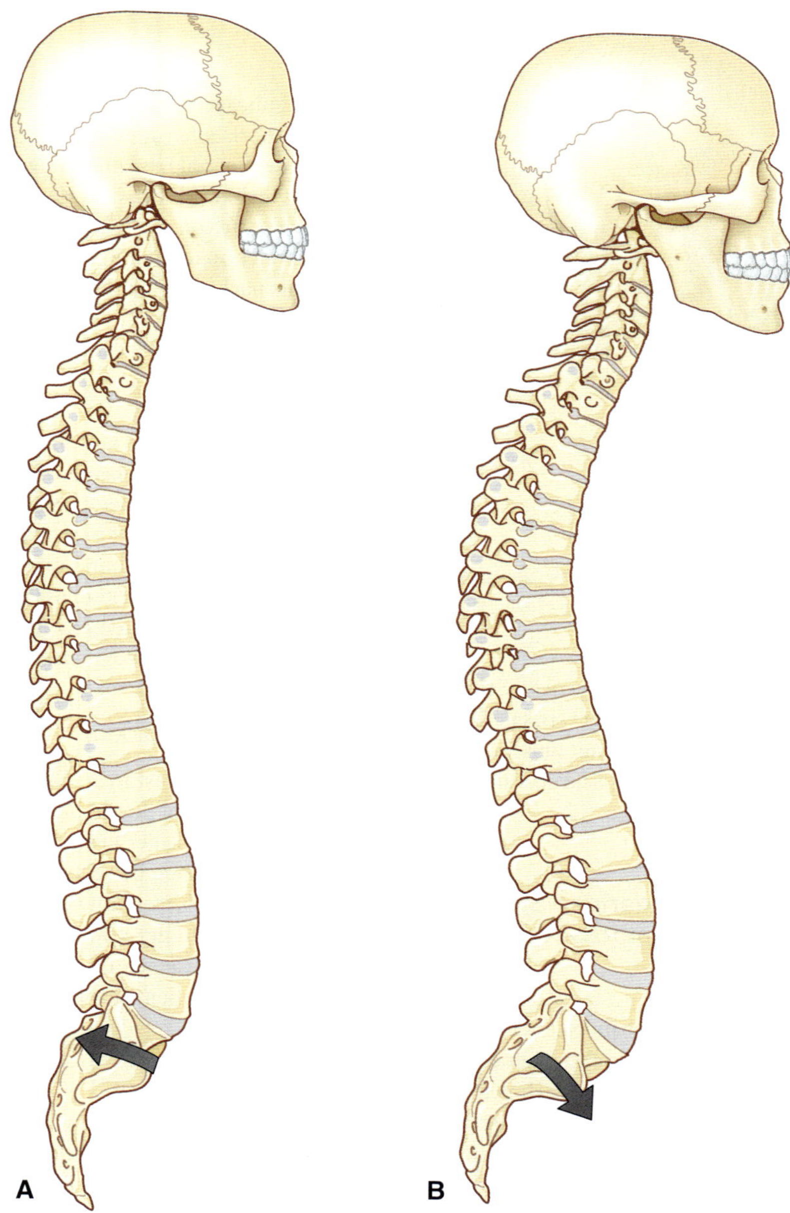

Abb. 1.3 Flexion-Extension der kraniosakralen Achse (Ansicht von lateral rechts)
A. Flexion: Die Basis des Sakrums bewegt sich nach hinten, die physiologischen Krümmungen der Wirbelsäule nehmen ab. B. Extension: Die Basis des Sakrums bewegt sich nach vorne, die physiologischen Krümmungen der Wirbelsäule nehmen zu. © Carole Fumat, nach Vorlagen von N. Sergueef, mit freundlicher Genehmigung des Verlages.

res. In der kraniosakralen Flexion bewegen sich die Vorderseite der Pars basilaris nach vorne oben, das Lambda nach hinten unten, die beiden Partes laterales nach hinten außen (➤ Abb. 1.5). In der kraniosakralen Extension bewegen sich die Vorderseite der Pars basilaris nach hinten unten, das

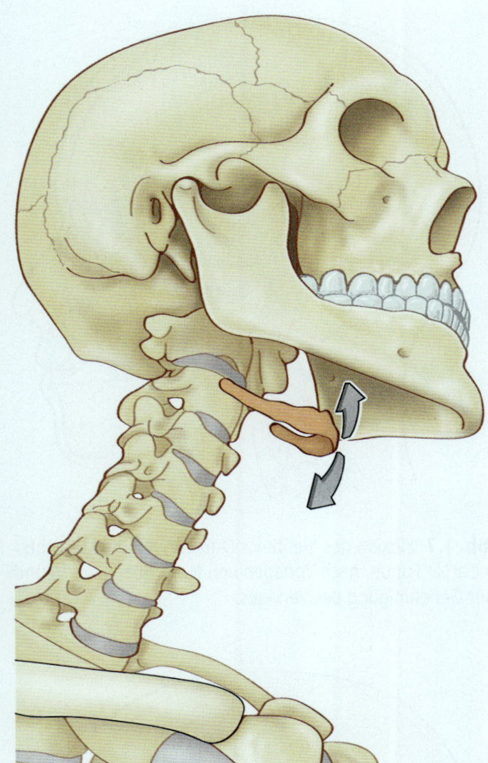

Abb. 1.4 Flexion-Extension des Zungenbeins (Dreiviertelansicht von vorne unten rechts)
Während der kraniosakralen Flexion bewegt sich der Corpus nach hinten unten, während der Extension nach vorne oben. © Carole Fumat, nach Vorlagen von N. Sergueef, mit freundlicher Genehmigung des Verlages.

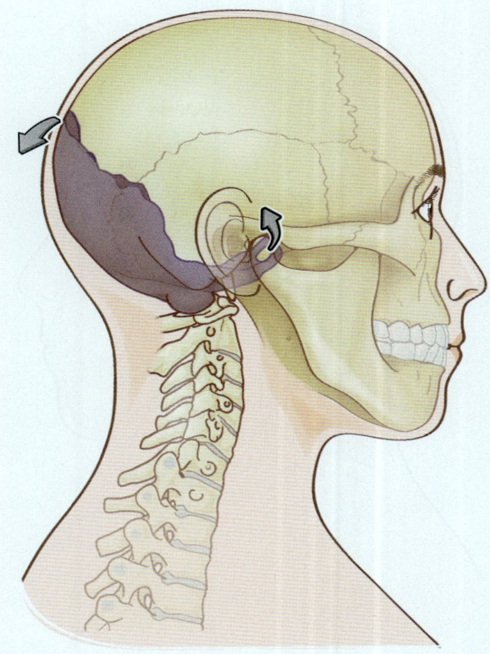

Abb. 1.5 Flexion des Hinterhauptbeins (Ansicht von lateral rechts) © Carole Fumat, nach Vorlagen von N. Sergueef, mit freundlicher Genehmigung des Verlages.

Lambda nach vorne oben, die beiden Partes laterales nach vorne innen.

Keilbein (Os sphenoidale)

Das Keilbein besteht bei der Geburt aus drei Teilen: Der Körper und die kleinen Flügel bilden den zentralen, die großen Flügel und die Flügelfortsätze jeweils zusammen einen lateralen Teil (siehe dazu den Abschnitt „Bewegungen der paarigen Strukturen während der kraniosakralen Flexion-Extension").

Die Bewegungsachse für den Corpus in der kranialen Flexion-Extension verläuft transversal horizontal, unterhalb und ventral des Türkensattels. In der kraniosakralen Flexion beschreibt das Keilbein eine anteriore Rotation in der Sagittalebene. Die Vorderseite des Corpus bewegt sich nach unten, der Rücken des Türkensattel nach oben (➤ Abb. 1.6). In der kraniosakralen Flexion beschreibt das Keilbein eine posteriore Rotation. Die Vorderseite des Corpus bewegt sich nach oben, der Rücken des Türkensattel nach unten.

Siebbein (Os ethmoidale)

Das Siebbein besteht ebenfalls aus drei Teilen: Die Lamina perpendicularis bildet den medialen Anteil, die beiden Labyrinthe jeweils den lateralen Anteil (siehe dazu den Abschnitt „Bewegungen der paarigen Strukturen während der kraniosakralen Flexion-Extension").

Die Bewegungsachse für den medialen Anteil in der kranialen Flexion-Extension verläuft transversal horizontal, rechtwinklig zur Lamina perpendicularis. In der kraniosakralen Flexion beschreibt das Siebbein eine posteriore Rotation in der Sagittalebene. Die Crista galli bewegt sich nach hinten oben, der hintere

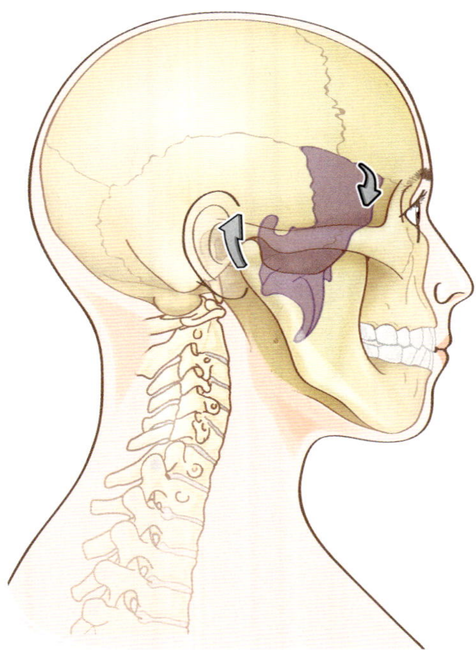

Abb. 1.6 Flexion des Keilbeins (Ansicht von lateral rechts) © Carole Fumat, nach Vorlagen von N. Sergueef, mit freundlicher Genehmigung des Verlages.

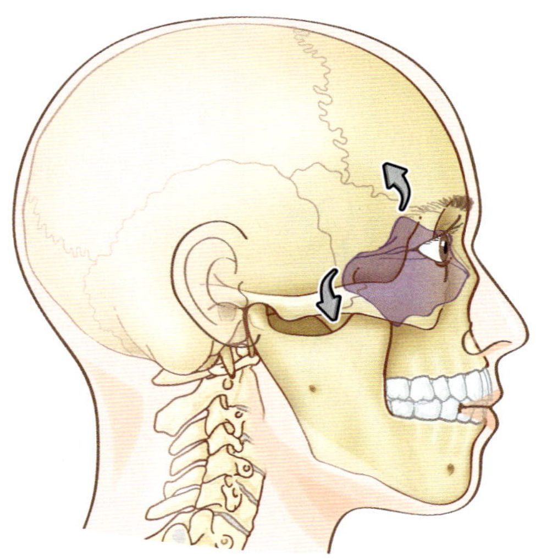

Abb. 1.7 Flexion des Siebbeins (Ansicht von lateral rechts) © Carole Fumat, nach Vorlagen von N. Sergueef, mit freundlicher Genehmigung des Verlages.

Rand der Lamina cribrosa nach unten (➤ Abb. 1.7). In der kraniosakralen Extension beschreibt das Siebbein eine anteriore Rotation. Die Crista galli bewegt sich nach hinten unten, der hintere Rand der Lamina cribrosa nach oben.

Pflugscharbein (Vomer)

Die Bewegungsachse für das Pflugscharbein in der kranialen Flexion-Extension verläuft transversal horizontal, rechtwinklig zum Pflugscharbein. In der kraniosakralen Flexion beschreibt das Pflugscharbein eine posteriore Rotation in der Sagittalebene. Der vordere Anteil bewegt sich nach oben, der hintere Anteil nach unten (➤ Abb. 1.8). In der kraniosakralen Flexion beschreibt das Pflugscharbein eine anteriore Rotation. Der vordere Anteil bewegt sich nach unten, der hintere Anteil nach oben.

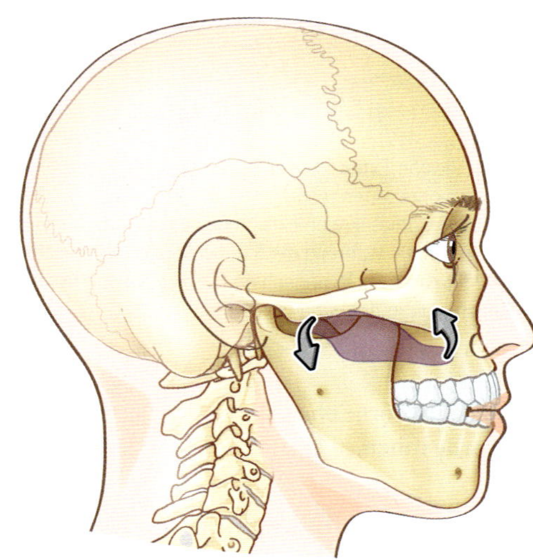

Abb. 1.8 Flexion des Pflugscharbeins (Ansicht von lateral rechts) © Carole Fumat, nach Vorlagen von N. Sergueef, mit freundlicher Genehmigung des Verlages.

Bewegungen der paarigen Strukturen während der kraniosakralen Flexion-Extension

Zu den paarigen Strukturen zählen die Hüftbeine, die oberen und unteren Extremitäten, Rippen, Schläfenbeine, Scheitelbeine, die beiden Hälften des Stirnbeins, die lateralen Anteile des Keilbeins (große Keilbeinflügel und Flügelfortsätze), die lateralen Anteile des Siebbeins, die Jochbeine, Oberkieferknochen, die beiden Hälften des Unterkieferknochens, die Gaumenbeine, Tränenbeine, Nasenbeine und die Nasenmuscheln.

Während der kranialen Inspirationsphase des PRM führen die paarigen Strukturen eine Außenrotationsbewegung durch (AR). Diese verläuft synchron zur Flexionsbewegung der unpaarigen Elemente. In der Exspirationsphase des PRM bewegen sich die paarigen Strukturen in Innenrotation (IR), synchron zur Extensionsbewegung der unpaarigen Elemente.

Während die Flexion-Extensions-Bewegungen der unpaarigen Strukturen auf der Sagittalebene stattfinden, bilden die Bewegungen der paarigen Elemente die Resultante der Bewegungen auf allen drei Ebenen [67]. Unter der Einwirkung der kraniosakralen Außenrotation der paarigen Strukturen nehmen die transversalen Abmessungen des Schädels zu, während die vertikalen abnehmen. Das Schädeldach scheint ebenfalls tiefer zu liegen. Das parietale, orbitale und palatinale Gewölbe führen vergleichbare Bewegungen aus. Die transversalen Abmessungen des Beckens nehmen auf ähnliche Weise zu, während die vertikalen abnehmen. Während der kraniosakralen Innenrotation der paarigen Knochen finden die entgegengesetzten Bewegungen statt.

Hüftbeine (Ossa coxae)

Die Außenrotation der Hüftbeine besteht aus der Kombination dreier Bewegungskomponenten auf drei Ebenen. Dabei hat die Hauptkomponente eine größere Amplitude als die Nebenkomponenten:

- Die anteriore Rotation auf der Sagittalebene bildet die Hauptkomponente. Die Spina iliaca anterior superior (SIAS) und das Tuberculum pubicum bewegen sich nach unten, die Spina iliaca posterior superior (SIPS) nach oben, das Tuber ischiadicum nach hinten oben.
- Auf der Frontalebene findet eine der beiden Nebenbewegungen statt. Die Crista iliaca bewegt sich in Abduktion, das Tuber ischiadicum in Adduktion. Die SIAS und die SIPS bewegen sich nach außen.
- Die zweite Nebenbewegung findet auf der Transversalebene statt. Der gesamte Knochen bewegt sich nach außen, allerdings etwas stärker im Bereich der SIPS als in dem der SIAS.

Als Ergebnis dieser dreier Bewegungskomponenten bewegt sich die SIAS in der kraniosakralen Außenrotation nach unten, die SIPS nach oben außen. Während der kraniosakralen Innenrotation findet das Gegenteil statt, d. h. die SIAS bewegt sich nach oben, die SIPS nach unten innen.

Untere Extremitäten

Alle Knochen der unteren Extremität führen, synchron zum biphasischen PRM, in der kraniosakralen Flexionsphase eine Außen- und in der kraniosakralen Extensionsphase eine Innenrotation durch. Wie bei allen paarigen Knochen handelt es sich bei dieser Bewegung um die Resultante einer Haupt- und zweier Nebenbewegungen auf drei Ebenen. Bei den langen Knochen dominiert die Hauptbewegung der Außenrotation in der Flexions- und die der Innenrotation in der Extensionsphase.

Am Fuß lassen sich die kraniosakralen Außen- und Innenrotationsbewegungen jeweils mit verkleinerten Inversions- bzw. Eversionsbewegungen vergleichen. In der Außenrotationsphase zeigen die Fußknochen eine Plantarflexion als Hauptbewegung auf der Sagittalebene. Als Nebenbewegungen treten eine Supination auf der Frontal- und eine Adduktion auf der Transversalebene auf. In der kraniosakralen Innenrotationsphase zeigen sich die entgegengesetzten Bewegungen.

Obere Extremitäten

Wie bei den unteren Extremitäten führen alle Knochen der oberen Extremitäten, synchron zum biphasischen PRM, in der kraniosakralen Flexionsphase eine Außen- und in der kraniosakralen Extensionsphase eine Innenrotation durch. Bei den langen Knochen dominiert auch hier als Hauptbewegung die Außenrotation in der Flexions- und die Innenrotation in der Extensionsphase.

Die Handknochen zeigen komplexere Bewegungen auf drei Ebenen, ebenfalls eine Haupt- und zwei Nebenbewegungen. In der kraniosakralen Außenrotationsphase zeigen die Handknochen eine Extension als Hauptbewegung auf der Sagittalebene. Als Nebenbewegungen treten eine Abduktion auf der Frontal- und eine Supination auf der Transversalebene auf. In der kraniosakralen Innenrotationsphase zeigen sich die entgegengesetzten Bewegungen.

Rippen (Costae)

Alle Rippen zeigen, synchron zum PRM, einen Wechsel zwischen kraniosakraler Außen- und Innenrotation. Diese erscheinen als verkleinerte Version der Bewegungen, die durch die Lungenatmung entstehen. So ist die kraniosakrale Außenrotation der Rippen vergleichbar mit der Außenrotation während der pulmonalen Einatmung. Das gleiche gilt für die kraniosakrale Innenrotation und die Bewegung während der pulmonalen Ausatmung.

Schläfenbeine (Ossa temporalia)

Wie das Hüftbein vollzieht auch das Schläfenbein eine Bewegung auf drei Ebenen mit einer Haupt- und zwei Nebenbewegungen (➤ Abb. 1.9):

- die Hauptkomponente der kraniosakralen Außenrotation liegt auf der Sagittalebene. Der obere Rand der Schläfenbeinschuppe bewegt sich nach vorne unten, der Jochbeinfortsatz nach unten, die Spitze des Warzenfortsatzes nach hinten oben.
- Eine der beiden Nebenbewegungen der kraniosakralen Außenrotation findet auf der Frontalebene statt. Der obere Rand der Schläfenbeinschuppe bewegt sich in Abduktion, die Spitze des Warzenfortsatzes in Adduktion.
- Die andere Nebenbewegung zeigt sich auf der Transversalebene. Das Schläfenbein bewegt sich als Ganzes nach außen, am hinteren Rand allerdings stärker als am vorderen.

Scheitelbeine (Ossa parietalia)

Wie alle paarigen Knochen zeigt auch das Scheitelbein eine Bewegung auf drei Ebenen. Die Hauptbewegung während der kraniosakralen Außenrotation findet auf der Transversalebene statt. Das Scheitelbein begleitet

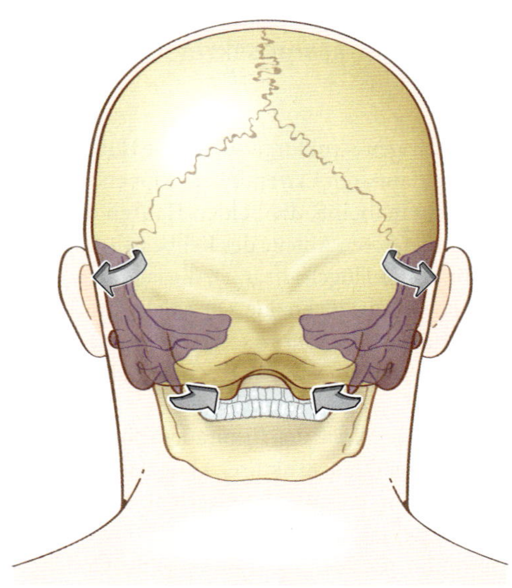

Abb. 1.9 Außenrotationsbewegung der Schläfenbeine (Ansicht von hinten) © Carole Fumat, nach Vorlagen von N. Sergueef, mit freundlicher Genehmigung des Verlages.

als Ganzes die Schläfenbeinschuppe nach außen, hier ebenfalls stärker am hinteren als am vorderen Rand. Die Nebenbewegungen zeigen sich auf der Frontal- und der Sagittalebene. Auf der Frontalebene bewegt sich das Scheitelbein als Ganzes nach unten, allerdings stärker am medialen als am lateralen Rand. Auf der Sagittalebene folgt der mediale Rand der Hinterhauptschuppe und bewegt sich nach hinten.

Während der Flexion-Außenrotation des PRM tragen die Außenrotationsbewegungen der Scheitelbeine zur Erhöhung der transversalen Abmessungen des Schädels bei. In der kranialen Innenrotationsphase zeigen sich die entgegengesetzten Bewegungen. Der mediale Rand zieht stärker nach innen als der laterale, ebenso stärker nach oben als der lateral. Außerdem bewegt er sich nach vorne.

Stirnbeine (Ossa frontalia)

Die beiden Hälften des Stirnbeins zeigen ebenfalls eine Bewegung auf drei Ebenen. In der kraniosakralen Außenrotationsphase begleitet die Stirnnaht (Sutura coronalis oder metopica) die Großhirnsichel auf der Transversalebene nach hinten, während der Jochbeinfortsatz sich nach vorne außen bewegt. Die Eminentia frontalis

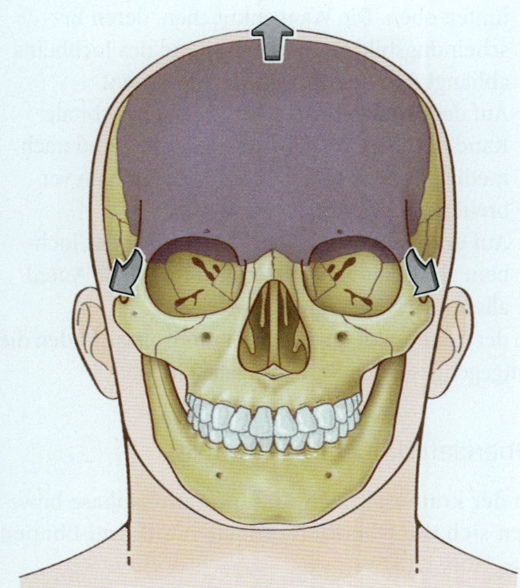

Abb. 1.10 Außenrotationsbewegung des Stirnbeins (Ansicht von vorne) © Carole Fumat, nach Vorlagen von N. Sergueef, mit freundlicher Genehmigung des Verlages.

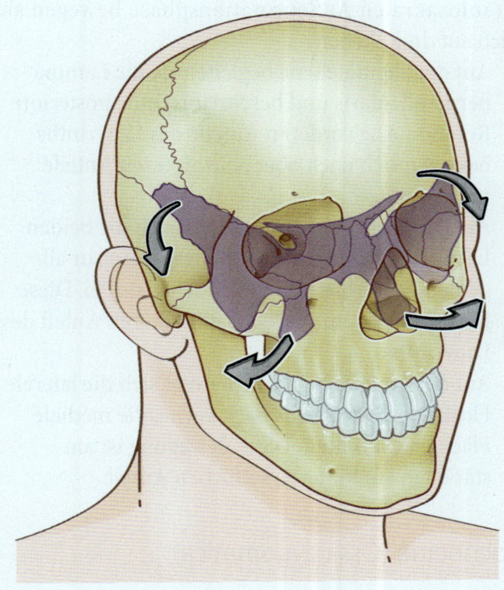

Abb. 1.11 Außenrotationsbewegung der lateralen Anteile des Keilbeins (Dreiviertelansicht von vorne rechts) © Carole Fumat, nach Vorlagen von N. Sergueef, mit freundlicher Genehmigung des Verlages.

flacht ab, die Incisura ethmoidalis verbreitert sich. Auf der Sagittalebene bewegen sich die Stirnnaht mit der Großhirnsichel leicht nach oben, das Bregma nach hinten unten, der hintere Rand der Pars orbitalis und der Incisura ethmoidalis leicht nach unten (➤ Abb. 1.10).

In der kraniosakralen Innenrotationsphase finden die entgegengesetzten Bewegungen statt. Die Stirnnaht zieht nach vorne, das Bregma nach vorne oben, der Jochbeinfortsatz medial nach hinten. Die Eminentia frontalis wölbt sich stärker hervor, die Incisura ethmoidalis verbreitert sich.

Großer Keilbeinflügel (Ala major) und Flügelfortsatz (Processus pterygoideus)

Die (paarigen) lateralen Anteile des Keilbeins bestehen jeweils aus dem großen Keilbeinflügel und dem Flügelfortsatz. Die laterale Fläche der Ala major kann als anteriore Fortsetzung der Schläfenbeinschuppe betrachtet werden. In der kraniosakralen Außenrotationsphase bewegen sich die lateralen Anteile des Keilbeins auf drei Ebenen (➤ Abb. 1.11):

- Auf der Sagittalebene folgen die Ala major und der Processus pterygoideus dem Corpus in einer anterioren Rotation. Eine Bewegung nach unten wird allerdings durch das Stirnbein begrenzt.
- Auf der Frontalebene folgt die Ala major der Schläfenbeinschuppe nach außen. Der Processus pterygoideus bewegt sich mit den Gaumenbeinen ebenfalls nach außen.
- Auf der Transversalebene bewegt sich die laterale Fläche der Ala major nach vorne außen.

Bei der Palpation des oberen Anteils der Facies temporalis der Ala major in der kraniosakralen Außenrotationsphase, sprich während der Flexion des PRM, entsteht der Eindruck, dass sie sich nach außen bewegen. Gleichzeitig zieht das untere Ende des Processus pterygoideus nach hinten unten außen.

In der kraniosakralen Innenrotationsphase finden die entgegengesetzten Bewegungen statt. Die Ala major und der Processus pterygoideus bewegen sich in posteriorer Rotation und nach medial.

Siebbeinlabyrinth (Labyrinthus ethmoidalis)

Die Siebbeinlabyrinthe stehen unter dem Einfluss des Stirnbeins und der Oberkieferknochen. In der

1

kraniosakralen Außenrotationsphase bewegen sie sich auf drei Ebenen:

- Auf der Sagittalebene begleiten sie die Lamina perpendicularis und beschreiben eine posteriore Rotation. Die vorderen Anteile des Labyrinths bewegen sich nach oben, die hinteren Anteile nach unten.
- Auf der Frontalebene entfernen sich die beiden Labyrinthe voneinander und tragen so zur allgemeinen Verbreiterung des Schädels bei. Diese Bewegung ist am stärksten am unteren Anteil des Labyrinths.
- Auf der Transversalebene bewegt sich die laterale Fläche des Labyrinths nach vorne, die mediale Fläche nach hinten. Diese Bewegung ist am stärksten am hinteren seitlichen Anteil.

Jochbeine (Ossa zygomatica)

Am Jochbein treffen die Kräfte des Keilbeins, der Schläfenbeine und der Oberkieferknochen aufeinander. In der kraniosakralen Außenrotationsphase bewegen sie sich auf drei Ebenen (➤ Abb. 1.12):

- Auf der Sagittalebene bewegt sich der orbitale Rand nach lateral, der masseterische Rand nach hinten oben. Die Wangenknochen, deren Erscheinungsbild vom unteren Rand des Jochbeins abhängt, erscheinen weniger prominent.
- Auf der Frontalebene bewegt sich der orbitale Rand nach lateral, der masseterische Rand nach medial. Der Schädel und die Augenhöhlen verbreitern sich dadurch.
- Auf der Transversalebene bewegt sich das Jochbein als Ganzes nach lateral, der mediale Anteil allerdings stärker als der laterale.

In der kraniosakralen Innenrotationsphase finden die entgegengesetzten Bewegungen statt.

Oberkieferknochen (Maxillae)

In der kraniosakralen Außenrotationsphase bewegen sich die Oberkieferknochen auf drei Ebenen (➤ Abb. 1.13):

- Auf der Sagittalebene bewegt sich der Oberkieferknochen als Ganzes nach unten, am hinteren Anteil allerdings stärker als am vorderen. Der Gaumen sinkt ab.
- Auf der Frontalebene bewegen sich der laterale Anteil nach außen oben, die medialen Anteile nach außen unten (am stärksten am unteren

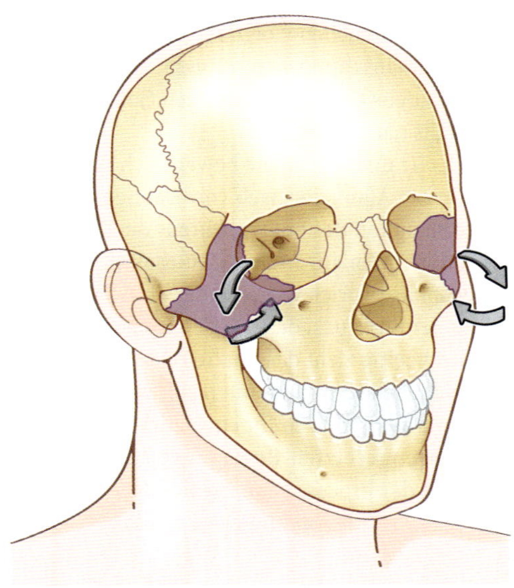

Abb. 1.12 Außenrotationsbewegung der Jochbeine (Dreiviertelansicht von vorne rechts) © Carole Fumat, nach Vorlagen von N. Sergueef, mit freundlicher Genehmigung des Verlages.

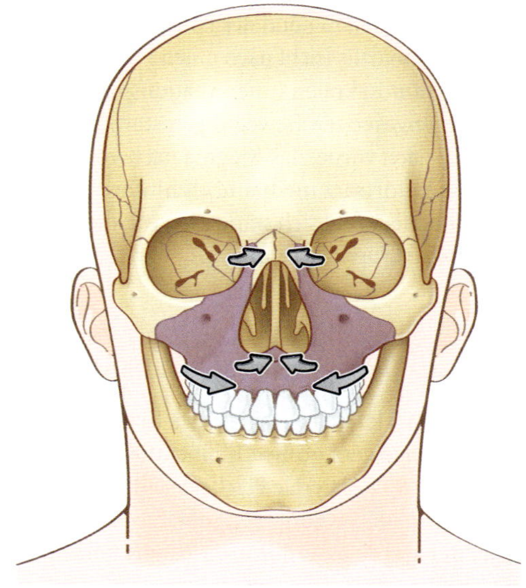

Abb. 1.13 Außenrotationsbewegung der Oberkieferknochen (Ansicht von vorne) © Carole Fumat, nach Vorlagen von N. Sergueef, mit freundlicher Genehmigung des Verlages.

Anteil der Knochen). Der Gaumen wird weniger konkav. Dadurch gehen die Zähne in Labialkippung, der Interinzisalraum vergrößert sich.

- Auf der Transversalebene bewegen sich die lateralen Anteile nach vorne, die medialen Anteile nach hinten (am stärksten am hinteren seitlichen Anteil der Knochen). Der Gaumen weitet sich.

In der kraniosakralen Innenrotationsphase finden die entgegengesetzten Bewegungen statt. Der Gaumen wird spitzer und enger, der Interinzisalraum verkleinert sich.

MAN BEACHTE

Die Bewegungen des Gaumengewölbes ähneln denen des Scheitelgewölbes. Da das Scheitelgewölbe beim Kleinkind leichter zugänglich ist, kann es ggf. zur Normalisierung des Gaumengewölbes herangezogen werden.

Gaumenbeine (Ossa palatina)

Die Gaumenbeine liegen vor und unter dem Keilbein und hinter den Oberkieferknochen. Die beiden Laminae horizontales bilden zusammen den hinteren Anteil des harten Gaumens. Die Gaumenbeine können als posteriore Verlängerung der Oberkieferknochen betrachtet werden. Ihre Bewegungen während der kraniosakralen Außen- und Innenrotation sind vergleichbar mit denen der Oberkieferknochen (➤ Abb. 1.14).

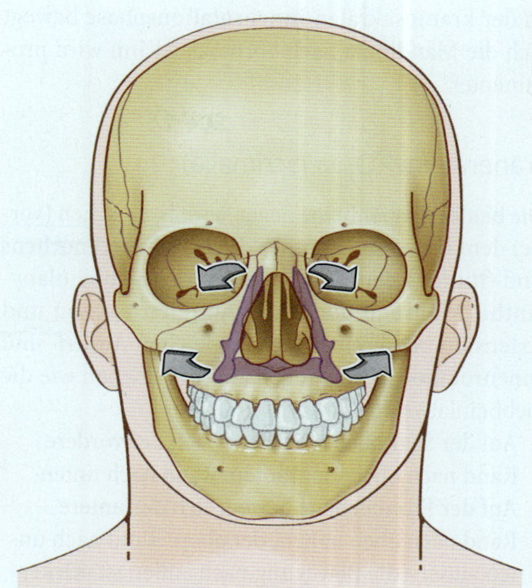

Abb. 1.14 Außenrotationsbewegung der Gaumenbeine (Ansicht von vorne) © Carole Fumat, nach Vorlagen von N. Sergueef, mit freundlicher Genehmigung des Verlages.

Unterkieferknochen (Mandibula)

Die beiden Hälften der Mandibula vereinigen sich an der Unterkiefersymphyse. Sie bilden eine Schnittstelle zwischen dem Gesichtsschädel, den Schläfenbeinen, der Zunge, dem Zungenbein, der hyoidalen Muskulatur und den myofaszialen Elementen der Hals- und Brustwirbelsäule. In der kraniosakralen Außenrotationsphase beschreiben sie Bewegungen auf drei Ebenen (➤ Abb. 1.15):

- Durch die posteriore Bewegung der Gelenkpfannen der Schläfenbeine bewegt sich die gesamte Mandibula mit dem Kinn auf der Sagittalebene nach hinten.
- Auf der Frontalebene bewegen sich die Kieferwinkel nach vorne außen.
- Auf der Transversalebene bewegen sich die Kieferwinkel nach unten außen.

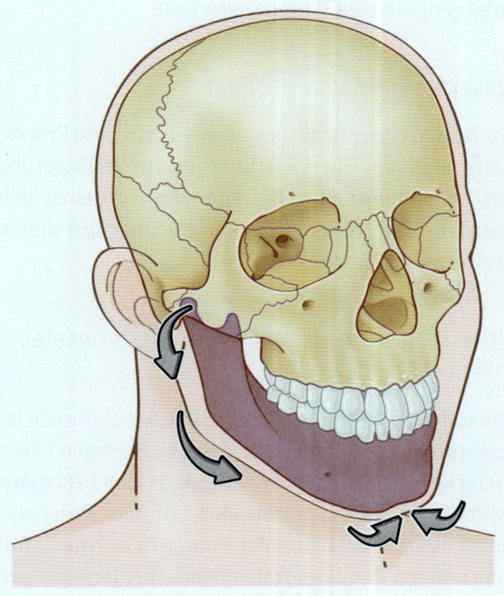

Abb. 1.15 Außenrotationsbewegung der Unterkieferhälften (Dreiviertelansicht von vorne rechts) © Carole Fumat, nach Vorlagen von N. Sergueef, mit freundlicher Genehmigung des Verlages.

In der kraniosakralen Innenrotationsphase bewegt sich die Mandibula nach vorne, das Kinn wird prominenter.

Tränenbeine (Ossa lacrimalia)

Die beiden Tränenbeine liegen jeweils zwischen (vorne) dem Processus frontalis des Oberkieferknochens und (hinten) den Außenflächen des Siebbeinlabyrinthe. Während der kraniosakralen Flexion und Extension beschreiben sie die gleichen Außen- und Innenrotationsbewegungen auf drei Ebenen wie die Siebbeinlabyrinthe:

- Auf der Sagittalebene bewegt sich der vordere Rand nach oben, der hintere Rand nach unten.
- Auf der Frontalebene bewegt sich der untere Rand nach oben außen, der obere Rand nach unten außen (die Bewegung nach außen ist stärker am unteren Rand als am oberen).
- Auf der Transversalebene bewegt sich der vordere Rand nach hinten, der hintere Rand nach vorne (die Bewegung ist stärker am hinteren Anteil).

In der kraniosakralen Innenrotationsphase finden die entgegengesetzten Bewegungen statt.

Nasenbeine (Ossa nasalia)

Die beiden Nasenbeine liegen jeweils vor dem Processus frontalis des Oberkieferknochens, in Verlängerung der Tränenbeine. Ihre Bewegungen vollziehen sich ebenfalls auf drei Ebenen, vergleichbar mit denen der Tränenbeine.

Untere Nasenmuscheln (Conchae nasales inferiores)

Die unteren Nasenmuscheln artikulieren jeweils lateral mit der nasalen Fläche des gleichseitigen Oberkieferknochens. Kranial artikuliert der Processus ethmoidalis der Nasenmuschel mit dem Processus uncinatus des Siebbeins, der Processus lacrimalis mit dem unteren Rand des Tränenbeins. Ihre Bewegungen finden ebenfalls auf drei Ebenen statt, vergleichbar mit denen der Oberkieferknochen.

Weitere physiologische Bewegungen

Die in diesem Kapitel beschriebenen Flexion-Außenrotations- und Extension-Innenrotations-Bewegungen sind palpierbar, solange keine Dysfunktionen vorliegen. Dieses Modell wird allerdings sowohl durch endogene als auch durch exogene Faktoren beeinflusst. Bei einseitigen Kauaktivitäten beispielsweise kommt es durch die Beanspruchung der am Keilbein ansetzenden Kaumuskulatur zu veränderten, asymmetrischen Bewegungen des Keilbeins. Ist eine solche Situation vorübergehend und besteht bilateral, bleibt sie funktionell. Es entsteht ein Schema aus Torsion bzw. Sidebending/Rotation, bei dem der biphasische PRM-Rhythmus jedoch bestehen bleibt. Handelt es sich allerdings um eine bleibende Mobilitätseinschränkung, sollte eine Diagnostik zur Feststellung einer eventuellen orofazialen oder Okklusionsstörung eingeleitet werden.

LITERATUR

[1] Coppa A, Bondioli L, Cucina A, et al. Palaeontology: early Neolithic tradition of dentistry. Nature 2006; 440(7085): 755–6.

[2] Oxilia G, Peresani M, Romandini M, et al. Earliest evidence of dental caries manipulation in the late upper Palaeolithic. Sci Rep 2015; 5: 12150.

[3] Bocquentin F, Sellier P, Murail P. Abrasion dentaire et travail specialise dans la population natoufienne de Mallaha (Israel). Palevol 2005; 4: 351–7.

[4] Gonzalez EL, Perez BP, Sanchez JA, Acinas MM. Dental aesthetics as an expression of culture and ritual. Br Dent J 2010; 208(2): 77–80.

[5] Bouvry F. The art of decorating (transforming) one's body since Prehistoric times, more specifically since Mesolithic. Meso 2015 The ninth international conference on the mesolithic in Europe. Belgrade, Serbia 2015; 14–8.

[6] Granat J. L'implantologie aurait-elle 7000 ans? Inf Dent 1990; 22: 1959–61.

[7] Guerini V. La prothese dentaire dans l'antiquite. Rev Stomatol 1894; 1: 193–6.

[8] Guerini V. History of dentistry: from the most ancient times until the end of the eighteenth century. Forensics 1909; 9.

[9] Thomaidis V, Tsoucalas G, Fiska A. The Hippocratic method for the reduction of the mandibular dislocation, an ancient Greek procedure still in use in maxillofacial surgery. Acta Med Acad 2018; 47(1): 139–43.

[10] Forshaw RJ. Orthodontics in antiquity: myth or reality. Br Dent J 2016; 221(3): 137–40. 12.

[11] OEuvres anatomiques, physiologiques et medicales de Galien. https://gallica.bnf.fr/ark:/12148/bpt6k6213666q.
[12] Sabbah G, Mudry P. La medecine de Celse. Aspects historiques. scientifiques et litteraires. Publications de l'Universite de Saint-Etienne; 1994. p.175.
[13] Philippe J. Grandeur et decadence de l'orthodontie francaise au cours des XVIII[e] et XIX[e] siecles. Actes. Societe francaise d'histoire de l'art dentaire 2006; 11.
[14] Arcini C. The Vikings bare their filed teeth. Am J Phys Anthropol 2005; 128(4): 727–33.
[15] Zhang S, Lo ECM, Chu CH. Traditional oral health beliefs and practices of Bulang people in Yunnan. China. J Investig Clin Dent 2018; 9(1). doi: 10.1111/jicd.12281. Epub 2017 Jul 7.
[16] Tayanin GL, Bratthall D. Black teeth: beauty or caries prevention? Practice and beliefs of the Kammu people. Community Dent Oral Epidemiol 2006; 34(2): 81–6.
[17] Semur F, Seigneuric JB. Naissance de l'art dentaire moderne au XVIII[e] siecle. Le role decisif de Pierre Fauchard. EMC - Stomatologie 2007; 1–19. [22-000-A-10]. Elsevier Masson SAS.
[18] Philippe J. La chirurgie dentaire d'Ambroise Pare. Actes. Societe francaise d'histoire de l'art dentaire 2014; 19: 63.
[19] Philippe J. Pierre Fauchard the "inventor" of orthodontics. J Dentofacial Anom Orthod 2011; 14: 104.
[20] Le Chirurgien Dentiste ou Traite des Dents. https://gallica.bnf.fr/ark:/12148/bpt6k106170j.image.
[21] Philippe J. L'orthodontie d'Alexis Schange en 1841. Orthod Fr 2017; 88: 213–7.
[22] Philippe J. A history of words. J Dentofacial Anom Orthod 2009; 12: 192–7.
[23] Still AT. Autobiography of Andrew T. Still. Kirskville, MO: AT Still; 1908. p. 190. Reprinted, Colorado Springs, CO: American Academy of Osteopathy; 1981: 243.
[24] Guenter B. Risse. Calomel and Nineteenth Century medical sects. Mayo Clinic Proceedings 1973; 43.
[25] Convention proceedings. JAOA 1918; (18): 629.
[26] Still AT. Osteopathy, Research and practice. Kirskville, MO: Published by the author; 1910.
[27] Sutherland WG. The cranial bowl. Mankato, MN: Free Press Company; 1939. Reprinted: Indianapolis, In: American Academy of Osteopathy; 1986.
[28] Sutherland WG. Contributions of thought. Fort Worth: Sutherland Cranial Teaching Foundation, Inc; 1998.
[29] Sutherland WG. Teachings in the science of osteopathy. Fort Worth, TX: Sutherland Cranial Teaching Foundation, Inc; 1991.
[30] Fuller DB. Swedenborg's brain and Sutherland's cranial concept. The New Philosophy 2008; 619–0.
[31] Glossary of osteopathic terminology. In: Seffinger MA (Ed.). Foundations of osteopathic medicine. 4th ed. Philadelphia: Wolters Kluwer-Lippincott Williams and Wilkins; 2018. p. 1563–94.
[32] Magoun HI. Osteopathy in the cranial field. 2nd ed. Kirksville, MO: The Journal Printing Company; 1966.
[33] https://www.larousse.fr/dictionnaires/francais/motilit%C3%A9/52780.
[34] Vern BA, Leheta BJ, Juel VC, et al. Slow oscillations of cytochrome oxidase redox state and bloodvolume in unanesthetized cat and rabbit cortex: interhemisheric synchrony. Adv Exp Med Bio 1998; 454: 561–70.
[35] Obrig H, Neufang M, Wenzel R, et al. Spontaneous low frequency oscillations of cerebral hemodynamics and metabolism in human adults. Neuroimage 2000; 12(6): 623–39.
[36] Andersen AV, Simonsen SA, Schytz HW, Iversen HK. Assessing low-frequency oscillations in cerebrovascular diseases and related conditions with near-infrared spectroscopy: a plausible method for evaluating cerebral autoregulation? Neurophotonics 2018; 5(3): 030901.
[37] Poncelet BP, Wedeen VJ, Weisskoff RM, Cohen MS. Brain parenchyma motion: measurement with cine echo-planar MR imaging. Radiology 1992; 185(3): 645–51.
[38] Grietz D, Wirestam R, Franck A, et al. Pulsatile brain movement and associated hydrodynamics studied by magnetic resonance phase imaging: the Monro-Kellie doctrine revisited. Neuroradiology 1992; 34: 370–80.
[39] Gardner WJ. The brain's third circulation. Arch Neurol 1977; 34(3): 200.
[40] Sakka L, Coll G, Chazal J. Anatomy and physiology of cerebrospinal fluid. Eur Ann Otorhinolaryngol Head Neck Dis 2011; 128(6): 309–16.
[41] Mestre H, Tithof J, Du T, et al. Flow of cerebrospinal fluid is driven by arterial pulsations and is reduced in hypertension. Nat Commun 2018; 9(1): 4878.
[42] Gruszecki M, Nuckowska MK, Szarmach A, et al. Oscillations of subarachnoid space width as a potential marker of cerebrospinal fluid pulsatility. Adv Exp Med Biol 2018; 1070: 37–47.
[43] Matsumae M, Kuroda K, Yatsushiro S, et al. Changing the currently held concept of cerebrospinal fluid dynamics based on shared findings of cerebrospinal fluid motion in the cranial cavity using various types of magnetic resonance imaging techniques. Neurol Med Chir (Tokyo) 2019; 59(4): 133–46.
[44] Parkin IG, Harrison GR. The topographical anatomy of the lumbar epidural space. J Anat 1985; 141: 211–7.
[45] Zurak N. Nervous system in the fibrillar theory of Giorgio Baglivi. Med Secoli 2000; 12(1): 147–58.
[46] Brunori A, Vagnozzi R, Giuffre R. Antonio Pacchioni (1665–1726): early studies of the dura mater. J Neurosurg 1993; 78(3): 515–8.
[47] Fuller DB. Osteopathy and Swedenborg: the influence of Emanuel Swedenborg on the genesis and development of osteopathy, specifically on Andrew Taylor Still and William Garner Sutherland. Bryn Athyn, PA: Swedenborg Scientific Association Press; 2012. p. 428.
[48] Pukšec M, Semenski D. Ježek D, et al. Biomechanical comparison of the temporalis muscle fascia, the fascia

lata, and the dura mater. J Neurol Surg B Skull Base 2019; 80(1): 23–30.
[49] Chaves TC, Turci AM, Pinheiro CF, et al. Static body postural misalignment in individuals with temporomandibular disorders: a systematic review. Braz J Phys Ther 2014; 18(6): 481–501.
[50] Ohlendorf D, Lehmann C, Heil D, et al. The impact of a total hip replacement on jaw position, upper body posture and body sway. Cranio 2015; 33(2): 107–14.
[51] Ohlendorf D, Himmelreich M, Mickel C, et al. Does a temporary leg length discrepancy have an influence on upper body posture and lower jaw position in competitive athletes? Sportverletz Sportschaden 2015; 29(3): 157–63. 52] Daremberg CV. Exposition des connaissances de Galien. These pour le doctorat en medecine 1841; 33.
[53] Todd TW, Lyon DW. Endocranial suture closure. Its progress and age relationship. Part I. Adult males and white stock. Am J Phys Anthropol 1924; 7: 325–84.
[54] Todd TW, Lyon DW. Cranial suture closure. Its progress and age relationship. Part II. Ectocranial closure in adult males of white stock. Am J Phys Anthropol 1925; 8: 23–45.
[55] Hershkovitz I, Latimer B, Dutour O, et al. Why do we fail in aging the skull from the sagittal suture? Am J Phys Anthropol 1997; 103(3): 393–9.
[56] Kokich VG. Age changes in the human frontozygomatic suture from 20 to 95 years. Am J Orthod 1976; 69(4): 411–30.
[57] Harth S, Obert M, Ramsthaler F, Reuss C, et al. Ossification degrees of cranial sutures determined with flat-panel computed tomography: narrowing the age estimate with extrema. J Forensic Sci 2010; 55(3): 690–4.
[58] Chiba F, Makino Y, Motomura A, et al. Age estimation by multidetector CT images of the sagittal suture. Int J Legal Med 2013; 127(5): 1005–11.
[59] Cirpan S, Magden AO, Mas NG, et al. The morphological grading and comparison of sutural patency among cranial sutures in dry human skulls. J Craniofac Surg 2017; 28(8): 2155–8.
[60] Bourbon BM. Deformation of cranial sutures during masticatory activity: a strain gauge application. 1982. Dissertations available from ProQuest. AAI8227260.
[61] Joukar A, Shah A, Kiapour A, et al. Sex specific sacroiliac joint biomechanics during standing upright: a finite element study. Spine (Phila Pa 1976) 2018; 43(18). E1053–60.
[62] Ramezani M, Klima S, de la Herverie PLC, et al. In silico pelvis and sacroiliac joint motion: refining a model of the human osteoligamentous pelvis for assessing physiological load deformation using an inverted validation approach. Biomed Res Int 2019; 2019: 3973170.
[63] Woods JM, Woods RH. A physical finding related to psychiatric disorders. J Am Osteopath Assoc 1961; 60: 988–93.
[64] Nelson KE, Sergueef N, Lipinski CM, et al. Cranial rhythmic impulse related to the Traube-Hering-Mayer oscillation: Comparing laser-Doppler flowmetry and palpation. JAm Osteopath Assoc 2001; 101: 163–73.
[65] Sergueef N, Nelson KE, Glonek T. The effect of cranial manipulation upon the Traube-Hering-Meyer oscillation. Alt Ther Health Med 2002; 8: 74–6.
[66] Nelson KE, Sergueef N, Glonek T. The effect of an alternative medical procedure upon lowfrequency oscillations in cutaneous blood flow velocity. J Manipulative Physiol Ther 2006; 29: 626–36.
[67] Sergueef N. L'odyssee de l'iliaque. Paris: Spek; 1985.
[68] Magoun HI. Osteopathy in the cranial field. Kirksville, MO: The Journal Printing Company; 1951. 19.

KAPITEL

2 Orofaziale Entwicklung

In diesem Kapitel werden die Embryologie und die Entwicklung der orofazialen Strukturen besprochen. Um die funktionelle Anatomie jeweils den behandelten Themen zuzuordnen, haben wir uns dafür entschieden, die Texte der deskriptiven Anatomie in die ➤ Kapitel 3, 4, und 6 zu integrieren.

Für die Visualisierung und das Verständnis der Anatomie in funktioneller Hinsicht und die daraus resultierenden wichtigsten orofazialen Funktionen ist eine vorherige Darstellung der Entwicklungsprozesse des physiologischen Wachstums allerdings unerlässlich. Die wichtigsten Funktionen sind das Saugen, Schlucken und Kauen, die Ventilation und Phonation. Die Erforschung der Embryologie und der Entwicklung der orofazialen Strukturen ermöglicht das Erkennen möglicher Dysfunktionen, die diese Strukturen beeinträchtigen können. Auf dieser Grundlage lässt sich anschließend ein logischer Behandlungsansatz für eine osteopathische Therapie aufbauen.

2.1 Orofaziale Embryologie

Die komplexen Mechanismen der kraniofazialen Entwicklung lassen sich in zahlreichen Arbeiten zur Embryologie nachlesen. Dort werden die zellulären und molekularen Aspekte der biologischen Prozesse der Entwicklung und der Genetik erläutert. So lassen sich der embryonale zelluläre Ursprung des Schädels aus der Neuralleiste und dem Mesoderm und damit die Entstehung eines zusammenhängenden Skelettsystems besser verstehen.

Ab der 2. Woche der embryonalen Entwicklung entstehen zwei Keimblätter: das (zu diesem Zeitpunkt dorsal gelegene) Epiblast und das (zu diesem Zeitpunkt ventral gelegene) Hypoblast. Etwa am 17. Tag kommt es durch die Proliferation und Migration epiblastischer Zellen auf der dorsalen Seite des Embryos zu einer Zellverdichtung auf kraniokaudaler Ebene, dem Primitivstreifen.

Etwa am 21. Tag findet die Gastrulation statt. Dabei wandern mesenchymatöse Zellen aus dem Ektoderm vom Primitivstreifen in lateraler, kranialer und kaudaler Richtung in die Tiefe und bilden das Mesoderm. Nach dieser Zellwanderung ist der gesamte Raum zwischen beiden Keimblättern ausgefüllt, mit Ausnahme zweier Stellen, die weiterhin aneinanderhaften. Diese sind die Membrana oropharyngea (Rachenmembran) am kranialen Ende und die Membrana cloacalis (Kloakenmembran) am kaudalen Ende. Es bestehen nun drei Keimblätter mit folgender Nomenklatur:

- Ektoderm (dorsales Blatt),
- Endoderm (ventrales Blatt),
- Mesoderm (mittleres Blatt).

MAN BEACHTE

Ab der Gastrulationsphase, in der das dritte Keimblatt gebildet wird, spricht man nicht mehr von Epiblast und Hypoblast, sondern vom dorsalen Ektoderm (Ektoblast), dem mittleren Mesoderm (Mesoblast) und dem ventralen Endoderm (Endoblast).

2.1.1 Weiterentwicklung der Keimblätter [1]

Endoderm

Das Endoderm ist an der Bildung folgender Strukturen beteiligt:

- Nasenhöhlen und Mundhöhle
- Atemwege
- Ohrtrompete und Paukenhöhle
- Tonsillen, Schilddrüse, Nebenschilddrüsen, Thymus
- Verdauungskanal und Anhangsdrüsen
- Teil der Harnblase und Harnleiter

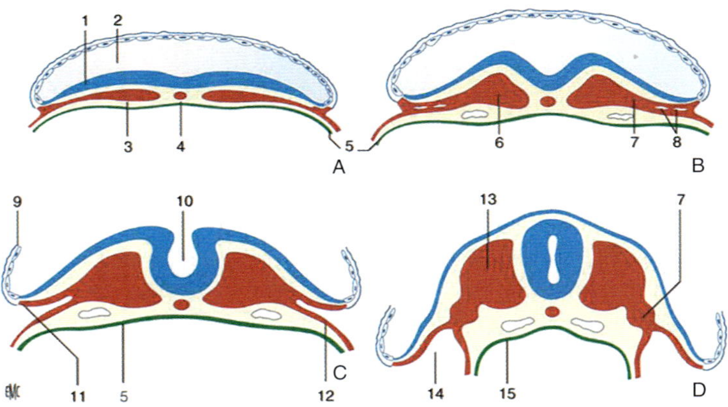

Abb. 2.1 Querschnitt eines Embryos
Bildung der Neuralleisten (A, B), der Neuralrinne (C) und des Neuralrohrs (D). Dem Ektoderm entstammen die Neuralleisten (A), die sich einander annähern und zunächst die Neuralrinne (B, C), anschließend das Neuralrohr (D) bilden. 1. Ektoderm; 2. Amnionhöhle; 3. Mesoderm; 4. Chorda dorsalis, 5. Entoderm; 6. paraxiales Mesoderm; 7. intermediäres Mesoderm; 8. Seitenplattenmesoderm; 9. Amnion; 10. Neuralrinne; 11. Somatopleura; 12. Splanchnopleura; 13. Somit; 14. Intraembryonales Zölom; 15. Entoderm des Dottersacks. Quelle: Goldberg M, Davit-Beal T, Barbet P. Embryologie craniofaciale (I). Régulations cellulaires et moléculaires des étapes initiales de l'embryologie craniofaciale. EMC - Médecine buccale 2012: 1–22 [Article 22-001-A-20].

Mesoderm

Dem Mesoderm entstammen:
- Skelett
- Muskeln
- Bindegewebe
- Gefäß- und Nierensystem

Ektoderm

Dem Ektoderm entstammen:
- ZNS und PNS
- Ektomesenchym
- Epithel der Sinnesorgane
- Epidermis und Anhangsgewebe (Härchen, Nägel, Hautdrüsen)
- Brustdrüse
- Hypophyse
- Zahnschmelz

2.1.2 Chorda dorsalis (Notochord)

Zur gleichen Zeit, ungefähr in der Mitte der 3. Woche, erscheint die Chorda dorsalis auf der Medianlinie zwischen Ekto- und Endoderm (➤ Abb. 2.1). Während dieser Neurulationsphase induziert die Chorda dorsalis die Differenzierung des Neuroderms aus dem darunter liegenden Ektoderm. Dies verdickt sich auf der Medianlinie und stülpt sich ein, um die Neuralrinne zu bilden. Durch die Verschmelzung beider Ränder bildet die Neuralrinne das Neuralrohr, das zukünftige ZNS. Die Zellen, die sich von den Rändern der Neuralrinne lösen, bilden die Neuralleisten.

Die Chorda dorsalis induziert außerdem die Bildung jedes einzelnen Wirbelkörpers und der Bandscheibenkerne (Nucleus pulposus). Im Anschluss degeneriert die Chorda fast gänzlich.

Mit der Entstehung der Chorda dorsalis und des Neuralrohrs teilt sich das Mesoderm auf beiden Seiten in drei Längssäulen auf: paraxiales, intermediäres und laterales Mesoderm (➤ Abb. 2.1).

Paraxiales Mesoderm

Das paraxiale Mesoderm verdickt und metamerisiert sich und bildet auf jeder Seite der Chorda dorsalis die Somiten, aus denen der Großteil des Achsenskeletts und der zugehörigen Muskulatur stammt. In der Nähe des kranialen Endes bildet das erste Somitenpaar die

Okzipitalregion. Die anderen Paare bilden sich in kraniokaudaler Reihenfolge. Am Ende der 3. Woche sind fünf von sieben Somitenpaaren sichtbar.

Intermediäres Mesoderm

Das intermediäre Mesoderm bildet die nephrogenen Stränge.

Laterales Mesoderm (Seitenplattenmesoderm)

Das Seitenplattenmesoderm teilt sich wiederum in zwei Blätter auf. Das viszerale Blatt, die intraembryonale Splanchnopleura, liegt dem Endoderm an. Das parietale Blatt, die intraembryonale Somatopleura, liegt dem Ektoderm an.

In der kranialen Region des Embryos befindet sich ein Bereich, der im Gegensatz zum paraxialen Mesoderm nicht segmentiert, die sogenannte Prächordalplatte. Diese ist an der Bildung der willkürlichen Gesichts-, Kehlkopf- und Rachenmuskulatur und eines Teils der Schädelknochen (Basisphenoid und Orbitosphenoid) beteiligt [1]. Das Hinterhauptbein entstammt des okzipitalen Somiten, die Zungenmuskeln und die äußeren Augenmuskeln entstammen den okzipitalen Myotomen. Die Gesichts-, Kehlkopf- und Rachenmuskulatur hat interessanterweise einen anderen Ursprung, ohne Beteiligung der somitischen Myotome. Die Ohrmuskeln entstammen den Myoblasten, die sich beidseits der Membrana oropharyngea organisieren.

MAN BEACHTE

Die Gesichts-, Kehlkopf- und Rachenmuskulatur entsteht in den Kiemenbögen ohne Beteiligung der somitischen Myotome.

2.1.3 Entwicklung des Gehirns

Am Anfang der 4. Woche hat der Embryo noch eine geradlinige Form und misst ca. 2 mm. Am Ende der 4. Woche misst er bereits 5 mm. Die kraniale und zervikale Region nimmt ungefähr die Hälfte seiner Länge ein.

Am Ende der 4. Woche zeigt das Neuralrohr schon deutlich zwei Segmente:

- ein geradliniges, medulläres Segment, der Chorda dorsalis zugerichtet (zukünftiges Rückenmark);
- ein jenseits des kranialen Endes der Chorda dorsalis befindliches, enzephalisches Segment (zukünftiges Gehirn).

In diesem Stadium entstehen am kranialen Ende des Neuralrohrs drei Erweiterungen, die Hirnbläschen. Diese bilden von vorne nach hinten:

- Prosencephalon (Vorderhirn),
- Mesencephalon (Mittelhirn),
- Rhombencephalon (Rautenhirn).

Zur gleichen Zeit, ungefähr am 26. Tag, werden zwei nach ventral konkave Krümmungen sichtbar. Es handelt sich um die Scheitelbeugen (Flexura mesencephalica) im Zentrum der Mesencephalbläschen und um die Nackenbeuge (Flexura cervicalis) am Übergang zwischen Rautenhirn und medullärem Segment des Neuralrohrs. In der Mitte des Rautenhirns entsteht eine dritte, nach ventral konvexe Krümmung, die Brückenbeuge (Flexura pontica) (➤ Abb. 2.2).

In der 5. Woche setzt sich die Entwicklung des Gehirns mit der Bildung der fünf Hirnbläschen fort.

Prosencephalon (Vorderhirn)

Aus dem Prosencephalon entstehen das Telencephalon (Großhirn) und das Diencephalon (Zwischenhirn). Das Telencephalon bildet mit seinen zwei seitlichen Ausstülpungen die beiden Großhirnhemisphären mit den jeweiligen Hohlräumen, den seitlichen Ventrikeln. Der mittlere Anteil des Prosencephalon, das Diencephalon, entwickelt sich zum dritten Ventrikel und seinen Wänden. Der Riechkolben (Bulbus olfactorius) entwickelt sich aus dem Telencephalon, die Hypophysenanlage aus dem Diencephalon.

Mesencephalon (Mittelhirn)

Das Mesencephalon bleibt unpaarig und median. Aus seinem Hohlraum entsteht der Aquaeductus mesencephali (Sylvii).

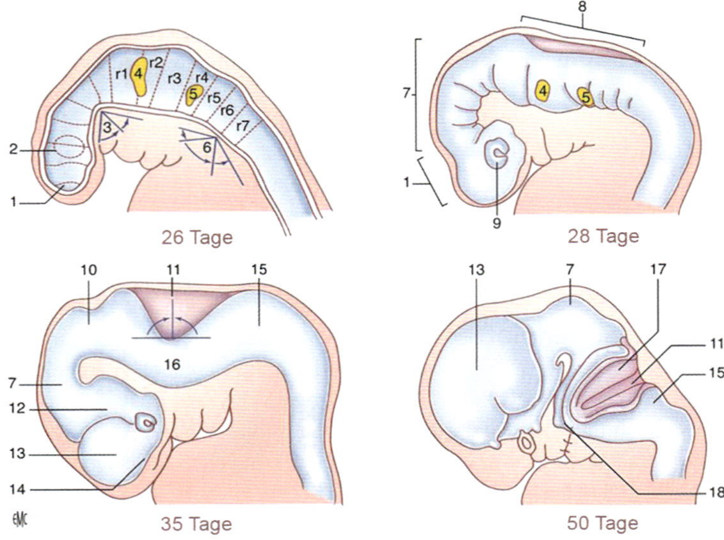

Abb. 2.2 Embryonale Entwicklung des Gehirns
Die embryonale Entwicklung des Gehirns scheint eine entscheidende Rolle in der kraniofazialen Morphogenese zu spielen. Das Wachstum des Prosenzephalons begleitet die Flexion des Gehirns an den Isthmen und der Brückenbeuge und ermöglicht so die Entwicklung der Großhirnhemisphären und ihrer knöchernen Hülle, des Schädels. r1 bis r7: Rhombomere 1 bis 7; 1. Prosenzephalon; 2. Stelle des Sulcus opticus; 3. Scheitelbeuge; 4. V. Hirnnerv; 5. VII. und VIII. Hirnnerv; 6. Nackenbeuge; 7. Mesenzephalon; 8. Rhomenzephalon; 9. Hörbläschen; 10. Isthmus des Rhomenzephalons; 11. Brückenbeuge; 12. Dienzephalon; 13. Großhirnhemisphären; 14. Telenzephalon; 15. Myelencephalon; 16. Metenzephalon; 17. zukünftiges Kleinhirn; 18. zukünftige Brückenflexur.
Quelle: Goldberg M, Davit-Beal T, Barbet P. Embryologie craniofaciale (I). Régulations cellulaires et moléculaires des étapes initiales de l'embryologie craniofaciale. EMC - Médecine buccale 2012: 1–22 [Article 22-001-A-20]. © Elsevier Masson SAS.

Rhombencephalon (Rautenhirn)

Aus dem Rhombencephalon entstehen beidseits der Brückenflexur zwei mediane, unpaarige Hirnbläschen, das Metencephalon (Hinterhirn) und das Myelencephalon (Markhirn). Die Brücke (Pons) und das Kleinhirn (Cerebellum) entwickeln sich aus dem Metencephalon. Das Myelencephalon bildet eine Verlängerung des medullären Segments des Neuralrohrs. Aus ihm entstehen das verlängerte Rückenmark (Medulla oblongata) und der vierte Ventrikel.

2.1.4 Neuralleisten

Wenn die Neuralrinne sich schließt und das Neuralrohr entsteht, trennen sich die auf den Rändern der Rinne befindlichen Zellen von den Nachbarzellen und bilden die Neuralleisten. Diese Zellen zeichnen sich durch eine außergewöhnliche Migrationsfähigkeit und eine große phänotypische Vielfalt aus. Auf zwei Migrationsrouten entwickeln sie sich zu zahlreichen Zellarten (➤ Abb. 2.3):

- der kaudale Anteil der Neuralleistenzellen wandert in Richtung Rückenmark,
- der kraniale Anteil der Neuralleistenzellen wandert in Richtung Großhirn.

Die Zellen des kaudalen Anteils der Neuralleisten beteiligen sich an der Bildung der Melanozyten, des PNS und den Ganglien der dorsalen Nervenwurzeln, der sympathischen Ganglienketten, den parasympathischen Ganglienketten der Bauch- und Beckenhöhle sowie an der Implementierung bestimmter endokriner Zellpopulationen, wie z. B. der chromaffinen Zellen des Nebennierenmarks.

Die Zellen des kranialen Anteils der Neuralleisten bilden den Ursprung eines Teils des kraniofazialen Skeletts sowie der kranialen Ganglien und Gliazellen. Aus ihnen entstehen Chondroblasten, Osteoblasten und Zahnzellen, wie z. B. Zementoblasten oder Odontoblasten.

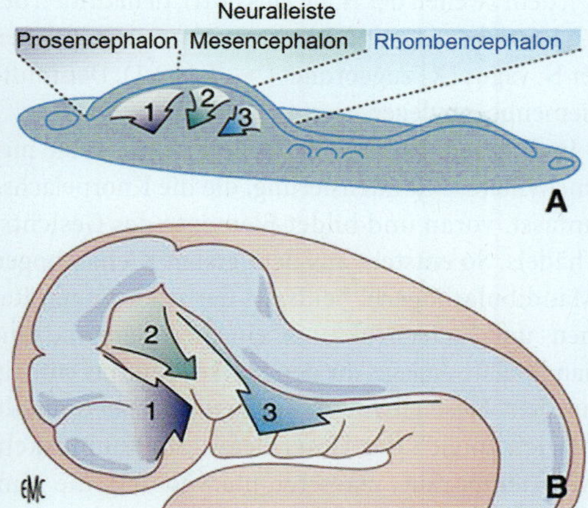

Abb. 2.3 Wanderung der Neuralleistenzellen
Die Zellen der Neuralleisten wandern zu bestimmten Gebieten. Eine Zellgruppe bewegt sich vom Prosencephalon zum Processus frontonasalis (1); eine andere Gruppe wandert vom Mesencephalon zum Processus maxillaris (2); eine dritte Gruppe zieht vom Rhombencephalon zu den Kiemenbögen (3). A. Stadium 9, ca. 20. Tag. B. Stadium 15, ca. 33. Tag. Quelle: Goldberg M, Davit-Beal T, Barbet P. Embryologie craniofaciale (I). Régulations cellulaires et moléculaires des étapes initiales de l'embryologie craniofaciale. EMC - Médecine buccale 2012: 1–22 [Article 22-001-A-20]. © Elsevier Masson SAS.

Genetische und epigenetische Faktoren

Bei den Zellen der Neuralleisten handelt es sich um multipotente Zellen, aus denen eine Reihe anderer Zellarten hervorgehen. Die molekulare Steuerung ihrer Migration und ihrer Weiterentwicklung steht unter dem Einfluss ihrer Umgebung. Als entscheidende epigenetische Faktoren kommen hauptsächlich Moleküle der extrazellulären Matrix infrage, wie z. B. Integrine der Zelloberfläche. Darüber hinaus sind zahlreiche Gene, Transkriptions-, Wachstums- und Signalisierungsfaktoren an diesen komplexen Vorgängen beteiligt [2]. So können leichte Variationen bei der Signalisierung des Wachstumsfaktors zu unterschiedlichen phänotypischen Ergebnissen führen [3].

2.1.5 Pharyngealer Apparat

Die Volumenzunahme am kranialen Ende des Neuralrohrs führt mit den fünf Hirnbläschen und ihren Krümmungen zu einer Einknickung des Embryos auf der kraniokaudalen Achse und zu einer Erhöhung seiner ventralen Konkavität. Der faziale Komplex muss in dem Raum Platz für seine Entwicklung finden, der sich zwischen der Vorderseite des Neuralrohrs und dem Herzwulst befindet. Dort entsteht zunächst eine Vertiefung, die Mundbucht (Stomodeum), an deren Boden die Membrana oropharyngea die zukünftige Mundhöhle vom kranialen Ende des Vorderdarms trennt. Diese Membran wird um den 25. Tag herum resorbiert, sodass eine Kommunikation zwischen Vorderdarm, Mundbucht und Amnionhöhle entsteht. Die für die Entwicklung der zukünftigen Funktionen zum Saugen und Schlucken des Fruchtwassers notwendigen Strukturen nehmen so allmählich ihren Platz ein. Der Saugreflex stellt sich ungefähr in der 12. Woche, der Schluckreflex ungefähr in der 14. Woche ein.

Ungefähr in der Mitte der 5. Woche findet die embryonale Flexion statt. Dabei bildet das Mesenchym, das sich beidseits des Vorderdarms anhäuft, Falten, aus denen die Kiemenbögen hervorgehen. Dieses Mesenchym entstammt den eingewanderten Zellen der Neuralleisten, zu denen sich weiteres Mesenchym aus dem paraxialen Mesoblast gesellt.

MAN BEACHTE

Der Vorderdarm bildet den Ursprung für die Mundhöhle und den Rachen, um die herum sich die Kiemenbögen entwickeln, die später Gesicht und Hals bilden.

Kiemenbögen (Arci branchiales)

Der pharyngeale Apparat besteht aus Kiemenbögen, die durch Furchen und äußere (ektodermische) oder innere (endodermische) Spalten (oder Taschen) voneinander getrennt sind. Die Bezeichnung „Kiemen" wurde aus Analogie zu den Kiemen eines Fisches gewählt. Beim Menschen entstehen diese Kiemen- oder Schlundbögen und ihre Furchen beidseits der Mundbucht in kraniokaudaler Reihenfolge und verleihen dem kranialen Ende des Embryos das typische Aussehen (➤ Abb. 2.4). Jeder dieser fünf oder sechs Bögen ist von einer äußeren (ektodermischen) und einer inneren (endodermischen) Schicht überzogen, die sich von einem zum anderen Bogen fortsetzt. Jedes Bogenpaar umschließt eine Mesodermachse einschließlich eines Knorpelelements, Zellen aus der Neuralleiste, eine Muskelgruppe, Gefäßelemente (Aorten-, Venen- und Lymphbögen) und einen Hirnnerven. Dem ersten Kiemenbogen ist der N. trigeminus

2

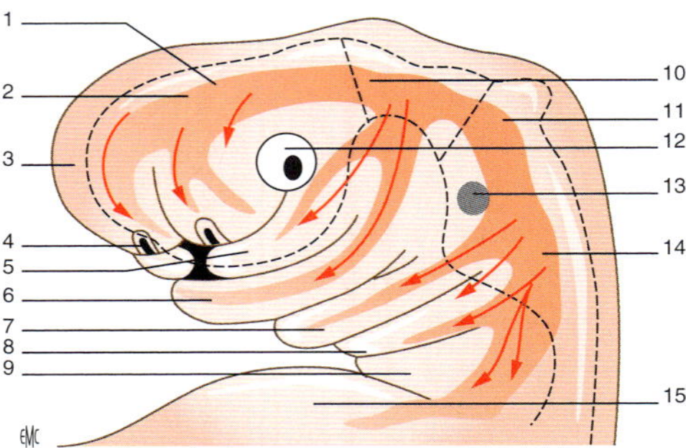

Abb. 2.4 Embryonale Entwicklung des Gesichts
Schematische Darstellung der zervikalen und fazialen Module in der Entwicklung (verdeutlicht die kraniale Epigenese). Die Pfeile zeigen die Migrationswege der Neuralleistenzellen zum Gesicht und zum Hals. 1. prosenzephalische Neuralleiste; 2. Neuralleistenzellen; 3. Stirnnasenwulst; 4. Riechplakode; 5. Oberkieferwulst; 6. 1. Bogen; 7. 2. Bogen; 8. 3. Bogen; 9. 4. Bogen; 10. mesenzephalische Neuralleiste; 12. Sehplakode; 13. Ohrplakode; 14. hintere rhombenzephalische Neuralleiste; 15. Herz. Quelle: Couly G, Gitton Y, Kverneland B, Benouaiche L. Embryologie et chirurgie embryologique des six fentes orales. EMC - Chirurgie orale et maxillo-faciale 2015: 1–22 [22-066-B-15]. © Elsevier Masson SAS.

(V), dem zweiten der N. facialis (VII), dem dritten der N. glossopharyngeus (IX), dem vierten und sechsten der N. vagus (X) zugeordnet (➤ Tab. 2.1). Der fünfte Kiemenbogen degeneriert in der Regel.

Im Inneren jedes Kiemenbogens schreitet die mesenchymatöse Kondensierung, die die Knorpelachse umfasst, voran und bildet Elemente des Gesichtsschädels. So entsteht aus dem ersten Kiemenbogen (Mandibularbogen), beidseits der zukünftigen Rachen- und Kieferstrukturen, eine maxilläre und eine mandibuläre Anlage, die den Meckel-Knorpel enthält. Aus dem Mesenchym, das diesen Knorpel umhüllt, entwickeln sich der Unterkiefer, die Kaumuskeln (Mm. temporalis, masseter, pterygoidei), die Mm. myolohyoideus, digastricus (Venter anterior), tensor veli palatini und tensor tympani. Weiterhin entstammen dem ersten Bogen das Lig. sphenomandibulare, der Hammer und der Amboss. Der Meckel-Knorpel degeneriert anschließend. Die Innervation des ersten Kiemenbogens erfolgt durch den N. trigeminus.

Der zweite Kiemenbogen (Hyoidbogen) enthält den Reichert-Knorpel und bildet beidseits die Grundlage für den Steigbügel, den Processus styloideus des Schläfenbeins, die kleinen Hörner und den oberen

Tab. 2.1 Aus den Kiemenbögen stammende Strukturen und ihre Innervation

Kiemenbogen	Skelettstruktur	Muskulatur	Bandstruktur	Innervation
Mandibularbogen	Prämaxilla, Maxilla, Teil des Temporale, Meckel-Knorpel, Mandibula, Malleus, Incus	Kaumuskeln, M. mylohyoideus, M. digastricus (Venter anterior), M. tensor veli palatini, M. tensor tympani	Lig. sphenomandibulare, Lig. mallei anterius	N. trigeminus (N. maxillaris, N. mandibularis)
Hyoidbogen	Reichert-Knorpel, Stapes, Proc. styloideus des Temporale, Cornu minus und oberer Anteil des Corpus ossis hyoidei	mimische Muskulatur, M. stapedius, M. stylohyoideus, M. digastricus (Venter posterior)	Lig. stylohyoideum	N. facialis
3. Bogen	Cornu majus und oberer Anteil des Corpus ossis hyoidei	M. stylopharyngeus, M. constrictor pharyngis superior		N. glossopharyngeus
4. Bogen	Cartilago thyroidea, cricoidea, arytanoidea, corniculata und cuneiformis laryngis	M. cricothyroideus, M. levator veli palatini, M. constrictor pharyngis		N. vagus (N. lanryngeus superior)
5. Bogen		intrinsische Kehlkopfmuskulatur		N. vagus (N. laryngeus recurrens)
6. Bogen	Cartilago cricoidea, arytanoidea, Spangen der Luftröhre und der Bronchien			N. vagus (N. laryngeus recurrens)

Anteil des Zungenbeinkörpers und das Lig. stylohyoideum, weiterhin für die Mm. stapedius, stylohyoideus, digastricus (Venter posterior), auricularis und die mimische Muskulatur (Mm. buccinator, occiptofrontalis, orbicularis oris, orbicularis oculi, Platysma). Das Mesenchym des zweiten Bogens bildet den Großteil des Außenohrs. Die Innervation erfolgt über den N. facialis.

Der dritte Kiemenbogen durchläuft ebenfalls eine endochondrale Ossifikation. Aus ihm entstehen die großen Hörner und der untere Anteil des Zungenbeinkörpers sowie die Mm. stylopharyngeus und constrictor pharyngis superior. Die Innervation erfolgt über den N. glossopharyngeus.

Der vierte Kiemenbogen ist weniger differenziert. Wie die des sechsten Bogens verschmelzen seine Knorpelelemente und bilden den Schild-, Ring-, Stell-, Hörnchen- und Keilknorpel des Kehlkopfes. Der vierte Bogen wird durch den N. vagus innerviert, seine Muskeln (Mm. cricothyroideus, levator veli palatini, constrictor pharyngis) durch den Ramus lanryngeus superior des Vagusnervs.

Der sich später auflösende fünfte Kiemenbogen ist ebenfalls weniger differenziert. Aus ihm geht die intrinsische Kehlkopfmuskulatur hervor. Diese wird durch den N. laryngeus recurrens des Vagusnervs innerviert.

Aus den Knorpelanlagen des sechsten Kiemenbogens entstehen der Ring- und Stellknorpel sowie die Spangen der Luftröhre und der Bronchien. Die Innervation erfolgt durch den N. laryngeus recurrens des Vagusnervs.

MAN BEACHTE

Der Unterkiefer und die Kaumuskulatur (Mm. temporalis, masseter, pterygoidei) haben einen gemeinsamen embryonalen Ursprung aus dem ersten Kiemenbogen. Dies verstärkt ihre wechselseitige Abhängigkeit und ihre Beziehung zum Trigeminusnerv. Dysfunktionen des Kauapparates betreffen all diese Strukturen.

Schlundtaschen (Sacci pharyngeales)

In der 5. Woche erscheinen vier Schlundtaschenpaare zwischen den Kiemenbögen. Aus diesen Aussackungen stammen wichtige Organe aus dem Kopf- und Halsbereich. Die Schlundtaschen werden nach ihren vorigen Kiemenbögen nummeriert (➤ Abb. 2.5).

Weiterentwicklung der ektodermischen Schlundtaschen

Die erste ektodermische Schlundtasche befindet sich zwischen dem ersten und zweiten Kiemenbogen und ist die einzige, die bestehen bleibt. Sie dringt in das Mesenchym ein und bildet dort das Epithelium des Gehörgangs und die äußere Schicht des Trommelfells.

Aufgrund seines starken Wachstums entwickelt sich der zweite Kiemenbogen in kaudale Richtung und haftet sich in der Höhe des sechsten Kiemenbogens an die Seitenwand des Embryos. Dabei verdeckt er nach und nach den dritten und vierten Kiemenbogen sowie die dazwischen liegenden Schlundtaschen. Dies führt dazu, dass die zweite, dritte und vierte ektodermische Schlundtasche miteinander fusionieren und eine gemeinsame Tasche, den Sinus cervicalis, bilden. Im weiteren Verlauf degenerieren sie.

Weiterentwicklung der endodermischen Schlundtaschen

Im Laufe der 6. und 7. Woche erscheinen im Inneren, beidseits des Vorderdarms, fünf endodermische Schlundtaschen, von denen die ersten vier gut ausgebildet sind. Die erste endodermische Schlundtasche befindet sich zwischen dem ersten und zweiten Kiemenbogen. Sie bildet den Ursprung der Paukenhöhle und der Ohrtrompete, die sich in den Rachen öffnet. Ihr laterales Ende bildet die innere Schicht des Trommelfells.

Die zweite, weniger tiefe Schlundtasche bildet einen Wulst, der in die Tiefe dringt und zur Tonsillarbucht wird, in der die Gaumenmandel entsteht.

Die dritte Schlundtasche bildet zwei Wülste: einen ventralen für die Hauptanlage der Thymusdrüse und einen dorsalen für die Anlage der Nebenschilddrüse.

Die vierte Schlundtasche bildet ebenfalls zwei Wülste: einen ventralen für die Anlage der Thymusdrüse und einen dorsalen für die Anlage der Nebenschilddrüse.

Bisweilen wird ein rudimentäres Divertikel der vierten Tasche als fünfte Schlundtasche beschrieben.

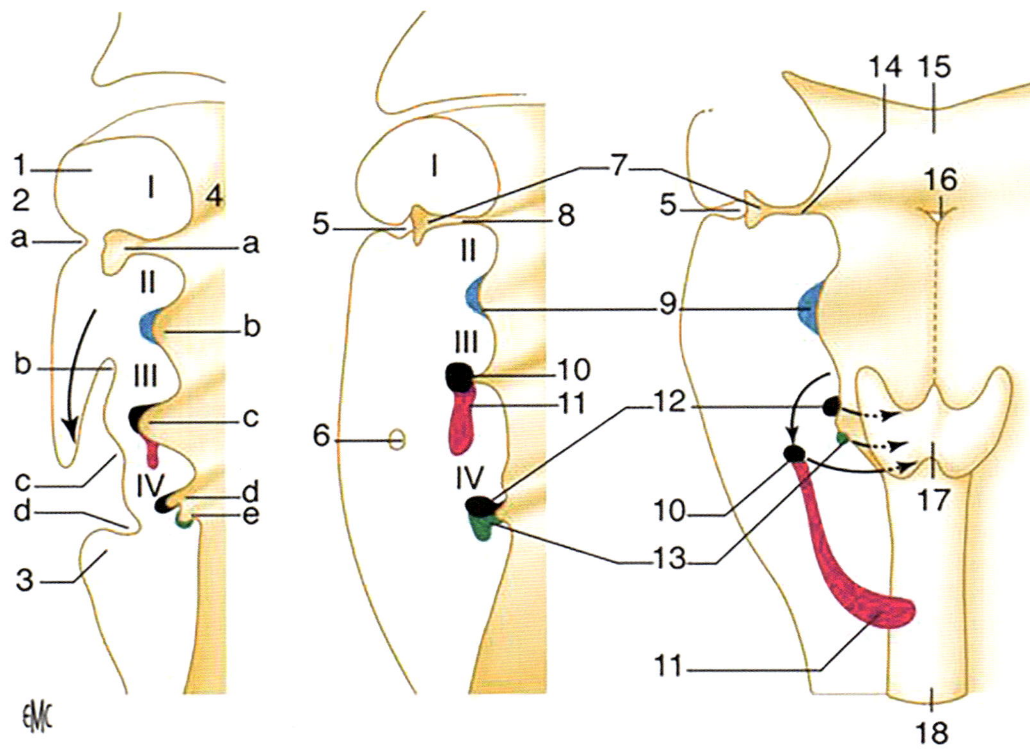

Abb. 2.5 Kiemenbögen und Derivate der Schlundtaschen
Kiemenbögen und Derivate der ekto- und endodermischen Taschen. I bis IV: Kiemenbögen; a bis e: ekto- und endodermische Taschen; 1. Processus mandibularis; 2. ektodermische Taschen; 3. Herzanlage; 4. endodermische Taschen; 5. äußerer Gehörgang; 6. Sinus cervicalis; 7. primäre Paukenhöhle; 8. zukünftige Ohrtrompete; 9. Gaumenmandel; 10. untere Nebenschilddrüse; 11. Thymus; 12. obere Nebenschilddrüse; 13. Ultimobranchialer Körper; 14. Ohrtrompete; 15. Rachendeckel; 16. Foramen caecum; 17. Schilddrüse; 18. Vorderdarm. Quelle: Goldberg M, Davit-Beal T, Barbet P. Embryologie craniofaciale (I). Régulations cellulaires et moléculaires des étapes initiales de l'embryologie craniofaciale. EMC - Médecine buccale 2012: 1–22 [Article 22-001-A-20]. © Elsevier Masson SAS.

MAN BEACHTE

Nach der Embryonalperiode von 56 Tagen, d. h. 8 Wochen nach der Befruchtung, beginnt die Fetalperiode. Die Organe, die sich in der Embryonalperiode schnell entwickelt haben (Organogenese), wachsen und differenzieren sich in der Fetalperiode. Die Embryonalperiode ist die anfälligste Entwicklungsphase während der Schwangerschaft. In ihr entstehen die meisten Malformationen. Deformationen, die mitunter als plastisch bezeichnet werden, wie z. B. Plagiozepahlien, entwickeln sich in der Fetalperiode aufgrund von intra- oder extrauterinen Belastungen [4]. In dieser Phase ist der Kopf proportional stets größer als der Rest des Körpers und durchläuft eine bedeutende Entwicklung.

2.2 Gehirnschädel (Neurocranium)

Der Schädel besteht aus zwei Anteilen, dem Gehirnschädel, der das Gehirn umgibt und schützt, und dem Gesichtsschädel (Viscerocranium), der das Gesicht bildet. Der Gehirnschädel ist seinerseits in zwei Teile unterteilt, die Schädelbasis und das Schädeldach (Calvaria).

Der Gehirnschädel entwickelt sich aus dem Mesenchym, das sich um die primären Hirnbläschen herum verdichtet. Die Skelettknochen durchlaufen vor ihrer Verknöcherung in der Regel ein mesenchymatöses und ein chondrales Stadium. Allerdings durchlaufen nicht alle Schädelknochen eine Chondrifikationsphase. Die flachen Knochen des Schädeldachs verknöchern direkt aus dem primären Mesenchym, daher werden sie als membranöse (desmale) Knochen bezeichnet. Die Knochen der Schädelbasis durchlaufen vor ihrer Verknöcherung eine mesenchymatöse und anschließend eine chondrale Phase, daher werden sie als chondrale Knochen bezeichnet.

2.2.1 Desmocranium

Bereits am Ende des ersten Schwangerschaftsmonats vermehren und verdichten sich die Mesenchymzellen. Diese umhüllen die primären Hirnbläschen und bilden das Desmocranium. Aus diesem Mesenchym gehen die desmalen und chondralen Knochen des Gehirnschädels hervor. Die Mesenchymzellen zwischen dem kranialen Segment des Neuralrohrs und dem Vorderdarm bilden den Ursprung für die primäre Schädelbasis.

Zur gleichen Zeit organisieren sich weitere Mesenchymzellen zur Bildung der primären Hirnhaut, die sich in zwei Schichten teilt:

- eine innere Schicht, die Endomeninx, die die Arachnoidea und die Pia mater bildet;
- eine äußere Schicht, die Ektomeninx, die wiederum zwei Schichten bildet; eine tiefe für die Dura mater und eine oberflächliche für die zukünftigen chondralen und desmalen Anteile des Gehirnschädels.

2.2.2 Chondrocranium

Um die 4. Schwangerschaftswoche herum kommt es zu Anhäufungen chondroiden Gewebes, das im Desmocranium Knorpelplatten bildet [5]. Diese Chondrifikationszentren entwickeln sich von den kaudalen zu den rostralen Regionen. Sie bauen sich um das kraniale Ende der Chorda dorsalis auf und fusionieren mit dem Knorpelgewebe aus den okzipitalen Somiten. Dabei handelt es sich um folgende Strukturen:

- parachordaler Knorpel (Basalplatte), Vorläufer der Pars basilaris des Hinterhauptbeins;
- hypophysärer Knorpel, Vorläufer des Postsphenoids;
- präsphenoidaler Knorpel, Vorläufer des vorderen Anteils des Keilbeinkörpers bis zum Tuberculum sella turcicae und zum Sulcus chiasmatis;
- orbitophenoidaler Knorpel, Vorläufer der Processus clinoidei anteriores und der Alae minores des Keilbeins;
- alisphenoidaler Knorpel, Vorläufer der Alae majores des Keilbeins;
- Nasenkapsel, Vorläufer des Siebbeins.

Um die 8. Schwangerschaftswoche herum hat das Chondrocranium das Mesenchym des Desmocraniums fast vollständig ersetzt [6]. Es bildet nun eine stabile Grundlage, eine Art Plattform an der Basis des Neurocraniums, auf der das Gehirn sich entwickeln kann. Gleichzeitig ermöglicht es den Durchtritt der zugehörigen Nerven- und Gefäßelemente (➤ Abb. 2.6).

MAN BEACHTE

Die Knochen der Schädelbasis, d.h. das Hinterhauptbein, Keilbein, Stirnbein, Siebbein und die Schläfenbeine, entstehen durch endochondrale Ossifikation. Mit Ausnahme des Siebbeins besitzen alle diese Knochen auch membranöse Anteile, die wie die Knochen des Schädeldachs nicht das Stadium der Chondrifikation durchlaufen, sondern direkt aus dem Mesenchym verknöchern. Interessanterweise neigen die membranösen Anteile dieser Knochen häufiger zu Deformierungen als die chondralen Anteile.

2.2.3 Schädelbasis

Die Basis des Neurocraniums entsteht durch endochondrale Verknöcherung. Dabei bilden sich ab der 8. Schwangerschaftswoche mindestens 41 Ossifikationszentren in der Knorpelplatte des Chondrocraniums [5]. Die zukünftigen Bestandteile der Schädelbasis sind durch die Knorpelplatte alle miteinander verbunden und bilden eine Kontinuität. Nach 12 Wochen und 4 Tagen beginnt die Verknöcherung am Hinterhauptbein [7]. Anschließend setzt sie sich nach anterior fort, zum Postsphenoid, Präsphenoid und zum Ethmoid.

Die Ossifikationszentren breiten sich allmählich auf der Knorpelplatte aus, nähern sich den Zentren desselben Knochens und stellen intraossäre Verbindungen her. Sie nähern sich ebenfalls den Zentren der Nachbarknochen und bilden auf diese Art interossäre Verbindungen. Die intraossären Zwischenräume

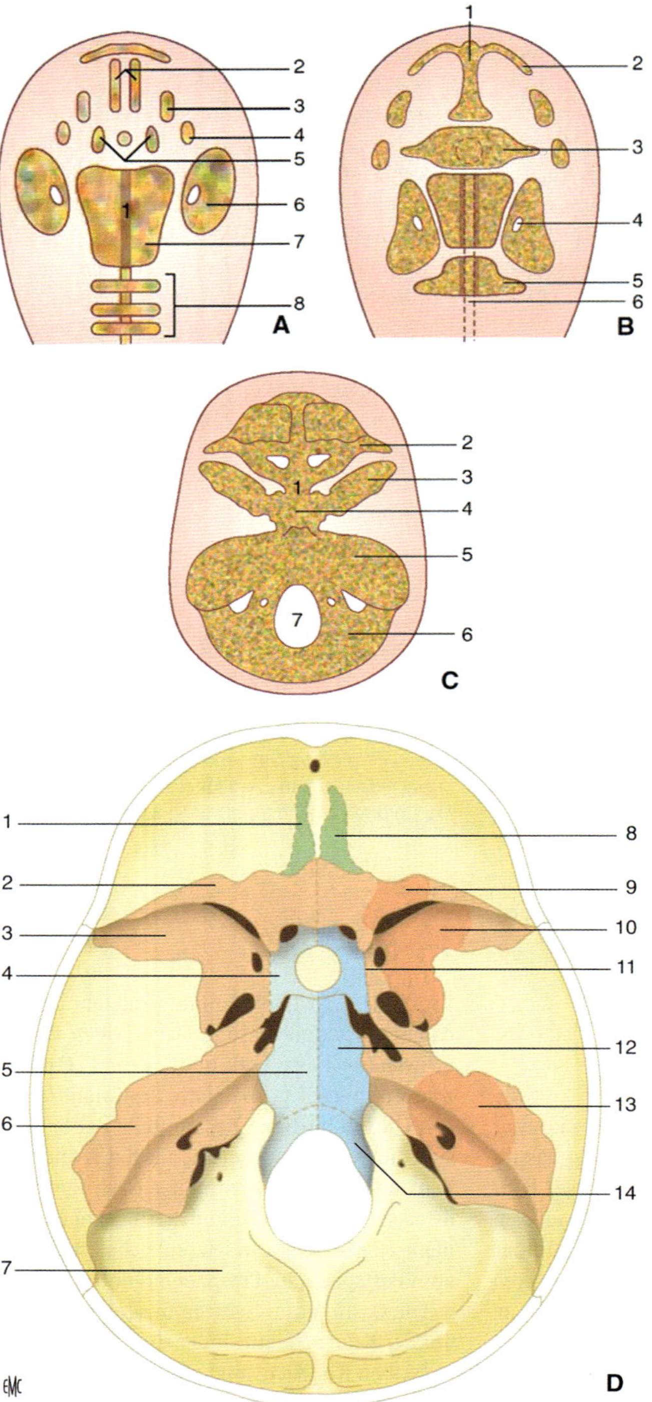

Abb. 2.6 Bildung des Chondrocraniums
Knorpelgruppen der Schädelbasis wachsen und verschmelzen miteinander (A–D). Das Endergebnis ist in (D) dargestellt. A. 1. Chorda dorsalis; 2. Trabeculae cranii; 3. Ala orbitalis; 4. Ala temporalis; 5. hypophysärer Knorpel; 6. Ohrkapsel; 7. parachordaler Knorpel; 8. Sklerotome. B. 1 Verschmelzung der Trabekel; 2. Nasenkapsel; 3. hypophysärer Knorpel; 4. innerer Gehörgang; 5. okzipitaler Knorpel; 6. vorige Stelle der Chorda dorsalis. C. 1. Ethmoid; 2. Ala minor; 3. Ala major; 4. Corpus ossis sphenoidalis; 5. Pars petrosa ossis temporalis; 6. Os occipitale; 7. Foramen magnum; D. 1. Ethmoid; 2. Ala minor; 3. Ala major; 4. Corpus ossis sphenoidalis; 5. Pars basilaris; 6. Felsenbein; 7. Hinterhauptschuppe; 8. Trabeculae cranii; 9. orbitaler Flügel; 10. (temporaler) Keilbeinflügel; 11. hypophysärer Knorpel; 12. parachordaler Knorpel; 13. periaurikulare Kapsel; 14. okzipitales Sklerotom. Quelle: Goldberg M, Davit-Beal T, Barbet P. Embryologie craniofaciale (II). Embryologie de la face et des structures squelettiques céphaliques: morphogenèse des maxillaires, de la mandibule et du crâne. EMC - Médecine buccale 2013: 1–17 [Article 22-001-A-21]. © Elsevier Masson SAS.

bleiben bis zur vollständigen Verknöcherung chondral. Die interossären Zwischenräume werden zu den Synchondrosen der Schädelbasis, von denen einige verknöchern, wenn die Schädelbasis die Größe des Erwachsenen erreicht. Die Schädelbasis eines Neugeborenen ist also noch überwiegend chondral und von einer vollständigen Verknöcherung noch weit entfernt.

Basicranium

Die Schädelbasis gehört zu den kompliziertesten Elementen des Skelettsystems. An ihr treffen Strukturen unterschiedlichen Ursprungs und unterschiedlicher Funktion in einem komplexen Wachstumsprozess aufeinander. Ihr hinterer Anteil entstammt embryologisch dem paraxialen Mesoblast, ihr vorderer Anteil den Neuralleisten.

Die bei bestimmten Syndromen auftretenden Malformationen lassen sich durch den starken genetischen Einfluss erklären, der auf die Schädelbasis zu wirken scheint. Beim Williams-Syndrom beispielsweise, befinden sich die wichtigsten kraniofazialen Veränderungen an der Schädelbasis [8]. Bei anderen Syndromen, z. B. dem Turner-Syndrom oder der Trisomie 21, ist die Retrognathie die Folge einer verminderten Länge der Schädelbasis und eines vergrößerten Basilarwinkels [9].

Die Schädelbasis bildet eine grundlegende Schnittstelle zwischen Gehirn- und Gesichtsschädel. Ihr vorderer, vor dem Türkensattel gelegener Anteil zeigt die direkten Beziehungen und Einflüsse des Gesichts und des ethmoidomaxillären Wachstumskomplexes.

Hinterhauptbein (Os occipitale)

Der chondrale Anteil des Hinterhauptbeins besteht aus fünf primären Ossifikationszentren: eins für den vorderen Anteil (Pars basilaris), jeweils eins für die beiden seitlichen Anteile (Partes laterales) und zwei für den unteren Anteil der Hinterhauptschuppe (Pars squamosa). Zwischen zwei und vier Jahren verschmilzt die Hinterhauptschuppe an der hinteren intraokzipitalen Synchondrose (auch als Sutura innominata bezeichnet) mit den seitlichen Anteilen. Zwischen sieben und zehn Jahren verschmilzt die Pars basilaris an der vorderen intraokzipitalen Synchondrose mit den Partes laterales und bildet die Form der okzipitalen Kondylen aus.

Keilbein (Os sphenoidale)

An der Entstehung des Keilbeins sind zahlreiche Ossifikationszentren beteiligt. Diese sind so organisiert, dass sie einen medialen und zwei laterale Anteile bilden. Der mediale Anteil besteht aus dem Keilbeinkörper, der sich aus dem Prä- und dem Postsphenoid zusammensetzt. Die lateralen Anteile bestehen jeweils aus den kleinen Keilbeinflügeln (Orbitosphenoid) und den großen Keilbeinflügeln (Alisphenoid). Die Verknöcherung des Postsphenoids beginnt pränatal mit 13 Wochen und 5 Tagen in der Region des Türkensattels. Dabei entstehen zunächst der Rücken des Sattels (Dorsum sellae) und der Keilbeinkörper hinter dem Höcker des Sattels (Tuberculum sellae). Die Verknöcherung des Präsphenoids beginnt mit 17 Wochen und 4 Tagen. Dabei entsteht der Anteil zwischen dem Tuberculum sellae und dem Sulcus chiasmatis. Die intrasphenoidale Synchondrose, die das Prä- und Postphenoid miteinander verbindet, verschmilzt in der Regel um den achten Schwangerschaftsmonat herum. Die Synchondrosen zwischen den kleinen Flügeln und dem Korpus sind bei der Geburt noch weitestgehend offen. Sie verschließen sich ca. drei Monate postnatal [10]. Die Synchondrosen zwischen den großen Flügeln und dem Korpus verschließen sich sechs Monate nach der Geburt. Auf dem CT sind sie allerdings bisweilen noch bis zum vierten oder fünften Lebensjahr sichtbar [10].

Siebbein (Os ethmoidale)

Das Mesethmoid entwickelt sich peri- und postnatal als Fortsetzung der embryonalen knorpeligen Nasenkapseln [11, 12]. Es liegt vor dem Präsphenoid und entsteht ausschließlich durch endochondrale Verknöcherung. Es bildet die zentralen Strukturen der vorderen Schädelbasis, d. h. die Lamina perpendicularis und die Crista galli des Siebbeins [7]. Die Verknöcherung dieser Region verläuft relativ konstant. Ist das Mesethmoid bei der Geburt noch knorpelig, so beginnt die Verknöcherung der Lamina cribrosa, der Lamina perpendicularis, der Crista galli und der Labyrinthe ein bis zwei Monate postnatal [13, 14]. Mit zwei Jahren ist die Verknöcherung der Lamina cribrosa beendet [7]. Bis zur vollständigen Verknöcherung des Siebbeins, die normalerweise zwischen zwei und vier Jahren stattfindet, bleibt bei den meisten Kindern allerdings ein Spalt zwischen dem Siebbein und den Nasenbeinen sichtbar [13, 14]. Zusammen mit der Nasenscheidewand spielt das Mesethmoid eine bedeutende Rolle bei der fazialen Morphogenese (➤ Abschnitt 2.3.5, „Nasenseptum"). Es agiert regelrecht wie eine „funktionelle Matrix", die den unteren Anteil der Stirnbeine sowie die Nasen- und Zwischenkieferbeine in Position schiebt [11]. Man beachte allerdings, dass manche Autoren die Verknöcherung der sphenoethmoidalen Synchondrose mit sieben Jahren als beendet ansehen [15]. Das bedeutet für uns, dass eventuelle Dysfunktionen so früh wie möglich korrigiert werden sollten.

Schläfenbein (Os temporale)

Die beiden Schläfenbeine bestehen jeweils aus vier Teilen: Pars squamosa, Pars tympanica, Pars petromastoidea und Processus styloideus. Die Partes squamosa und tympanica sind membranösen, die Pars petrosa chondralen Ursprungs. Der Processus styloideus stammt aus dem zweiten Kiemenbogen.

Die beiden Felsenbeinpyramiden liegen in der Schädelbasis, jeweils zwischen Keil- und Hinterhauptbein, und beherbergen die Hör- und Gleichgewichtsorgane. Sie bilden sich um die Anlagen des Innenohrs, die Ohrkapseln, herum. Jede Pyramide zählt bis zu 14 unterschiedlich große Ossifikationszentren, die zwischen dem 4. und 6. Schwangerschaftsmonat in Erscheinung treten [16]. Die Verknöcherung der Ohrkapseln ist mit 6 Monaten praktisch abgeschlossen.

Synchondrosen (Knorpelhafte)

Während der Verknöcherung des Chondrocraniums entstehen interossäre Räume, die nicht verknöchern, die Synchondrosen. Diese bleiben knorpelig, bis die Schädelbasis ihr Wachstum beendet hat. Auf der Medianlinie sind drei Synchondrosen hintereinander gereiht: die Synchondrosis sphenooccipitalis (oder sphenobasilaris, SSB), die Synchondrosis intrasphenoidalis und die Synchondrosis sphenoethmoidalis. An den seitlichen Anteilen der Schädelbasis befinden sich weitere Synchondrosen: die Synchondrosis intraoccipitalis anterior, Synchondrosis intraoccipitalis posterior, Synchondrosis petrooccipitalis (petrobasilaris), Synchondrosis sphenopetrosa.

Manche Autoren vergleichen die Synchondrosen mit den Epiphysenfugen der Röhrenknochen. Andere, wie Blechschmidt, beschreiben die „biokinetischen" Kräfte, die auf sie einwirken [17]. Jedenfalls spielen die Synchondrosen eine entscheidende Rolle beim Wachstum der Schädelbasis. Denn Letztere unterliegt zahlreichen genetischen und hormonellen Wachstumsfaktoren. Hinzu kommen epigenetische Einflüsse, wie z. B. mechanische Kräfte durch das Hirnwachstum oder die Einwirkung posturaler und kraniomandibulärer Muskeln [8, 19].

MAN BEACHTE

Die auf die Schädelbasis einwirkenden mechanischen Kräfte steuern die Genexpression im Zusammenhang mit der zellulären Proliferation, Differenzierung, Reifung und Synthese. Sie wirken sich auf das Wachstum und die Entwicklung der Schädelbasis aus. Aus diesem Grunde ist eine Normalisierung und eine aktive Beanspruchung der mit der Schädelbasis verbundenen Funktionen, wie z. B. posturale oder orofaziale Funktionen, von größter Bedeutung.

Die SSB ist eine der aktivsten Synchondrosen. An ihren Gelenkflächen lassen sich Vorgänge osteodermaler Ablagerungen und osteoklastischer Resorption beobachten [20]. Aufgrund ihrer späten Verknöcherung ist sie eingehend an der Verlängerung des Clivus und der Schädelbasis beteiligt (➤ Abb. 2.7). Über den ethmoido-maxillären Komplex trägt die Synchondrosis sphenoethmoidalis zur Verlängerung der vorderen Schädelbasis und zur Entwicklung des Gesichtsschädels bei. Sie verschmilzt zwischen der Pubertät und dem Eintreten des Erwachsenenalters [5] (➤ Tab. 2.2).

Zum Ossifikationsalter der Synchondrosen und Suturen wurden zahlreiche Studien durchgeführt. Je nach Autor zeigen die Ergebnisse allerdings mehr oder weniger starke Abweichungen voneinander. Dem liegen verschiedene Ursachen zugrunde. Zunächst einmal handelt es sich bei der Verknöcherung der Schädelgelenke um einen komplexen Vorgang, beim dem zahlreiche, sowohl genetische als auch epigenetische, Faktoren eine Rolle spielen. Dieser Vorgang erstreckt sich über mehrere Monate, bisweilen sogar Jahre. Daher hängt der Verknöcherungszustand von der Altersgruppe der Studienobjekte ab, die mitunter

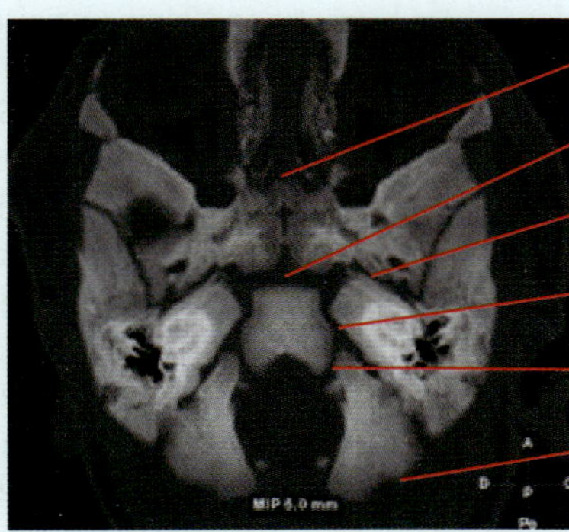

Abb. 2.7 Neugeborenes (15. Tag). 3D-Rekonstruktion der Schädelbasis. Quelle: Elmaleh-Bergès M, Sekkal A, Hassan M. Aspects en imagerie du sphénoïde au cours de la croissance. J Neuroradiol 2003; 30(4): 249–57.

Tab. 2.2 Synchondrosen und Suturen der Schädelbasis

Synchondrosen und Suturen	Lage	Verknöcherung
Synchondrosis sphenooccipitalis (sphenobasilaris)	zw. der Pars basilaris des Hinterhauptbeins und dem Corpus des Keilbeins	8–25 Jahre [21]
Synchondrosis intrasphenoidalis	zw. Prä- und Post-Sphenoid	8. Fetalmonat [15]
Synchondrosis sphenoethmoidalis	zw. dem Corpus des Keilbeins und dem hinteren Anteil des Ethmoids	6 Jahre [22] oder 2–15 Jahre [5, 23]
Synchondrosis intraoccipitalis posterior	zw. Hinterhauptschuppe und den Partes laterales	2–3 Jahre [24]
Synchondrosis intraoccipitalis anterior	zw. den Partes laterales und der Pars basilaris des Hinterhauptbeins	7–9 Jahre
Synchondrosis petrooccipitalis (petrobasilaris)	zw. Felsenbein und Pars basilaris des Hinterhauptbeins	normalerweise keine vollständige Verknöcherung [10, 23]
Synchondrosis sphenopetrosa	zw. Keilbein und Felsenbein	ca. 40. Lebensjahr (nie vollständig)
Sutura sagittalis	zw. den beiden Scheitelbeinen	variabel, Beginn 20.–30. Lebensjahr, evtl. keine Verknöcherung [25, 26]
Sutura coronalis	zw. Stirn- und Scheitelbein	24 Jahre [27] 21–28 Jahre [26]
Sutura lambdoidea	zw. Hinterhaupt- und den beiden Scheitelbeinen	26 Jahre [27] 21–30 Jahre [26] 35–47 Jahre [28, 29]
Sutura sphenofrontalis	zw. Ala major und Stirnbein	5–15 Jahre [10]
Sutura sphenosquamosa	zw. Ala major und Schläfenbeinschuppe	2–6 Jahre [10]
Sutura squamosa	zw. Schläfen- und Scheitelbein	40–60 Jahre [27], verknöchert nie vollständig
Sutura occipitomastoidea	zw. Hinterhauptschuppe und Warzenfortsatz des Schläfenbeins	sehr langsame Verknöcherung, 30–70 Jahre [28, 29]
Sutura frontalis (metopica)	zw. den beiden Stirnbeinhälften	3–19 Monate [30, 31], evtl. keine Verknöcherung
Sutura frontozygomatica	zw. Stirnbein und Proc. frontalis des Jochbeins	nach 80. Lebensjahr
Sutura maxillozygomatica	zw. Maxilla und Jochbein	nach 70. Lebensjahr
Sutura palatina mediana	zw. den beiden Gaumenhälften	30–40 Jahre [33]
Sutura palatina transversa	zw. Gaumenbein und Maxilla am harten Gaumen	30–40 Jahre [33]

2

anhand der Bezahnung am Schädelpräparat beurteilt wird, was wiederum zu Ungenauigkeiten führen kann. Außerdem wird ein gemeinsamer Konsens dadurch erschwert, dass in den verschiedenen Forschergruppen unterschiedliche Untersuchungsmethoden zum Einsatz kommen. Manche untersuchen beispielsweise knöcherne Proben, während andere sich auf bildgebende Verfahren stützen. Schließlich herrscht unter den einzelnen Autoren keine einheitliche Definition der Verknöcherung. Diese variiert vom „ersten knöchernen Kontakt" [20] bis zur „vollendeten Verschmelzung" mit Erscheinen des normalen Knochens entlang des gesamten Gelenks [34].

Signalisierung durch die Dura mater

Die von der Dura mater entsendeten Signale spielen eine bedeutende Rolle bei der Morphogenese der Schädelknochen und -nähte. Durch ihre Wechselwirkung mit dem Gewebe beeinflussen sie die Größe und Form der Knochen. Tatsächlich scheint der Spannungszustand der Dura mater entscheidend für die Steuerung der suturalen Verknöcherung zu sein [35]. Die Ausdehnung des Gehirns bringt die harte Hinhaut in direkten Kontakt zum Schädel und löst auf diese Art und Weise kraniale Wachstumssignale aus.

Sphenobasiläre Flexion

Die Enzephalisation, d. h. das Wachstum des menschlichen Gehirns, wird in der Regel als expansive Kraft betrachtet, die die Ausbildung des knöchernen Schädels stimuliert [36]. Beim Menschen nimmt das Gehirn des Neugeborenen bis zum Erreichen des Erwachsenenalters um das 3,3-fache an Größe zu. Bei der Geburt beträgt sein Volumen zwischen 26,8 und 29,5 % der Größe eines erwachsenen Gehirns [37]. Mit sechs Jahren hat es bereits 90 bis 95 % seiner endgültigen Größe erreicht. Dieser biochmechanische Faktor scheint biochemische Veränderungen hervorzurufen, die die molekulare und zelluläre Dynamik beeinflussen, besonders die chondrogenetische Aktivierung der Synchondrosen. Als Folge daraus wächst die Schädelbasis und gewinnt an Größe. Im Laufe der menschlichen Phylo- und Ontogenese wuchs das Gehirn allerdings stärker als die Schädelbasis. Daraus ergibt sich das Problem, dass ein großes Gehirn in einer kleinen Schädelhöhle untergebracht werden muss. Es sind verschiedene Theorien entstanden, die dieses Phänomen zu erklären versuchen.

Da wäre zunächst die der sphenobasilären Flexion, die zu einem vergrößerten Winkel an der Schädelbasis führt. Dadurch steigt das intrakraniale Volumen und bietet mehr Platz für ein größeres Gehirn [39]. Bei diesem Winkel handelt es sich um das Verhältnis zwischen dem Clivus (knöcherne Struktur vom Rücken des Türkensattels zur Pars basilaris ossis occipitalis) und dem Planum sphenoidale (knöchernes Verbindungsstück zwischen den beiden kleinen Keilbeinflügeln vor dem Türkensattel). Der Winkel ergibt sich durch die Verbindung der kraniometrischen Punkte von der Mitte der Sutura frontonasale (Na) zum Zentrum des Türkensattels (S) und anschließend zum Basion (Ba), dem vordersten Punkt des Foramen magnum. Bei der Geburt zeigt die Schädelbasis auf der Sagittalebene einen fast geradlinigen Verlauf. Mit zunehmender Flexion stellt sich ein nach vorne unten offener Winkel ein, der beim Menschen ca. 120°, bei Anthropoiden ca. 140° beträgt (➤ Abb. 2.8). Man beachte, dass die kraniometrischen Punkte aufgrund

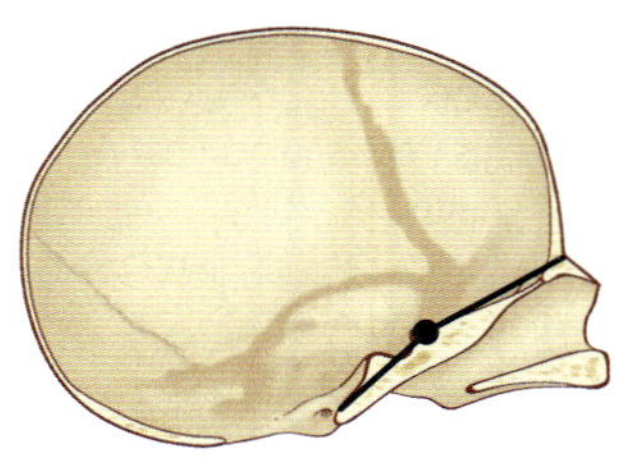

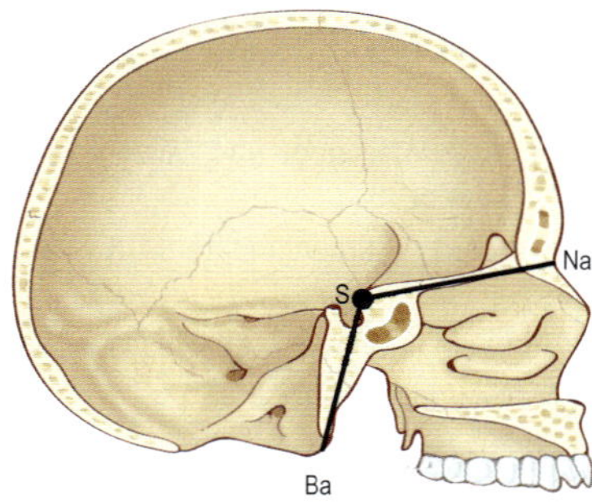

Abb. 2.8 Entwicklung der basilären Flexion
A. Neugeborenen-Schädel. B. Erwachsenen-Schädel. Na: Sutura frontonasalis; Ba: Basion; S: Sella turcica. © Carole Fumat, nach Vorlagen von N. Sergueef, mit freundlicher Genehmigung des Verlages.

des individuellen Wachstums der einzelnen Knochen je nach Lebensalter unterschiedliche Werte zeigen. Dadurch ändert sich der Wert des sphenobasilären Winkels, was wiederum individuelle Abweichungen erklärt. Alle auf der Medianlinie befindlichen Synchondrosen tragen zur sphenobasilären Flexion bei. Sie fungieren wie Scharniere, und zwar von der Fetalperiode bis zum Jugendalter. Von da an bleibt der sphenobasiläre Winkel relativ stabil.

Bei der Herausforderung, ein großes Gehirn in einen kleinen Schädel zu „packen", hilft ein weiteres Phänomen, nämlich die Tatsache, dass unser Schädel, im Laufe unserer Entwicklung und mit dem Erreichen des aufrechten Gangs, immer kugelförmiger geworden ist [40, 41]. Die zunehmende Kugelförmigkeit beruht unter anderem darauf, dass die parietalen und zerebellären Regionen sich nach der Geburt stärker als die anderen Schädelregionen ausdehnen. Die Entwicklung der Hirnfunktionen im Zusammenhang mit der Sprache und dem abstrakten Denken tragen ebenfalls zu diesen Veränderungen bei [42]. Die Kugelförmigkeit des Schädels geht einher mit einem stereoskopischen Sehen und einem verminderten Riechvermögen [43]. Außerdem scheint ein kugelförmiges Gehirn eine optimale Verschaltung zwischen Axonen und Dendriten in einem höher entwickelten menschlichen Neokortex zu ermöglichen [44].

Der aufrechte Gang zählt ebenfalls zu den Entwicklungen, die zu einem vergrößerten sphenobasilären Winkel führen. Die damit einhergehende Aufrichtung des Kopfes beansprucht die Muskeln, die an der Schädelrückseite ansetzen. Ihr Zug bewirkt ein Wachstum der Hinterhauptschuppe und gleichzeitig eine posteriore Rotation des Hinterhaupts. Auf der Vorderseite des Schädels tragen die myofaszialen Strukturen, die am Saugen, Schlucken und Kauen beteiligt sind, ebenfalls zur Entwicklung der Schädelbasis bei (z. B. die Mm. pterygoidei durch ihren Zug an den Flügelfortsätzen des Keilbeins). Ungefähr in der 8. Schwangerschaftswoche erhöht sich der sphenobasiläre Winkel durch den zunehmenden Druck der größer werdenden Zunge [45]. Durch die enge Beziehung zwischen den myofaszialen Strukturen der orofazialen Funktionen und den zukünftigen knöchernen Elementen entsteht zu diesem Zeitpunkt eine Tensegrität, daher sollte dieses System stets ganzheitlich betrachtet werden. Die Aktivität der Muskulatur des Rachens und des weichen Gaumens addiert sich beispielsweise zu der der Flügelmuskeln. Diese ziehen die Flügelfortsätze nach unten außen und bringen das Keilbein in eine anteriore Rotation. So erhöht sich der sphenobasiläre Winkel, und die muskuläre Funktion wird unterstützt.

Der heutige menschliche Schädel zeigt außer der sphenobasilären Flexion noch andere typische Merkmale, wie z. B. eine Vertikalisierung des Stirnbeins, einen erhöhten biparietalen Durchmesser und ein kleineres und zurückgezogenes Gesicht. Beim erwachsenen Menschen befindet sich das Gesicht fast gänzlich unterhalb der vorderen Schädelgrube, während es bei anderen Säugetieren weiter nach vorne verlagert ist [41, 46].

MAN BEACHTE

Die im Konzept der kraniosakralen Flexion beschriebenen Bewegungen ähneln denen, die wir bei der menschlichen Onthogenese beobachten. Die phylogenetische Entwicklung der Schädelbasis und die dem gleichen sequenziellen Modell folgende Onthogenese haben wir bereits in einem anderen Werk beschrieben [47]. Die Flexion der Schädelbasis, einer der grundlegenden Unterschiede zwischen dem Menschen und anderen Primaten, ist Gegenstand einer Reihe anthropometrischer Studien. Sie ist bedingt durch zahlreiche genetische, epigenetische, funktionelle, biodynamische und andere Einflüsse, sodass nicht nur ein einzelner Faktor dafür verantwortlich gemacht werden kann. Die sphenobasiläre Flexion lässt sich anhand des von Virchow im 19. Jahrhundert beschriebenen Winkels vermessen. Dazu werden die kraniometrischen Punkte vom Nasion (Na) zum Zentrum des Türkensattels (S) und anschließend zum Basion (Ba) miteinander verbunden. Seither wurden zur Messung auch andere kraniometrische oder cephalometrische Punkte herangezogen, was Vergleiche zwischen Studien allerdings erschwert.

Einfluss der Schädelbasis auf das Gesicht

Die Schlüsselrolle der Schädelbasis in der Hominisation sowie in der Entwicklung und Ätiopathogenese maxillofazialer Dysmorphien ist allgemein anerkannt. Zahlreiche Studien belegen die Interdependenz zwischen Neuro- und Viscerocranium. Die beiden Schenkel des sphenobasilären Winkels gehen jeweils spezifische Wechselwirkungen mit unterschiedlichen Strukturen ein. Der hintere Schenkel (hinter dem Zentrum des Türkensattels) wird durch die Position des

Processus basilaris und Veränderungen an der SSB beeinflusst. Der vordere Schenkel (vor dem Zentrum des Türkensattels) steht unter der Einwirkung der sphenoethmoidalen Synchondrose. Die Länge der jeweiligen Anteile der Schädelbasis im Laufe des Wachstums und ihre Auswirkung auf die sphenobasiläre Flexion und das Gesicht werden in Studien untersucht. Die Ergebnisse variieren je nach Geschlecht und ethnischer Zugehörigkeit der untersuchten Individuen [48–50]. Anomalien des hinteren Anteils der Schädelbasis wirken sich aufgrund ihrer Beziehung zum Kiefergelenk typischerweise auf den Unterkiefer aus. Im Gegensatz dazu erzeugen Anomalien des vorderen Anteils eine maxilläre Retrusion, wenn sie mit Entwicklungsstörungen des ethmoido-maxillären Komplexes einhergehen [8] (➤ Kapitel 4, „Skelettale Anomalien im sagittalen Sinne“).

MAN BEACHTE

Die SSB und die Synchondrosis sphenoethmoidalis sind an den Veränderungen der Länge der Schädelbasis und des sphenobasilären Winkels beteiligt. Dadurch haben sie Einfluss auf die Entwicklung des Gesichts. Sie unterliegen ihrerseits den Auswirkungen somatischer Dysfunktionen, insbesondere im Zusammenhang mit schwierigen Geburten und/oder traumatischen Vorfällen in der frühen Kindheit [47]. Das Verständnis der dysfunktionellen Mechanismen ermöglicht eine frühzeitige osteopathische Behandlung und präzise Normalisierung solcher Dysfunktionen.

Zwischen 5 und 15 Jahren ist der sphenobasiläre Winkel anerkanntermaßen relativ stabil. Auswirkungen einer Veränderung dieses Winkels sind nicht eindeutig geklärt. Manche Autoren sind der Ansicht, ein stumpferer Winkel könnte zur Ausbildung einer Malokklusion Grad II/1 beitragen. Im Gegensatz dazu könnte ein spitzerer Winkel zu einer Anteriorisierung der Mandibula und der Ausbildung einer Malokklusion Grad III führen [49, 51] (➤ Kapitel 4, „Skelettale Anomalien im sagittalen Sinne“). Ein veränderter sphenobasilärer Winkel kann allerdings nicht als einzige Ursache für eine Malokklusion betrachtet werden. Die Größe der Kieferknochen scheint im Vergleich dazu von größerer Bedeutung. Die Länge der Maxilla zwischen der Spina nasalis anterior und posterior ist bei Grad II vergrößert. Die Länge der Mandibula zwischen Kinn und Gonion ist bei Grad III vergrößert [51] (➤ Kapitel 4, „Malokklusion“).

Tatsächlich hängt das Gesichtswachstum von zahlreichen genetischen, epigenetischen und funktionellen Faktoren ab [8, 52]. Einer dieser Faktoren, der aufrechte Gang bzw. die Bipedie, ermöglicht uns zu verstehen, wie der Homo sapiens seine dentomaxillo-faziale Gestaltung angenommen hat. Sobald die Bipedie zur Normalität wird, verändert sich das kraniofaziale Skelett und ähnelt mehr und mehr dem der menschlichen Gattung.

Es macht wohl mehr Sinn, eine tensegrische Wechselbeziehung zwischen der Schädelbasis, dem Gesicht und den zahlreichen dazu gehörigen Einflüssen in Betracht zu ziehen, als nach einem simplen Ursache-Wirkungs-Prinzip zu suchen. Mit der Bipedie sind verschiedene Phänomene verknüpft. Das Foramen magnum beispielsweise befindet sich beim Menschen weiter vorne und zentraler in der Schädelbasis. Im Vergleich dazu liegt es bei vierfüßigen Pongiden sehr weit hinten. Gleichzeitig nehmen die Schläfenbeine an Größe zu. Die Pars squamosa dehnt sich nach lateral aus, während die Pars petrosa sich neu ausrichtet. Letztere bewegt sich nach unten außen, wobei der hintere Anteil sich stärker bewegt und so den hinteren Schädelanteil breiter werden lässt [53]. Zusätzlich verändert sich die Position der Kiefergelenke. Dieses Phänomen lässt sich leicht beobachten, wenn sich die Fossa mandibularis beispielsweise nach posterior verlagert und die Mandibula in Retrusion mit einer Malokklusion Grad II bringt [54]. Im Gegensatz dazu schiebt eine nach vorne verlagerte Fossa mandibularis den Unterkiefer mit nach vorne und bewirkt eine Prognathie mit einer Malokklusion Grad III [55].

Der Einfluss der Schädelbasis auf den dentofazialen Komplex wird von zahlreichen Autoren thematisiert. Allerdings besteht über die Kiefergelenke und die Kaumuskulatur ein wechselseitiger Einfluss sowohl zwischen dem Unterkiefer und den Gesichtsstrukturen als auch zwischen dem Unterkiefer und der Schädelbasis. Im Laufe der Phylogenese führen Veränderungen der Ernährung und der Nahrungsaufnahme zu strukturellen Anpassungen der Kiefergelenke und der zugehörigen myofaszialen Elemente. Hinzu kommen die Interaktionen mit anderen Körperregionen, die den Schädel beeinflussen und aufgrund des aufrechten Gangs ebenfalls Veränderungen durchlaufen haben. Dies ist das Prinzip der ganzheitlichen Betrachtung.

2.2.4 Schädeldach (Calvaria)

Um den 30. Schwangerschaftstag herum bilden die Mesenchymzellen, die die primären Hirnbläschen umhüllen, die beiden Schichten der primären Hirnhaut. Die äußere Schicht, die Ektomeninx, bildet mit ihrem tiefen Blatt die Dura mater, mit ihrem oberflächlichen Blatt den chondralen und den membranösen Anteil des Neurocraniums. Das Erscheinen der primären Hirnhaut ist also das erste Zeichen für die Entstehung des membranösen Schädeldachs.

In der 7. und 8. Woche erscheinen in der Region des späteren Tuber parietale die ersten Ossifikationszentren. Von diesen Knochenzacken aus entstehen anschließend durch strahlenförmiges Wachstum die zukünftigen Knochen des Schädeldachs (➤ Abb. 2.9 und ➤ Abb. 2.10). Gefäße bilden sich aus und fördern das Wachstum, während das Bindegewebe im Mesenchym und in der Peripherie sich in Periost umwandelt.

Mit der Bildung dieser Ossifikationszentren entstehen die fünf Knochen des Schädeldachs: jeweils zwei Stirn- und Scheitelbeine sowie ein Zwischenscheitelbein (Os interparietale), das später mit dem Hinterhauptbein verschmilzt. Man beachte, dass der Schuppenteil des Schläfenbeins und der obere Anteil der Hinterhauptschuppe (Os supraoccipitalis) ebenfalls membranösen Ursprungs sind. Die hintere Begrenzung des Schädeldachs befindet sich in dem Bereich, in dem der endochondrale Teil des Hinterhauptbeins in den membranösen Teil übergeht. Das entspricht der Höhe, an der das Kleinhirnzelt ansetzt.

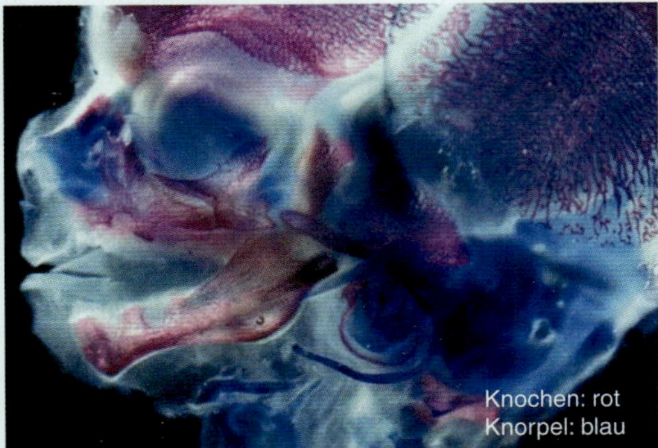

Abb. 2.9 Entwicklung des Schädels
Schädel eines menschlichen Embryos (12 Wochen, 92 mm, Seitenansicht). Die Knochen der Schädelbasis entwickeln sich durch endochondrale Ossifikation. Mit Ausnahme des Siebbeins besitzen die Knochen der Schädelbasis auch membranöse Anteile, die keine Chondrifikation durchlaufen. Die Knochen der Schädeldecke bilden sich hauptsächlich durch intramembranöse Ossifikation. © Prof. Virginia M. Diewert, mit freundlicher Genehmigung des Verlages.

In der 8. Woche erscheinen die primären Ossifikationszentren fast aller Schädeldachknochen. Beim Stirnbein erscheint das primäre Zentrum im Bereich des Tuber frontale. Es folgen drei sekundäre Zentren am Processus zygomaticus, an der Spina nasalis und der Fovea trochlearis. Diese drei Elemente verschmelzen miteinander zwischen dem 6. und 7. Monat [56]. Die Sutura metopica, die die beiden Stirnbeine miteinander verbindet, verknöchert in der Regel zwischen dem 3. und dem 19. Monat [31]. Bei 7,4 % der Personen verknöchert sie nie [57]. Tritt eine Verknöcherung vor dem 3. Monat ein, liegt eine Synostose vor [31]. Die Stirnhöhlen entwickeln sich ungefähr mit 2 Jahren und sind mit 5 oder 6 Jahren auf dem Röntgenbild sichtbar. Ihre endgültige Größe erreichen sie nach dem Ende der Pubertät [58].

Beim Scheitelbein erscheint das primäre Ossifikationszentrum ebenfalls im Bereich des Tuber. Von dort aus setzt eine strahlenförmige Verknöcherung in Richtung der Peripherie des Knochens ein. Bei der Geburt zeigt das Scheitelbein großflächige suturale Verbindungen zu seinen Nachbarknochen.

Die ebenfalls membranöse Verknöcherung des Zwischenscheitelbeins startet von jeweils einem Ossifikationszentrum auf jeder Seite. Später bildet dieser Knochen den oberen Anteil der Hinterhauptschuppe.

Der Schuppenteil des Schläfenbeins verknöchert, wie die anderen Knochen des Schädeldachs, ab der 8. Woche, und zwar von nur einem Ossifikationszentrum aus. Der Anulus tympanicus hingegen verknöchert im 3. Monat von vier Ossifikationszentren aus. Bei der Geburt sind diese beiden Anteile des Schläfenbeins miteinander verschmolzen [56].

Die verschiedenen Ossifikationszentren dehnen sich allmählich aus und nähern sich einander an, während die Schädelnähte sich in den Räumen zwischen den einzelnen Knochen bilden. Es handelt sich hierbei um membranöse Nähte bzw. Synfibrosen. Diese spielen eine bedeutende Rolle für das Wachstum des Schädels und des Gehirns. Sie bestehen aus suturalem Mesenchym, das eine Verschmelzung während des Wachstums verhindert. Die Steuerung erfolgt durch die Aussendung osteogenetischer oder hemmender Signale durch die Dura mater. Dies gewährleistet ein

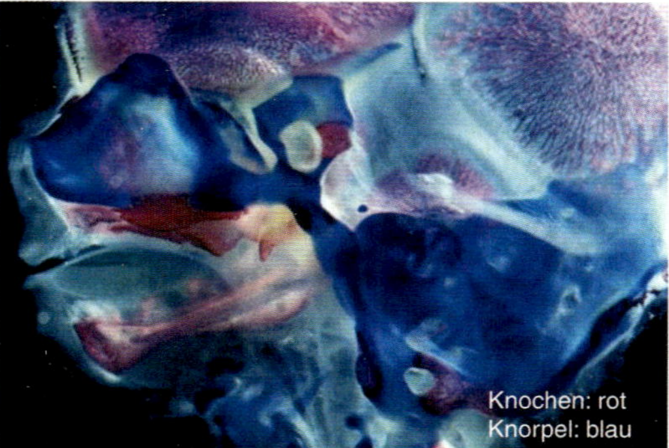

Abb. 2.10 Entwicklung des Schädels
Schädel eines menschlichen Embryos (12 Wochen, 92 mm, mediane Ansicht). Das Bild zeigt die endochondrale (alcianblau) und die intramembranöse (alizarinrot) Ossifikation. © Prof. Virginia M. Diewert, mit freundlicher Genehmigung des Verlages.

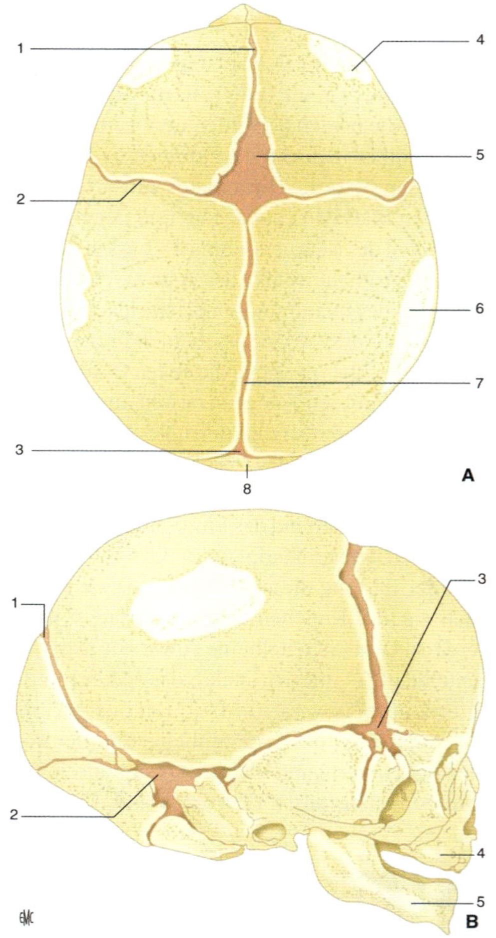

Abb. 2.11 Nähte und Fontanellen des Schädeldachs
A. Ansicht von oben. 1. Stirnnaht; 2. Kranznaht; 3. kleine Fontanelle; 4. Eminentia frontalis; 5. große Fontanelle; 6. Eminentia parietalis; 7. Sutura sagittalis; 8. Hinterhauptbein. B. Profilansicht. 1. kleine Fontanelle; 2. hintere Seitenfontanelle; 3. vordere Seitenfontanelle; 4. Maxilla; 5. Mandibula. Quelle: Goldberg M, Davit-Beal T, Barbet P. Embryologie craniofaciale (II). Embryologie de la face et des structures squelettiques céphaliques: morphogenèse des maxillaires, de la mandibule et du crâne. EMC - Médecine buccale 2013: 1–17 [Article 22-001-A-21]. © Elsevier Masson SAS.

knöchernes Wachstum und gleichzeitig die Bildung freibleibender Nähte, die eine Ausdehnung des Schädels ermöglichen [35, 59].

Die Sutura metopica verbindet die beiden Stirnbeine miteinander, während die Sutura coronalis die Stirn- mit den Scheitelbeinen verbindet. Die zwischen den beiden Scheitelbeinen liegende Sutura sagittalis trennt das Schädeldach in Längsrichtung, während die Sutura lambdoidea die Scheitelbeine beidseits mit dem oberen Anteil der Hinterhauptschuppe verbindet. Die Sutura squamosa stellt eine Verbindung zwischen Keil-, Schläfen- und Scheitelbein her. Das Wachstum des Schädeldachs wird bestimmt durch die „funktionelle Matrix" des Gehirns und ihrer ausdehnenden Wirkung auf die betreffenden Knochen. Nach Abschluss des Wachstums treten die Knochen untereinander in Kontakt, sodass die Nähte zwischen ihnen verknöchern (➤ Tab. 2.2).

Bei der Geburt treten an den Stellen, an denen die Nähte miteinander konvergieren, Knochenspalten auf. Von diesen sog. Fontanellen bilden sich zwei mediane und vier laterale (➤ Abb. 2.11). Die größte, die Stirnfontanelle (Fonticulus anterior oder bregmaticus), befindet sich zwischen der Sutura sagittalis und der Sutura coronalis. Die kleinste, die Hinterhauptsfontanelle (Fonticulus posterior oder occipitalis), liegt an der Kreuzung zwischen der Sutura sagittalis und der Sutura lambdoidea. Die Keilbeinfontanelle (Fonticulus anterolateralis oder sphenoidalis) liegt beidseits zwischen dem großen Keilbeinflügel, dem Stirn- und dem Scheitelbein. Die Warzenfontanelle (Fonticulus posterolateralis oder mastoideus) befindet sich beidseits zwischen dem Processus mastoideus des Schläfenbeins, dem Scheitel- und dem Hinterhauptbein.

Bei der Geburt bestehen die Knochen des Schädeldachs aus zwei Knochenschichten (Tabula interna, Tabula externa). Um das 4. Lebensjahr herum erscheint zwischen diesen beiden Schichten die Diploe. Bei der Morphogenese der Schädeldachknochen handelt es sich um einen langen Entwicklungsprozess, der mit Beginn der Embryogenese startet und im Erwachsenenalter endet.

MAN BEACHTE

Die Knochen membranösen Ursprungs werden nicht nur durch die Genetik beeinflusst, sondern stehen außerdem unter der starken Einwirkung epigenetischer Faktoren. Absichtliche Verformungen der Schädel oder unbeabsichtigte Plagiozephalien sind Beispiele für Kräfte, die von außen auf das Schädeldach einwirken. Im Gegensatz dazu stellt ein pathologischer Hydrozephalus eine Krafteinwirkung von innen dar.

2.3 Viscerocranium

Die Schädelbasis stellt quasi das Baugrundstück für den Gesichtsschädel dar und bildet einen unverzichtbaren Stützpunkt für dessen Wachstum [60]. Die Wechselbeziehung zwischen Neuro- und Viscerocranium ist in allen Entwicklungsphasen von grundlegender Bedeutung. Das Gesicht steht unter dem permanenten Einfluss des Schädelwachstums. Die Position des Kiefergelenksköpfchen ist beispielsweise abhängig von der Entwicklung und Lage der Fossa mandibularis des Schläfenbeins.

In Bezug auf die Entwicklung des Neurocraniums ist allgemein anerkannt, dass nicht nur genetische Faktoren, sondern auch die zunehmende Größe des im Wachstum befindlichen Gehirns eine entscheidende Rolle spielen. Was das Viscerocranium betrifft, sind allerdings andere funktionelle Matrizes vorherrschend. Diese sind das Saugen, Schlucken, Kauen, Sehen, Riechen, die Ventilation, Okklusion, das Sprechen und die Mimik. Bei diesen Funktionen spielen alle epigenetischen Faktoren eine bedeutende Rolle. Eventuelle Dysfunktionen, die zu Beeinträchtigungen dieser Matrizes führen, sind unbedingt und so frühzeitig wie möglich zu beheben. Das kraniofaziale Wachstum wird durch Mechanorezeption und Mechanotransduktion gesteuert.

Bei der Geburt ist das Gesicht, trotz Einhaltung der Proportionen, kleiner als der restliche Schädel. Zu diesem Zeitpunkt hat das Gesicht 40 %, das Neurocranium 60 % seines Wachstums abgeschlossen [61]. Die Ober- und Unterkieferknochen sind noch lange nicht vollständig ausgebildet, die Zähne noch nicht durchgebrochen, die Nasen- und Nasennebenhöhlen noch unreif. Beim Neugeborenen befindet sich die vordere Nasenöffnung ganz leicht unterhalb des Bodens der Augenhöhle. Das Oberkiefermassiv ist kleiner, sodass die Augen eines Neugeborenen relativ groß erscheinen.

Das ungleiche Wachstum zwischen Neuro- und Viscerocranium setzt sich über mehrere Jahre zugunsten des Ersteren fort. Ungefähr mit 5 Jahren hat das Gehirn sein Wachstum fast beendet, während das Gesicht erst die Hälfte seiner endgültigen Größe erreicht hat [11]. Das Neurocranium wächst nach der Geburt sehr schnell und ist mit dem 7. Lebensjahr fast vollständig ausgebildet. Mit 10 Jahren ist das Foramen magnum so groß wie das eines Erwachsenen. Mit 13 Jahren misst die Schädelbasis 90 % ihrer endgültigen Größe [62]. Das Viscerocranium hingegen wächst noch bis zur 3. Lebensdekade.

2.3.1 Gesichtswülste

Zwischen der 4. und 8. Embryonalwoche kommt es zu einer Reihe kontrollierter genetischer Prozesse. Die Zellen der kranialen Neuralleisten spielen für die Entwicklung des Gesichtsmassivs eine entscheidende morphogenetische Rolle. Als eine Art Vorläufer des Gesichts wandern sie in zwei Strömen von den Rändern der Neuralrinne ein und differenzieren sich in mehrere Strukturen.

- Die kranialen Neuralleistenzellen des vorderen Gehirns organisieren sich in dieser Region zu fünf Gesichtswülsten: ein Stirnnasenwulst und seitlich jeweils zwei Nasenwülste, die aus dem Stirnnasenwulst stammen. Aus diesen Wülsten entstehen später der mittlere Anteil des Gesichtsmassivs und die Mundhöhle.
- Die kranialen Neuralleistenzellen des hinteren Gehirns umhüllen den späteren Rachen und beteiligen sich an der Entwicklung der Kiemenbögen und ihrer Derivate. Hierzu gehören insbesondere der Oberkiefer- und der Unterkieferwulst, die dem ersten Kiemenbogen entstammen (➤ Abb. 2.12).

2

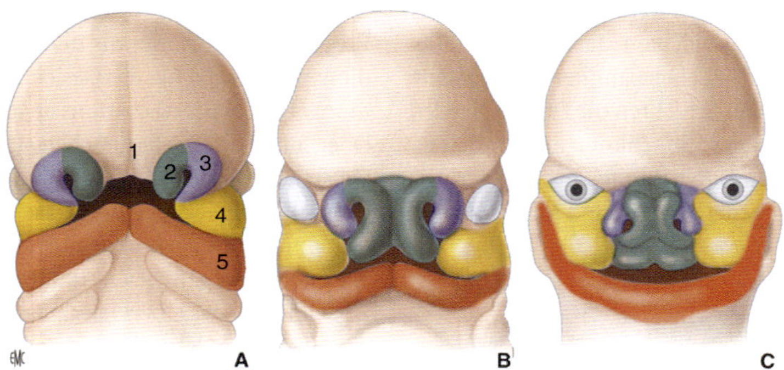

Abb. 2.12 Embryonale Entwicklung des Gesichts
1. Stirnnasenwulst; 2. medialer Nasenwulst; 3. lateraler Nasenwulst; 4. Oberkieferwulst; 5. Unterkieferwulst. A. Die paarigen medialen und lateralen Nasenwülste entstammen dem Stirnnasenwulst. B. Die Verschmelzung der Nasen- und der Oberkieferwülste trägt zur Ausbildung der Oberkieferknochen bei. C. Die Verschmelzung der Unterkieferwülste trägt zur Ausbildung des Unterkieferknochens bei. Quelle: Goldberg M. Os des maxillaires et de la mandibule. EMC - Chirurgie orale et maxillo-faciale 2016: 1–13 [22-007-M-15].
© Elsevier Masson SAS.

Stirnnasenwulst

Etwa in der 4. Woche schiebt das wachsende vordere Gehirn das darüber liegende Ektoderm nach vorne außen vor die Augenbläschen und bildet so den Stirnnasenwulst (Prominentia frontonasalis). Durch die Größenzunahme des Gehirns verlagert sich der Stirnnasenwulst nach vorne, sodass darunter eine Vertiefung entsteht. Diese wird später zur Mundbucht (Stomodeum) bzw. zur Mundhöhle. In der Tiefe der Mundbucht legt sich das Ektoderm, das den Stirnnasenwulst bedeckt, gegen das Endoderm des späteren Darms und bildet so die Rachenmembran (Membrana oropharyngea). Diese trennt die spätere Mundhöhle vom kranialen Ende des Vorderdarms. Um den 25. Tag herum löst die Membran sich auf und lässt eine Verbindung zwischen dem Darmrohr und der Amnionhöhle entstehen.

Im Laufe der 5. Woche erscheinen zwei ektodermische Verdickungen beidseits des Stirnnasenwulstes. Dies sind die Nasen- bzw. Riechplakoden, aus denen später die Nasenhöhlen und das Riechepithel hervorgehen. Außerdem bewirken sie die Trennung des Stirnnasenwulstes, denn in der 6. Woche stülpt sich das Ektoderm im Zentrum der beiden Plakoden ein und lässt eine nasale Vertiefung entstehen. Diese trennt den unteren Teil der Plakode in einen lateralen (äußeren) und einen medialen (inneren) Nasenwulst.

Oberkiefer- und Unterkieferwülste

Fünf Kiemenbogenpaare beteiligen sich mit ihren Knorpelachsen an der Entwicklung des Viscerocraniums bzw. des Gesichtsskeletts. Der erste Kiemenbogen, auch Mandibularbogen genannt, bildet beidseits einen dorsalen Oberkieferwulst und einen ventralen Unterkieferwulst. Letzterer enthält den Meckel-Knorpel, der durch die Verknöcherung des zugehörigen Mesenchyms zur Bildung des Unterkieferknochens beiträgt.

MAN BEACHTE

Das Gesicht wird durch fünf Gesichtswülste gebildet, die um die Mundbucht herum miteinander verschmelzen:

- ein unpaariger medialer Stirnnasenwulst (bildet die Decke der Mundbucht);
- zwei Oberkieferwülste (bilden die seitlichen Begrenzungen der Mundbucht);
- zwei Unterkieferwülste (bilden den Boden der Mundbucht).

Zusammenwachsen der Gesichtswülste

Gesichtswülste

Die Gesichtswülste werden häufig als voneinander getrennte Strukturen dargestellt, die später miteinander verschmelzen. Tatsächlich scheint es sich jedoch eher um Verdickungen mesenchymatöser Proliferation zu handeln, die an den Orten entstehen, an denen die Wülste zu finden sind. Es scheint, dass sie nicht wirklich voneinander getrennt sind, sondern lediglich durch einfache Furchen auseinandergehalten werden. Im Laufe des weiteren Wachstums treten diese Verdickungen an ihrer ektodermischen Seite mit ihren Epithelialplatten miteinander in Kontakt. Infolge der Resorption des Epithelialgewebes verschmelzen die Wülste miteinander [63].
Die Gesichtswülste werden mitunter auch als *Processus* oder *Prominentia* bezeichnet, was den Charakter einer Verdickung verdeutlicht.

Ab der 4. Woche vereinen sich die beiden Unterkieferwülste auf der Medianlinie und bilden den Kinnvorsprung, die Unterlippe und den unteren Anteil der Wangen.

In der 6. Woche verbinden sich die beiden medialen Nasenwülste auf der Medianlinie miteinander. Sie entwickeln sich in lateraler und kaudaler Richtung und bilden den Zwischenkieferwulst. Aus diesem entsteht später das mittlere Gesichtsmassiv mit folgenden Strukturen: medialer Nasenanteil, mittlerer Anteil der Oberlippe, Philtrum (dessen Ränder die Verschmelzung mit den beiden Oberkieferwülsten veranschaulichen), vorderer Anteil der oberen Zahnarkade, Zwischenkieferknochen, primärer Gaumen (wird später zum vorderen Anteil des endgültigen Gaumens).

Um die 7. Woche herum findet die Verschmelzung der (aus dem Stirnnasenwulst hervorgegangenen) Nasenwülste und der Oberkieferwülste statt (➢ Abb. 2.13). Der seitliche Rand des medialen Nasenwulstes nimmt beidseits rasch an Größe zu und verschmilzt mit dem lateralen Nasenwulst und dem Oberkieferwulst. So entstehen die Nasenflügel, die seitlichen Anteile der Oberlippe und der restliche Teil der Wange. Zwischen dem lateralen Nasenwulst und dem Oberkieferwulst bildet sich die Tränennasenfurche, die später zum Tränennasenkanal wird. Die Stirn und die Schläfen entstammen dem Stirnnasenwulst.

Tränennasenkanal

Der Tränennasenkanal leitet überschüssige Tränenflüssigkeit aus der Augen- in die Nasenhöhle. Embryologisch wird er aus ektodermischen Zellen gebildet, die sich in einer Furche zwischen dem lateralen Nasenwulst und dem Oberkieferwulst befinden [64]. Im 3. Entwicklungsmonat erscheint ein Epithelialstrang des darüber liegenden Ektoderms im Zentrum der Furche. Er bildet einen Kanal und wird zum Tränennasenkanal, während sich das obere Ende weitet und zum Tränensack wird. Zwischen dem 6. Monat und der Geburt wächst der Kanal in kraniokaudale Richtung und öffnet sein unteres Ende in den unteren Anteil der Nasenhöhle. Gleichzeitig wird er vom Epithel der Nasenhöhle überzogen [47].

Die beidseitige Verschmelzung der seitlichen Anteile des Unter- und des Oberkieferwulstes bildet den unteren Anteil der Wange und definiert die Weite der Mundöffnung.

2.3.2 Lippen-Kiefer-Gaumenspalten

Fehler beim Zusammenwachsen der Wülste führen zu Lippen-, Lippen-Kiefer- oder Gaumenspalten. Diese können einseitig, beidseits symmetrisch oder beidseits asymmetrisch auftreten. Die Lippenspalte entsteht durch fehlende Verschmelzung des Oberkiefer- und des Stirnnasenwulstes, die normalerweise zwischen der 5. und 7. Woche stattfindet. Die Gaumenspalte entsteht später, zwischen der 7. und 12. Woche, durch fehlerhafte Verbindung zwischen den beiden Gaumenfortsätzen am sekundären Gaumen (➢ Abb. 2.14).

Diese Spalten gehen häufig mit schweren Fehlbildungen und/oder chromosomalen Anomalien einher. Von 750 Lebendgeburten zeigt ca. ein Kind eine Lippen-Gaumenspalte, von 2.000 bis 2.500 Lebendgeburten ca. ein Kind eine Gaumenspalte [65, 66]. Ursächlich hierfür sind mehrere sowohl genetische als auch epigenetische Faktoren (➢ Kapitel 4, „Gesichtsspalten").

2.3.3 Plakoden

Durch die Zellteilung während der Ausbildung des Neuralrohrs wölbt sich das Ektoderm an bestimmten Stellen hervor und bildet die sog. Plakoden. Aufgrund von

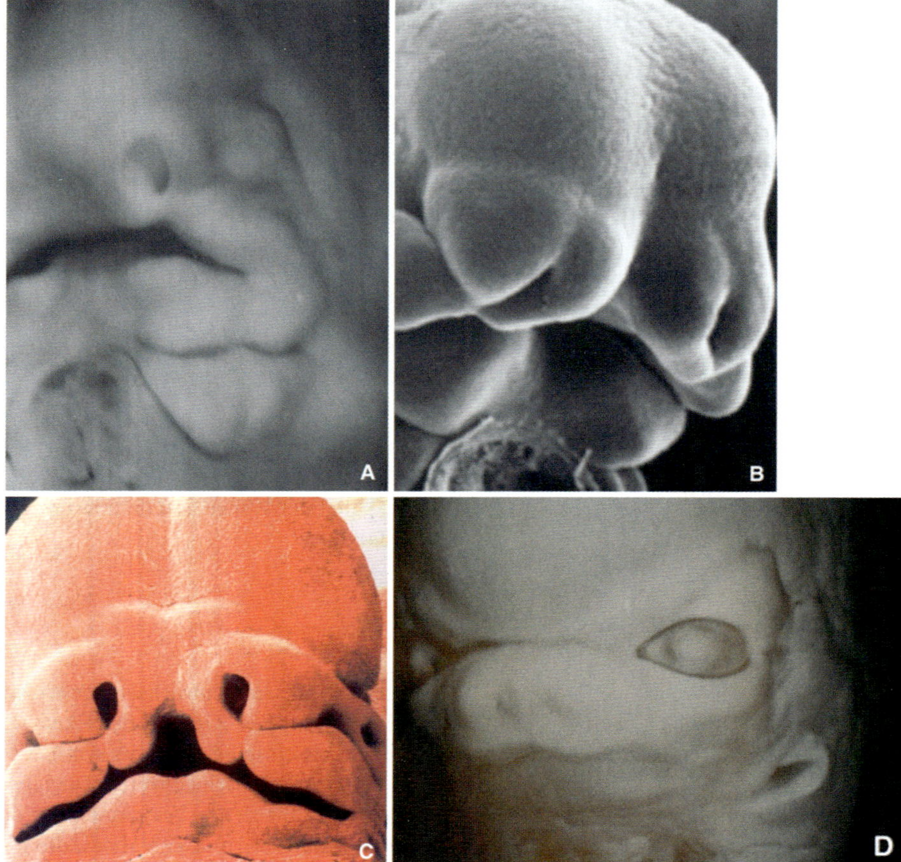

Abb. 2.13 Embryonale Entwicklung des Gesichts
Entwicklungsstadium der fünf Gesichtsmodule mit 31 Tagen (A), 36 Tagen (B), 42 Tagen (C), 52 Tagen (D). Zwischen dem 31. und 52. Tag entwickelt sich das embryologische Gesicht nach und nach zum fetalen Gesicht. Quelle: Couly G, Gitton Y, Kverneland B, Benouaiche L. Embryologie et chirurgie embryologique des six fentes orales. EMC - Chirurgie orale et maxillo-faciale 2015 [22-066-B-15]. © Elsevier Masson SAS.

unterschiedlichen Signalen und regional spezifischen Faktoren wandeln sich diese ektodermischen Plakoden zu komplexen Sinnesorganen mit zahlreichen neuronalen Unterkategorien [67]. So trägt die Wanderung der durch die Plakoden bereitgestellten Neuronen zur Bildung von Sinnesganglien der Hirnnerven bei [68]. Die Nasen- bzw. Riechplakoden sind ab dem Ende der 4. Woche beidseits des Stirnnasenwulstes sichtbar. Die medialen und lateralen Nasenwülste entwickeln sich anschließend um diese Riechplakoden herum. Aus der Linsenplakode entsteht die Augenlinse. Aus weiteren, allgemein als epibranchial bezeichneten Plakoden entstehen die Ganglien für die Nn. trigeminus, facialis, vestibulocochlearis, glossopharyngeus und vagus.

Nasensäcke

Jede Nasenplakode stülpt sich in das Mesoderm der Nasenwülste ein und bildet eine Furche, die sog. Nasenfurche. Zu diesem Zeitpunkt, d. h. zu Beginn der 5. Woche, wachsen die lateralen und medialen Nasenwülste hufeisenförmig in kaudale Richtung und öffnen sich in die Mundbucht. Mit zunehmender Erweiterung der Nasenwülste vertiefen sich die Nasenfurchen, wandeln sich zu den Nasensäcken und dringen am Ende der 5. Woche in die Mundbucht ein (➤ Abb. 2.15). Die Nasensäcke werden später zu den Nasenhöhlen. Sie entwickeln sich in kraniale Richtung, bleiben dabei aber durch die dünne Membrana

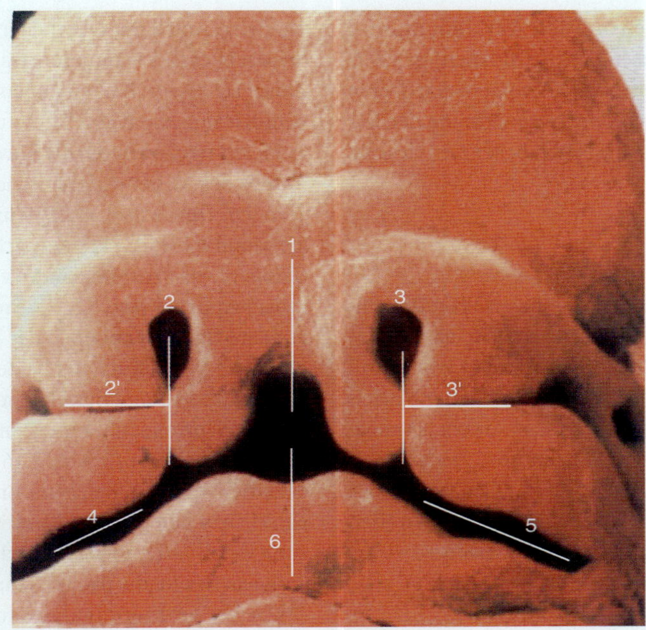

Abb. 2.14 Darstellung der sechs Spalten, die die Mundöffnung umgeben.
Die Mundöffnung entsteht durch die Konvergenz und die anschließende Verschmelzung der fünf Gesichtswülste. Der mediale Stirnnasenwulst besteht aus einer linken und einer rechten Hälfte. Durch ein Ausbleiben des dafür notwendigen lokalen Zelltods kommt es zum unvollständigen Verschluss einer oder mehrerer dieser Spalten bzw. Zwischenräume. Theoretisch sind sechs isolierte oder kombinierte Spalten möglich. Dargestellt sind sechs Embryonalspalten (1 bis 6) im Mund-Nasen-Bereich eines 42 Tage alten Embryos. 1. mittlere Oberlippenspalte; 2, 3. laterales (labiomaxillares) und velopalatinales Philtrum (einseitig [2], beidseitig [2, 3]); 2', 3'. Augenbecherspalte (einseitig [2'], beidseitig [2', 3']); 4, 5. Oberkiefer-Unterkiefer-Spalte (einseitig [5], beidseitig [4, 5]); 6. mittlere Unterlippen-Kinn-Spalte. Quelle: Couly G, Gitton Y, Kverneland B, Benouaiche L. Embryologie et chirurgie embryologique des six fentes orales. EMC - Chirurgie orale et maxillo-faciale 2015: 1–22 [22-066-B-15]. © Elsevier Masson SAS.

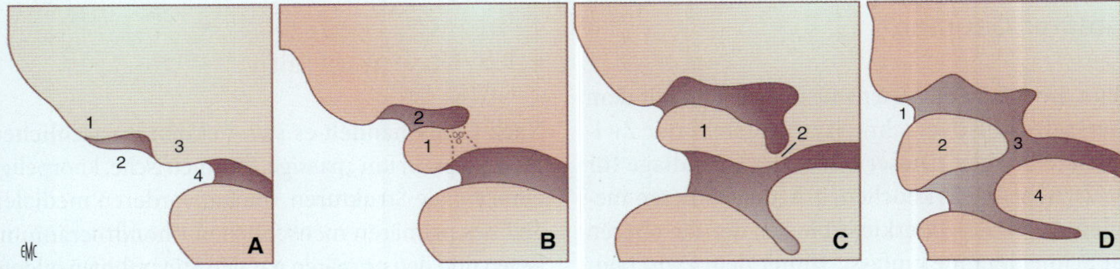

Abb. 2.15 Entwicklung der Mund-Nasen-Höhle und des primären Gaumens
A. Ende der 5. Woche. 1. lateraler Nasenwulst; 2. Nasensack; 3. Processus intermaxillaris; 4. Mundhöhle. B. Ende der 6. Woche. 1. Processus intermaxillaris; 2. Nasensack. C. 6 Wochen. 1. primärer Gaumen; 2. Membrana oro-nasalis. D. 7 Wochen. 1. Nasenhöhle; 2. primärer Gaumen; 3. primäre Choane; 4. Zunge. Quelle: Goldberg M, Davit-Beal T, Barbet P. Embryologie craniofaciale (II). Embryologie de la face et des structures squelettiques céphaliques: morphogenèse des maxillaires, de la mandibule et du crâne. EMC - Médecine buccale 2013: 1–17 [Article 22-001-A-21]. © Elsevier Masson SAS.

oronasalis von der Mundhöhle getrennt. Zu diesem Zeitpunkt bildet der aus dem Zwischenkieferwulst hervorgegangene primäre Gaumen den Boden der Nasenhöhle. Im Laufe der 7. Woche degeneriert die Membrana oronasalis und lässt hinter dem primären Gaumen eine Verbindung zwischen der Nasen- und der Mundhöhle entstehen. Diese Verbindung wird durch die hinteren Nasenlöcher (Choanen) gewährleistet, wobei die hintere Nasenöffnung in den oberen Rachen münden. Die vordere Nasenöffnung der Nasenhöhle geschieht über die Nasenlöcher zum Gesicht.

Riechepithel

Analog zu den anderen embryonalen Plakoden bildet sich das Riechepithel aus der Riechplakode. Das Riechepithel erscheint zu Beginn der 5. Woche mit einer Verdickung des Ektoderms des oberen Drittels der Nasentaschen. Hieraus entstehen sowohl neuronale als auch nicht-neuronale Strukturen: Riechsinneszellen, Ganglien-, Basal-, Stütz- und Zilienzellen sowie submuköse Drüsenzellen. Die Axone der unreifen Riechsinneszellen wandern zum Riechkolben, wo die sekundäre Neurogenese startet.

2.3.4 Gaumen

Der Gaumen entwickelt sich aus drei Anlagen: vorne ein medialer Gaumenfortsatz (Processus palatinus medialis, wird zum primären Gaumen), hinten zwei laterale Gaumenfortsätze (Processus palatini laterales, werden zum sekundären Gaumen).

Primärer Gaumen

Wenn die medialen Nasenwülste beidseits mit dem Oberkieferwulst verschmelzen, entsteht der Zwischenkieferwulst. Dieser bildet die Grundlage für den Zwischenkieferknochen, d. h. den vorderen medialen Anteil des Oberkieferblocks, der die oberen vier Schneidezähne umfasst. Hinter dem Zwischenkieferwulst breitet sich Mesenchymgewebe zwischen den medialen Flächen der sich entwickelnden Oberkiefer aus und bildet den Processus nasopalatinus. Dieser wird später zum primären Gaumen.

Sekundärer Gaumen

Am Ende der 6. Woche erscheinen hinter dem primären Gaumen zwei kleine horizontale Blätter auf dem medialen Anteil der Oberkieferwülste. Dies sind die beiden lateralen Gaumenfortsätze, die beidseits der Zunge schräg nach oben außen wachsen. Die Zunge wird mit zunehmendem Wachstum der Ober- und Unterkieferknochen durch die Einwirkung des vorderen Anteils des M. genioglossus leicht nach vorne unten gezogen. Durch ihre Verlagerung aus der Nasen- in die Mundhöhle [44] können sich die beiden lateralen Gaumenfortsätze miteinander verbinden. So entsteht zwischen der 9. und 12. Woche der horizontale sekundäre Gaumen oberhalb der Zunge [69].

Bei der Verbindung der beiden lateralen Gaumenfortsätze des sekundären Gaumens mit dem (dreieckförmigen) primären Gaumen entsteht eine Y-förmige Verbindungslinie (➤ Abb. 2.16). Beim Erwachsenen entspricht das Foramen incisivum dem Verbindungspunkt zwischen den drei Elementen. Die Verschmelzung der Gaumenblätter verläuft von hinten nach vorne an der Raphe palati (Gaumennaht).

Die Verknöcherung des Gaumens vollzieht sich nach und nach vom primären Gaumen zu den Gaumenfortsätzen bis zur Ausbildung des harten Gaumens. In den Anteilen des Oberkiefers, die den Zwischenkieferbeinen entspricht, verläuft die Verknöcherung membranös, während sie im sekundären Gaumen chondral abläuft. Die am weitesten dorsal befindlichen Anteile der lateralen Gaumenfortsätze verknöchern nicht, sie bilden später den weichen Gaumen bzw. das Gaumensegel.

2.3.5 Nasenkapseln

Nach Couly handelt es sich bei den menschlichen Nasenkapseln um „paarige, symmetrische, knorpelige embryonale Strukturen, die am vorderen medialen Teil des primären menschlichen Chondrocraniums liegen und den primären nasalen Stützrahmen bilden" [11]. Aus ihnen entstammen die Nasenscheidewand und das Siebbein. Außerdem spielen sie eine wichtige Rolle bei der frühzeitigen Ontogenese des Gesichtsschädels [11, 12].

Tatsächlich entwickeln sich die Nasenkapseln im vorderen Anteil des Chondrocraniums, und zwar aus einem ventralen Knorpelvorsprung des vorderen Anteils des Keilbeinkörpers. Sie und das Siebbein verknorpeln als letzte Anteile des Chondrocraniums (➤ Abschnitt 2.2.2 „Chondrocranium"). Im zweiten

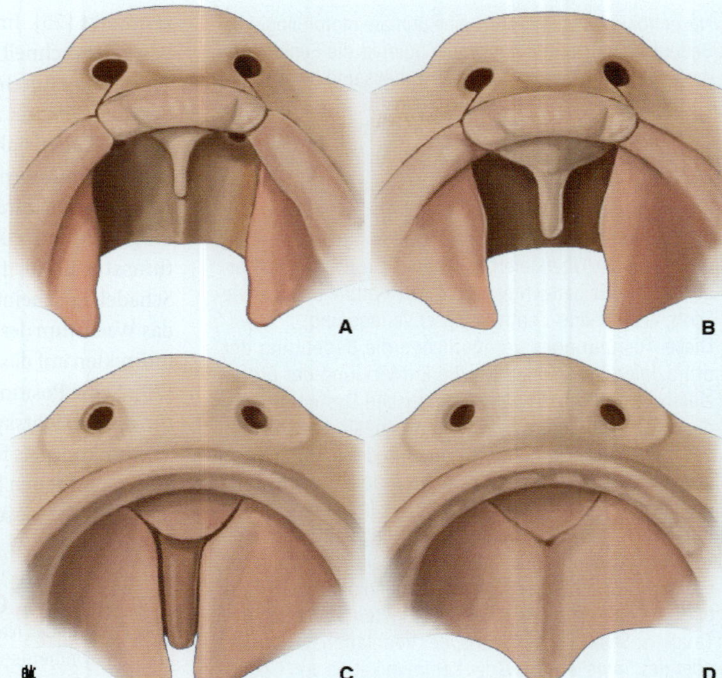

Abb. 2.16 Verschluss des sekundären Gaumens
A. 8. Woche in utero. B. 10. Woche in utero. C. 11. Woche in utero. D. 12. Woche in utero. Quelle: Bénateau H, Taupin A, Ory L, Compère JF. Généralités sur les fentes labio-alvéolo-palato-vélaires (hors prise en charge). EMC - Chirurgie orale et maxillofaciale. 2012: 1–15 [22-066-A-50]. © Elsevier Masson SAS.

Entwicklungsmonat befinden sich die Nasenkapseln am vorderen medialen Ende der Schädelbasis. Dort beschreiben sie zwei sagittale, aneinander liegende und durch das Nasenseptum getrennte Furchen. Diese Furchen öffnen sich nach vorne zu den späteren Nasenlöchern, nach hinten zu den späteren Choanen [11].

Knorpelgewebe stammt bekanntermaßen aus Mesenchymzellen, die dazu programmiert sind, Chondrozyten zu werden. Anhäufungen von Mesenchymzellen entwickeln sich an bestimmten Stellen zu Knorpelgewebe, das sich später durch endochondrale Verknöcherung in Knochengewebe umwandelt. Dies geschieht unter reichhaltiger Signalisierung, die die allmähliche Formgebung der kraniofazialen Strukturen einleitet (in diesem Fall die Umwandlung chondrogener Mesenchymanhäufungen in Knorpelgewebe) [70]. Die Signale, die die Geometrie des fazialen Knorpelgewebes steuern, entstammen neurosensoriellen Strukturen wie dem Gehirn oder dem Riechepithel.

Man beachte, dass bestimmte Elemente der Nasenkapseln chondral, andere desmal verknöchern, ohne ein Chondrifikationsstadium zu durchlaufen. Wieder andere Bestandteile werden resorbiert. Im Erwachsenenalter bleiben bestimmte Knorpelanteile bestehen, wie z. B. die äußeren Nasenknorpel oder bestimmte Strukturen in Verbindung mit dem vomeronasalen Organ (Jacobson-Organ). Letzteres befindet sich oberhalb des harten Gaumens im Weichteilgewebe der Nasenscheidewand und ist für die Aufnahme von Pheromonen ausgelegt. Die restlichen verknöchernden Anteile der Nasenkapseln bilden das Siebbein [71].

Nasenseptum

Funktion des Nasenseptums

Zur Funktion des Nasenseptums gibt es verschiedene Theorien. Alle Autoren erkennen jedoch seine Bedeutung für das Wachstum der Strukturen im mittleren Gesicht und des vorderen Anteils des Schädels an. Für Scott, der als Erster darüber schrieb, ist das knorpelige Nasenseptum ein primäres Wachstumszentrum, das die umgebenden Knochen ab der Fetalperiode nach vorne unten schiebt [72]. Später stellte Moss seine berühmte Theorie der funktionellen Matrix vor, nach der die Funktion die Morphologie bestimmt. Für Moss dient der Septumknorpel der

Nasenhöhle als Stütze, ohne eine primäre morphologische Bedeutung einzunehmen. Dabei agieren die Funktionen der Ventilation, Olfaktion, des Sprechens und des Kauens als funktionelle Matrizes. Später revidierte Moss sein Konzept und räumte in einer Synthese die Bedeutung genetischer und epigenetischer Faktoren für die Ontogenese des Gesichtsmassivs ein [73]. Für Talmant hingegen steht die morphogene Aktion der ventilatorischen Dynamik der Amnionflüssigkeit und ihr Einwirken auf die ventrale Projektion des Oberkieferbereichs des Gesichts im Vordergrund [74]. Er betrachtet das Nasenseptum, ähnlich wie Scott, als primäres Zentrum dieser Verlagerung.
Diese Ausführungen verdeutlichen die Bedeutung der orofazialen Funktionen für die Entwicklung der orofazialen Strukturen. Etwaige somatische Dysfunktionen, die diese Funktionen beeinträchtigen, sind aus osteopathischer Sicht zu normalisieren, um diesen Strukturen optimale Bedingungen für eine gesunde Entwicklung zu ermöglichen. Idealerweise sollten alle im medizinischen Bereich tätigen Therapeuten in der Lage sein, etwaige Faktoren zu identifizieren, die die normale Ausbildung der orofazialen Funktionen beeinträchtigen könnten. Im Hinblick auf eine effiziente Prävention sollten Störungen des Saugens, Schluckens, Kauens, der Ventilation, Okklusion oder des Sprechens bzw. der Kommunikation von Geburt an erkannt und behandelt werden.

Zur gleichen Zeit, in der sich der sekundäre Gaumen entwickelt, formt sich im Zentrum der primären Nasenhöhle eine aus einer Mesenchymanhäufung des Stirnnasenwulstes stammende Leiste in kaudaler Richtung aus und bildet das vorknorpelige Nasenseptum. Diese Leiste verbindet sich mit Knorpelgewebe aus dem Keilbeinkörper und bildet in der Mitte der 6. Woche den primären Knorpel des Nasenseptums. Zwischen der 9. und 12. Woche verbindet das Nasenseptum das Dach der primären Nasenhöhle mit der Oberseite des primären und des sekundären Gaumens und trennt so die beiden endgültigen Nasengruben voneinander.

Ein Teil des Pflugscharbeins und die Lamina perpendicularis des Siebbeins stammen aus dem hinteren Anteil des Nasenseptums und verknöchern endochondral. Der vordere Teil des Nasenseptums verknöchert nicht und wird zum viereckigen Nasenknorpel. Man beachte, dass es hier bei der Geburt oder in der frühen Kindheit zu Verletzungen und dadurch zu Ventilationsstörungen kommen kann. Das pränatale Wachstum des Nasenseptums befindet sich zwischen der 6. und 9. Woche auf dem Höhepunkt und definiert so das kindliche Gesichtsprofil zum Geburtszeitpunkt [75]. Im 2. Lebensjahr nimmt das Septum besonders schnell an Größe zu und wächst dann langsamer bis zum 36. Lebensjahr. Die Bedeutung des Septumknorpels zeigt sich in seinem Wachstum bis zum 2. Lebensjahr. Tatsächlich unterscheidet sich der Septumknorpel von den anderen kraniofazialen Knorpelarten durch sein intrinsisches Wachstumsvermögen. Manche Autoren betrachten ihn als Wachstumsstimulator für das Gesicht und den vorderen Schädel. Es scheint, er habe einen direkten Einfluss auf das Wachstum des Zwischenkieferknochens und einen indirekten auf das Wachstum der Oberkieferknochen [75]. Seine Position ist von grundlegender Bedeutung für die Gesichtssymmetrie. Unfälle mit Verlust des Septumknorpels führen, bei unterschiedlichem Alter, zu verschiedenen fazialen Syndromen im Zusammenhang mit der Nase, dem Oberkiefer oder der Augenhöhle [76].

MAN BEACHTE

Die Position des Nasenseptums ist von großer Bedeutung für die Symmetrie und das Profil des Gesichts. Verletzungen der Nase, wie sie häufig bei der Geburt oder in der Kindheit vorkommen, können zu Dysfunktionen führen, die im Nachhinein die Entwicklung des Gesichtsschädels oder die Okklusion beeinträchtigen. Etwaige somatische Dysfunktionen im Bereich des Gesichtsmassivs sind daher frühzeitig zu normalisieren.

Siebbein

Am Ende der 7. Woche nimmt die knorpelige Nasenkapsel an Größe zu und bildet Anhäufungen um die Nasenhöhlen und das in der Entwicklung befindliche Nasenseptum herum. Hier entsteht die beim Fetus sehr aktive Anlage des Chondroethmoids. Verschiedene Studien haben gezeigt, dass das Chondroethmoid bis zum 2. Lebensjahr das kindliche Gesichtsskelett bildet [77]. Es besteht aus drei Teilen und durchläuft eine recht komplexe Entwicklung:

- das unpaarige Mesethmoid bildet den medialen Teil; aus ihm entstehen das Nasenseptum mit seinen seitlichen Elementen, dem Dreiecks- und dem Flügelknorpel;
- das paarige Ektethmoid bildet die Labyrinthe, die Strukturen der seitlichen Nasenwand und die Lamina cribrosa für die Aufnahme des Riechnervs.

Während das Dach der Nasenkapsel sich ausbildet, bleibt beidseits des Nasenseptums anfangs ein freier Raum für die Passage der Riechnervenfasern. Um den 3. Monat herum entwickelt sich anschließend der Knorpel um die Riechfäden herum und bildet die Siebplatte (Lamina cribrosa). Ab dem 3. Monat ist der Knorpel der Nasenkapsel bereits gut ausgebildet. Das Wachstum und die Verknöcherung erstrecken sich allerdings über 20 bis 25 Jahre.

Schließlich wird der obere Teil der Nasenkapseln durch endochondrale Verknöcherung zum Siebbein. Diese Umwandlung geschieht sehr langsam, vom 4. Entwicklungsmonat bis zum 18. Lebensjahr. Der vordere Teil der Nasenkapseln bildet später das Nasenseptum mit dem Flügel- und dem Dreiecksknorpel und bleibt das ganze Leben über knorpelig [11].

2.3.6 Nasennebenhöhlen

Die Nasennebenhöhlen entstammen ausschließlich der knorpeligen Nasenkapsel und sind bei der Geburt noch sehr klein. Ihr Wachstum erstreckt sich von der Fetalperiode bis zum Jugendalter. Sie bilden sich zunächst als winzige Divertikel in der Seitenwand der Nasenhöhle aufgrund eines ungleichen Wachstums in den Begrenzungen der Nasenkapsel. Vorne entstehen daraus die vorderen Siebbeinzellen sowie die Stirn- und die Kieferhöhle, hinten die hinteren Siebbeinzellen und die Keilbeinhöhle. Man beachte den engen Bezug zwischen den Nasennebenhöhlen und dem Trigeminusnerv (V). Die Innervierung der Stirn- und der Keilbeinhöhle erfolgt über den N. ophtalmicus (V_1), die der Kieferhöhle über den N. maxillaris (V2), die der Siebbeinzellen über eben diese beiden (V_1 undV_2).

Kieferhöhle

In der 10. Entwicklungswoche erscheinen einige Einstülpungen in der Schleimhaut aus dem primären Infundibulum des Siebbeins und vereinen sich in der 11. Woche zu einem Hohlraum. Dieser Hohlraum bildet die Anlage für die spätere Kieferhöhle (die sich als erste der Nasennebenhöhlen entwickelt).

Bei der Geburt befindet sich die Kieferhöhle medial zur Augenhöhle. Ihr größter (sagittaler) Durchmesser misst zwischen 4,36 und 7 mm [78–80]. Ihr Wachstum endet mit Vollendung des 18. Lebensjahrs. Ihre Pneumatisation geschieht zulasten des Processus maxillaris. Im 2. Lebensjahr nähert sich die Kieferhöhle dem Canalis infraorbitalis und wächst im 3. und 4. Lebensjahr darüber hinaus. Ungefähr mit 9 Jahren erreicht sie seitlich die Höhe der Maxilla [81]. Zu diesem Zeitpunkt befindet sich der Boden der Kieferhöhle in gleicher Höhe mit dem Boden der Nasengruben. Mit 16 Jahren ist die Kieferhöhle bei beiden Geschlechtern ca. 40 mm lang, 38 mm hoch und 30 mm breit [78]. Sie dehnt sich bis zum Durchbruch der Weisheitszähne weiter nach unten aus, bis sich ihr Boden ca. 5 mm unterhalb des Bodens der Nasengruben befindet. Normalerweise endet die Pneumatisation in diesem Stadium.

Tatsächlich folgt die Entwicklung der Kieferhöhle dem Wachstum des Schädels. Dieser nimmt auf der Sagittalebene schneller an Größe zu als auf der Transversal- oder Frontalebene. Die Kieferhöhle steht während der Fetalperiode und der Kindheit in direktem Bezug zu den morphogenetischen Prozessen des Gesichts und des Schädels. Diese Prozesse werden durch zahlreiche epigenetische Faktoren beeinflusst, wie z. B. die Entwicklung und der Durchbruch der Zähne, die Pneumatisation des Alveolarfortsatzes des Oberkieferknochens oder orofaziale Funktionen (insbesondere des Kauapparates und der Zugkräfte der Gesichtsmuskeln auf die Oberkieferknochen) [82]. Die Kieferhöhle mündet in den mittleren Nasengang (Meatus nasi medius).

Pneumatisation der Nasennebenhöhlen

Die endgültige Höhe des Bodens der Kieferhöhle schwankt sehr stark je nach Individuum. Die Pneumatisation des Hohlraums passt sich den anatomischen Gegebenheiten an. So scheinen Studien zu belegen, dass es nach einer Extraktion von hinteren Backenzähnen zu einer erhöhten Pneumatisation kommt (und zwar stärker beim zweiten als beim ersten Backenzahn oder bei der Extraktion von zwei oder mehr benachbarten hinteren Zähnen). Daher wird vor dem Setzen eines Zahnimplantats ein sofortiger Knochenaufbau an der Extraktionsstelle empfohlen, um die dreidimensionale Architektur des Kieferhöhlenbodens zu bewahren [83]. Bei Kindern scheint die Ausdehnung der Kieferhöhle nach Extraktion des ersten Backenzahns geringer auszufallen. Dies könnte daran liegen, dass in der Regel nur ein Zahn betroffen ist und die benachbarten

Zähne weiterhin funktionell ausreichende Kräfte auf die Extraktionsstelle ausüben [84].
Für Zahnärzte ist eine genaue Kenntnis der Anatomie der Kieferhöhle unabdingbar, um sich in ihrer Diagnose auf ausreichend zahlreiche Details zu stützen und bei chirurgischen Eingriffen größtmögliche Sicherheit zu gewährleisten. Dies gilt besonders für den Fall einer Anhebung der Nebenhöhle beim Setzen von Implantaten [85].

Siebbeinzellen

Unter den Nasennebenhöhlen nehmen die Siebbeinzellen einen Sonderplatz ein. Im Gegensatz zu den anderen Nebenhöhlen mit ihren festen Wänden besitzen die Siebbeinzellen äußerst dünne Knochenlamellen. Dies ermöglicht den Erweiterungen der Epithelialdivertikel, problemlos in die Nachbarräume einzuwandern und die anderen Nasennebenhöhlen zu bilden [12]. Diese, von Zukerkandl vor mehr als hundert Jahren aufgestellte Theorie wird heute allerdings infrage gestellt [86] (s. u. „Keilbeinhöhle"). Die Siebbeinzellen und -lamellen sind nicht einheitlich, sondern wie richtige „Labyrinthe" aufgebaut. Jedes Labyrinth besteht aus drei Teilen (vorderes, mittleres, hinteres) und drei bis fünfzehn belüfteten Zellen. Das vordere und mittlere Labyrinth mündet jweils in den mittleren, das hintere in den oberen Nasengang.

Die Siebbeinzellen werden beim Kind als Erste pneumatisiert. Sie entwickeln sich zwischen dem 3. und 5. Monat aus Ausstülpungen der Nasenhöhle. Die vorderen Siebbeinzellen erscheinen als Erste im Bereich des mittleren Nasengangs, anschließend die hinteren im Bereich des oberen Nasengangs. Die Wurzel der mittleren Nasenmuschel trennt die beiden Gruppen voneinander. Diese Zellen verteilen sich häufig zwischen die Augenhöhle und die Lamellen der Nasenmuscheln, um andere Regionen zu besiedeln, z. B. das Stirnbein [81]. In der Regel sind die Siebbeinzellen bei allen Kindern am Ende der Fetalperiode pneumatisiert.

Bei der Geburt messen die Siebbeinzellen zwischen 2 und 5 mm, und die vorderen und mittleren Zellen sind belüftet. Zwischen 12 und 13 Jahren erreichen die Siebbeinzellen ihre endgültige Größe. Die Agger-nasi-Zellen liegen am weitesten vorne und stellen mit der größten Zelle, der Bulla ethmoidalis, einen zuverlässigen Orientierungspunkt für endoskopische Eingriffe dar.

Keilbeinhöhle

Beim Menschen zeigt die Entwicklung der Keilbeinhöhle große Schwankungen. Für mehrere Autoren beginnt ihre Pneumatisation im Inneren des Keilbeinkörpers zwischen 2 und 4 Monaten nach der Geburt [87]. Mit 5 Jahren ist die Keilbeinhöhle ungefähr erbsengroß. Mit etwa 10 Jahren scheint die Pneumatisation abgeschlossen. Ihre endgültige Größe (ca. 23 mm lang, 22,6 mm hoch, 12,8 mm breit) erreicht die Keilbeinhöhle mit ungefähr 16 Jahren [78, 88].

In der Regel hat sie die Form eines Würfels, mit zwei durch ein dünnes Septum voneinander getrennten Kammern. Das Ostium sphenoidale befindet sich im oberen Anteil der Vorderseite des Keilbeinkörpers. Es mündet in der Nähe des Dachs der Nasenhöhle in den oberen Nasengang.

Je nachdem, wie weit die Keilbeinhöhle in sagittaler Richtung ausgebildet ist, werden vier verschiedene Pneumatisationstypen beschrieben: conchal (vorderer unterer Anteil des Keilbeinkörpers, der zum Dach der Nasenhöhle gehört), präsellar, sellar und postsellar [89]. Die Pneumatisation kann sich nach oben außen bis zum Processus clinoideus, nach lateral bis zu den großen Keilbeinflügeln, nach unten außen bis zum Processus pterygoideus ausdehnen. Nach posterior ist eine basilare (clivare) Erweiterung unterhalb des Clivus möglich. In solchen Fällen ist der Clivus dünner ausgebildet und bei Schädelbasisbrüchen potenziell gefährdet [90].

In der Regel schreitet die Pneumatisation eines Knochens in dem gleichen Maße fort, in dem die Spongiosa und das Knochenmark durch Hohlraum ersetzt werden. Bei der Geburt enthalten die Keilbeinknochen ausschließlich rotes Knochenmark. MRT-Bilder zeigen, dass die Umwandlung von rotem in gelbes Knochenmark (Fettmark) auf eine beginnende Pneumatisation mit Eintreten von Luft in den Keilbeinkörper hinweist [78]. Nach dieser Theorie unterscheidet sich die Entwicklung der maxillären, sphenoidalen und frontalen Nasennebenhöhlen von der des ethmoidalen Riechorgans. Beim Rückgang des Knochenmarks wird ein zentripetales Gas mit hohem Stickstoffmonoxidgehalt freigesetzt. Es scheint, dass dies die Ausbildung eines postnatalen knöchernen Hohlraums auslöst [86].

Stirnhöhle

Im Gegensatz zu den anderen Nasennebenhöhlen ist die Stirnhöhle bei der Geburt nicht vorhanden. Durchschnittlich ab dem 3. Lebensjahr entwickeln sich die beiden erbsengroßen Kammern beidseits der Glabella, oberhalb der Augenhöhlen. Auf dem Röntgenbild sind sie allerdings erst ungefähr ab 6 Jahren zu sehen. Mit 4 Jahren erreicht jeder Sinus die halbe Höhe der Augenhöhle, mit 8 Jahren erreichen sie ungefähr das Dach der Augenhöhle. Das Wachstum setzt sich während der Pubertät fort und endet ungefähr mit 20 Jahren.

Die Ausdehnung der Stirnhöhle geschieht durch das Wachstum des Gehirns und des nasomaxillären Komplexes. Von der Geburt bis zum 8. Lebensjahr entwickelt sich der Schädel sehr schnell und passt sich der Ausdehnung des Gehirns an. Ungefähr mit 6 Jahren verlangsamt sich allerdings das Hirnwachstum, sodass die Beanspruchung der Innenseite des Stirnbeins nachlässt. Die Außenseite hingegen wird durch das Wachstum des nasomaxillären Komplexes und die vom Kauapparat über den Processus frontalis der Maxilla weitergeleiteten Kräfte weiterhin nach vorne gezogen. Auf diese Weise entsteht zwischen den beiden Schichten des Stirnbeins ein Hohlraum, der die Stirnhöhle bildet. Ihre Größe ist also sowohl durch die Wachstumshormone als auch die mechanischen Kräfte des Kauapparats und anderer orofazialer Funktionen bedingt [91].

Die Stirnhöhle zeigt beim Menschen eine Vielzahl unterschiedlicher Größen und Formen. Ihre Tiefe beträgt zwischen 8,58 und 23,4 mm, ihre Höhe zwischen 12 und 35,56 mm. In der Regel ist die linke Kammer größer als die rechte, außerdem ist die Stirnhöhle beim Mann größer als bei der Frau [92]. Sie mündet über den Canalis frontonasalis und das Siebbeinlabyrinth in den mittleren Nasengang.

Es ist allgemein anerkannt, dass die Stirnhöhle aus supraorbitalen Siebbeinzellen stammt, die sich vom ethmoidalen Komplex über das embryonale Infundibulum oder einer vorderen ethmoidalen Zelle auf das Stirnbein ausbreiten. Als Nachweis dazu wird angeführt, dass die Pneumatisation der Crista galli hauptsächlich über die Stirnhöhle verläuft. Diese Verbindung könnte einen Zusammenhang zwischen der Stirnhöhle und entzündlichen Erkrankungen der Crista galli herstellen [93, 94].

2.3.7 Oberkieferknochen

Die beiden Oberkieferknochen entstehen ausschließlich durch desmale Ossifikation ohne vorherige Chondrifikation. Der restliche Anteil des Gesichts erhält allerdings auch chondrogene Bestandteile (Nasenkapsel und -septum). Die Alveolarfortsätze entwickeln sich an den Unterrändern der Oberkieferknochen.

Vorgeburtliche Entwicklung

Die Ausdehnung des fetalen Kopfes stimuliert gleichzeitig die pränatale Entwicklung des Gesichts und bewirkt eine Erweiterung der mittleren Gesichtsregion. Dazu trägt auch wesentlich das Erscheinen der Gesichtswülste bei.

Die Oberkieferwülste bilden sich aus den dorsalen Wülsten des ersten Kiemenbogens (Mandibularbogen). Um die 7. Woche herum nähern sie sich den (aus dem Stirnnasenwulst entstandenen) Nasenwülsten und führen zur Bildung der beiden Gaumen:

- Der primäre Gaumen entsteht durch die Verschmelzung der beiden Processus nasopalatini aus dem Zwischenkieferwulst.
- Der sekundäre Gaumen entsteht durch die Verschmelzung der beiden lateralen Gaumenfortsätze aus den Oberkieferwülsten.

Die Zunge, die sich zunächst weiter oben befindet, legt sich zwischen die beiden lateralen Gaumenfortsätze, bevor diese miteinander verschmelzen. Im Laufe der weiteren Entwicklung verlagert sie sich weiter nach kaudal von einer intranasalen zu einer intrabukkalen Position. Die beiden Gaumenfortsätze, die zuvor seitlich der Zunge lagen und sich nun hinter ihr befinden, verbinden sich um die 8. Woche herum miteinander. Ungefähr ab der 10. Woche nimmt das embryonale Gesicht ein für den Menschen typisches Aussehen an. Zu diesem Zeitpunkt sind die labial stimulierte Mundöffnung (mit einem Saugreflex, wenn die Hände sich den Lippen nähern) und die cephalo-kaudale Flexion schon deutlich vorhanden. Das Schlucken beginnt um die 13. Woche herum [68] (➤ Abb. 2.17).

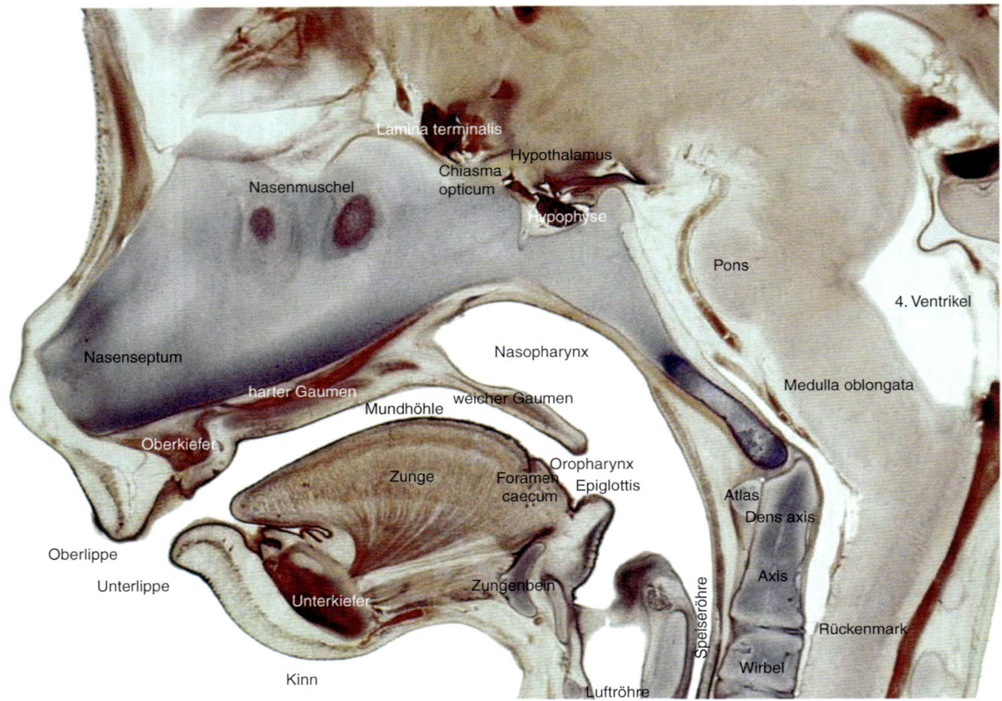

Abb. 2.17 Entwicklung des Schädels
Schädel eines menschlichen Embryos (12 Wochen, 92 mm, medianer Querschnitt) © Prof. Virginia M. Diewert, mit freundlicher Genehmigung des Verlages.

Fetale orale Immobilität

Eine fehlende Saugfunktion und ein Verharren der Zunge in der nasalen Position verhindern den Verschluss des Gaumens beim Fetus. Dies wiederum führt zu einem verminderten Wachstum der Kondylenknorpel des Unterkiefers und zu einer Retrognathie. Dahinter verbirgt sich eine neuro-embryologische Störung des Hirnstamms, die als fetale orale Immobilität bezeichnet wird und im Ultraschall nachzuweisen ist [95].

Durch die Ausbildung des Gaumens wird also die Mundbucht (späterer Mund) von der Nasenhöhle getrennt. Der primäre Gaumen bildet dabei den vordersten Anteil des knöchernen Gaumens direkt hinter der oberen Zahnarkade. Der sekundäre Gaumen bildet den hintersten Anteil des knöchernen Gaumens. Hinter dem knöchernen (harten) befindet sich der weiche Gaumen, eine myofasziale Struktur, die sich aus Fasern mehrerer Muskeln zusammensetzt (Mm. tensor veli palati, levator veli palati, palatoglossus und palatopharyngeus). Fehlbildungen hängen mit Mutationen der kodierenden Gene zusammen [96].

MAN BEACHTE

Aus dem Stirnnasenwulst stammen folgende Derivate:
- primärer Gaumen,
- Nasen- und Tränenbein, Nasenmuscheln, Pflugschar- und Zwischenkieferbein.

Aus dem Oberkieferwulst stammen folgende Derivate:
- sekundärer Gaumen,
- Gaumen-, Joch- und Oberkieferbeine, Schläfenbeinschuppe.

Ossifikation

Nach Couly erscheinen die Funktionseinheiten des Kauapparates zeitlich synchron [68]. So erfolgt das Zusammenwachsen der Gesichtswülste vor dem Ende des 2. Embryonalmonats. Unmittelbar zuvor (in der 7. Woche), erscheinen diverse Ossifikationszentren im Embryonalgerüst. Dies gilt besonders für die ersten Ossifikationspunkte im Zwischen- und Oberkieferknochen.

Je nach Autor wird für den Oberkieferknochen eine unterschiedliche Anzahl von Ossifikationszentren beschrieben. Mall sprach z. B. 1906 nur von zwei Zentren pro Seite, eins für das Zwischenkieferbein, eins für den Hauptkörper des Oberkieferbeins [97]. Andere Autoren sprechen von bis zu sechs Ossifikationszentren pro Seite [98]. Es handelt sich jeweils um ein Zentrum für den Teil, der in den meisten Fällen als Zwischenkieferknochen (Prämaxilla) bezeichnet wird, sowie vier Zentren für den restlichen Anteil des Oberkieferknochens (auch als Postmaxilla bezeichnet). Wieder andere Autoren sprechen von nur einem Ossifikationszentrum für beide Knochenanteile und schlussfolgern, dass „das Wachstum des vorderen Anteils des Oberkiefers nicht vom globalen Wachstum des gesamten Knochens getrennt werden kann“ [99].

Der Oberkiefer- und der Zwischenkieferknochen sind durch die Zwischenkiefernaht (Sutura incisiva oder incisiva canina) voneinander getrennt. Bei der Geburt ist diese membranöse Naht am Gaumen sichtbar. Sie verläuft transversal zwischen den Alveolen der beiden Eckzähne [100]. Da diese Naht sich allerdings nicht auf den fazialen Anteil des Oberkiefers ausdehnt, bildet das Zwischenkieferbein für manche Autoren keinen eigenständigen Knochen [101]. Die histologische Datenlage zu dieser Naht ist übrigens nicht aussagekräftig genug, um sie als Wachstumsstelle zu definieren, wie es bei vielen anderen Nähten der Fall ist [102].

Die Ossifikationszentren der hinteren Oberkieferanteile verbinden sich um die 10. Woche herum miteinander. Man beachte, dass das Zwischenkieferbein auch als Os incisivum bezeichnet wird, da es die Anlagen der vier oberen Schneidezähne enthält (zwei mittlere und zwei seitliche). In kranialer Richtung bildet es den Processus palatinus und den Processus frontalis des Oberkiefers. Außerdem bildet es die Hauptbegrenzung der Apertura piriformis, der vorderen knöchernen Öffnung der Nasengruben.

Die Verknöcherung der Sutura incisiva und der Sutura palatina mediana (mittlere Gaumennaht) unterliegt je nach Individuum starken Schwankungen [103]. Je nach Autor und Untersuchungsmethoden werden unterschiedliche Ossifikationszeiträume angegeben, wobei die Meinungen über die optimalen Methoden weit auseinandergehen. Manche Autoren kommen zu dem Ergebnis, dass der äußere Teil der Sutura incisiva, d. h. nahe des Milcheckzahns, mit 4 bis 5 Jahren zu verknöchern beginnt [101]. Eine sichtbare Naht erscheint dann zwischen 7 und 8 Jahren, kurz nachdem sich die endgültige Breite für die Kronen der bleibenden Eckzähne entwickelt hat [104]. Eine andere Studie zeigt eine fortschreitende Verknöcherung von 3,72 % pro Jahr zwischen der Geburt und dem 12. Lebensjahr [105]. Zwischen 20 und 25 Jahren zeigen die Gaumennähte eine intensive Aktivität. Eine starke Verknöcherung wird allerdings selten vor der dritten Lebensdekade beobachtet. Manche Autoren gehen davon aus, dass die Sutura incisiva seltener verknöchert als die Sutura palatina mediana [33]. Wie auch die Nähte des Gesichtsschädels verknöchern diese beiden Nähte langsamer als die des Schädeldachs. In der Gerichtsmedizin dienen sie daher für die Schätzung des Alters einer Person, zumindest vor dem 60. Lebensjahr [106].

Zwischenkieferbein

Galenos beschrieb im zweiten Jahrhundert als Erster das Zwischenkieferbein (Os prämaxillare) beim Tier. Zum Nachweis der Existenz dieses Knochens stützen sich die meisten Autoren in der Regel auf einen im Jahre 1784 von Goethe verfassten Text. Vor ihm schrieben allerdings schon andere darüber. Coitier hinterließ z. B. im Jahre 1573 eine Zeichnung der Sutura incisiva. Vicq d'Azur beschrieb das Zwischenkieferbein beim menschlichen Fetus. In seinen *Memoiren,* die er 1780 der Académie des Sciences in Paris vorlegte, sprach er vom „os maxillaire antérieur“ [107].

Seitdem wird das Vorhandensein einer Sutura incisiva (canina), die das Zwischenkiefer- vom Oberkieferbein trennt, kontrovers diskutiert. Wenn die angewendeten Untersuchungsmethoden keine entsprechenden Ossifikationszentren zum Vorschein bringen, wird die Existenz eines eigenständigen Zwischenkieferbeins infrage gestellt [99, 108, 109].

Für den Kieferorthopäden ist der Zustand der Sutura incisiva von entscheidender Bedeutung, denn von ihm hängt sein Spielraum für eine funktionelle oder kosmetische Behandlung des Gesichtsschädels

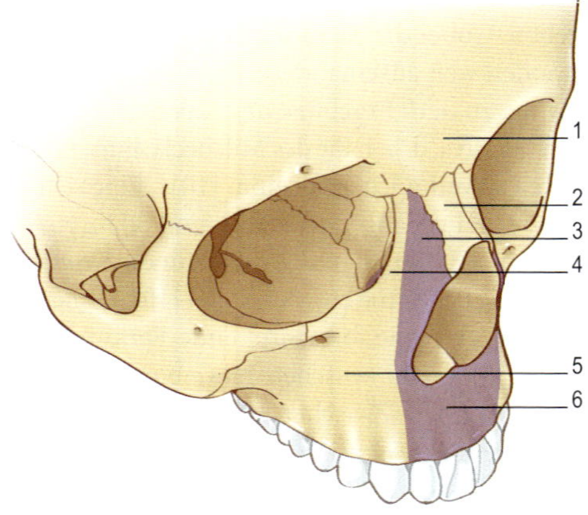

Abb. 2.18 Sutura incisiva
Die Sutura incisiva verbindet das Zwischenkieferbein mit dem Oberkieferknochen. 1. Stirnbein; 2. Nasenbein; 3. Stirnbeinfortsatz des Zwischenkieferbeins; 4. Stirnbeinfortsatz des Oberkieferknochens; 5. Oberkieferknochen; 6. Zwischenkieferbein. Quelle: © Carole Fumat, d'après Barteczko K, Jacob M. A re-evaluation of the premaxillary bone in humans. Anat Embryol (Berl). 2004 Mar;207(6):417–37.

ab [110]. Die Naht verschließt sich eher auf fazialer Seite, während sie palatinal im Kindes- oder bisweilen sogar im Erwachsenenalter offenbleibt [105]. Je nach Ossifikationsgrad zeigt der Knochen daher eine mehr oder weniger große Flexibilität. Für eine kieferorthopädische Behandlung bietet sie daher im früheren Stadium größere Chancen auf Erfolg (➤ Abb. 2.18).

Aufgrund der starken Schwankungen in der Verknöcherung der Sutura incisiva gehen die Meinungen über ihre Bedeutung in der Kieferorthopädie allerdings auseinander [111]. Manche Kieferorthopäden halten es daher bei jungen Erwachsenen für sinnvoll, vor einer therapeutischen Maßnahme den Zustand der Naht per MRT zu beurteilen [103].

Zu wissen, dass die Sutura incisiva während der Kindheit (zumindest teilweise) offenbleiben kann, hilft uns in der Osteopathie zu verstehen, wie in dieser Region somatische Dysfunktionen auftreten können. Diese entstehen z. B. bei schwierigen Geburten und/oder als Folge nicht-nutritiven Saugens oder direkter Krafteinwirkungen auf den Zwischenkieferknochen. Wenn der Gaumen und damit auch das Zwischenkieferbeim beim Daumenlutschen nach vorne geschoben wird, kommt es in eine posteriore Rotation, bei der die Sutura incisiva als Scharnier fungiert. In der osteopathischen Behandlung kann die Normalisierung und Modellierung der Naht beim Kleinkind dazu beitragen, das Zwischenkieferbein in eine günstige Position zu bringen. Bei einem zu engen Oberkiefer kann sich außerdem eine Ausdehnung der mittleren Gaumennaht als sinnvoll erweisen. Eine solche osteopathische Therapie erfordert das Erkennen und frühzeitige Normalisieren solcher Dysfunktionen, um eine erkennbare Wirksamkeit der Behandlung zu erreichen. Eine Zusammenarbeit mit dem zuständigen Kieferorthopäden ist grundsätzlich wünschenswert.

Alle Autoren sind sich darüber einig, dass der Verknöcherungsprozess der Zwischenkiefer- und der mittleren Gaumennaht starken zeitlichen Schwankungen unterliegt. Bei den orofazialen Nähten verläuft dieser Prozess in der Regel über mehrere Jahre, beeinflusst durch zahlreiche genetische und epigenetische Faktoren. Darunter spielen die orofazialen Funktionen eine besonders wichtige Rolle. Je nach Alter und Beanspruchung befindet sich das suturale Gewebe in konstanter Veränderung. Übrigens wurde die Existenz der Zwischenkiefernaht an mehreren archäologischen Studienobjekten nachgewiesen. Möglicherweise ist in diesen Fällen das Gewebe, das normalerweise den suturalen Raum ausfüllt, im Laufe der Zeit degeneriert und hat somit den Zwischenraum freigegeben. Oder aber andere Faktoren, wie z. B. die damaligen Ernährungsgewohnheiten, führten zu einem gewissen freibleibenden Raum zwischen der Maxilla und der Prämaxilla [104, 112].

Wachstum des Oberkiefers

Vertikaler Durchmesser

Bei der Geburt sind der transversale und der sagittale Durchmesser des Oberkiefers größer als der frontale. Durch den im Verhältnis zu den anderen Maßen niedrigen Oberkiefer entsteht der Eindruck, ein Neugeborenes habe große Augen. In den 1. Lebenswochen ist der Stirnfortsatz (Processus frontalis) bereits deutlich sichtbar, der Korpus besteht allerdings noch hauptsächlich aus dem Alveolarfortsatz, dessen Zahnfächer fast bis zum Boden der Augenhöhle reichen. Zu diesem Zeitpunkt bildet die Kieferhöhle eine kleine Furche in der Seitenwand der Nasenhöhle. In der Folge stellen sich allerdings rasch verschiedene Prozesse ein, die diese Größenverhältnisse ändern.

Im kranialen Segment führt die Entwicklung der okulomotorischen Funktionen und der orbitalen Achse zu einer Verlagerung der Facies orbitalis nach kaudal. Außerdem kommt es durch die Augenbewegungen und die Ausdehnung der Orbita bis zum 3. oder 4. Lebensjahr zu einer Stimulierung der Suturae frontomaxillare, frontozygomatica und maxillozygomatica [100]. Im kaudalen Segment trägt das Zahnwachstum durch knöcherne Apposition zur Entwicklung der Alveolarfortsätze und der Zahnfächer bei. Zur gleichen Zeit vergrößert sich der vertikale Durchmesser dadurch, dass die Kieferhöhle an Volumen zunimmt, indem sie den Raum einnimmt, den die Zahnanlagen nach und nach frei lassen. Weiterhin kommt es zu einem Absinken und einer Verbreiterung des Gaumens sowie zu einer Stimulierung der Sutura pterygopalatina durch die Flügelmuskeln, die bei seitlichen Kaubewegungen des Unterkiefers in Aktion treten.

Der vertikale Durchmesser des Kopfes wächst am schnellsten zwischen 1 und 4 Jahren. Er erreicht sein endgültiges Maß mit 13 Jahren [113]. Nach abgeschlossenem Wachstum ist der vertikale der größte der kranialen Durchmesser.

Transversaler Durchmesser

In der Fetalperiode steht der transversale Durchmesser des Oberkiefers unter dem Einfluss des knorpeligen Mesethmoids. Später dominieren epigenetische Faktoren im Zusammenhang mit der Entwicklung der orofazialen Funktionen. Besonders die Zungendynamik beim Saugen, Schlucken, Kauen und Sprechen bewirkt eine starke Stimulation der Gaumennähte und (vor allem im hinteren Anteil) eine Ausdehnung des Oberkiefers und des Gaumenbogens (➤ Abb. 2.19). Außerdem entwickelt sich die Ventilationsfunktion weiter. Die Nasengruben und die Apertura piriformis werden größer, ebenso der Abstand zwischen den beiden oberen Eckzähnen.

Sagittaler Durchmesser

Der sagittale Durchmesser des Oberkiefers wird ebenfalls durch den knorpeligen Mesethmoid beeinflusst, aber auch durch das Zusammenwirken des Nasenseptums und des Pflugscharbeins, deren Wachstum einen Schub in anterokaudale Richtung [72] bewirkt.

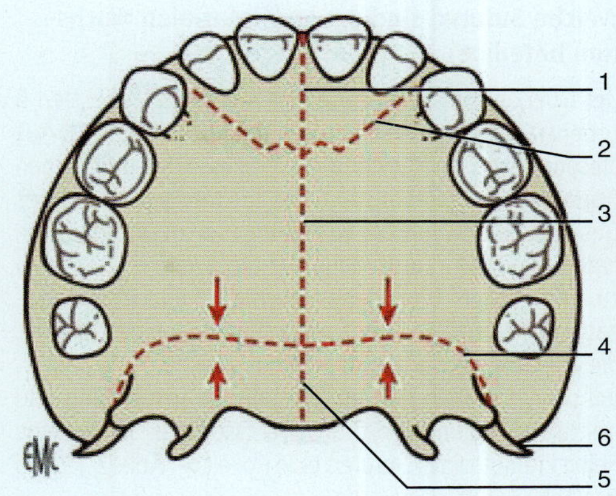

Abb. 2.19 Suturen des Gaumengewölbes
1. Sutura interincisiva; 2. Sutura incisiva; 3. Sutura intermaxillaris (vorderes Segment der Sutura palatina mediana); 4. Sutura palatina transversa; 5. Sutura interpalatina (hinteres Segment der Sutura palatina mediana); 6. Sutura pterygopalatina. Quelle: Aknin JJ. Croissance craniofaciale. EMC – Odontologie 2008: 1–21 [Article 23-455-C-10]. © Elsevier Masson SAS.

Der Septumknorpel wirkt auf die Spina nasalis anterior des Stirnbeins und auf die Nasenbeine. Das sagittale Wachstums des Oberkiefers wird außerdem durch die Ausbildung der Stirnhöhle stimuliert. Diese erreicht, unter anderem durch genetische und hormonelle Einflüsse gesteuert, ihre endgültige Größe im Erwachsenenalter.

Während ihres Wachstums bewegen sich die Oberkieferknochen nicht „en bloc", sondern eher auf gekrümmten, nicht-linearen Bahnen. Mehrere Autoren, darunter Enlow, gehen davon aus, dass dabei Vorgänge periostaler Apposition und Resorption eine Rolle spielen. An der Tuberositas maxillaris, die sich am hinteren äußeren Anteil der Maxilla befindet, findet eine hintere, vetikale, äußere Knochenapposition statt, wodurch die Maxilla an dieser Stelle an Breite gewinnt. Der Durchbruch der Backenzähne trägt zu dieser Entwicklung bei. Man beachte, dass die Traktionswirkung der Flügelmuskeln ebenfalls diese Apposition stimuliert. Dies verdeutlicht die Bedeutung des alternierenden Kauens, da die damit verbundenen Laterotrusionsbewegungen eine symmetrische Entwicklung der beiden Tuberositates maxillares und das Wachstum des sagittalen und transversalen Durchmessers des Oberkiefers stimulieren.

Welche Suturen sind am kraniofazialen Wachstum beteiligt?

Der Oberkiefer wächst insgesamt stärker in den ersten 5 Lebensjahren als zwischen 5 und 16 Jahren [114]. Aus diesem Grund ist es wichtig, die Prozesse der knöchernen Apposition und Resorption, die zur Neugestaltung des Gesichtsmassivs führen, von Geburt an zu unterstützen, um eine korrekte Ausbildung der orofazialen Funktionen zu ermöglichen. Dazu gehört auch die frühzeitige osteopathische Normalisierung von Dysfunktionen der Suturen, die am Gesichtswachstum beteiligt sind.

Bei der Vergrößerung des sagittalen, transversalen und frontalen Durchmessers des Gesichtsschädels spielen eine Reihe kraniofazialer Suturen eine Rolle (➤ Abb. 2.19 und ➤ Abb. 2.20):

- S. ethmoidomaxillaris: zwischen der Unterseite der Facies lateralis (orbitalis) des Siebbeinlabyrinths und dem medialen Rand der Facies orbitalis der Maxilla; zusätzlich verschließt der Processus uncinatus den oberen Teil des Hiatus maxillaris;
- S. frontolacrimalis: zwischen den Processus nasalis des Stirnbeins und dem Oberrand des Tränenbeins;
- S. frontomaxillaris: zwischen den V-förmigen Ästen der Crista orbitonasalis des Stirnbeins und dem Oberrand des Processus frontalis der Maxilla;
- S. frontonasalis: zwischen den V-förmigen Ästen der Crista orbitonasalis des Stirnbeins und dem Oberrand des Nasenbeins;
- S. frontozygomatica: zwischen dem Processus zygomaticus des Stirnbeins und dem Processus frontalis des Jochbeins;
- S. incisiva canina: zwischen dem Zwischenkieferbein und den Gaumenfortsätzen der beiden Maxillae;
- S. interincisiva: zwischen den beiden horizontalen Hälften des Zwischenkieferbeins;
- S. intermaxillaris: zwischen den medialen Rändern der Vorderseiten der Maxillae;
- S. internasalis: zwischen den Vorderrändern der Nasenbeine;
- S. lacrimomaxillaris: zwischen dem medialen Rand der Facies orbitalis der Maxilla und dem Tränenbein;
- S. maxillozygomatica: zwischen der stumpfen Spitze des Processus zygomaticus der Maxilla und dem Processus maxillaris des Jochbeins; mitunter dehnt sich der Sinus maxillaris in dieser Naht bis zum Jochbein aus;
- S. palatina mediana, mit zwei Segmenten: 1) S. intermaxillaris, verbindet die beiden Gaumenfortsätze der Maxillae miteinander; 2) S. interpalatina, verbindet die beiden Laminae horizontales der beiden Gaumenbeine miteinander;
- S. nasomaxillaris: zwischen dem Hinterrand des Nasenbeins und dem Vorderrand des Processus frontalis der Maxilla;
- S. palatomaxillaris: 1) zwischen dem Vorderrand der Lamina horizontalis des Gaumenbeins und dem (nach oben abgeschrägten) Hinterrand des Processus palatinus der Maxilla (S. palatina transversa); 2) zwischen dem Processus orbitalis des Gaumenbeins und dem Trigonum palatinum der Maxilla; 3) zwischen der Lamina horizontalis des Gaumenbeins (vorne), der vorderen seitlichen Fläche des Processus pyramidalis des Gaumenbeins und der Basis des Korpus der Maxilla (hinten);
- S. sphenopalatina: 1) zwischen dem vorderen unteren Teil des Keilbeinkörpers und der Rückseite des Processus orbitalis des Gaumenbeins; 2) zwischen dem vorderen Anteil der Unterseite des Keilbeinkörpers und der oberen äußeren Seite des Processus sphenoidalis des Gaumenbeins; 3) zwischen der Incisura pterygoidea (Einschnitt zwischen der medialen und der lateralen Lamelle des Flügelfortsatzes) und dem Processus pyramidalis des Gaumenbeins (S. pterygopalatina) (➤ Abb. 6.4);
- S. temporozygomatica: zwischen dem vorderen Ende des Processus zygomaticus des Schläfenbeins und dem Processus temporalis des Jochbeins;
- S. vomeropalatina (Schindylesis vomeropalatina): der Unterrand des Pflugscharbeins ist verbunden mit einer Furche in der Crista nasalis (kammförmige Erhebung an der Vereinigung der medialen Ränder der horizontalen Fortsätze der Oberkiefer- und der Gaumenbeine).

2.3.8 Unterkiefer

Der Unterkiefer (Mandibula) scheint auf den ersten Blick ein einfacher Knochen zu sein, aufgrund seiner Zusammensetzung und seiner Funktion ist er in Wirklichkeit aber eine komplexe Struktur. Über den aufsteigenden Ast (Ramus mandibulae) und den Processus condylaris geht er eine Verbindung zur Schädelbasis ein. Dort bildet er mit der Fossa mandibularis des Schläfenbeins das Kiefergelenk (Art. temporomandibularis, ATM). Der Korpus steht über die Alveolarfortsätze in Bezug zu den okklusalen Funktionen. So bildet der Unterkiefer eine Schnittstelle zwischen diesen beiden Bereichen mit ihren Funktionen und Dysfunktionen.

Vorgeburtliche Entwicklung

Die beiden Mandibularwülste entstehen aus den ventralen Anteilen des ersten Kiemenbogens. Zwi-

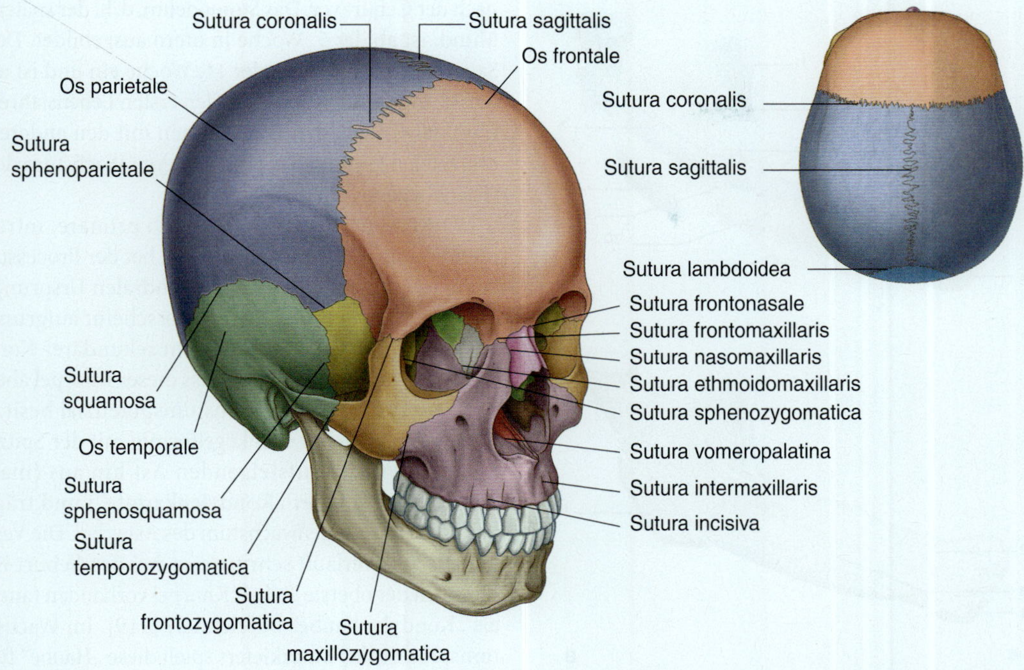

Abb. 2.20 Kraniofaziale Suturen. Quelle: Drake RL, Vogl AW, Mitchell AWM. Gray's Anatomie pour les étudiants. 3. Aufl. 2015 Paris: © Elsevier Masson SAS.

schen der 4. und 5. Woche dehnen sie sich aus und vereinigen sich nach und nach auf der Medianlinie. Zur gleichen Zeit entwickeln sich die mandibulären Nerven und Gefäße. Man beachte hier, dass der N. trigeminus (V) mit einem seiner Äste, dem N. alveolaris inferior, eine grundlegende Rolle für die Induktion der mandibulären Entwicklung spielt.

In der Mitte der 5. Woche beginnen bestimmte Zellen aus der Neuralleiste, im ersten Kiemenbogen beidseits den 1820 von Meckel beschriebenen und nach ihm benannten Knorpel zu bilden [115]. Man geht davon aus, dass die Verdichtung von Mesenchymzellen und die (primäre, intramembranöse) Ossifikation des Unterkiefers von diesem Knorpel induziert wird. Auf der Vorderseite vereinigen sich die beiden Meckel-Knorpel, auf der Rückseite gehen sie jeweils in die Paukenhöhle des homolateralen Mittelohrs über. Nach der Ossifikation bildet der dorsale Anteil dort zwei der Gehörknöchelchen, Hammer und Amboss. Der Steigbügel entstammt dem Reichert-Knorpel aus dem zweiten Kiemenbogen [69].

Ossifikation

Jede Unterkieferhälfte (Hemimandibula) beginnt um den 40. Tag herum ihre Ossifikation durch knöcherne Apposition außerhalb des Meckel-Knorpels. Dies entspricht dem späteren horizontalen Anteil des Unterkiefers nahe dem Foramen mentale. In diesem Bereich entspringen aus dem N. alveolaris inferior der N. mentalis und der Ramus incisivus [116, 117] (➤ Abb. 2.21). In der 7. Woche legen sich der N. alveolaris und seine Gefäße in eine knöcherne Rinne [115]. Der Zahnfollikel für den ersten Milchbackenzahn, der sich ebenfalls in dieser Rinne befindet, bildet Alveolarknochen und wandelt so die Rinne in einen Kanal um, den Unterkieferkanal (Canalis mandibulae). Dahinter findet der gleiche Vorgang für den zweiten Milchbackenzahn statt. Vom zentralen Punkt aus, dem Foramen mentale, schreitet die Ossifikation in ventrale, dorsale und kraniale Richtung fort und bildet so die membranösen Knochenanlagen für die Symphyse, den Korpus und den Kronenfortsatz (Processus coronoideus) des Unterkiefers.

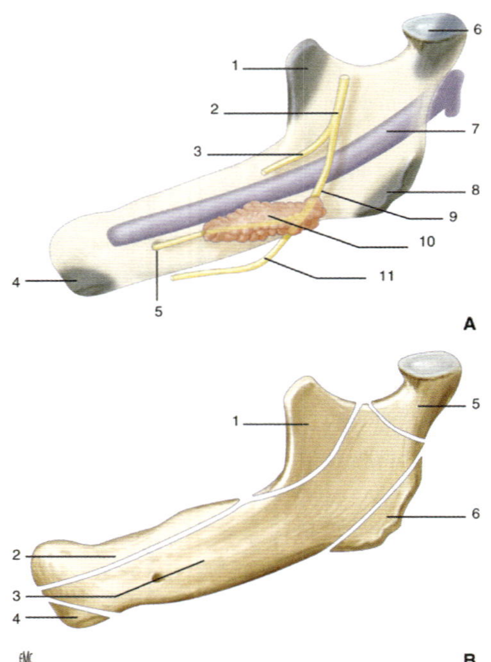

Abb. 2.21 Ossifikation des Unterkieferknochens
Ein erstes Ossifikationszentrum erscheint an der Kreuzung der Nn. alveolaris inferior (9), incisivus (5) und mentalis (11). Die Verknöcherung findet vor und außerhalb des Meckel-Knorpels (7) statt. Es bilden sich Knorpelstücke am Koronarknorpel (1), Kondylenknorpel (6), am Angularknorpel (8) und an den Knochenformationen des Kinns (4). 2. N. mandibularis; 3. N. lingualis; 10. mandibuläres Ossifikationszentrum. B. Zum Corpus (3) kommen das Kinn (4), der Processus alveolaris (2), der Processus coronoideus (1), der Processus condylaris (5) und der Processus angularis (6) hinzu. Quelle: Goldberg M. Os des maxillaires et de la mandibule. EMC - Chirurgie orale et maxillo-faciale 2016: 1–13 [22-007-M-15]. © Elsevier Masson SAS.

Aus dem Mesenchym, das den Meckel-Knorpel umgibt, bilden sich außerdem die Kaumuskeln (Mm. temporalis, masseter, pterygoidei), die infrahyoidalen Muskeln sowie die Muskeln des velopharyngealen Sphinkters. All diese Muskeln tragen zum sekundären Wachstum des Unterkiefers bei, indem sie die periostalen Appositions- und Repositionsprozesse stimulieren. Die Wirkung der Kaumuskeln ist für die Entwicklung des Unterkiefers bereits in diesem Stadium von grundlegender Bedeutung. Die Saugfunktion ist zu diesem Zeitpunkt bereits vorhanden und bereitet das spätere Neugeborene auf die Nahrungsaufnahme nach der Geburt vor. Das Stomodeum, d. h. der spätere Mund, ist ab der 5. Woche in utero ausgebildet. Der Saugreflex stellt sich ab der 11. Woche ein und ist ab der 12. Woche funktionell. In den ersten Lebensjahren trägt das Saugen dann, zusammen mit den anderen orofazialen Funktionen, zum weiteren Wachstum des Gesichtsmassivs bei.

Während der Unterkiefer durch primäre, intramembranöse Ossifikation entsteht, hat der Processus condylaris einen sekundären, chondralen Ursprung. Zwischen der 9. und 10. Woche erscheint aufgrund der muskulären Stimulierung ein sekundärer Kondylenknorpel. Man beachte, dass dieser Knorpel aber auch ein intrinsisches Wachstumspotenzial besitzt [116, 118]. Er dehnt sich kegelförmig mit der Spitze nach unten zum aufsteigenden Ast hin aus (man spricht auch von der „Kondylenkarotte“) und trägt dadurch zum Längenwachstum des Astes bei. Die Verknöcherung verläuft schrittweise, bei der Geburt ist nur noch der oberste Teil als Knorpel vorhanden (auch als „Kondylenhaube“ bezeichnet) [119]. Im Wachstumsprozess des Unterkiefers spielt diese „Haube“ für die Anpassung des Processus condylaris eine wichtige Rolle. Bei manchen Individuen behält der Kondylus das ganze Leben lang seine Anpassungsfähigkeit und ermöglicht, die Position des Unterkiefers in der Kieferorthopädie korrekt einzustellen [120].

Um die 17. Woche herum bildet sich am Processus coronoideus ein weiterer sekundärer Knorpel, der Koronarknorpel. Dieser wird nach und nach bis zum 7. Monat durch Knochengewebe ersetzt. Sowohl der Koronar- als auch der Kondylenknorpel verknöchern vor der Geburt. Die Knorpelzentren, die um die 15. Woche herum an der Symphyse erscheinen, verknöchern vor dem Abschluss des ersten Lebensjahres [121]. Die Verknöcherung des Kieferwinkels (Angulus mandibulae) beginnt etwa im 3. Monat direkt aus dem Mesenchym. Sein weiteres Wachstum steht unter dem Einfluss des Masseters und der inneren Flügelmuskeln. Wie bereits erwähnt, erscheinen die Funktionseinheiten des Kauapparates zeitlich synchron [68]. So sind in der 10. Woche folgende Strukturen bereits vorhanden: Kerne des Ali-Post-Sphenoids (späterer Keilbeinflügel), Schuppenbein und Schläfenmuskel, innere und äußere Flügelmuskeln, Flügel- und Koronarfortsatz sowie der Kern des Kondylenfortsatzes, an dem bereits der äußere Flügelmuskel inseriert. In diesem Stadium ist außerdem schon eine kleine Spalte als erstes Anzeichen für die Ausbildung des unteren Anteils des Kiefergelenks zu beobachten [122]. Bewegungen des Unterkiefers sind allerdings schon ab der 8. Woche sichtbar, obwohl das Kiefergelenk zu diesem Zeitpunkt noch nicht ausgebildet ist [117].

MAN BEACHTE

Bereits in der Fetalperiode spielen die Kaumuskeln, besonders der M. pterygoideus lateralis, eine wichtige Rolle für die Kontrolle der Unterkieferbewegungen und die Entwicklung der Kiefergelenkstrukturen. Diese Rolle bleibt das ganze Leben bestehen, sowohl für das korrekte Funktionieren als auch bei der Entstehung von Dysfunktionen.

Der M. pterygoideus lateralis ist also nicht nur für das sekundäre Wachstum des Unterkiefers von Bedeutung, sondern scheint auch eine wichtige Rolle bei der Ausbildung des Kiefergelenks zu spielen. Hookers Forschungen zeigen, dass die Stimulierung einer Wange bereits ab der 7. Woche eine homolaterale Seitneigung des Kopfes, des Rumpfes und des Beckens sowie eine reflexartige Mundöffnung bewirkt [123]. Der Mundschluss ist zunächst ein passiver Vorgang und wird erst nach der 11. Woche aktiv. Die initiale, reflexartige Mundöffnung scheint demnach durch die Unterkieferabsenker ausgelöst zu werden (von denen der äußere Flügelmuskel bereits in Verbindung mit dem Processus condylaris steht) [122]. Dies bedeutet, dass die Muskelaktivität aus den Unterkieferbewegungen einen direkten Einfluss auf das gleichzeitige Wachstum des Processus condylaris und die verschiedenen Anteile des Kiefergelenks (oberer und unterer Anteil, Diskus) ausüben könnten.

In der 14. Woche sind alle Kiefergelenkstrukturen vorhanden, auch der obere Anteil des Gelenkspaltes und die Gelenkkapsel [122]. Der M. pterygoideus lateralis zeigt drei Hauptansatzstellen:

- kranial: superomedialer Anteil des Diskus;
- inferomedial: anteromedialer Anteil des Processus condylaris und des Diskus;
- inferoanterior: Vorderseite des Processus condylaris.

Klassischerweise werden dem M. pterygoideus lateralis zwei Köpfe zugeschrieben. Manche Autoren sprechen bei einigen Individuen allerdings von drei Muskelköpfen [124].

Wachstum des Unterkiefers

Der Meckel-Knorpel wächst rasch zwischen der 8. und 16. Woche. Am Ende der Fetalperiode entwickelt er sich zurück und löst sich ungefähr im 6. Monat auf [125]. Das Lig. sphenomandibulare wird allgemein als ein Überbleibsel des Knorpels betrachtet. Es erstreckt sich von der Region des Foramen mandibulae an der Innenseite des Unterkiefers bis zum Malleus im Mittelohr. Vor dem Foramen bildet die Lingula mandibulae den Ansatzpunkt für den Hauptstrang des Lig. sphenomandibulare (➤ Abb. 5.11). Ein zusätzlicher Strang setzt hinter dem Foramen an. Kranial inseriert das Ligamentum an der Spina angularis des Keilbeins und weiter außen an der Fissura petrotympanica. Nach Delaire verlängert es sich zum Lig. collaterale mediale des Kiefergelenks, entsendet einige Fasern durch die Fissura petrotympanica zum Processus anterior des Malleus und wird so zum Lig. mallei anterius [116]. Diese Erweiterungen spiegelt die Entwicklung von einem Reptiliengelenk zum Kiefergelenk der Säugetierartigen wider. Die Fissura petrotympanica verknöchert vor dem Ende des ersten Lebensjahres.

Das Längen- und Breitenwachstum des Unterkiefers wird durch das sekundäre Wachstumszentrum des Kondylenknorpels beeinflusst. Dieser Prozess hängt weitestgehend von der Kaufunktion, vor allem den Unterkieferbewegungen, ab. So zeigt der Unterkiefer kurz nach der Geburt eine erneute Wachstumsphase, angeregt wahrscheinlich durch die verstärkte Beanspruchung der Zungenmuskeln und das Saugen [126].

MAN BEACHTE

Die Form und Größe der Unterkieferkondylen hängen von der Kaufunktion ab. Kommt es hier zu Dysfunktionen, gerät der Unterkiefer in eine asymmetrische Position. Im Falle einer nicht synostotischen, posterioren Plagiozephalie wird z. B. der Unterkiefer zur gegenüberliegenden Seite der okzipitalen Abflachung verlagert. Dies stellt einen Risikofaktor für eine Malokklusion dar, besonders bei der ersten Bezahnung [127].

Bei der Geburt besteht der Unterkiefer aus zwei Teilen, die durch eine noch nicht verknöcherte Symphyse miteinander verbunden sind. Der Korpus ist zwar noch nicht vollständig ausgebildet, aber dennoch weitaus größer als der aufsteigende Ast. Da der Unterkieferwinkel gerade erst angedeutet ist, zeigt die Mandibula insgesamt eine eher längliche Form.

Normalerweise zeigen Neugeborene eine mandibuläre Retrognathie. Die Position des Kinns wird zu diesem Zeitpunkt durch Weichteile, wie die Zunge oder die suprahyoidale Muskulatur, bestimmt. Im Zuge seines Wachstums während der ersten Lebensjahre verändert der Unterkiefer durch die knöchernen Appositions- und Resorptionsprozesse anschließend seine Größe und Form. Die Apposition findet dabei auf der labialen Seite, die Resorption auf der lingualen Seite statt, sodass der Unterkiefer an Länge zunimmt und Raum für die Milchzähne entstehen lässt. Im Bereich des Kinns entsteht der Kinnvorsprung (Protuberantia mentalis) dadurch, dass sich neuer Knochen bildet, sowohl auf der labialen als auch auf der lingualen Seite der Symphyse. Dieser Vorgang beginnt in der Fetalperiode und endet mit dem Durchbruch des zweiten Milchbackenzahns [128]. Der Kinnvorsprung stellt eine Anpassung in der menschlichen Phylo- und Ontogenese dar, und zwar insofern, als er die Verengung des horizontalen Raums hinter dem Vokaltrakt kompensiert. Mit dem Erwerb des aufrechten Gangs verkleinern sich beim Kind der oro- und der lanryngopharyngeale Raum. Dies liegt daran, dass die Halswirbel und das Foramen magnum sich nach vorne verlagern, der ethmomaxilläre Komplex aber nach hinten unter die vordere Schädelbasis rückt. Mit der Ausbildung des Kinnvorsprungs verliert die Symphyse außerdem an Höhe, und der Ramus mandibulae vertikalisiert sich stärker [129].

Tatsächlich passt der Unterkiefer sich permanent an seine Umgebung an. Während der Oberkiefer nach vorne unten wächst, begleitet der Unterkiefer diese Bewegung. Das Wachstum des Ramus bewirkt eine stetige Angleichung der Größenverhältnisse zwischen Ober- und Unterkiefer und gewährleistet die Übereinstimmung der Zahnarkaden sowie ein Ineinandergreifen der Zahnreihen. Bei diesem Prozess spielen mehrere genetische, epigenetische, hormonelle und propriozeptive Faktoren eine Rolle. Die Schädelbasis hat ebenfalls einen großen Einfluss auf den Unterkiefer. Ein unbehandelter Torticollis oder eine bleibende Plagiozephalie begünstigen das Auftreten somatischer Dysfunktionen des Unterkiefers oder des Gesichtsschädels und die Entwicklung einer Malokklusion [130]. Der Unterkiefer „hängt" sozusagen (über die Kiefergelenke) an den Schläfenbeinen. Dysfunktionen im Bereich der Schläfenbeine, der Schädelbasis oder der beteiligten myofaszialen Strukturen behindern die Entwicklung und das Wachstum des Unterkiefers.

Die beiden Unterkieferhälften vereinigen sich im Laufe des ersten Lebensjahres, ungefähr fünf oder sechs Monate nach der Geburt. Eine Trennlinie bleibt allerdings noch bis zu Beginn des 2. Lebensjahres bestehen [102]. Das Kinngrübchen entsteht durch unvollständige Verschmelzung der beiden Knochenhälften. Zur gleichen Zeit stimuliert die Ausbildung der Kaufunktion das Wachstum der alveolären und subdentalen Anteile des Unterkieferkorpus und ermöglicht eine stärkere Aktivität der Kaumuskulatur. In den ersten drei Lebensjahren steigt der bikondyläre Abstand rasch an, und zwar in gleichem Maße, wie die Schädelbasis an Größe zunimmt. In dieser Phase wächst der Unterkiefer am schnellsten.

An diesem Wachstum sind zahlreiche myofasziale Strukturen beteiligt, insbesondere die Hals- und Gesichtsmuskeln (Kau-, Zungen-, infrahyoidale und velopharyngeale Sphinktermuskeln). Von der Fetalperiode bis ins hohe Alter spielen die orofazialen Funktionen eine entscheidende Rolle für die Entwicklung und Formgebung des Unterkiefers. Der Angulus mandibulae variiert beispielsweise je nach Alter des Individuums. Bei der Geburt misst er ca. 175°, verringert sich mit dem Durchbruch der Zähne auf ca. 140° mit 4 Jahren und beträgt in der Pubertät, wenn die meisten Zähne durchgebrochen sind, noch ca. 120°. Im hohen Alter und mit dem Verlust der Zähne vergrößert sich der Unterkieferwinkel wieder. Der Processus coronoideus ist beim Neugeborenen stark ausgebildet und höher als der Processus condylaris.

2.3.9 Kiefergelenk

Evolution des Unterkiefers

Es bestehen große Unterschiede zwischen den Kiefern der säugetierartigen Reptilien und den Säugetieren. Bei den Therapsiden (säugetierartigen Reptilien) besteht die gelenkige Verbindung des Kiefers aus mehreren, aneinander gereihten Knochen (Ossa dentale, angulare, supraangulare, spleniale, Processus coronoideus und Os articulare, das mit dem Schädelknochen, dem Os quadratum, artikuliert). In diesem Entwicklungsstadium ist der Processus condylaris nicht vorhanden [125].

Bei den Säugetieren artikulieren nur das Os dentale und das Os squamosum (temporale) miteinander und bilden so das Kiefergelenk. Die Ossa angulare, articulare und quadratum werden zum Os tympanicum, Malleus und Incus des Mittelohrs (➤ Abb. 5.1). Das Os dentale entwickelt sich sehr frühzeitig durch die Kauaktivität, wächst stärker als die anderen Knochen und ähnelt mehr und mehr dem Unterkieferknochen der heutigen Säugetiere. Schließlich wird er zur Mandibula, seine hintere äußere Erweiterung zum Processus condylaris. Der Wechsel zur Bipedie und die neue kraniozervikale Haltung verändern die Position der Bestandteile der Schädelbasis, besonders die des Os temporale und somit auch die des Kiefergelenks.

In phylogenetischer und embryologischer Hinsicht ist das Kiefergelenk einzigartig [131]. Es spiegelt die Entwicklung von einem Reptiliengelenk zum Kiefergelenk der Säugetierartigen wider. Sein vorgeburtliches Wachstum findet erheblich später und anders als das der anderen Synovialgelenke des Körpers statt. Letztere entwickeln sich aus einem einzigen Blastem, während das Kiefergelenk aus zwei verschiedenen mesenchymatösen Blastemen hervorgeht. Zwischen der 7. und 8. Woche erscheinen ein glenoidales (temporales) und ein kondylares Blastem. Diese entstammen den Neuralleistenzellen des ersten Kiemenbogens (aus denen das Schläfenbein und der Kondylus hervorgehen).

Ungefähr in der Mitte der 8. Woche ist als Gelenkbestandteil nur die Mandibula sichtbar. Zu diesem Zeitpunkt bildet eine Knochenlamelle den späteren Ramus, an dessen oberen Ende sich später der Kondylus entwickelt. Auf der Innenseite der Mandibula ist der Meckel-Knorpel zu sehen.

Das Blastem der Fossa mandibularis geht aus der Ohrkapsel hervor und verknöchert desmal. Die Fossa lässt sich zu Beginn der 7. Woche in Form einer größeren mesenchymatösen Verdichtung erahnen. Nach der 9. Woche nimmt diese Verdichtung nach und nach eine konvexe Form an, entsprechend der Form des späteren Kondylus [132].

Alle am Kiefergelenk beteiligten Strukturen entstammen nach und nach derselben mesenchymatösen Zellanhäufung zwischen dem Schläfenbein und der Mandibula. Diese Zellanhäufung stellt eine Art „Großbaustelle" dar. Hieraus entsteht beispielsweise der spätere Discus articularis, an dem die Mm. pterygoideus lateralis und masseter ansetzen. Die ersten Anzeichen des M. pterygoideus lateralis sind zwischen 32 und 34 Tagen auszumachen. Ab der 7. Woche sind seine kaudalsten Fasern am Collum mandibulare bereits sichtbar [132].

In der Regel erscheint der Diskus zu Beginn der 7. Woche in Form eines horizontalen Gewebebandes größerer Dichte. Der größere Anteil dieses Bandes entstammt dem kondylaren, der hintere, kleinere Anteil dem glenoidalen Blastem. Im Fetalstadium ist der Diskus innerviert und vaskularisiert, dies ändert sich jedoch mit Einsetzen der Kaufunktion [133]. Ab der 9. Woche sind Nervenfasern im Bindegewebe, das das Gelenk umgibt, und im Mesenchym, aus dem der Diskus hervorgeht, zu sehen. In der Fetalperiode besitzt der Diskus eine reichhaltige Innervierung, die ihren Höhepunkt ungefähr in der 20. Woche erreicht. Um die 19. Woche herum gleicht die Verteilung der Nervenfasern in der Gelenkkapsel der eines Erwachsenen [134].

In der Mitte der 9. Woche ist der Diskus deutlich auf der Oberseite des wachsenden Processus condylaris zu sehen. Man beachte, dass die Kondyle beim Fetus unterhalb des Mittelteils, beim Erwachsenen aber unter dem hinteren Anteil des Diskus liegt. Zu diesem Zeitpunkt inseriert der M. pterygoideus lateralis an der Innenseite des Kondylus, nahe seiner endgültigen Ansatzstelle. Von dort aus verbindet er sich mit Fasern aus dem Diskus, die dann zusammen weiter nach hinten oben ziehen und am Meckel-Knorpel inserieren (aus dem später der Malleus hervorgeht). Diese Verbindung zwischen der diskalen Mesenchymschicht und der Sehne des M. pterygoideus lateralis mit dem Malleus bleibt bis zum Ende der 9. Woche konstant [135].

Die Verbindung zwischen dem M. pterygoideus lateralis und dem Diskus articularis beim menschlichen Fetus wird in zahlreichen Werken beschrieben, ebenso die Tatsache, dass der Muskel auf seinem Weg von der Fossa mandibularis und dem Processus condylaris bis zu Malleus zur Bildung des Diskus beiträgt [131, 136–138]. Beim Fetus ist das sog. Lig. discomalleare zu sehen. Es inseriert am posteromedialen Anteil des Diskus und der Gelenkkapsel, zieht durch die Fissura petrotympanica und setzt am Processus anterior des Malleus an (der aus dem Meckel-Knorpel entsteht). Der Diskus bleibt bis zum Ende der fetalen Entwicklung des Kiefergelenks mit dem Malleus verbunden. Die Bildung der Gelenkkapsel (sichtbar ab der 9. bis 11. Woche) wird ebenfalls stark durch den Diskus unterstützt. In der 19. oder 20. Woche nimmt der Diskus allmählich seine endgültige faserige Form an und zeigt bereits einen dünneren mittleren Anteil. Anschließend wird der hintere Anteil des Meckel-Knorpels zu Bindegewebe und bildet später das Lig. sphenomandibulare. Der Rest des Meckel-Knorpels degeneriert. Beim Erwachsenen verbinden einige retrodiskale Fasern den Diskus und die Gelenkkapsel mit dem Processus anterior des Malleus und inserieren an den Wänden der Sutura petrotympanica.

Die Entwicklung der Mm. pterygoideus lateralis und medialis, temporalis und masseter beginnt lange vor der Ausbildung des Gelenks und der skelettalen Elemente, an denen sie inserieren [139]. Die Mm. pterygoideus medialis und masseter inserieren am Processus goniaticus, der M. temporalis am Processus coronoideus, der M. pterygoideus lateralis am Processus condylaris [133]. Zu Beginn der 7. Woche differenziert sich der Processus coronoideus in der Muskelmasse des M. temporalis und verbindet sich ungefähr in der 8. Woche mit dem Hauptteil des Ramus mandibulae.

Durch eine Proliferation des kondylären Blastems in Richtung des temporalen Blastems und eine Annäherung der beiden bildet sich das Kiefergelenk. Das zwischen den beiden Blastemen liegende Mesenchym verdichtet sich und reduziert so den Zwischenraum. Das Mesenchym teilt sich anschließend in die obere und untere Synovialschicht des späteren Discus articularis. Mit ca. 9. Wochen bildet es den oberen, mit ca. 11. Wochen den unteren Gelenkanteil [118]. Zwischen der 10. und 11. Woche erscheint die Fossa mandibularis als eine rein desmal entstandene Knochenstruktur. Im Anschluss bildet sie sich weiter vor und seitlich des Jochbogens aus.

Zwischen der 7. und 8. Woche lassen sich beim menschlichen Fetus primitive, reflexartige Mundöffnungsbewegungen beobachten [140], deren Amplitude um die 10. Woche herum wieder kleiner wird [138]. Demnach scheinen die mechanischen Reize der Mundmuskulatur zur Entwicklung der Kiefergelenkstrukturen beizutragen [131], was wiederum die Wechselbeziehung zwischen Struktur und Funktion verdeutlicht. Mit 17 Wochen ist die Gelenkkapsel ausgebildet.

Dysfunktionen des Kiefergelenks treten tatsächlich häufiger auf als man denkt, auch bereits in den ersten Lebenstagen (➤ Kapitel 5). Eine Steißgeburt birgt dazu höhere Risiken, hier zeigen 60 % der Kinder Anzeichen einer temporomandibulären Problematik [142]. Stürze und Verletzungen in der Kindheit spielen eine weitere Rolle. Dysfunktionen des Kiefergelenks wirken sich auf sämtliche orofazialen Funktionen aus. Dazu gehören das Saugen, Schlucken, Kauen, die Ventilation, Kommunikation und das Sprechen. Sie sind so früh wie möglich zu beheben, um spätere Probleme bei der Okklusion oder eventuell damit verbundene psychische Folgen zu vermeiden. Mit zunehmendem Alter können Gewebeveränderungen oder entzündliche Prozesse der Synovia zu Schmerzen und dadurch zu einer erschwerten Nahrungsaufnahme führen.

MAN BEACHTE

Die Mm. pterygoideus lateralis, temporalis und masseter beginnen sich zeitlich vor den Skelettstrukturen zu entwickeln, an denen sie ansetzen. Ihre ersten zaghaften Bewegungen tragen zur Entwicklung des Kiefergelenks bei, indem ihre mechanischen Reize in den betroffenen Zellen in chemische Informationen umgewandelt werden, die wiederum die Zellphysiologie beeinflussen [96].
Bereits in der Fetalperiode stellt der Mm. pterygoideus lateralis einen direkten Bezug zum Discus articularis und zum Malleus her. Er spielt eine grundlegende Rolle sowohl in der Physiologie als auch bei der Entstehung von Dysfunktionen des Kauapparats.

MAN BEACHTE

Bei der Geburt ist die Fossa mandibularis recht flach und bietet nur wenig Stabilität [141]. Am Dach der Fossa sind die Fissurae petrosquamosa und petrotympanica sichtbar, das Tuberculum articulare ist allerdings noch nicht vorhanden. Die Fossa vertieft sich in dem Maße, wie das Saugen, Schlucken und später auch das Kauen sich ausbilden. Etwaige Dysfunktionen zwischen den Partes petrosa, squamosa und/oder tympanica des Schläfenbeins beeinträchtigen die Entwicklung der Fossa mandibularis und später die Funktion des Kiefergelenks.

MAN BEACHTE

Somatische Dysfunktionen des Kiefergelenks können orofaziale Dysfunktionen nach sich ziehen und Probleme im Bereich der Zunge, Lippen, Wangen bzw. beim Kauen, Atmen oder Sprechen erzeugen. Außerdem kann die allgemeine Haltung in Mitleidenschaft gezogen werden. Schließlich führt eine temporomandibuäre Dysfunktion im Laufe des Wachstums und im späteren Erwachsenenalter mit wiederholten Mirkotraumata und Gewebeveränderungen zu einer Überbeanspruchung des Kiefergelenks und letztendlich zu chronischen Schmerzen.

2.3.10 Wachstum des Gesichtsschädels

Der Gesichtsschädel besteht aus 13 Knochen:

- 12 paarige, laterale Knochen: Oberkiefer-, Gaumen-, Joch-, Tränen-, Nasenbeine, untere Nasenmuscheln;
- 1 unpaariger, medianer Knochen: Pflugscharbein.

Pflugscharbein

Die Knochen des Gesichtsschädels verknöchern desmal und endochondral. Diejenigen des nasomaxillären Komplexes sind desmalen Ursprungs.
Das Pflugscharbein wird klassischerweise als unpaariger Knochen beschrieben. Embryologisch gesehen setzt er sich jedoch aus zwei Knochenzacken zusammen, die sich am unteren Anteil des Nasenseptums entwickeln und in der 17. Schwangerschaftswoche miteinander verschmelzen. Nachdem es in die Höhe gewachsen ist, ruht das Pflugscharbein auf der der Sutura palatina mediana [74].

Das Gesicht lässt sich in drei Abschnitte unterteilen, die sich gegenseitig in ihrer Entwicklung beeinflussen:

- frontaler Abschnitt: oberer Anteil, enthält die Augenhöhlen und die Augen;
- nasaler Abschnitt: Mittelteil mit den Oberkiefern und Jochbeinen;
- bukkaler Abschnitt: Anteil unterhalb des Nasions, enthält den Unterkiefer.

Häufig wird es so dargestellt, als ob das Gesichtsmassiv, also der nasale und der bukkale Abschnitt, unter dem Stirnbein aufgehängt sei. Tatsächlich befindet sich das Gesicht aber zunächst unterhalb des Schädels und verlagert sich erst im Laufe des Wachstums, unter dem Einfluss verschiedener Mechanismen, weiter nach vorne. Dazu gehört als Erstes der genetische Einfluss der Knorpelgewebe als primäre Wachstumszentren mit einem intrinsischen Wachstumsimpuls. Allerdings gibt es zum Wachstum des Gesichts verschiedene Theorien, die sich teils widersprechen, teils miteinander vermischen oder sich gegenseitig bestärken [143].

Scott misst dem Nasenseptumknorpel eine große Bedeutung zu [72]. Dieser Knorpel, der bereits in der Fetalperiode als primäres Wachstumszentrum gilt, stützt sich an der Spina nasalis anterior des Stirnbeins ab und bewirkt eine Verlagerung seiner umgebenden Knochen (vor allem der Stirn- und Nasenbeine) nach vorne unten. Alle oberflächlichen myofaszialen Elemente des Gesichts folgen dieser Bewegung und tragen ihrerseits zum Wachstum der darunterliegenden Knochen bei, indem sie deren Periost stimulieren. Dieser Stimulus umgreift den gesamten vorderen Anteil des nasomaxillären Komplexes und erklärt den entscheidenden Einfluss der Gesichtsmuskeln auf das Wachstum des oberen Gesichtsskeletts. Gezogen durch die Muskulatur, wächst der nasomaxilläre Komplex nach vorne und entwickelt sich durch knöcherne Apposition auf der Rückseite und Resorption auf der Vorderseite. Das kindliche Profil wird dadurch geradliniger. Außerdem erhöht sich der frontale Durchmesser des Gesichts im Bereich der Stirn- und der Oberkieferbeine.

Moss stellt seine Theorie der funktionellen Matrix vor, bei der die Funktion die Morphologie bestimmt. Das Nervensystem, das für die Ausführung der Funktion verantwortlich ist, steuert dabei das Wachstum der peripheren Gewebe. Björk spricht von einem vorwiegend genetischen Determinismus, der im Laufe des Wachstums verschiedene Rotationen in den Geweben induziert. Diese Rotationen betreffen entweder die gesamte Struktur, Teile oder lediglich bestimmte Punkte der Struktur, sodass eine intraossäre Modellierung stattfindet. Petrovic gibt an, dass noch weitere Faktoren, z. B. hormonelle Aspekte oder die Genetik, eine Rolle spielen.

MAN BEACHTE

Auch hier startet die Entwicklung der Gesichtsmuskeln zeitlich vor dem Erscheinen der ersten Ossifikationspunkte der Maxilla [144]. Folglich spielen die an der Nasenkapsel ansetzenden Muskeln eine entscheidende Rolle für die Entwicklung und Organisation der Ossifikation sowie für die Morphogenese des prämaxillären-maxillären Komplexes [145]. Dies verdeutlicht die Bedeutung der orofazialen Funktionen, die sich bereits in der Fetalperiode einstellen. Jeder Therapeut sollte in der Lage sein, so früh wie möglich, d. h. von der Geburt an, aber auch im weiteren Wachstumsverlauf, etwaige orofaziale Dysfunktionen zu erkennen und zu normalisieren, bevor sie sich nachteilig auf den Organismus auswirken.

Außer den genetischen und epigenetischen Faktoren kommen für das kraniofaziale Wachstum zu jedem Zeitpunkt auch die Interaktionen zwischen dem Neuro- und dem Viscerocranium zum Tragen. Durch die transversale Größenzunahme der Schädelbasis verlagert sich das Kiefergelenk, das sich zunächst außen auf der Höhe des Schädels befindet, unter die Schädelbasis. Es folgt dabei den Bewegungen des Schläfenbeins und der Fossa mandibularis, die mit dem Processus condylaris artikuliert. Dieser Prozess geht einher mit einer Erhöhung des transversalen Durchmessers des Gesichtsmassivs, eingeleitet durch das Wachstum bestimmter Suturen (Ss. internasalis, frontomaxillaris, maxillozygomatica, frontozygomatica, temporozygomatica, pterygopalatina, palatina mediana) (➤ Abb. 2.22). Die Ausdehnung des Processus pterygoideus nach unten außen trägt ebenfalls zu dieser Erweiterung bei. Diese Bewegungen finden in der gleichen Richtung statt wie die der kraniosakralen Flexion-Außenrotation [4]. Die frühzeitig eingespeicherten Engramme für die Gewebemotilität erzeugen in der Wachstumsphase eine Wiederholung dieser Bewegungen. Daher sind bei Dysfunktionen der Sutura pterygopalatina das Keilbein, als eines der Grundelemente der kraniosakralen Osteopathie, und die Flügelfortsätze zu untersuchen. Bewegungseinschränkungen dieser Naht können zu einseitigem Kauen führen und beim Kind die korrekte Ausbildung eines transversalen maxillofazialen Durchmessers behindern.

MAN BEACHTE

Die Wachstumsstellen des Gesichtsmassivs sind unbedingt zu untersuchen und ggf. zu normalisieren. Diese sind die Ss. internasalis, frontomaxillaris, maxillozygomatica, frontozygomatica, temporozygomatica, pterygopalatina, palatina mediana.

2.4 Entwicklung der Zähne (Odontogenese)

Phylogenetisch durchlaufen die Zähne mehrere Evolutionsstadien, die sich sowohl aus spezifischen funktionellen Anforderungen der jeweiligen Spezies als auch aus dem embryologischen Entwicklungsprozess ergeben [146].

Bei den Reptilien finden sich mehrere Zahnreihen auf dem Bogen der Kiefer und bisweilen auch auf dem Gaumen. Außerdem folgen zahlreiche Dentitionen aufeinander. Bei den säugetierartigen Reptilien erforderte die Regulierung der Körpertemperatur eine erhöhte Nahrungsaufnahme und somit eine ausgereifte Kaumechanik [147]. Das Verhältnis zwischen den maxillären und mandibulären Zähnen musste genau abgestimmt sein. Auf dem Zwischenkieferknochen erschienen die Schneidezähne, weiter hinten die postkaninen Zähne (beim Menschen die Prämolaren und Molaren). Später entstanden im Zuge der klimatischen Veränderungen zahlreiche kleinere Säugetiere mit neuen, von der Ossikelkette losgelösten Mandibulargelenken. In diesem Stadium reichte es nicht mehr aus, dem Magen unzerkaute Nahrung zuzuführen, sondern die Zahnstrukturen mussten in der Lage sein, Nahrung zu zerreißen, zu zerstückeln und zu zermahlen.

Dank der Fortschritte auf dem Gebiet der Genetik verstehen wir heute, warum sich die molekulare Grundlage der dentalen Organisation sehr frühzeitig in der kraniofazialen Entwicklung einstellt, und zwar noch vor jedem sichtbaren Anzeichen einer Zahnbildung. Jeder menschliche Zahn zeigt eine eigene Morphologie, jede Zahnart entsteht in einem eigenen Raum. Die Exprimierung zahlreicher spezifischer Ge-

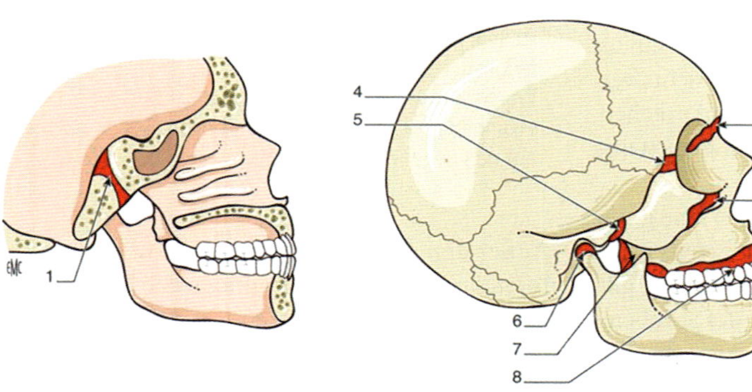

Abb. 2.22 Wachstumsstellen im Kiefer-Gesichtsbereich
Nach Enlow (1982) handelt es sich hierbei um kraniofaziale Suturen (frontomaxillaris (2), maxillozygomatica (3), frontozygomatica (4), temporozygomatica (5)), das Caput mandibulae (6), die Tuberositas maxillaris (7), der Processus alveolaris (8) und die Synchondrose der Schädelbasis (1). Quelle: Aknin JJ. Croissance craniofaciale. EMC - Odontologie 2008: 1–21 [Article 23-455-C-10]. © Elsevier Masson SAS.

ne wirkt sich sowohl global, im Epithel jedes Zahnkeims als auch in der Zahnarkade aus. Somit besitzen Säugetiere nur noch eine Zahnreihe in jedem Kiefer. Allerdings kann die Stimulierung oder die Hemmung der Funktion bestimmter, an der Zahnentwicklung beteiligter Gene zur Bildung überzähliger Zähne oder anderer Zahnanomalien führen [148].

2.4.1 Stadien der Zahnentwicklung

Die Entwicklung eines Zahns erfolgt in mehreren, aufeinander folgenden Schritten (➤ Abb. 2.23):

- Zahnleiste
- Zahnknospe
- Zahnkappe
- Zahnglocke
- Zahnwurzel
- Durchbruch

Angeregt durch Interaktionen zwischen den ektodermischen Zellen des oralen Epithels und den Mesenchymzellen der darunterliegenden Dermis, beginnt die Bildung der Zähne in den Zahnarkaden um den 40. Tag herum [149]. Die Mesenchymzellen entstammen den Neuralleisten und wandern, angetrieben durch Signalisationsmoleküle und Wachstumsfaktoren, zum Mesenchym des ersten Kiemenbogens und des Stirnnasenwulstes. Anschließend verdickt sich das Epithel der bukkalen Ektodermis, proliferiert im Ober- und Unterkiefer und bildet dort ein hufeisenförmiges Band, die Zahnleiste (Lamina dentalis). Diese gilt als potenzielle Reserve für Stammzellen bei der Odontogenese. Die Zahnleiste dringt in das Ektomesenchym der Kiefer ein und schmiegt sich um die Epithelanlagen der einzelnen Zähne. Diese Anlagen nehmen allmählich die Form einer Zahnknospe an, der Vorstufe der Milchzahnkeime. Die Zahnleiste bildet einen Übergang zum äußeren Schmelzepithel. Dort entwickeln sich die Keime der bleibenden Zähne. Anschließend erscheinen die 20 Knospen der ersten bleibenden Zähne, gefolgt von den Knospen der drei Molaren.

Stammzellen der Zahngewebe

Mesenchymatöse Stammzellen aus Zahngewebe lassen sich im Labor zu pluripotenten Stammzellen umwandeln. Aufgrund geringer Abstoßungsreaktionen stellen sie eine vielversprechende Gewebereserve für die regenerative Medizin dar. Sie kommen in leicht zu entnehmenden Gewebearten vor, z. B. Zahnkeimen, exfolierten Milchzähnen, Wurzelhaut, Zahnfleisch, Zahnmark, Alveolarknochen, Zahnfollikel, apikalen Zahnpapillen. All diese Zellen besitzen in vitro die Fähigkeit zur Selbsterneuerung und vielfachen Differenzierung. Dentale Stammzellen gehen aus der Neuralleiste hervor und besitzen daher zahlreiche Eigenschaften, die denen einer Nervenzelle ähneln. Daher stellen sie eine ideale Reserve für die Regenerierung und Reparatur von Nervengewebe oder andere Gewebearten mesenchymatösen Ursprungs dar [150].

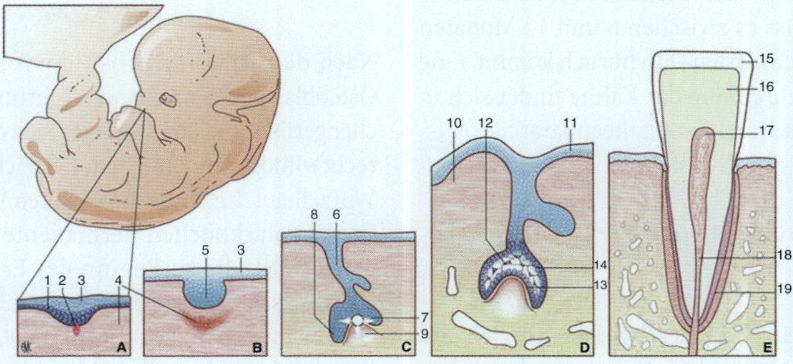

Abb. 2.23 Stadien der Zahnentwicklung
A. 42–48 Tage. B. 7 Wochen. C. 9 Wochen. D. 14 Wochen, Stadium der Zahnglocke. E. 6 bis 12 Monate postnatal. 1. inneres Epithel; 2. Signal; 3. orales Epithel; 4. Mesenchym (Ursprung des Dentins); 5. ektoblastische Knospe (Ursprung des Zahnschmelzes); 6. Lamina dentalis; 7. Steuermodul; 8. kuppelförmiges Schmelzorgan; 9. Zahnpapille; 10. Dermis; 11. Epidermis; 12. mittlere Schicht des Stratum reticulare; 13. inneres Schmelzepithel: Ameloblasten, gegenüber den Odontoblasten, die das Prädentin absondern; 14. äußeres Schmelzepithel; 15. Schmelz; 16. Dentin; 17. Pulpa, reich an sensibler Innervation; 18. Wurzelkanal; 19. Zement. Quelle: Puech PF. Origine de la dent: odontode. EMC - Médecine buccale 2016: 1–8 [Article 28-080-M-10]. © Elsevier Masson SAS.

In der 6. Woche startet mit dem Erscheinen der Zahnleiste eine Reihe von Prozessen, die zur Bildung der Zähne führen. Um die 7. Woche herum umhüllt jede Knospe eine Anhäufung ektomesenchymatöser Zellen und bildet eine Zahnkappe, die sich anschließend zur Zahnglocke weiterentwickelt. Zu diesem Zeitpunkt zeigt die komplexe Struktur der Zahnanlage noch nicht die endgültige Form eines Zahns. Der letzte Schritt ist entscheidend für die Morphogenese der Zahnkrone. Hier bilden sich, durch Umschlagen des inneren Schmelzepithels und differenzielles Wachstum, die Zahnhöcker. Die Ausbildung des Schmelzorgans mit seinem Epithel findet in der 14. Woche statt.

Im Stadium der Zahnkrone bildet sich allmählich der Alveolarknochen und umgibt nach und nach die Zahnkeime, die sich im Mesenchym der Kiefer befinden. Zwischen dem Alveolarknochen und dem Keim bleibt ein Spalt für den Follikelsack erhalten. In diesem Spalt sorgen verschiedene Vorläufer für die Verankerung der Wurzel im Knochengewebe. Sie bilden ein System aus zu diesem Zeitpunkt noch undifferenzierten Zellen mit hohem Anteil an Fibroblasten [151]. Hieraus gehen spezialisierte Bestandteile der extrazellulären Matrix hervor, z. B. der Wurzelzement oder die Wurzelhaut, die den Zahn im Alveolarknochen stabilisieren. Über die gesamte Kieferlänge werden die Follikelsäcke durch ein Faserband zusammengehalten, wobei ein anscheinend ausreichender Abstand zwischen den Zähnen gewahrt wird [149]. Während dieser Zeit gewinnen die Zähne an Länge, sodass es zwischen 6 und 12 Monaten nach der Geburt zum ersten Durchbruch kommt. Eine anatomische Beschreibung der Zähne findet sich in ➤ Kapitel 3, „Zahn und Zahnhalteapparat".

2.4.2 Zahnhalteapparat (Parodontium)

Der Zahnhalteapparat besteht aus mineralisierten und nicht-mineralisierten Strukturen. Er sorgt dafür, dass die Zähne im Alveolarknochen stabilisiert werden und artikulieren können. Zu seinen Bestandteilen gehören:

- Alveolarknochen, umrandet die Zahnfächer, die den Zahn enthalten;
- Wurzelzement, mineralisiert, bettet die Zahnwurzel ein;
- Wurzelhaut (auch Desmodont oder Lig. alveolodentale genannt), fest verbunden mit dem Alveolarknochen und dem Wurzelzement;
- Zahnfleisch, bedeckt teilweise den Wurzelzement, den Knochen und die Wurzelhaut.

Alveolarknochen (Alveolarfortsatz)

Der Alveolarknochen stützt sowohl die Milch- als später auch die bleibenden Zähne. Er bildet sich zur gleichen Zeit wie die Zahnwurzel durch knöcherne Deposition an der Wand des Zahnfachs. Dabei verringert sich nach und nach der Spalt zwischen Wand und Zahn, bis nur noch die Wurzelhaut übrigbleibt. Das Knochengewebe entsteht aus osteoblastischen Vorläufern des Follikelsacks, die auch den Wurzelzement und die Wurzelhaut bilden. Es scheint, dass der Zahnfollikel den Durchbruch der Zähne steuert, indem er durch Resorptionsprozesse eine Art Kanal für die Passage des Zahns entstehen lässt und gleichzeitig neues Knochenmaterial bildet [152]. Die zeitliche Übereinstimmung zwischen dem Zahnfollikel und der Wurzelhaut verdeutlichen die Konstanz in der Homöostase und der Physiologie des Zahnhalteapparats.

MAN BEACHTE

Die Bildung des mandibulären und maxillären Basalknochens, wie die des Alveolarfortsatzes, geschieht durch desmale Ossifikation.

Nach dem ersten Depositionsvorgang sorgen die Osteoblasten für die Mineralisierung des neuen Knochengerüsts. Gleichzeitig legen sich die Kollagenfasern rechtwinklig zur Knochenoberfläche und bilden die Wurzelhaut. Im Laufe des weiteren Wachstums finden im Alveolarknochen permanente Anpassungsvorgänge statt, die zu Beginn des Erwachsenenalters allerdings verlangsamen. Dazu zählt auch die für den Organismus wichtige Aufgabe, den Mineralgehalt des Knochens mit dem allgemeinen Kalzium- und Phosphorhaushalt in Einklang zu bringen. Vor diesem Hintergrund kommt es zum ständigen Wechsel zwischen einer Knochenresorption durch Osteoklasten und neuem Knochenaufbau durch Osteoblasten, die aus dem Zahnfollikel hervorgegangen sind. Dieser Prozess hält normalerweise das ganze Leben lang an.

Die ständige Umgestaltung des Alveolarknochens ermöglicht eine Anpassung an die gegebenen mechanischen Beanspruchungen [153]. Diese bestehen vom Zeitpunkt des Zahndurchbruchs an über den ersten Okklusalkontakt und während des Kauvorgangs bis zur kieferorthopädischen Behandlung. Außerdem bewirkt die physiologische Wanderung der Zähne im Laufe des Lebens, der sog. Mesialdrift, ebenfalls eine Umgestaltung des Alveolarknochens. Es findet eine permanente Anpassung statt: Während des Zahndurchbruchs beispielsweise wächst der Knochen. Später, wenn die Zähne sich lockern und ausfallen, verringert sich seine Größe wieder. Zusätzlich zu den exogenen Einflüssen, wie die mechanische Beanspruchung, spielen dabei endogene, z. B. hormonelle Faktoren eine Rolle.

Alveolarknochen

Der Alveolarknochen existiert lediglich als Träger des Organs „Zahn". Im Falle einer Parodontitis, einer Extraktion oder dem Verlust eines Zahns degeneriert er. Der Basalknochen bleibt allerdings erhalten, sowohl im Ober- als auch im Unterkiefer, und zwar unabhängig von der Anzahl der noch vorhandenen Zähne [96].

Eine funktionelle mechanische Stimulation der Zähne und ihres Halteapparats ist essenziell für deren Gesunderhaltung.

Wurzelzement

Der Wurzelzement bettet die Zahnwurzel in ihr Fach ein. Er zählt zu den mineralisierten Gewebearten des Zahnhalteapparats und bildet, zusammen mit dem Alveolarknochen, das notwendige Verankerungssystem für die Wurzelhaut. Er ist weder innerviert noch vaskularisiert. Die klassische Theorie, nach der der Wurzelzement aus den Zahnfollikelzellen stammt, wird kontrovers diskutiert [152].

Wurzelhaut

Die Wurzelhaut (auch Desmodont oder Lig. alveolodentale) entstammt den Fibroblasten des Zahnfollikels. Dieser wird nach und nach durch die Elemente ersetzt, die den Zahn in der Alveole stabilisieren (Wurzelhaut, Alveolarfortsatz, Zement).

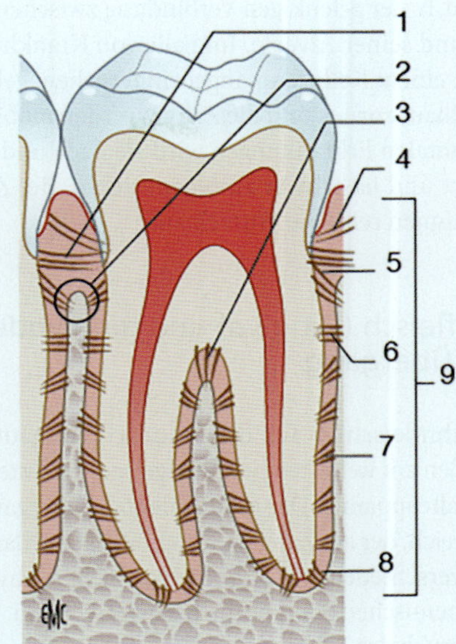

Abb. 2.24 Funktionelle Ausrichtung der Fasern des parodontalen Ligaments
1. Transseptale Fasern; 2. Alveolarkamm; 3. interradikuläre Faserbündel; 4. dentogingivale Faserbündel; 5. absteigende Faserbündel; 6 horizontale Faserbündel; 7 schräge Fasern; 8. apikale Faserbündel; 9. Sharpey-Fasern. Quelle: Lorimier S, Kemoun P. Histophysiologie du parodonte. EMC - Médecine Buccale 2012: 1–23 [Article 28-090-C-10]. © Elsevier Masson SAS.

Anfangs wird der Spalt zwischen Zement und Knochen durch nicht-organisiertes Bindegewebe ausgefüllt. Später nimmt ein System aus Kollagenfasern aus der extrazellulären Matrix den Raum von der Alveolenoberfläche bis zum Zement ein. Dies sind die sog. Sharpey-Fasern (Fibrae cemento-alveolares) der Wurzelhaut. Parallel dazu bilden sich die nervalen und vaskulären Leitbahnen aus.

Im Laufe des Zahnwachstums passen die Fasern ihre Ausrichtung an. Dabei wechseln sie von einer anfangs horizontalen Position zum Zeitpunkt des Zahndurchbruchs zu einer schrägen Position, wenn der Zahn seine endgültige Stellung eingenommen hat (➤ Abb. 2.24). Das Wachstum, die Umgestaltung und Neuausrichtung der Fasern geschehen unter dem Einfluss der Fibroblasten des Zahnfollikels. Beim jungen Erwachsenen ist die Wurzelhaut ca. 0,25 mm dick, geschmeidig und reich vaskularisiert. Die Wurzelhaut ist Teil der dentoalveolären Gomphose oder Syndesmose, d. h. der gelenkigen Verbindung zwischen dem Zahn und seiner Alveole. Im Falle von Krankheiten, die mit einem Kollagenmangel einhergehen, geht die Wurzelhaut zurück und die Zähne werden mobil. Bei parodontalen Erkrankungen wird sie nach und nach zerstört und ist schwer zu regenerieren. Bei Zahnextraktionen reißt die Wurzelhaut.

2

Zahnfleisch (Gingiva) und gingivodentaler Übergang

Das Zahnfleisch ist Teil der Mundschleimhaut und bildet den am weitesten peripher gelegenen Anteil des Zahnhalteapparats. Der gingivodentale Übergang ist der Bereich, der am Zahn haftet, er bildet eine Barriere gegen verschiedene Arten von mikrobiellen, physikalisch-chemischen oder mechanischen Gefahren. Beim Durchbruch der Zahnkrone haftet das Zahnfleischepithel am Zahnschmelz.

LITERATUR

[1] Goldberg M, Davit-Beal T, Barbet P. Embryologie craniofaciale (I). Regulations cellulaires et moleculaires des etapes initiales de l'embryologie craniofaciale. EMC - Medecine buccale 2012; 1–22. [Article 22-001-A-20]. Elsevier Masson SAS.

[2] Reynolds K, Kumari P, Sepulveda Rincon L, et al. Wnt signaling in orofacial clefts: crosstalk, pathogenesis and models. Dis Model Mech 2019; 12(2.).

[3] Szabo-Rogers HL, Smithers LE, Yakob W, Liu KJ. New directions in craniofacial morphogenesis. Dev Biol 2010; 341(1): 84–94.

[4] Sergueef N. Osteopathie pediatrique. Paris: Elsevier Masson; 2007.

[5] Lieberman DE, Ross CF, Ravosa MJ. The primate cranial base: ontogeny, function, and integration. Am J Phys Anthropol 2000; (Suppl 31): 117–69.

[6] Ricciardelli EJ. Embryology and anatomy of the cranial base. Clin Plast Surg 1995; 22(3): 361–72.

[7] Nemzek WR, Brodie HA, Hecht ST, et al. MR, CT, and plain film imaging of the developing skull base in fetal specimens. AJNR Am J Neuroradiol 2000; 21(9): 1699–706.

[8] Nie X. Cranial base in craniofacial development: developmental features, influence on facial growth, anomaly, and molecular basis. Acta Odontol Scand 2005; 63(3): 127–35.

[9] Quintanilla JS, Biedma BM, Rodriguez MQ, et al. Cephalometrics in children with Down's syndrome. Pediatr Radiol 2002; 32(9): 635–43.

[10] Madeline LA, Elster AD. Suture closure in the human chondrocranium: CT assessment. Radiology 1995; 196: 747–56.

[11] Couly G. Le mesethmoide cartilagineux humain. Rev Stomatol Chir Maxillofac 1980; 81(3): 135–51.

[12] Marquez S, Tessema B, Clement PA, Schaefer SD. Development of the ethmoid sinus and extramural migration: the anatomical basis of this paranasal sinus. Anat Rec (Hoboken) 2008; 291(11): 1535–53.

[13] Belden CJ, Mancuso AA, Kotzur IM. The developing anterior skull base: CT appearance from birth to 2 years of age. AJNR Am J Neuroradiol 1997; 18(5): 811–8.

[14] Hughes DC, Kaduthodil MJ, Connolly DJ, Griffiths PD. Dimensions and ossification of the normal anterior cranial fossa in children. AJNR Am J Neuroradiol 2010; 31(7): 1268–72.

[15] Hayashi I. Morphological relationship between the cranial base and dentofacial complex obtained by reconstructive computer tomographic images. Eur J Orthod 2003; 25(4): 385–91.

[16] Rice DP. Developmental anatomy of craniofacial sutures. Front Oral Biol 2008; 12: 1–21.

[17] Delaire J. Le developpement „adaptatif" de la base du crane. Justification du traitement precoce des dysmorphoses de classe III. Rev Orthop Dento Faciale 2003; 37(3): 243–65.

[18] Cobourne MT. Construction for the modern head: current concepts in craniofacial development. J Orthod 2000; 27(4): 307–14.

[19] Mao JJ, Nah HD. Growth and development: hereditary and mechanical modulations. Am J Orthod Dentofacial Orthop 2004; 125(6): 676–89.

[20] Melsen B. Time of closure of the spheno-occipital synchondrosis determined on dry skulls. A radiographic craniometric study. Acta Odontol Scand 1969; 27(1): 73–90.

[21] Krishan K, Kanchan T. Evaluation of spheno-occipital synchondrosis: A review of literature and considerations from forensic anthropologic point of view. Forensic Dent Sci 2013; 5(2): 72–6.

[22] Cendekiawan T, Wong RWK, Rabie ABM. Relationships between cranial base synchondroses and craniofacial development: a review. Open Anatomy J 2010; 2: 67–75.

[23] Mann SS, Naidich TP, Towbin RB, Doundoulakis SH. Imaging of postnatal maturation of the skull base. Neuroimaging Clin N Am 2000; 10(1): 1–21. vii.

[24] Nakahara K, Utsuki S, Shimizu S, et al. Age dependence of fusion of primary occipital sutures: a radiographic study. Childs Nerv Syst 2006; 22(11): 1457–9.

[25] Hershkovitz I, Latimer B, Dutour O, et al. Why do we fail in aging the skull from the sagittal suture? Am J Phys Anthropol 1997; 103(3): 393–9.

[26] Vijay Kumar AG, Agarwal SS, Bastia BK, et al. Fusion of skull vault sutures in relation to age: a cross sec-

tional postmortem study done in 3rd, 4th, and 5th decades of life. J Forensic Res 2012; 3(10): 2145–57.
[27] Idriz S, Patel JH, Ameli Renani S, et al. CT of normal developmental and variant anatomy of the pediatric skull: distinguishing trauma from normality. Radiographics 2015; 35(5): 1585–601.
[28] Todd TW, Lyon DW. Endocranial suture closure. Its progress and age relationship. Part I. Adult males and white stock. Am J Phys Anthropol 1924; 7: 325–84.
[29] Todd TW, Lyon DW. Cranial suture closure. Its progress and age relationship. Part II. Ectocranial closure in adult males of white stock. Am J Phys Anthropol 1925; 8: 23–45.
[30] Vu HL, Panchal J, Parker EE, Levine NS, Francel P. The timing of physiologic closure of the metopic suture: a review of 159 patients using reconstructed 3D CT scans of the craniofacial region. J Craniofac Surg 2001; 12(6): 527–32.
[31] Teager SJ, Constantine S, Lottering N, Anderson PJ. Physiologic closure time of the metopic suture in South Australian infants from 3D CT scans. Childs Nerv Syst 2019; 35(2): 329–35.
[32] Kokich VG. Age changes in the human frontozygomatic suture from 20 to 95 years. Am J Orthod 1976; 69(4): 411–30.
[33] Persson M, Thilander B. Palatal suture closure in man from 15 to 35 years of age. Am J Orthod 1977; 72(1): 42–52.
[34] Alhazmi A, Vargas E, Palomo JM, et al. Timing and rate of spheno-occipital synchondrosis closure and its relationship to puberty. PLoS One 2017; 12(8): e0183305.
[35] Opperman LA, Passarelli RW, Morgan EP, et al. Cranial sutures require tissue interactions with the dura mater to resist obliteration in vitro. J Bone Miner Res 1995; 10(12): 1978–87.
[36] Zollikofer CP. Evolution of hominin cranial ontogeny. Prog. Brain Res 2012; 195: 273–92.
[37] DeSilva J, Lesnik J. Chimpanzee neonatal brain size: Implications for brain growth in Homo erectus. J Hum Evol 2006; 51(2): 207–12.
[38] Neubauer S, Gunz P, Hublin JJ. The pattern of endocranial ontogenetic shape changes in humans. J Anat 2009; 215(3): 240–55.
[39] Ross CF, Ravosa MJ. Basicranial flexion, relative brain size, and facial kyphosis in nonhuman primates. Am J Phys Anthropol 1993; 91(3): 305–24.
[40] Lieberman DE, McBratney BM, Krovitz G. The evolution and development of cranial form in Homo sapiens. Proc Natl Acad Sci USA 2002; 99(3).
[41] Neubauer S, Hublin JJ, Gunz P. The evolution of modern human brain shape. Sci Adv 2018; 4(1). eaao5961.
[42] Lieberman P, Crelin ES, Klatt DH. Phonetic ability and related anatomy of the new born and adult human. Neanderthal man and the chimpanzee. Am J Anthropol 1972; 74: 287–307.
[43] Puech PF. Morphogenese et phylogenese: comment l'homme s'est-il constitue a partir de ses ancetres ? EMC - Stomatologie 2006; 1–16. [22-003-S-12]. Elsevier Masson SAS.
[44] Lesciotto KM, Richtsmeier JT. Craniofacial skeletal response to encephalization: How do we know what we think we know? Am J Phys Anthropol 2019; 168(Suppl 67): 27–46.
[45] Hong SJ, Cha BG, Kim YS, et al. Tongue growth during prenatal development in Korean fetuses and embryos. J Pathol Transl Med 2015; 49(6): 497–510.
[46] Lieberman DE. Sphenoid shortening and the evolution of modern human cranial shape. Nature 1998; 393(6681): 158–62.
[47] Sergueef N. Osteopathie pediatrique. 2e ed. Paris: Elsevier Masson; 2007.
[48] Ishii N, Deguchi T, Hunt NP. Craniofacial morphology of Japanese girls with Class II division 1 malocclusion. J Orthod 2001; 28(3): 211–5.
[49] Almeida KCM, Raveli TB, Vieira CIV, et al. Influence of the cranial base flexion on Class I, II and III malocclusions: a systematic review. Dental Press J Orthod 2017; 22(5): 56–66.
[50] Coll G, Lemaire JJ, Di Rocco F, et al. Human foramen magnum area and posterior cranial fossa volume growth in relation to canial base synchondrosis closure in the course of child development. Neurosurgery 2016; 79(5): 722–35.
[51] Dhopatkar A, Bhatia S, Rock P. An investigation into the relationship between the cranial base angle and malocclusion. Angle Orthod 2002; 72(5): 456–63.
[52] Gkantidis N, Halazonetis DJ. Morphological integration between the cranial base and the face in children and adults. J Anat 2011; 218(4): 426–38.
[53] Delattre A, Fenart R. La torsion du rocher des primates et de l'homme. J Sci Med Lille 1961; 79: 304–7.
[54] Giuntini V, De Toffol L, Franchi L, Baccetti T. Glenoid fossa position in Class II malocclusion associated with mandibular retrusion. Angle Orthod 2008; 78(5): 808–12.
[55] Thiesen G, Pletsch G, Zastrow MD, et al. Comparative analysis of the anterior, posterior length, deflection angle of the cranial base, in individuals with facial pattern I., II, III. Dental Press J Orthod 2013,; 18(1): 69–75.
[56] Jin SW, Sim KB, Kim SD. Development and growth of the normal cranial vault: an embryologic review. J Korean Neurosurg Soc 2016; 59(3): 192–6.
[57] Williams PL, editor. Gray's Anatomy. 38th ed. Edinburgh: Churchill Livingstone; 1995.
[58] Sergueef N. Anatomie fonctionnelle appliquee a l'osteopathie cranienne. Paris: Elsevier Masson; 2008.
[59] Ito Y, Yeo JY, Chytil A, et al. Conditional inactivation of Tgfbr2 in cranial neural crest causes cleft palate and calvaria defects. Development 2003; 130: 5269–80.

2

[60] Aknin JJ. Croissance craniofaciale. EMC - Odontologie 2008; 1–21. [Article 23-455-C-10]. Elsevier Masson SAS.
[61] Ranly DM. Craniofacial growth. Dent Clin North Am 2000; 44(3): 457–70. v.
[62] Scott JH. The cranial base. Am J Phys Anthropol 1958; 16(3): 319–48.
[63] Khonsari RH, Catala M. Developpement de la face. EMC - Chirtugie orale et maxillo-faciale 2018; 1–10. [Article 22-001-A-10]. Elsevier Masson SAS.
[64] Sadler TW. Langman's Medical embryology. 14th ed. Philadelphia, PA: Wolters Kluwer; 2019.
[65] Aknin JJ. Le point sur les fentes labio-alveolo-palatines. Rev Orthop Dento Faciale 2008; 42: 391–402.
[66] Section francaise de chirurgie plastique pediatrique. Les fentes labiales et palatines. https://chirurgieplastique-pediatrique.fr/page/les-fentes-labiales-etpalatines.
[67] Maier EC, Saxena A, Alsina B, et al. Sensational placodes: neurogenesis in the otic and olfactory systems. Dev Biol 2014; 389(1): 50–67.
[68] Couly G. Developpement embryonnaire de la face. EMC - Chirurgie orale et maxillo-faciale – 1990; 1–32. [22-001-A-20]. Elsevier Masson SAS.
[69] Goldberg M, Davit-Beal T, Barbet P. Embryologie craniofaciale (II). Embryologie de la face et des structures squelettiques cephaliques: morphogenese des maxillaires, de la mandibule et du crane. EMC - Medecine buccale 2013; 1–17. [Article 22-001-A-21]. Elsevier Masson SAS.
[70] Kaucka M, Petersen J, Tesarova M, et al. Signals from the brain and olfactory epithelium control shaping of the mammalian nasal capsule cartilage. Elife 2018; 7. pii: e34465.
[71] Maier W, Ruf I. Morphology of the nasal capsule of primates--with special reference to Daubentonia and Homo. Anat Rec (Hoboken) 2014; 297(11): 1985–2006.
[72] Scott JH. The growth of the human face. Proc R Soc Med 1954; 47(2): 91–100.
[73] Moss ML. The functional matrix hypothesis revisited. 4. The epigenetic antithesis and the resolving synthesis. Am J Orthod Dentofacial Orthop 1997; 112(4): 410–7.
[74] Talmant J, Talmant C, Deniaud J. Ventilation foetale et developpement cranio-maxillaire. Orthod Fr 2002; 73(1): 83–107.
[75] Hall BK, Precious DS. Cleft lip, nose, and palate: the nasal septum as the pacemaker for midfacial growth. Oral Surg Oral Med Oral Pathol Oral Radiol 2013; 115(4): 442–7.
[76] Verwoerd CD, Verwoerd-Verhoef HL. Rhinosurgery in children: basic concepts. Facial Plast Surg 2007; 23(4): 219–30.
[77] Couly G. Developpement cephalique. Embryologie. Croissance. Pathologie. Paris: CdP Editions; 1998.
[78] Barghouth G, Prior JO, Lepori D, et al. Paranasal sinuses in children: size evaluation of maxillary, sphenoid, and frontal sinuses by magnetic resonance imaging and proposal of volume index percentile curves. Eur Radiol 2002; 12(6): 1451–8.
[79] Nunez-Castruita A, Lopez-Serna N, Guzman-Lopez S. Prenatal development of the maxillary sinus: a perspective for paranasal sinus surgery. Otolaryngol Head Neck Surg 2012; 146(6): 997–1003.
[80] Lorkiewicz-Muszyńska D, Kociemba W, Rewekant A, et al. Development of the maxillary sinus from birth to age 18. Postnatal growth pattern. Int J Pediatr Otorhinolaryngol 2015; 79(9): 1393–400.
[81] Delmas J, Radulesco T, Varoquaux A, et al. Anatomie des cavites nasosinusiennes. EMC - Oto-Rhino-Laryngologie 2017; 1–20. [Article 20-265-A-10]. Elsevier Masson SAS.
[82] Przystańska A, Kulczyk T, Rewekant A, et al. The association between maxillary sinus dimensions and midface parameters during human postnatal growth. Biomed Res Int 2018; 2018: 6391465.
[83] Sharan A, Madjar D. Maxillary sinus pneumatization following extractions: a radiographic study. Int J Oral Maxillofac Implants 2008; 23(1): 48–56.
[84] Kuru S, Acikgoz MM, Erdem Pinar A, et al. Evaluation of maxillary sinus expansion in children due to maxillary first molar extraction. Eur Oral Res 2019; 53(1): 1–5.
[85] Iwanaga J, Wilson C, Lachkar S, et al. Clinical anatomy of the maxillary sinus: application to sinus floor augmentation. Anat Cell Biol 2019; 52(1): 17–24.
[86] Kuntzler S, Jankowski R. Arrested pneumatization: witness of paranasal sinuses development? Eur Ann Otorhinolaryngol Head Neck Dis 2014; 131(3): 167–70.
[87] Ma YX, Zhang WJ, Yan ZH, et al. Normal pneumatization time of paranasal sinuses in 799 children: evaluation with magnetic resonance imaging. Zhonghua Yi Xue Za Zhi 2013; 93(11): 816–8.
[88] Reittner P, Doerfler O, Goritschnig T, et al. Magnetic resonance imaging patterns of the development of the sphenoid sinus: a review of 800 patients. Rhinology 2001; 39(3): 121–4.
[89] Iida E, Anzai Y. Imaging of paranasal sinuses and anterior skull base and relevant anatomic variations. Radiol Clin North Am 2017; 55(1): 31–52.
[90] Haetinger RG, Navarro JA, Liberti EA. Basilar expansion of the human sphenoidal sinus: an integrated anatomical and computerized tomography study. Eur Radiol 2006; 16: 2092–9.
[91] McLaughlin RB Jr, Rehl RM, Lanza DC. Clinically relevant frontal sinus anatomy and physiology. Otolaryngol Clin North Am 2001; 34(1): 1–22.
[92] Pronina OM, Koptev MM, Vynnyk NI, et al. Current view on the structure and function of the frontal sinus: literature review. Wiad Lek 2018; 71(6): 1215–8.

[93] Som PM, Park EE, Naidich TP, Lawson W. Crista galli pneumatization is an extension of the adjacent frontal sinuses. AJNR Am J Neuroradiol 2009; 30(1): 31–3.

[94] Mladina R, Antunović R, Cingi C, et al. An anatomical study of pneumatized crista galli. Neurosurg Rev 2017; 40(4): 671–8.

[95] Couly G, Aubry MC, Abadie V. Le syndrome foetal d'immobilite orale (SFIO). Arch Pediatr 2010; 17(1): 1–2.

[96] Goldberg M. Os des maxillaires et de la mandibule. EMC - Chirurgie orale et maxillo-faciale 2016; 1–13. [22-007-M-15]. Elsevier Masson SAS.

[97] Mall FP. On the ossification centers in human embryos less than one hundred days old. Am J Anat 1906; 5(4): 433–58.

[98] Description anatomique du maxillaire superieur - Ossification. https://imedecin.com/Osteologiecraniofaciale/description-anatomique-du-maxillaire-superieur/Ossification.html.

[99] Vacher C, Onolfo JP, Lezy JP, Copin H. La croissance du maxillaire chez l'homme. Quelle place pour un premaxillaire ? Rev Stomatol Chir Maxillofac 2001; 102(3–4): 153–8.

[100] Precious D, Delaire J. Balanced facial growth: a schematic interpretation. Oral Surg Oral Med Oral Pathol 1987; 63(6): 637–44.

[101] Delaire J. Considerations sur l'accroissement du premaxillaire chez l'homme. Rev Stomalol 1974; 75(7): 951–70.

[102] Cadenat H, Boutault F, Dupui D. Premaxillaire et croissance faciale 68 ans apres. Rev Stomatol Chir Maxillofac 1992; 93(6): 393–9.

[103] N'Guyen T, Gorse FC, Vacher C. Anatomical modifications of the mid palatal suture during ageing: a radiographic study. Surg Radiol Anat 2007; 29(3): 253–9.

[104] Sejrsen B, Kjaer I, Jakobsen J. The human incisal suture and premaxillary area studied on archaeologic material. Acta Odontol Scand 1993; 51(3): 143–51.

[105] Trevizan M, Nelson Filho P, Franzolin SOB, Consolaro A. Premaxilla: up to which age it remains separated from the maxilla by a suture, how often it occurs in children and adults, and possible clinical and therapeutic implications: Study of 1,138 human skulls. Dental Press J Orthod 2018; 23(6): 16–29.

[106] Beauthier JP, Lefevre P, Meunier M, et al. Palatine sutures as age indicator: a controlled study in the elderly. J Forensic Sci 2010; 55(1): 153–8.

[107] Barteczko K, Jacob M. A re-evaluation of the premaxillary bone in humans. Anat Embryol (Berl) 2004; 207(6): 417–37.

[108] Wood NK, Wragg LE, Stuteville OH, Oglesby RJ. Osteogenesis of the human upper jaw: proof of the non-existence of a separate premaxillary centre. Arch Oral Biol 1969; 14(11): 1331–9.

[109] Maureille B, Bar D. The premaxilla in Neandertal and early modern children: ontogeny and morphology. J Hum Evol 1999; 37(2): 137–52.

[110] Trevizan M, Consolaro A. Premaxilla: an independent bone that can base therapeutics for middle third growth! Dental Press J Orthod 2017; 22(2): 21–6.

[111] Behrents RG, Harris EF. The premaxillary-maxillary suture and orthodontic mechanotherapy. Am J Orthod Dentofacial Orthop 1991; 99(1): 1–6.

[112] Louryan S, Vanmuylder N, Daumas M, Beauthier JP. Os pre-maxillaire, mythe ou realite ? Apports des collections du musee d'anatomie et embryologie de l'ULB. Morphologie 2016; 100(330): 122.

[113] Farkas LG, Posnick JC, Hreczko TM. Anthropometric growth study of the head. Cleft Palate Craniofac J 1992; 29(4): 303–8.

[114] Laowansiri U, Behrents RG, Araujo E, et al. Maxillary growth and maturation during infancy and early childhood. Angle Orthod 2013; 83(4): 563–71.

[115] Radlanski RJ, Renz H, Klarkowski MC. Prenatal development of the human mandible. 3D reconstructions, morphometry and bone remodelling pattern, sizes 12–117 mm CRL. Anat Embryol (Berl) 2003; 207(3): 221–32.

[116] Delaire J. Le role du condyle dans la croissance de la machoire inferieure et dans l'equilibre de la face. Rev Stomatol Chir Maxillofac 1990; 91(3): 179–92.

[117] Lee SK, Kim YS, Oh HS, et al. Prenatal development of the human mandible. Anat Rec 2001; 263: 314–25.

[118] Bender ME, Lipin RB, Goudy SL. Development of the pediatric temporomandibular joint. Oral Maxillofac Surg Clin North Am 2018; 30(1): 1–9.

[119] Gola R, Cheynet F, Guyot L, Richard O. Analyse cephalometrique fonctionnelle et esthetique de profil. Paris: Springer-Verlag; 2006. p.12.

[120] Shen G, Darendeliler MA. Le remodelage adaptatif du cartilage condylien. De la chondrogenese a l'osteogenese. Rev Orthop Dento Faciale 2008; 42: 89–104.

[121] Standring S, editor. Gray's Anatomy: The anatomical basis of clinical practice. 39th ed. Edinburgh: Churchill Livingstone; 2004.

[122] Ogutcen-Toller M, Juniper RP. The embryologic development of the human lateral pterygoid muscle and its relationships with the temporomandibular joint disc and Meckel's cartilage. J Oral Maxillofac Surg 1993; 51(7): 772–8. discussion 778-9.

[123] Wilson EK. Ex utero: live human fetal research and the films of Davenport Hooker. Bull Hist Med 2014; 88(1): 132–60.

[124] Litko M, Szkutnik J, Berger M, Ro_yło-Kalinowska I. Correlation between the lateral pterygoid muscle attachment type and temporomandibular joint disc position in magnetic resonance imaging. Dentomaxillofac Radiol 2016; 45(8): 20160229.

2

[125] Delaire J. L'evolution de la machoire inferieure et de l'articulation des machoires, des reptiles a l'homme. Rev Stomatol Chir Maxillofac 1998; 99(1): 3–10.
[126] Remy F, Godio-Raboutet Y, Verna E, et al. Characterization of the perinatal mandible growth pattern: preliminary results. Surg Radiol Anat 2018; 40(6): 667–79.
[127] Kluba S, Roskopf F, Kraut W, et al. Malocclusion in the primary dentition in children with and without deformational plagiocephaly. Clin Oral Investig 2016; 20(9): 2395–401.
[128] Coquerelle M, Prados-Frutos JC. Infant growth patterns of the mandible in modern humans: a closer exploration of the developmental interactions between the symphyseal bone, the teeth, and the suprahyoid and tongue muscle insertion sites. J Anat 2013; 222(2): 178–92.
[129] Holton NE, Bonner LL, Scott JE, et al. The ontogeny of the chin: an analysis of allometric and biomechanical scaling. J Anat 2015; 226(6): 549–59.
[130] Kreiborg S, Moller E, Bjork A. Skeletal and functional craniofacial adaptations in plagiocephaly. J Craniofac Genet Dev Biol Suppl 1985; 1: 199–210.
[131] Wong GB, Weinberg S, Symington JM. Morphology of the developing articular disc of the human temporomandibular joint. J Oral Maxillofac Surg 1985; 43(8): 565–9.
[132] Van der Linden EJ, Burdi AR, de Jongh HJ. Critical periods in the prenatal morphogenesis of the human lateral pterygoid muscle, the mandibular condyle, the articular disk, and medial articular capsule. Am J Orthod Dentofacial Orthop 1987; 91(1): 22–8.
[133] Gola R, Chossegros C, Orthlieb JD. Appareil discal de l'articulation temporo-mandibulaire. Rev Stomatol Chir Maxillofac 1992; 93(4): 236–45.
[134] Ramieri G, Bonardi G, Morani V, et al. Development of nerve fibres in the temporomandibular joint of the human fetus. Anat Embryol (Berl) 1996; 194(1): 57–64.
[135] Hill MA. Embryology paper. The prenatal development of the human temporomandibular joint. https://embryology.med.unsw.edu.au/embryology/index.php/Paper_-_The_prenatal_development_of_the_human_temporomandibular_joint.
[136] Harpman JA, Woollard HH. The tendon of the lateral pterygoid muscle. J Anat 1938; 73(Pt 1): 112–5.
[137] Coleman RD. Temporomandibular joint: relation of the retrodiskal zone to Meckel's cartilage and lateral pterygoid muscle. J Dent Res 1970; 49(3): 626–30.
[138] Ashworth GJ. The attachments of the temporomandibular joint meniscus in the human fetus. Br J Oral Maxillofac Surg 1990; 28(4): 246–50.
[139] Spyropoulos MN. The morphogenetic relationship of the temporal muscle to the coronoid process in human embryos and fetuses. Am J Anat 1977; 150(3): 395–409.
[140] Humphrey T. The development of mouth opening and related reflexes involving the oral area of human fetuses. Ala J Med Sci 1968; 5: 126–57.
[141] Couly G, Guilbert F, Cernea P, Bertrand JC. A propos de l'articulation temporo-mandibulaire du nouveau-ne. Les relations oto-meniscales. Rev Stomatol Chir Maxillofac 1976; 77(4): 673–84.
[142] Grosfeld O, Kretowicz J, Brokowski J. The temporomandibular joint in children after breech delivery. J Oral Rehabil 1980; 7(1): 65–72.
[143] Loreille JP. Croissance craniofaciale. EMC - Odontologie 1996; [Article 23-455-C-10]. Elsevier Masson SAS.
[144] Gasser RF. The development of the facial muscles in man. Am J Anat 1967; 120(2): 357–75.
[145] Delaire J, Chateau JP. Comment le septum influence-t-il la croissance premaxillaire et maxillaire. Deductions en chirurgie des fentes labio-maxillaires. Rev Stomatol Chir Maxillofac 1977; 78(4): 241–54.
[146] Puech PF. Origine de la dent: odontode. EMC - Medecine buccale 2016; 1–8. [Article 28-080-M-10]. Elsevier Masson SAS.
[147] Puech PF, Warembourg P, Mascarelli L. Evolution de la denture permanente des Hominides. EMC - Chirurgie orale et maxillo-faciale 2001; 1–11. [Article 22-003-S-10]. Elsevier Masson SAS.
[148] Carlson, BM. Head and Neck. Chapt 14. In: Human embryology and developmental biology. 5th ed. Elsevier, 2012. Philadelphia: Saunders- Elsevier; 2013. p.311.
[149] Puech PF. Origine de la dent: odontode. Stomatologie 2007; 1–8. [Article 22-003-S-13]. Elsevier Masson SAS.
[150] Wang D, Wang Y, Tian W, Pan J. Advances of tooth-derived stem cells in neural diseases treatments and nerve tissue regeneration. Cell Prolif 2019; 52(3). e12572.
[151] Goldberg M, Gaucher C. Embryologie de la dent. EMC - Medecine Buccale 2016; 1–22. [Article [28-020-E-10]. Elsevier Masson SAS.
[152] Lorimier S, Kemoun P. Histophysiologie du parodonte. EMC - Medecine Buccale 2012; 1–23. [Article 28-090-C-10]. Elsevier Masson SAS.
[153] Auriol MM, Le Charpentier Y, Le Naour G. Histologie du parodonte. EMC - Medecine Buccale 2008; 1–23. [Article 28-115-P-10]. Elsevier Masson SAS.

KAPITEL

3 Entwicklung der orofazialen Funktionen

Die orofazialen Funktionen stellen sich im Zuge eines langen Entwicklungs- und Reifeprozesses ein. In ➤ Kapitel 2 wurde beschrieben, wie sich die verschiedenen Strukturen um das Stomodeum, den Vorläufer des Mundes, herum entwickeln und zusammenfügen. Bereits ab den ersten intrauterinen Wochen legen sich der Stirnnasenwulst sowie die Oberkiefer- und Unterkieferwülste aus dem ersten Kiemenbogen um die Mundbucht, die dadurch zum Zentrum des Gesichts wird. Hinzu kommen die neuronalen und vaskulären Leitungsbahnen des Viscerocraniums sowie die dazugehörigen myofaszialen Elemente. Es ist nachgewiesen, dass das motorische und das sensitive System schon lange funktionell ausgebildet sind, bevor sie ihre neuronale Ausreifung abgeschlossen haben. Die Erfahrung des fetalen Lebens scheint zu dieser verhaltensneurologischen Entwicklung beizutragen [1].

Im Anschluss an die Entwicklung der Oralität beim Fetus und beim Kind wird in diesem Kapitel die Ausbildung der verschiedenen orofazialen Funktionen beschrieben. Diese sind das Saugen, Schlucken, Kauen, die Ventilation und die Phonation. Besonderer Wert wird dabei auf ihre Rolle für die Entwicklung des Gesichtsschädels und das Entstehen fazialer Dysmorphien gelegt. In der logischen Abfolge werden anschließend die Zähne sowie die Einrichtung der Okklusion und des Kiefergelenks besprochen. In ➤ Kapitel 4 werden orofaziale Dysfunktionen behandelt.

3.1 Oralität

Abgeleitet vom lateinischen „*oris*" (Mund) werden dem Begriff „Oralität" je nach Kontext und Autor unterschiedliche Bedeutungen zugeordnet:

- mündliche Eigenschaft (Wort, Rede, literarisches Werk usw.);
- Merkmal der mündlichen Überlieferung einer Zivilisation;
- Summe der Merkmale des oralen Stadiums.

Somit wird der Begriff der Oralität je nach Vorliebe anders verwendet. In vielerlei Hinsicht steht er für das, was zum Mund gehört, durch ihn produziert oder ausgedrückt wird. In der Medizin wird er mit dem orofazialen Bereich, dem Kauen und den orofazialen Funktionen in Verbindung gebracht. Eine weitere Verwendung findet er auf dem Gebiet der Psychoanalyse.

3.1.1 Bedeutung der Zunge

Organogenese

Am Ende der 8. Woche zeigt der Embryo die typischen Merkmale eines menschlichen Gesichts. Seine Gesamtlänge beträgt ca. 4 cm, der Kopf erscheint mit seinem bereits typischen Aussehen allerdings unproportional zum Rest des Körpers. In diesem Stadium beginnt die Fetalperiode, in der die verschiedenen Strukturen ihr Wachstum fortsetzen. Viele Funktionen, darunter auch die Oralität, stellen sich jedoch schon vorher, d. h. in der Embryonalperiode, ein.

Die Entwicklung der Zunge beginnt in der 4. Woche [3] auf dem Boden des Vorderdarms. Mehrere Proliferationen aus den ersten vier Kiemenbögen heben den Boden des Vorderdarms und bilden die Grundlage für die Bindegewebs- und Gefäßelemente der Zunge. Die vorderen zwei Drittel stammen aus dem ersten Kiemenbogen. Dieser bildet einen medialen Wulst, das Tuberculum impar, und zwei laterale Wülste. Das hintere Drittel entspringt dem zweiten, dritten und vierten Kiemenbogen. Der zweite Kiemenbogen bildet die Copula, eine mediale Aufwölbung, die von der Eminentia hypobranchialis verdeckt wird. Diese entwickelt sich in der 5. und 6. Woche aus dem dritten und vierten Kiemenbogen. An der Grenze zwischen den vorderen zwei Dritteln und dem hinteren Drittel

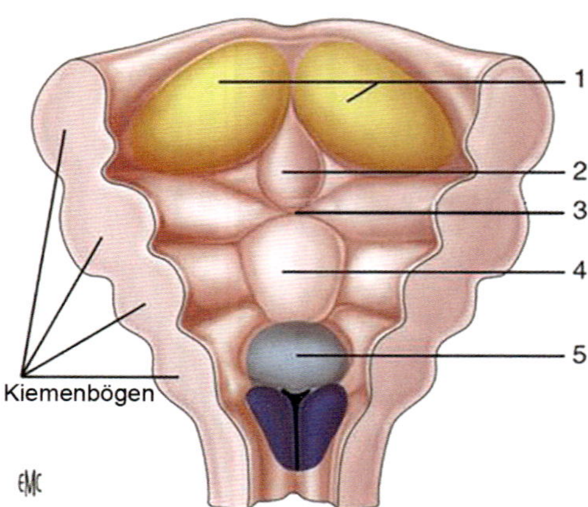

Abb. 3.1 Entwicklung der Zunge
1. Laterale Zungenwülste; 2. Tuberculum impar; 3. Foramen caecum; 4. Copula; 5. Eminentia hypobranchialis des 3. und 4. Kiemenbogens. Quelle: Touré G. Anatomie de la langue. EMC - Chirurgie orale et maxillo-faciale - 2017: 1–9 [22-001-B-13]. © Elsevier Masson SAS.

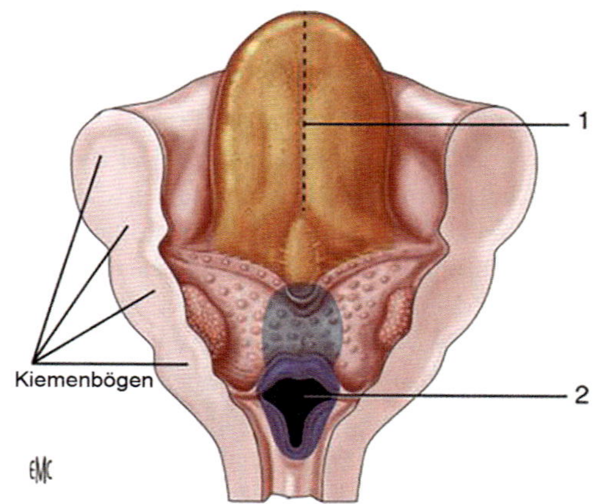

Abb. 3.2 Entwicklung der Zunge
Die Zunge entwickelt sich in zwei Anteilen, einem oralen (gelb) und einem pharyngealen (blau). 1. Sulcus medianus; 2. Epiglottis, Sulcus glossoepiglotticus. Quelle: Touré G. Anatomie de la langue. EMC - Chirurgie orale et maxillo-faciale - 2017: 1–9 [22-001-B-13]. © Elsevier Masson SAS.

befindet sich der Sulcus terminalis, eine Furche in Form eines nach vorne offenen V. Der Sulcus medialis, die mittlere Furche, bildet am beweglichen Anteil der Zunge die Verbindung zwischen dem rechten und linken lateralen Wulst (➤ Abb. 3.1 und ➤ Abb. 3.2). Die Zungenwülste werden anschließend von Myoblasten aus den okzipitalen Somiten eingewandert, die die intrinsischen Zungenmuskeln bilden. Der N. hypoglossus (XII) begleitet die Myoblasten und wird zum motorischen Nerv der Zunge. Diese Prozesse werden durch eine Genkaskade eingeleitet, von denen die *Hox*-Gene die bekanntesten sind.

Im Zungenepithel, das aus dem Endoderm des Vorderdarms stammt, entwickeln sich die Papillen und ersten Geschmacksknospen. Außerdem bilden sich Einbuchtungen für die späteren intralingualen Speicheldrüsen.

Der Unterkiefer und die Zunge besitzen einen gemeinsamen Ursprung. Sie stammen beide aus den Zellen der kranialen Neuralleiste aus dem ersten Kiemenbogen und entwickeln sich gleichzeitig. Ihre Wechselbeziehung gründet sich allerdings nicht nur auf den gemeinsamen Ursprung, sondern auch auf die mechanischen Verbindungen, die sich während des Wachstums einstellen. Dysfunktionen einer der beiden Strukturen beeinträchtigen häufig auch die Entwicklung der anderen Struktur [4].

Die Wechselbeziehung zwischen dem Unterkiefer und der Zunge lässt sich gut anhand der fetalen Zungenbewegungen verdeutlichen [5]. Um den 52. Tag herum liegt der Unterkiefer noch hinter dem Oberkiefer. Im Laufe des weiteren Wachstums der extrinsischen Zungenmuskeln zieht der M. genioglossus die Zunge nach vorne unten. Diese gerät dadurch allmählich von einer vertikalen in eine tiefere, noch nicht ganz horizontale Position. Um den 56. Tag herum horizontalisiert sich die Zunge vollständig, sodass die Gaumenfortsätze, die bisher seitlich der Zunge lagen, sich einander annähern, miteinander verschmelzen und sich nun oberhalb der Zunge befinden. Um die 8. Woche herum stellt sich auch der Mundöffnungsreflex ein, der durch Stimulierung der Lippen, eine cephalo-kaudale Flexion oder Kontakt der Hände zu den Lippen ausgelöst wird. Um die 9. Woche herum, wenn der Ober- und der Unterkiefer sich fast auf gleicher Höhe befinden, beginnt die Zunge, sich nach vorne zu bewegen [5] und ermöglicht das Saugen.

MAN BEACHTE

Die Zunge entwickelt sich deutlich schneller als die anderen maxillofaszialen Strukturen. Aufgrund dessen ist sie ein wichtiger Indikator für den fetalen und postnatalen Wachstumsverlauf dieser Strukturen.

Zungenmuskeln

Sämtliche orofazialen Funktionen erfordern die Teilnahme der Zunge. Dieses pharyngo-linguomandibulare Organ besitzt ein osteofibröses Gerüst, das mit verschiedenen Muskeln in Verbindung steht (➤ Abb. 3.3 und ➤ Abb. 3.4). Grob betrachtet, sorgen die intrinsischen Muskeln für Veränderungen der Form und feine Bewegungen der Zunge, wie es beim Saugen, Schlucken oder Sprechen erforderlich ist. Zu diesen Muskeln gehören (➤ Tab. 3.1):

- Mm. longitudinalis superior und inferior linguae,
- M. transversus linguae,
- M. verticalis linguae.

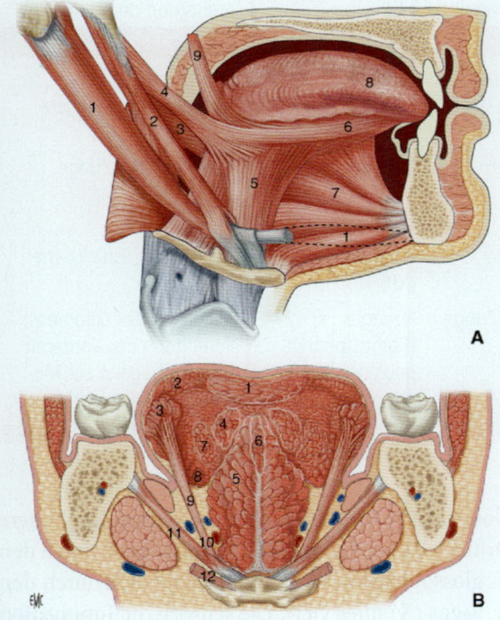

Abb. 3.3 Muskulatur der Zunge
A. Parasagittalschnitt. 1. M. digastricus; 2. M. stylohyoideus; 3. M. pharyngoglossus; 4. M. styloglossus; 5. M. hypoglossus; 6. M. longitudinalis inferior; 7. M. genioglossus; 8. M. longitudinalis superior; 9. M. palatoglossus. B. Frontalschnitt. 1. M. longitudinalis superior; 2. M. palatoglossus; 3. M. styloglossus; 4. M. pharyngoglossus; 5. M. genioglossus; 6. Septum linguae; 7. M. hyoglossus (M. ceratoglossus, inseriert am großen Zungenbeinhorn); 8. M. styloglossus (Pars inferior); 9. M. hyoglossus (M. basioglossus, inseriert am Zungenbeinkörper); 10. M. longitudinalis inferior; 11. M. mylohyoideus; 12. M. digastricus. Quelle: Touré G. Anatomie de la langue. EMC - Chirurgie orale et maxillo-faciale - 2017: 1–9 [22-001-B-13]. © Elsevier Masson SAS.

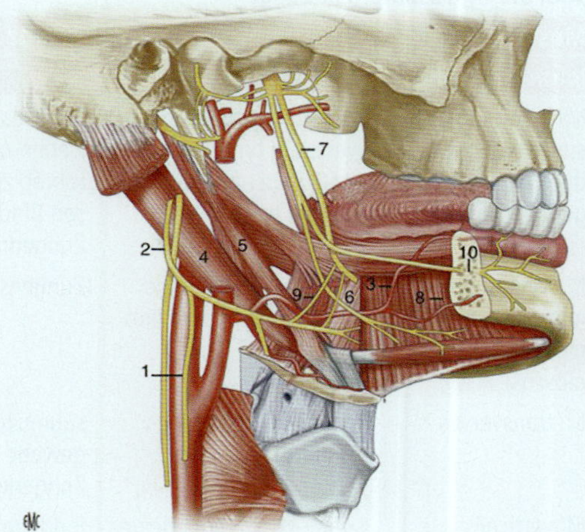

Abb. 3.4 Lagebeziehungen der Nerven und Gefäße
Parasagittalschnitt. 1. Ansa cervicalis; 2. N. hypoglossus; 3. A. lingualis; 4. M. digastricus; 5. M. stylohyoideus; 6. M. hyoglossus; 7. N. lingualis; 8. M. mylohyoideus; 9. Anastomose zw. N. lingualis u. N. hypoglossus; 10. N. mentalis. Quelle: Touré G. Anatomie de la langue. EMC - Chirurgie orale et maxillofaciale - 2017: 1–9 [22-001-B-13]. © Elsevier Masson SAS.

Die extrinsischen Muskeln entspringen am Zungenbein, am Unterkiefer und am Processus styloideus des Schläfenbeins. Sie bewirken eine Positionsänderung der Zunge. Zu ihnen gehören vier paarige Muskeln:

- M. genioglossus,
- M. hyoglossus,
- M. styloglossus,
- M. palatoglossus.

Das Skelettgerüst der Zungenmasse wird durch das Zungenbein gebildet. Auf dessen Oberseite inseriert die Membrana hyoglossa, nach vorne fortgesetzt durch das Septum linguae, das die Zunge in zwei Hälften unterteilt. Eine vertikale Bindegewebsfalte, das Zungenbändchen (Frenulum linguae), verbindet die Zungenunterseite mit dem Mundboden. Auf diese Weise ist die Zunge in ihrer Wurzel verankert, bleibt aber dennoch mobil, um bei den verschiedenen Aktivitäten (Saugen, Lecken, Schlucken, Essen, Sprechen) ihre Funktion zu erfüllen. Die motorische Innervation der Zungenmuskeln erfolgt über den N. hypoglossus (XII), mit Ausnahme des M. palatoglossus und des M. styloglossus, die über die Nn. glossopharyngeus (IX), vagus (X) und accessorius (XI) innerviert werden [6].

Tab. 3.1 Muskulatur der Zunge

Muskeln	Ursprung	Ansatz	Innervation	Funktion
Intrinsische Muskeln				
M. longitudinalis superior (liegt direkt auf der Zungenoberfläche)	submuköses Bindegewebe am hinteren Anteil der Zunge und medianes Septum linguae	Die Muskelfasern ziehen nach vorne und schräg zum submukösen Bindegewebe der Zungenränder	N. hypoglossus (XII)	Verkürzung der Zunge; Heben der Zungenspitze und -ränder
M. longitudinalis inferior (zw. genioglossus u. hyoglossus)	Zungenwurzel (einige Fasern am Zungenbein)	Zungenspitze	N. hypoglossus (XII)	Verkürzung der Zunge; Heben und Absenken der Zungenspitze
M. transversus	medianes Septum linguae	submuköses Bindegewebe der lateralen Zungenränder	N. hypoglossus (XII)	Verlängerung und Verschmälerung der Zunge
M. verticalis	submuköses Bindegewebe am Zungenrücken	Bindegewebe der vorderen Zungenanteile	N. hypoglossus (XII)	Abflachung und Verbreiterung der Zunge
Extrinsische Muskeln				
M. genioglossus	Spina mentalis superior	Zungenbeinkörper; gesamte Länge der Zunge	N. hypoglossus (XII)	Protrusion der Zunge; Absenken des Zungenzentrums
M. hyoglossus	große Zungenbeinhörner und angrenzender Teil des Zungenbeinkörpers	Seitenfläche der Zunge	N. hypoglossus (XII)	Absenken der Zunge
M. styloglossus	Processus styloideus (vordere Seitenfläche)	Seitenfläche der Zunge	N. hypoglossus (XII)	Heben und Zurückziehen der Zunge
M. palatoglossus	Unterseite der Gaumenaponeurose	Seitenrand der Zunge	N. vagus (X) (Ramus pharyngeus des Plexus pharyngeus)	Absenken des Gaumens; Verengung des vorderen Gaumenbogens zur Medianlinie; Heben des Zungenrückens

3.1.2 Neurophysiologie

Um die 7. Woche herum hat die Zunge ihre Organogenese abgeschlossen und liegt in der Mundbucht. Sensible Afferenzen aus der Oralsphäre werden zum Hirnstamm geleitet. Die sensible Innervierung der vorderen zwei Drittel der Zungenschleimhaut erfolgt über den N. lingualis des N. mandibularis (V_3). Das hintere Drittel wird hauptsächlich durch den N. glossopharyngeus (IX) und zusätzlich durch den N. vagus (X) innerviert.

Parallel dazu erfolgt die sensorische Geschmacksinnervierung der vorderen zwei Drittel über die Chorda tympani aus dem N. facialis (VII). Eine Ausnahme bilden die Wallpapillen (Papillae circumvallatae), die sich im hinteren Bereich befinden und durch den N. glossopharyngeus (IX) innerviert werden. Das hintere Drittel wird auch sensorisch hauptsächlich durch den N. glossopharyngeus (IX) und zusätzlich durch den N. vagus (X) innerviert. Die sensorische Innervation der oropharyngealen Region ist eine der dichtesten Innervationsgebiete im ganzen Körper.

In dem Maße, wie sich die sensorischen Afferenzen ausbilden, entwickeln sich für die Zunge, die Kau-, Rachen- und Nackenmuskeln auch die motorischen Efferenzen des V., VII., IX. und X. Hirnnervs sowie die des oberen Anteils der Halswirbelsäule. Die entstehenden Neuronen gehen dabei Verbindungen mit dem umgebenden Gewebe ein, es bilden sich myoneurale Synapsen, besser bekannt als motorische Endplatten [7].

Man beachte, dass Gesicht und Gehirn einen gemeinsamen Ursprung in der kranialen Neuralleiste besitzen. Daher stehen die naso-fronto-prämaxillären Strukturen mit dem Prosencephalon in Verbindung, die maxillo-mandibulären Strukturen mit dem Hirnstamm [8]. Das Gesicht gilt daher als qualitativer, quantitativer und topografischer Indikator für die normale oder anormale Entwicklung des zentralen Nervensystems. Für die Entdeckung etwaiger Anomalien ist die Beobachtung des Gesichts von zentraler Bedeutung (➤ Abb. 3.5).

MAN BEACHTE

Die gesamte Sensomotorik der oralen Funktionen des Fetus (Saugen und Schlucken) wird durch fünf Nerven gesteuert, deren Kerne sich im Hirnstamm befinden. Dies sind die Nn. trigeminus (V), facialis (VII), glossopharyngeus (IX), vagus (X) und hypoglossus (XII) [9] (➤ Abb. 3.6). Der N. hypoglossus wird normalerweise als rein motorischer Nerv betrachtet. In seinem extrakraniellen Verlauf nimmt er jedoch Fasern aus dem Plexus cervicalis (C1, C2, C3) auf, die propriozeptive Informationen der subokzipitalen Muskeln, des Trapezius, Sternocleidomastoideus, der Okulomotorik und der Zungenregion weiterleiten. Diese neurologische Verbindung verdeutlicht die Wechselbeziehung zwischen dem stomatognathen System, der Okulomotorik und der zervikalen Region [10]. Eine Normalisierung des kraniozervikalen Übergangs ist bei der Behandlung orofazialer Dysfunktionen daher unabdingbar.

3.1.3 Somästhesie

Beim Entstehungs- und Reifungsprozess der fetalen Sensorik entwickeln sich die verschiedenen Subsys-

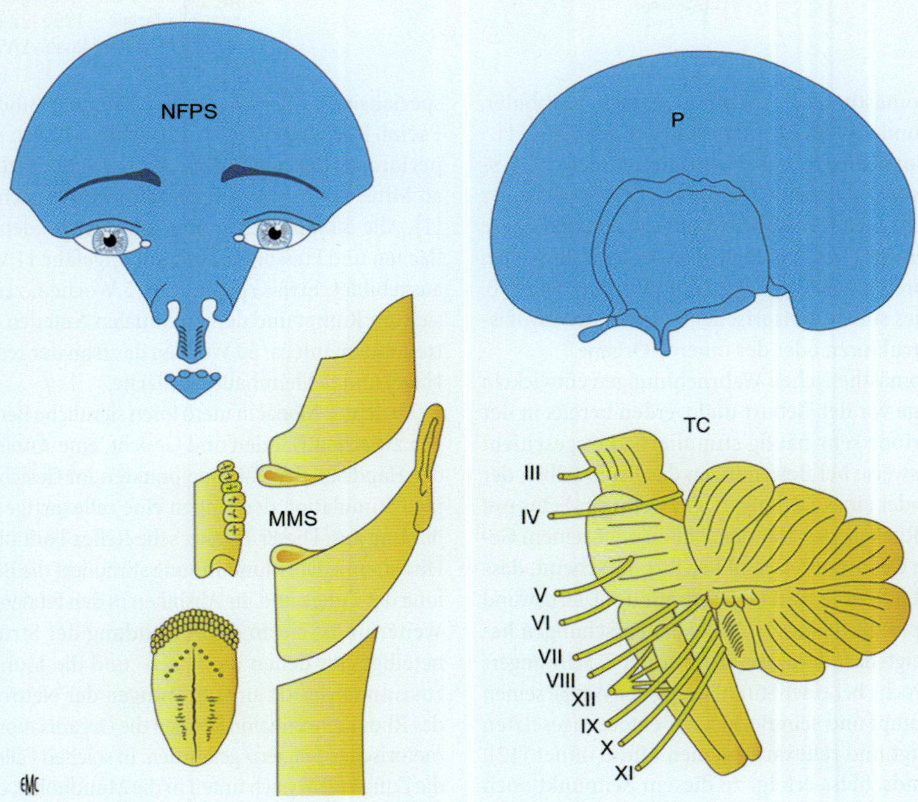

Abb. 3.5 Das Gesicht als Ausdruck der Entwicklung des ZNS und seiner Anomalien
Die naso-fronto-prämaxillären Strukturen (NFPS) stehen in Relation zum Prosenzephalon (P, blau), die maxillo-mandibulären Strukturen (MMS) zum Hirnstamm (Truncus cerebri, TC, gelb). Quelle: Couly G, Gitton Y, Kverneland B, Benouaiche L. Embryologie et chirurgie embryologique des six fentes orales. EMC - Chirurgie orale et maxillo-faciale - 2015: 1–22[22-066-B-15]. © Elsevier Masson SAS.

3

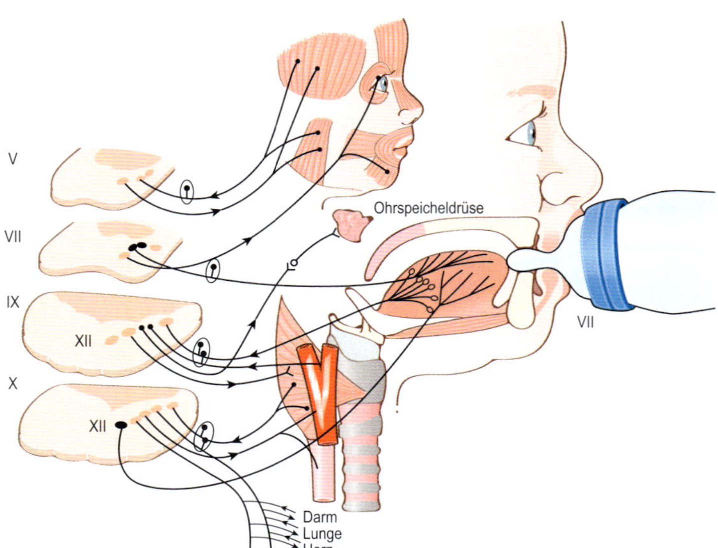

Abb. 3.6 Neurophysiologie
Die gesamte Sensomotorik der oralen Funktionen des Fetus (Saugen und Schlucken) wird durch fünf Nerven des Hirnstamms gesteuert (Nn. trigeminus, facialis, glossopharyngeus, vagus, hypoglossus). Quelle: © Carole Fumat, d'après Couly G. Développement embryonnaire de la face. EMC - Chirurgie orale et maxillo-faciale – 1990 [22-001-A-20]. © Elsevier Masson SAS.

teme (somästhetisch, chemosensorisch, vestibulär, auditiv und visuell) in einer zeitlichen Abfolge [11].

Die Somästhesie, das wichtigste sensorische System im menschlichen Organismus, besteht aus einer Reihe verschiedener Wahrnehmungsqualitäten. Diese stammen aus Informationen, die von den zahlreichen Rezeptoren des Körpers gesendet werden, wie z. B. denen des somatosensorischen Systems der myofaszialen Strukturen oder der inneren Organe.

Die somästhetischen Wahrnehmungen entwickeln sich lange vor der Geburt und werden bereits in der Fetalperiode sehr häufig stimuliert. Dies geschieht beispielsweise bei Bewegungen des Fetus selbst, der Mutter oder eines Zwillings. Oder wenn der Fetus mit seinem Rücken, den Händen, Füßen oder seinem Gesicht die Gebärmutterwand berührt. Es scheint, dass ein Kontakt des fetalen Gesichts mit der Uteruswand eine Kopfrotation auslöst. Hookers Forschungen haben gezeigt, dass der Fetus ab Mitte der 7. Schwangerschaftswoche bei einer Stimulierung der Wange seinen Kopf, Rumpf und sein Becken zur entgegengesetzten Seite neigt und reflexartig seinen Mund öffnet [12]. Der Mundschluss erfolgt zu diesem Zeitpunkt noch passiv und wird erst nach der 11. Woche aktiv.

Ab dem 60. Tag, dem Ende der Embryonal- und dem Beginn der Fetalperiode, sind freie Nervenendigungen in der Mundhöhle und der peribukkalen Region vorhanden. Wenig später zeigen sich auch die spezialisierten Rezeptoren der Meissner- und Vater-Pacini-Körperchen [11]. Tatsächlich lassen sich im perioralen Bereich kutane sensorische Rezeptoren ab Mitte der 7. Schwangerschaftswoche nachweisen [1]. Alle taktilen Rezeptoren am Gesicht, den Handflächen und Fußsohlen sind mit ungefähr 11 Wochen ausgebildet. Etwas später, mit 15 Wochen, zeigen sie sich am Rumpf und den proximalen Anteilen der Extremitäten, mit ca. 20 Wochen dann an der restlichen Haut- und Schleimhautoberfläche.

Ab dem 3. Monat in utero lösen sämtliche Berührungen zwischen Händen und Gesicht, eine Annäherung der Hände zu den Kardinalpunkten im Gesicht sowie jede Stimulation der Lippen eine reflexartige Mundöffnung aus. Dieser Hooker'sche Reflex läuft über den Hirnstamm. Die Mundöffnung stimuliert die Entwicklung der Zunge und ihr Absinken in den fetalen Mund. Weiterhin ist sie an der Ausbildung der Strukturen beteiligt, aus denen die Nasen- und die Mundhöhle zusammengesetzt sind. Störungen der Neurogenese des Rhombencephalon können die Organisation dieser motorischen Sequenz gefährden. In solchen Fällen sinkt die Zunge nicht nach unten in die Mundhöhle, der Verschluss des Gaumens wird verhindert, es besteht die Gefahr einer Gaumen- oder Gaumensegelspalte [13]. Diese anfällige Sequenz kann leicht durch Toxine (Alkohol oder bestimmte Medikamente) oder auch physische Gewalteinwirkungen unwiderruflich gestört werden.

3.2 Saugen

MAN BEACHTE

Die neurosensorische Koordination der Muskel-Skelett-Strukturen des Gesichts und des Rachens, die am Saug- und Schluckvorgang beteiligt sind, erfolgt hauptsächlich im Hirnstamm. Daher sind eventuelle Dysfunktionen des kraniozervikalen Übergangs, wie sie bei schwierigen Geburten entstehen können, in diesem Kontext in Betracht zu ziehen und zu normalisieren.

3.2.1 Fetales Saugen

Die Amnionhöhle ist ab dem 7. Tag nach der Befruchtung zu sehen und enthält nach 7 Wochen 20 ml Fruchtwasser. Die Flüssigkeitsmenge nimmt normalerweise kontinuierlich zu und kann um die 32. Schwangerschaftswoche auf über einen Liter ansteigen. Zum Ende der Schwangerschaft nimmt sie wieder ab. Eine Fruchtwasseruntersuchung gibt Aufschluss über die Perfusion der Nieren, den fetalen Blutkreislauf und den maternofetalen Austausch. Das Fruchtwasser wirkt antibakteriell, schützt den Fetus vor mechanischen Schäden und gewährt ihm eine stabile und sichere Umgebung für eine gesunde Entwicklung. Der Fetus kann sich und seine Extremitäten in der Flüssigkeit bewegen und heranwachsen. Eine unzureichende Fruchtwassermenge, z. B. aufgrund eines übermäßigen intrauterinen Druckanstiegs, wird als *Oligohydramnion* (oder kurz *Oligoamnion*), eine überschüssige Menge als *Polyhydramnion* (oder kurz *Hydramnion*) bezeichnet. In beiden Fällen wird der Fetus in seinen Bewegungen behindert und gezwungen, eine dysfunktionelle Position einzunehmen.

Im Normalfall „badet" der Fetus sehr früh im Fruchtwasser, und sobald sich die Mundöffnung einstellt, gelangt die Flüssigkeit in die Mundhöhle. Im Laufe des 2. Monats differenzieren sich bereits die Rezeptoren der allgemeinen Sensibilität und des Geschmacksinns auf der Zunge. Die Geschmackszellen gruppieren sich in den Papillen des Epithels der Zunge, des Gaumens, Rachens, Kehldeckels und des oberen Drittels der Speiseröhre. Ihre Funktion stellt sich am Ende des ersten Trimenons ein [14, 15]. Tatsächlich besitzen die Geschmackspapillen bereits vor dem Ende des 4. Schwangerschaftsmonats eine ähnliche Morphologie und Verteilung wie die eines Erwachsenen [1, 16]. Die sensorischen Informationen werden von den Geschmacksknospen zum Hirnstamm geleitet, als Antwort darauf entwickelt sich eine Reaktion der Zunge, der linguo-hypoglossale Reflex.

Die Bedeutung gustatorischer Stimuli in der Fetalphase wurde in mehreren Studien nachgewiesen. Chemosensorische Erfahrungen, die durch olfaktorische Reize in utero aufgrund der mütterlichen Ernährung gemacht werden, stehen in enger Beziehung zur Akzeptanz oder Ablehnung von Gerüchen, die für den Rest unseres Lebens unser Ernährungsverhalten beeinflussen [17]. Anhand der durch das Fruchtwasser übertragenen Stimuli entwickelt der Fetus ein olfaktorisches und gustatorisches Gedächtnis. Aufgrund der pränatalen sensorischen Erfahrungen werden demnach bestimmte Nahrungsmittel zum Zeitpunkt des Abstillens als angenehm oder unangenehm empfunden [18].

Um die 9. Woche herum stellt sich der Mundöffnungsreflex als Reaktion auf bestimmte Reize ein, z. B. die cephalo-kaudale Flexion oder die Annäherung der fetalen Hand an die Kardinalpunkte an Gesicht, Mund oder Lippen. Die Frequenz solcher Mundöffnungsbewegungen nimmt von der 11. bis zur 13. Woche kontinuierlich zu. Als Reaktion auf chemosensorische Reize zeigt der Fetus um die 11. Woche herum kleine antero-posteriore Zungenbewegungen und mehr oder weniger isolierte Kaubewegungen. Später, mit der Aufnahme des Daumens oder eines Fingers in den Mund, entwickelt er allmählich einen Saugreflex, der um die 12. Woche herum funktionell wird. Das Schlucken stellt sich im Anschluss ein. Im Ultraschall ist der Saug-Schluck-Akt ab der 15. Schwangerschaftswoche zu sehen. 90 % der Feten zeigen dabei eine Vorliebe für den rechten Daumen [19]. Diese Vorliebe stimmt mit der postnatalen Lateralität überein [20]. Bis zur Geburt saugt der Fetus weiter an seinen Fingern und Zehen, und die Kaubewegungen gewinnen an Frequenz und Stärke. Er schluckt bis zu 1 Liter Fruchtwasser pro Tag und fördert dadurch sein knöchernes Wachstum und die Ausbildung seiner maxillofazialen Strukturen.

Orale Reflexe

- Hooker'scher Reflex: Bewegt der Fetus seine Hand zum Mund, öffnet sich dieser und lässt die Zunge herausgleiten; es folgen erste Saugbewegungen.
- Wühlreflex: Bei einem Berührungsreiz an der Wange oder am Mund dreht sich der Kopf bzw. der Mund zur Nahrungsquelle.
- Kardinalpunktreflex (auch Suchreflex): Bei einem Berührungsreiz an der Außenseite der Mundregion dreht der Kopf sich zur Reizquelle, gefolgt von einer Lippenbewegung (die beim Wühlreflex ausbleibt).
- Zungenstoßreflex: Bei einem Reiz am Zungenrand in der Nähe der Zungenspitze bewegt sich die Zunge zur Reizquelle (Seitbewegung der Zunge als Grundlage des Kauens).
- Orbicularis-oris-Reflex: Ein leichter Druck auf die Lippen löst eine Kontraktion derselben aus, die es ermöglicht, die Brustwarze zu halten und Nahrung im Mund zu bewahren.
- Beißreflex: Beim Versuch, den Mund zu öffnen, verschließt dieser sich; versucht man, den Mund zu schließen, entspannt sich dieser.

3.2.2 Postnatales Saugen

Beim Neugeborenen löst eine Berührung durch einen Finger, die Brustwarze oder den Schnuller ebenso wie beim Fetus den Saugreflex aus. Dies dient normalerweise der Fähigkeit einer effizienten Nahrungsaufnahme nach der Geburt. Allerdings erscheint das reflexartige Saugen sowohl beim nutritiven als auch beim nicht-nutritiven Saugen. Zwischen diesen beiden Modalitäten bestehen gewisse Unterschiede. Das nutritive Saugen (NS) dient der Nahrungsaufnahme, sei es von der mütterlichen Brust oder der Flasche. Das nicht-nutritive Saugen (NNS) hingegen erfolgt als Ersatzhandlung außerhalb der Mahlzeiten. Der Saugrhythmus beim NS ist mit einem Saugakt pro Sekunde deutlich niedriger als beim NNS, bei dem das Kind zweimal pro Sekunde saugt. Übrigens gibt es auch Unterschiede zwischen dem Saugen an der Brust und dem an der Flasche.

Nutritives Saugen (NS)

Seit Urzeiten werden Neugeborene von ihren Müttern gestillt und erhalten über die weibliche Brust ihre Nahrung. Das Stillen wird als natürliche Methode betrachtet, sein Kind nach der Geburt zu ernähren. Es wird daher mit einer Reihe von Traditionen und spirituellen Werten in Verbindung gebracht. Schon früh wurden in diesem Zusammenhang auch Gegenstände verwendet, die die weibliche Brust ersetzen und dem Kind Nahrung zuführen sollten. Diese waren sehr vielfältig, es wurden z. B. Tierhörner mit Sauglöchern versehen oder verschiedene Töpferei- oder Keramikgefäße verwendet.

Muttermilch bietet aber nicht nur Vorteile in „wirtschaftlicher" oder qualitativer Hinsicht. Es scheint außerdem, dass das NS beim Stillvorgang die kraniofaziale Entwicklung positiv beeinflusst. In verschiedenen Studien wurden die Schädel von Bevölkerungsgruppen untersucht, bei denen das Stillen als Normalfall galt. Dabei zeigte sich, dass die Gaumen breiter ausgebildet und nur selten Anzeichen einer Malokklusion vorhanden waren [21]. Jüngere Studien zeigen außerdem, dass Kinder, die ausschließlich durch Stillen ernährt werden, mit geringerer Wahrscheinlichkeit Anomalien im Milchgebiss (z. B. eine Angle-Klasse II mit größerem Overjet) entwickeln [22].

Muskuläre Beteiligung

Das Saugen an der Brust und das Saugen an der Flasche zeigen unterschiedliche Auswirkungen auf die Entwicklung des Gesichtsmassivs, sowohl in quantitativer als auch in qualitativer Hinsicht. Dies lässt sich durch die unterschiedliche Beanspruchung der Gesichtsmuskulatur erklären. Anders als bei der Flasche entsteht beim Stillen kein ununterbrochener Milchfluss, sodass der Säugling gezwungen ist, seine orofaziale Muskulatur stärker in Aktion zu setzen. Dies wiederum begünstigt das Wachstum und die Entwicklung der Gesichtsknochen einschließlich des Unterkiefers. Unmittelbar bevor der eigentliche Saugvorgang beginnt, bewegt der Säugling seine Zunge mehrmals über das Zahnfleisch vor und zurück. Diese wechselnde Protrusions-Retrusions-Bewegung führt er so lange aus, bis er die Brustwarze mit den Lippen „gegriffen" hat. In diesem Entwicklungsstadium liegt das Zungenbein noch in hoher Position und hält die Zunge vor der Mundhöhle.

Das Erkennen des Geruchs der Brustwarze löst das Saugen aus, das wiederum die Laktation stimuliert.

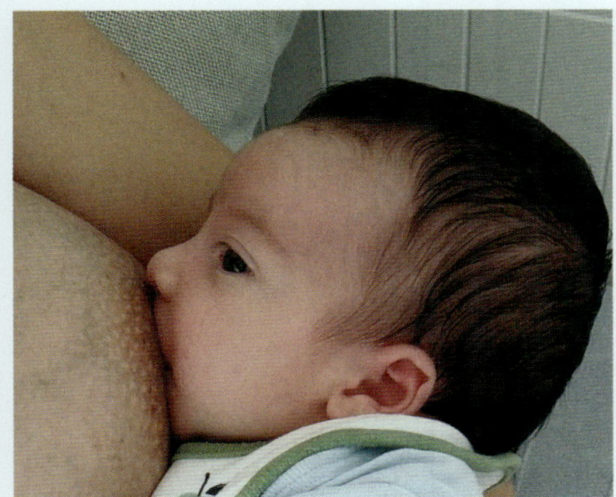

Abb. 3.7 Stillen

Wenn der Säugling die Brustwarze zwischen seinen Lippen hat, zieht er sie bis ungefähr 5 mm vor dem Übergang zwischen hartem und weichem Gaumen. Die starke Saugkraft erzeugt dabei einen großen Unterdruck in der Mundhöhle. Die Dehnwirkung an den Rezeptoren der Brustwarze und des Warzenvorhofs bewirkt gleichzeitig die Sekretion von Oxytozin und fördert den Milchausschuss sowie die Mutter-Kind-Bindung. Die Kontraktion des M. orbicularis oris erzeugt eine dichte Verbindung zwischen dem Säuglingsmund und der Brustwarze. Die kleinen, nussgroßen Fettkörperchen in den Masseter-Muskeln, die sog. „Stillkissen", stabilisieren die Brustwarze in seitlicher Richtung und halten sie zentriert im Mund (➤ Abb. 3.7).

Der Unterkiefer übt wiederholt Druck auf die Brustwarze aus und stimuliert mit wechselnden Protrusions-Retrusions-Bewegungen die Milchproduktion. Als Reaktion auf die wechselnde An- und Entspannung der Mm. genioglossus und transversus linguae vollzieht der mediane Zungenanteil gleichzeitig eine von vorne nach hinten gerichtete Peristaltik (➤ Abb. 3.8). Die Massage durch die Zunge trägt zum Milchausschuss bei und sorgt für eine effiziente Saugwirkung. Außerdem stimuliert der Geruch von Muttermilch stärker die Saugfrequenz und -intensität als der einer mit Säuglingsmilch oder Wasser gefüllten Flasche.

In den ersten drei Monaten bewegt sich die Zunge beim Saugen im sog. *Suckling* von vorne nach hinten. Die Milch wird dabei kontinuierlich, mit kurzen Apnoephasen von 0,5 Sekunden, hinuntergeschluckt [6]. Um den 4. Monat herum beginnt die Zunge allmählich, sich im sog. *Sucking* von unten nach oben zu bewegen. Um den 10. Monat herum ändert sich der Saugmodus abermals, und das Kind beginnt in einer ähnlichen Art zu saugen, in der es später an einem Strohhalm saugt. Die Zungenbewegungen werden dann kleiner.

Beim Trinken an der Flasche wird die Muskulatur anders beansprucht. Da der Sauger steifer als die Brustwarze ist und sich weniger verformt, erfordert er weniger Anstrengung durch den M. orbicularis oris, um eine dichte Verbindung zu erzeugen. Aufgrund der Schwerkraft läuft der Inhalt mühelos in den Mund, sodass die Zunge weniger stark peristaltisch arbeiten muss [23]. Außerdem vollzieht der Unterkiefer hauptsächlich Mundöffnungs- und -schließbewegungen, bewegt sich also mehr von oben nach unten als in Protrusions-Retrusions-Bewegungen von vorne nach hinten.

Übrigens ist der Sauger einer Trinkflasche auch anders geformt als die mütterliche Brustwarze. Er ist länger und steifer, gelangt zu weit nach hinten im Mund des Säuglings, der daher seine Zunge anders positionieren muss. Dies kann zur Ausbildung eines dysfunktionellen Saugens und, durch die Verlagerung der Zunge nach vorne, zu einer Malokklusion führen.

Beim Stillen kommen verschiedene Muskeln zum Einsatz:

- M. mylohyoideus: senkt den Unterkiefer ab;
- Mm. masseter und temporalis: liegen seitlich am Gesicht und bewegen den Unterkiefer;
- M. orbicularis oris: Zusammenschluss mehrerer Muskeln um den Mund herum, die zum Lippenschluss beitragen;
- M. buccinator: liegt seitlich am Gesicht, ermöglicht das Zusammendrücken der Wangen und das Ausstoßen von Luft;
- Intrinsische Zungenmuskeln: sehr aktiv beim Schluckvorgang;
- Unterkiefermuskeln: insbesondere der M. pterygoideus lateralis.

Von den Muskeln, die am Milchausschuss beteiligt sind, hat der M. mylohyoideus den größten Anteil, gefolgt vom M. sternocleidomastoideus und dem M. orbicularis oris. Insgesamt finden bei diesem Prozess mehr Unterkieferbewegungen als andere Aktivitäten der Gesichtsmuskeln statt [24].

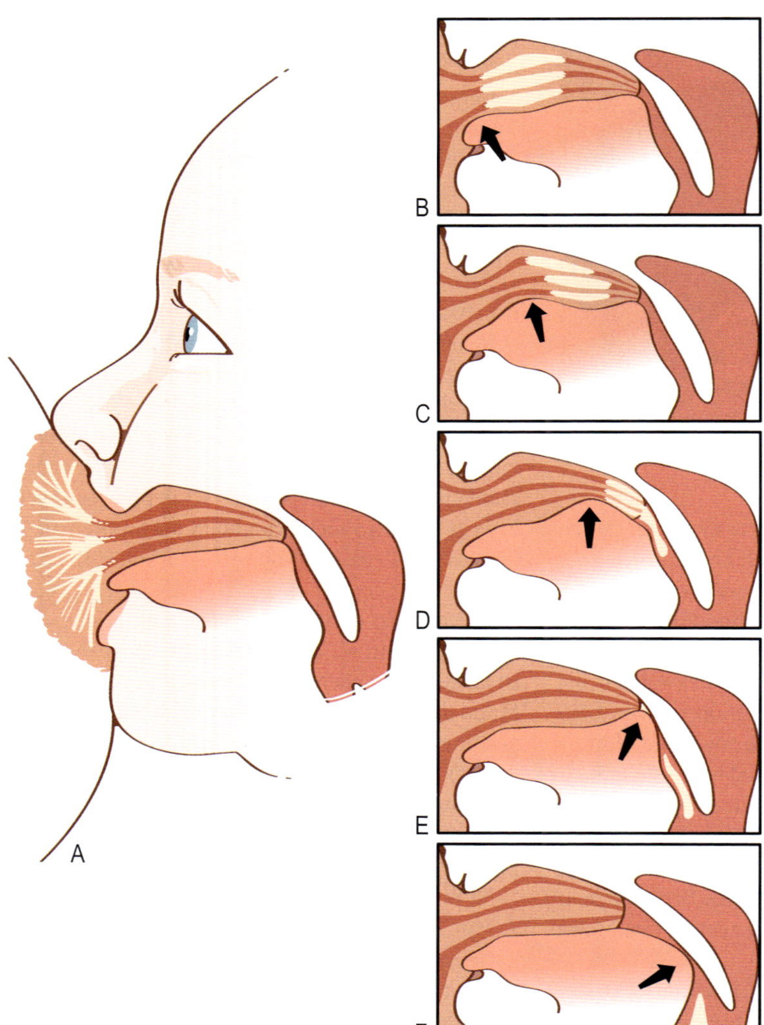

Abb. 3.8 Funktion der Zunge beim Stillen bzw. Saugen
A-F. Die Brustwarze befindet sich vollständig im Mund des Säuglings und reicht bis zum Hinterrand des harten Gaumens. Die Zunge bewegt sich wellenförmig von vorne nach hinten und befördert die Milch in den Oropharynx, wo sie hinuntergeschluckt wird. Quelle: © Carole Fumat, d'après le Royal College of Midwives, Pour un allaitement réussi. Physiologie de la lactation et soutien aux mères, Paris: © Masson, 1998–99 p.

MAN BEACHTE

Beim Stillen sind die Zungenmuskeln von großer Bedeutung für eine funktionierende Peristaltik der Zunge. Diese Muskeln werden durch den N. hypoglossus (XII) innerviert. Die Hauptbewegungen des Unterkiefers erfolgen durch die Aktion der Mm. pterygoidei, die ihre Innervation aus dem N. mandibularis (V_3) erhalten. Eine osteopathische Normalisierung der Schädelbasis, insbesondere des Hypoglossuskanals, der Schläfenbeine und der Kiefergelenke trägt zur Sicherung dieser Funktionen bei. Kinder mit Plagiozaphalien oder Schiefhälsen zeigen häufig Dysfunktionen in dieser Region [25].

Beim Saugen an der mütterlichen Brust werden die Mm. pterygoidei (Flügelmuskeln) durch die Protrusion des Unterkiefers fortwährend beansprucht. Dies trägt in hohem Maße zum Wachstum der Kondylenknorpel, zur Verlängerung des Unterkiefers sowie zur frühzeitigen Reifung und Differenzierung der Kiefergelenke bei. Die Flügelmuskeln inserieren an den Flügelfortsätzen des Keilbeins, die beim Säugling noch nicht vollständig ausgebildet sind. Die wiederholte Protrusion des Unterkiefers, für den Säugling eine große Kraftanstrengung, stimuliert beim Saugen das Wachstum der Flügelfortsätze. Diese werden nach unten außen gezogen, was wiederum dazu führt, dass der Processus pyramidalis der Gaumenbeine und die Sutura pterygopalatina nach lateral verlagert werden. Daraus ergeben sich zwei nützliche Konsequenzen:

- Erhöhung des transversalen Durchmessers des Gesichtsmassivs;
- Erhöhung der vertikalen Abmessungen der Nasenhöhlen (deren Hinterrand durch die Lamina medialis der Flügelfortsätze gebildet wird).

Es entsteht ein tensegrales Gleichgewicht zwischen den intrabukkalen Kräften der Zunge, den äußeren Kräften des M. orbicularis oris und den verbundenen Strukturen. Dieses Kräfteverhältnis wirkt sich auf die Ausbildung der Arkaden aus. Beim Saugen an der Flasche wird der M. buccinator stärker beansprucht als beim Saugen an der Brust, was zu einer Verengung der Oberkieferarkade führen kann.

Positive Auswirkungen des Stillens

Auf die Okklusion

Die Auswirkungen des Stillens auf die orofaziale Region wurden in zahlreichen Studien untersucht und mit den Auswirkungen des Saugens an der Flasche verglichen. Aufgrund der vielfältigen Variablen, die dabei eine Rolle spielen, gestaltet sich eine zuverlässige Einschätzung zwar schwierig. Dennoch scheint das vollständige Ausbleiben einer natürlichen Stillerfahrung mit einem erhöhten Auftreten von offenen Bissen und hinteren Kreuzbissen beim Misch- und Dauergebiss einherzugehen. Eine Metaanalyse kommt zu dem Ergebnis, dass die Wahrscheinlichkeit eines hinteren Kreuzbisses umso kleiner ist, je länger das Kind gestillt wurde [26, 27]. Kinder, die ausschließlich gestillt werden, laufen weniger Gefahr, Anomalien im Milchgebiss zu entwickeln, z. B. eine Angle-Klasse II mit einem erhöhten Overjet (horizontale Protrusion) [22].

Im Gegensatz zum Trinken an der Flasche begünstigt das Stillen außerdem die Ausbildung einer breiteren und protrusiveren Unterkieferarkade [28, 29]. Der ungehinderte Milchfluss aus der Flasche veranlasst den Säugling dazu, seinen Unterkiefer weiter hinten zu halten und seine bei der Geburt bestehende Retrognathie zu bewahren. Außerdem zeigen Säuglinge beim Trinken an der Flasche eine geringere Muskelaktivität, z. B. der Masseter [30].

Auf die Oropharyngealregion

Das Stillen birgt zahlreiche Vorteile. Es vermindert das Schnarchen und senkt das Risiko einer Schlafapnoe. Die erforderte Muskelaktivität wirkt sich günstig auf die Entwicklung des Mundrachens aus [31].

Auf das nicht-nutritive Saugen

Ein weiterer Faktor könnte dazu beitragen, dass Stillkinder weniger Okklusionsprobleme entwickeln, nämlich die Tatsache, dass diese Kinder einen geringeren Bedarf an nicht-nutritivem Saugen (NNS) zeigen, vor allem am Gebrauch eines Schnullers [22, 28]. Dies könnte an einem erhöhten Sicherheitsgefühl liegen, denn der Bedarf zu saugen ist (im wahrsten Sinne des Wortes) „gestillt“ und erfordert keinen Schnuller mehr. Je länger ein Kind gestillt wird, desto geringer ist sein Bedarf, einen Schnuller zu benutzen [22].

Auf den Schädel

Das Stillen wirkt sich positiv auf das Wachstum nicht nur des Gesichts, sondern des gesamten Schädels aus. Studien haben gezeigt, dass eine Stilldauer von mehr als vier Monaten mit einer Erhöhung des Schädelumfangs einhergeht. Dies wird in der Regel mit dem postnatalen Hirnwachstum und der Entwicklung der psychomotorischen und kognitiven Fähigkeiten in Verbindung gebracht [32, 33, 34]. Das Stillen bringt großen Nutzen für das Wachstum der Schädelbasis und des Gesichts. Die Form der mütterlichen Brust und der Druck der kindlichen Zunge gegen den Gaumen tragen zur Ausbildung des Gaumenbogens bei. Die rhythmischen Bewegungen, die die Zunge beim Stillen gegen den Gaumen ausführt, erzeugen einen Wechsel zwischen der kraniosakralen Flexion-Außenrotation und Extension-Innenrotation. Dieser Wechsel trägt zur Harmonisierung des Schädels und des kraniosakralen Rhythmus bei. Die positiven Auswirkungen des Stillens auf die kraniofaziale Morphogenese wurden übrigens in Studien nachgewiesen [27].

Auf den Vagotonus

Stillkinder zeigen einen höheren Vagotonus und somit eine stärke vagale Regulationsfähigkeit als Flaschenkinder. Dies wiederum begünstigt die muskuläre

3

Funktion beim Saugen, Schlucken, bei der Ventilation, Phonation, der Mimik und beim zwischenmenschlichen Austausch. Weiterhin entsteht beim Stillen eine gegenseitige vagale Stimulation und Regulierung zwischen Mutter und Kind, von der beide profitieren [35].

Vorteile der Muttermilch

Laut Weltgesundheitsorganisation (WHO) stellt Muttermilch das ideale Nahrungsmittel für Neugeborene dar, und zwar unabhängig von der geografischen Region [36]. Mehr als 200 Bestandteile machen die Muttermilch zu einem komplexen, für die Gesundheit und das Wohlergehen des Kindes extrem wirksamen Nahrungsmittel. Sie enthält Kohlenhydrate, Proteine, Lipide, Vitamine, Mineralien, Verdauungsenzyme und Hormone. Außerdem ist sie reich an Abwehrzellen, wie Makrophagen oder Stammzellen, und zahlreichen anderen bioaktiven Molekülen [37].

Sowohl im Laufe eines Stillvorgangs als auch eines Tages und während des Wachstums des Kindes ändert die Muttermilch ihre Zusammensetzung und passt sich so an die verschiedenen Bedürfnisse des Kindes an. Zu Beginn des Stillvorgangs löscht der höhere Flüssigkeitsanteil der Milch den kindlichen Durst. Anschließend wird die Milch cremiger und dickflüssiger [37]. Der hohe Fettanteil am Ende des Stillvorgangs könnte erklären, warum das Sättigungsgefühl beim Kind genau dann eintritt, wenn die momentan produzierte Milch aufgebraucht ist [38]. Dank der enthaltenen Verdauungsenzyme zeigen die Fette der Muttermilch außerdem eine bessere Verdaulichkeit als die der Kuhmilch.

Muttermilch enthält sämtliche Arten von Immunglobulinen, die das empfindliche Neugeborene erwiesenermaßen vor Infektionen schützen. Gestillte Neugeborene entwickeln weniger bakterielle oder parasitäre Infektionen im Verdauungstrakt und weniger Mittelohrentzündungen oder Infektionen der unteren Atemwege [38]. Es scheint, dass Muttermilch außerdem gegen atopische Erscheinungsbilder hilft [39, 40] und die Ausbildung des Sehvermögens fördert [41].

Darüber hinaus werden dem Stillen noch weitere positive Auswirkungen zugesprochen. Mehrere Studien erwähnen beispielsweise eine verminderte Schmerzempfindlichkeit der Säuglinge bei medizinischen Maßnahmen, wie z. B. Impfungen [42]. Nicht zu vergessen die potenziellen Vorteile für die Gesundheit der Frauen, die über einen längeren Zeitraum gestillt haben, z. B. vermindertes Risiko vor der Menopause an Brustkrebs oder an Eierstockkrebs zu erkranken [43].

MAN BEACHTE

Angesichts der zahlreichen, nachgewiesenen Vorteile des Stillens, empfiehlt die WHO den Müttern, ihre Kinder in den ersten sechs Monaten ausschließlich, und danach, unter Hinzufügung geeigneter fester Nahrung bis zum zweiten Lebensjahr oder länger zu stillen [36].

Flaschennahrung

Außer den qualitativen Unterschieden zwischen der Muttermilch und der Flaschennahrung spielen die Flasche selbst und vor allem der Sauger eine wesentliche Rolle. Ist der Sauger beispielsweise zu steif und zu lang, kann er mit dem hinteren Anteil der Mundhöhle und der oropharyngealen Region in Berührung kommen und unnütze Reflexe auslösen. Ein zu zylindrisch ausgeprägter, nicht „physiologischer" Sauger verleitet den Säugling dazu, mit seiner Zunge eine enge „Rinne" zu bilden, um den Sauger zu halten und seine Zunge dadurch in eine dysfunktionelle Position zu bringen (➤ Abb. 3.9). Die Zunge füllt durch diese enge Haltung weniger Raum aus und führt nicht zur Erhöhung der transversalen Abmessungen der Arkaden. Es entsteht eine mögliche Ursache für eine linguale Dysfunktion, bei der die Zunge zu weit nach vorne gerät, sich ein dysfunktionelles Schluckmuster und schließlich eine Malokklusion einstellt. Sollte das Stillen nicht möglich sein, wird empfohlen, eine Flasche mit einem flexibleren und nicht zu langen Sauger zu wählen, um einen effektiven Lippenschluss zu ermöglichen. Das Austrittsloch sollte nicht zu groß sein, damit der Trinkvorgang ausreichend lange dauert (ca. 15 bis 20 Minuten) und die orofaziale Muskulatur des Kindes, wie beim Stillen, angemessen beansprucht wird [44].

Beim Stillen leisten die Oberkieferknochen normalerweise Widerstand gegenüber dem Druck der Zunge und des Unterkiefers gegen die mütterliche Brust. Das bedeutet, dass die Morphologie der Oberkiefer und das Stillen sich gegenseitig beeinflussen. Beim Trinken an der Flasche ist die Position des Saugers im Säuglingsmund

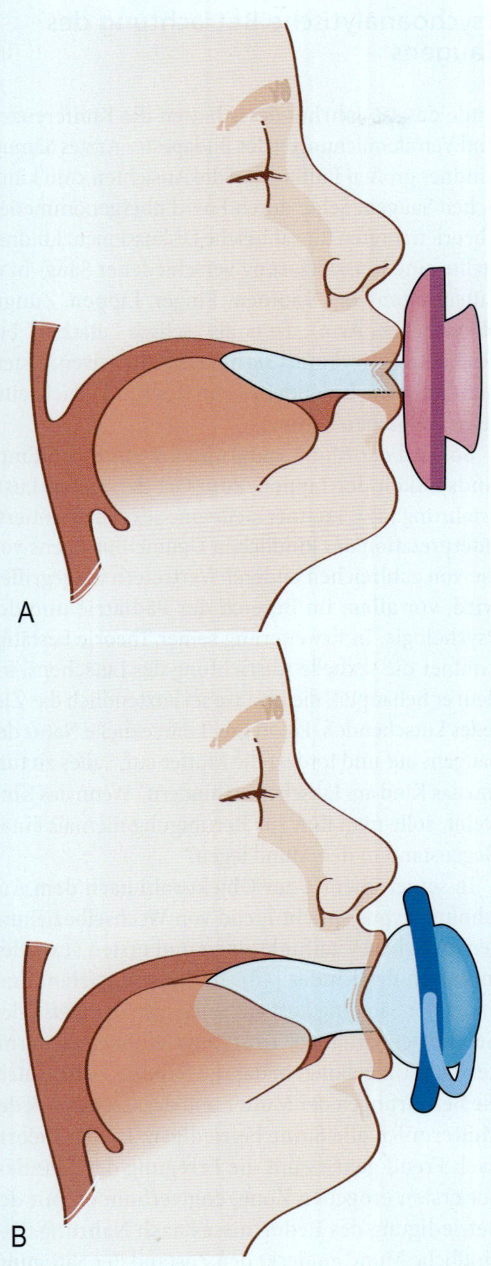

Abb. 3.9 Schnuller
A. Physiologischer Schnuller. Die Zunge breitet sich aus und trägt zur Verbreiterung der Arkaden bei. Der Lippenschluss ist angemessen. B. Unphysiologischer Schnuller. Die Zunge bildet eine enge Rinne zur Aufnahme des Saugers. Der Schnuller verhindert einen angemessenen Lippenschluss. © Carole Fumat, nach Vorlagen von N. Sergueef, mit freundlicher Genehmigung des Verlages.

von großer Bedeutung, denn eine ungünstige Position kann Ausgangspunkt für Dysfunktionen sein. Eine mehr oder weniger schräge Ausrichtung der Flasche mit Druck gegen die Oberkieferarkade nach kranial kann eine intraossäre Dysfunktion mit einer Rotation der Zwischenkieferknochen nach posterior erzeugen. Daraus können Störungen im orofazialen Bereich, wie Zahnlücken, Interpositionen der Zunge und/oder nasale Dysfunktionen entstehen. Ein Druck durch die Flasche nach kranial in Richtung des Gaumenbogens kann außerdem zu einer Verschmälerung der Oberkieferarkade mit einer Vertiefung des Gaumenbogens und einer Höhenminderung der Nasenhöhlen führen. Dies wiederum sind begünstigende Faktoren für die Entwicklung einer Ronchopathie und/oder obstruktiven Schlafapnoe.

Schwierigkeiten beim Stillen

Das Stillen kann durch bestimmte Umstände erschwert werden. Diese werden eingehend in ➤ Kapitel 4 erörtert. Beispiele hierfür sind:

- Kraniozervikale Dysfunktionen des Säuglings, die ihn daran hindern, eine komfortable Position einzunehmen;
- Dysfunktionen am Hypoglossuskanal, die sich auf die Zungenbewegungen auswirken;
- verkürztes Zungenbändchen (Ankyloglossie) oder Lippenbändchen;
- Schluckstörungen;
- somatische Dysfunktionen der Mutter, die sie daran hindern, den Säugling korrekt zu positionieren, oder psychisches Unbehagen der Mutter.

Nicht-nutritives Saugen (NNS)

Um die 10. Woche herum, also schon sehr früh, beginnt der Fetus mit den ersten Saugbewegungen. Um die 12. Woche herum ist die Saugfunktion dann ausgebildet. Bis zur Geburt entwickelt der Fetus ein reflexartiges Saugen, als Reaktion auf eine Stimulierung der Lippen durch seine Finger oder Zehen. Nach dem Saugen beginnt der Fetus, das Fruchtwasser zu schmecken und zu schlucken, was als Vorbereitung dazu dient, nach der Geburt an der mütterlichen Brust zu saugen und sich zu ernähren. Dieses „Training" verläuft synchron zur Reifung des Hirnstamms.

Nach der Geburt zeugen verschiedene Reflexe beim Säugling von einer gesunden Entwicklung des Nervensystems und einem ausreichenden Muskeltonus. Unmittelbar nach der Geburt zeigt das Kind den (eng mit dem NNS verbundenen) Wühlreflex, wenn es, auf dem Bauch der Mutter liegend, die Brust sucht. Es folgen der Saug-Schluck-Reflex und der Such- bzw. Kardinalpunktreflex, bei dem das Kind nach einer Stimulierung der Wange den Kopf zur jeweiligen Seite dreht und den Mund öffnet.

Das Kind steckt Dinge in den Mund, um sie mit den Lippen, der Zunge und dem Kiefer zu erforschen und Informationen über Material, Geschmack, Größe und Aussehen einzuholen. Durch das Saugen und Kauen vervollständigt das Kind die Entdeckung seiner Mundregion.

Traditionell wurden Tücher zusammengebunden und mit Brotstücken, Getreide, Fleisch, Fisch oder Milch und Honig gefüllt, um sie dem Säugling zum Saugen zu geben. Der Geschmack von Honig, beispielsweise, wirkte beruhigend und in bestimmten Situationen schmerzlindernd [45]. Im 17. und 18. Jahrhundert wurde die Verwendung von Alkohol und Opiaten in solchen Saugtüchern zur Beruhigung der Kinder allerdings von Vertreter der Medizin heftig kritisiert. Im 20. Jahrhundert wurde der Einsatz der Saugtücher schließlich für unhygienisch befunden und allmählich eingestellt. Die Diskussionen hielten jedoch an, bis im Jahre 2005 in einer Studie nachgewiesen wurde, dass die Verwendung eines Schnullers beim Einschlafen mit einem verminderten Risiko für einen plötzlichen Kindstod einherging [46]. Obwohl der Schnuller wegen seiner nachteiligen Auswirkungen auf die orofazialen Strukturen heftig kritisiert wird, findet er heutzutage noch breite Anwendung (ungefähr 63 % der Kinder benutzen einen Schnuller).

Nicht-nutritives Saugen wird als normal betrachtet, und der Saugreflex verschwindet in der Regel im Laufe des ersten Lebensjahrs. Manche Kinder bewahren allerdings bestimmte Sauggewohnheiten und nuckeln am Daumen oder einem anderen Finger, einem Schnuller oder anderen Gegenständen (Stofftier, Baumwolltuch o. Ä.).

Psychoanalytische Betrachtung des Saugens

Ende des 19. Jahrhunderts hatten die Konferenzen und Veröffentlichungen des Budapester Arztes Sámuel Lindner großen Einfluss auf die Ansichten zum kindlichen Saugen. Seine durch Freud übergenommenen Theorien sorgten für zahlreiche Diskussionen. Lindner stellte eine Klassifizierung verschiedener Saug- bzw. Lutscharten vor (Daumen, Finger, Lippen, Zunge, Handrücken, Arm), die er als „seliges Lutschen" bezeichnete. Er verbindet sie mit sehr intensiven, lüsternen Gefühlen, besonders wenn das Kind gleichzeitig seine Genitalien berührt.

So wird der Mund, aufgrund der extremen Empfindsamkeit der Lippen, zum Ort der ersten Lusterfahrung [47]. Lindner stellt eine sexuell orientierte Interpretation des kindlichen Daumenlutschens vor, die von zahlreichen anderen Vertretern aufgegriffen wird, vor allem im Bereich der Pädiatrie und der Psychologie. In Erweiterung seiner Theorie bestätigt Lindner die sexuelle Ausrichtung des Lutschens, indem er behauptet, die Ekstase sei letztendlich das Ziel jedes Lutschenden. Freud greift die sexuelle Natur des Saugens auf und fordert die Mütter auf, „alles zu tun, um das Kind am Lutschen zu hindern". Wenn das Kind weint, solle man ihm zur Beruhigung niemals einen Gegenstand in den Mund legen.

In seiner Theorie zur Objektwahl nach dem Anlehnungstypus spricht Freud von Wechselbeziehungen zwischen Vitalfunktionen und ersten sexuellen Impulsen des Kindes [48]. In der oralen Handlung findet der Säugling Lust am Saugen an der Brust, den Genuss der Sättigung, Trost, das Gefühl einer warmherzigen Umgebung, in der die Stimme, der Geruch, die Berührungen der Mutter und der Geschmack der Muttermilch alle Sinne befriedigen. In der Theorie nach Freud geht es um die Erregung des Mundes, der ersten erogenen Zone, eng verbunden mit der Befriedigung des Bedürfnisses nach Nahrung. Der kindliche Mund entdeckt den Zustand der Sättigung, verbunden mit einem positiven Lustgefühl. Die Rolle der Mutter für die Libidinisierung der oralen Funktion ist hier von essenzieller Bedeutung. Erfüllt sie diese Rolle nicht, kann es zu Störungen im Urbedürfnis nach Nahrung kommen [49].

Im Zusammenhang mit dem nutritiven Saugen (NS) entsteht die Mutter-Kind-Bindung beim Stillen bzw. die Eltern-Kind-Bindung beim Trinken an der Flasche, unter anderem durch das Hormon Oxytozin [50]. Später versucht das Kind, die angenehmen Gefühle des Saugens unabhängig vom NS wiederzufinden. Spitz spricht von einer Zönästhesie der Mundhöhle bzw. der primären Höhle, der „Wiege" aller Wahrnehmungen. Die Zönästhesie ist die „organische Sensibilität, die aus der Gesamtheit der inneren Empfindungen hervorgeht und im Menschen das allgemeine Gefühl seiner Existenz hervorruft, unabhängig von der spezifischen Rolle der Sinne" [51]. Für Spitz ermöglicht das Erleben der primären Höhle nach der Geburt ein Gefühl der tiefen Sicherheit. Die Mundhöhle wird so zur Brücke zwischen dem Inneren und dem Äußeren.

Winnicott führt den Begriff des Übergangsobjektes ein. Dies kann ein Schnuller, eine Decke oder ein Stofftier sein. Das Objekt dient dem Übergang von der ersten Beziehung zur Mutter hin zu Beziehungen zu anderen. Es markiert den Zeitpunkt, an dem das Kind von der „Einheit" zur „Beziehung" wechselt und dennoch dem Säugling in ihm gerecht wird, der sich beruhigt seiner ersten sexuellen Regung widmet, nämlich dem Saugen [52].

Verbreitung des nicht-nutritiven Saugens (NNS)

In der Regel kombinieren Kinder verschiedene Arten des NNS. So wird das Daumenlutschen bisweilen mit dem Tragen eines bestimmten Kleidungsstücks oder mit einem bestimmten Gegenstand verbunden. Je nach Tageszeit, Ermüdungszustand oder Umgebung wechselt das Kind zwischen dem Daumen oder anderen Fingern. Eltern geben ihren Kindern häufig den Schnuller zur Stressbewältigung, zur Beruhigung oder zum Einschlafen. Außerdem variieren die Formen des NNS je nach kulturellem Hintergrund.

Zwischen 10 und 34 % aller Kinder lutschen im Laufe ihres ersten Lebensjahrs am Daumen oder an einem anderen Finger [53]. In traditionellen Gesellschaften liegen die Prozentzahlen deutlich im unteren Bereich. Je nach Autor variiert die Verwendung eines Schnullers über das erste Lebensjahr hinaus zwischen 40 und 85 % [54–56]. Für das Daumenlutschen beträgt dieser Wert ca. 12,8 % [57]. Die meisten Kinder geben den Schnuller mit 2 oder 3 Jahren auf [53].

Positive Auswirkungen des Schnullers

Schmerzlinderung

In mehreren Studien wurde nachgewiesen, dass ein Schnuller wirksamer gegen Schmerzen hilft als eine Saccharose-Lösung, sowohl bei termingerecht als auch bei zu früh geborenen Kindern [58]. Daher wird der Einsatz eines Schnullers bei verschiedenen Maßnahmen empfohlen, z. B. bei Impfungen oder anderen Spritzen, Beschneidungen oder Lumbalpunktionen [55].

Frühgeburt

Bei Frühgeburten werden Schnuller zur mechanischen Stimulierung der orofazialen Strukturen und zur Unterstützung der sensomotorischen Funktionen der Hirnnerven eingesetzt, die an einer normalen Ernährung beteiligt sind (V, VII, IX, X und XII). Hieraus ergeben sich verschiedene positive Auswirkungen, wie z. B. eine kürzere Verweildauer im Krankenhaus, ein schnellerer Übergang von der parenteralen zur oralen Nahrungsaufnahme und eine verbesserte Trinkfunktion an der Flasche [59, 60]. Kurzfristig gesehen, haben NNS bei frühgeborenen Kindern keine nachteiligen Auswirkungen.

Stimulierung der gastrointestinalen Motilität

Bei Frühgeborenen, die über eine nasogastrale oder orogastrale Sonde künstlich ernährt werden, stimuliert das Saugen an einem Schnuller die motorischen und sekretorischen Funktionen des Magens und somit die Verdauung [61].

Plötzlicher Kindstod

Um eine sichere Schlafumgebung herzustellen und das Risiko eines plötzlichen Kindstodes zu senken, werden verschiedene Maßnahmen empfohlen. Dazu gehören das „Schlafen in Rückenlage, die Verwendung einer festen Schlafunterlage, das Teilen des Zimmers, aber nicht des Bettes, das Vermeiden eines zu weichen Bettes und übermäßiges Heizen". Weiterhin werden das Stillen und die Verwendung eines Schnullers empfohlen [62]. Man beachte allerdings, dass ein

3

Schnuller in diesem Zusammenhang nach Beenden des ersten Lebensjahrs keinen Nutzen mehr bringt.

Negative Auswirkungen des Schnullers

Stellungnahme der WHO

Angesichts der nachteiligen Auswirkungen eines Schnullers auf das Stillen und die Gesundheit der Kinder haben sich die WHO und die American Academy of Pediatrics (AAP) lange Zeit gegen den Einsatz von Schnullern ausgesprochen. Vor dem Hintergrund der gesellschaftlichen Veränderungen und der immer stärker verbreiteten Verwendung von Schnullern haben die WHO und die AAP zwischen 1989 und 2018 ihre Positionen allerdings deutlich revidiert. Ihre Empfehlung lautet nunmehr, „die Mütter über die Benutzung und Risiken von Trinkflaschen, Saugern und Schnullern aufzuklären“. Sie fügen hinzu, dass die Empfehlungen jeweils länderspezifisch angepasst werden können, ohne allerdings die Grundprinzipien der WHO aus den Augen zu verlieren.

Gefahr von Mittelohrentzündungen

Eine der nachteiligen Auswirkungen der Benutzung von Schnullern besteht in der erhöhten Gefahr von Mittelohrentzündungen. Dieser Risikofaktor lässt sich allerdings mindern, indem man die Benutzung auf das Einschlafen begrenzt [64].

Offener Biss, Kreuzbiss und Overjet (horizontale Protrusion)

Zu den Auswirkungen der Verwendung eines Schnullers auf die orofazialen Strukturen gibt es zahlreiche Studien. Die Ergebnisse sind allerdings nicht zufriedenstellend, da einfach zu viele Variablen eine Rolle spielen: Art und Dauer der Nahrungsaufnahme, Art des Schnullers, Alter des Kindes, tägliche Benutzungsdauer, Gesamtbenutzungsdauer, evtl. in Verbindung mit Daumen- oder Fingerlutschen.

Es gibt allerdings einige Hinweise auf eine Verbindung zwischen der Verwendung von Schnullern und dem Auftreten von offenen Bissen und hinteren Kreuzbissen [65]. Je nach Art des Schnullers zeigen 8,5 bis 96,3 % der betroffenen Kinder einen offenen Biss und 12,8 bis 88,9 % einen hinteren Kreuzbiss. Diese Prozentsätze liegen höher als bei Kindern, die keinen Schnuller benutzen [65].

Die Tatsache, dass die Beschaffenheit der Schnuller im Laufe der Zeit besser an die orofazialen Strukturen der Säuglinge angepasst wurden, könnte die Unterschiede der Studien je nach Zeitpunkt der Durchführung erklären. Der Prototyp eines orthodontischen (kieferorthopädischen) Schnullers wird definiert als einer, „der der Form ähnelt, die die mütterliche Brustwarze beim Stillvorgang annimmt und dessen Rand einen dichten Lippenschluss ermöglichen soll“ [66]. Solche Exemplare sollen für die Muskelkontraktion, Zungenposition und Nasenatmung die gleichen Schemata wie beim natürlichen Stillen erzeugen. Manche Autoren sind der Meinung, dass die Kinder, die den Schnuller Tag und Nacht benutzen, häufiger einen offenen Biss entwickeln als die, die ihn nur nachts verwenden [65]. Bleibt die Benutzung des Schnullers auf das erste Lebensjahr begrenzt, treten keine nennenswerten Folgen für die Okklusion auf. Darüber hinausgehende NNS-Gewohnheiten zeigen allerdings nachteilige Auswirkungen auf das Milchgebiss. Kinder, die länger als 36 Monate einen Schnuller benutzen, entwickeln häufiger einen offenen Biss oder einen hinteren Kreuzbiss [67].

Die Benutzung eines Schnullers oder das Daumenlutschen zeigen unterschiedliche Folgen. Daumenlutschende Kinder zeigen deutlich häufiger einen Overjet von mehr als 4 mm als Schnullerkinder [53]. Für beide Gruppen erhöht sich das Risiko einer Malokklusion allerdings erheblich, wenn das NNS länger als 48 Monate praktiziert wird. In mehreren Studien wurde außerdem nachgewiesen, dass eine Mundatmung einen zusätzlichen Risikofaktor für einen hinteren Kreuzbiss darstellt. Dies hängt möglicherweise mit den Ursachen dafür zusammen (➤ Kapitel 4). Ein weiterer Unterschied zwischen den beiden NNS-Arten besteht darin, dass es daumenlutschenden Kindern häufiger schwerfällt, diese Gewohnheit nach dem 4. Lebensjahr aufzugeben. Daher könnte der Versuch ratsam sein, das Daumenlutschen so bald wie möglich durch einen Schnuller zu ersetzen. Außerdem sollten Eltern dazu aufgefordert werden, die Benutzungszeit eines Schnullers zu begrenzen [53].

Daumenlutschen

Das Kind kann zum Lutschen einen oder mehrere Finger in den Mund stecken. Am häufigsten wird der Daumen genommen, gefolgt vom Zeige- oder anderen Fingern. Um die nachteiligen Auswirkungen auf die orofazialen Strukturen und den kraniosakralen Mechanismus zu verstehen und wenn nötig zu normalisieren, ist ein genauer Blick auf diese Gewohnheit erforderlich.

In ihrem bekannten Artikel stellten Subtelny (Senior und Junior) eine Klassifizierung des Daumenlutschens vor. Dabei untersuchten sie anhand von Röntgenaufnahmen die Position des Daumens und teilten die Ergebnisse in vier Gruppen auf [68]:

- Bei der Hälfte der Probanden (A) befindet sich der Daumen zum größten Teil, d. h. über das Interphalangealgelenk hinaus, im Mund. Die Daumenbeere berührt einen Großteil des harten Gaumens. Die Unterkieferschneidezähne drücken gegen die Daumenrückseite.
- Bei ca. einem Viertel der Probanden (B) liegt der Daumen bis zum Interphalangealgelenk im Mund, erreicht aber nicht vollständig den harten Gaumen. Wie bei Gruppe A berühren die Unterkieferschneidezähne die Daumenrückseite.
- Bei der Gruppe C liegt der Daumen vollständig in der Mundhöhle und berührt, wie bei Gruppe A, den harten Gaumen, nicht aber die Unterkieferschneidezähne.
- Bei ca. 6 % der Probanden (D) liegt nur ein kleiner Teil des Daumens im Mund. Die Unterkieferschneidezähne berühren den Daumennagel.

78 % der daumenlutschenden Kinder entwickeln komplexe, dreidimensionale bukkodentale Anomalien [69]. Am häufigsten zeigt sich ein offener Biss, der dauerhaft bleibt, wenn das Daumenlutschen über das 4. Lebensjahr hinaus praktiziert wird [70] (➤ Abb. 3.10). In vielen Fällen kommt es zu einer Verformung der Oberkieferknochen oder einem verminderten Wachstum des Unterkieferknochens. Dabei lässt sich Folgendes beobachten:

- Die Oberkieferarkade wird schmaler und nimmt die Form eines „V“ ein.
- Der Gaumenbogen vertieft sich, häufig als Folge des Drucks durch den Daumen/Finger gegen den Gaumen und die Palatinalseite der oberen Schneidezähne [71].

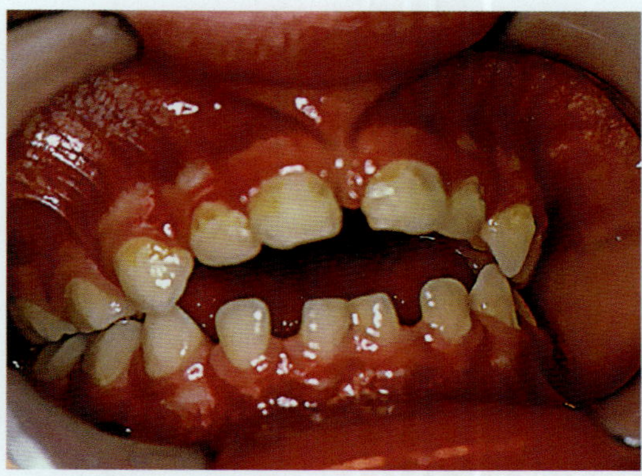

Abb. 3.10 Offener Biss
Auswirkungen des Daumenlutschens auf das Milchgebiss.
Quelle: Todorova I. Orthopédie préventive et interceptive. Encycl Méd Chir (Elsevier, Paris), Odontologie/Stomatologie, 23-405-E-10. 1999, 8 p. © Elsevier Masson SAS.

- Eine Retrognathie mit einer Bukko- oder Vestibuloversion, je nach Druckrichtung des Daumens/Fingers.

Sollte der Zeigefinger hinzukommen, kann dieser:

- auf dem Nasenrücken liegen und einen Druck nach kaudal ausüben, im Sinne einer kraniosakralen Extension-Innenrotation (➤ Abb. 3.11);

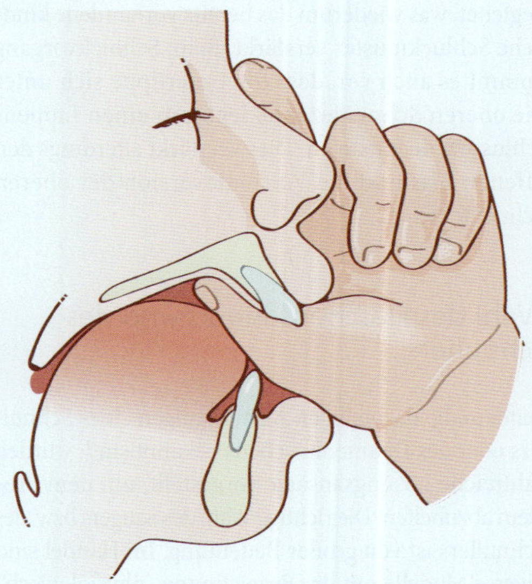

Abb. 3.11 Daumenlutschen © Carole Fumat, nach Vorlagen von N. Sergueef, mit freundlicher Genehmigung des Verlages.

3

- sich in Höhe des Prosthion unter die Nase legen und einen Druck nach kranial ausüben, im Sinne einer kraniosakralen Flexion-Außenrotation.

In der Regel wählt das Kind eine für sich angenehme Position, die Aufschluss über eine mögliche Dysfunktion gibt. Es gilt auch zu beobachten, ob der betreffende Finger bzw. Daumen in mediale oder laterale Richtung schiebt. Je nachdem wären daher eher mediale (Stirn-, Keil-, Sieb-, Pflugschar- oder Zwischenkieferbein) oder laterale Strukturen (Oberkiefer- oder Gaumenbein) in Dysfunktion.

MAN BEACHTE

Ein offener Biss mit einer Vertiefung des Gaumenbogens kann als Folge des Daumenlutschens entstehen. Häufig sind dabei die Zwischenkieferbeine und die Zwischenkiefernaht in Dysfunktion. Diese Dysfunktionen sind frühzeitig zu normalisieren, idealerweise vor dem 3. oder 4. Lebensjahr (➤ Kapitel 6).

Folgen für die Zunge

Die Position der Zunge hängt von der Position des Fingers bzw. Daumens beim Lutschen ab. Häufig wird die Zunge nach unten gedrängt, sodass sie die unteren Schneidezähne in Vestibuloversion drückt. Ein offener Biss wird oft von einer Interposition der Zunge begleitet, was wiederum das bereits vorhandene kindliche Schluckmuster verstärkt. Beim Schluckvorgang kommt es auch vor, dass die Unterlippe sich unter die oberen Schneidezähne legt, um einen Lippenschluss zu begünstigen. Dies verstärkt allerdings den offenen Biss und die Vestibuloversion der oberen Schneidezähne.

Wahl des Flaschensaugers und des Schnullers

Seitdem die nachteiligen Auswirkungen eines Schnullers oder des Daumenlutschens bekannt sind, wurden zahlreiche Lösungsansätze vorgestellt, um dem Problem abzuhelfen. Die richtige Wahl des Saugers bzw. des Schnullers ist von großer Bedeutung. Im Handel sind diverse Modelle mit der Bezeichnung „physiologisch", „funktionell" oder „orthodontisch" erhältlich, wobei diese Begriffe keiner offiziellen Definition oder Prüfung unterliegen [72]. Die angeblichen Vorteile solcher Sauger und Schnuller gegenüber herkömmlichen Modellen für den Mund-Kiefer-Bereich werden kontrovers diskutiert. Sie scheinen nicht zu einem selteneren Auftreten von hinteren Kreuzbissen zu führen [73].

Die Hersteller führen jedenfalls ausführliche Forschungen durch, damit ihre Sauger und Schnuller in Material und Form die Anatomie der weiblichen Brustwarze nachstellen. Dabei werden verschiedene Merkmale in Betracht gezogen [74–76]:

- Der Sauger sollte abgeflacht sein, um der mütterlichen Brustwarze zu ähneln. Die (obere) Gaumenseite sollte breit genug und leicht abgerundet sein, um sich gegen den kindlichen Gaumen zu schmiegen und beim Saugen einen gewissen Druck gegen den Gaumenbogen auszuüben. Die (untere) Zungenseite sollte leicht konkav sein, damit die Zunge während des Schluckens den Kontakt zu dieser Seite halten kann. Diese Form scheint das Risiko eines offenen Bisses und eines Overjets zu mindern [77].
- Die Verbindung zwischen dem Sauger und dem Kragen der Flasche sollte abgeflacht sein, um eine effektive Kontraktion der Lippen zu begünstigen. Dies ermöglicht einen dichten Lippenschluss mit einer physiologischen Beanspruchung des Lippen-Wangen-Gurtes ohne Überbeanspruchung des Zahnfleischs.
- Der Flascehnkragen sollte so beschaffen sein, dass er eine Muskelaktivität, insbesondere des M. orbicularis oris, eine Zungenposition und eine Nasenatmung wie beim Stillen ermöglicht.
- Der Sauger sollte zur Verbreiterung des Gaumens beitragen. Die seitlichen Anteile sollten geneigt sein, um eine Ausbreitung der Zunge und so ein Gleichgewicht mit den äußeren Krafteinwirkungen zu ermöglichen.
- Der Fläschchensauger sollte ein kleines Loch, idealerweise auf der Oberseite, aufweisen, um einen längeren Kontakt der Milch mit dem Speichel zu erhalten und so die Verdauung zu unterstützen. Die Flussmenge sollte klein eingestellt sein, um die Aktivität der orofazialen Muskulatur zu fördern.

Beendigung des nicht-nutritiven Saugens

Verschiedene Lösungsansätze sollen helfen, das NNS aufzugeben:

- In der Kieferorthopädie werden für Kinder, die es nicht schaffen, das Daumenlutschen aufzugeben, spezielle Klammern oder Platten angeboten. Diese werden zwischen den Backenzähnen befestigt, um das Kind daran zu hindern, seinen Daumen gegen den Gaumen zu legen;
- Handschuhe für den Daumen oder alle Finger, Gipse, oder spezielle Apparate für den Ellbogen, die eine Flexion von maximal 100° erlauben und das Kind daran hindern, seine Finger in den Mund zu stecken;
- Tinkturen mit unangenehmem Geschmack, die auf den Schnuller, den Handschuh oder den Fingernagel aufgetragen werden;
- psychotherapeutische oder verhaltenstherapeutische Ansätze;
- traditionelle, sanfte Methoden, wie die des Schnullerbaums aus Dänemark, bei der das Kind seinen Schnuller zum gegebenen Zeitpunkt am Baum aufhängt und sich mit einer kleinen Botschaft von ihm verabschiedet.

In jedem Fall ist für alle Kinder eine zahnärztliche Betreuung wünschenswert. Die Französische Vereinigung für Zahn- und Mundgesundheit (Union française pour la santé buccodentaire, UFSBD) empfiehlt, den ersten Zahnarztbesuch in den ersten sechs Monaten nach Durchbruch des ersten Milchzahns, spätestens aber vor Vollendung des ersten Lebensjahrs durchzuführen [78]. Ab dem 3. Lebensjahr sollte dann jährlich ein Besuch stattfinden. Kinder, die zum Einschlafen an Flaschen nuckeln, die mit zuckerhaltigen Getränken gefüllt sind, zeigen um das 6. Lebensjahr herum häufig Zahnanomalien oder kariöse Zähne (z. B. den sog. „Flaschenkaries" an den oberen Schneidezähnen). Weiterhin lassen sich bei der Kontrolle auch die Entwicklung der Okklusion überprüfen und eventuelle Kreuzbisse oder andere funktionelle Störungen frühzeitig erkennen. Es scheint, dass Kinder, die nicht regelmäßig zum Zahnarzt gehen, tendenziell länger einen Schnuller benutzen [56].

Nicht-nutritives Saugen und Osteopathie

An dieser Stelle möchten wir noch einmal auf die Bedeutung der Prävention hinweisen, mit dem Ziel, dem Kind zu helfen, das NNS frühzeitig, also vor der Entwicklung einer fehlerhaften Okklusion, aufzugeben. Es heißt zwar, dass viele NNS-bedingte Okklusionsstörungen sich spontan zurückbilden können, wenn das NNS rechtzeitig aufgegeben wird. Dennoch sollten regelmäßige kieferorthopädische und osteopathische Kontrollbesuche stattfinden.

Um eventuelle Störungen des orofazialen Wachstums diagnostizieren zu können, müssen zunächst einmal die einzelnen Phasen des normalen Wachstums bekannt sein. Dieses Wissen ermöglicht uns zu verstehen, warum das NNS nachteilige Auswirkung hat und auf welche Art und Weise es zu Dysfunktionen führt. Auf dieser Grundlage lassen sich dann die dysfunktionellen Strukturen und einwirkenden Kräfte erkennen und die entsprechenden osteopathischen Lösungsansätze finden. So können wir z. B. den Eltern erklären, dass das Daumenlutschen zu einer einseitigen Kopfrotation führt (zur Seite des benutzten Daumens) und dass ein Kind mit einem Schiefhals besser einen Schnuller benutzen sollte. Trotz alledem sollten wir dazu auffordern, die Gewohnheit des NNS letztendlich vollständig aufzugeben. Die tägliche Benutzung eines Schnullers sollte zeitlich begrenzt sein, idealerweise nur auf den Moment des Einschlafens. Außerdem sollte das Kind ihn nur während der ersten zehn Lebensmonate benutzen, da in dieser Zeit der Bedarf zu saugen am höchsten ist. Im Sitzen oder Stehen sollte kein Schnuller verwendet werden, um den hyolingualen Komplex nicht in eine ungünstige Position zu bringen. Aus demselben Grund sollte das Kind auch nicht mit einem Schnuller im Mund sprechen.

Somatische Dysfunktionen

Durch die osteopathische Normalisierung von Dysfunktionen unterstützen wir die Patienten dabei, das NNS aufzugeben. Wir konnten bei vielen unserer Patienten mit Dysfunktionen am kraniozervikalen Übergang, an der Schädelbasis, den Schläfenbeinen und/oder den Kiefergelenken eine Verstärkung verschiedener Parafunktionen feststellen. Nach der Normalisierung dieser Dysfunktionen stellte sich eine Verbesserung der Parafunktionen ein.

Jede somatische Dysfunktion bewirkt ein Unbehagen und sollte, wie alle Stressfaktoren, im Falle einer NNS und/oder einer Parafunktion in Betracht gezogen werden. Für ein Kind ergeben sich zahlreiche Stress oder Angst auslösende Faktoren, z. B. die Geburt eines Geschwisterkindes, das Abstillen, die Aufnahme in die Kindertagesstätte, Müdigkeit usw. In solchen Momenten findet es bisweilen Trost im NNS.
Während das Saugen anfangs reflexartig stattfindet, entwickelt das Kind später, in der oralen Phase, in der das sensorische Erleben des Mundraums vorherrscht, den Genuss und die Lust am Saugen. Später versucht das Kind, dieses gespeicherte Gefühl der Ruhe und Geborgenheit wieder aufzurufen. Normalerweise erfüllt das Stillen das kindliche Bedürfnis nach dem Saugen und der damit verbundenen Geborgenheit. Wenn dies jedoch nicht gelingt, versucht das Kind, dieses Bedürfnis mithilfe eines Schnullers oder seines Daumens zu stillen. Später stellen sich andere Parafunktionen ein, z. B. auf die Lippen zu beißen, an den Fingern zu knabbern, ein Kaugummi oder an den Nägeln zu kauen (Onychophagie) o. Ä. Solche Techniken zur Selbstberuhigung setzen sich bisweilen bis ins Erwachsenenalter fort. All diese Parafunktionen haben eines gemeinsam, nämlich die Aktivierung der Hirnstammkerne, die mit den Schaltkreisen der Stressbewältigung in Verbindung stehen (➤ Kapitel 4, „Parafunktionen").
Eine Studie an 100 gesunden zwischen 6 und 72 Stunden alten Neugeborenen zeigte verschiedene somatische Dysfunktionen. 95 % zeigten eine Kondylenkompression, 85 % Einschränkungen im Bereich der Schläfenbeine, 91 % Bewegungseinschränkungen an mindestens einem HWS-Segment [79]. Die meisten Eltern tragen durch ihre wohlwollende Haltung und ihren entsprechenden Umgang mit ihren neugeborenen Kindern wahrscheinlich zur Normalisierung solcher Dysfunktionen bei. Manche dieser Störungen können allerdings bestehen bleiben, vor allem, wenn sie aufgrund einer schwierigen Geburt einen gewissen Schweregrad entwickelt haben. Solche Störungen besitzen eine nozizeptive Wirkung auf das zentrale Nervensystem, indem die stimulierten nozizeptiven Neuronen dort zu einem Reizzustand (Fazilitation) führen. Dieser Reizzustand kann sich in reflexartigen Aktivitäten des Kauapparats manifestieren und den Betroffenen dazu anregen, seine Kaumuskeln zu aktivieren, wie es bei den Parafunktionen der Fall ist. Man beachte, dass diese Muskeln, z. B. der M. pterygoideus lateralis, extrem empfindlich auf somatische Dysfunktionen der Schädelbasis oder des kraniozervikalen Übergangs reagieren. Diese Muskeln werden durch den V., VII., IX. und X. Hirnnerv innerviert, deren Kerne im Hirnstamm, auf der Höhe des kraniozervikalen Übergangs liegen. Dieser sollte in diesem Zusammenhang also unbedingt normalisiert werden.

3.3 Schlucken

„Das Schlucken ist eine der kompliziertesten motorischen Funktionen und benötigt die Koordination einer komplexen bilateralen Aktivierungs- und Hemmungssequenz von über 25 Muskelpaaren des Munds, Rachens, Kehlkopfs und der Speiseröhre" [80].

Nach der Fetalperiode entwickelt sich die Schluckfunktion in dem Maße, in dem auch das zentrale und periphere Nervensystem sowie die lokoregionalen anatomischen Strukturen heranreifen. Das Schlucken ermöglicht den Transport von Nahrungsmitteln von der Mundhöhle zum Magen und stellt unsere Ernährung sicher, ohne die Atemwege zu gefährden. Zwischen der Geburt und dem hohen Alter finden altersbedingt anatomische und physiologische Variationen statt, die je nach Altersgruppe zu unterschiedlichen Störungen führen können.

Der Saug-Schluck-Automatismus wird durch das verlängerte Rückenmark (Bulbus cerebri, Medulla oblongata) gesteuert, genauer gesagt durch die paarige Formation aus dem Nucleus tractus solitarii und dem ventromedialen Anteil der Formatio reticularis. Diese Strukturen erhalten über Fasern des V., VII. (N. intermedius), IX. und X. Hirnnervs sensorische Afferenzen von der Zunge, der Mundhöhle, aus dem Rachen und dem Kehlkopf. Zusätzlich dazu erfolgt noch eine suprabulbäre Kontrolle [81]. Das bedeutet, dass der motorische Automatismus aus dem verlängerten Rückenmark durch anregende oder hemmende periphere Afferenzen sowie durch eine willkürliche kortikale Steuerung moduliert wird. Die Antwort wird über motorische Fasern des V., VII., IX. und X. Hirnnervs sowie über Äste der Ansa cervicalis aus den ersten beiden Zervikalsegmenten übertragen [81] (➤ Abb. 3.12).

Der Schluckvorgang vollzieht sich über drei verschiedene anatomische Etagen. Jede Etage entspricht einer der drei Schluckphasen und beansprucht unterschiedliche Muskelgruppen, mit einem spezifischen Innervationsschema. Allgemein gilt, dass die orale Phase willkürlich abläuft, während die pharyngeale Phase reflexartig auf die orale Phase folgt. Die ösophageale Phase schließlich unterliegt einer doppelten Kontrolle durch das somatische und das vegetative Nervensystem. Manche Autoren unterteilen die orale Phase zusätzlich in eine Vorbereitungs- und eine

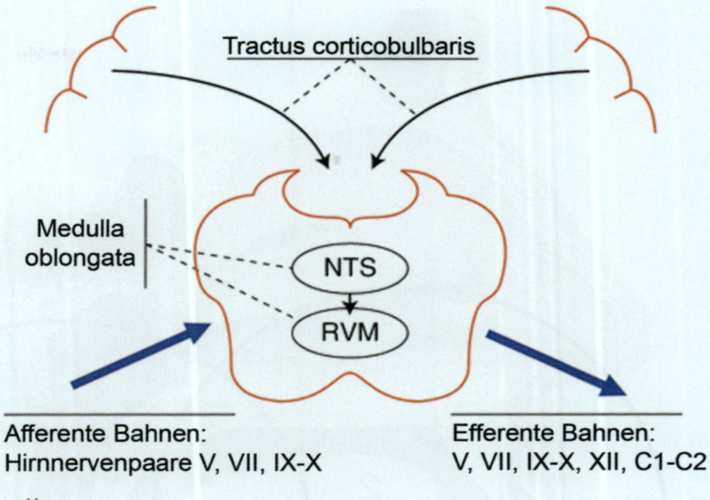

Abb. 3.12 Die Medulla oblongata erzeugt den Automatismus für das Saugen und Schlucken (schematische Darstellung)
NTS: Nucleus tractus solitarii; RVM: ventromedialer Anteil der Formatio reticularis. Quelle: Renault F. Troubles de succion déglutition du nouveau-né et du nourrisson. EMC - Pédiatrie. Maladies infectieuses 2011: 1–8 [Article 4-002-T-07]. © Elsevier Masson SAS.

Transportphase. Wir beschreiben den Schluckvorgang in drei Phasen (➤ Abb. 3.13), gemäß den entsprechenden anatomischen Etagen:

- orale Phase (Mundhöhle),
- pharyngeale Phase (Rachen),
- oesophageale Phase (Speiseröhre).

3.3.1 Schluckvorgang beim Kind

Beim Fetus beginnt die Einstellung des Schluckreflexes etwa in der 13. Woche. Ungefähr in der 35. Woche sind die dafür erforderlichen bukkopharyngealen Funktionen untereinander koordiniert. Der Saug-Schluck-Vorgang ist kompliziert und beansprucht zahlreiche sensomotorische Funktionen unter Beteiligung der orofazialen, lingualen, laryngealen, pharyngealen und ösophagealen Muskulatur. Die nervale Steuerung erfolgt aus verschiedenen Bereichen des ZNS, vom Großhirn über das verlängerte Rückenmark bis zu den Hirnnerven, die die quergestreifte Muskulatur innervieren.

Beim Neugeborenen wird der Schluckreflex ausgelöst, wenn beispielsweise ein Löffel mit Nahrung die Zunge berührt, oder genauer, durch eine Stimulierung der exterozeptiven Felder des V. Hirnnervs (V_2 oder V_3), sprich der Lippen. Beim Erwachsenen, hingegen muss die Stimulierung an den Feldern des IX. oder X. Hirnnervs erfolgen [82]. Mit 4 oder 5 Monaten beginnt das Neugeborene, seinen Mund zu öffnen, wenn ein Löffel sich dem Mund nähert oder die Lippen berührt. Ungefähr zwei Wochen später benutzt das Neugeborene seine Zunge, um die Nahrung nach hinten zu transportieren und hinunterzuschlucken.

Orale Phase

Die orale Phase beginnt, wenn Milch oder andere Nahrung in den Mund gelangt. Das Kind schmeckt, spielt und experimentiert mit der Nahrung, formt sie zu einem Bolus, den es später in den Rachen und die Speiseröhre weiterleitet. Der Mundraum ist geschlossen, nach vorne durch den Lippenschluss, nach hinten durch den Kontakt des hinteren Zungenkörpers gegen den freien Rand des weichen Gaumens. Der vordere Teil der Zunge legt sich gegen den harten Gaumen, während das Saugen beim Neugeborenen durch die Mitarbeit des M. buccinator ermöglicht wird. Der fertige Bolus wird durch der Zunge nach hinten in den Rachen transportiert und löst dort den Schluckreflex aus.

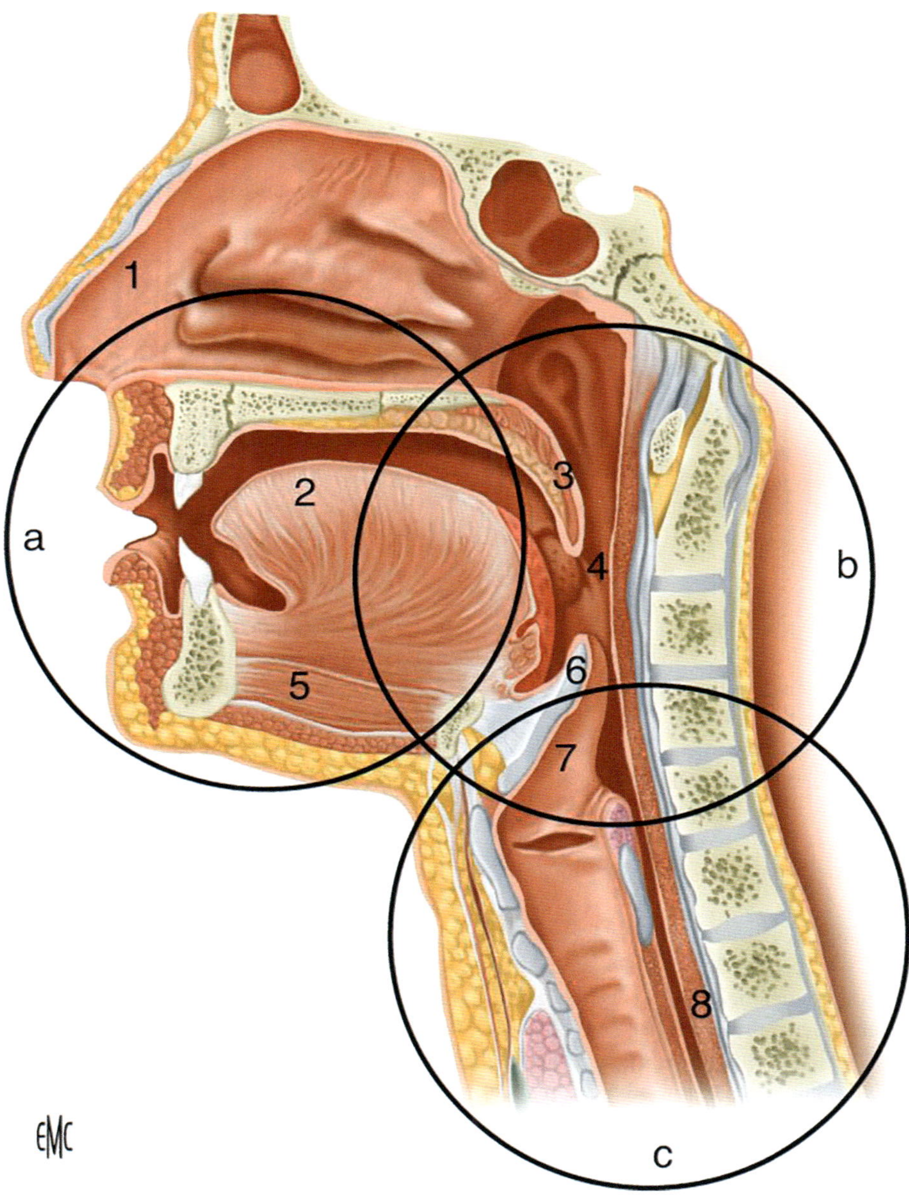

Abb. 3.13 Drei Phasen des Schluckaktes
Die drei Kreise kennzeichnen die jeweiligen Phasen: a: orale Phase; b: pharyngeale Phase; c: ösophageale Phase. 1. Nasenhöhlen; 2. Zunge; 3. Gaumensegel; 4. Pharynx; 5. suprahyoidale Muskulatur; 6. Epiglottis; 7. Supraglottis; 8. Ösophagus. Quelle: Bleeckx D. Dysphagie de l'adulte. Évaluation, rééducation. EMC. Kinésithérapie. Médecine physique-Réadaptation. 2019. Article 26-067-A-10. © Elsevier Masson SAS.

MAN BEACHTE

Während der oralen Schluckphase gewährleistet der M. orbicularis oris den Lippenschluss bzw. den Verschluss des Mundhöhleneingangs und sorgt so dafür, dass der Bolus in der Mundhöhle bleibt. Bei Kindern mit einem unvollständigen Lippenschluss sollte eine mögliche Fazialisparese in Betracht gezogen werden, da der M. orbicularis oris durch den N. facialis (VII) innerviert wird.

Pharyngeale Phase

In der reflexartigen pharyngealen Phase passiert der Bolus die Kreuzung der Luft- und Speisewege. Dies ist ein heikler Moment, denn die Nahrung soll nicht in die Atemwege, sondern in die Speiseröhre geleitet werden. Wenn der Bolus an die obere Rachenöffnung gelangt, stimuliert er dort die lokalen Rezeptoren. Diese leiten die sensiblen Informationen über Fasern des V., IX. und X. Hirnnervs an das Schluckzentrum. Als Antwort darauf lösen der IX. und X. Hirnnerv die entsprechende motorische Reaktion aus.

Wenn die Zunge den Bolus nach hinten leitet, bewegt sich das Zungenbein nach vorne. Der Kehlkopf verlagert sich nach vorne oben zum Zungengrund, sodass der Kehldeckel die obere Kehlkopföffnung verschließt. Die Kombination aus der Verlagerung des Kehlkopfs und dem Verschluss der Stimmlippen verhindert, dass der Bolus in die Luftröhre gelangt. Wenn der Bolus im Rachen ankommt, teilt er sich auf und gelangt beidseits des Kehldeckels in den pharyngolaryngealen Sulcus. Gleichzeitig nähert sich der Gaumen der hinteren Rachenwand und verschließt den Nasen-Rachen-Übergang. Der M. stylopharyngeus zieht die Rachenwände nach oben außen und weitet dadurch die obere Öffnung der Speiseröhre. So gelangt der Bolus unter Einwirkung der Schwerkraft und mit zusätzlicher Hilfe des M. constrictor pharyngis in die Speiseröhre. Sobald der Bolus dort angekommen ist, setzt die Atmung wieder ein.

Ösophageale Phase

Die ösophageale Phase wird durch den N. vagus (X) sowie die zervikalen und thorakalen sympathischen Ganglien gesteuert und läuft komplett unwillkürlich ab. Nach der Öffnung des oberen Ösophagussphinkters befördert die Peristaltik den Bolus zum unteren Sphinkter. Dieser entspannt sich, um die Nahrung in den Mageneingang gleiten zu lassen. Man beachte, dass sich der untere Sphinkter zwischen den einzelnen Schluckvorgängen nicht jedes Mal wieder verschließt. Vielmehr bilden die Zwerchfellschenkel, vor allem der rechte, eine Art Zusatzsphinkter während der Ein- und Ausatemphase. So kann es bisweilen zu einem Reflux kommen [82].

Bei menschlichen Neugeborenen entsteht, wie bei nicht-menschlichen Primaten, der Eindruck, dass Atmen und Schlucken gleichzeitig erfolgen. In Wirklichkeit wechseln sich beide Schritte immer wieder ab. Der Schluckvorgang erfolgt zwischen dem Ende der Einatmung und dem Beginn der Ausatmung, mit einer Anhebung des weichen Gaumens und einer kurzen Apnoephase von 450 bis 600 ms [81]. Dies geschieht so schnell, sodass der Eindruck entsteht, dass Neugeborene würde gleichzeitig atmen und schlucken.

Es kommt zwar vor, dass das Neugeborene während der ersten Saugbewegungen nicht atmet, aber normalerweise ist ein termingerecht geborener Säugling dazu in der Lage, den Saug-Schluck-Akt mit seiner Atmung zu koordinieren. Vor allem bei Frühgeborenen kann es vorkommen, dass sich bis zu einem korrigierten Alter von 32 bis 42 Wochen „apnoische“ Saug-Schluck-Zyklen mit physiologischen Zyklen abwechseln [81].

MAN BEACHTE

Der Schluckakt des Säuglings ist ein komplexer Prozess, der das Saugen, Schlucken und die Atmung miteinander koordiniert.

3.3.2 Übergangsphase

Im Zuge der Reifung des Nervensystems übernehmen die supranukleären Strukturen die Kontrolle über die Aktivitäten des Hirnstamms und ermöglichen eine willkürliche Steuerung des Saug-Schluck-Aktes. Dies ermöglicht dem Kind und später dem Erwachsenen das Saugen nach eigenem Wunsch zu beginnen und zu beenden.

Mit 6 bis 8 Monaten, wenn das Kind mit der Beikost beginnt und neue Nahrungsmittel kennenlernt, ermöglicht seine psychomotorische Entwicklung eine willkürliche Steuerung des Saugaktes. Der Schluckakt bleibt allerdings weiterhin reflexartig. Bis zum Durchbruch der ersten Backenzähne erhält das Kind in diesem Stadium normalerweise pürierte Nahrung mit dem Löffel. Da es aber den gleichen Schluckrhythmus wie beim Stillen bzw. Trinken an der Flasche beibehalten möchte, zeigt es sich beim Füttern mit dem Löffel oft ungeduldig. Parallel dazu entwickelt es seine Mimik und Lautbildung weiter und stimuliert dadurch die Muskel-Skelett-Strukturen der Mundhöhle.

Mit 11 Monaten beginnt das Kind, Brotkrumen, Kekse o. Ä. zu zermalmen und bereitet sich auf das spätere Kauen vor. Es testet den Geschmack und die Konsistenz der Nahrungsmittel und drückt mit seiner Mimik Gefallen oder Missfallen aus. Es verfeinert den Schluckakt und ist nun in der Lage, festere Nahrungsmittel herunterzuschlucken. Bisweilen wird der Mundinhalt allerdings noch abgewiesen und wieder ausgespuckt. Zu diesem Zeitpunkt bearbeiten die Hände die Nahrung und entwickeln eine enge Beziehung zur Mundhöhle. Die ersten Backenzähne brechen normalerweise zwischen 12 und 18 Monaten durch und ermöglichen dem Kind mit ungefähr 2 Jahren, Nahrung zu zerkauen. Dabei bewegt es den Unterkiefer zunächst in vertikale Richtung, später aber auch in latero-mediale Richtung, um auch festere Nahrungsmittel zu zerquetschen. Ungefähr mit zwei Jahren haben der Kehlkopf und die Zunge auch ihre Verlagerung nach kaudal abgeschlossen. Der vordere Anteil der Zunge bildet nun einen Teil des Bodens der Mundhöhle, während das hintere, vertikalere Drittel der Zunge zum oberen Anteil der vorderen Rachenwand wird. Durch die Verlagerung des Kehlkopfes werden der Kehldeckel und das Zäpfchen des weichen Gaumens voneinander getrennt. Die Spitze des Kehlkopfes, die mit 4 Monaten auf der Höhe des ersten Halswirbels liegt, sinkt zwischen dem 12. und dem 18. Monat auf die Höhe des dritten Halswirbels. Das Zungenbein sinkt mit dem Kehlkopf nach unten (➢ Abb. 3.14).

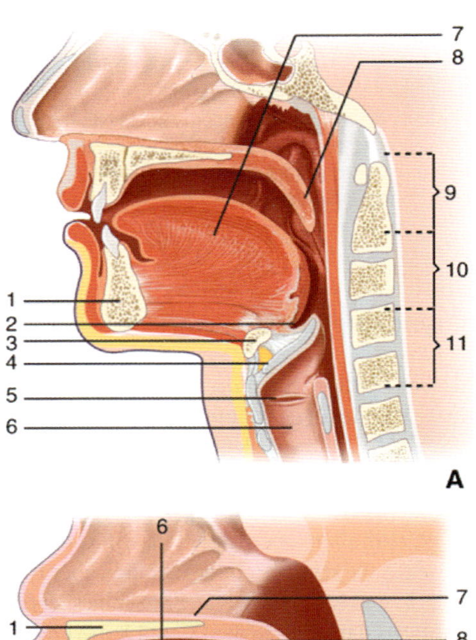

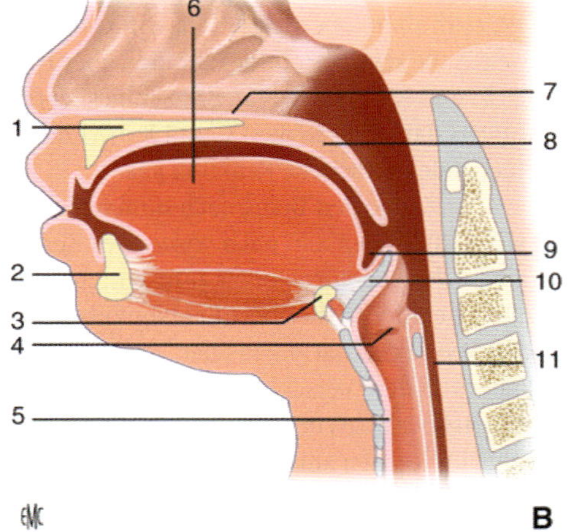

Abb. 3.14 Bucco-pharyngo-laryngeale Anatomie im Vergleich zwischen einem Erwachsenen (A) und einem Neugeborenen (B)
A. 1. Mandibula; 2. Vallecula epiglottica; 3. Os hyoideum; 4. Epiglottis; 5. Stimmbänder; 6. Trachea; 7. Zunge; 8. Palatum molle und Uvula; 9. Rhinopharynx; 10. Oropharynx; 11. Laryngopharynx. B. 1. Maxilla; 2. Mandibula; 3. Os hyoideum; 4. Supraglottis; 5. Trachea; 6. Zunge; 7. Palatum durum; 8. Palatum molle; 9. Vallecula epiglottica; 10. Epiglottis; 11. Ösophagus Quelle: Marmouset F, Hammoudi K, Bobillier C, Morinière S. Physiologie de la déglutition normale. EMC - Oto-rhino-laryngologie-2015: 1–12 [420-801-A-10]. © Elsevier Masson SAS.

Primäres und sekundäres Schlucken

Beim Säugling legt sich die Zunge während des Schluckaktes zwischen die Arkaden. Mit 2 bis 3 Jahren und zunehmender Bezahnung entsteht eine Wechselwirkung zwischen den Milchzähnen und den umgebenden Strukturen. Die Zunge wird nun durch die Zähne in einer tieferen Ruheposition als beim Säugling gehalten. Sie bleibt am vorgesehenen Ort innerhalb der Unterkieferarkade und bedeckt nicht die Zähne. In diesem Stadium entwickelt sich das sekundäre bzw. adulte Schlucken, bei dem sich die Zunge nach hinten bewegt und sich ihre Spitze hinter die oberen Schneidezähne gegen die Inzisalpapille legt. Die Lippen sind dabei geschlossen, ohne zu verkrampfen, die Gesichtsmuskeln entspannt. Die hinteren Zähne bleiben in der oralen Schluckphase normalerweise in Kontakt, und am Ende des Schluckvorgangs kommt es zu einer kurzen Apnoephase. Der wiederholte Druck der Zunge gegen den Gaumen wirkt sich positiv auf das transversale Wachstum der Oberkieferarkade aus. Außerdem bewirkt die Sogwirkung des Schluckens eine Belüftung der Ohrtrompete [83].

MAN BEACHTE

Ein verkürztes Zungenbändchen (Ankyloglossie) kann die Zungenbewegungen und das Halten der Zungenspitze gegen die Inzisalpapille behindern (➤ Kapitel 4, Ankyloglossie).

Atypisches Schlucken

Bei manchen Kindern bleiben die unreifen lingualen und orofazialen Funktionen eines Säuglings bestehen. Sie zeigen ein unreifes, atypisches Schluckmuster, bei dem die Zunge sich zwischen die Arkaden legt und die Unterlippe überragt. Gleichzeitig spannen sich der M. orbicularis oris, der M. mentalis und die Gesichtsmuskeln an.

Normalerweise wird das infantile Schluckmuster mit 2 bis 3 Jahren durch das adulte Schluckmuster ersetzt, bei dem die Zungenspitze sich gegen den Gaumen legt. Bedenkt man, dass wir täglich 1500 bis 2000 Mal schlucken, übt das Kind mit einem infantilen Schluckmuster durch seine Zungenprotrusion jedes Mal einen Druck gegen die Schneidezähne aus. Dies begünstigt eine Vestibuloversion der Zähne und/oder eine Verlagerung nach vorne des Zwischenkieferbeins. Außerdem können die Kieferarkaden schmaler werden, da die Zunge aufgrund ihrer Protrusion nicht, wie vorgesehen, zu ihrer Verbreiterung beitragen kann.

MAN BEACHTE

Das infantile Schluckmuster sollte im Alter von 2 bis 3 Jahren durch das adulte Schluckmuster abgelöst werden. Ist dies nicht der Fall, sollten typische klinische Zeichen therapeutisch betreut und vorhandene Dysfunktionen osteopathisch normalisiert werden. Bei jedem Schluckakt besonders zu beachten sind die Interposition der Zunge zwischen den Arkaden und die Kontraktion der peribukkalen und zervikalen Muskulatur.

Jede der zahlreichen Strukturen, die am Schluckakt beteiligt sind (Lippen, Kiefer, Zunge, Gaumen, Rachen, Kehlkopf, Speiseröhre), kann somatische Dysfunktionen aufweisen, die das Saugen und/oder das Schlucken behindern. Die daraus entstehenden Funktionseinschränkungen können wiederum die Entwicklung der damit verbundenen Strukturen beeinträchtigen. Hier zeigt sich wieder die Wechselbeziehung zwischen Funktion und Struktur.

3.3.3 Schluckvorgang beim Erwachsenen

Auch beim Erwachsenen besteht der Schluckvorgang aus drei Phasen. Die Strukturen sind normalerweise in ihrer Entwicklung ausgereift und ermöglichen einen effizienten Ablauf ohne Verschlucken (➤ Abb. 3.15).

Orale Phase

Die willkürliche orale Phase steht in engem Bezug zum Kauvorgang und zur Beschaffenheit der Nahrung. Wenn der Bolus ausreichend zerkaut und mit Speichel vermischt ist, wird er zum Zungenrücken befördert. In Abhängigkeit der Menge und Festigkeit beginnt dort die pharyngeale Phase, die, je nach Individuum, von unterschiedlicher Dauer ist. Die orale Phase hängt ab vom funktionellen Zustand der Bezahnung, von der Beschaffenheit und vom Geschmack der Nahrung sowie von der (mehr oder weniger angenehmen oder unangenehmen) Umgebung, in der sich die Person befindet.

Es gibt eine Reihe von Parametern (Unterkieferschneidezähne in Bukkoversion, vergrößerter Unterkieferwinkel, Längenverhältnis zwischen Corpus und Ramus mandibulae und der Zahnarkaden), die für die Dauer des Schluckaktes eine Rolle spielen [84].

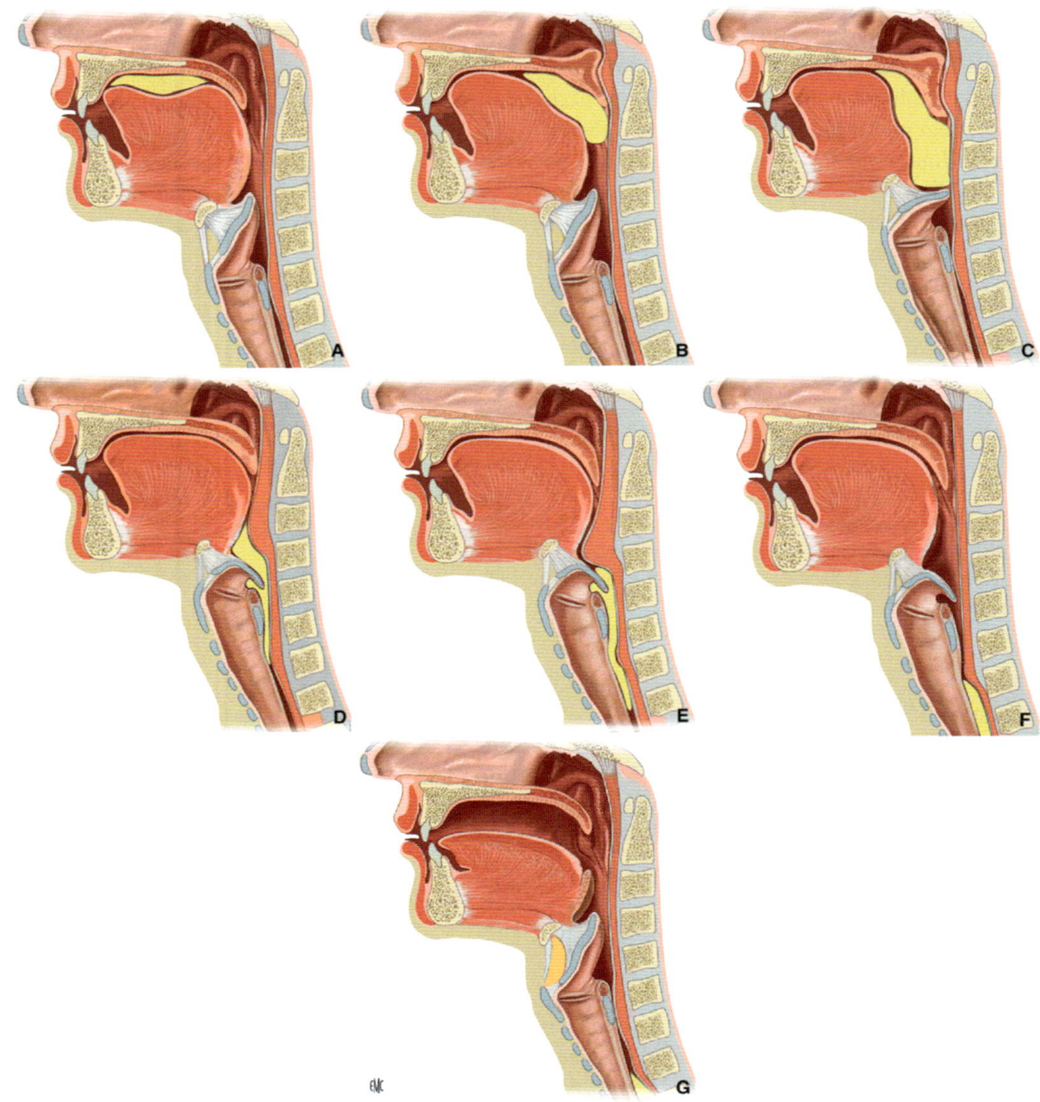

Abb. 3.15 Schluckphasen
A. Orale Vorbereitungshase. B. Orale Transportphase. C. Pharyngeale Propulsionsphase. D. Pharyngeale Phase, Öffnung des oberen Ösophagussphinkters (oÖS). E. Pharyngeale Phase, Passage des oÖS. F. Pharyngeale Phase, Verschluss des oÖS. G. Ösophageale Phase: Beginn der ösophagealen Peristaltik. Quelle: Marmouset F, Hammoudi K, Bobillier C, Morinière S. Physiologie de la déglutition normale. EMC - Oto-rhino-laryngologie- 2015: 1–12 [420-801-A-10]. © Elsevier Masson SAS.

Pharyngeale Phase

Die pharyngeale Phase verläuft komplett reflexartig und unwillkürlich. Wie beim Kind ist sie auch beim Erwachsenen die heikelste Phase. Dabei spielt der Rachen eine entscheidende Rolle.

Die Mundhöhle und der Rachen sind zwar anatomisch voneinander getrennt, bilden aber zusammen eine Kontinuität. Der Rachen erstreckt sich vor der HWS als muskulomembranöser Kanal in vertikaler Richtung von der Schädelbasis bis zum sechsten Halswirbel. Dort geht er in die Speiseröhre über. Er

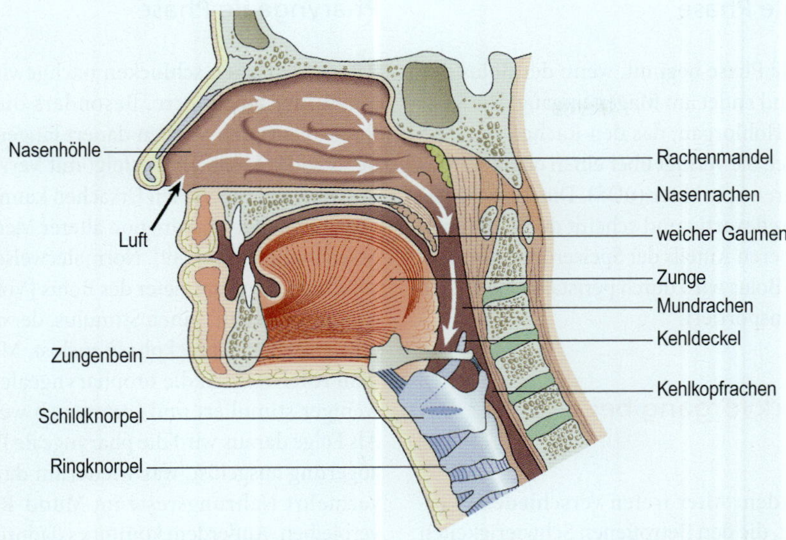

Abb. 3.16 Rachen und obere Atemwege. Quelle: Waugh A, Ross et Wilson. Anatomie et physiologie normales et pathologiques. 10. Aufl. Paris: © Elsevier Masson SAS; 2007.

hat die Form eines Trichters, mit einem nach vorne gekippten Konus. Der kraniale Anteil des Konus öffnet sich hinter der Nasenhöhle, der kaudale Anteil hinter der Mundhöhle (➤ Abb. 3.16). Der Rachen lässt sich schematisch in drei Teile unterteilen:

- Nasenrachen (Nasopharynx, Epipharynx): oberhalb und hinter dem Gaumen;
- Mundrachen (Oropharynx, Mesopharynx): hinter der Mundhöhle, vom Nasenrachen bis zum Oberrand des Kehldeckels;
- Kehlkopfrachen (Laryngopharynx, Hypopharynx): vom Oberrand des Kehldeckels (C3) bis zum Kehlkopf.

Man beachte, dass der obere Anteil des Rachens durch die Fascia pharyngobasilaris fest mit der Schädelbasis verbunden ist. Diese Insertionsstelle hat die Form eines unregelmäßigen „U". Der vordere Anteil inseriert am Hinterrand der Lamina medialis des Processus pterygoideus und zieht weiter zum knorpeligen Teil der Ohrtrompete und zum Felsenbein. Von dort verlängert sich die Faszie bis zum Tuberculum pharyngeum an der Pars basilaris des Hinterhauptbeins, wo sie sich mit den Fasern der gegenüberliegenden Seite vereint. Bei einer Dysfunktion der pharyngealen Phase des Schluckaktes sind daher stets die Schädelbasis und der kraniozervikale Übergang zu überprüfen.

Der Rachen koordiniert das Schlucken mit der Atmung, um zu verhindern, dass Nahrung in die Atemwege gelangt. Die reflexartige Phase des Schluckaktes wird durch die Stimulierung der sensiblen Rezeptoren im hinteren Anteil des Zungengrunds und in den seitlichen und hinteren Anteilen der Mund-Rachen-Wand ausgelöst. Dabei wird durch die Kontraktion des M. constrictor pharyngis der Transport des Bolus bis zum oberen Ösophagussphinkter (oÖS) eingeleitet. Gleichzeitig werden bestimmte Mechanismen zum Schutz der Atemwege aktiviert:

- Der weiche Gaumen wird gespannt, legt sich dadurch gegen die Hinterwand des Nasenrachens und verschließt die velopharyngeale Engstelle.
- Vor allem die Kontraktion der suprahyoidalen Muskulatur bewirkt eine Verlagerung des Kehlkopfes nach vorne oben; das Zungenbein steigt um 15 bis 20 mm nach kranial.

Durch die Anhebung des Kehlkopfes wird der Bolus in den unteren Rachenanteil geleitet. Gleichzeitig ermöglicht die Entspannung des oÖS die Weiterleitung in die Speiseröhre. Normalerweise passiert ein Bolus den Rachen in einem einzigen Schluckzyklus in weniger als einer Sekunde.

Ösophageale Phase

Die ösophageale Phase beginnt, wenn der Bolus den oÖS passiert, und endet am Mageneingang. Die Speiseröhre ist ein Hohlorgan, das den Rachen mit dem Magen verbindet. Sie verfügt über einen oberen (oÖS) und einen unteren Sphinkter (uÖS). Die ösophageale Phase verläuft reflexartig und scheint durch die Ausdehnung des oberen Anteils der Speiseröhre ausgelöst zu werden. Der Bolus wird durch peristaltische Wellen zum Magen transportiert.

3.3.4 Schluckvorgang bei älteren Menschen

Mit zunehmendem Alter treten verschiedene Veränderungen auf, die den Betroffenen Schwierigkeiten bei der Nahrungsaufnahme bzw. beim Schlucken bereiten können. Auch in diesem Zusammenhang kann das Verständnis der Wechselwirkungen zwischen der Struktur und der Funktion bisweilen zu Verbesserungen und zu Lösungen führen.

Orale Phase

Viele ältere Menschen benötigen mehr Zeit für die Vorbereitung des Bolus in der Mundhöhle. Dies kann damit zusammenhängen, dass weniger Zähne vorhanden sind, die Kaukraft herabgesetzt oder die Muskelmasse der Zunge teilweise durch Bindegewebe ersetzt ist (wie bei ca. 60 % der Betroffenen). Häufig ist auch die Speichelproduktion vermindert oder vollständig erloschen. Mögliche Ursachen für eine solche Mundtrockenheit (Xerostomie) sind die Einnahme bestimmter Medikamente, Strahlentherapie, Autoimmunkrankheiten, Diabetes mellitus, Depressionen, Stress und/oder Angstzustände [85]. Normalerweise erzeugen die Speicheldrüsen eine tägliche Menge von 500 bis 600 ml. Dank seiner Feuchtigkeit spendenden und biochemischen Eigenschaften trägt der Speichel in hohem Maße zur Homöostase der Mundhöhle bei. Er fördert die Verdauung und schützt die Zähne vor einer Demineralisierung.

Pharyngeale Phase

Ältere Menschen schlucken nachgewiesenermaßen langsamer als jüngere. Besonders die Passage des Bolus durch den Rachen dauert länger, und die Anhebung des Kehlkopfes erfolgt mit Verzögerung [86–88]. Eine der möglichen Ursachen kann sein, dass die Sensibilität der Mundregion älterer Menschen herabgesetzt sein könnte [89]. Normalerweise erzeugen die verschiedenen Parameter des Bolus (Volumen, Viskosität, Temperatur) einen Stimulus, der den Reflex der pharyngealen Schluckphase auslöst. Mit zunehmendem Alter werden die oropharyngealen Rezeptoren weniger stimuliert und somit auch weniger reaktiv. Als Folge daraus wird die pharyngeale Phase mit Verzögerung ausgelöst, was wiederum dazu führt, dass vermehrt Nahrungsreste im Mund-Rachen-Raum verbleiben. Außerdem kommt es dadurch zu Schluckstörungen und schließlich zu Pneumopathien durch Verschlucken bei Speichel oder Nahrung.

Man beachte, dass altersbedingte Schluckstörungen sich durch Stimulierung der sensorischen Funktionen der oropharyngealen Region oder gezielte Übungen für das Anheben des Kehlkopfes verbessern lassen.

Ösophageale Phase

Die ösophageale Phase beginnt, wenn der Bolus den oÖS passiert. Da dieser bei älteren Menschen häufig verengt ist, können an dieser Stelle Schluckstörungen auftreten.

Mit zunehmendem Alter verändert sich typischerweise die Position des Unterkiefers, sodass das Kinn nach unten sinkt. Gleichzeitig treten posturale Veränderungen ein, während die am Schluckakt beteiligten submandibulären, lingualen und myofaszialen Strukturen erschlaffen. Der Zungengrund nähert sich der hinteren Rachenwand, während der sagittale Durchmesser auf Höhe der Glottis vermindert ist. Der Schluckakt wird außerdem durch die Haltung der HWS beeinflusst. Eine Hyperextension öffnet zwar die Luftwege, verschließt aber die Speisewege. Je nach Position kommt auch die Schwerkraft mehr oder weniger zum Tragen. Eine aufrechte Haltung erleichtert den Transport eines Bolus oder vor allem einer Flüssigkeit und erfordert weniger peristaltische Arbeit durch die Speiseröhre.

Auch hier sollte man die Wechselbeziehung zwischen Struktur und Funktion im Hinterkopf behalten, denn die Muskelaktivität des Rachens kann durch die Strukturen beeinflusst werden, an denen er ansetzt. Für ein störungsfreies Arbeiten und eine optimale Hebelwirkung sollten diese Strukturen frei von somatischen Dysfunktionen sein. Im Falle einer Schluckstörung sind daher eventuelle Einschränkungen an der Schädelbasis, der HWS, des Zungenbeins oder des Unterkiefers zu untersuchen und zu beheben. Vor allem bei Patienten mit Zahnproblemen in der Vorgeschichte konnten wir wiederholt Dysfunktionen an der HWS und den Kiefergelenken feststellen. Weiterhin sollten der N. glossopharyngeus (IX) und der N. vagus (X) überprüft und ggf. normalisiert werden, da sie die motorische Schluckfunktion steuern. Häufig finden sich in diesem Zusammenhang Störungen im Bereich des Foramen jugulare zwischen Hinterhaupt- und Schläfenbein.

3.4 Ventilation

Die Ventilation dient zur Belüftung des Atemtraktes. Sie wird hauptsächlich durch die Atemzentren in der Medulla oblongata und im Pons gesteuert, die über ein Rückkopplungssystem mit dem zentralen und peripheren Nervensystem verbunden sind und die Ventilation an die verschiedenen Bedürfnisse des Organismus anpassen.

Die Begriffe „Ventilation“ und „Atmung“ sind nicht genau deckungsgleich. Die Atmung bezieht sich auf den Gasaustausch in der Lunge, bei dem Sauerstoff aus der Umgebungsluft aufgenommen und das beim Zellstoffwechsel angefallene Kohlendioxid an die Umgebung abgegeben wird (Hämatose). Die Atmung dient u. a. zur Aufrechterhaltung des pH-Wertes in der Zerebrospinalflüssigkeit. Die Ventilation dient der Belüftung, sie ist die „Gesamtheit der Vorgänge, die ein lebender Organismus einsetzt, um das Fluid Luft zu erneuern, dem er den für seine Atmung notwendigen Sauerstoff entnimmt“ [90]. Anders ausgedrückt: Vor der Geburt dient das Fruchtwasser als Ventilationsfluid, nach der Geburt die Umgebungsluft. Der Einfluss der suprapontinen Strukturen, insbesondere der kortikalen, ermöglicht eine Ventilation unabhängig vom Gasaustausch, z. B. bei Phonationsübungen. Diese Strukturen steuern auch Veränderungen im Atemverhalten als Reaktion auf emotionale oder mentale Prozesse im Körper [91].

Die Atmung ist eine der Vitalfunktionen des Organismus. Störungen im Bereich der Nase, die eine reibungslose Atmung beeinträchtigen, mindern die Lebensqualität [92]. Wir beschreiben in diesem Werk die Mechanismen der Nasenventilation und die Art und Weise, in der der Luftstrom in den Nasenhöhlen das Wachstum und die Entwicklung des Gesichts beeinflusst (sowohl in der Funktion als auch in der Dysfunktion). Wenn wir die Bedeutung der Ventilation in der kraniomaxillären Morphogenese verstehen, sind wir in der Lage, bestimmte Dysmorphien zu begreifen und entsprechende therapeutische bzw. präventive Maßnahmen einzuleiten.

3.4.1 Nasenhöhlen

In ➤ Kapitel 2 wurde die Bildung des Gesichtsmassivs, der Nasenhöhlen (als normale Eintrittspforte der Atemluft) und der Mundhöhle (als Ersatzein- und ausgang) beschrieben. Die Nase entwickelt sich aus den beiden Nasenplakoden des Stirnnasenwulstes. Die Plakoden stülpen sich ein und bilden die beiden Nasensäcke (primären Nasenhöhlen). Deren laterale Begrenzung bildet der Processus nasalis lateralis (späterer Nasenflügel), die mediale Begrenzung bildet der Processus nasalis medialis (späteres Nasenseptum). Die primären Nasenhöhlen öffnen sich zunächst in die Mundhöhle. Im Laufe des Wachstums verlängern sie sich nach posterior und werden in der Mitte durch das Nasenseptum getrennt. Um die 12. Woche herum kommt es durch das Wachstum und das Absinken der Zunge zum Verschluss des sekundären Gaumens und somit zur Trennung zwischen den primären Nasenhöhlen und der Mundhöhle. Zu diesem Zeitpunkt zeigt der Fetus im dynamischen Ultraschall die ersten Ventilations- und Schluckbewegungen [90].

Fetale Ventilation

Bereits in der Antike entwickelte man Theorien über die fetale Atmung. Galen, z. B., meinte, der Lebensgeist führte durch die Nabelarterien. Im 16. Jahrhundert erkannte man bereits, dass der mütterliche und der fetale Blutkreislauf

3

voneinander getrennt sind. Ende des 19. Jahrhunderts wurde die fetale Sauerstoffabsorption nachgewiesen [93]. Die Atemfunktion der Plazenta ist also anerkannt. Sie verbindet den mütterlichen und den fetalen Blutkreislauf und ermöglicht den Austausch von Sauerstoff und Kohlendioxid zwischen dem sauerstoffreichen Blut der Mutter und dem sauerstoffarmen Blut des Kindes.
Die ventilatorische Dynamik des Fruchtwassers ist nicht nur für die Atmung von Bedeutung, sondern erfüllt, für Talmant, auch eine wichtige Funktion bei der Morphogenese. Tatsächlich erscheinen, um die 11. oder 12. Woche herum, bei der dynamischen Ultraschalluntersuchung, die ersten Ventilationsbewegungen. Zum gleichen Zeitpunkt werden auch die ersten Schluckbewegungen sichtbar [90]. Diese, vom Brustkorb und Zwerchfell ausgehenden, Ventilationsbewegungen sind bei der Ein- und Ausatmung an einem Fließen des Fruchtwassers am Ein- und Ausgang der Nasenlöcher erkennbar.
Das Nasenseptum zeigt auf jeder Seite nach vorne einen seitlichen, nach hinten einen konkaven Flügel. Die Kräfte, die sich aus den Schwingungen des Fruchtwassers in der Ausatemphase gegen diese Flügel ergeben, drücken das Septum und die Umgebung der Apertura piriformis nach anterior. Diese fetalen Ventilationskräfte werden bis zur Crista galli und den intrakranialen Membranen übertragen. Sie könnten ebenfalls eine Rolle für die Entstehung der neonatalen maxillären Prognathie und die Morphogenese der Schädelbasis spielen. Angesichts dieser morphogenen Funktion der ventilatorischen Dynamik, spielt das Nasenseptum für Talmant die Rolle eines primären Zentrums für die Verlagerung nach anterior der von Scott angeführten Strukturen [94].

Zum Zeitpunkt der Geburt öffnen sich die Nasenhöhlen nach vorne zu den Nasenlöchern, nach hinten über die Choanen in den Nasenrachen. Das Nasenseptum, die mediale Trennwand der Nasenhöhle, setzt sich zusammen aus der Lamina perpendicularis des Siebbeins, dem Pflugscharbein und dem Septumknorpel. Der vordere Anteil des Dachs der Nasenhöhlen besteht aus der Spina nasalis des Stirnbeins und den beiden Nasenbeinen, der hintere Anteil aus der Lamina cribrosa des Siebbeins und dem vorderen Anteil des Keilbeinkörpers. Der Sinus sphenoidalis öffnet sich im Dach der Nasenhöhle zu jeder Seite des Nasenseptums. Der Boden der Nasenhöhlen entspricht der Oberseite des knöchernen Gaumens, d. h. in den vorderen zwei Dritteln den Gaumenfortsätzen der Oberkieferknochen, im hinteren Drittel der Lamina horizontalis der Gaumenbeine.

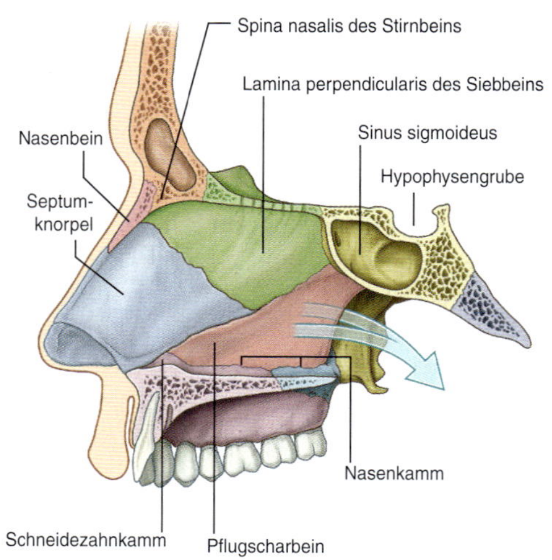

Abb. 3.17 Mediale Wand der Nasenhöhle – Septum nasale
Quelle: Drake RL, Vogl AW, Mitchell AWM. Gray's Anatomie pour les étudiants. 3. Aufl. Paris: © Elsevier Masson SAS; 2015.

Die Seitenwände der Nasenhöhlen sind etwas komplexer, da sie sich aus zahlreichen Elementen zusammensetzen: Diese sind der Oberkieferknochen (vorne), das Gaumenbein (hinten), die Siebbeinzellen und das Tränenbein (oben). Die unteren, mittleren und oberen Nasenmuscheln bilden den am weitesten medial gelegenen Anteil der Seitenwand. Durch ihre gekrümmte Form erhöht sich die Reibungsfläche der eintretenden Luft erheblich. Unterhalb der Nasenmuscheln befinden sich die Nasengänge. Die Nasenlöcher werden nach vorne jeweils durch den Nasenvorhof (Vestibulum nasi) begrenzt, zur Seite durch die Flügel- und Seitenknorpel, nach medial durch das Nasenseptum, nach unten durch das Bindegewebe des Nasenstegs (Columella). Dieser Komplex bildet eine sagittale Wand, die zusammen mit der Großhirnsichel das Neurocranium mit dem Viscerocranium verbindet (➤ Abb. 3.17 und ➤ Abb. 3.18).

Nasenschleimhaut

Die Nasenhöhlen sind vollständig mit Nasenschleimhaut ausgekleidet, deren Histologie je nach Ort variiert (➤ Abb. 3.18). Im Nasenvorhof setzt sich die Gesichtshaut fort. Darüber, d. h. ab den Flügelknorpeln, findet sich mehrschichtiges, nicht keratinisiertes,

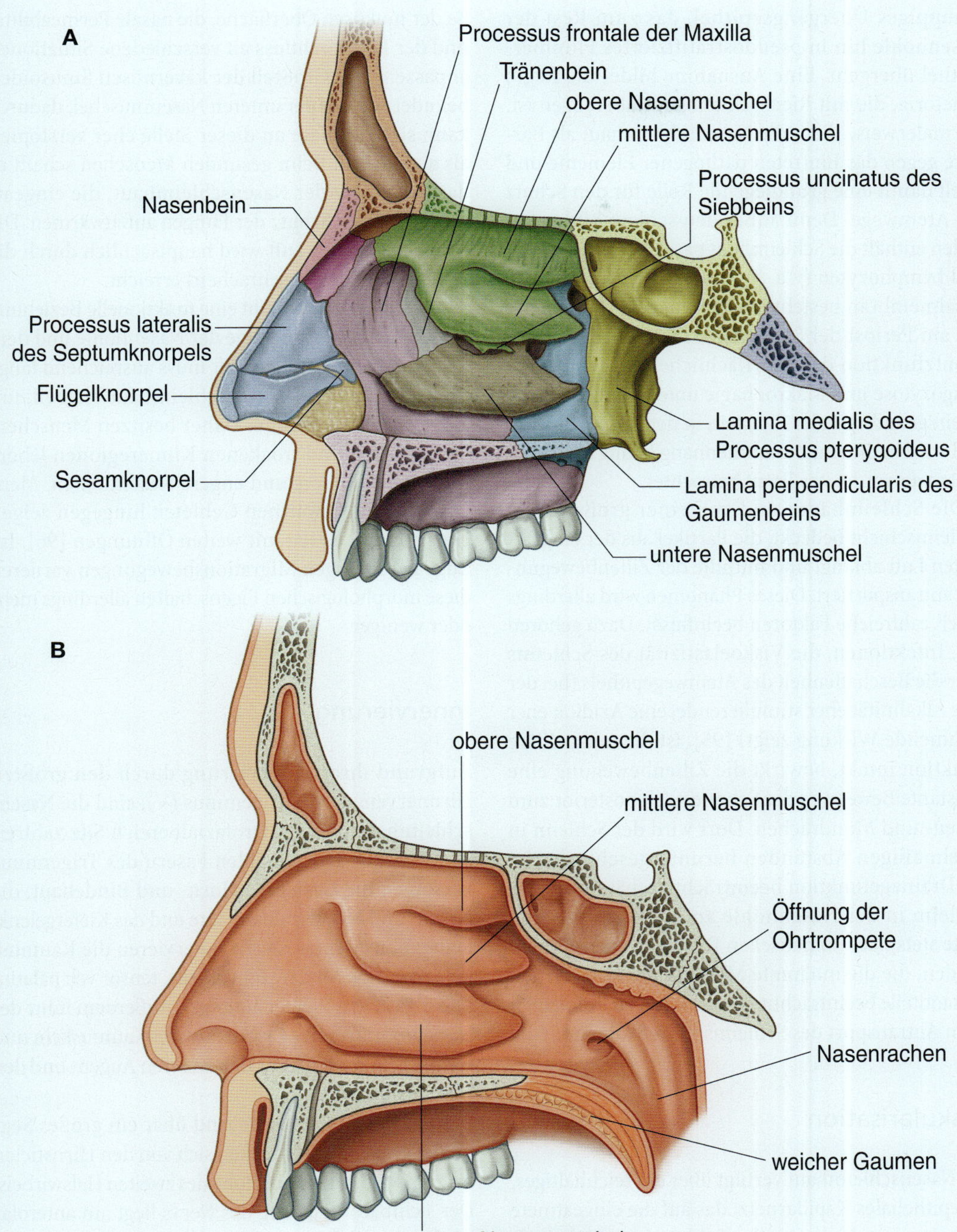

Abb. 3.18 Laterale Wand der Nasenhöhle
A. Laterale Wand der Nasenhöhle. B. Mit Schleimhaut bedeckte Wand. Quelle: Drake RL, Vogl AW, Mitchell AWM. Gray's Anatomie pour les étudiants. 3. Aufl. Paris: © Elsevier Masson SAS; 2015.

schuppiges Übergangsepithel, das zum Rest der Nasenhöhle hin in pseudostratifiziertes Flimmerepithel übergeht. Eine Ausnahme bildet die Regio olfactoria, die mit Riechschleimhaut überzogen ist. Normalerweise dient die Nasenschleimhaut als Barriere gegen das Eintreten pathogener Elemente und spielt damit eine grundlegende Rolle für den Schutz der Atemwege. Denn außer den schleimbildenden Zellen enthält die Schleimhaut passagere Mastozyten und Lymphozyten (v. a. T-Lymphozyten). Unter der Basalmembran besteht ein submuköses Zellsystem, das am Periost der Schädelknochen haftet und die Schutzfunktion der oberflächlichen Schicht durch Phagozytose und Makrophagie unterstützt. Die Nase ist ein grundlegender Baustein in der Immunabwehr und wird in diesem Zusammenhang häufig als Wachposten an vorderster Front betrachtet.

Die Schleimhäute sind von einer großzügigen Schleimschicht bedeckt, die Partikel aus der eingeatmeten Luft abfängt und mithilfe der Zilienbewegungen abtransportiert. Dieses Phänomen wird allerdings durch zahlreiche Faktoren beeinflusst. Dazu gehören z. B. Infektionen, die Viskoelastizität des Schleims oder die Beschaffenheit des Atemwegepithels (bei der eine Alkalinität eher stimulierende, eine Azidität eher hemmende Wirkung zeigt) [95]. Ist die mukoziliäre Funktion intakt, bewirkt die Zilienbewegung eine konstante Bewegung der Sekrete nach posterior zum Nasen- und Mundrachen. Dort wird der Schleim in regelmäßigen Abständen heruntergeschluckt. Ist die Drainagefunktion beeinträchtigt, häuft sich der Schleim in der Nasenhöhle an. In solchen Fällen sollte stets nach somatischen Dysfunktionen gesucht werden, die die inhärente Motilität der knöchernen Bestandteile beeinträchtigen und somit zu Problemen beim Abtransport des Schleims führen können.

Vaskularisation

Die Nasenschleimhaut verfügt über ein reichhaltiges, subepitheliales Kapillarnetz, das auf die eingeatmete Luft einwirkt. Es liefert der Schleimhaut Nährstoffe und Wasser, das durch seine Verdampfung die Schleimhaut anfeuchtet. Das Netz besteht aus verschieden großen Venen, Venolen und kavernösen Sinusoiden, die den Blutfluss durch Vasokonstriktion oder Vasodilatation regulieren. So lassen sich die Größe der mukösen Oberfläche, die nasale Permeabilität und der Luftdurchfluss an verschiedene Situationen anpassen. Der Großteil der kavernösen Sinusoiden befindet sich auf der unteren Nasenmuschel, dadurch kann sich die Nase an dieser Stelle eher verstopfen als an anderer. Beim gesunden Menschen schafft es das Gefäßnetz der Nasenschleimhaut, die eingeatmete Luft zum Schutz der Lungen aufzuwärmen. Die Anfeuchtung der Luft wird hauptsächlich durch die Schleimhaut des Nasenrachens erreicht.

Normalerweise besteht eine funktionelle Beziehung zwischen der Morphologie der Nasenhöhle und dem Klima. Die eingeatmete Luft muss ausreichend lange in Kontakt mit der Nasenschleimhaut bleiben, um aufgewärmt zu werden. Daher besitzen Menschen, die in kalten und trockenen Klimaregionen leben, traditionell höhere und engere Nasenhöhlen. Menschen in feuchtwarmen Gebieten hingegen zeigen eher breitere Nasen mit weiten Öffnungen [96]. Im Zuge der heutigen Migrationsbewegungen variieren diese morphologischen Eigenschaften allerdings mehr oder weniger.

Innervierung

Aufgrund ihrer Innervierung durch den größten Hirnnerven, den N. trigeminus (V), sind die Nasenschleimhaut und der Orofazialbereich Sitz zahlreicher Reflexe. Die sensiblen Fasern des Trigeminus versorgen die Gesichts-, Horn- und Bindehaut, die Nasen- und Mundschleimhäute und das Kiefergelenk. Seine motorischen Fasern innervieren die Kaumuskeln sowie die Mm. mylohyoideus, tensor veli palatini und digastricus (venter anterior). Außerdem führt der Nerv propriozeptive Fasern aus den Kaumuskeln und wahrscheinlich auch aus den äußeren Augen- und den Gesichtsmuskeln.

Die Trigeminus-Kerne sind über ein großes Segment verteilt und erstrecken sich von den Hirnstielen bis zum Rückenmark in Höhe des zweiten Halswirbels. Der sichtbare Ursprung des Nervs liegt am anterolateralen Anteil der Brücke, am Übergang vom oberen zum mittleren Drittel. Von dort aus ziehen die sensible und die motorische Wurzel zu einer Vertiefung auf der vorderen oberen Seite des Felsenbeins, wo sich die sensible Wurzel zum Ganglion trigeminale verdickt. Eine Dura-mater-Falte umhüllt das Ganglion und bildet das Cavum trigeminale, „eine Bindegewebstasche in Form einer nach ventral gerichteten, handschuhförmigen Ausstülpung der Dura mater und der Arachnoidea der hinteren Schädelgrube“ [97]. Für die meisten Autoren setzt sich die Dura mater des Cavum trigeminale aus dem Epineurium der drei Endäste des N. trigeminus zusammen, die am Ganglion entspringen [98]. Diese sind der N. ophtalmicus (V_1), der N. maxillaris (V_2) und der N. mandibularis (V_3).

Jede Stimulierung der Nasenschleimhaut löst zahlreiche, ontogenetisch gesehen sehr alte Reflexe aus, darunter auch solche, die die Permeabilität der nasalen Atemwege steuern. Letztere reagieren auf verschiedene Arten von Stimuli, z. B. körperliche Aktivität, Lagewechsel, Druck und Temperatur der eingeatmeten Luft sowie diverse neurologische Syndrome [99]. Man beachte, dass es bei zahnärztlichen Behandlungen zur Auslösung sympathischer Reflexe kommt, die einen Anstieg der Herzfrequenz und des Blutdrucks sowie eine Vasokonstriktion in der Nasenschleimhaut bewirken [100]. Der sog. trigemino-kardiale Reflex kann durch Stimulierung eines beliebigen Trigeminus-Astes plötzliche hämodynamische Fehlfunktionen auslösen und zu Störungen im Bereich des Blutdrucks, der Herzfrequenz, der Atmung oder des Magens führen [101]. Die Signale werden dabei über das Ganglion trigeminale zum bulbopontinen, sensorischen Kern des Trigeminus übertragen. Von dort gelangen sie in die Formatio reticularis, dieses extrem komplexe, multisynaptische Netz an der Kreuzung der sensiblen, motorischen und autonomen Systeme. Weitere Verbindungen zum limbischen System sind ebenfalls möglich.

Zusätzlich ermöglicht eine sensorische, autonome und supratentorielle Verschaltung die Entdeckung reizauslösender Partikel in der Nasenhöhle. Dadurch werden der Niesreflex und/oder andere systemische Reflexe ausgelöst. Der Niesreflex scheint im Bereich des oberen und mittleren Nasengangs eingeleitet zu werden.

3.4.2 Nasale Ventilation

Vorteilhafte Auswirkungen

Die Nase erfüllt zahlreiche physiologische Aufgaben (z. B. Erwärmung und Anfeuchtung der Atemluft, Abfangen von Fremdpartikeln, Geruchssinn). Die Nasenatmung bringt aber noch weitere Vorteile mit sich.

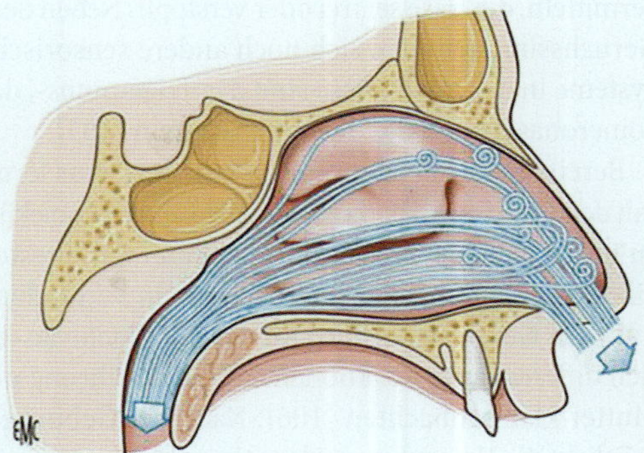

Abb. 3.19 Luftstrom in der Nasenhöhle bei der Ausatmung Parasagittalschnitt, mediale Ansicht der Nasenhöhle. Quelle: Gola R, Guyot L, Cheynet F, Richard O. Physiologie nasale. Encycl Méd Chir (Elsevier SAS, Paris, tous droits réservés), Stomatologie, 22-009-D-15, 2003, 8 p. © Elsevier Masson SAS.

Selbst bei gesunden Menschen unterscheiden sich die Fließeigenschaften der Luft in der Nasenhöhle zwischen den Individuen erheblich. Sogar bei ein- und derselben Person unterscheidet sich der Luftfluss von einer Nasengrube zur anderen und, je nach Nasenzyklus, von einem Tageszeitpunkt zum anderen [102]. Vor diesem Hintergrund ist es schwierig, ein allgemeingültiges Modell festzulegen (➤ Abb. 3.19). In der Regel wird ein stärkerer Luftfluss am Boden der Nasenhöhle oder im mittleren Nasengang (zwischen der mittleren und der unteren Nasenmuschel) beschrieben [103].

Die mit dem Epithel der Nasenschleimhaut überzogenen Nasenmuscheln bieten eine große Oberfläche für das Auffangen von flüchtigen Partikeln, die anschließend von den Riechrezeptoren und den Endigungen des Trigeminusnervs dekodiert werden [104]. Somit erfüllt der Luftfluss in der Nasenhöhle eine wichtige Funktion, nämlich den Transport von Molekülen, die die Chemorezeptoren in der Nasenschleimhaut stimulieren und dadurch Informationen übermitteln und eine Interaktion mit der Umgebung ermöglichen. Dies ist u. a. für das Aufspüren möglicherweise gefährlicher Substanzen in der Luft von Bedeutung. Die freien Endigungen des Trigeminusnervs in der Schleimhaut sorgen ebenfalls für die Übermittlung der Temperatur der eingeatmeten Luft. Sie sind es auch, die uns, je nach Zustand, das Gefühl vermitteln, die Nase sei frei oder verstopft. Neben dem Geruchssinn befinden sich noch andere sensorische Systeme in der Nase. Diese sind das Trigeminus-, das vomeronasale und das Terminalissystem [105].

Bereits in der Fetalperiode, wenn der Fetus lernt, mit dem Fruchtwasser transportierte Geruchsmoleküle zu unterscheiden, entwickelt sich einer der ältesten Sinne des Menschen: der Geruchssinn in Verbindung mit dem Geschmackssinn. Ab der 30. Woche lassen sich differenzierte Reaktionen auf die Ernährung der Mutter klar beobachten [106]. Nach der Geburt ermöglicht die Nasenatmung dem Neugeborenen, seinen Geruchssinn zu verfeinern, Bezugspunkte zu schaffen und eine enge Bindung zur Mutter herzustellen. Sowohl termingerecht als auch zu früh Geborene reagieren differenziert auf eine Vielzahl olfaktiver Reize und speichern sie im Gedächtnis. Diese sensorischen Erfahrungen in der perinatalen Periode beeinflussen unser Verhalten für den Rest unseres Lebens.

Die enge Verbindung zwischen dem Geruchssinn und dem limbischen System beeinflusst in erheblichem Maße unsere Emotionen, unser Gedächtnis und unser Verhalten. Es scheint, dass der Rhythmus der Nasenatmung die elektrische Aktivität in der Area piriformis und in den zerebralen limbischen Gebieten einschließlich der Amygdala und des Hippocampus synchronisiert. In der Folge trägt dies dazu bei, unsere olfaktive Kodierung, unser Gedächtnis und unser Verhalten zu gestalten. Die Wirkung der Nasenatmung auf die kognitive Funktion, die Aufmerksamkeit sowie die Kontrolle der Emotionen und Ängste wurde in mehreren Studien nachgewiesen [107–109].

Morphogenetische Auswirkungen

Aufgrund der Untiefen und Höhenunterschiede in der Oberfläche der Nasenhöhlen wird die einströmende Luft während der Nasenatmung verwirbelt. Besonders die Nasenmuscheln sorgen dafür, dass der Luftstrom auf größeren Widerstand trifft als bei der Mundatmung. Die Reibung der Luft an der Schleimhaut erzeugt einen stärkeren Ventilationsimpuls und eine größere Thoraxbewegung, was wiederum zu einer verbesserten Hämatose führt.

Nach Moss‘ bekannter Theorie der funktionellen Matrix steht eine normale Nasenatmung in logischer Wechselwirkung zur Kau- und Schluckfunktion. Sie beeinflusst dadurch die Entwicklung der kranialen Strukturen und begünstigt deren harmonisches Wachstum [110]. Diese Theorie wird häufig von anderen Autoren aufgegriffen. Gola et al. betonen, der eintretende Luftstrom erfülle eine morphogenetische Funktion im Sinne einer Volumenvergrößerung der Nasen-, Nasennebenhöhlen-, Gaumen- und Kieferstrukturen. Voraussetzung dafür sei, dass die Zunge gleichzeitig Druck gegen den Gaumen und die alveolodentalen Arkaden ausübe, damit die Sutura mediopalatina zur Spreizung der Oberkieferknochen beitragen könne [111] (➤ Abb. 3.20). Ihrer Meinung nach kann eine dysfunktionelle Ventilation zu maxillomandibulären Dysmorphien und zu Zahnengstand führen. Vor diesem Hintergrund sind solche Ventilationsstörungen frühzeitig zu diagnostizieren und zu beheben.

MAN BEACHTE

Beim Kind erfüllt die nasale Ventilation eine morphogenetische Funktion im Sinne einer Volumenvergrößerung des Gesichts. Dazu muss die Zunge aber gleichzeitig Druck gegen den Gaumen und die alveolodentalen Arkaden ausüben, um die Sutura mediopalatina zu dehnen und die Spreizung der Oberkieferknochen zu fördern.

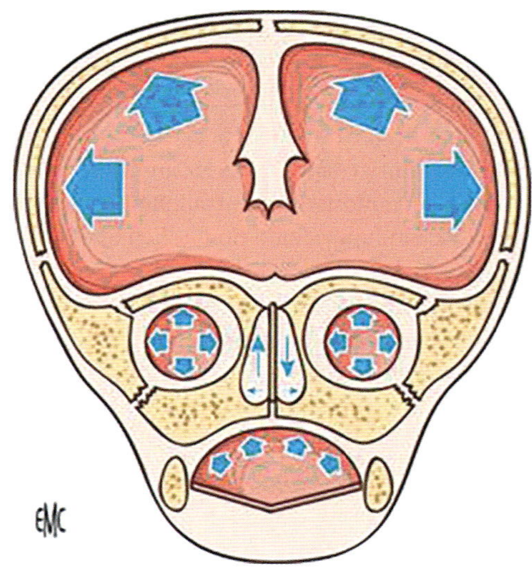

Abb. 3.20 Gesichtswachstum
Schematische Darstellung im Frontalschnitt der expansiven und eutrophischen Wirkung der Nasenatmung (unter der Bedingung einer intakten Zungenfunktion). Quelle: Gola R, Guyot L, Cheynet F, Richard O. Physiologie nasale. Encycl Méd Chir (Elsevier SAS, Paris, tous droits réservés), Stomatologie, 22-009-D-15, 2003, 8 p. © Elsevier Masson SAS.

Mehrere Studien an Affen haben gezeigt, dass bei blockierten Nasenwegen ähnliche Veränderungen eintreten, wie sie bei Mundatmern vorkommen. Dies gilt vor allem für die Wachstumsperiode. Ist die Nasenatmung erschwert, stellen sich Kompensationen über den oralen Weg ein. Der Unterkiefer sinkt ab, die Zahnarkaden entfernen sich voneinander, während die Zunge jeglichen Kontakt zum Gaumen verliert und eine tiefere Position einnimmt, um die Passage für den Lufteinstrom in den Mundrachen zu vergrößern [112, 113]. Typischerweise geht die Rotation des Unterkiefers einher mit einer Retrognathie, einem vergrößerten Unterkieferwinkel und einem vorderen offenen Biss. Aufgrund des längeren fehlenden Zahnkontaktes kommt es zu einem übermäßigen Durchbruch der hinteren Molaren. Dies lässt sich bei Mundatmern, aber auch bei Erwachsenen beobachten, die aufgrund von Zahnextraktionen und/oder Unfällen mit Zahnverlust keinen Molarkontakt aufweisen. Bei den betroffenen Menschen führt die Höhenzunahme des unteren Gesichtssegments häufig zu einer labialen Inkompetenz und einer Verlagerung des Kinngewebes. Die äußere Erscheinung eines solchen „langen" Gesichts wird bisweilen auch als „Facies adenoidea" bezeichnet [114] (➤ Kapitel 4, „Mundatmung").

Während des Wachstums besteht eine Wechselwirkung zwischen der seitlichen Ausdehnung der Oberkieferknochen und den Kräften, die die Zunge ausübt. Bei Menschen, deren obere Atemwege verstopft sind und die daher durch den Mund atmen, kann die Zunge aufgrund ihrer abgesunkenen Position weniger oder gar nicht ihre ausdehnende Wirkung auf die Oberkieferknochen ausüben [112].

In allen durchgeführten Studien bilden die Dauer der Mundatmung und das Alter zu Beginn der Verstopfung der nasalen Atemwege wichtige Parameter für eine Prognose zur Weiterentwicklung der Dysfunktion. Die orofaziale Morphologie und der Zahnapparat werden durch eine länger anhaltende Mundatmung allerdings stark beeinflusst, vor allem, wenn sie während der orofazialen Wachstumsphase im Zusammenhang mit noch weiteren Risikofaktoren praktiziert wird.

3.5 Kauen (Mastikation)

In den folgenden Abschnitten beschreiben wir zunächst die Entwicklung der Kaufunktion im Laufe der Monate und Jahre. Im Anschluss besprechen wir die Kaumuskeln, die Physiologie des Kauens, die positiven Auswirkungen und eventuelle Störungen. Darauf folgen die Zähne mit ihren knöchernen Halteapparaten, d. h. dem Ober- und Unterkiefer, und schließlich die Okklusion. Die Beschreibung der Anatomie, Funktionen, Dysfunktionen und Normalisierungen finden Sie in ➤ Kapitel 5.

3.5.1 Entwicklung des Kauens

Das Kauen wird durch zahlreiche anatomische, neurophysiologische, soziokulturelle und Umweltfaktoren beeinflusst. Die Ausbildung der Ernährungskompetenz geschieht parallel zum Reifungsprozess des stomatognathischen Systems und der Bezahnung. Dieser Prozess ist äußerst komplex und erfordert die permanente Stimulierung der Oberkiefer und der alveolodentalen Strukturen durch den Kauvorgang.

Alternierendes Kauen

Während der Fetalperiode zeigen sich bereits mehr oder weniger isolierte Bewegungen der Zunge und des Unterkiefers. Nach der Geburt entwickelt das Neugeborene durch das Saugen diese hyo-linguo-mandibuläre Kinematik weiter. Anfangs entstehen dabei durch den wiederholten Druck der Zunge gegen die Brustwarze einfache Bewegungen des Unterkiefers in der Frontalebene. In der Schluckphase kommen Protrusionsbewegungen der Zunge und des Unterkiefers hinzu. Sie verhindern einen Rückstrom der Flüssigkeit und ermöglichen eine Automatisierung des Saug-Schluck-Vorgangs. Ungefähr mit fünf Monaten, wenn der Säugling mit dem Mundinhalt experimentiert und Kaubewegungen ausprobiert hat, kommen diagonale Bewegungen des Unterkiefers hinzu. Zu diesem Zeitpunkt ändert sich die Dynamik des Kiefergelenks. Bisher verliefen die Bewegungen der Kondylen in der Gelenkpfanne symmetrisch in der Sagittalebene (Rotation oder Rotation-Protrusion-Retrusion). Mit

Beginn der diagonalen Bewegungen beim alternierenden Kauen verlagern sich die Kondylen in der Laterotrusionsbewegung asymmetrisch zueinander. Dabei bewegt sich abwechselnd eine Kondyle nach vorne, unten, innen, während die andere leicht nach hinten, oben, außen gleitet. Diese Wechselbewegung erfordert übrigens auch einen asymmetrischen Einsatz der Muskelsynergien [82].

MAN BEACHTE

Ungefähr mit 5 Monaten, wenn der Säugling beim spielerischen Kauen des Mundinhalts den Unterkiefer diagonal verlagert, beginnen die ersten lateralen Unterkieferbewegungen. Mit 2 Jahren ist das Kind imstande, mit Laterotrusionsbewegungen zu kauen. Asymmetrien bei diesen Bewegungen könnten auf eine Dysfunktion der Kiefergelenke oder der Schädelbasis hindeuten, die entsprechend zu beheben sind.

Kauen mit Milchgebiss

In den ersten beiden Lebensjahren entwickeln sich die Grob- und Feinmotorik und verleihen dem Kind die Fähigkeit, Nahrung in sich aufzunehmen. Mit 4 Monaten ist es in der Lage, Nahrung von einer Hand in die andere zu geben. Mit 6 Monaten kann es mit dem Finger Nahrung zum Mund führen [115]. Theoretisch sollte der Wechsel von flüssiger zu fester Nahrung frühzeitig erfolgen, und zwar zu dem Zeitpunkt, ab dem das Kind ohne fremde Hilfe sitzen kann. Dies fördert die Ausbildung seiner orofazialen Funktionen. Mit 9 Monaten ist das Kind in der Lage, weiche Nahrung zu zerkauen und in der Mundhöhle zu behalten. Sollte etwas Nahrung entweichen, kann es sie mit der Unterlippe zurückhalten. Zum Ende des ersten Lebensjahrs haben die meisten Kinder begonnen, feste Nahrung zu sich zu nehmen, sodass die Kaumuskeln entsprechend den neuen Anforderungen wachsen. Der Übergang zu fester Nahrung geschieht allmählich und wird durch verschiedene Faktoren beeinflusst. Dazu gehören beispielsweise eine ausreichende Ernährungskompetenz seitens des Kindes, ein funktionelles Milchzahngebiss oder bestimmte, auf das Kind übertragene Ernährungsvorlieben der Mutter [116].

Mit dem Durchbruch der ersten Milchzähne, d. h. der unteren mittleren Schneidezähne, und der allmählichen Einführung fester Nahrungsbestandteile entdeckt das Kind den Beißreflex und entwickelt ein parodontales propriozeptives Feld. Mit ca. 18 Monaten erscheint der Beginn einer Okklusion zwischen den oberen und unteren Schneidezähnen, entweder mit Stoßkontakt oder Überstand. Die ersten Kaubewegungen entwickelt das Kind mit dem Durchbruch der ersten Molaren. Dies ist der Moment, an dem es die Möglichkeit entdeckt, Nahrungsmittel zwischen den antagonistischen Zähnen zu zermalmen. Ungefähr mit zweieinhalb Jahren, wenn die Eck- und die zweiten Backenzähne durchbrechen, ist das Milchgebiss voll funktionsfähig und bereit, das Kauschema weiter zu perfektionieren. Durch die Ausbildung des Milchgebisses und die allmähliche Einführung fester Nahrungsbestandteile mit unterschiedlichen viskoelastischen Eigenschaften kommt es in dieser Phase zu großen Veränderungen für das Kind. Beispielsweise geht der Unterkiefer von einer rein vertikalen Bewegung zu Rotationsbewegungen an den Kondylen über. Ab dem dritten Lebensjahr, wenn das Kind mehr und mehr Laterotrusionsbewegungen in sein Kauschema aufnimmt, beginnen die Milchzähne, sich abzunutzen. Zwischen 3 und 6 Jahren nutzt sich das gesamte Milchgebiss ab. Nach Planas kann diese Abnutzung nur dann effizient erfolgen, wenn die Kaubewegungen alternierend stattfinden. In dieser Phase können Dysfunktionen an der Schädelbasis, den Schläfenbeinen oder den Kiefergelenken zu übermäßigem Zähneknirschen führen. In solchen Fällen kann eine osteopathische Behandlung rasch Abhilfe schaffen und dem Kind ermöglichen, in seinen neuronalen Schaltkreisen ein funktionelles Kauschema und eine physiologische Zungenposition abzuspeichern. Ein nicht-alternierendes Kauen könnte die transversale Ausbildung der Kieferarkaden gefährden und später zu einem Zahnengstand führen.

MAN BEACHTE

Mit dem Durchbruch der ersten Zähne kann das Kind durch die Einführung von Beikost neue Nährstoffe aufnehmen und ein vollständiges Kauschema mit Laterotrusionsbewegungen erlernen. Dies trägt zur Verbreiterung der Kiefer bei und erweitert das Platzangebot für die späteren bleibenden Zähne.

Bei der Diversifizierung der Nahrungsmittel stellt die Einführung fester Nahrung einen wichtigen Schritt für die Entwicklung des Gesichtsmassivs und der Zahnarkaden dar. Das Kauen fester Nahrungsbestandteile unterschiedlicher Größe und Konsistenz ist unabdingbar für ein gesundes Wachstum der Gesichtsknochen. Außerdem kann das Kind auf diese Weise Nähstoffe aufnehmen, die nicht in der Muttermilch enthalten sind. Die WHO empfiehlt den Müttern, ihre Kinder bis zum 6. Monat ausschließlich durch Stillen zu ernähren und das Stillen, unter Einführung von Beikost und fester Nahrung, bis zum 2. Lebensjahr oder noch länger fortzusetzen [36]. Für die Ausbildung einer funktionellen Okklusion ist ein ausreichend kräftiges Kauen ebenfalls notwendig. Dies wird gefördert, indem das Kind (unter Aufsicht) auf Brotkrusten, Apfel- oder Möhrenstückchen herumkaut. Wenn es die Nahrung im Mund hin- und herbewegt, erzeugt es taktile, olfaktive und gustatorische sensorische Stimuli. So entsteht ein Reflexbogen, bei dem das Gehirn die Muskelspannung und die Bewegungen im Kiefergelenk reguliert, nachdem es Informationen über das Kaugut erhalten hat. Auf anderen Ebenen finden weitere Reaktionen statt: Das Verdauungssystem bereitet sich auf die Bearbeitung der aufgenommenen Nahrung vor, während das Gehirn durch die Entdeckung fester Nahrung mit neuen Formen, Konsistenzen und Geschmäckern eine kognitive Stimulierung erfährt. Die Nahrungsaufnahme ist immer auch ein Austausch mit dem Umfeld, bei dem das Kind durch Lallen und Brabbeln seine Lautbildung übt. Durch Ausdruck von Gefallen oder Missfallen über die angebotene Nahrung trainiert es außerdem seine mimische Muskulatur.

Im Gegensatz zum adulten Kauen zeigt das unreife Kauen eine bedeutende Asynchronie der synergetischen Muskeln der Unterkieferheber mit gleichzeitigen Kontraktionen der Antagonisten. Außerdem sind die Laterotrusionsbewegungen bisweilen verstärkt, die vertikalen Bewegungen jedoch vermindert [117]. Dies verdeutlicht, dass ein reifes Kauschema durch wiederholtes Üben erlernt wird. Gaspard schreibt dazu: „Der Mensch wird nicht als Kauer geboren, sondern entwickelt sich zu einem“ [82].

Ernährungsweise

Die biomechanischen Kräfte des Kauens stimulieren nachgewiesenermaßen das kraniofaziale Wachstum. Zwischen den Abmessungen der kraniofazialen Strukturen und den Kaukräften scheint eine enge Verbindung zu bestehen, vor allem im Bereich des Unterkiefers. Studien haben gezeigt, dass die Ernährungsweise einen Einfluss auf die Form des Unterkiefers hat. Die Kaumuskeln sind die stärksten Muskeln des menschlichen Schädels. Es besteht eine Verbindung zwischen der Dicke dieser Muskeln und dem Abstand zwischen den beiden Unterkieferwinkeln und den beiden Jochbeinen. Durch die Verarbeitungsmethoden der modernen Nahrungsmittelindustrie ist die heutige Ernährung bedeutend weicher und feiner geworden als zu Zeiten der traditionellen Landwirtschaft. Weitestgehend frei von Abrieb- und Faserpartikeln erfordert die heutige Ernährung eine geringere Kauanstrengung und erzeugt am Milchgebiss weniger Abrieb. Durch den verminderten Abrieb reduziert sich die normale Abnutzung der Zähne, was wiederum zu einer Höhenminderung des Ramus mandibulae und zu einem vergrößerten Unterkieferwinkel führt [118]. Diese Unterentwicklung der Kieferknochen bewirkt eine „funktionelle Atrophie“ und zieht zahlreiche Malokklusionen nach sich. Die Folge sind Zahnengstände und Kreuzbisse [119].

Kauen mit Wechselgebiss

Mit 6 Jahren ist das adulte Kauen ausgebildet. In diesem Alter erscheint der „Sechsjahrmolar“, d. h. der erste große Backenzahn, in der Zahnarkade. Dieser Zeitpunkt ist ein wichtiger Schritt in der kindlichen Entwicklung, der mit einer gewissen kognitiven Reife einhergeht. Das Kind lernt Lesen und Schreiben und braucht dazu eine verbesserte Feinmotorik. Man beachte auch, dass das funktionelle Kauen und Schlucken dem Sprechen vorausgehen und Bedingung für ein korrektes Artikulieren sind. Hier werden dieselben Strukturen und Funktionen beansprucht wie z. B. die Abstimmung der Kiefer untereinander oder die Motorik der Zunge und des weichen Gaumens.

In dieser Phase okkludieren die 20 Milchzähne perfekt untereinander. Hinter ihnen erscheinen nun, beidseits im Ober- und im Unterkiefer, die Sechsjahrmolaren ohne vorherigen Ausfall eines Milchzahns. In der Zeit, in der sich Milchzähne und bleibende Zähne zeitgleich in den Kieferknochen befinden, können vermehrt Malokklusionen auftreten, da die Abstimmung zwischen den oberen und unteren Zahnarkaden instabiler wird.

Kauen mit bleibendem Gebiss

Für das Gesichtswachstum werden die ersten Molaren in der Regel als Schlussstein für die Übertragung der

Kaukräfte betrachtet. In dieser Periode (um das 6. Lebensjahr herum) treten häufig zahlreiche Kariesstellen auf.

Normalerweise okkludieren die mittleren und seitlichen Schneidezähne ungefähr mit 8 Jahren mit Overbite und Overjet. In der Folge erscheinen nach und nach die weiteren bleibenden Zähne, und die entsprechenden parodontalen propriozeptiven Felder bilden sich aus. Man beachte, dass die ersten 20 propriozeptiven Felder nach und nach durch 32 neue Felder ersetzt werden [120]. Ungefähr mit 12 Jahren erscheint der zweite Molar, der „Zwölfjahrmolar". Bis auf die dritten Molaren, die Weisheitszähne, die mit ca. 18 Jahren durchbrechen, sind dann normalerweise alle Zähne an Ort und Stelle. Das bleibende Gebiss bildet sich ungefähr zwischen dem 12. und dem 25. Lebensjahr aus.

Kauen im Alter

Mit zunehmendem Alter verringern sich bei gleichbleibender Konsistenz des Kauguts die Amplitude der seitlichen Kaubewegungen und die Dauer einer Kausequenz [121]. Zusätzlich stellen sich noch andere physiologische Veränderungen ein, wie z. B. ein Rückgang der Muskelmasse, der Kaukraft oder aufgrund der Gewebeveränderungen im Mundbereich der Speichelproduktion. Beim Nervengewebe geht die Anzahl der sensiblen, intrabukkalen Rezeptoren zurück, während die Wahrnehmungsschwelle für Geruchs- und Geschmackseindrücke steigt. Trotzdem bleibt die Kauleistung konstant, und die Zusammensetzung des Nahrungsbolus scheint wenig beeinträchtigt zu sein. Letzterer enthält feinere Partikel, da die Anzahl der Kauzyklen bei älteren Menschen häufig steigt, vor allem beim Verzehr harter Nahrungsmittel. Ein schlechter Allgemeinzustand des Zahnapparates, fehlende Zähne, schlecht sitzende Prothesen oder parodontale Krankheiten können sich allerdings negativ auf die Kaufunktion auswirken. In solchen Fällen ist auch häufig die Zunge in ihrer Position und Funktion betroffen.

Physiologie

Das Kauen ist definiert als der gesamte Vorgang, der dazu dient, die Nahrung im Mund so zu bearbeiten, dass sie heruntergeschluckt werden kann [122]. Bei den meisten Säugetieren stellt das Kauen den ersten Schritt im Verdauungsprozess dar. Es handelt sich um eine rhythmische Aktivität, bei der die Zungen-, Gesichts- und Unterkiefermuskeln koordiniert zusammenarbeiten, um die Nahrung zwischen die Zähne zu platzieren, sie zu zerkleinern, zu zerreiben, zu zermalmen, mit Speichel zu vermischen und ihre Konsistenz so zu verändern, dass sie heruntergeschluckt werden kann. Gleichzeitig wirken die im Speichel enthaltenen Enzyme auf den Bolus ein und verbessern die Verdauung. In der Regel sind der Kopf, die Halswirbelsäule und die Greiffunktion mittels der Arme und Hände daran beteiligt, die Nahrung zum Mund zu führen.

Typischerweise wird zwischen drei Kaumodi unterschieden:

- alternierendes Kauen, der häufigste und physiologischste Modus, bei dem die Nahrung abwechselnd auf einer und der anderen Seite zerkaut wird;
- einseitiges Kauen, bei dem die Nahrung in der Regel nur auf einer Seite zerkaut wird;
- beidseitiges Kauen, bei dem die Nahrung gleichzeitig auf beiden Seiten zerkaut wird.

Mehrere Studien belegen, dass einseitige Kaupräferenzen mit der zerebralen oder anderen Lateralisationen einhergehen können, ohne dass die Kauleistung dadurch beeinträchtigt wird [123, 124]. Am effektivsten ist das Kauen allerdings, wenn es abwechselnd auf beiden Seiten praktiziert wird [125].

Kauzyklus

Einzigartigkeit des Kauens

„Wie seine eigene Art zu gehen hat jeder auch seine eigene Art zu kauen. Zahnärzte wissen, dass jeder seine natürlichen oder künstlichen Zähne auf individuelle Art und Weise abnutzt (ebenso wie der Schuster damals seine Kunden an ihren unterschiedlich abgelaufenen Sohlen erkannte)" [120].

In der Regel ist das Kauen mit 4 oder 5 Jahren funktionell, mit koordinierten Bewegungen des Unterkiefers, der Zunge, der Wangen und der Lippen. Mehrere Studien zeigen dreidimensionale Bewegungen des Unterkiefers und der Zunge während einer Kause-

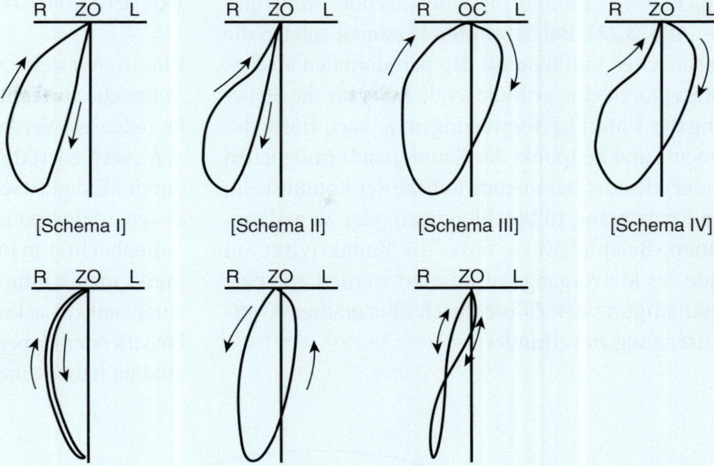

Abb. 3.21 Schematische Darstellung des Kauzyklus (Frontalschnitt)
Als Referenzpunkt dienen der Inzisalpunkt oder die Kinnspitze. Quelle: Kobayashi Y, Shiga H, Arakawa I, et al. Masticatory path pattern during mastication of chewing gum with regard to gender difference. J Prosthodont Res 2009; 53(1): 11-4. © Elsevier.

quenz. Diese beinhaltet sämtliche Bewegungen vom Moment der Nahrungsaufnahme in den Mund bis zum Hinunterschlucken. Die Zunge ist dafür verantwortlich, die Nahrung innerhalb der Mundhöhle zu verlagern, und stimmt ihre Bewegungen mit denen des Unterkiefers ab. In der Regel werden beim Kauvorgang eine Arbeitsseite (auch Laterotrusionsseite) und eine Nichtarbeitsseite (auch Mediotrusions- oder Balanceseite) beschrieben. Normalerweise dienen bei solchen Untersuchungen der Inzisalpunkt oder die Kinnspitze als Referenzpunkt, während die Person von vorne oder von der Seite beobachtet wird. Ein Kauzyklus wird definiert als der Weg, den der Referenzpunkt bis zur Rückkehr zum Ausgangspunkt zurücklegt.

Für den Kauzyklus werden in der Frontalebene sieben Wegstrecken beschrieben (➤ Abb. 3.21). Das erste Schema, bei dem der Referenzpunkt eine fast elliptische Strecke zurücklegt, ist das häufigste [126]. Der Unterkiefer senkt sich zunächst ab und weicht dabei leicht zur Seite (in der Regel zur Nichtarbeitsseite) und kehrt dann zur Arbeitsseite zurück. Je nach Kaugut und Person erfolgen bei einer Kausequenz zwischen 10 und 40 Kauzyklen. Man beachte, dass sich die Kauzyklen von Mensch zu Mensch unterscheiden. Aber auch bei ein- und derselben Person variieren sie je nach Kaugut und Zeitpunkt der Kausequenz. Normalerweise zeigen die Kauzyklen für eine bestimmte Nahrung allerdings eine gewisse Symmetrie zwischen der rechten und der linken Seite. Daher kann die Beobachtung der Latero- und Mediotrusionsbewegungen bei der klinischen Untersuchung Hinweise auf mögliche Kiefergelenkdysfunktionen liefern.

Neurophysiologie

Wie die Ventilation, das Saugen und das Schlucken steht auch das Kauen unter der Kontrolle eines zentralen, im Hirnstamm befindlichen Rhythmusgenerators. Dabei handelt es sich um ein genetisch programmiertes, neuronales Netzwerk, das mit dem Trigeminussystem in Verbindung steht und sogar unabhängig von jedem zentralen oder peripheren Einfluss kauartige Bewegungen erzeugen kann [127]. Diese können durch kortikale oder periphere Einflüsse moduliert werden, um die Kaubewegungen anzupassen. Die intrabukkalen Rezeptoren erfassen beispielsweise die sensiblen Informationen aus der jeweiligen Kauphase und leiten somit eine sofortige Anpassung der Unterkieferbewegungen ein [128]. Als Antwort auf die sensorischen Einflüsse zu den Eigenschaften des Kauguts passen die Kaumuskeln gleichzeitig ihre Aktivität an.

Zu den Rückkopplungsmechanismen zählen die sensorischen Afferenzen aus der Mundhöhle, den Muskeln, Knochen, Gelenken und Zähnen sowie aus dem Weichteilgewebe, das mit dem Kaugut in Berührung kommt und Informationen darüber weitergibt (➤ Abb. 3.22). Bei bezahnten Personen spielen die sensorischen Einflüsse aus den parodontalen Mechanorezeptoren eine grundlegende Rolle für die Steuerung der Unterkieferbewegungen. Je nach Härte des Kauguts und Zeitpunkt der Kausequenz ermöglichen anregende oder hemmende Reflexe der Kaumuskeln, den Kauvorgang zu beschleunigen oder zu verlangsamen. Beispielsweise muss die Kauaktivität am Ende des Malvorgangs vermindert werden, um eine Beschädigung der Zähne durch übermäßige Kraftanstrengung zu verhindern.

Vorteilhafte Auswirkungen

Klassischerweise werden einem adäquaten Kauen zahlreiche vorteilhafte Auswirkungen zugeschrieben. Es reduziert Verdauungsstörungen, wie Blähungen o. Ä., verbessert die Nährstoffaufnahme, mindert dadurch Müdigkeitserscheinungen, stärkt das Immunsystem und wirkt sich auf das Körpergewicht aus.

Beobachtet man Menschen in Stresssituationen, merkt man häufig, dass sie, mehr oder weniger bewusst, auf etwas kauen oder beißen, z. B. Kaugummi, Bleistift oder Lippen (➤ Kapitel 4, „Parafunktionen"). Studien haben eine positive Auswirkung des Kauens

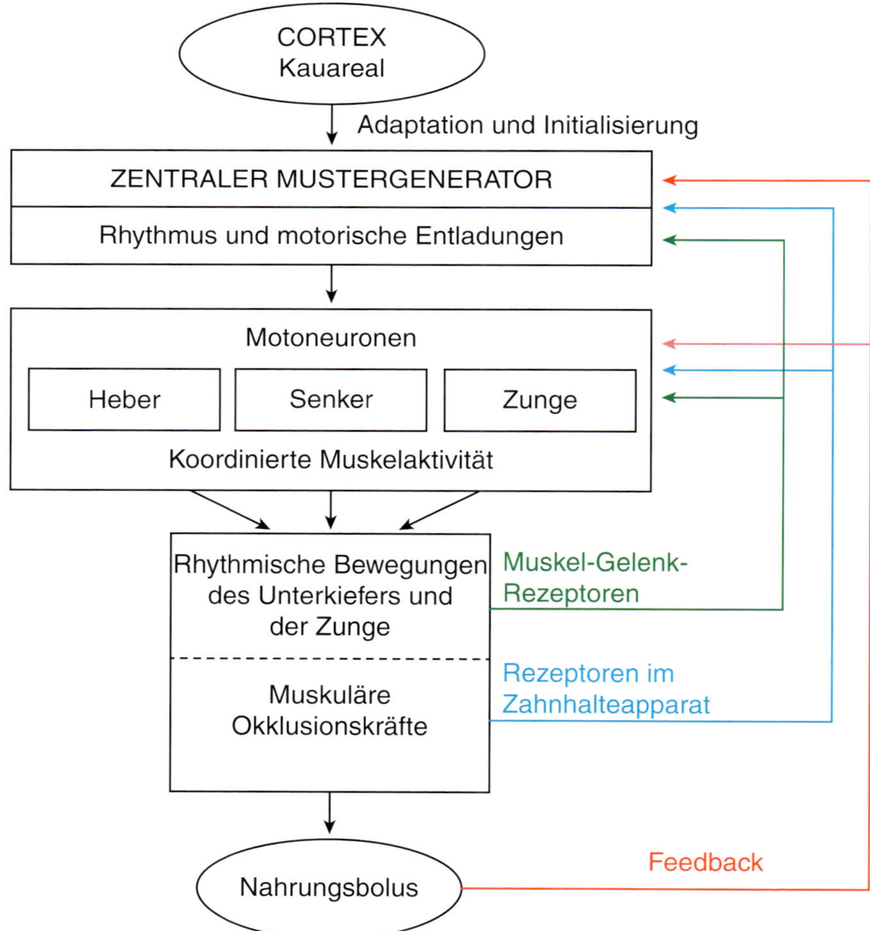

Abb. 3.22 Neurophysiologie des Kauens. Quelle: Boileau MJ, Sampeur-Tarrit M, Bazert C. Physiologie et physiopathologie de la mastication. EMC - Chirurgie orale et maxillo-faciale - 2006: 1–12 [22-008-A-15]. © Elsevier Masson SAS.

auf die Hypothalamus-Hypophysen-Nebennierenrinden-Achse (HHN-Achse) nachgewiesen, sowohl bei Tieren als auch beim Menschen.

Die HHN-Achse, auch Stress-Achse genannt, bildet ein komplexes Rückkopplungssystem aus dem Hypothalamus, der Hypophyse und den Nebennierenrinden. Sutherland meint dazu: „Die Funktion der Hypothalamus-Hypophysen-Physiologie ist für das gesamte neuroendokrine System von grundlegender Bedeutung" („*The function of the hypothalamic-pituiary-physiology is of fundamental importance to the whole neuroendocrine system*") [129]. Die beiden Hauptbestandteile des Stressreaktionssystems sind die HHN-Achse und das autonome Nervensystem. Sie interagieren permanent miteinander, um den Organismus im Gleichgewicht zu halten. Störungen dieses dynamischen Systems führen zu chronischen Krankheiten [130].

MAN BEACHTE

Das Kauen fester Nahrung hat nicht nur positive Auswirkungen auf das orofaziale Wachstum, sondern bewirkt auch eine Stressreduktion durch seine Einwirkung auf die HHN-Achse und das autonome Nervensystem.

So hilft das Kauen in Stresssituationen bei der Vermeidung von Magengeschwüren, reduziert kognitive Raumdefizite und Angstverhalten und wirkt einer stressinduzierten Osteoporose entgegen [131, 132]. Es wurde nachgewiesen, dass Kinder, deren Mütter während der Schwangerschaft schädliche soziale oder emotionale Erlebnisse erfahren hatten, eine höhere Bereitschaft zu psychischen Störungen wie Depressionen, Schizophrenie oder zu kognitiven Defiziten entwickeln. Wenn schwangere Frauen in Stresszeiten hingegen häufig kauen, können spätere Lerndefizite ihrer Kinder eventuell vermieden werden [133].

Wir haben bereits auf die Bedeutung des Kauens fester Nahrung für ein gesundes Wachstum der orofazialen Region hingewiesen. Dies betrifft aber auch die Entwicklung des Hippocampus. Eine Ernährung mit zu wenig festen Nahrungsbestandteilen im Kleinkindalter kann zu neuronalen Verlusten im Hippocampus führen und sich nachteilig auf das Gedächtnis und die Lernkapazität auswirken [134–136].

Kaumuskeln

Beim Kauen koordinieren die Kaumuskeln (➤ Tab. 3.2) ihre Aktivität mit verschiedenen Strukturen:

- Der Unterkiefer muss Bewegungen auf drei Ebenen zurücklegen können. Daher muss das Kiefergelenk frei von Dysfunktionen sein.
- Durch die Bewegungen der Zunge wird der Bolus innerhalb der Mundhöhle transportiert.
- Die Muskeln des weichen Gaumens kontrollieren den Verschluss der Nasenrachenöffnung.
- Der rechte und der linke M. buccinator bilden zusammen mit dem M. orbicularis oris eine Art Gurt. Dieser Gurt und die Zunge verhindern, dass sich Nahrung im Mundvorhof ansammelt.

Es wird deutlich, dass die Aktivität der Kaumuskulatur stets mit anderen Funktionen in Verbindung steht (➤ Kapitel 5, „Unterkieferbewegungen"). Die Unterkieferbewegungen setzen sich beim Kauen aus drei Einzelbewegungen zusammen:

- Absenken/Anheben,
- Protrusion/Retrusion,
- Laterotrusion/Mediotrusion.

Die Kaumuskeln lassen sich in zwei Gruppen unterteilen:

- Unterkieferanheber,
- Unterkieferabsenker.

Unterkieferanheber

Bei den Unterkieferanhebern handelt es sich um die Mm. temporalis, masseter, pterygoideus lateralis und medialis. Ihre Fasern haben eine kammförmige Struktur und dadurch einen unterschiedlich schrägen Verlauf. So kann das Kind ab dem 5. Monat, differenzierte und abwechselnd einseitige Bewegungen ausführen, aus denen später die Laterotrusionsbewegungen werden [82]. Die kontraktilen Fasern inserieren nicht direkt am Knochen, sondern an einem Faszienblatt.

M. temporalis

Der M. temporalis bedeckt mit seiner fächerförmigen Anordnung ca. ein Drittel des seitlichen Schädels. Seine Fasern inserieren an der Fossa temporalis (wo sie die Außenseite der Ala major bedecken), am hin-

Tab. 3.2 Kaumuskulatur

Muskeln	Ursprung	Ansatz	Innervation	Funktion
M. masseter	Jochbogen und Proc. maxillaris des Jochbeins	Seitenfläche des Unterkieferastes	N. massetericus aus dem Vorderast des N. mandibularis (V_3)	Elevation des Unterkiefers
M. temporalis	Knöcherne Fläche der Schläfengrube und Fascia temporalis	Proc. coronoideus der Mandibula und vorderer Rand des Unterkieferastes (ca. bis zur Höhe des 3. Molaren)	Nn. temporales profundi aus dem Vorderast des N. mandibularis (V_3)	Elevation und Retrusion des Unterkiefers
M. pterygoideus medialis	Pars profunda: mediale Fläche der Lamina lateralis sowie des Proc. pterygoideus und des Proc. pyramidalis des Gaumenbeins; Pars superficialis: Tuberositas und Proc. pyramidalis des Gaumenbeins	Mediale Fläche des Unterkiefers in der Nähe des Angulus mandibulae	N. pterygoideus medialis aus dem N. mandibularis (V_3)	Elevation und Laterotrusion des Unterkiefers
M. pterygoideus lateralis	Pars superior: Dach der Fossa infratemporalis; Pars inferior: Seitenfläche der Lamina lateralis des Proc. pterygoideus	Kiefergelenkkapsel im Ansatzbereich des Discus articularis sowie an der Fovea pterygoidea am Unterkieferhals	N. pterygoideus lateralis, direkt aus dem N. mandibularis (V_3) oder aus dem N. buccalis	Propulsion und Laterotrusion des Unterkiefers

teren seitlichen Winkel des Stirnbeins, am Seitenrand des Scheitelbeins und an der Schläfenbeinschuppe. Sie bündeln sich an der nach kaudal verlaufenden Sehne (➤ Abb. 3.23).

- Die vorderen Fasern inserieren an der Außenseite des Processus coronoideus.
- Die hinteren Fasern inserieren am gesamten Vorderrand der Innenseite des Unterkieferastes bis zur Höhe des dritten Backenzahns. Einige Fasern vermischen sich mit dem vorderen Band des Discus articularis, medial mit dem M. masseter und lateral mit dem oberen Anteil des M. pterygoideus lateralis.

Eine Kontraktion der vorderen und mittleren Fasern trägt durch ein Anheben des Unterkiefers zum Verschluss der Mundhöhle bei. Eine beidseitige Kontraktion der hinteren Fasern bewirkt eine Retrusion des Unterkiefers, während eine einseitige Kontraktion den Unterkiefer zur selben Seite zieht. Aufgrund des horizontalen Verlaufs der hinteren Fasern schreiben ihm manche Autoren eine antagonistische Wirkung zum M. pterygoideus lateralis zu.

Der M. temporalis ist leicht zu palpieren. Seine unterschiedlichen Fasern lassen sich beim Kauen differenziert einsetzen. Gleichermaßen können sie auch bei Dysfunktionen unterschiedlich betroffen sein, z. B. bei Verlust eines oder mehrerer Backenzähne.

M. masseter

Der M. masseter hat eine rechtwinklige Form und befindet sich unterhalb des M. temporalis. Er zieht in zwei Schichten vom Jochbogen zur Außenseite des Unterkieferwinkels und des Unterkieferastes sowie zum Processus coronoideus (➤ Abb. 3.24).

- Die Sehnen der oberflächlichen Fasern entspringen an den vorderen zwei Dritteln des Jochbogens (d. h. am Joch- und am Schläfenbein) sowie am Jochbeinfortsatz des Oberkieferknochens. Von dort ziehen sie nach hinten unten und inserieren am Unterkieferwinkel und an der unteren Hälfte der Außenseite des Unterkieferastes. Der Ansatz am Unterkieferwinkel ist kräftig ausgebildet und verlängert sich bisweilen zur Innenseite, wo die Fasern sich mit denen des M. pterygoideus medialis vermischen.
- Die tiefen Fasern entspringen an der Innenseite und am Unterrand des Jochbogens. Von dort ziehen sie nach vorne unten und inserieren an der oberen Hälfte des Unterkieferastes und an der

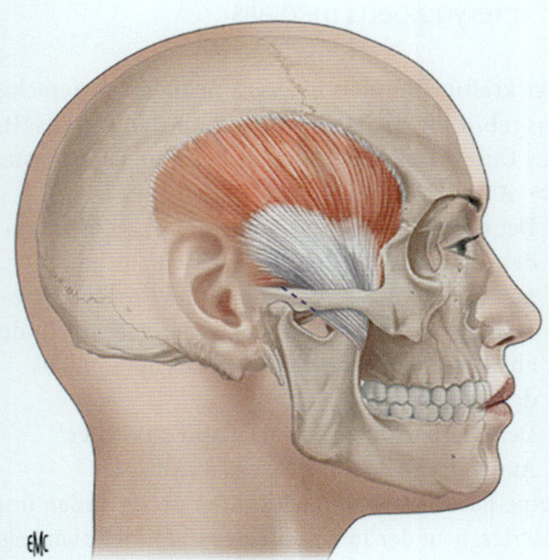

Abb. 3.23 M. temporalis. Quelle: Graillon N, Le Roux MK, Foletti JM, Chossegros C. Anatomie de l'appareil manducateur. EMC - Chirurgie orale et maxillo-faciale 2020; 33(1): 1–18 [Article 22-002-A-10]. © Elsevier Masson SAS.

Außenseite des Processus coronoideus. Eine Erweiterung strahlt in das vordere Band des Discus articularis ein.

Der M. masseter trägt zum Anheben des Unterkiefers bei. Da er oberflächlich liegt, ist er leicht zu palpieren. Durch Bruxismus oder in starken Stresssituationen kann es zu Kontrakturen dieses Muskels kommen. Eine pathologische Verkrampfung wird als Trismus bezeichnet.

M. pterygoideus lateralis

Der M. pterygoideus lateralis liegt in der infratemporalen Region und ist kurz und kräftig ausgebildet. Er hat die Form einer unregelmäßigen, dreieckigen Pyramide, deren Spitze nach hinten zeigt. Der Muskel besteht aus einem oberen (diskosphenoidalen) und einem unteren (kondylopterygoidalen) Anteil (➤ Abb. 3.25):

- Der obere Anteil entspringt mit dem Caput superius am unteren Anteil der Außenfläche der Ala major, an der Crista infratemporalis und am oberen Anteil der Außenfläche der Lamina lateralis des Processus pterygoideus.
- Der untere Anteil entspringt mit dem Caput inferius an den unteren zwei Dritteln der Außenfläche der Lamina lateralis des Processus pterygoideus, an der Außenfläche des Processus pyramidalis des Gaumenbeins und am benachbarten Anteil der Tuberositas maxillaris.

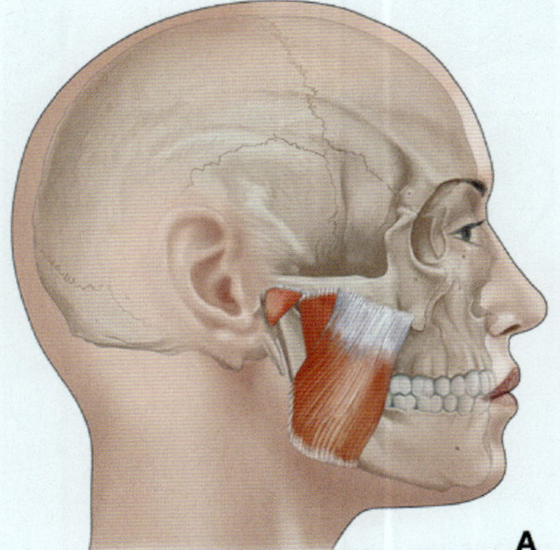

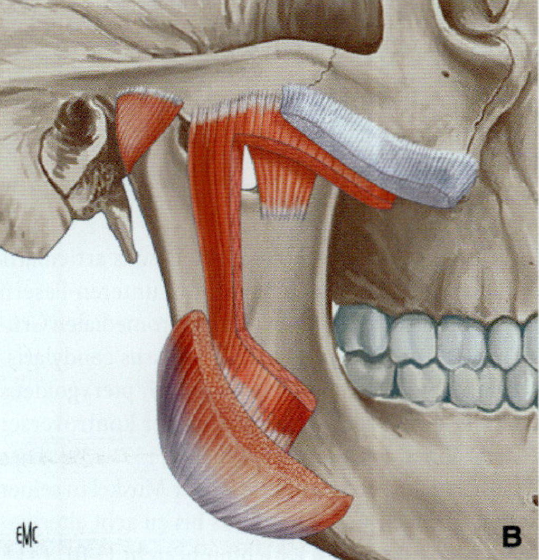

Abb. 3.24 M. masseter
A. Ansicht von der Seite. B. Die drei Muskelanteile. Quelle: Graillon N, Le Roux MK, Foletti JM, Chossegros C. Anatomie de l'appareil manducateur. EMC - Chirurgie orale et maxillo-faciale 2020; 33(1): 1–18 [Article 22-002-A-10]. © Elsevier Masson SAS.

Die Fasern der beiden Anteile ziehen nach hinten außen und laufen dort zusammen. Die oberen Fasern

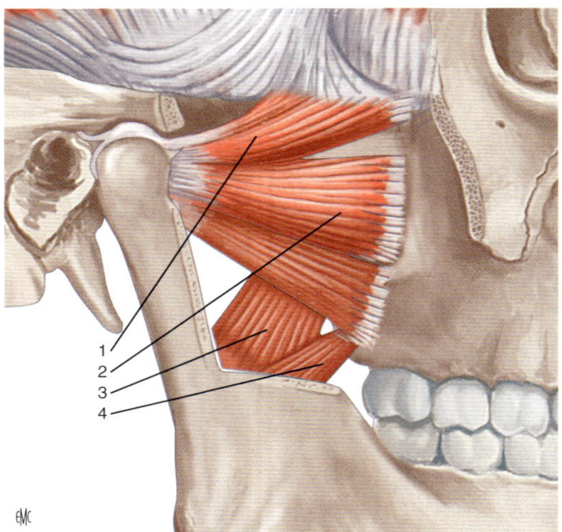

Abb. 3.25 Mm. pterygoideus lateralis und medialis Seitenansicht. 1. Pars superior des M. pterygoideus lateralis; 2. Pars inferior des M. pterygoideus lateralis; 3. Pars posterior des M. pterygoideus medialis; 4. Pars anterior des M. pterygoideus medialis. Quelle: Graillon N, Le Roux MK, Foletti JM, Chossegros C. Anatomie de l'appareil manducateur. EMC - Chirurgie orale et maxillo-faciale 2020; 33(1): 1–18 [Article 22-002-A-10]. © Elsevier Masson SAS.

inserieren am vorderen Band des Discus articularis und an der Kiefergelenkkapsel. Die unteren Fasern inserieren am oberen Drittel der anteromedialen Grube am Collum mandibulae des Processus condylaris.

Die Anatomie und Funktion des M. pterygoideus lateralis sind Gegenstand zahlreicher kontroverser Diskussionen und Beschreibungen [137–139]. Dies lässt sich damit erklären, dass dieser Muskel in seiner kammförmigen Anordnung aus bis zu acht alternierenden myofaszialen Schichten besteht [140, 141]. Außerdem wird die Situation durch die tiefe Lage des Muskels erschwert. Ergebnisse, die aus Dissektionen gewonnen werden, sind möglicherweise durch Dysfunktionen an den betroffenen Kiefergelenken verfälscht. Klassischerweise wird angegeben, dass der M. pterygoideus lateralis bei beidseitiger Kontraktion eine Protrusion, bei einseitiger Kontraktion eine Laterotrusion bewirkt [142]. Der Muskel ist mit seinen unterschiedlichen Anteilen an zahlreichen Unterkieferbewegungen beteiligt. Durch eine alternierende Kontraktion ermöglicht er das Zermalmen der Nahrung.

M. pterygoideus medialis

Der kräftige M. pterygoideus medialis ist viereckig ausgebildet. Er befindet sich an der Innenseite des Unterkieferwinkels und des Unterkieferastes (➤ Abb. 3.26).

- Der tiefe Anteil entspringt an der Fossa pterygoidea (Außenfläche der Lamina medialis und Innenfläche der Lamina lateralis des Processus pterygoideus) sowie mit einem weiteren Faserbündel an der Außenfläche des Processus pyramidalis des Gaumenbeins.
- Der oberflächliche Anteil entspringt an der Außenfläche der Tuberositas maxillaris.

Seine Fasern ziehen nach hinten unten außen und inserieren an der Innenseite des Unterkieferwinkels, im Bereich des Foramen mandibulae und des Sulcus mylohyoideus. Im Verhältnis zum M. pterygoideus lateralis liegt der M. pterygoideus medialis weiter medial. Die beiden Muskeln sind in der Fossa infratemporalis durch die Fascia interpterygoidea voneinander getrennt.

Bei beidseitiger Kontraktion bewirkt der M. pterygoideus medialis ein Anheben und eine Protrusion des Unterkiefers. Bei einseitiger Kontraktion bringt er die Seite, die nicht arbeitet, in leichte Laterotrusion.

Anmerkungen

- Alle Unterkieferanheber werden durch Äste des N. mandibularis (V_3) innerviert.
- Die multidirektionale Anordnung der Fasern der Kaumuskeln ermöglicht eine extrem präzise Anpassung der Unterkiefer-Kinematik (die sich bereits ab der Fetalperiode entwickelt). Durch ihre Aktivität tragen diese Muskeln wesentlich zur Ausbildung der maxillofazialen Strukturen bei, vor allem zum transversalen Wachstum des Gaumens. Als weiteres Beispiel wäre zu nennen, dass der M. pterygoideus lateralis zum Wachstum der Unterkieferkondylen beiträgt.
- Die Unterkieferanheber inserieren großflächig an den Schädelknochen und stellen dadurch eine tensegrale Verbindung zu den kranialen Strukturen her. Dies gilt sowohl für die Funktion als auch für Dysfunktionen. Aus diesem Grund sollten somatische Dysfunktionen so früh wie möglich nach der Geburt normalisiert werden,

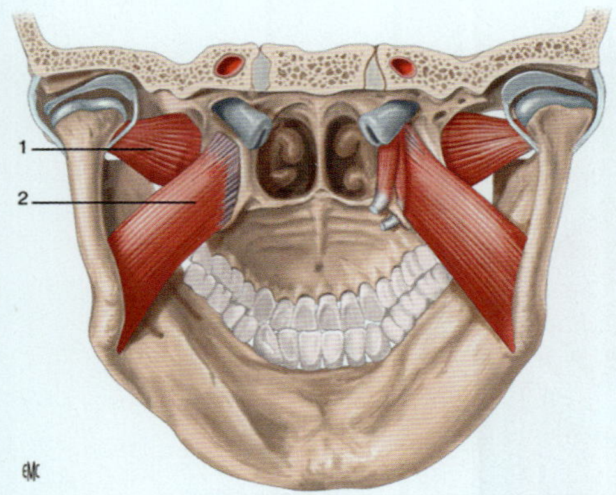

Abb. 3.26 Mm. pterygoideus lateralis und medialis Ansicht von hinten. 1. M. pterygoideus lateralis; 2. M. pterygoideus medialis. Quelle: Graillon N, Le Roux MK, Foletti JM, Chossegros C. Anatomie de l'appareil manducateur. EMC - Chirurgie orale et maxillo-faciale 2020; 33(1): 1–18 [Article 22-002-A-10]. © Elsevier Masson SAS.

um die Ausbildung korrekter orofazialer Funktionen zu ermöglichen. Besonders die Kaupraxis, die erlernt, abgespeichert und für den Rest des Lebens angewendet wird, sollte nicht durch Dysfunktionen beeinträchtigt werden.

- Die Kiefergelenke stehen vollständig unter neuromuskulärer Kontrolle.

Unterkieferabsenker

Die Unterkieferabsenker stehen alle in Verbindung zum Zungenbein. Sie lassen sich in die suprahyoidale und die infrahyoidale Muskulatur unterteilen (➢ Abb. 3.27):

Suprahyoidale Muskeln

Bei fixiertem Unterkiefer heben diese vier Muskeln beim Schlucken das Zungenbein und den Zungengrund an. Wird das Zungenbein durch die infrahyoidale und die laryngeale Muskulatur fixiert, bewegen sie den Unterkiefer nach kaudal. Es handelt sich um folgende Muskeln:

- M. digastricus (Venter posterior): Der M. digastricus besteht aus zwei spindelförmigen, durch eine Zwischensehne miteinander verbundenen Muskelbäuchen. Der längere hintere Anteil (Venter posterior) entspringt an der Incisura mastoidea und zieht nach vorne unten. Der vordere Anteil (Venter anterior) entspringt in der Fossa digastrica am Unterkiefer und zieht nach hinten unten. Die Zwischensehne perforiert den M. stylohyoideus. Sie ist über einen mit Synovia bedeckten Faserring am Cornu majus des Zungenbeins befestigt. Die beiden Anteile des M. digastricus haben verschiedene embryologische Ursprünge. Der vordere Anteil stammt aus dem ersten Kiemenbogen und wird durch den N. mandibularis (V_3) innerviert. Der hintere Anteil stammt aus dem zweiten Kiemenbogen und wird durch den N. facialis (VII) innerviert.
- Der M. stylohyoideus liegt ventral und kranial des hinteren Anteils des M. digastricus. Er entspringt in der Nähe der Basis des Processus styloideus des Schläfenbeins und zieht nach vorne unten. Er inseriert am Übergang zwischen dem Corpus und dem Cornu majus des Zungenbeins. Seine Ansatzsehne wird durch den M. digastricus in zwei Teile geteilt. Der M. stylohyoideus wird durch den N. facialis (VII) innerviert.
- Der M. mylohyoideus ist ein dreieckiger, flacher Muskel. Er befindet sich unterhalb des vorderen Anteils des M. digastricus. Der rechte und linke M. mylohyoideus bilden zusammen den muskulären Anteil des Mundbodens. Sie entspringen jeweils am gesamten Innenrand des Unterkieferkörpers, von der Symphyse bis zur Höhe des dritten Backenzahns. Die hinteren Fasern ziehen nach unten innen und inserieren am Zungenbeinkörper. Die mittleren und vorderen Fasern treffen in der Mitte mit den Fasern der gegenüberliegenden Seite an der Raphe mylohyoidea zusammen. Der M. mylohyoideus wird durch den N. mandibularis (V_3) innerviert.
- Der M. geniohyoideus liegt auf der tiefen Seite des M. mylohyoideus und ist ebenfalls an der Bildung des Mundbodens beteiligt. Er zieht von der Spina mentalis am Unterkiefer zur Vorderseite des Zungenbeinkörpers. Der M. geniohyoideus wird durch den N. hypoglossus (XII) innerviert.

Infrahyoidale Muskeln

Die infrahyoidale Muskulatur besteht aus vier Halsmuskeln. Sie besitzen ein Punctum fixum am Thorax

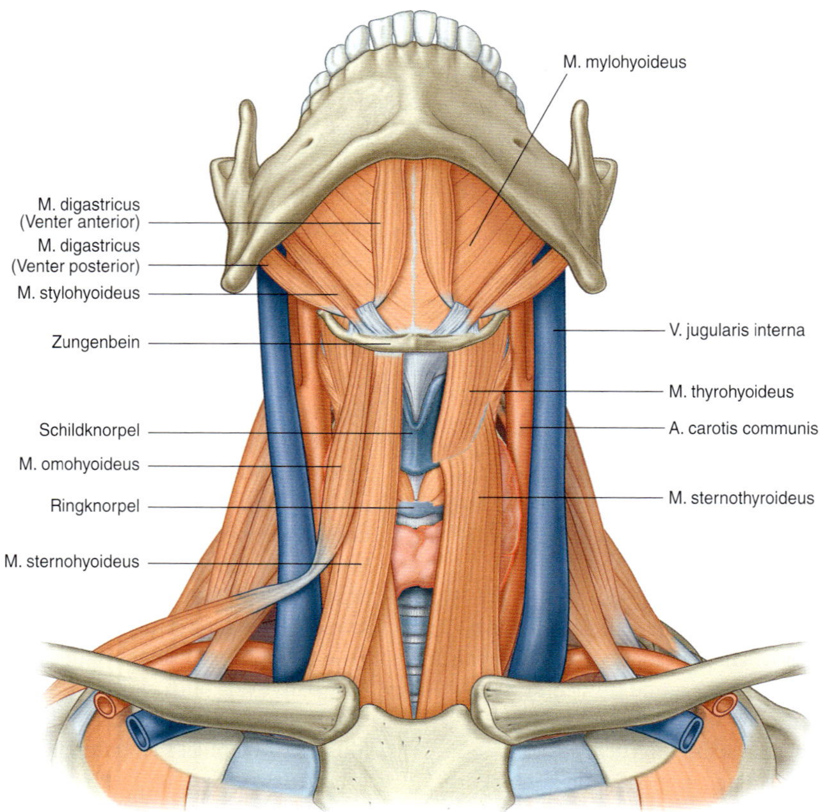

Abb. 3.27 Unterkieferabsenker. Quelle: Drake RL, Vogl AW, Mitchell AWM. Gray's Anatomie pour les étudiants. 3. Aufl. 2015 Paris: © Elsevier Masson SAS.

und senken das Zungenbein und indirekt auch den Unterkiefer ab. Sie lassen sich in eine oberflächliche und eine tiefe Schicht unterteilen:

Oberflächliche Schicht

- Der M. sternohyoideus entspringt am medialen Ende des Schlüsselbeins, am Lig. sternoclaviculare posterior und an den hinteren oberen Anteilen der ersten zwei Brustbeinsegmente. Er inseriert am unteren Rand des Zungenbeinkörpers.
- Der M. omohyoideus zieht mit zwei Muskelbäuchen vom Schulterblatt zum Zungenbein:
  - Der Venter inferior entspringt am Oberrand des Schulterblatts, medial der Incisura scapulae. Von dort zieht er, hinter dem M. sternocleidomastoideus, nach ventral und leicht kranial und geht in die Zwischensehne über.
  - Der Venter superior zieht von der Zwischensehne in fast vertikaler Richtung zum unteren Rand des Zungenbeinkörpers.

Tiefe Schicht

Die tiefe Schicht wird aus zwei aufeinanderfolgenden Muskeln gebildet:

- Der M. sternothyroideus entspringt an der Rückseite des Brustbeins und des ersten Rippenknorpels, bisweilen zusätzlich an der zweiten Rippe. Er inseriert an der Linea obliqua des Schildknorpels.
- Der M. thyrohyoideus stellt die Verlängerung des M. sternothyroideus dar. Er zieht von der Linea obliqua des Schildknorpels zum unteren Rand des Zungenbeinkörpers und zur unteren Hälfte des Cornu majus.

Der M. thyrohyoideus wird durch einen Ast des N. hypoglossus (XII), der M. sternohyoideus und der M. sternothyroideus durch den Plexus cervicalis (C1-C3) innerviert. Die Innervierung des Venter superior des M. omohyoideus erfolgt durch den oberen Ast der ersten Abzweigung des Plexus cervicalis (C1), die des Venter inferior durch den Plexus cervicalis (C2–C3).

3.5.2 Oberkiefer (Maxilla)

Für das Kauen sind die Zähne unerlässlich. Ihr Entwicklung beginnt um den 40. Tag herum in den Zahnarkaden der Ober- und Unterkieferknochen [143]. Die Entwicklung endet ungefähr zwanzig Jahre später mit dem Durchbruch der dritten Backenzähne. Während dieses langen Zeitraums wird das Wachstum der Ober- und Unterkieferknochen sowie der Zähne durch genetische und epigenetische Faktoren gesteuert. Diese Faktoren können allerdings auch der Ursprung gewisser Disharmonien sein. Eine der häufigsten Ursachen für Malokklusionen bei Kindern und Jugendlichen besteht in der dentomaxillären Disharmonie. Dabei handelt es sich um ein Missverhältnis zwischen dem Platzbedarf für eine physiologische Anordnung der bleibenden Zähne und dem tatsächlichen Platzangebot in den Zahnarkaden. Häufig kommt es dadurch zu einem Zahnengstand.

Als mögliche Ursache dafür gilt eine verminderte Größe des knöchernen Halteapparats der Ober- und Unterkieferknochen, die sich beim modernen Menschen nachgewiesenermaßen eingestellt hat. Denn die Größe der Zähne hat nicht im gleichen Maße abgenommen wie die der Knochen, vor allem in Bevölkerungsgruppen, die im Wohlstand oder Überfluss leben. Eine dentomaxilläre Disharmonie könnte mit verschiedenen Gewohnheiten zusammenhängen, die während der Wachstumsphase der Kieferknochen eine Rolle spielen. Dazu gehören z. B. das Füttern mit der Trinkflasche anstelle der Brust, Parafunktionen wie das infantile Schlucken, fehlende Nasenatmung sowie das Kauen zu weicher Nahrung. Faktoren wie diese führen zu einer unzureichenden Stimulierung und somit zu einem verminderten Wachstum der knöchernen Kieferstrukturen (➤ Kapitel 4, „Parafunktionen“). Um zu verstehen, wie das Wachstum sinnvoll stimuliert werden kann, muss zunächst die Anatomie bekannt sein.

Zwischenkieferbein (Prämaxilla)

Der Oberkiefer besteht aus zwei Teilen, dem Zwischenkieferbein (Os incisivum) und dem Oberkieferbein (Os maxillare). Die Naht zwischen den beiden Elementen ist die Zwischenkiefernaht (Sutura incisiva oder incisiva canina). Sie verbindet den rechten und den linken Canalis incisivus und lässt sich bisweilen nach der Geburt vorne am Gaumen beobachten. Je nach Autor beginnt ihre Verknöcherung zwischen dem Alter von 7 Jahren und der Pubertät, endet jedoch erst mit der Vollendung der zweiten Lebensdekade [144–146]. Eine osteopathische Normalisierung der Naht sollte daher so früh wie möglich erfolgen, idealerweise im Alter von 2 bis 3 Jahren (➤ Kapitel 2, „Zwischenkieferbein“).

Das Wachstum des Zwischenkieferbeins wird durch verschiedene Faktoren beeinflusst, z. B. die Traktionskräfte des myofaszialen Komplexes der Oberlippe, den Druck der Zunge gegen den Gaumen oder die Okklusionskräfte, die auf die vorderen Anteile der Zahnarkaden einwirken. Diese Faktoren stimulieren ebenfalls die Entwicklung der vorderen seitlichen Anteile der Oberkieferknochen [147] (➤ Abb. 3.28).

Zwischen dem Zwischenkiefer- und dem Oberkieferbein können allerdings auch intraossäre Dysfunktionen auftreten. Dies passiert beispielsweise in utero durch Druck auf das kindliche Gesicht oder bei Geburten in vorderer Hinterhauptslage, wenn das Gesicht des Kindes gegen das mütterliche Kreuzbein gedrückt wird. Nach der Geburt können solche Läsionen durch übermäßiges Daumen- oder Schnullerlutschen oder als Folge von Stürzen auf das Gesicht o. Ä. entstehen. Man beachte, dass das Zwischenkieferbein die Keime der vier oberen Schneidezähne enthält. Bei offenen Bissen oder wenn die Oberkieferknochen in kraniosakraler Außenrotation stehen, ist das Zwischenkieferbein häufig in Dysfunktion. Die Folgen sind eine Verkleinerung des Knochens, eine Mesialisierung der Zahnkeime im intraossären Gewebe und die Gefahr eines Zahnengstands. Eine Unterentwicklung des Zwischenkieferbeins verhindert außerdem die Ausbildung einer korrekten vorderen bzw. incisivocaninen Okklusion und stellt einen Risikofaktor für die Entwicklung einer Klasse-III-Malokklusion dar.

Das Zwischenkieferbein bildet mit seiner horizontalen Fläche den Gaumenfortsatz vor dem harten Gaumen und zieht mit seinem Stirnfortsatz hoch bis zum

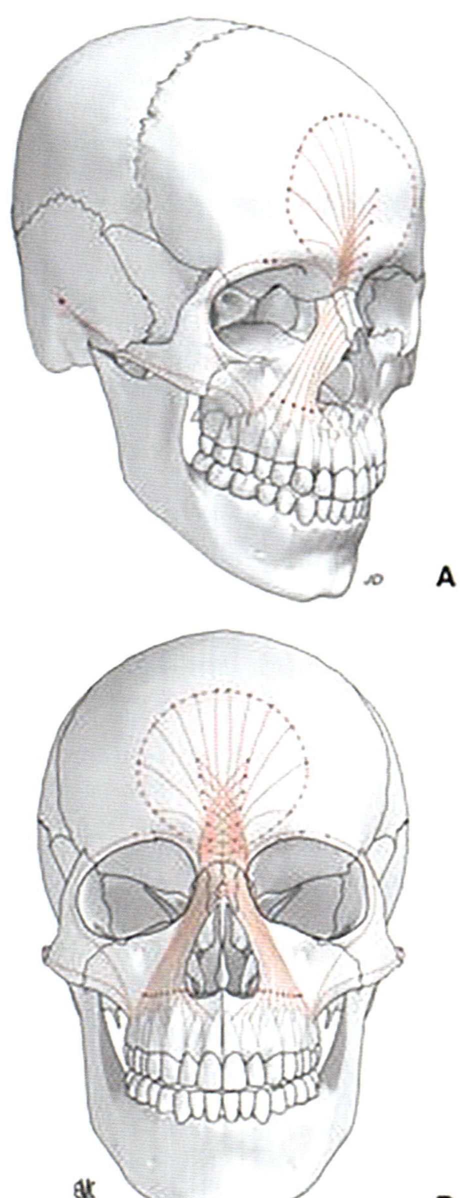

Abb. 3.28 Wirkung der Kaukräfte
Die an die duralen Membranen übertragenen Kraftlinien konvergieren an der Crista galli. A, B. Schematische Darstellung der vorderen seitlichen Anteile der Oberkieferknochen, die während ihrer Entwicklung dem Einfluss des Kauens unterliegen. Quelle: Vesse M. Classes III squelettiques. EMC - Odontologie/Orthopédie dentofaciale. - 2007: 1–33 [23-472-G-10]. © Elsevier Masson SAS.

Stirnbein. Er bildet die Hauptbegrenzung der Apertura piriformis, der vorderen knöchernen Öffnung der Nasengruben (s. ➤ Abb. 2.18). In Verbindung mit seinem Gegenstück definiert das Zwischenkieferbein den transversalen Durchmesser der Nasenhöhlen. Dies bedeutet, dass die Ausbildung der Nasenhöhlen auf der Frontalebene von einer korrekten Entwicklung des Zwischenkieferbeins und einer intakten Kaufunktion abhängt.

Oberkieferbein (Os maxillare)

Das Oberkieferbein entstammt dem ersten Kiemenbogen, ebenso wie die Gaumen- und die Jochbeine sowie die Schläfenbeinschuppen. Nach der Verschmelzung der Gesichtswülste und dem Erscheinen der verschiedenen Ossifikationszentren im Zwischen- und Oberkieferbein nimmt der Embryo um die 10. Woche herum ein typisch menschliches Aussehen an. Direkt nach der Geburt sind der transversale und der sagittale Durchmesser der Maxilla noch größer als der frontale, daher erscheinen die Augen des Neugeborenen groß im Verhältnis zum Rest des Gesichts. Zu diesem Zeitpunkt besteht die Kieferhöhle in Form einer kleinen Furche in der Seitenwand der Nase. Mit ungefähr 18 Jahren ist ihr Wachstum dann abgeschlossen. Die Wachstumsphasen treten während der ersten 8 Lebensjahre und am Ende des 16. Lebensjahrs ein [148].

Die Entwicklung des Oberkieferbeins wird durch verschiedene Faktoren beeinflusst. Bis zum Alter von 3 bis 4 Jahren wird das Wachstum der Ss. frontomaxillaris, frontozygomatica und maxillozygomatica durch die Augenbewegungen stimuliert [149]. Außerdem trägt das allmähliche Erscheinen der Zähne auf der Oberkieferarkade zur Ausbildung des Alveolarfortsatzes durch knöcherne Apposition bei. Dadurch erhöht sich der vertikale Durchmesser des Oberkieferbeins. Gleichzeitig wächst die Kieferhöhle und belegt als größte Nasennebenhöhle die oberen zwei Drittel des Knochens. Der vertikale Durchmesser des Kopfes wächst am schnellsten zwischen 1 und 4 Jahren. Seine endgültigen Abmessungen erreicht er mit ungefähr 13 Jahren [150]. Klassischerweise wird das Oberkieferbein in Form einer liegenden Pyramide beschrieben, deren Basis nach medial und deren abgestumpfte Spitze nach lateral zeigt.

Muskelansätze

Der Gaumenbogen ist zum Zeitpunkt der Geburt nur schwach ausgebildet. Durch Einwirkung des Saugens und der anderen Zungenbewegungen bildet er sich anschließend stärker aus. Die zahlreichen Muskeln, die am Oberkieferknochen ansetzen, tragen zu seiner Entwicklung bei. Je mehr die orofazialen Funktionen, vor allem die Kaufunktion, in Anspruch genommen werden, desto stärker wirkt die Wachstumsstimulierung durch die Muskulatur (➤ Abb. 3.29). Folgende Muskeln inserieren am Oberkieferknochen:

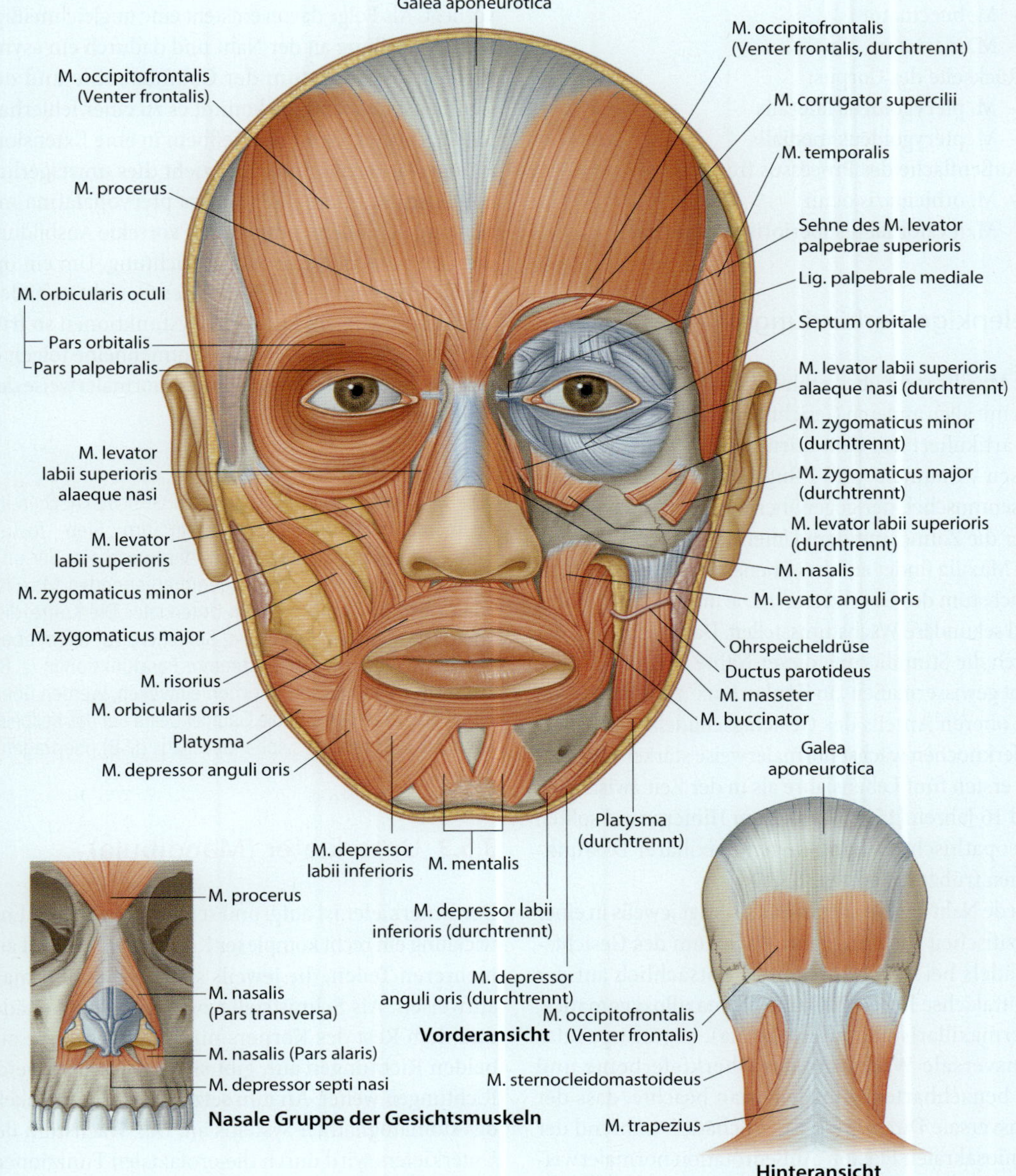

Abb. 3.29 Kopfmuskulatur. Quelle: Drake RL, Vogl AW, Mitchell AWM. Gray's Atlas d'anatomie. Paris: © Elsevier Masson SAS; 2017.

- Vorderseite des Corpus:
  - M. depressor septi nasi (auch M. myrtiformis)
  - M. levator anguli oris (M. caninus)
  - M. orbicularis oris
  - M. levator labii superioris alaeque nasi
  - M. orbicularis oculi
  - M. nasalis (Pars transversa und Pars alaris)
- Außenfläche des Corpus:
  - M. buccinator
  - M. masseter
- Rückseite des Corpus:
  - M. pterygoideus lateralis
  - M. pterygoideus medialis
- Außenfläche des Processus frontalis:
  - M. orbicularis oculi
  - M. levator labii superioris alaeque nasi

Gelenkige Verbindungen

Die Maxilla steht über zahlreiche suturale Verbindungen mit allen anderen Gesichtsknochen in Verbindung. Sie artikuliert mit dem Stirn-, Sieb-, Joch-, Tränen-, Nasen-, Gaumen- und Pflugscharbein, der unteren Nasenmuschel, der gegenüberliegenden Maxilla und, über die Zähne, mit dem Unterkiefer. Das Wachstum der Maxilla findet auf drei Ebenen statt (➤ Kapitel 2, „Wachstum des Oberkiefers"). Die umgebenden Nähte sind sekundäre Wachstumsstellen. Das Wachstum, das durch die Stimulierung dieser Nähte eingeleitet wird, steht gewissermaßen „in Konkurrenz" zum Wachstum des oberen Anteils des Gesichtsschädels. Der Oberkieferknochen wächst normalerweise stärker während der ersten fünf Lebensjahre als in der Zeit zwischen 5 und 16 Jahren [151]. Vor diesem Hintergrund sollten osteopathische Behandlungen maxillärer Dysfunktionen frühzeitig erfolgen.

Jede Naht des Gesichtsschädels trägt jeweils in einer spezifischen Richtung zum Wachstum des Gesichtsschädels bei. Die Nähte, die hauptsächlich auf der Sagittalachse liegen (z. B. die Ss. maxillozygomatica, intermaxillaris und interpalatina), begünstigen das transversale Wachstum der Oberkieferbeine und der benachbarten Knochen. Man beachte, dass der transversale Durchmesser des Schädels während der kraniosakralen Flexion-Außenrotation normalerweise zunimmt. Eine Dysfunktion in Extension-Innenrotation würde eine transversale Ausdehnung also behindern. In der Flexion-Außenrotation beispielsweise bewegen sich die unteren Enden der Processus pterygoidei und die mit ihnen verbundenen Processus pyramidales der Gaumenbeine nach hinten unten außen. Die Verbindungsnaht dieser beider Elemente, die Sutura pteryopalatina, kann allerdings in Dysfunktion geraten, wenn beispielsweise ein einseitiges Kaumuster mit einer Überbeanspruchung einer Seite vorliegt. Als Folge davon entsteht eine ungleichmäßige Kräfteverteilung an der Naht und dadurch ein asymmetrisches Wachstum der Gaumenbeine und des Gaumens. Letztendlich kommt es zu einer fehlerhaften Okklusion. Gerät das Keilbein in eine Extension-Innenrotation-Dysfunktion, zieht dies unweigerlich eine Einschränkung der Sutura pteryopalatina mit sich und behindert dadurch eine korrekte Ausbildung des Gaumens in transversaler Richtung. Um ein optimales Wachstum der Nähte des Gesichtsschädels zu begünstigen, sind etwaige Dysfunktionen so früh wie möglich zu beheben. Die Gaumenbeine folgen in ihren kraniosakralen Bewegungen normalerweise den Oberkieferbeinen.

MAN BEACHTE

Die Maxilla steht mit allen anderen Gesichtsknochen in Verbindung. Sie artikuliert mit dem Stirn-, Sieb-, Joch-, Tränen-, Nasen-, Gaumen- und Pflugscharbein, der unteren Nasenmuschel, der gegenüberliegenden Maxilla und, über die Zähne, mit dem Unterkiefer. Die Kräfte, die durch das Saugen, Schlucken, Sprechen, vor allem aber durch das Kauen oder bestimmte Parafunktionen (z. B. Bruxismus), auf diesen Knochen einwirken, werden über das Pflugscharbein und die Gaumenbeine auf das Keilbein und die Synchondrosis sphenobasilaris (SSB) übertragen.

3.5.3 Unterkiefer (Mandibula)

Der Unterkiefer ist aufgrund seiner heterogenen Entwicklung ein recht komplexer Knochen. Er besteht aus mehreren Teilen, die jeweils spezifische Merkmale aufweisen. Als Schnittstelle zwischen dem Schädel und dem Rest des Körpers nimmt er Einflüsse aus beiden Richtungen auf, gibt sie aber auch an beide Richtungen weiter. An ihm setzen die Hauptmuskeln des stomatognathen Systems an. Das Wachstum des Unterkiefers wird durch die orofazialen Funktionen, vor allem das Kauen, beeinflusst. Bei einer intakten

Kaufunktion wächst der Unterkiefer von der Geburt bis zum 6. Lebensjahr um 30 bis 55 mm.

Unterkieferkörper (Corpus mandibulae)

In jeder Unterkieferhälfte beginnt die Verknöcherung durch knöcherne Apposition ungefähr am 40. Tag in utero. Dies geschieht außerhalb des Meckel-Knorpels, in Höhe des späteren horizontalen Astes (Corpus) der Mandibula, in der Nähe des Foramen mentale. Dies ist der Bereich, in dem der N. alveolaris inferior sich in den Ramus mentalis und den Ramus incisivus aufteilt. Der Meckel-Knorpel degeneriert durch chondroblastische Einwirkung ungefähr im 6. Schwangerschaftsmonat [152]. Die Verknöcherung schreitet in Richtung der Medianlinie fort, wo die beiden Unterkieferhälften durch eine Nahtfläche, die knorpelige Symphysis mandibulae, voneinander getrennt sind. Diese verknöchert vollständig mit 5 bis 6 Monaten. Bis zu Beginn des 2. Lebensjahres ist allerdings noch eine Verbindungslinie erkennbar.

Der Corpus ist zum Zeitpunkt der Geburt im Verhältnis zum aufsteigenden Ast (Ramus mandibulae) eher „unterentwickelt". Am Ende des Wachstums haben sich die Größenverhältnisse allerdings umgekehrt, sodass der Corpus den Ramus nun an Größe übertrifft. Der Unterkiefer eines Neugeborenen ist also nicht als verkleinertes Modell eines erwachsenen Unterkiefers zu betrachten. In den ersten 3 Lebensjahren wächst der Unterkiefer am schnellsten. Seine bikondyläre Breite nimmt in diesem Zeitabschnitt rasch zu, synchron zum Wachstum der Schädelbasis.

Der Corpus besteht aus relativ dünnen Kortikalis-Schichten, die in ihrer Gesamtheit eine Art Schale für die Zahnkeime bilden, die fast das ganze Volumen des Corpus ausfüllen. Jede Hälfte enthält die Alveolen für zwei Schneidezähne, einen Eckzahn und zwei Milchbackenzähne. Mit ihren alveolodentalen Strukturen ist der Unterkiefer also an der Okklusion beteiligt. In den ersten Lebensjahren erfolgt das Wachstum durch Auf- und Abbau von Knochenmaterial in einer Art und Weise, dass der Corpus von vorne nach hinten an Länge zunimmt. Der Knochenaufbau geschieht an der labialen Seite, der Knochenabbau an der lingualen Seite. Dies bewirkt eine Längenzunahme und lässt mehr Raum für das Milchgebiss entstehen. Der Unterkiefer bietet Ansatzstellen für zahlreiche Muskeln. Vor allem die Muskeln des Mundbodens und der Zunge spielen eine wichtige Rolle für die Entwicklung des Corpus mandibulae.

Unterkieferast (Ramus mandibulae)

Zwischen dem 4. und 5. Schwangerschaftsmonat erscheint in Höhe des Processus coronoideus ein weiterer sekundärer Knorpel, der Koronarknorpel. Dieser Knorpel verknöchert und degeneriert ungefähr am Ende des 7. Monats. Nachdem der Koronarknorpel sein Wachstum beendet hat, erreicht er den oberen Rand des Jochbogens und überragt den Kondylus, von dem er durch die Incisura mandibulae getrennt ist.

Während der Corpus eng mit dem Alveolarfortsatz verbunden ist, wird der Ramus durch das Kiefergelenk und die Aktivitäten der Mm. temporalis und pterygoidei beeinflusst. Der Processus coronoideus entwickelt sich unter der Einwirkung der vorderen Anteile des M. temporalis. Diese verbinden den Unterkiefer mit den seitlichen Anteilen des Schädels und tragen zum Aufhängesystem des Unterkiefers bei. Daher sollte der M. temporalis bei Kiefergelenkproblemen normalisiert werden, vor allem bei Krafteinwirkungen in vertikaler Kompression. Man beachte die myofaszialen Verbindungen zwischen dem Unterkieferast und der Halswirbelsäule. Normalerweise befindet sich der Unterkieferwinkel in Höhe des zweiten Halswirbels.

Unterkieferwinkel (Angulus mandibulae)

Die Verknöcherung des Unterkieferwinkels beginnt um den 3. Monat herum, direkt im Mesenchym. Bei der Geburt beträgt dieser Winkel ca. 175 Grad. Mit zunehmender Bezahnung nimmt er ab und misst mit 4 Jahren noch ca. 140 Grad. Während sich die Kronen der bleibenden Zähne in den darauffolgenden Jahren ausbilden und die bleibenden Zähne durchbrechen, herrscht eine große okklusale Instabilität. Der Durchbruch der meisten Zähne ist im Alter von 10 bis 12 Jahren abgeschlossen. Nach der Pubertät beträgt der Unterkieferwinkel ca. 120 Grad [153]. Bei Männern kann der Wert auf bis zu 90 Grad sinken. Im Alter wird der Winkel wieder größer, vor allem

3

wenn ein bestehender Zahnverlust nicht durch eine Prothese ersetzt wurde [154]. Die Ausbildung des Unterkieferwinkels hängt von der muskulären Aktivität ab, die auf ihn einwirkt, vor allem die der Mm. masseter und pterygoidei. Menschen, bei denen diese Muskeln schwach ausgebildet sind, zeigen eher kleine Unterkieferwinkel.

Der Unterkieferwinkel ist die Ansatzstelle des kräftigen Lig. sphenomandibulare. Es inseriert direkt oberhalb des Foramen mentale bzw. mehr oder weniger um das Foramen herum. Das Lig. sphenomandibulare ist genau genommen eine Verdickung der Fascia interpterygoidalis, die sich nach vorne bis zum Hinterrand der Lamina lateralis des Processus pterygoideus verlängert.

Am Unterkieferwinkel inseriert außerdem die Aponeurose des vorderen Randes und der mandibuläre Ansatz des M. sternocleidomastoideus. Zwischen dem vertikalen Wachstum der Halswirbelsäule und der Lage des Unterkieferwinkels entwickelt sich eine Wechselbeziehung. Der Winkel sollte sich ab dem Kleinkindalter auf der gleichen Höhe wie der vordere untere Winkel des Processus odontoideus (Dens) des zweiten Halswirbels befinden und seine Position von da an nicht mehr allzu sehr verändern [155].

Elastische Deformationen des Unterkiefers

In mehreren Studien wurde nachgewiesen, dass im Unterkiefer elastische Deformationen stattfinden. Seine Breite scheint während der Protrusion abzunehmen und während der Retrusion zuzunehmen [156, 157]. Weiterhin scheinen beim Zusammenbeißen der Zähne Distorsionen am Corpus auf verschiedenen Ebenen stattzufinden [158].
Dies beweist auf eindrückliche Art die intraossäre Flexibilität lebenden Knochengewebes. Es erklärt aber auch die Schwierigkeiten, die bei der Anpassung an feste Zahnprothesen auftreten können. Im Rahmen des Möglichen sind Teilprothesen daher Vollprothesen vorzuziehen.

3.6 Phonation (Stimmbildung)

Schon Aristoteles (384–322 v. Chr.) lehrte, die Stimme sei der „Ausdruck der Leidenschaften der Seele" und würde im Bereich der Luftröhre erzeugt. Im 2. Jahrhundert n. Chr. brachte Gallen die Stimme mit den Sprachorganen und das gesprochene Wort mit der Zunge, der Nase, den Lippen und den Zähnen in Verbindung. Später, mit dem Aufkommen der öffentlichen Reden im antiken Griechenland, verfeinerten die Philosophen, insbesondere Sokrates und Platon, die Kunst der Dialektik, indem sie bestimmte Sprech- und Stimmqualitäten (Modulation, Tonalität, Prosodie) oder Gestik, Mimik und Körperhaltung gezielt einsetzten [159]. Es zeigte sich, dass das Phänomen der Stimme sich an die Erfordernisse der gesprochenen Kommunikation sowie an die orofazialen und posturalen Funktionen und Dysfunktionen anpasst. Die Phonation ist eine der ersten orofazialen Funktionen, die bereits ab der Geburt vorhanden sind. Sie zeigt sich im Schreien des Neugeborenen und seinem Gebrabbel.

Die Phonation ist die Erzeugung von (Sprach-) Tönen unter Verwendung der erforderlichen neurophysiologischen Mechanismen [160]. Dieser Prozess läuft in mehreren Einzelschritten ab. Zunächst trifft die Ausatemluft auf die Stimmlippen und erzeugt an deren freien Enden eine Schwingung, die wiederum einen Schall erzeugt. Diese Schwingung setzt sich über den Rest der Stimmlippen, den Kehlkopf und den Rachen fort, bis sie in der Mundhöhle ankommt. Dort wird die Schallschwingung in Vokale und Konsonanten, also in Sprache umgewandelt.

3.6.1 Kehlkopf (Larynx)

Wachstum

Die Position des Kehlkopfes variiert je nach Alter. Beim Neugeborenen liegt er sehr weit oben, sodass der Kehldeckel beim Schlucken und Atmen den weichen Gaumen berührt. Der Ringknorpel bildet den unteren Anteil des Kehldeckels und liegt beim Neugeborenen auf der Höhe des dritten oder vierten Halswirbels. Mit 2 Jahren ist er auf die Höhe von C5, mit 15 Jahren auf seine endgültige Höhe zwischen C6 und C7 gesunken. Der Schildknorpel liegt nach der Geburt direkt am Zungenbein und sinkt mit zunehmendem Alter weiter nach unten.

Diese Veränderungen finden synchron zum Wachstum der Halswirbelsäule und der Traktion durch die Luft- und Speisewege statt. Mit dem Absinken des Kehlkopfes wird der hintere Anteil der Zunge nach hinten unten gezogen und trägt so zur Bildung der vorderen oberen Wand des Rachens, genauer gesagt des Mundrachens bei.

Die Stimmbänder, auch Stimmlippen oder Stimmfalten genannt, erzeugen die Schwingungen. Sie entwickeln sich synchron zum Kehlkopfwachstum und messen bei der Geburt zwischen 5 und 8 mm, mit 6 Jahren ca. 8 mm. Der Einfluss der Geschlechtshormone bewirkt in der Pubertät ein starkes Wachstum, vor allem bei Jungen. Bei der erwachsenen Frau messen die Stimmbänder zwischen 10 und 11,5 mm, beim erwachsenen Mann zwischen 14 und 15 mm.

Anatomie

Der Kehlkopf besteht aus fünf Hauptknorpeln (drei unpaarige mediane, zwei paarige laterale):

- Schildknorpel (Cartilago thyroidea), unpaarig, bestehend aus zwei vorne miteinander verbundenen, vertikalen, viereckigen Knorpelplatten; die Prominentia thyroidea bildet den sog. Adamsapfel;
- Ringknorpel (Cartilago cricoidea), unpaarig, hat die Form eines Siegelrings, artikuliert von unten mit dem Schildknorpel;
- Kehldeckel (Epiglottis), unpaarig, bestehend aus einer dünnen, weichen, ovalen Knorpelplatte; kippt während des Schluckaktes nach hinten unten und verschließt den Kehlkopf;
- Stellknorpel (Cartilagines arytaenoideae), paarig, in Form einer nach oben gerichteten, dreieckigen Pyramide;
- Hörnchenknorpel (Cartilagines corniculatae, Santorini-Knorpel), paarig, auf dem Stellknorpel liegend.

In kranialer Richtung ist der Kehlkopf über ein myofasziales Blatt mit dem Zungenbein und dem Zungengrund verbunden. Kaudal geht der Ringknorpel in die Trachealringe über. Der Kehlkopf besitzt ein komplexes System aus intrinsischen Muskeln und Bändern zur Regulierung der Spannungsverhältnisse an den Stimmbändern. Schematisch gesehen findet während der Atmung eine Abduktion, während des Sprechens eine Adduktion statt.

In der Vorbereitungsphase des Sprechens bewegen die Kehlkopfknorpel die Stimmbänder aufeinander zu. Anschließend befördert der Sprecher durch eine kontrollierte aktive Ausatmung Luft aus den Lungen zwischen die Stimmbänder. Dies erfordert, beispielsweise für das Singen oder die Stimmprojektion, eine intakte Koordination der Bauchmuskeln und der Haltung. Das Zwerchfell spielt dabei eine entscheidende Rolle.

Intrinsische Kehlkopfmuskeln

Die intrinsische Kehlkopfmuskulatur liegt zwischen den einzelnen Knorpelelementen. Sie besteht aus folgenden Muskeln (➤ Abb. 3.30):

- M. cricoarytaenoideus lateralis;
- M. interarytaenoideus;
- M. cricoarytaenoideus posterior;
- M. cricothyroideus;
- M. thyroarytaenoideus.

Es handelt sich um Skelettmuskeln mit hohem Anteil an Typ-IIa-Fasern (mehr als andere Skelettmuskeln). Solche Fasern sind widerstandsfähig und kontrahieren sehr schnell, was für den Kehlkopf von großer Bedeutung ist [161].

Die nervliche Versorgung dieser Muskeln stammt aus Ästen des Vagusnervs (X). Die motorische Innervation erfolgt durch den N. laryngeus inferior aus dem N. laryngeus recurrens, die sensible Innervation durch den N. laryngeus superior.

Der M. thyroarytaenoideus erstreckt sich von der Innenseite des Schildknorpels zur Außenseite des Stellknorpels. Er bildet die mit dem Stimmband und einer Schleimhaut bedeckte Stimmlippe, deren Schwingung den Ton im Kehlkopf erzeugt. Eine Kontraktion des M. thyroarytaenoideus bewirkt eine Verkürzung und eine Verdickung der Stimmlippe (Adduktion genannt). Die Stimmritze (Rima glottidis, bisweilen vereinfachend auch nur als Glottis bezeichnet) bildet den Raum zwischen den Stimmlippen.

Extrinsische Kehlkopfmuskeln

Die extrinsischen Kehlkopfmuskeln lassen sich mit Riemen vergleichen, die den Kehlkopf in seiner phonetischen Funktion stabilisieren. Dabei handelt es sich um die supra- und infrahyoidale Muskulatur.

Die suprahyoidale Muskulatur besteht aus folgenden Muskeln:

- M. digastricus
- M. mylohyoideus

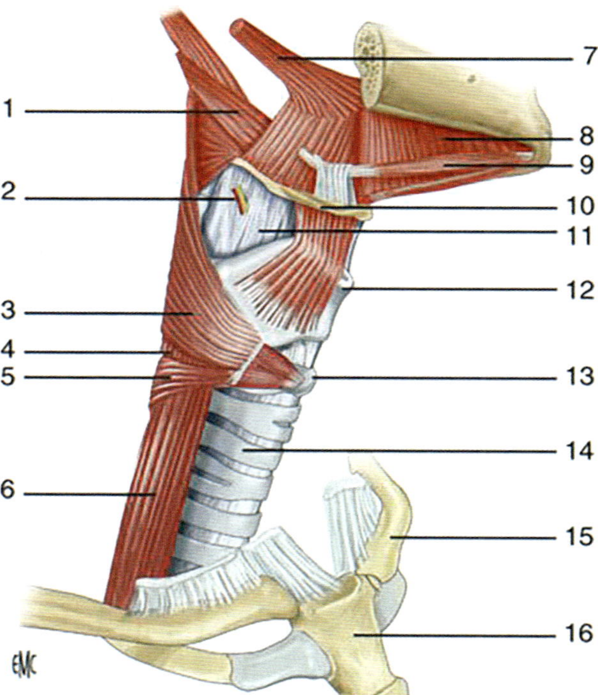

Abb. 3.30 Pharyngeale und suprahyoidale Muskulatur
1. M. constrictor pharyngi medius; 2. N. laryngeus superior und Aponeurose; 3. M. constrictor pharyngi inferior; 4. Schwachstelle; 5. M. cricopharyngeus; 6. Ösophagus (Pars cervicalis); 7. M. styloglossus; 8. M. mylohyoideus; 9. M. digastricus (Venter anterior); 10. Os hyoideus; 11. Membrana thyrohyoidea; 12. Cartilago thyroidea; 13. Cartilago cricoidea; 14. Trachea (Pars cervicalis); 15. Clavicula; 16. Manubrium sterni. Quelle: Marmouset F, Hammoudi K, Bobillier C, Morinière S. Physiologie de la déglutition normale. EMC - Oto-rhino-laryngologie- 2015: 1–12 [420-801-A-10]. © Elsevier Masson SAS.

- M. geniohyoideus
- M. stylohyoideus

Die infrahyoidale Muskulatur besteht aus folgenden Muskeln:

- M. thyrohyoideus
- M. sternothyroideus
- M. sternohyoideus
- M. omohyoideus

Kehlkopfvibrationen

Die meisten heutigen Theorien zur Stimmerzeugung basieren auf der myoelastischen aerodynamischen Theorie nach Ewald vom Ende des 19. Jahrhunderts. Demnach entsteht die Stimmvibration dadurch, dass Luft durch die Stimmritze strömt, nachdem diese durch die Muskeln verengt wurde, die an den Stimmlippen eine Anspannung und eine Adduktion bewirken. Zuvor müssen die Stimmlippen auf der Medianlinie nebeneinanderliegen und ausreichend gespannt sein, um der ausströmenden Luft Widerstand zu leisten. Dies wird als präphonetische (verschlossene) Position bezeichnet. Sie ist vergleichbar mit der Stellung, die die Stimmlippen beim Schluckakt zur Vermeidung von Aspirationen einnehmen.

Durch den Widerstand gegen die ausströmende Luft erhöht sich zunächst der subglottische Druck (unterhalb der geschlossenen Stimmlippen). Steigt der Druck zu stark, werden die Stimmlippen auseinander gedrückt und geraten passiv in Schwingung. Nach dem Ausströmen der Luft verschließen sich die Stimmlippen durch ihre myoelastischen Eigenschaften wieder, und der gleiche Prozess beginnt von vorne.

Diese Tonerzeugung wird allerdings durch zahlreiche Nuancen verfeinert. Vor allem die Aktion der intrinsischen Kehlkopfmuskeln ermöglicht eine Modulierung der Schwingungsparameter der Stimmlippen. So kann beispielsweise die Schwingungsfrequenz der Stimmlippen reguliert und Einfluss auf den Grundton und die Tonhöhe (hohe vs. tiefe Töne) genommen werden. Im Zuge des Wachstums und des damit verbundenen Absinkens des Kehlkopfes sinkt der Grundton von 450 Hz beim Neugeborenen auf 275 Hz beim achtjährigen Kind. Bei Sängern und Sängerinnen werden die Frequenzbereiche bestimmten Registern zugeordnet.

Bei Männern sind dies:

- Bruststimme, vom tiefsten Ton bis ca. 300 Hz, entspricht der gesprochenen Stimme, mit einer im Brustkorb gespürten Resonanz;
- Kopfstimme, von ca. 300 Hz bis zum höchsten Ton, entspricht der bedeckten Stimme, mit einer im Schädel gespürten Resonanz;
- Falsettstimme (ital.: *falsetto*), wird zur Verwendung des höchsten Registers eingesetzt.

Bei Frauen beträgt das tiefe Register bzw. die Bruststimme bis zu 600 Hz, die Kopfstimme liegt im Bereich über 600 Hz. Man beachte, dass der Vokaltrakt bei Männern länger ist als bei Frauen. Der Kehlkopf benötigt für eine intakte Funktion eine gewisse Beweglichkeit. Durch ein Absinken des Kehlkopfes lässt sich der Frequenzbereich der Schallschwingungen verschieben.

MAN BEACHTE

Die extrinsischen Muskeln fungieren wie eine Art Trageriemen für den Kehlkopf und verbinden ihn mit dem Unterkiefer, der Schädelbasis und dem Brustkorb. Etwaige somatische Dysfunktionen dieser Strukturen beeinträchtigen die Übertragung der Schallschwingungen.

3.6.2 Sprechstimme

Die Ausatemluft strömt durch die Glottis in den Kehlkopfvorhof, den Rachen, den Sinus piriformis, die Mund- und die Nasenhöhle. Letztendlich erzeugt die durch die Schwingung der Stimmlippen ausgelöste Schallwelle die grundlegenden Laute der Sprache. Diese sogenannten Phoneme werden definiert als die „Lautelemente der artikulierten Sprache aus physiologischer Sicht (Anordnung der Sprachorgane) und aus akustischer Sicht (auditive Wahrnehmung)“ [162]. Mehrere Phoneme bilden zusammen ein Wort. Sie enthalten einen Grundton, der in den supraglottischen Räumen durch die Einwirkung der Artikulationsorgane moduliert wird und so beispielsweise eine nasale Resonanz erhält. Je nach gesprochener Sprache zeigen die Phoneme zahlreiche Unterschiede. Das Französische enthält 37 Phoneme, davon 16 Vokal- und 20 Konsonantenphoneme. Das Englische enthält 44, das Deutsche etwa 40 Phoneme.

Resonatoren

Die Stimme passt sich auf bemerkenswerte Weise den Anforderungen der gesprochenen Kommunikation an. Der laryngeale Grundton verändert sich im Laufe des Wachstums des Gesichtsschädels aufgrund der Tatsache, dass die Rachen-, Mund- und Nasenhöhle ihre Größe und Form verändern. Diese Resonatoren des Phonationssystems steuern durch Volumenveränderung mit beeindruckender Genauigkeit und Schnelligkeit die Klangfarbe (*timbre*) der Stimme.

Beim Singen oder Theaterspielen werden die verschiedenen Resonatoren für die Regulierung der Höhe und der Intensität der Stimme beansprucht. Auf direkte oder indirekte Art und Weise kann aber auch der Körper im Ganzen oder in Teilen in Schwingung versetzt und als Resonanzkörper eingesetzt werden, um die Schallübertragung zu verstärken.

Marie-Louise Aucher schreibt dazu: „Der Kehlkopf kann keinen brauchbaren Ton hervorbringen, wenn die Hände, Handgelenke, Arme, die Muskeln am Hals und in der Taille verkrampft und blockiert sind. […] Der Kehlkopf muss durch eine muskuläre Aktivität der Schultern, des Nackens, der Schulterblätter und des Rückens in eine funktionelle Position gebracht werden. Dazu braucht es zwar eine gewisse Kraft, aber vor allem eine Beweglichkeit, die eher an die Geschmeidigkeit einer Raubkatze als an die rohe Kraft eines Ochsen oder Elefanten denken lässt“ [163].

Artikulationsorgane

Zu den Artikulationsorganen zählen der weiche Gaumen, die Lippen, der Unterkiefer und die Zunge. Letztere spielt dabei die größte Rolle. Dank ihrer Muskeln kann sie sich in der Mundhöhle in alle möglichen Richtungen bewegen und ihre Form verändern. Der weiche Gaumen ist mit seiner myofaszialen Struktur für die Erzeugung der Nasallaute verantwortlich. Er wird gewöhnlich mit einem Vorhang verglichen, der zwischen den hinteren Rändern der Laminae horizontales der Gaumenbeine aufgehängt ist (➤ Abb. 3.31). In abgesenkter Position öffnet er die Verbindung zu den Nasenhöhlen und ermöglicht die Erzeugung der Nasallaute. Im Französischen werden dann „a“, „i“, „o“ zu „an“, „in“, „on“. In angehobener Position trennt der weiche Gaumen den Mund- vom Nasenrachen und ermöglicht die Erzeugung der Orallaute.

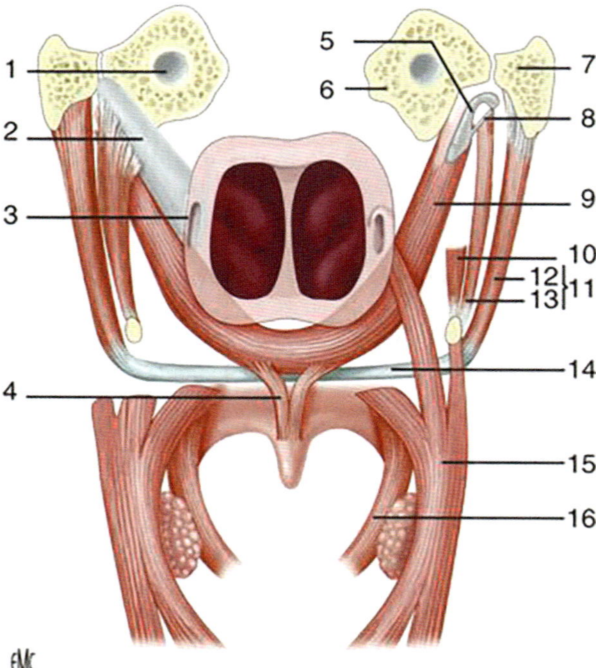

Abb. 3.31 Aufbau des Gaumensegels
Ansicht von hinten. 1. Canalis caroticus; 2. Ohrtrompete (Pars cartilaginea); 3. Ostium pharyngeum; 4. M. uvulae; 5. Ohrtrompete (Lamina medialis); 6. Pars petrosa ossis temporalis; 7. Os sphenoidale; 8. Ohrtrompete (Lamina lateralis); 9. M. levator veli palatini; 10. M. constrictor pharyngi superior; 11. M. tensor veli palatini; 12. Pars superficialis; 13. Pars profunda; 14. Aponeurosis palatina; 15. M. palatopharyngeus; 16. M. palatoglossus. Quelle: Marmouset F, Hammoudi K, Bobillier C, Morinière S. Physiologie de la déglutition normale. EMC - Oto-rhino-laryngologie- 2015: 1–12 [420-801-A-10]. © Elsevier Masson SAS.

Durch ihre Bewegungen verändern die Zunge und der weiche Gaumen die Länge des Vokaltraktes und somit die Klangfarbe der Stimme. Die Lippen tragen ebenfalls zu diesen Veränderungen bei, indem sie beispielsweise durch eine Rundung den Vokaltrakt verlängern. Der Unterkiefer ermöglicht eine Volumenanpassung der Mundhöhle. Bei phonetischen Störungen sollten diese und die damit verbundenen Strukturen, wie z. B. das Zungenbein und die zervikalen myofaszialen Ketten, auf eventuelle somatische Dysfunktionen untersucht werden.

Zur Erzeugung der Phoneme benutzt die Zunge bestimmte Artikulationsorte, an denen sie sich „abstützt" (➤ Abb. 3.32 und ➤ Abb. 3.33). Je nach Artikulationsort werden die Laute unterschiedlich benannt:

- dental, wird an den Zähnen gebildet;
- alveolar, wird an den Alveolen gebildet;
- labial, wird an bzw. mit den Lippen gebildet;
- palatal, wird am harten Gaumen gebildet;
- velar, wird am weichen Gaumen gebildet;
- uvular, wird unter Beteiligung des Gaumenzäpfchens gebildet;
- pharyngeal, wird im Rachen gebildet;
- glottal, wird in der Glottis gebildet.

MAN BEACHTE

Die Artikulatoren (weicher Gaumen, Lippen, Unterkiefer und vor allem die Zunge) spielen eine grundlegende Rolle für den Erwerb der Phoneme. Sie müssen frei beweglich sein, um die Anforderungen der Phonation zu erfüllen.

Spracherwerb

Das Neugeborene brabbelt, da es anfangs noch nicht in der Lage ist, seine voluminöse Zunge und seine übrigen Artikulatoren zu kontrollieren. Erst nach und nach lernt es, seine phonetischen Kapazitäten zu beherrschen. Der Lernprozess beginnt ungefähr im Alter von 5 Monaten und endet mit 5 oder 6 Jahren. So lernt es zunächst, Plosive, später auch Frikative hervorzubringen. Dabei werden die Frikative zu Beginn noch in Plosive umgewandelt (➤ Tab. 3.3):

- Plosive (auch Okklusive), [p], [t], [k], [b], [d], [g], erfordern einen momentanen Verschluss des Vokaltraktes;

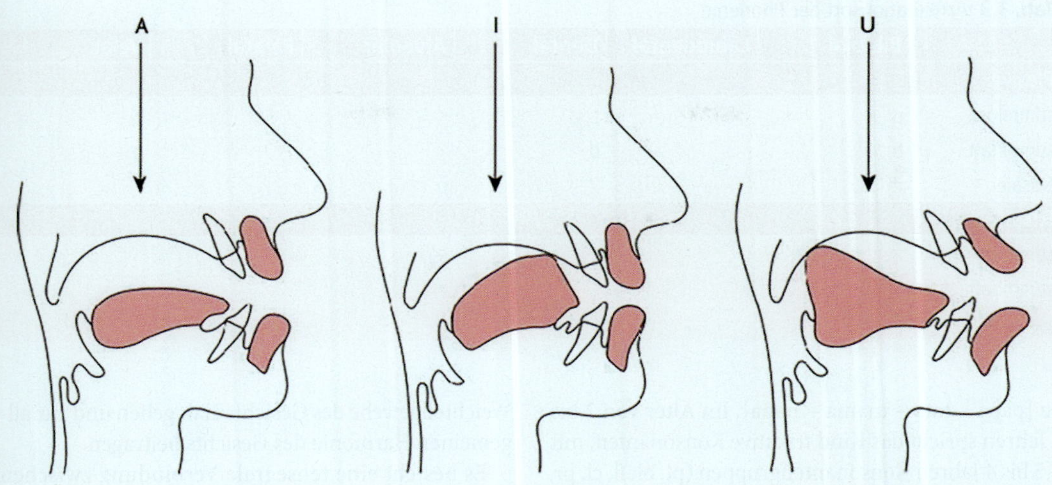

Abb. 3.32 Position der Zunge beim Sprechen der Laute a, i, u. Quelle: Ameisen E, Auclair-Assad C, Rolland ML. Phonation et orthodontie. Encycl Méd Chir (Éditions Scientifiques et Médicales Elsevier SAS, Paris), Stomatologie/Odontologie, 22-009-B-10, 2003, 10 p. © Elsevier Masson SAS.

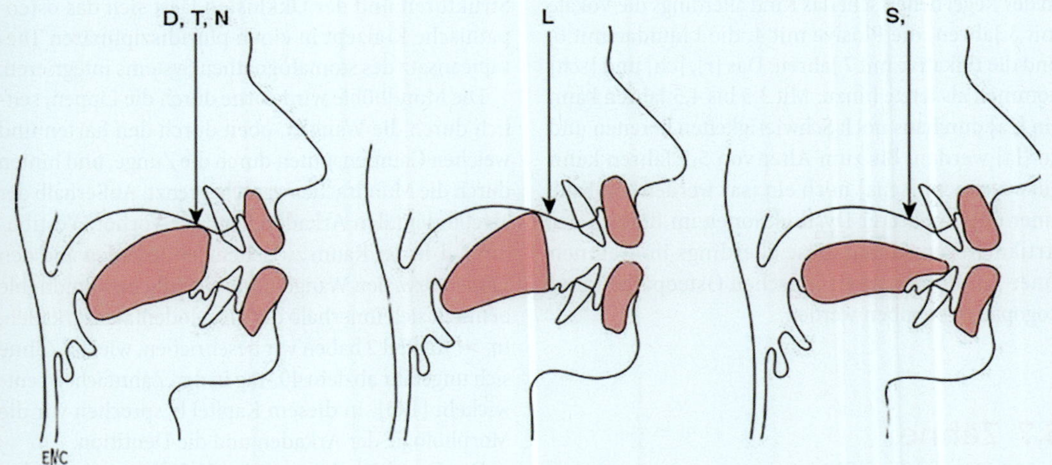

Abb. 3.33 Position der Zunge beim Sprechen der Laute d, t, n, l, ß, s. Quelle: Ameisen E, Auclair-Assad C, Rolland ML. Phonation et orthodontie. Encycl Méd Chir (Éditions Scientifiques et Médicales Elsevier SAS, Paris), Stomatologie/Odontologie, 22-009-B-10, 2003, 10 p. © Elsevier Masson SAS.

- Frikative (auch Konstriktive), [f], [v], [s], [z], [x], werden durch eine Verengung des Vokaltraktes im Mund, Rachen oder in der Glottis erzeugt, ohne den Luftstrom zu unterbrechen (wie es bei den Plosivlauten der Fall ist). Dabei entsteht, ähnlich wie bei einer verlängerten Ausatmung, ein Reibegeräusch [164];
- Liquidae, [l], kombinieren einen Verschluss und eine Öffnung des Vokaltraktes.

Der erste Vokal, den der Säugling hervorbringt, ist das [a], der erste Konsonant eine labiale Plosive [p], [b] oder [m]. Mit 12 bis 18 Monaten kombiniert das Kind einen Labial- mit einem Nasallaut [m] zu [papapa, bababa, mamama], später labiale und dentale Plosive

Tab. 3.3 Artikulationsort der Phoneme

	Bilabial	Labiodental	Dental	Alveolar	Palatal	Velar
Plosive						
stimmlos	p		t			k
stimmhaft	b		d			g
Nasale	m			n		
Frikative						
stimmlos		f		s		
stimmhaft		v		z		
Liquidae				l		

zu [papa – tata – mama – nana]. Im Alter von 2 bis 3 Jahren spricht das Kind frikative Konsonanten, mit 3,5 bis 4 Jahren Konsonantengruppen (pl, bl, fl, cl, pr, br, cr). Ungefähr mit 3 Jahren erscheinen die Liquidae [l], bereiten bisweilen aber noch Schwierigkeiten in Kombination mit Konsonanten (fl, pl, bl).

Der Erwerb der sprachspezifischen Phoneme findet allmählich und mit individuellen Unterschieden statt. In der Regel beherrscht das Kind allerdings die Vokale mit 3 Jahren, die Plosive mit 4, die Liquidae mit 6, und die Frikative mit 7 Jahren. Das [r], [ch] und [sch] kommen als letzte hinzu. Mit 3,5 bis 4,5 Jahren kann ein [ra] durchaus noch Schwierigkeiten bereiten und zu [la] werden. Bis zum Alter von 5,5 Jahren kann ein aus einem [scha] noch ein [sa] werden. Im Falle einer oder mehrerer Dysfunktionen im Bereich der Artikulatoren sollten diese allerdings im Rahmen einer Zusammenarbeit zwischen Osteopathen und Logopäden behoben werden.

3.7 Zähne

Die Kaufunktion erfüllt als Teil des stomatognathen Systems lebenswichtige Funktionen für den Organismus. Doch die Zähne sind nicht nur an der Nahrungsaufnahme beteiligt, sondern spielen auch bei der Ventilation und der Phonation eine Rolle, da sie, in Zusammenarbeit mit den Lippen und der Zunge, die Aussprache bestimmter Phoneme unterstützen. Außerdem sind der Mund und das Lächeln von zentraler Bedeutung für ein Leben in Gesellschaft. Die Zähne spielen dabei eine wichtige Rolle, da sie dem Weichteilgewebe des Gesichts Halt geben und zur allgemeinen Harmonie des Gesichts beitragen.

Es besteht eine tensegrale Verbindung zwischen den Zähnen, der Mundregion, dem Schädel und den anderen Strukturen des Körpers, insbesondere zwischen der Morphologie der Schädelbasis und maxillofazialen Dysmorphien oder Malokklusionen. Dank der Untersuchung und Behandlung der dentalen Strukturen und der Okklusion lässt sich das osteopathische Konzept in einen pluridisziplinären Therapieansatz des stomatognathen Systems integrieren.

Die Mundhöhle wird vorne durch die Lippen, seitlich durch die Wangen, oben durch den harten und weichen Gaumen, unten durch die Zunge, und hinten durch die Mundrachenwand begrenzt. Außerhalb der alveolodentalen Arkaden liegt der Vorhof (Vestibulum), d. h. der Raum zwischen den Arkaden und den Lippen bzw. den Wangen. Die eigentliche Mundhöhle befindet sich innerhalb der alveolodentalen Arkaden. In ➤ Kapitel 2 haben wir beschrieben, wie die Zähne sich ungefähr ab dem 40. Tag in den Zahnfächern entwickeln [143]. In diesem Kapitel besprechen wir die Morphologie der Arkaden und die Dentition.

Die Dentition beginnt im 3. Schwangerschaftsmonat mit der Mineralisierung der Milchschneidezähne und endet mit ungefähr 25 Jahren, wenn die dritten Backenzähne ihre Wurzelbildung vollendet haben. Die Dentition beschreibt die „Gesamtheit aller Phänomene, die die Bildung, das Wachstum und den Durchbruch der Zähne durch das Zahnfleisch sowie ihre Implementierung in den Zahnarkaden betreffen. Das gilt von dem Zeitpunkt, an dem das Milchgebiss vollständig ausgebildet ist, bis zu dem Moment, an dem das bleibende Gebiss zu arbeiten beginnt" [165]. Im Zeitraum vom 6. bis zum 12. Lebensjahr, d. h. vom

Ausfall der ersten Milchschneidezähne bis zum Ausfall der zweiten Milch-Backenzähne, befinden sich das Milch- und das bleibende Gebiss zeitgleich in der Mundhöhle. Die Bezahnung bezeichnet die „Gesamtheit und die Anordnung der Zähne" [166].

MAN BEACHTE

Man unterscheidet in der Regel zwischen Zahnung (Dentition) und Bezahnung. Die Dentition beschreibt die Gesamtheit aller Phänomene, die den Durchbruch der Zähne in den Arkaden betreffen. Die Bezahnung beschreibt die im jeweiligen Alter vorhandenen Zähne und ihre Anordnung.

3.7.1 Zahn und Zahnhalteapparat

Die Zähne werden durch den Zahnhalteapparat im Kiefer gehalten (➤ Abb. 3.34).

Zahn

Ein Zahn besteht aus drei Elementen: Zahnschmelz, Dentin und Pulpa.

Zahnschmelz (Enamelum)

Zahnschmelz ist das härteste Gewebe im menschlichen Organismus. Es besitzt keine Zellen, sondern besteht zu 96 bis 98 % aus mineralischen Prismen. Es bedeckt die Zahnkrone und wird hauptsächlich durch den Speichel vor endogener und exogener Azidität geschützt.

Dentin (Zahnbein)

Dentin bildet die Zahnkrone und die Zahnwurzel. Es besteht aus Zellgewebe mit weniger Mineralanteil als Zahnschmelz. Es verfügt über feine Kanälchen, die Reize an den Zahnnerv übertragen. An Stellen, an denen das Dentin nicht durch Zahnfleisch oder Zahnschmelz bedeckt ist, liegen die Kanälchen frei und können Schmerzreize aufgrund äußerer Einwirkungen (kalt, warm, süß, sauer) weiterleiten. Das Dentin ist an der Krone normalerweise durch Zahnschmelz, an der Wurzel durch Zahnzement bedeckt.

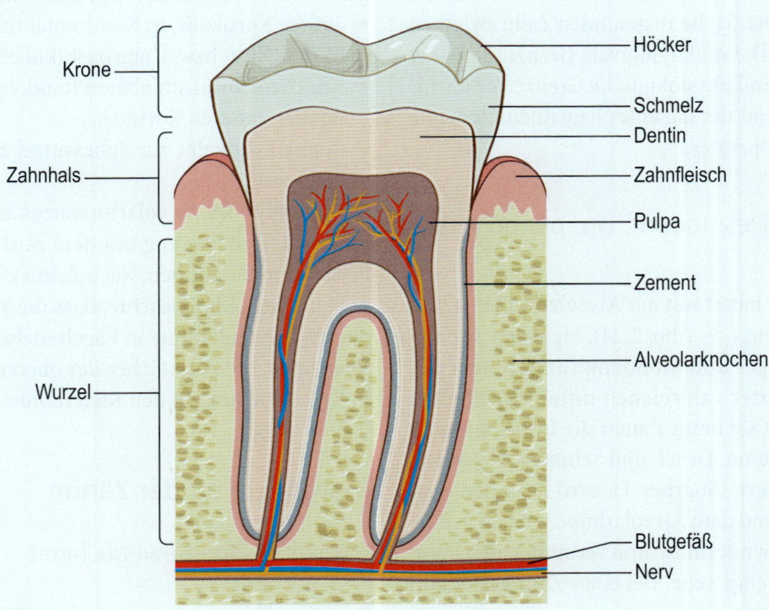

Abb. 3.34 Zahn mit mehreren Wurzeln und mehreren Höckern © Carole Fumat.

Pulpa (Zahnmark)

Die Pulpa besteht aus Bindegewebe und hat nutritive, neurosensorische und reparative Funktionen. Es führt die Nerven- und Gefäßbahnen, die durch die apikalen Öffnungen an der Zahnwurzel in das Zahninnere gelangen. Die Oberkieferzähne werden durch den N. maxillaris (V_2), die Unterkieferzähne durch den N. mandibularis (V_3) innerviert.

3

Zahnhalteapparat (Parodontium)

Der Zahnhalteapparat besteht aus den Strukturen, die die Zähne in den Kieferknochen fixieren. Diese sind das Zahnfleisch, die Wurzelhaut, der Wurzelzement und der Alveolarfortsatz.

Zahnfleisch (Gingiva)

Das Zahnfleisch besteht aus einem festen und einem freien Anteil. Der feste Teil ist mit der äußeren Kortikalis des Alveolarknochens verwachsen und bedeckt den Alveolarfortsatz. In Höhe der mukogingivalen Grenzlinie geht er in den freien Teil über, dessen Mundschleimhaut die Zähne am Zahnhals, d. h. am Bereich zwischen der Krone und der Wurzel, bedeckt. Dieser Bereich beträgt beim gesunden Zahn zwischen 0,5 und 1 mm. Die mukogingivale Grenzlinie bildet eine physische und physiologische Grenze. Sie beeinflusst den Zustand der darunter liegenden Elemente des Zahnhalteapparates.

Wurzelhaut (Desmodont, Lig. periodontale)

Die Wurzelhaut haftet fest am Alveolarknochen und am Wurzelzement (➤ Abb. 2.24). Sie bildet zweifellos das Aufhänge- und Stoßdämpfungssystem der Zähne. Dank ihrer zahlreichen unterschiedlichen Rezeptoren gibt sie beim Kauen die Informationen über Propriozeption, Druck und Schmerz weiter. Die Bindegewebsfasern (Sharpey-Fasern) zwischen dem Wurzelzement und dem Alveolarknochen bilden eine dentoalveoläre Syndesmose und verbinden den Zahn mit dem Knochengewebe. Bei einer Zahnextraktion reißen diese Fasern.

Zahnfleischrückgang

Bei Kindern und Jugendlichen ist der freie Teil des Zahnfleischs in der Regel gut ausgebildet, sodass der Eindruck entsteht, die Zähne seien kurz. Ab der fünften Lebensdekade kann es allerdings zu einem physiologischen Rückgang des Zahnfleischs kommen, der im hohen Alter mehr als 5 mm betragen kann.
Bakterielle Parodontalerkrankungen betreffen alle Strukturen des Zahnhalteapparates. Dazu gehören oberflächliche Zahnfleischentzündungen (Gingivitis) oder vollständige Parodontitiden, die den ganzen Knochen befallen und zum Zahnverlust führen können.

Wurzelzement

Der Wurzelzement wird von den Zementoblasten gebildet und bedeckt vollständig die Wurzelfläche der Zähne. Diese osteoide Substanz haftet am Wurzeldentin und bildet mit seiner äußeren Seite die Ansatzstelle für die Wurzelhautfasern.

Alveolarfortsatz

Der Alveolarfortsatz nimmt mit seinen Fächern (Alveolen) die Zähne auf. In diesen Hohlräumen werden die Wurzeln mithilfe der Wurzelhaut fixiert und ausgerichtet. Er besteht aus folgenden Anteilen:

- äußere Kortikalis, in Kontinuität mit der Kortikalis des Ober- bzw. Unterkieferknochens;
- Knochenkamm am oberen Rand, in Kontinuität mit der äußeren Kortikalis;
- innere Kortikalis, zur Zahnwurzel zeigend;
- Spongiosa.

Der Zustand des Alveolarfortsatzes ändert sich permanent und hängt eng mit dem Zustand des jeweiligen Zahns zusammen. Nach Zahnextraktionen wird er resorbiert. Man beachte, dass die Zahnfächer der oberen Schneidezähne in Lagebeziehung zu den Nasengruben, die Zahnfächer der oberen Backenzähne in Lagebeziehung zu den Kieferhöhlen stehen.

Beweglichkeit der Zähne

Physiologische Beweglichkeit

Dank der Sharpey-Fasern sind die Zähne normalerweise fest im Zahnhalteapparat verankert. Diese

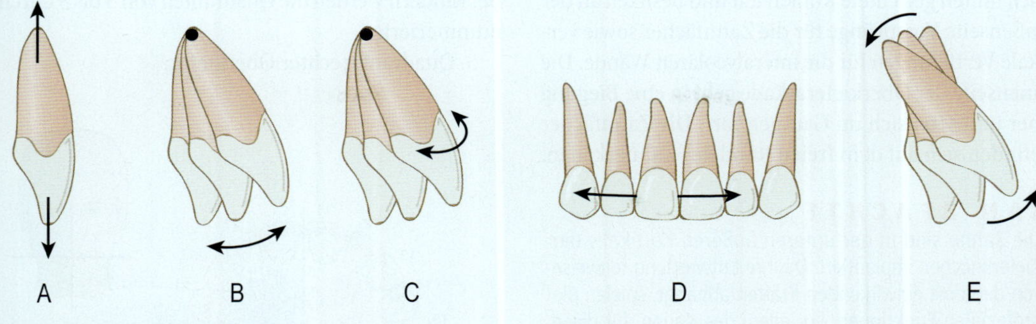

Abb. 3.35 Bewegungen der Zähne
A. Axiale Bewegung auf der Längsachse des Zahns. B. Kippbewegung in Richtung des Mundvorhofs oder der Zunge. C. Torsionsbewegung. D. Kippbewegung nach mesial oder distal. E. Jede Verlagerung, die eine entgegengesetzte Bewegung zwischen Wurzelspitze und Krone erzeugt, ist iatrogen. © Carole Fumat.

3

Fasern nehmen einen Raum von ca. 0,25 mm ein und ermöglichen dem Zahn Mikrobewegungen, vor allem auf horizontaler, aber auch auf axialer Ebene. Solche Mikrobewegungen sind physiologisch und fallen bei monoradikulären Zähnen größer aus als bei pluriradikulären Zähnen. Jedes Mal, wenn Druck auf die Zähne ausgeübt wird, z. B. beim Kauen oder Zusammenbeißen, ermöglichen sie den Zähnen, sich optimal an die Okklusion anzupassen. Dank dieser physiologischen Beweglichkeit können die Zähne sich aber auch an die Beanspruchungen einer kieferorthopädischen Behandlung anpassen.

Der primäre respiratorische Mechanismus lässt sich an den Zähnen palpieren. Die Zähne folgen der intraossären Motilität der Ober- und Unterkieferknochen. Die Prinzipien der funktionellen Normalisierung lassen sich auch in diesem Bereich anwenden.

Pathologische Beweglichkeit

Eine deutliche pathologische Beweglichkeit kann sich als Folge eines Okklusionstraumas, einer Entzündung, einer Beschädigung der Wurzelhaut oder des Zahnhalteapparats einstellen.

Bewegungen der Zähne

Der Durchbruch der Zähne erfolgt auf drei Ebenen und hinterlässt im Zahngewebe einen „bleibenden Eindruck" dieser Bewegungen. Diese bleiben ein Leben lang als potenzielle Mikrobewegungen erhalten. Beim Milchgebiss organisiert sich eine Dysfunktion im Gewebe bisweilen um einen traumatisierten Zahn herum, ähnlich wie es bei Stürzen der Fall ist. Solche Dysfunktionen können sich eventuell aber erst im Dauergebiss manifestieren und dort, durch fehlerhafte Platzierung oder Ausrichtung in den Zahnarkaden, eine Malokklusion hervorrufen. Die Normalisierung der Zähne wird in ➤ Kapitel 6, „Normalisierung der Zähne", beschrieben.

Folgende Bewegungen der Zähne sind möglich (➤ Abb. 3.35):

- axiale Bewegung auf der Längsachse des Zahns;
- Kippbewegung in Richtung des Mundvorhofs oder der Zunge;
- Torsionsbewegung;
- Kippbewegung nach mesial oder distal.

Jede Verlagerung, die eine entgegengesetzte Bewegung zwischen Wurzelspitze und Krone erzeugt, ist iatrogen.

MAN BEACHTE

Ein unfallbedingt ausgeschlagener, weitestgehend unversehrter Zahn lässt sich durch einen Zahnarzt in einem Zeitraum von ca. 60 Minuten wiedereinsetzen und kann seine ursprüngliche Position und Stabilität wieder einnehmen.

3.7.2 Nomenklatur

Anatomische Nomenklatur

Die Zähne werden in den Alveolarfortsätzen der Zahnarkaden gehalten. Die Zahnarkaden zeigen eine nach hinten gerichtete Konkavität und besitzen an der Außenseite Vorsprünge für die Zahnfächer sowie vertikale Vertiefungen für die interalveolären Wände. Die Innenseite der Oberkieferarkade geht in eine Biegung über und setzt sich im Gaumen fort. Die Zahnfächer befinden sich auf dem freien Rand der Zahnarkaden.

MAN BEACHTE

Die Zähne sind in der unteren äußeren Kortikalis der Kieferknochen implantiert. Da ihre Entwicklung teilweise von den dort einwirkenden Kräften abhängt, spielen die orofazialen Funktionen, vor allem das Kauen, für diese Entwicklung eine entscheidende Rolle.

Bei physiologisch korrktem Wachstum umschließt die Oberkieferarkade die Unterkieferarkade. Beim Erwachsenen enthält jede Arkade normalerweise 16 Zähne. Eine Arkade besteht aus einem vorderen und einem hinteren Sektor:

- vorderer Sektor: zwei mittlere und zwei seitliche Schneidezähne, zwei Eckzähne;
- hinterer Sektor: vier kleine Backenzähne (Prämolaren) und sechs große Backenzähne (Molaren).

Internationale Nomenklatur

Die Zahnarkaden werden in vier Quadranten eingeteilt. Dabei geht die Kennzeichnung vom Patienten, die Darstellung vom Betrachter aus:

- 1. Quadrant: rechter Oberkiefer;
- 2. Quadrant: linker Oberkiefer;
- 3. Quadrant: linker Unterkiefer;
- 4. Quadrant: rechter Unterkiefer.

Jeder Zahn wird durch eine zweiziffrige Nummer gekennzeichnet. Die erste Ziffer gibt den Quadranten (1, 2, 3, 4) an, die zweite Ziffer kennzeichnet den Zahn und geht von 1 (mittlerer Schneidezahn) bis 8 (Weisheitszahn) (➤ Abb. 3.36).

Bei Kindern werden die Quadranten von 5 bis 8 durchnummeriert:

- 5. Quadrant: rechter Oberkiefer;

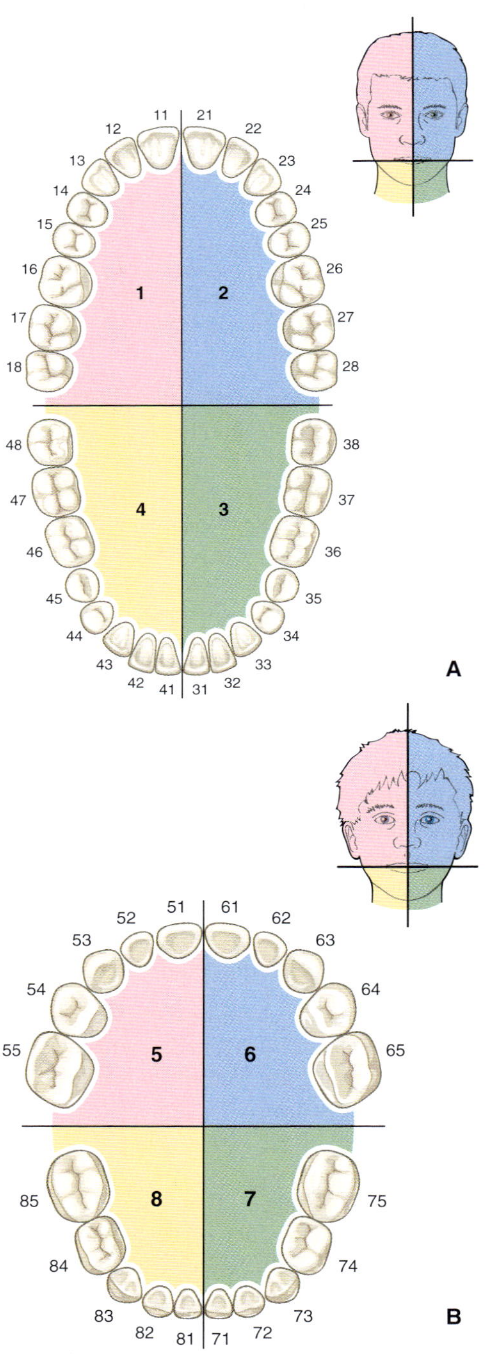

Abb. 3.36 Internationale Nomenklatur
A. Bleibende Zähne. Quadrant 1: rechte Maxilla; Quadrant 2: linke Maxilla; Quadrant 3: linke Mandibula; Quadrant 4: rechte Mandibula. B. Milchzähne. Quadrant 5: rechte Maxilla; Quadrant 6 linke Maxilla; Quadrant 7: linke Mandibula; Quadrant 8: rechte Mandibula. Quelle: Nelson SJ, Ash MM, Tilotta F. Mémo-fiches d'anatomie dentaire. Paris: © Elsevier Masson; 2012.

- 6. Quadrant: linker Oberkiefer;
- 7. Quadrant: linker Unterkiefer;
- 8. Quadrant: rechter Unterkiefer.

Nach dieser international gültigen Nomenklatur der WHO wird der linke seitliche Unterkieferschneidezahn bei Erwachsenen mit „32", beim Kind mit „72" gekennzeichnet.

Nomenklatur der Zahnflächen

Jeder Zahn hat ein Volumen mit mehreren Flächen (fünf bei Schneide- und Eckzähnen, sechs bei Backenzähnen) (➤ Abb. 3.37). Diese Flächen werden wie folgt benannt:

- vestibulär: zum Mundvorhof;
- lingual (Unterkiefer) bzw. palatinal (Oberkiefer): zur Zunge bzw. zum Gaumen;
- okklusal: zur Kaufläche;
- apikal: zur Wurzelspitze;
- mesial: zur Mitte des Zahnbogens, d. h. nach vorne;
- distal: zum hinteren Ende des Zahnbogens, d. h. nach hinten.

Morphologie der Zähne

Höcker und Furchen

Die Kaufläche mehrhöckriger Zähne zeigt Höcker und Furchen, die das okklusale Relief des jeweiligen Zahns ausmachen. Dieses Relief bedingt verschiedene Faktoren:

- die Kaufunktion;
- die okklusale Stabilisierung bei maximaler Interkuspidation (➤ Abschnitt 3.7.6, „Okklusionsarten");
- Interferenzrisiken, wie z. B. Kontakte zwischen den hinteren Zähnen bei Laterotrusionsbewegungen; es sollte ein Gleichgewicht zwischen einem für die Okklusion ausreichenden kuspidalen Kontakt und einem Interferenzrisiko bestehen.

Zahnwurzeln

Die Schneide- und Eckzähne, die zweiten oberen Prämolaren und die unteren Prämolaren haben nur eine Wurzel (monoradikulär). Die ersten oberen Prämolaren und die Molaren haben mehrere Wurzeln (pluriradikulär).

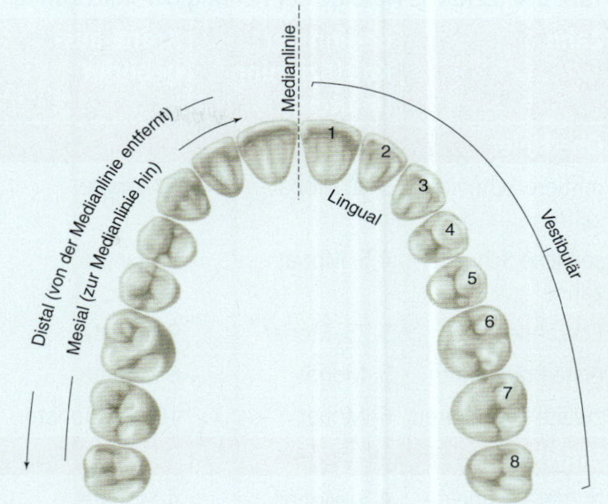

Abb. 3.37 Nomenklatur der Flächenbezeichnungen. Quelle: Nelson SJ, Ash MM, Tilotta F Mémo-fiches d'anatomie dentaire Paris: © Elsevier Masson; 2012

Die Anzahl und Morphologie der Wurzel bestimmen die Widerstandsfähigkeit des jeweiligen Zahns. Die Kaufläche und die Wurzeln bilden zusammen ein Unterstützungsdreieck. Bei den oberen Backenzähnen liegt die Basis dieses Dreiecks an der Wurzelspitze, wobei die weit auseinander liegenden Wurzeln eine große Basis bilden. Bei den unteren Backenzähnen liegt die Basis des Dreiecks an der Kaufläche.

3.7.3 Bezahnung

Milchgebiss (Dentes decidui)

Die Milchzähne erfüllen verschiedene Funktionen. Sie ermöglichen die Entwicklung der Kaufunktion und die Vorbereitung des Nahrungsbolus zum Hinunterschlucken. Außerdem spielen sie eine wichtige Rolle bei der funktionellen Stimulierung der fazialen Morphogenese. Sie ermöglichen die Ausbildung der vertikalen Dimension der Okklusion und bewahren gleichzeitig den Raum für den Durchbruch und die Platzierung des Dauergebisses.

Normalerweise beginnt der Durchbruch des ersten Milchzahns (unterer mittlerer Schneidezahn) im Alter von 6 Monaten. Mit 2 bis 3 Jahren sind in der Regel alle 20 Milchzähne (fünf Zähne pro Hemiarkade)

Tab. 3.4 Zeitliche Abfolge der Reifung der Milchzähne

Zahn	Beginn der Kalzifizierung (in utero)	Krone ausgebildet	Alter beim Durchbruch	Wurzel(n) ausgebildet	Alter beim Ausfall
Oberkiefer					
mittlere Schneidezähne	3–4. Monat	4 Monate	7,5 Monate	18–24 Monate	7 Jahre
seitliche Schneidezähne	4,5. Monat	5 Monate	8 Monate	18–24 Monate	8 Jahre
Eckzähne	5,25. Monat	9 Monate	16–20 Monate	2,5–3 Jahre	11–12 Jahre
erste Prämolaren	5. Monat	6 Monate	12–16 Monate	2–2,5 Jahre	9 Jahre
zweite Prämolaren	6. Monat	10–12 Monate	20–30 Monate	Jahre	11–12 Jahre
Unterkiefer					
mittlere Schneidezähne	4,5. Monat	4 Monate	6,5 Monate	18–24 Monate	7 Jahre
seitliche Schneidezähne	4,5. Monat	4 Monate	7 Monate	18–24 Monate	8 Jahre
Eckzähne	5. Monat	9 Monate	16–20 Monate	2,5–3 Jahre	11–12 Jahre
erste Prämolaren	5. Monat	6 Monate	12–16 Monate	2–2,5 Jahre	9 Jahre
zweite Prämolaren	5. Monat	10–12 Monate	20–30 Monate	3 Jahre	11–12 Jahre

durchgebrochen. Das Milchgebiss endet mit ungefähr 11 Jahren, wenn der letzte Milchzahn, der zweite Milchbackenzahn, ausfällt (➤ Tab. 3.4).

MAN BEACHTE

Die Bewegungen des Scheitelgewölbes ähneln denen des Gaumengewölbes. Daher kann eine Normalisierung des Scheitelgewölbes den Zahndurchbruch fördern.

Das Milchgebiss enthält mehrere physiologische Zahnlücken, sog. Diastemen. Dabei handelt es sich um freie Räume zwischen zwei normalerweise aneinander liegenden Zähnen, z. B. dem Diastema mediale zwischen den beiden mittleren Schneidezähnen (auch Trema genannt), oder dem präkaninen Diastema im Oberkiefer und dem postkaninen Diastema im Unterkiefer. Ein Fehlen dieser freien Räume gilt als Risikofaktor für eine spätere dentomaxilläre Dysharmonie mit der Gefahr eines Zahnengstands. Dies hängt damit zusammen, dass die bleibenden Schneide- und Eckzähne einen größeren mesiodistalen Durchmesser als die entsprechenden Milchzähne besitzen.

Mit Ausnahme der Milchmolaren sind alle Milchzähne kleiner als die bleibenden Zähne. Der Zahnschmelz der Milchzähne ist außerdem lichtundurchlässiger und feiner als der der bleibenden Zähne und verleiht ihnen dadurch ein milchiges Aussehen.

MAN BEACHTE

Solange das Milchgebiss vorhanden ist, wirken sich alle Parafunktionen, wie Daumenlutschen, Mundatmung und/oder infantiles Schlucken, nachteilig auf die Dentition und die Form der Kiefer aus und verursacht ggf. Probleme für das spätere Dauergebiss. Somatische Dysfunktionen des kraniosakralen Systems spielen dabei ebenfalls eine Rolle. Störungen am Kiefergelenk können beispielsweise eine physiologische Okklusion behindern, während Dysfunktionen der Zwischenkiefernaht zu Problemen beim Durchbruch der Eckzähne führen können.

Dauergebiss (Dentes permanentes)

Am Durchbruch der Zähne sind verschiedene molekulare und zelluläre Prozesse beteiligt, z. B. die knöcherne Resorption und Apposition. Beim Durchbruch der bleibenden Zähne wird nicht nur Knochenmaterial resorbiert, sondern auch die Wurzeln der Milchzähne. Diese physiologische Rhizolyse führt zum Ausfall des Milchzahns und macht den Weg frei für den Austritt des bleibenden Zahns.

Tab. 3.5 Zeitliche Abfolge der Reifung der bleibenden Zähne

Zahn	Beginn der Kalzifizierung	Krone ausgebildet	Alter beim Durchbruch	Wurzel(n) ausgebildet
Oberkiefer				
mittlere Schneidezähne	3–4 Monate	4–5 Jahre	7–8 Jahre	10 Jahre
seitliche Schneidezähne	10 Monate	4–5 Jahre	8–9 Jahre	11 Jahre
Eckzähne	4–5 Monate	6–7 Jahre	11–12 Jahre	13–15 Jahre
erste Prämolaren	18–21 Monate	5–6 Jahre	9–11 Jahre	12–13 Jahre
zweite Prämolaren	24–27Monate	6–7 Jahre	10–12 Jahre	12–14 Jahre
erste Molaren	Geburt	2,5–3 Jahre	6–7 Jahre	9–10 Jahre
zweite Molaren	2,5–3 Jahre	7–8 Jahre	12–13 Jahre	14–16 Jahre
dritte Molaren	7–9 Jahre	12–16 Jahre	17–21 Jahre	18–25 Jahre
Unterkiefer				
mediale Schneidezähne	3–4 Monate	4–5 Jahre	6–7 Jahre	9 Jahre
laterale Schneidezähne	3–4 Monate	4–5 Jahre	7–8 Jahre	10 Jahre
Eckzähne	4–5 Monate	6–7 Jahre	9–10 Jahre	12–14 Jahre
erste Prämolaren	21–24 Monate	5–6 Jahre	9–12 Jahre	12–13 Jahre
zweite Prämolaren	27–30 Monate	6–7 Jahre	10–12 Jahre	13–14 Jahre
erste Molaren	Geburt	2,5–3 Jahre	6–7 Jahre	9–10 Jahre
zweite Molaren	2,5–3 Jahre	7–8 Jahre	11–12 Jahre	14–15 Jahre
dritte Molaren	8–10 Jahre	12–16 Jahre	17–21 Jahre	18–25 Jahre

Die 20 Milchzähne werden nach und nach durch 20 bleibende Zähne ersetzt, zusätzlich kommen noch die bleibenden Molaren hinzu (➤ Tab. 3.5). Normalerweise erscheint mit ungefähr 7 Jahren zunächst der untere mittlere Schneidezahn, anschließend der obere mittlere Schneidezahn. Etwa ein Jahr später folgen die oberen und unteren seitlichen Schneidezähne. Der Komplex der Eck- und Schneidezähne spielt, vor allem im Oberkiefer, eine entscheidende Rolle für den Gesichtsausdruck, die Ästhetik des Lächelns und die Kaufunktion (➤ Abb. 3.38).

MAN BEACHTE

Die bleibenden Schneidezähne sind größer als die Milchschneidezähne. Die physiologischen Diasteme im Milchgebiss lassen normalerweise den nötigen Raum für den Durchbruch der bleibenden Zähne, der mit einer Neigung nach vestibulär einhergeht. Zur Vermeidung eines Zahnengstands müssen die Zahnarkaden außerdem in die Breite wachsen können.

3.7.4 Okklusion

Gemeinhin wird „Okklusion“ definiert als der „physiologische oder pathologische Kontakt zwischen den Rändern einer Öffnung oder eines natürlichen Kanals“. In der Stomatologie nimmt der Begriff allerdings eine besondere Bedeutung ein. Hier gilt die Okklusion als der „Kontakt zwischen den Zähnen des Ober- und des Unterkiefers bei Kieferschluss“ [167]. Man beachte, dass diese Definition einen statischen, morphologischen Zahnkontakt beinhaltet.

Orthlieb et al. schreiben dazu: „Die Zahnokklusion ist ein statischer Zustand, der allen Kontaktvarianten zwischen der oberen und der unteren Zahnarkade entspricht. Dazu gehört eine große Anzahl mandibulärer Okklusionspositionen, von denen die maximale Interkuspidation die größte Stabilität aufweist. Die maximale Interkuspidation stellt physiologisch gesehen die mandibuläre Referenzposition mit dem

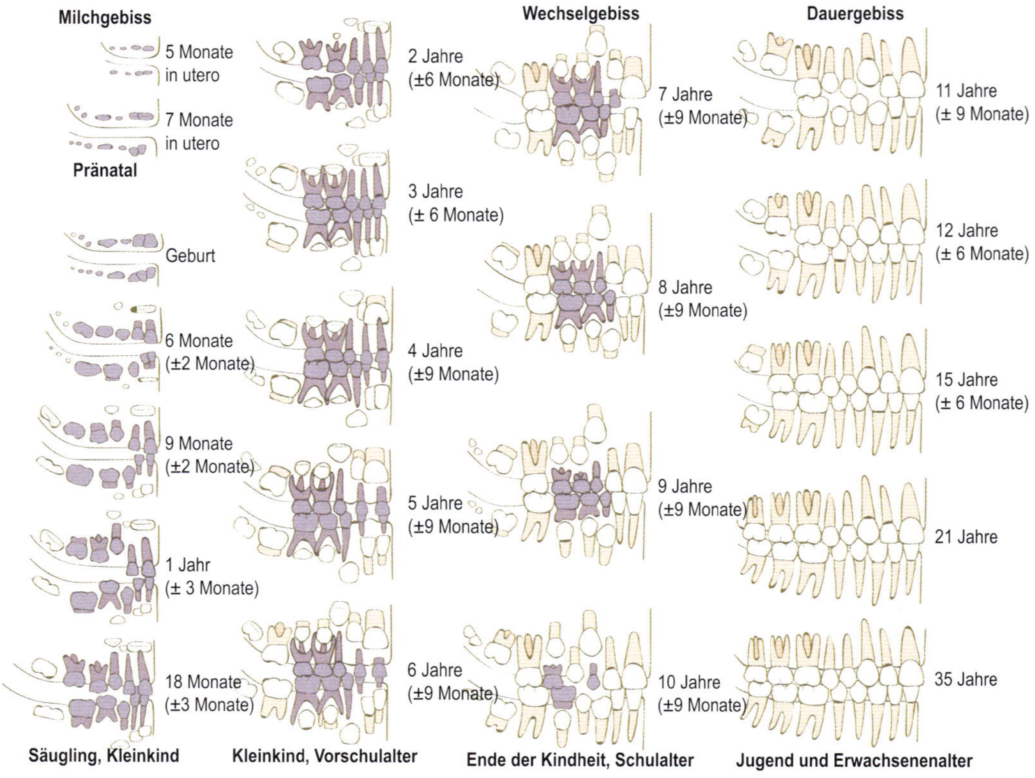

Abb. 3.38 Entwicklung und Durchbruch der Zähne. Quelle: © Carole Fumat, nach Stanley J. Nelson, Wheeler's Dental anatomy, physiology, and occlusion, 2014 © Elsevier.

größtmöglichen Ineinandergeifen der Zahnarkaden dar." [168].

MAN BEACHTE

„Bei der maximalen Interkuspidation nimmt der Unterkiefer die Position ein, die beim Ineinandergreifen der Zahnarkaden den größtmöglichen Kontakt zwischen der oberen und der unteren Zahnreihe sowie die maximale muskuläre Anspannung ermöglicht. Diese Position begünstigt das Schlucken und das Auffangen der hohen Spannungen, die beim Zusammendrücken der Kiefer entstehen." [168]

Die ersten Definitionen der Okklusion bezogen sich häufig auf Zahnvollprothesen. In dieser statischen Einschätzung der Okklusion, die als „Normokklusion" definiert wurde, müssen bestimmte Anteile der Oberkieferzähne in einem definierten Verhältnis zu bestimmten Anteilen der Unterkieferzähne stehen. In einer eher funktionellen Betrachtungsweise bezieht sich das Konzept der Okklusion nicht nur auf den okklusalen Kontakt zwischen den Zahnreihen. Darüber hinaus schließt es auch sämtliche Faktoren ein, die die Entwicklung der Stabilität des stomatognathen Systems in seinen unterschiedlichen Funktionen beeinflussen. Tatsächlich scheinen bestimmte Störungen (Bruxismus, Rückwärtsentwicklung nach Kieferorthopädie, Dysfunktionen des Kauapparats, parodontales Trauma usw.) einen umfassenderen Ansatz für die Okklusion zu erfordern als die bloße Betrachtung der okklusalen Kontakte.

In diesem Buch betrachten wir die zeitliche Entwicklung der orofazialen Strukturen und Funktionen, um ein besseres Verständnis der potenziellen Dysfunktionen zu erhalten. So betrachten wir auch die Okklusion als einen vollkommen dynamischen Prozess, der sich mit dem Wachstum, dem Alter, der Haltung und eventuell zusammenhängenden Pathologien ständig verändert. In diesem Sinne können osteopathische Normalisierungen orofazialer oder anderer somatischer Dysfunktionen als Teil eines ganzheitlichen Ansatzes dazu beitragen, das stomatognathe System in einem Zustand zu halten, in dem nach Orthlieb et al. der okklusale Kontakt „funktionell und ökonomisch" abläuft, ohne iatrogene Störungen hervorzurufen [168].

3.7.5 Primäre Okklusion

Die Okklusion entwickelt sich in der Phase des Milchgebisses, parallel zu anderen orofazialen Funktionen, wie das Saugen, Schlucken, Kauen, die Ventilation, das Gähnen, die Mimik und die gesprochene Sprache. Während dieser Zeit erlernt das Kind auch den aufrechten Gang.

MAN BEACHTE

Die Okklusion entwickelt sich synchron zu verschiedenen orofazialen Funktionen und dem aufrechten Gang. Posturale Dysfunktionen, gleich welchen Ursprungs (Extremitäten, Becken, Rückenmark), beeinträchtigen die Okklusion und sollten so früh wie möglich behoben werden.

Diese Funktionen entwickeln sich nach und nach vom Kleinkind- bis zum Erwachsenenalter. Sowohl beim Milchgebiss als auch beim Dauergebiss tragen sie zur Ausbildung der Okklusion bei, sei es in der Funktion oder der Dysfunktion. So kommt es, dass orofaziale Dysfunktionen bereits in dieser frühen Phase zu Okklusionsstörungen, wie dem Bruxismus, führen. Daher sollten solche Dysfunktionen so früh wie möglich erkannt und normalisiert werden, um eine Speicherung im ZNS zu verhindern.

Beim Milchgebiss sind die obere und die untere Zahnreihe normalerweise so angeordnet, dass – mit Ausnahme des unteren mittleren Schneidezahns und des zweiten oberen Backenzahns – jeder Zahn mit zwei Zähnen des gegenüberliegenden Kiefers okkludiert. Diese Anordnung sollte mit gut 2 Jahren abgeschlossen sein. Mit 3 Jahren sind alle Zahnwurzeln vollständig ausgebildet. Ungefähr mit 4 Jahren sollten alle Milchzähne vollständig durchgebrochen und korrekt in den Zahnarkaden positioniert sein.

Mit 3 Jahren zeigt die Okklusion der Milchzähne normalerweise folgende Merkmale (➤ Abb. 3.39) [169]:

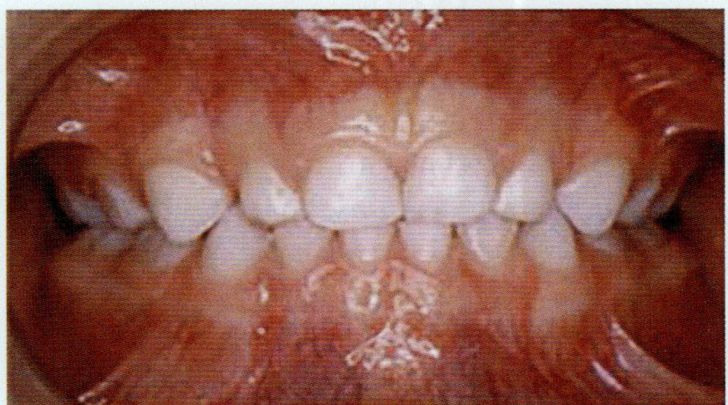

Abb. 3.39 Okklusion beim Milchgebiss. Quelle: Dargaud J, Vinkka-Puhakka H. L'articulation temporo-mandibulaire. Morphologie 2004; 88(280): 3–12 © Elsevier.

- Die mesialen Flächen der mittleren oberen und unteren Schneidezähne sind auf der Medianlinie gegeneinander ausgerichtet.
- Der obere mittlere Schneidezahn okkludiert mit dem unteren mittleren Schneidezahn und dem mesialen Drittel des unteren seitlichen Schneidezahns. Die unteren Frontzähne kontaktieren die oberen Frontzähne oberhalb der Inzisalkante.
- Der obere seitliche Schneidezahn okkludiert mit den beiden distalen Dritteln des unteren seitlichen Schneidezahns und dem mesial vom Höcker liegenden Teil des unteren Eckzahns.
- Der obere Eckzahn okkludiert mit dem distal vom Höcker liegenden Teil des unteren Eckzahns und dem mesialen Drittel des ersten unteren Molaren.
- Der erste obere Molar okkludiert mit den distalen zwei Dritteln des ersten unteren Molaren und dem mesialen Anteil des zweiten unteren Molaren.
- Der zweite obere Molar okkludiert mit dem restlichen Anteil des zweiten unteren Molaren und mit der distalen Oberfläche des oberen Molaren, die leicht über den distalen Anteil des zweiten unteren Molaren hinausragt.

Normalerweise entstehen während des Wachstums der Kieferknochen ausreichend große Zwischenräume zwischen bestimmten Zähnen, sog. Diasteme. Diese sind notwendig, da die bleibenden Eckzähne größer sind als die Milchzähne, und sie schließen sich erst nach dem Durchbruch der bleibenden Eckzähne. Letztere tragen zum Verschluss des medialen Diastems bei, indem sie beim Durchbruch die Schneidezähne nach mesial verschieben. Daher kann es ratsam sein, bis zum Durchbruch der bleibenden Eckzähne zu warten, bevor beispielsweise eine Durchtrennung des Lippenbändchens oder andere kieferorthopädische Maßnahmen zur Schließung des medialen Diastems unternommen werden. Im Alter von 3 bis 6 Jahren sind die Laterotrusionsbewegungen des Unterkiefers zur Abnutzung der Milchzähne erforderlich. Sie ermöglichen die Ausbildung eines gesunden Verhältnisses zwischen den beiden Zahnarkaden und einer funktionellen Okklusion, wenn mit ca. 6 Jahren alle Milchzähne okkludieren. Diese Laterotrusionsbewegungen ähneln mitunter einem Zähneknirschen.

Vom Kindes- bis zum Erwachsenenalter wird das ZNS permanent durch zahlreiche Rezeptoren über die Unterkieferkinematik informiert. Diese Rezeptoren stammen aus dem Zahnhalteapparat, der Mundschleimhaut, den Kaumuskeln, z. B. Muskelspindeln und Golgi-Sehnenapparate, und den Kiefergelenken. Diese überaus feine propriozeptive Steuerung informiert und mobilisiert die Unterkieferarkade und bewahrt gleichzeitig die Unversehrtheit der Strukturen, indem sie die mechanischen Beanspruchungen kontrolliert (Position, Wegstrecke, Geschwindigkeit, Beschleunigung, Verlangsamung). Man beachte, dass die Seitbewegungen des Unterkiefers bereits in der Kindheit symmetrisch ablaufen sollten, vor allem beim Kauen. Diese Bewegungen werden in einem auf der Sagittalebene zentrierten Positionsschema für den Unterkiefer abgespeichert. Intraossäre Dysfunktionen des Unterkiefers, wie sie bei Plagiozephalien und/oder Kiefergelenkstörungen auftreten können, sollten daher frühzeitig entdeckt und behoben werden.

3.7.6 Adulte Okklusion

Das Milch- und das Dauergebiss besitzen unterschiedliche Durchbruchsequenzen. Außerdem erfolgt der Durchbruch der bleibenden Zähne individuell in unterschiedlicher Reihenfolge. Es hat sich allerdings gezeigt, dass die günstigsten Sequenzen zur Verhinderung einer Malokklusion wie folgt verlaufen [169]:

- Oberkieferarkade: 6-1-2-4-3-5-7-8 oder 6-1-2-4-5-3-7-8;
- Unterkieferarkade: 1-6-2-3-4-5-7-8 oder 1-6-2-3-4-5-7-8.

Nachdem alle Zähne durchgebrochen sind, gewährleistet der Kontakt unter den benachbarten Zähnen eine Kontinuität und eine Stabilisierung in der Zahnarkade. Normalerweise besteht dieser interdentale Kontakt am vestibulären Drittel und am okklusalen Drittel der proximalen Flächen zum Nachbarzahn. In diesem Sinne ist nach Orthlieb et al. „eine Zahnextraktion vergleichbar mit dem Entfernen eines Steins aus einem Gewölbe" [168]. Der frei gewordene Raum muss erhalten werden, um Migrationen der Nachbarzähne zu verhindern.

Lageverhältnis zwischen Oberkiefer- und Unterkieferzähnen

Normalerweise ist das Oberkiefergewölbe breiter als der Unterkiefer, sodass die Oberkieferzähne die Unterkieferzähne bei maximaler Interkuspidation „überdecken". Bei den Frontzähnen wird diese vertikale Überdeckung als „Overbite" bezeichnet und beträgt normalerweise ca. 2,9 mm [170] (➤ Abb. 3.40). Bei übermäßiger Überdeckung kommt es zu einer Supraokklusion mit potenzieller Gewebeverletzung und der Gefahr einer Gingivitis oder Parodontitis (➤ Kapitel 4, „Zahnfachanomalien"). Die horizon-

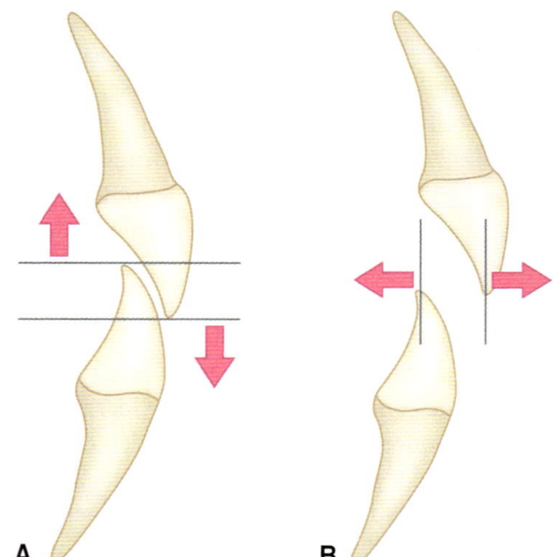

Abb. 3.40 Lageverhältnis zwischen Oberkiefer- und Unterkieferfrontzähnen
A. Vertikaler Überbiss (*Overbite*). B. Horizontaler Überbiss (*Overjet*). Quelle: Sergueef N. Ostéopathie pédiatrique. Paris: © Elsevier Masson; 2019. Mit freundlicher Genehmigung des Verlags. © Éléonore Lamoglia.

tale Überdeckung der Unterkieferzähne durch die Oberkieferzähne wird als „Overjet" bezeichnet und beträgt normalerweise ca. 3,1 mm. Die vertikale und horizontale Überdeckung muss ausreichend groß sein, um Unterkieferbewegungen ohne Interferenzen zu ermöglichen. Wenn sie zu gering ausfallen, können sie den Unterkiefer beim Kauen, Sprechen oder Lächeln behindern und zu Kiefergelenkproblemen führen.

Okklusionsarten

Eine Analyse der Okklusion und des stomatognathen Systems sollte grundsätzlich den Zustand der Zähne berücksichtigen, sei es im Falle einer natürlichen Bezahnung oder einer Teil- oder Vollprothese. Dargaud et al. unterschieden zwischen zwei Okklusionsarten [142].

Zentrische Okklusion

Die zentrische Okklusion (ZO) bezeichnet die „maximale Interkuspidation zwischen den Oberkiefer- und Unterkieferzähnen bei maximalem Kieferschluss". Im Idealfall, der allerdings selten vorkommt, geht die ZO einher mit einer zentrischen Kondylenposition (ZKP). Die ZKP (oder engl.: CR = centric relation) bezeichnet „die lockere, symmetrische, am weitesten kranial und posterior gelegene Position der Kondylen in der Fossa mandibularis". Bei den meisten Menschen stimmen die ZO und die ZKP nicht überein. In 85 bis 90 % der Fälle liegen die Unterkieferkondylen stattdessen weiter vorne in der Gelenkpfanne (➤ Abb. 3.41).

Aus diesem Grunde halten viele Autoren die Definition der ZKP für ungenau [171]. Außerdem wäre es zu vereinfachend, eine zentrische Position der Kondylen lediglich auf nur eine Scharnierachse zu beziehen, wie dies bei einem Artikulator geschieht. Die Bewegungen der Kondylen finden bekanntermaßen auf mehreren Achsen statt.

MAN BEACHTE

Die zentrische Okklusion (ZO) bezeichnet die „maximale Interkuspidation zwischen den Oberkiefer- und Unterkieferzähnen bei maximalem Kieferschluss".
Die zentrische Kondylenposition (ZKP) bezeichnet „die lockere, symmetrische, am weitesten kranial und posterior gelegene Position der Kondylen in der Fossa mandibularis".

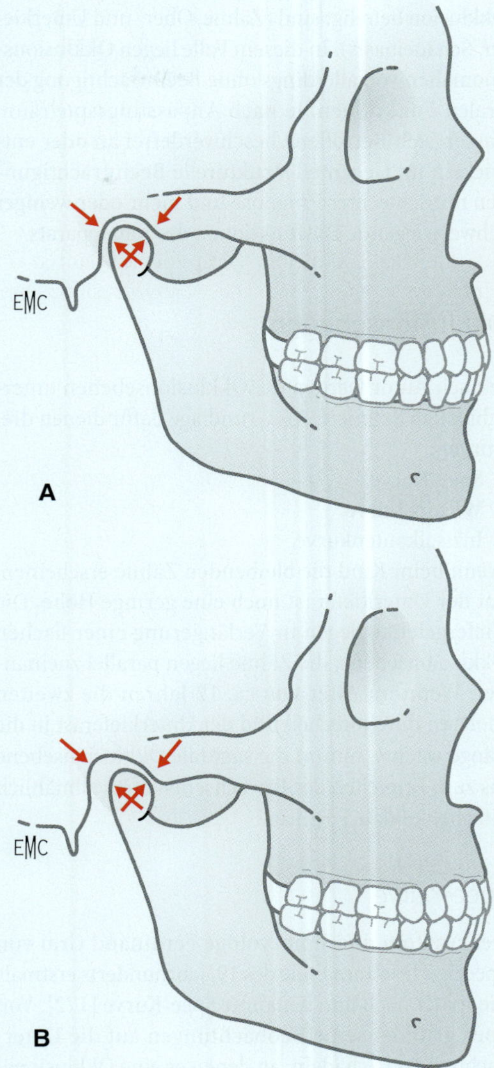

Abb. 3.41 Zentrische Okklusion (ZO) und maximale Interkuspidation. A. Übereinstimmung zwischen ZO und maximaler Interkuspidation. B. Divergenz zwischen ZO und maximaler Interkuspidation. Quelle: Chassagne JF, Chassagne S, Fyad JP, et al. Pathologie non traumatique de l'articulation temporomandibulaire. EMC - Stomatologie - 2002: 1–46 [22-056-R-10]. © Elsevier Masson SAS.

Habituelle Okklusion

Die habituelle Okklusion (HO) bezeichnet die gewohnheitsmäßig eingenommene statische Okklusion. Sie spiegelt in der Regel die Anpassung eines Menschen an diverse Störungen der Strukturen wider, die an der Okklusion beteiligt sind (Zähne, Ober- und Unterkiefer, Schädelbasis). In diesem Falle liegen Okklusionsanomalien vor, allerdings ohne Beeinträchtigung der oralen Funktionen. Je nach Anpassungsspielraum passen sich Betroffene beschwerdefrei an oder entwickeln im Gegenteil strukturelle Beeinträchtigungen mit schlechter Prognose und mehr oder weniger schwerwiegende Dysfunktionen des Kauapparats.

Okklusionsebenen

Je nach Autor werden die Okklusionsebenen unterschiedlich definiert. Als Grundlage dafür dienen drei Kurven:

- Spee-Kurve,
- Wilson-Kurve,
- Inzisalkantenkurve.

Wenn beim Kind die bleibenden Zähne erscheinen, hat der Unterkieferast noch eine geringe Höhe. Die Kiefergelenke liegen in Verlängerung einer flachen Okklusionsebene, die Zähne liegen parallel zueinander. Wenn im Alter von ca. 12 Jahren die zweiten Molaren durchbrechen und der Unterkieferast in die Länge wächst, nimmt die sagittale Okklusionsebene bis zum Erreichen des Erwachsenenalters allmählich eine helikoidale Form an.

Spee-Kurve

Der Anatom und Embryologe Ferdinand Graf von Spee beschrieb am Ende des 19. Jahrhunderts erstmals die später nach ihm benannte Spee-Kurve [172]. Von Spee gründet seine Beobachtungen auf die Untersuchung von Schädeln, an denen er eine Okklusionskurve auf der Sagittalebene definierte. Diese Kurve zeigt eine nach oben gerichtete Konkavität und verbindet den vorderen Rand der Unterkieferkondyle mit der Kaufläche des zweiten Molars und der Schneidekante der unteren Schneidezähne. Für von Spee zeigte dieses Modell die größtmögliche Effizienz zur Erreichung möglichst vieler Kontaktpunkte während des Kauens. Die Spee-Kurve wurde später als Referenz für Zahnrekonstruktionen übernommen.

In der Regel gilt die Definition der Academy of Prosthodontics [173]: „Anteroposteriore Kurve: die anatomische Kurve, die sich projiziert a uf die Medianebene aus der okklusalen Anordnung der Zähne ergibt, beginnend an der Höckerspitze des unteren Eckzahns über die vestibulären Höckerspitzen der Prämolaren und Molaren, den Vorderrand des Ramus mandibulae und endend am vordersten Anteil des Condylus mandibuale“ („*Anteroposterior curve: the anatomic curve established by the occlusal alignment of the teeth, as projected onto the median plane, beginning with the cusp tip of the mandibular canine and following the buccal cusp tips of the premolar and molar teeth, continuing through the anterior border of the mandibular ramus, ending with the anterior most portion of the mandibular condyle*“) (➤ Abb. 3.42).

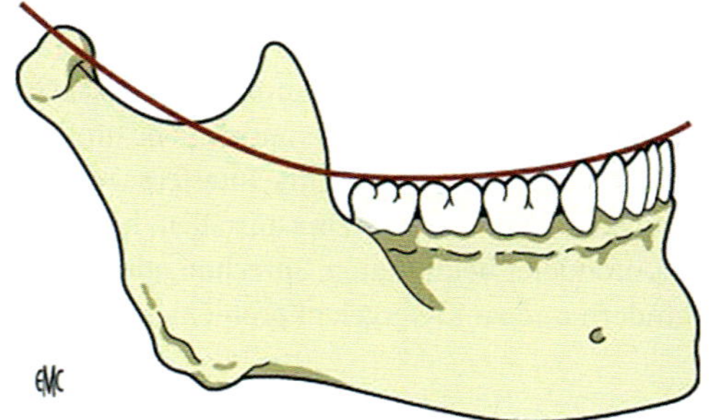

Abb. 3.42 Spee-Kurve nach Lautrou. Quelle: Bassigny F. Signes majeurs et signes associés des anomalies orthodontiques. Sémiologie orthodontique. EMC - Médecine buccale - 2012: 1–16 [28-808-C-10]. © Elsevier Masson SAS.

Diese Kurve liegt auf einem Kreis, dessen Zentrum sich, je nach Autor, an unterschiedlicher Stelle befindet. Manche Autoren, darunter auch von Spee, lokalisieren das Zentrum an der Crista galli, andere hinter dem Nasion oder im nasioglabellären Bereich [174]. Diese unterschiedlichen Sichtweisen spiegeln letztendlich individuelle Variationen wider. Für Gola sind sie der Beweis dafür, dass „die sagittale Okklusionskurve einen integrativen Bestandteil des maxillofazialen Skelettsystems darstellt und nur in seinem Zusammenhang betrachtet werden kann“.

In diesem Sinne stellt die Spee-Kurve nicht das eigentliche Behandlungsziel dar, sondern gilt als wichtiges klinisches Referenzsystem für die Zahnführung in der Kieferorthopädie und der Zahnrekonstruktion, wenn bei Protrusionsbewegungen eine Nonokklusion der hinteren Zähne erwünscht ist. In der Praxis wird häufig nur ein Teil der Kurve verwendet [169]. Durch eine Vergrößerung der Kurve lässt sich beispielsweise

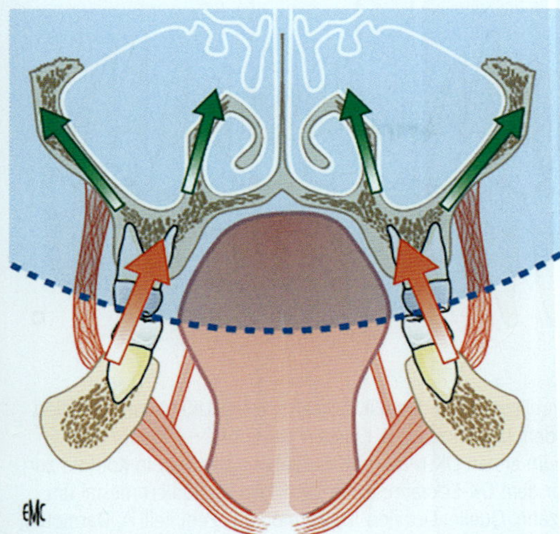

Abb. 3.43 Wilson-Kurve
Die linguale Kippung der Zähne ermöglicht die Verteilung der Druckkräfte auf die knöchernen Pfeiler des Gesichts. Quelle: Orthlieb JD, Darmouni L, Pedinielli A, Darmouni J. Fonctions occlusales: aspects physiologiques de l'occlusion dentaire humaine. EMC - Médecine buccale - 2013: 1–11 [28-080-D-10]. © Elsevier Masson SAS.

eine Kompensierung zu kleiner Oberkieferfrontzähne erreichen.

Wilson-Kurve

Die Wilson-Kurve wurde zunächst durch von Spee beobachtet und später durch den amerikanischen Zahnarzt George Wilson beschrieben. Sie definiert die, in der Regel nach oben konkave, Kurve in der Frontalebene, die durch die vestibuläre Kippung der Oberkieferzähne und die linguale Kippung der Unterkieferzähne entsteht. Die Kurve lässt sich am Ober- oder am Unterkiefer beobachten.

Aufgrund der Konvergenz der Zähne und der Zahnwurzeln liegen die Kauflächen der Zähne auf dieser Kurve. Die so entstehenden Okklusionskräfte verlaufen durch die maxillozygomatischen Pfeiler in kraniomediale Richtung und konvergieren im Gesichtszentrum (➤ Abb. 3.43). Der Sinn einer Anordnung der Zahnarkaden in Einklang mit der Wilson-Kurve besteht darin, dass die Kauflächen bei Laterotrusionsbewegungen während des Kauens nahe beieinanderbleiben, ohne okklusale Interferenzen zu erzeugen [168].

Inzisalkantenkurve

Sarver schreibt in seiner Abhandlung über den Lachbogen, ein schönes Lächeln helfe dem Menschen, „schöner auszusehen und sich jünger zu fühlen" („*look better, feel younger*") [175]. Ein idealer Lachbogen folgt der Krümmung der Unterlippe und läuft durch die Schneidezahnkanten und die Spitzen der Oberkiefereckzähne. So trägt die Okklusionsebene zur Harmonie des Gesichts und des Lächelns bei.

Eine korrekte Okklusionsebene wirkt sich allerdings nicht nur förderlich auf die Ästhetik aus, sondern ermöglicht auch bestmögliche Unterkieferbewegungen (Protrusion, Retrusion, Laterotrusion). Sie stellt ein günstiges Verhältnis zwischen den Ober- und Unterkieferzähnen beim Kauen und Schlucken her und schützt die Zähne nach prothetischer Versorgung oder Rekonstruktionen. Bei Protrusionsbewegungen ermöglicht die Spee-Kurve die Nonokklusion der Frontzähne und verhindert Interferenzen im hinteren Bereich. Die Wilson-Kurve vermeidet Interferenzen auf der nicht arbeitenden Seite.

Eine schlechte Ausrichtung der Okklusionsebene und der Kauflächen kann zu Zungenbeißen oder dem Verbleiben von Speiseresten im Mundvorhof führen.

MAN BEACHTE

Eine korrekte Okklusionsebene sichert ein perfektes Ineinandergreifen der Zahnarkaden und eine Stabilisierung des Unterkiefers bei maximaler Interkuspidation.

Klassifizierung nach Ballard

Die Einteilung nach Ballard bezieht sich auf das Skelettsystem, da sie lediglich die knöchernen Grundlagen des Ober- und Unterkiefers berücksichtigt, ohne die Zahnarkaden einzubeziehen. Zur Objektivierung sind eine kephalometrische Analyse oder Röntgenaufnahmen erforderlich.

Bei dieser Methode werden sagittale Abweichungen untersucht und in drei Klassen unterteilt:

- Klasse I: normale Position des Unterkiefers im Verhältnis zum Oberkiefer;
- Klasse II: Unterkiefer zu weit hinten und/oder Oberkiefer zu weit vorne;
- Klasse III: Unterkiefer zu weit vorne und/oder Oberkiefer zu weit hinten.

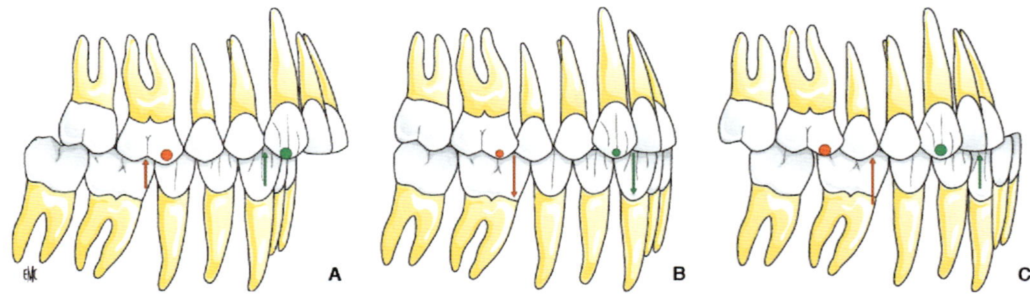

Abb. 3.44 Angle-Klassifikation
Maximale Interkuspidation im Sagittalschnitt. A. Klasse II: UK-Eckzahn liegt hinter dem OK-Eckzahn; erster UK-Molar okkludiert distal um mind. einen halben Höcker; UK-Eckzahnspitze liegt hinter dem OK-Eckzahn. B. Klasse I: OK-Eckzahn liegt vor dem UK-Eckzahn; erster UK-Molar liegt um einen halben Höcker mesial zum ersten OK-Molar; UK-Eckzahnspitze steht in Kontakt zur mesialen Fläche des OK-Eckzahns. C. Klasse III: UK-Prämolar liegt vor dem OK-Eckzahn; erster UK-Molar okkludiert mesial um mind. einen halben Höcker; UK-Eckzahnspitze liegt vor dem OK-Eckzahn. Quelle: Orthlieb JD, Darmouni L, Pedinielli A, Darmouni J. Fonctions occlusales: aspects physiologiques de l'occlusion dentaire humaine. EMC - Médecine buccale - 2013: 1–11 [28-080-D-10]. © Elsevier Masson SAS.

3

Angle-Klassen

Der amerikanische Kieferorthopäde Edward Angle etablierte am Ende des 19. Jahrhunderts eine präzise Nomenklatur zur Definition verschiedener Kategorien einer korrekten oder fehlerhaften Okklusion [176]. Die nach ihm benannte Klassifizierung beschreibt zum einen das Verhältnis zwischen den Ober- und Unterkieferarkaden auf der Sagittalebene, zum anderen das Verhältnis der Zähne untereinander bei maximaler Interkuspidation (➤ Abb. 3.44).

Bei diesem System wird zwischen drei Klassen unterschieden: Angle-Klasse I dient als Referenzwert, der bei jeder Behandlung anzustreben ist. Die Klassen II und III beschreiben unterschiedliche Okklusionsstörungen.

Angle-Klasse I

Die betreffende Person hat eine normale Bezahnung und eine maximale Interkuspidation. Die unteren Schneidezähne stehen so zur lingualen Fläche der oberen Schneidezähne, dass das obere Drittel der Kronen der unteren Schneidezähne bedeckt ist. Der mesiovestibuläre Höcker des ersten oberen Molaren steht der vestibulären Furche des ersten unteren Molaren gegenüber. Anders ausgedrückt, der erste untere Molar steht einen halben Höcker weiter mesial als der erste obere Molar. Es entsteht eine Regelverzahnung.

Angle-Klasse II

In der Klasse II artikulieren alle Unterkieferzähne in distaler Position. Der mesiale Höcker des ersten unteren Molars greift in die vestibuläre Furche des ersten oberen Molaren. Bei der Unterklasse II/1 sind die oberen Schneidezähne nach vestibulär gekippt (protrudiert). Bei der Unterklasse II/2 sind die oberen mittleren Schneidezähne nach palatinal gekippt (retroinkliniert). Dies kann einseitig oder beidseits der Fall sein. Die Angle-Klasse II ist die häufigste Okklusionsstörung. Sie geht einher mit einem zurückliegenden Kinn und/oder einem zu kurzen Unterkiefer [177].

Es handelt sich um eine heterogene Gesamtheit von Störungen mit einer Malokklusion, die rein skelettal- oder skelettal-dental-bedingt sein kann. In den meisten Fällen ist die Ursache allerdings rein dental [178]. Nicht-nutritives Saugen, z. B. Daumenlutschen, begünstigt die Entwicklung einer Angle-Klasse II (➤ Kapitel 4, „Malokklusionsarten“).

Angle-Klasse III

In der Angel-Klasse II sind alle Unterkieferzähne mesialisiert. Der mesiale Höcker des ersten oberen Molars greift zwischen den ersten und zweiten unteren Molaren. Die Spitze des unteren Eckzahns liegt vor der Spitze des oberen Eckzahns.

MAN BEACHTE

Die Angle-Klassifizierung berücksichtigt lediglich die Interkuspidation zwischen der oberen und der unteren Zahnarkade auf der Sagittalebene. Sie gibt keine Auskunft über Abweichungen der maxillären oder mandibulären Skelettstrukturen, z. B. intraossäre Dysfunktionen des Zwischenkieferbeins oder Kiefergelenkstörungen.

LITERATUR

[1] Borsani E, Della Vedova AM, Rezzani R, et al. Correlation between human nervous system development and acquisition of fetal skills: an overview. Brain Dev 2019; 41(3): 225–33.

[2] Dictionnaire de francais Larousse. https://www.larousse.fr/dictionnaires/francais/oralit%C3%A9/56294.

[3] Toure G. Anatomie de la langue. EMC - Chirurgie orale et maxillo-faciale 2017; 1–9. [22-001-B-13]. Elsevier Masson SAS.

[4] Parada C, Chai Y. Mandible and tongue development. Curr Top Dev Biol 2015; 115: 31–58.

[5] Hong SJ, Cha BG, Kim YS, et al. Tongue growth during prenatal development in Korean fetuses and embryos. J Pathol Transl Med 2015; 49(6): 497–510.

[6] Marmouset F, Hammoudi K, Bobillier C, Moriniere S. Physiologie de la deglutition normale. EMC - Otorhino- laryngologie 2015; 1–12. [420-801-A-10]. Elsevier Masson SAS.

[7] Couly G. Developpement cephalique. Embryologie. Croissance. Pathologie. Paris: CdP Editions; 1998.

[8] Couly G, Gitton Y, Kverneland B, Benouaiche L. Embryologie et chirurgie embryologique des six fentes orales. EMC - Chirurgie orale et maxillo-faciale 2015; 1–22. [22-066-B-15]. Elsevier Masson SAS.

[9] Couly G. Developpement embryonnaire de la face. EMC - Chirurgie orale et maxillo-faciale 1990; 1–32. [22-001-A-20]. Elsevier Masson SAS.

[10] Baldini A, Nota A, Caruso S, Tecco S. Correlations between the visual apparatus and dental occlusion: a literature review. Biomed Res Int 2018; 2018: 2694517.

[11] Lecanuet JP. Sensorialite du foetus. EMC - Obstetrique 1995; [Article 5-002-A-60]. Elsevier Masson SAS.

[12] Wilson EK. Ex utero: live human fetal research and the films of Davenport Hooker. Bull Hist Med 2014; 88(1): 132–60.

[13] Couly G. Developpement embryonnaire de la face. EMC - Chirurgie orale et maxillo-faciale 1990; 1–32. [22-001-A-20]. Elsevier Masson SAS.

[14] Lecanuet JP. Des rafales et des pauses: les succions prenatales. Spirale 2002; 2(22): 37–48.

[15] Oakley B, Witt M. Building sensory receptors on the tongue. J Neurocytol 2004; 33(6): 631–46.

[16] Browne JV. Chemosensory development in the fetus and newborn. Newborn Infant Nurs Rev 2008; 8: 180–6.

[17] Wagner S, Issanchou S, Chabanet C, et al. Weanling infants prefer the odors of green vegetables, cheese, and fish when their mothers consumed these foods during pregnancy and/or lactation. Chem Senses 2019; 44(4): 257–65.

[18] Mennella JA, Jagnow CP, Beauchamp GK. Prenatal and postnatal flavor learning by human infants. Pediatrics 2001; 107(6): E88.

[19] Hepper PG, Shahidullah S, White R. Handedness in the human fetus. Neuropsychologia 1991; 29: 1107–11.

[20] Hepper PG, Wells DL, Lynch C. Prenatal thumb sucking is related to postnatal handedness. Neuropsychologia 2005; 43(3): 313–5.

[21] Palmer B. The influence of breastfeeding on the development of the oral cavity: a commentary. J Hum Lact 1998; 14(2): 93–8.

[22] Ling HTB, Sum FHKMH, Zhang L, et al. The association between nutritive, non-nutritive sucking habits and primary dental occlusion. BMC Oral Health 2018; 18(1): 145.

[23] Raymond JL, Bacon W. Influence de l'allaitement sur le developpement maxillo-facial. Orthod Fr 2006; 77(1): 101–3.

[24] Ratnovsky A, Carmeli YN, Elad D, et al. Analysis of facial and inspiratory muscles performance during breastfeeding. Technol Health Care 2013; 21(5): 511–20.

[25] Sergueef N, Nelson KE, Glonek T. Palpatory diagnosis of plagiocephaly. Complement Ther Clin Pract 2006; 12(2): 101–10.

[26] Romero CC, Scavone-Junior H. Breastfeeding and non-nutritive sucking patterns related to the prevalence of anterior open bite in primary dentition. J Appl Oral Sci 2011; 19(2): 161–8.

[27] Boronat-Catala M, Montiel-Company JM, Bellot-Arcis C, et al. Association between duration of breastfeeding and malocclusions in primary and mixed dentition: a systematic review and meta-analysis. Sci Rep 2017; 7(1): 5048.

[28] Sanchez-Molins M, Grau Carbo J, Lischeid Gaig C, Ustrell Torrent JM. Comparative study of the craniofacial growth depending on the type of lactation received. Eur J Paediatr Dent 2010; 11(2): 87–92.

[29] Diouf JS, Ngom PI, Badiane A, et al. Influence of the mode of nutritive and non-nutritive sucking on the dimensions of primary dental arches. Int Orthod 2010; 8(4): 372–85.

[30] Gomes CF, Gois ML, Oliveira BC, et al. Surface electromyography in premature infants: a series of case reports and their methodological aspects. Indian J Pediatr 2014; 81(8): 755–9.

[31] Brew BK, Marks GB, Almqvist C, et al. Breastfeeding and snoring: a birth cohort study. PLoS One 2014; 9(1): e84956.

[32] Ferreira Hda S, Xavier Junior AF, de Assuncao ML, et al. Effect of breastfeeding on head circumference

of children from impoverished communities. Breastfeed Med 2013; 8(3): 294–301.
[33] Sindhu KN, Ramamurthy P, Ramanujam K, et al. Low head circumference during early childhood and its predictors in a semi-urban settlement of Vellore, Southern India. BMC Pediatr 2019; 19(1): 182.
[34] Blomkvist EAM, Hillesund ER, Helland SH, et al. Diet and neurodevelopmental score in a sample of one-year-old children-a cross-sectional study. Nutrients 2019; 11(7). pii: E1676.
[35] Quigley KM, Moore GA, Propper CB, et al. Vagal regulation in breastfeeding infants and their mothers. Child Dev 2017; 88(3): 919–33.
[36] World Health Organization. https://www.who.int/topics/breastfeeding/en.
[37] Martin CR, Ling PR, Blackburn GL. Review of infant feeding: key features of breast milk and infant formula. Nutrients 2016; 8(5). pii: E279.
[38] Dubos JP, Depoortere MH, Djavadzadeh AM, Codaccioni X. Avantages de l'allaitement maternel. EMC - Obstetrique 1999; 1–7. [5-108-M-20]. Elsevier Masson SAS.
[39] Ohsaki A, Venturelli N, Buccigrosso TM, et al. Maternal IgG immune complexes induce food allergen-specific tolerance in offspring. J Exp Med 2018; 215(1): 91–113.
[40] Jarvinen KM, Martin H, Oyoshi MK. Immunomodulatory effects of breast milk on food allergy. Ann Allergy Asthma Immunol 2019; 123(2): 133–43.
[41] Chantry AA, Monier I, Marcellin L. Allaitement maternel (partie 1): frequence, benefices et inconvenients, duree optimale et facteurs influencant son initiation et sa prolongation. Recommandations pour la pratique clinique. J Gynecol Obstet Biol Reprod (Paris) 2015; 44(10): 1071–9.
[42] Harrison D, Reszel J, Bueno M, et al. Breastfeeding for procedural pain in infants beyond the neonatal period. Cochrane Database Syst Rev 2016; 10: CD011248.
[43] Rogers IS, Golding J, Emmett PM. The effects of lactation on the mother. Early Hum Dev 1997; 49 Sup pl: S191–203.
[44] Fes, tilă D, Ghergie M, Muntean A, et al. Suckling and non-nutritive sucking habit: what should we know? Clujul Med 2014; 87(1): 11–4.
[45] Lindsten R, Larsson E. Pacifier-sucking and breastfeeding: a comparison between the 1960 s and the 1990 s. J Dent Child (Chic) 2009; 76(3): 199–203.
[46] Hauck FR, Omojokun OO, Siadaty MS. Do pacifiers reduce the risk of sudden infant death syndrome? A meta-analysis. Pediatrics 2005; 116(5): e716–23.
[47] Sauerteig LD. Loss of innocence: Albert Moll, Sigmund Freud and the invention of childhood sexuality around 1900. Med Hist 2012; 56(2): 156–83.
[48] Missonnier S. Sucette de vie, sucette de mort. Genealogie psychanalytique de la succion. Spirale 2002; 23(3): 77–106.
[49] Boige N. De l'objet transitionnel a l'addiction ? Regard d'un pediatre. Spirale 2002; 22(2): 77–88.
[50] Carter CS. The role of oxytocin and vasopressin in attachment. Psychodyn Psychiatry 2017; 45(4): 499–517.
[51] CNRTL. Cenesthesie. https://www.cnrtl.fr/definition/c%C3%A9nesth%C3%A9sie.
[52] Blin D. Au secours du sein. La sucette et l'allaitement au sein. Spirale 2002; 22(2): 65–75.
[53] Bishara SE, Warren JJ, Broffitt B, Levy SM. Changes in the prevalence of nonnutritive sucking patterns in the first 8 years of life. Am J Orthod Dentofacial Orthop 2006; 130(1): 31–6.
[54] Degan VV, Puppin-Rontani RM. Prevalence of pacifiersucking habits and successful methods to eliminate them--a preliminary study. J Dent Child (Chic) 2004; 71(2): 148–51.
[55] Sexton S, Natale R. Risks and benefits of pacifiers. Am Fam Physician 2009; 79(8): 681–5.
[56] Kakti AA, Alabdullah A, Alahmed A, et al. Prevalence of pacifier use and the impact of maternal education and regularity of dental visits on the age of pacifier withdrawal. J Indian Soc Pedod Prev Dent 2019; 37(1): 8–11.
[57] Dhull KS, Verma T, Dutta B. Prevalence of deleterious oral habits among 3- to 5-year-old preschool children in Bhubaneswar, Odisha. India. Int J Clin Pediatr Dent 2018; 11(3): 210–3.
[58] Boyle EM, Freer Y, Khan-Orakzai Z, et al. Sucrose and non-nutritive sucking for the relief of pain in screening for retinopathy of prematurity: a randomised controlled trial. Arch Dis Child Fetal Neonatal 2006; 91(3): F166–8.
[59] Foster JP, Psaila K, Patterson T. Non-nutritive sucking for increasing physiologic stability and nutrition in preterm infants. Cochrane Database Syst Rev 2016; 10: CD001071.
[60] Say B, Simsek GK, Canpolat FE, Oguz SS. Effects of pacifier use on transition time from gavage to breastfeeding in preterm infants: a randomized controlled trial. Breastfeed Med 2018; 13(6): 433–7.
[61] Widstrom AM, Marchini G, Matthiesen AS, et al. Nonnutritive sucking in tube-fed preterm infants: effects on gastric motility and gastric contents of somatostatin. J Pediatr Gastroenterol Nutr 1988; 7(4): 517–23.
[62] SIDS and other sleep-related infant deaths: updated 2016 recommendations for a safe infant sleeping environment. Pediatrics 2016; 138(5). pii: e20162938.
[63] Aryeetey R, Dykes F. Global implications of the new WHO and UNICEF implementation guidance on the revised Baby-Friendly Hospital Initiative. Matern Child Nutr 2018; 14(3): e12637.
[64] Niemela M, Pihakari O, Pokka T, Uhari M. Pacifier as a risk factor for acute otitis media: A randomized, controlled trial of parental counseling. Pediatrics 2000; 106(3): 483–8.

[65] Schmid KM, Kugler R, Nalabothu P, et al. The effect of pacifier sucking on orofacial structures: a systematic literature review. Prog Orthod 2018; 19(1): 8.
[66] Lima AA, Alves CM, Ribeiro CC, et al. Effects of conventional and orthodontic pacifiers on the dental occlusion of children aged 24–36 months old. Int J Paediatr Dent 2017; 27(2): 108–19.
[67] Duncan K, McNamara C, Ireland AJ, Sandy JR. Sucking habits in childhood and the effects on the primary dentition: findings of the Avon Longitudinal Study of Pregnancy and Childhood. Int J Paediatr Dent 2008; 18(3): 178–88.
[68] Subtelny JD, Subtelny JD. Oral habits--studies in form, function, and therapy. Angle Orthod 1973; 43(4): 349–83.
[69] Lupi-Pegurier L, Muller-Bolla M. Facteurs de risque et consequences buccodentaires de la succion des doigts: enquete epidemiologique. Int Orthod 2004; 2(1): 75–87.
[70] Fukuta O, Braham R, Yokoi K, Kurosu K. Damage to the primary dentition resulting from thumb and finger (digit) sucking. ASDC J Dent Child 1996; 63(6): 403–7.
[71] Yemitan TA, daCosta OO, Sanu OO, Isiekwe MC. Effects of digit sucking on dental arch dimensions in the primary dentition. Afr J Med Med Sci 2010; 39(1): 55–61.
[72] Borrie FR, Bearn DR, Innes NP, Iheozor-Ejiofor Z. Interventions for the cessation of non-nutritive sucking habits in children. Cochrane Database Syst Rev 2015; 3: CD008694.
[73] Correa Cde C, Bueno Mda R, Lauris JR, Berretin- Felix G. Interference of conventional and orthodontic nipples in system stomatognatic: systematic review. Codas 2016; 28(2): 182–9.
[74] Commission de la securite des consommateurs. Avis relatif a la securite de sucettes de puericulture. https://www.economie.gouv.fr/files/files/directions_services/cnc/Avis_CSC/2003_AVIS_SUCETTES.pdf.
[75] Zimmer S, Zuralski H, Bizhang M, et al. Anterior open bite in 27 months old children after use of a novel pacifier. A cohort study. J Clin Pediatr Dent 2016; 40(4): 328–33.
[76] Caruso S, Nota A, Darvizeh A, et al. Poor oral habits and malocclusions after usage of orthodontic pacifiers: an observational study on 3–5 years old children. BMC Pediatr 2019; 19(1): 294.
[77] Wagner Y, Heinrich-Weltzien R. Effect of a thin-neck pacifier on primary dentition: a randomized controlled trial. Orthod Craniofac Res 2016; 19(3): 127–36.
[78] L'Union francaise pour la sante bucco-dentaire. https://www.ufsbd.fr/espace-grand-public/votresante-bucco-dentaire/bebes-enfants.
[79] Waddington EL, Snider KT, Lockwood MD, Pazdernik VK. Incidence of somatic dysfunction in healthy newborns. J Am Osteopath Assoc 2015; 115(11): 654–65.
[80] Jean A. Brain stem control of swallowing: neuronal network and cellular mechanisms. Physiol Rev 2001; 81(2): 929–69.
[81] Renault F. Troubles de succion deglutition du nouveau-ne et du nourrisson. EMC - Pediatrie 2011; 1–8. [4-002-T-07]. Elsevier Masson SAS.
[82] Gaspard M. Acquisition et exercice de la fonction masticatrice chez l'enfant et l'adolescent (1re partie). Revue Orthop Dento Faciale 2001; 35(3): 349–403.
[83] Mew JR, Meredith GW. Middle ear effusion: an orthodontic perspective. J Laryngol Otol 1992; 106(1): 7–13.
[84] Cheng CF, Peng CL, Chiou HY, Tsai CY. Dentofacial morphology and tongue function during swallowing. Am J Orthod Dentofacial Orthop 2002; 122(5): 491–9.
[85] Anil S, Vellappally S, Hashem M, et al. Xerostomia in geriatric patients: a burgeoning global concern. J Investig Clin Dent 2016; 7(1): 5–12.
[86] Plant RL. Anatomy and physiology of swallowing in adults and geriatrics. Otolaryngol Clin North Am 1998; 31(3): 477–88.
[87] Yokoyama M, Mitomi N, Tetsuka K, et al. Role of laryngeal movement and effect of aging on swallowing pressure in the pharynx and upper esophageal sphincter. Laryngoscope 2000; 110(3 Pt 1): 434–9.
[88] Nishikubo K, Mise K, Ameya M, et al. Quantitative evaluation of age-related alteration of swallowing function: Videofluoroscopic and manometric studies. Auris Nasus Larynx 2015; 42(2): 134–8.
[89] Ostreicher HJ, Hawk AM. Patterns of performance for two age groups of normal adults on a test of oral form discrimination. J Commun Disord 1982; 15(4): 329–35.
[90] Talmant J, Talmant C, Deniaud J. Ventilation foetale et developpement cranio-maxillaire. Orthod Fr 2002; 73(1): 83–107.
[91] Gallego J, Gaultier C. Comportement respiratoire. Rev Mal Respir 2000; 17(1): 41–9.
[92] Rhee JS, Book DT, Burzynski M, Smith TL. Quality of life assessment in nasal airway obstruction. Laryngoscope 2003; 113(7): 1118–22.
[93] Obladen M. Pulmo uterinus: a history of ideas on fetal respiration. J Perinat Med 2018; 46(5): 457–64.
[94] Scott JH. The growth of the human face. Proc R Soc Med 1954; 47(2): 91–100.
[95] Sutto Z, Conner GE, Salathe M. Regulation of human airway ciliary beat frequency by intracellular pH. J Physiol 2004; 560(Pt 2): 519–32.
[96] Noback ML, Harvati K, Spoor F. Climate-related variation of the human nasal cavity. Am J Phys Anthropol 2011; 145(4): 599–614.
[97] Benoudiba F, Hadj-Rabia M, Iffenecker C, et al. Variantes anatomiques du cavum de Meckel en IRM. J Neuroradiol 1998; 25: 201–6.

[98] Umansky F, Nathan H. The lateral wall of the cavernous sinus. With special reference to the nerves related to it. J Neurosurg 1982; 56: 228–34.
[99] Baraniuk JN, Merck SJ. Nasal reflexes: implications for exercise, breathing, and sex. Curr Allergy Asthma Rep 2008; 8(2): 147–53.
[100] Kemppainen P, Forster C, Handwerker HO. The importance of stimulus site and intensity in differences of pain-induced vascular reflexes in human orofacial regions. Pain 2001; 91(3): 331–8.
[101] Meuwly C, Chowdhury T, Sandu N, et al. Definition and diagnosis of the trigeminocardiac reflex: a grounded theory approach for an update. Front Neurol 2017; 8: 533.
[102] Pevernagie DA, De Meyer MM, Claeys S. Sleep, breathing and the nose. Sleep Med Rev 2005; 9(6): 437–51.
[103] Zhao K, Jiang J. What is normal nasal airflow? A computational study of 22 healthy adults. Int Forum Allergy Rhinol 2014; 4(6): 435–46.
[104] Zhao K, Dalton P. The way the wind blows: implications of modeling nasal airflow. Curr Allergy Asthma Rep 2007; 7(2): 117–25.
[105] Schaal B. L'olfaction: developpement de la fonction et fonctions au cours du developpement. Enfance 1997; 1: 5–20.
[106] Sarnat HB, Flores-Sarnat L, Wei XC. Olfactory development. Part 1: Function, from fetal perception to adult wine-tasting. J Child Neurol 2017; 32(6): 566–78.
[107] Zelano C, Jiang H, Zhou G, et al. Nasal respiration entrains human limbic oscillations and modulates cognitive function. J Neurosci 2016; 36(49): 12448–67.
[108] Heck DH, Kozma R, Kay LM. The rhythm of memory: how breathing shapes memory function. J Neurophysiol 2019; 122(2): 563–71.
[109] Telles S, Gupta RK, Gandharva K, et al. Immediate effect of a yoga breathing practice on attention and anxiety in pre-teen children. Children (Basel) 2019; 6(7). pii: E84.
[110] Moss ML. The functional matrix hypothesis revisited. 4. The epigenetic antithesis and the resolving synthesis. Am J Orthod Dentofacial Orthop 1997; 112(4): 410–7.
[111] Gola R, Cheynet F, Guyot L, et al. Etiopathogenie de l'obstruction nasale et ses consequences sur la croissance maxillo-faciale de l'enfant. Rev Orthop Dento Faciale 2002; 36: 311–33.
[112] Harvold EP, Tomer BS, Vargervik K, Chierici G. Primate experiments on oral respiration. Am J Orthod 1981; 79(4): 359–72.
[113] Principato JJ. Upper airway obstruction and craniofacial morphology. Otolaryngol Head Neck Surg 1991; 104(6): 881–90.
[114] Sergueef N. Osteopathie pediatrique. Paris: Elsevier Masson; 2007. p. 332.
[115] Carruth BR, Skinner JD. Feeding behaviors and other motor development in healthy children (2–24 months). J Am Coll Nutr 2002; 21(2): 88–96.
[116] Skinner JD, Carruth BR, Wendy B, Ziegler PJ. Children's food preferences: a longitudinal analysis. J Am Diet Assoc 2002; 102(11): 1638–47.
[117] Simione M, Loret C, Le Reverend B, et al. Differing structural properties of foods affect the development of mandibular control and muscle coordination in infants and young children. Physiol Behav 2018; 186: 62–72.
[118] Rando C, Hillson S, Antoine D. Changes in mandibular dimensions during the mediaeval to post-mediaeval transition in London: a possible response to decreased masticatory load. Arch Oral Biol 2014; 59(1): 73–81.
[119] Limme M. Diversification alimentaire et developpement dentaire: importance des habitudes alimentaires des jeunes enfants pour la prevention de dysmorphoses orthodontiques. Arch Pediatr 2010; 17(Suppl 5): S213–9.
[120] Gaspard M. Acquisition et exercice de la fonction masticatrice chez l'enfant et l'adolescent. Deuxieme partie. Revue Orthop Dento Faciale 2001; 35(4): 519–54.
[121] Wilson EM, Green JR, Weismer G. A kinematic description of the temporal characteristics of jaw motion for early chewing: preliminary findings. J Speech Lang Hear Res 2012; 55(2): 626–38.
[122] Murphy TR. The timing and mechanism of the human masticatory stroke. Arch Oral Biol 1965; 10(6): 981–94.
[123] Barcellos DC, da Silva MA, Batista GR, et al. Absence or weak correlation between chewing side preference and lateralities in primary, mixed and permanent dentition. Arch Oral Biol 2012; 57(8): 1086–92.
[124] Lee SM, Oh S, Yu SJ, et al. Association between brain lateralization and mixing ability of chewing side. J Dent Sci 2017; 12(2): 133–8.
[125] Farias Gomes SG, Custodio W, Moura Jufer JS, et al. Correlation of mastication and masticatory movements and effect of chewing side preference. Braz Dent J 2010; 21(4): 351–5.
[126] Kobayashi Y, Shiga H, Arakawa I, et al. Masticatory path pattern during mastication of chewing gum with regard to gender difference. J Prosthodont Res 2009; 53(1): 11–4.
[127] Boileau MJ, Sampeur-Tarrit M, Bazert C. Physiologie et physiopathologie de la mastication. EMC - Chirurgie orale et maxillo-faciale - 2006: 1–12 [22-008-A-15]. Elsevier Masson SAS.
[128] Yamada Y, Yamamura K, Inoue M. Coordination of cranial motoneurons during mastication. Respir Physiol Neurobiol 2005; 147(2–3): 177–89.

[129] Sutherland WG. In: Contributions of Thought. Fort Worth: Sutherland Cranial Teaching Foundation Inc; 1998. p. 339.
[130] Sergueef N, Nelson KE. L'osteopathie pour les patients de plus de 50 ans. Paris: Elsevier Masson; 2014. p. 427.
[131] Kubo KY, Iinuma M, Chen H. Mastication as a stress-coping behavior. Biomed Res Int 2015; 2015: 876409.
[132] Azuma K, Furuzawa M, Fujiwara S2, et al. Effects of active mastication on chronic stress-induced bone loss in mice. Int J Med Sci 2015; 12(12): 952–7.
[133] Onishi M, Iinuma M, Tamura Y, Kubo KY. Learning deficits and suppression of the cell proliferation in the hippocampal dentate gyrus of offspring are attenuated by maternal chewing during prenatal stress. Neurosci Lett 2014; 560: 77–80.
[134] Ono Y, Yamamoto T, Kubo KY, Onozuka M. Occlusion and brain function: mastication as a prevention of cognitive dysfunction. J Oral Rehabil 2010; 37(8): 624–40.
[135] Okihara H, Ito J, Kokai S, et al. Liquid diet induces memory impairment accompanied by a decreased number of hippocampal neurons in mice. J Neurosci Res 2014; 92(8): 1010–7.
[136] Sunariani J, Khoswanto C, Irmalia WR. Difference of brain-derived neurotrophic factor expression and pyramid cell count during mastication of food with varying hardness. J Appl Oral Sci 2019; 27: e20180182.
[137] Desmons S, Graux F, Atassi M, et al. The lateral pterygoid muscle, a heterogeneous unit implicated in temporomandibular disorder: a literature review. Cranio 2007; 25(4): 283–91.
[138] Litko M, Szkutnik J, Berger M, Rożyło-Kalinowska I. Correlation between the lateral pterygoid muscle attachment type and temporomandibular joint disc position in magnetic resonance imaging. Dentomaxillofac Radiol 2016; 45(8): 20160229.
[139] Dergin G, Kilic C, Gozneli R, et al. Evaluating the correlation between the lateral pterygoid muscle attachment type and internal derangement of the temporomandibular joint with an emphasis on MR imaging findings. J Craniomaxillofac Surg 2012; 40(5): 459–63.
[140] El Haddioui A, Laison F, Zouaoui A, et al. Functional anatomy of the human lateral pterygoid muscle. Surg Radiol Anat 2005; 27(4): 271–86.
[141] Coskun Akar G, Govsa F, Ozgur Z. Examination of the heads of the lateral pterygoid muscle on the temporomandibular joint. J Craniofac Surg 2009; 20(1): 219–23.
[142] Dargaud J, Vinkka-Puhakka H, Cotton F, et al. Etude de l'articulation temporomandibulaire. EMC - Medecine buccale 2016; 1–21. [28-050-L- 10]. Elsevier Masson SAS.
[143] Puech PF. Origine de la dent: odontode. Stomatologie 2007; 1–8. [Article 22-003-S-13]. Elsevier Masson SAS.
[144] Sejrsen B, Kjaer I, Jakobsen J. The human incisal suture and premaxillary area studied on archaeologic material. Acta Odontol Scand 1993; 51(3): 143–51.
[145] Trevizan M, Nelson Filho P, Franzolin SOB, Consolaro A. Premaxilla: up to which age it remains separated from the maxilla by a suture, how often it occurs in children and adults, and possible clinical and therapeutic implications: Study of 1,138 human skulls. Dental Press J Orthod 2018; 23(6): 16–29.
[146] Persson M, Thilander B. Palatal suture closure in man from 15 to 35 years of age. Am J Orthod 1977; 72(1): 42–52.
[147] Vesse M. Classes III squelettiques. EMC - Odontologie/Orthopedie dentofaciale 2007; 1–33. [23-472-G-10]. Elsevier Masson SAS.
[148] Lorkiewicz-Muszyńska D, Kociemba W, Rewekant A, et al. Development of the maxillary sinus from birth to age 18. Postnatal growth pattern. Int J Pediatr Otorhinolaryngol 2015; 79(9): 1393–400.
[149] Precious D, Delaire J. Balanced facial growth: a schematic interpretation. Oral Surg Oral Med Oral Pathol 1987; 63(6): 637–44.
[150] Farkas LG, Posnick JC, Hreczko TM. Anthropometric growth study of the head. Cleft Palate Craniofac J 1992; 29(4): 303–8.
[151] Laowansiri U, Behrents RG, Araujo E, et al. Maxillary growth and maturation during infancy and early childhood. Angle Orthod 2013; 83(4): 563–71.
[152] Delaire J. L'evolution de la machoire inferieure et de l'articulation des machoires, des reptiles a l'homme. Rev Stomatol Chir Maxillofac 1998; 99(1): 3–10.
[153] Upadhyay RB, Upadhyay J, Agrawal P, Rao NN. Analysis of gonial angle in relation to age, gender, and dentition status by radiological and anthropometric methods. Forensic Dent Sci 2012; 4(1): 29–33.
[154] Huumonen S, Sipila K, Haikola B, et al. Influence of edentulousness on gonial angle, ramus and condylar height. J Oral Rehabil 2010; 37(1): 34–8.
[155] Salagnac JM. Developpement normal et pathologique de la mandibule. Deductions pratiques en orthopedie maxillo-dento-faciale. Orthod Fr 2016; 87(3): 273–94.
[156] Burch JG. Patterns of change in human mandibular arch width during jaw excursions. Arch Oral Biol 1972; 17(4): 623–31.
[157] Fischman B. The rotational aspect of mandibular flexure. J Prosthet Dent 1990; 64(4): 483–5.
[158] Korioth TW, Hannam AG. Deformation of the human mandible during simulated tooth clenching. J Dent Res 1994; 73(1): 56–66.
[159] Amal Hajjij. Place de la reeducation orthophonique dans la prise en charge des dysphonies. These pour l'obtention du doctorat en medecine. Universite Sidi Mohammed Ben Abdellah, 2011. http://scolarite.fmp-

usmba.ac.ma/cdim/mediatheque/e_theses/123-11.pdf.
[160] CNRTL. https://www.cnrtl.fr/definition/phonation.
[161] Giovanni A, Lagier A, Henrich N. Physiologie de la phonation. EMC - Oto-rhino-laryngologie 2014; 1–15. [20-632-A-10]. Elsevier Masson SAS.
[162] CNRTL. Phoneme. https://www.cnrtl.fr/definition/phon%C3%A8me.
[163] Aucher ML. L'homme sonore. Paris: Desclee de Brouwer; 1986.
[164] CNRTL. https://www.cnrtl.fr/definition/constrictive.
[165] CNRTL. https://www.cnrtl.fr/definition/dentition.
[166] CNRTL. https://www.cnrtl.fr/definition/academie9/denture.
[167] CNRTL. https://www.cnrtl.fr/definition/occlusion.
[168] Orthlieb JD, Darmouni L, Pedinielli A, Darmouni J. Fonctions occlusales: aspects physiologiques de l'occlusion dentaire humaine. EMC - Medecine buccale 2013; 1–11. [28-080-D-10]. Elsevier Masson SAS.
[169] Nelson SJ. Wheeler's dental anatomy, physiology and occlusion. 9th ed. St Louis, MO: Saunders; 2010.
[170] Brunelle JA, Bhat M, Lipton JA. Prevalence and distribution of selected occlusal characteristics in the US population, 1988–1991. J Dent Res 1996; (75 Spec No): 706–13.
[171] Wiens JP, Goldstein GR, Andrawis M, et al. Defining centric relation. J Prosthet Dent 2018; 120(1): 114–22.
[172] Marshall SD, Caspersen M, Hardinger RR, et al. Development of the curve of Spee. J Orthod Dentofacial Orthop 2008; 134(3): 344–52.
[173] Glossary of prosthodontic terms. Academy of prosthodontics. Anteroposterior curve. https://www.academyofprosthodontics.org/_Library/ap_articles_download/GPT9.pdf.
[174] Gola R, Cheynet F, Guyot L, Richard O. Analyse cephalometrique fonctionnelle et esthetique de profil. Paris: Springer-Verlag; 2006. p. 35.
[175] Sarver DM. The importance of incisor positioning in the esthetic smile: the smile arc. Am J Orthod Dentofacial Orthop 2001; 120(2): 98–111.
[176] Angle EH. Classification of malocclusion. Dental Cosmos 1899; 248–64.
[177] Bassigny F. Signes majeurs et signes associes des anomalies orthodontiques. Semiologie orthodontique. EMC - Medecine buccale 2012; 1–16. [28-808-C-10]. Elsevier Masson SAS.
[178] Johnston FE, Hufham HP Jr, Moreschi AF, Terry GP. Skeletal maturation and cephalofacial development. Angle Orthod 1965; 35: 1–11.

KAPITEL

4 Orofaziale Dysfunktionen

Nach der Beschreibung der normalen Entwicklung der orofazialen Strukturen wenden wir uns nun den orofazialen Dysfunktionen und ihrer Entstehung zu. Dies ermöglicht uns, mithilfe unserer osteopathischen Methoden solchen Dysfunktionen vorzubeugen oder sie im Rahmen des Möglichen zu normalisieren. In den folgenden Abschnitten besprechen wir nacheinander Störungen der Oralität, orofaziale Dysfunktionen (Saugen, Schlucken, Kauen, Ventilation, Phonation), Parafunktionen (Daumen- oder Schnullerlutschen, Bruxismus) und Okklusionsstörungen. In ➤ Kapitel 5 beschreiben wir die Anatomie, Funktionen und Störungen des Kiefergelenks.

4.1 Störungen der Oralität

Ab der Fetalperiode erhält das Kind zahlreiche Stimulierungen. Dies sind zunächst Geräusche aus der intra-uterinen Umgebung (mütterliches Verdauungs- und Herzkreislaufsystem, Stimme der Mutter) oder aus der Plazenta und ihrem Blutfluss. Später kommen Geruchs- und Geschmacksreize zur Entwicklung der Oralität hinzu. Die aromatischen Bestandteile der mütterlichen Nahrung sowie bestimmte eingeatmete Moleküle finden sich im Fruchtwasser wieder. Vor allem Glukose und Fruktose stellen kräftige Geschmacksreize dar, die nach der Geburt in der Regel sehr geschätzt werden. Sie zeigen eine schmerzlindernde Wirkung, wenn sie Kindern beispielsweise bei schmerzhaften Maßnahmen verabreicht werden.

Die Entwicklung der fetalen Oralität steht außerdem unter dem Einfluss aller Zungen-, Unterkiefer- und Mundbewegungen, die der Fetus als Reaktion auf bestimmte Reize ausführt. Dazu gehören sowohl die gustatorischen als auch die taktilen Reize, wenn er seine Finger zum Mund bringt und an ihnen saugt. Normalerweise setzt sich dieser Prozess nach der Geburt fort. In bestimmten Fällen, z. B. bei Frühgeburten, können die sensorischen und motorischen Qualitäten dieser Entwicklung aufgrund der notwendigen Untersuchungs- und Pflegemaßnahmen allerdings durcheinandergeraten.

4.1.1 Frühgeburtlichkeit

Frühgeburtlichkeit ist, weltweit gesehen, die Haupttodesursache bei Kindern unter 5 Jahren. Je nach Land variiert die Frühgeburtsrate zwischen 5 und 18 %. In den USA liegt sie bei ca. 10 % [1, 2]. Normalerweise dauert eine Schwangerschaft zwischen 40 und 41 Wochen. Eine termingerechte Geburt erfolgt zwischen der 38. und der 42. Woche nach dem ersten Tag der letzten Regelblutung. Für die WHO gilt eine Geburt vor der 37. Woche als Frühgeburt [1]. Man unterscheidet nach drei Gruppen:

- extreme Frühgeburt (unter 28 Wochen);
- frühe Frühgeburt (zwischen 28 und 32 Wochen);
- späte Frühgeburt (zwischen 32 und 37 Wochen).

Bis zum Alter von 2 Jahren sollte bei der Untersuchung der Kinder anerkanntermaßen das korrigierte Alter herangezogen werden. Dies gilt für die Messung des Schädelumfangs, der Größe und des Gewichts sowie für die Beurteilung seiner psycho- und neuromotorischen Entwicklung. Das korrigierte Alter wird definiert als das chronologische Alter abzüglich der Zeit, die das Kind vor dem errechneten Geburtstermin auf die Welt gekommen ist.

Frühgeburten können verschiedene Arten von Komplikationen nach sich ziehen:

- unausgereifte Lunge mit Atemnotsyndrom (Respiratory Distress Syndrome, hyaline Membranenkrankheit); Surfactant-Mangel in der Lunge als eine der Ursachen für Atemnot;
- zerebrale Unreife, mit infantiler Zerebralparese (IZP); sensorische Störungen auf visueller oder auditiver Ebene (Retinopathie, Taubheit), evtl.

kognitive und/oder motorische Entwicklungsstörungen;
- kardiovaskuläre Unreife als Ursache respiratorischer Komplikationen;
- unreifes Verdauungssystem, Schwierigkeiten beim Saugen, evtl. Notwendigkeit einer parenteralen oder enteralen Ernährung über orogastrale oder nasogastrale Sonde. Ab der 34. Woche ist ein Frühgeborenes in der Lage, eine nutritive Saug-Schluck-Funktion zu entwickeln [3].

Orogastrale oder nasogastrale Sonde, Intubation

Aufgrund der Komplikationen, die mit einer Frühgeburt zusammenhängen, werden Frühgeborene medizinischen Maßnahmen unterworfen, die bisweilen invasiv oder sogar iatrogen sein können. Dazu gehört beispielsweise das Legen einer oro- oder nasogastralen Sonde oder eine orotracheale Intubation. Dank der großen Fortschritte, die in den letzten 20 Jahren in der Intensivbetreuung frühgeborener Kinder gemacht wurden, haben sich die Überlebenschancen dieser Kinder zweifellos deutlich verbessert. Das Personal auf den Neonatologiestationen ist bestens ausgebildet und kümmert sich sehr sorgfältig um das Wohlbefinden der Säuglinge. Orogastrale Sonden behindern zwar nicht die Atmung, können aber bei längerem Verbleiben zu Verformungen des Gaumens und des Zahnfleischs führen. Nasogastrale Sonden hingegen können die Ventilation beeinträchtigen, da sie den Widerstand gegen den Luftfluss erhöhen und somit eine größere Anstrengung für den Säugling erfordern. Solche Sonden tragen außerdem zur Entwicklung eines gastroösophagealen Reflux bei, unter anderem, da das Verdauungssystem der Kleinen noch nicht ausgereift ist. Weiterhin kann es beim Legen einer Sonde zu vagalen Reaktionen mit Tachykardien und hämodynamischen Veränderungen kommen [4]. Orogastrale Sonden bringen die Zunge in eine ungünstige Position, was später zu Problemen beim sprachlichen Ausdruck führen kann. Der Bereich um das Nasion herum kann in Dysfunktion geraten. Sollte nach dem Entfernen der Sonde eine geräuschvolle Atmung hörbar und eventuell Ödeme im Bereich der Sutura frontonasalis sicht- oder spürbar sein, könnte sich in dieser Region eine somatische Dysfunktion entwickelt haben, die entsprechend zu beheben wäre.

Im Mundbereich können aufgrund einer orotrachealen Intubation ebenfalls Komplikationen auftreten. Bisweilen bildet sich am Gaumenbogen eine Art Furche, deren Größe proportional zur Verweildauer der Intubation ausfällt [5]. Normalerweise bilden sich solche Furchen zurück, sodass die Trennung zu den Nasenhöhlen wieder gewährleistet ist. Es scheint aber eine Korrelation zu geben zwischen Intubationen und der Ausbildung hoher und enger Gaumenbögen und daraus resultierenden Sprachproblemen und Kreuzbissen [6]. Übermäßiger Druck gegen die Zahnalveolen des Oberkiefers kann außerdem zu Zahnproblemen führen.

Orofaziale Störungen bei Frühgeborenen

Es scheint, dass Frühgeburtlichkeit und die damit verbundenen medizinischen Maßnahmen das Risiko für die Ausbildung orofazialer Störungen erhöhen. Die Kinder entwickeln häufig einen hohen und engen Gaumen und benötigen später kieferorthopädische oder orthognathische Behandlungen. Es gibt keine standardisierten Kriterien zur Bewertung der dreidimensionalen Form des Gaumens zu früh oder untergewichtig geborener Säuglinge. Außerdem spielen hier zahlreiche Variablen eine Rolle, die bei diesen Studien allerdings nicht immer berücksichtigt werden (z. B. Daumenlutschen). So kommt es, dass die Auswirkungen einer Frühgeburtlichkeit auf die Morphologie des kindlichen Gaumens, je nach Autor, unterschiedlich bewertet werden [6].

Die Entwicklung des Gaumenbogens hängt nicht nur von einer Intubation oder der Verwendung einer oro- oder nasogastralen Sonde ab. Normalerweise entsteht beim Saugen an der Brust, im Gegensatz zur Trinkflasche oder zur Sonde, kein kontinuierlicher Milchfluss. Der Säugling ist gezwungen, seine orofaziale Muskulatur stärker einzusetzen, um die Milch aus der Brust zu saugen. Diese muskuläre Aktivität wiederum fördert das Wachstum der Gesichtsknochen und des Unterkiefers. Die Zunge drückt beim Saugen in rhythmischen Abständen gegen den Gaumen und erzeugt so einen Wechsel der kraniosakralen Flexion-Extensions-Bewegungen. Die dadurch entstehende Pumpwirkung trägt zur Harmonisierung des kindlichen Schädels und seines kraniosakralen Mechanismus bei. Die vorteilhaften Auswirkungen des Stillens auf die orofaziale Morphogenese wurden nachgewiesen [7]. Vor allem die Zunge trägt durch ihre Breite zur Erhöhung des transversalen Durchmessers des Gaumenbogens und der Zahnarkaden bei. Bei Frühgeborenen gerät die Zunge häufig in eine ungünstige Position, da die intrabukkale Sonde das Kind dazu verleitet, seine Zunge um die Sonde zu rollen. Oder es legt die Zunge um den Finger des Therapeuten, der die Saugfunktion anregen will. Dieser Mechanismus erzeugt eine Dysfunktion der Zunge in Protraktion, was wiederum zu unreifen Schluckmustern und später zu Okklusionsstörungen führt.

Bezahnung bei Frühgeborenen

Die Größe einer Zahnkrone wird durch verschiedene Faktoren, darunter genetische ebenso wie epigenetische, beeinflusst. Bei Frühgeborenen scheinen die Kronen der bleibenden unteren Schneidezähne und die der ersten oberen und unteren Molaren allerdings um ca. 4 bis 9 % kleiner auszufallen. Der Unterschied wächst mit zunehmender Frühgeburtlichkeit [8]. Außerdem kommt es bei Frühgeborenen vermehrt zu verspätetem Zahndurchbruch, Gaumenasymmetrien und Kreuzbissen [9]. Diese Phänomene wirken sich auf unterschiedliche Bereiche aus, vor allem das Kauen, Sprechen und die Morphologie. Als besondere Risikofaktoren gelten dabei männliches Geschlecht, geringes Geburtsalter sowie eine lange Intubationsdauer [10].

Es empfiehlt sich, Frühgeborene frühzeitig und regelmäßig kieferorthopädischen und logopädischen Kontrolluntersuchungen unterziehen zu lassen, und zwar so lange, bis ihr bleibendes Gebiss durchgebrochen ist. Begleitend sollten auch osteopathische Behandlungen stattfinden, um die Ausbildung der Gaumenbögen und der sonstigen orofazialen Strukturen zu begünstigen.

Orofaziale Sensibilität

Eine intakte nutritive Saugfunktion setzt ein ausgereiftes Nervensystem und eine fehlerfreie Koordination der Saug-, Schluck- und Atemfunktionen voraus. Sind diese Bedingungen erfüllt, kann die orale Nahrungsaufnahme ohne Sauerstoffsättigungsdefizite, Apnoen, Bradykardien und/oder Verschlucken ablaufen [11]. Wenn ein Frühgeborenes über ein stabiles autonomes Nervensystem verfügt und seine Saugfähigkeiten erprobt worden sind, kann mit Versuchen begonnen werden, das Kind an der mütterlichen Brust oder an der Flasche zu ernähren. Vielen Frühgeborenen bereitet der Übergang von der enteralen zur oralen Nahrungsaufnahme Schwierigkeiten. Dadurch kann sich die Entlassung ins elterliche Heim verzögern und die Mutter-Kind-Bindung erschwert werden. Mitunter lässt sich diese schwierige Passage mithilfe von Nahrungsspritzen, speziellen Tassen oder Fingersonden überbrücken, sodass das Kind einen engeren Kontakt zur Mutter oder zum Vater, ihren Stimmen, Blicken und Gerüchen aufbauen kann. Solche positiven sensorischen Erfahrungen sind für das Kind von großer Bedeutung und können dazu beitragen, die belastenden olfaktorischen, visuellen, auditiven und taktilen Reize auszugleichen, denen sie mitunter aufgrund ihrer Frühgeburtlichkeit ausgesetzt sind.

Frühgeborene haben allerdings nicht nur sehr häufig mit Saugstörungen zu kämpfen, sondern im Laufe ihres Wachstums auch mit anderen Problemen bei der Nahrungsaufnahme. Die Benutzung eines Löffels beispielsweise oder häufiger noch der Übergang zu festen Nahrungsstücken oder unbekannten Konsistenzen kann Schwierigkeiten bereiten und die Nahrungsaufnahme extrem verlangsamen [12]. Das hängt damit zusammen, dass die medizinischen Maßnahmen während der ersten Lebenswochen eines Frühgeborenen häufig als invasiv empfunden werden und der gesamte orale Bereich mit unangenehmem Erleben in Verbindung gebracht wird. Das fehlende Erforschen und Erleben der bukkofazialen Region, einhergehend mit einem hypotonen Kauapparat, kann zu einem Syndrom führen, das als „sensorische Dysoralität" bezeichnet wird. Es kommt zu Schwierigkeiten beim Kauen, Angst und Weinen bei der Nahrungsaufnahme oder zu Problemen bei der Einhaltung hygienischer Maßnahmen wie das Putzen der Zähne. In solchen Fällen braucht es viel Geduld, um dem Kind die Möglichkeit zu geben, seine bukkofaziale Region spielerisch neu zu erforschen und die aufgenommenen Gerüche und Geschmäcke mit angenehmen Gefühlen zu verbinden.

Klinische Untersuchung und Behandlung

Das Ziel jeder osteopathischen Behandlung besteht darin, funktionelle Störungen im menschlichen Organismus zu vermeiden oder zu beheben. Davon ausgeschlossen sind organische Pathologien, die den Einsatz von Chirurgen oder anderen Ärzten oder Medikamenten erfordern. Bei Frühgeborenen erfolgt die osteopathische Betreuung auf der Station in enger Zusammenarbeit mit dem behandelnden Ärzte- und Pflegeteam.

In diesem Abschnitt beschreiben wir die Besonderheiten bei der osteopathischen Diagnose und Behandlung somatischer Dysfunktionen frühgeborener Kinder. Für weitere Informationen über die Untersuchung und Behandlung „normaler" Patienten verweisen wir auf ➤ Kapitel 6.

Nachdem wir mit dem behandelnden Kinderarzt die Möglichkeit einer osteopathischen Behandlung besprochen und die Krankenakte des Kindes konsultiert haben, sollten wir idealerweise einen Tageszeitpunkt wählen, der den Rhythmus des Kindes, vor allem seinen Schlaf, nicht durcheinanderbringt. Unsere Behandlung soll dem Kind auf keinen Fall zusätzlichen Stress oder Unbehagen bereiten, das sich eventuell in Grimassieren, Schluckauf, Hautrötungen oder Anspannung der Beine manifestieren könnte. Wenn möglich, sollte während der Behandlung ein Übergangsgegenstand mit dem Geruch der Mutter beim Kind bleiben. Es sollte nicht vergessen werden, dass Frühgeborene empfindlicher sind als termingerecht geborene Kinder.

Beginnen Sie die Untersuchung mit der Inspektion. Um den Unterschied zwischen Ihren Beobachtungen und den normalen Reaktionen beurteilen zu können, sollten Sie Kenntnisse über die Besonderheiten früh geborener Kinder besitzen. Untersuchen Sie während der Inspektion die körperlichen Merkmale des Kindes. Zunächst die allgemeine Haltung mit eventuellen Auffälligkeiten, wie z. B. eine fehlerhafte oder asymmetrische Haltung der HWS, hochgezogene Schultern und/oder starke Asymmetrien im Bereich der oberen oder unteren Extremitäten. Beobachten Sie, ob hochgezogene Zehen oder stark geschlossene Fäuste vielleicht einen Spannungszustand offenbaren. Untersuchen Sie anschließend seine Atmung mit ihrem Rhythmus und ihrer Amplitude und achten Sie auf den eventuellen Einsatz von Atemhilfsmuskeln. Nach schwierigen Geburten zeigt das Zwerchfell häufig Dysfunktionen mit Einschränkungen der Thoraxbeweglichkeit am Ende der Ein- oder Ausatmung. Eine unreife Lunge ist neben dem unreifen Nervensystem einer der Hauptrisikofaktoren bei Frühgeborenen und kann einen effektiven Gasaustausch erschweren. Die kindlichen Atembewegungen sind ein wichtiger Indikator für die Reifung der Lunge und allgemein für den Zustand der Atemfunktion. Untersuchen Sie anschließend, wenn möglich, den Umfang des Bauchs und seine Reaktionen auf die thorakoabdominale Atemtätigkeit.

Schauen Sie sich genau das Gesicht des Kindes an. Der im Gewebe festgehaltene Ausdruck gibt Auskunft über etwaige Dysfunktionen, z. B. Kompressionen oder Asymmetrien im Stirnbereich. Untersuchen Sie präzise den Bereich des Nasions und das Gesichtsmassiv. Die Haut eines Frühgeborenen und ihre Abwehrfunktion sind ebenfalls noch unreif. Suchen Sie nach blassen, roten oder verletzten Stellen, unter denen sich eventuell dysfunktionelle Strukturen befinden könnten.

Beginnen Sie die Palpation und die Behandlung mit sanften Berührungen an den unteren Extremitäten und am Becken. Auf diese Art lässt sich ein erster Kontakt herstellen, der das Kind nicht bedrängt und in der Regel gut toleriert wird. Normalisieren Sie dabei etwaige Asymmetrien an den Zehen, Füßen, Unterschenkeln, Knien oder Hüften. Legen Sie Ihre Hände anschließend so auf das Becken, dass Ihre Daumen auf den SIAS, Ihre Zeigefinger auf dem rechten und linken Beckenkamm und Ihre Mittelfinger wenn möglich auf den SIPS liegen. Suchen Sie mit einem Listening nach somatischen Dysfunktionen, z. B. einem Beckenknochen in Außen- oder Innenrotation oder Störungen am Kreuzbein oder lumbosakralen Übergang. Dysfunktionen im Beckenbereich sind in der Regel asymmetrisch und zeigen auf einer Seite stärkere Bewegungseinschränkungen als auf der anderen.

Legen Sie danach eine Hand unter das Kreuzbein, mit der Handfläche nach oben und den Fingern nach kranial gerichtet (wie in ➤ Kapitel 6 beschrieben). Legen Sie die andere Hand auf das Schädeldach oder wenn möglich unter das Hinterhauptbein und führen Sie eine Normalisierung zwischen Kreuz- und Hinterhauptbein durch. Je nach Allgemeinzustand des Kindes kann eine solche Normalisierung für eine erste Behandlung schon ausreichen.

Normalisieren Sie eventuelle Dysfunktionen des Kreuzbeins, indem Sie den kraniosakralen Flexion-

Extensions- bzw. Torsions- und/oder Sidebending-Bewegungen des Kreuzbeins folgen. Eine Begleitung der inhärenten Gewebemotilität ermöglicht außerdem die Normalisierung intraossärer Dysfunktionen und eine Modellierung des knöchernen Gewebes. Diese für das Kind äußerst angenehme Technik verbessert seine parasympathische Funktion. Führen Sie anschließend mit Ihrer freien Hand an der Lendenwirbelsäule ein Listening und ggf. eine Normalisierung durch. Wenden Sie sich danach dem Zwerchfell, dem Brustkorb und der oberen Thoraxapertur zu.

Untersuchen Sie danach die Halswirbelsäule, den kraniozervikalen Übergang, den Schädel und das Gesicht nach etwaigen Dysfunktionen. Beobachten Sie dabei ständig das Gesicht des Kindes. Mit einem Kontakt am Schädeldach erhalten Sie einen allgemeinen Eindruck des Schädels, der SSB und der Strukturen des Schädeldachs sowie der Funktion des PRM und seiner Fluktuationen. Normalisieren Sie, falls nötig, eventuelle Dysfunktionen. Legen Sie danach Ihre Hände unter die Schädelbasis, um genauere Informationen über die Schädelbasis, den kraniozervikalen Übergang und die Kiefergelenke zu bekommen. Untersuchen Sie mit beiden Händen den Stirnbereich und anschließend die orofazialen Strukturen. Gehen Sie im Gesicht äußerst behutsam vor, da dieser Bereich bei Frühgeborenen sehr empfindlich ist. In den folgenden Abschnitten besprechen wir die Untersuchung und Normalisierung von Saug-Schluck-Störungen.

Bedenken Sie, dass das Ziel der osteopathischen Behandlung darin besteht, die Arbeit des Pflegeteams zu unterstützen und einen möglichst schnellen Wechsel ins elterliche Heim zu ermöglichen. Das Kind sollte dabei einen bestmöglichen Allgemeinzustand und eine zufriedenstellende nutritive Saugfunktion erreicht haben [13, 14]. Der Schlaf spielt für die Verbesserung des Allgemeinzustands eine wichtige Rolle. Normalerweise zeigt ein Kind mit 32 Wochen einen ausgereiften Schlaf-Wach-Rhythmus. Außer der Seitenlage zeigt auch die Flexionshaltung (Fetalhaltung) positive Auswirkungen auf die tägliche Schlafdauer der Kinder [15]. Jede dieser Positionen bringt unterschiedliche Vorteile mit sich, daher wäre theoretisch ein Wechsel zwischen den Positionen optimal [16].

Durch die Normalisierung somatischer Dysfunktionen befreien wir das Kind von potenziellen Ursachen für Schmerzen und Unbehagen und ermöglichen ihm, unterschiedliche Positionen einzunehmen. So lassen sich plastische Verformungen verhindern, wie sie beispielsweise bei Plagiozephalien vorkommen.

Die klinische Wirksamkeit osteopathischer Behandlungen früh geborener Kinder wurde in mehreren Studien nachgewiesen. So lassen sich die Verweildauer der Kinder in den Einrichtungen und auch die Behandlungskosten senken [13]. Nach der Entlassung aus dem Krankenhaus sind bei der osteopathischen Betreuung von Frühgeborenen verschiedene Aspekte zu berücksichtigen. Wie bei allen Neugeborenen sollte zunächst nach etwaigen kraniosakralen Dysfunktionen gesucht werden. Besonderes Augenmerk gilt dabei der Schädelbasis und seinen Bezügen zum Hirnstamm und den Nervenkernen. Eine Störung am kraniozervikalen Übergang kann übrigens das Kind daran hindern, beim Stillen eine angenehme Position zu finden. Der Rhythmus des PRM sollte aufgrund seiner Verbindungen zum autonomen Nervensystem und den Vitalfunktionen der Kinder stets berücksichtigt werden.

Bedenken Sie, dass früh geborene Kinder aufgrund der Schmerzreize, die sie in den ersten Lebenswochen während der Pflege erfahren haben (Aspirationen, Intubation, Extubation, Klebebänder der Sonden usw.), zahlreiche nozizeptive Afferenzen aus dem Mund-Rachen-Bereich abgespeichert haben. Daher sollten das Gesicht und die orofazialen Strukturen äußerst behutsam untersucht und behandelt werden. Besonders wichtig sind dabei folgende Strukturen:

- Stirnbeine und ihre Bezüge zur Dura mater und den Gesichtsknochen, vor allem im frontonasalen Bereich;
- Siebbein und Nasenknorpel;
- Beweglichkeit und (A-)Symmetrie der Nasenflügel während der Einatmung;
- Oberkiefer- und Zwischenkieferbeine;
- Unterkiefer und Kiefergelenke;
- Mundboden;
- Zungenbein und seine Rolle als Relais in der viszeralen Halsloge.

Ermutigen Sie die Eltern vor allem dazu, viel direkten Hautkontakt zum Kind zu pflegen, da dies die Ausschüttung des Bindungshormons Oxytozin fördert [17]. Die Körperwärme der Eltern, ihr Herzschlag, die Vibrationen ihrer Stimmen, all diese Wahrnehmungen helfen dem Kind, sich zu beruhigen, einen gesunden Schlaf zu finden und das Saugen beim Stillvorgang zu bewältigen. Weisen Sie die Eltern darauf hin, dass das Stillen und Tragen rechts und links im Wechsel erfolgen sollte, um das Kind auf ausgeglichene Art und Weise zu stimulieren.

4.1.2 Saugstörungen

In diesem Abschnitt sprechen wir über Störungen, die bei der Ausbildung der Saugfunktion im Säuglingsalter oder im Zusammenhang mit dem Schluckvorgang im Laufe des späteren Lebens auftreten können. Im Anschluss beschreiben wir, wie die Funktionen des Saugens und Schluckens mithilfe von osteopathischen Maßnahmen verbessert werden können. Wir möchten hier auch auf ➤ Kapitel 3 verweisen. Dort finden Sie ausführliche Informationen über nutritives und nicht-nutritives Saugen, den Schluckvorgang und die zahlreichen Vorteile des Stillens. Das Stillen wird zwar zurecht als Ernährungsmethode empfohlen, es kann allerdings auch Saugstörungen offenbaren, die bereits im Neugeborenenalter vorhanden sind.

4

Stillen

Nach den, regelmäßig aktualisierten Empfehlungen der WHO sollten Kinder während der ersten 6 Lebensmonate ausschließlich durch Stillen ernährt werden. Bis zum 2. Lebensjahr und darüber hinaus, empfiehlt die WHO das Stillen in Kombination mit geeigneter fester Nahrung fortzusetzen [18].

In Frankreich arbeitet das Gesundheitsministerium mit den verschiedenen Berufsständen der Perinatalmedizin zusammen und veröffentlicht entsprechende Informationen zum Stillen [19]:

- „Man spricht von ausschließlichem Stillen, wenn das Neugeborene oder der Säugling nur Muttermilch und keine andere feste oder flüssige Nahrung, einschließlich Wasser, erhält";
- „Man spricht von teilweisem Stillen, wenn es in Kombination mit anderen Nahrungsmitteln, wie Milchersatz- oder Getreideprodukten, gesüßtem oder ungesüßtem Wasser, oder anderen Produkten geschieht".

Um Mütter zum Stillen zu ermutigen und sie bei dieser Tätigkeit zu unterstützen, finden sich zahlreiche Tipps und Ratschläge:

- nach der Geburt direkten Hautkontakt fördern und so früh wie möglich mit dem Stillen beginnen;
- einen Rund-um-die-Uhr-Kontakt zwischen Mutter und Kind ermöglichen, um das Stillen nach Bedarf zu ermöglichen und die Mutter-Kind-Bindung zu fördern;
- das Neugeborene in einer günstigen Position an die Brust legen, sodass der gesamte Warzenvorhof und nicht nur die Brustwarze durch den kindlichen Mund aufgenommen werden kann; dieser ist weit geöffnet, die umgeschlagenen Lippen erzeugen eine Sogwirkung, die Zunge liegt unten und weit genug vorne, um Verletzungen der Brustwarze zu vermeiden (➤ Abb. 4.1);
- eine angenehme und gleichzeitig effektive Position einnehmen, in der das Kind zur Brust und nicht die Brust zum Kind gebracht wird;
- ein Stillen nach Bedarf fördern, um dem kindlichen Saug- und Nahrungsbedarf gerecht zu werden, was ca. sechs bis sieben Stillvorgängen pro 24 Stunden entspricht.

Saugschwierigkeiten beim Stillen

In der Regel nimmt die Mutter etwaige Saugprobleme beim Stillen wahr, wenn dieses sich als schwierig und/oder schmerzhaft gestaltet. Häufig führen solche Schwierigkeiten zum Abbruch des Stillens. Die Mutter kann den Eindruck gewinnen, das Kind könne nicht oder nur unter Schwierigkeiten saugen und würde verärgert auf der Brustwarze herumkauen. Tatsächlich können even-

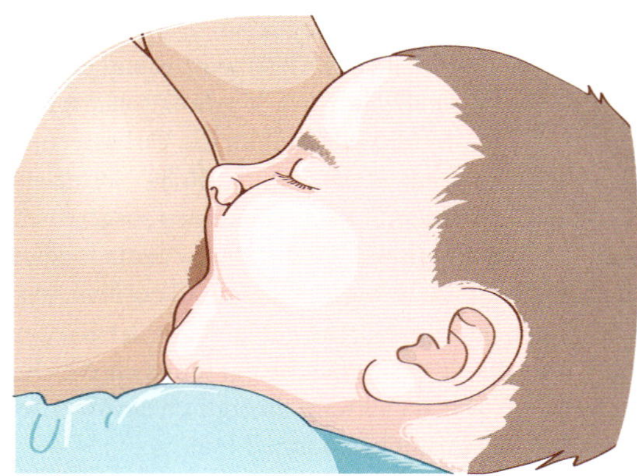

Abb. 4.1 Stillen
Der Mund ist weit geöffnet, die Lippen zurückgezogen. © Carole Fumat, nach Vorlagen von N. Sergueef, mit freundlicher Genehmigung des Verlages.

tuelle Anomalien oder Größen- und Formvariationen der mütterlichen Brust das Stillen erschweren. In jedem Fall ist eine Begleitung der Mutter durch eine fachkundige oder vertraute Person mit Erfahrung auf diesem Gebiet wünschenswert. Häufig besteht die Lösung des Problems in einer korrekten Positionierung des Säuglings an der Brust, da eine ungünstige Aufnahme der Brustwarze zu übermäßiger Reibung zwischen der Zunge, dem Zahnfleisch, den Lippen oder dem Gaumen des Säuglings und der Brustwarze führen kann. Unter Umständen kann eine osteopathische Untersuchung auch die Ursache für Probleme bei der Positionierung des Säuglings ans Licht bringen. Zum Beispiel können Dysfunktionen der Halswirbelsäule dem Kind Schwierigkeiten oder Schmerzen bereiten, seinen Kopf wie gewollt einzustellen.

Untersuchung der Saugfunktion

Zur Untersuchung der Saugfunktion lösen Sie zunächst den Saugreflex aus, indem Sie mit einem Finger die peribukkale Region des Kindes stimulieren. Führen Sie anschließend einen Finger sanft in den Mund ein und legen Sie die Fingerbeere gegen den Gaumen. Normalerweise löst diese Aktion den Saugreflex aus. Dabei spüren Sie, wie die kindliche Zunge sich um Ihren Finger rollt und Ihr Finger durch einen Unterdruck in den Mund gezogen wird. Im Falle einer Dysfunktion neigt das Kind dazu, seine Zunge zwischen das obere und untere Zahnfleisch zu positionieren und kauartige Bewegungen durchzuführen.

MAN BEACHTE

Das Einführen eines Fingers in den Mund eines Säuglings zur Untersuchung der Saugfunktion sollte äußerst behutsam und nur dann erfolgen, wenn der Therapeutenfinger nicht zu groß ist. Der gegen den Gaumen gerichtete Therapeutenfinger kann durch einen zu starken Druck gegen das Zwischenkieferbein eine iatrogene intraossäre Dysfunktion zwischen dem Oberkiefer- und dem Zwischenkieferbein erzeugen [20].

Somatische Dysfunktionen

N. hypoglossus

Die Zunge ist ein extrem komplexes Organ und unabdingbar für die Saugfunktion. Von der Geburt bis zum Jugendalter verdoppelt sich ihre Länge, Breite und Dicke. Anschließend setzt sich ihr Wachstum noch weiter fort [21]. Die intrinsischen Zungenmuskeln sind auf drei Ebenen angeordnet und ermöglichen vielerlei Arten von Bewegungen. Die Zunge kann sich ausdehnen, zurückziehen, verkürzen, verlängern, einrollen oder ausbreiten. Solche Bewegungen sind beispielsweise beim Stillen wichtig. Die motorische Innervation der Zungenmuskeln erfolgt durch den N. hypoglossus (XII), mit Ausnahme der Mm. palatoglossus und styloglossus, die durch die Nn. glossopharyngeus (IX), vagus (X) und accessorius (XI) innerviert werden [22] (➤ Abb. 4.2).

Beim Saugen werden die sensiblen Informationen aus der Mundhöhle durch die Nn. laryngeus superior, trigeminus und glossopharyngeus zum Kern des Tractus solitarius und zur Formatio reticularis übertragen. Von dort verschalten sich Neuronen zweiter Ordnung mit den laryngealen und pharyngealen Motoneuronen des Nucleus ambiguus und der Fazialis-, Trigeminus- und Accessorius-Kerne. Als Reaktion darauf bewegen sich die Zungenmuskeln, und das Gaumensegel und die palatopharyngeale Muskulatur trennen die Mund- von der Nasenhöhle, um zu verhindern, dass Nahrung in die Nasenhöhle gelangt. Bei diesem Prozesse ist eine intakte nervale Steuerung der Zunge von entscheidender Bedeutung.

Der N. hypoglossus, der hier eine wichtige Rolle spielt, ist beim Fetus und beim Kleinkind noch sehr verletzlich. Das Hinterhauptbein besteht bekanntermaßen aus vier Anteilen: eine Pars basilaris, zwei Massae laterales und eine Pars squamosa (➤ Abb. 2.7). Die hintere intraokzipitale Synchondrose, zwischen der Pars squamosa und den Massae laterales, verschmilzt im Alter von 2 bis 3 Jahren, die vordere, zwischen den Massae laterales und der Pars basilaris, im Alter von 7 bis 9 Jahren. Zum Zeitpunkt der Geburt bestehen die okzipitalen Kondylen aus zwei Teilen, die sich jeweils auf einer Seite der vorderen intraokzipitalen Synchondrose befinden. Während der Verknöcherung der Synchondrose organisiert sich das Gewebe um den N. hypoglossus herum und bildet den Canalis nervi hypoglossi. An dieser Stelle kann es durch verschiedene Ursachen, beispielsweise wenn der kindliche Kopf während der Austreibungsphase der Geburt gegen die mütterliche Symphyse gepresst wird, zu Kompressionen und dadurch zu Reizungen des Nervs kommen. Eine Störung des N. hypoglossus könnte z. B. Saugstörungen auslösen. Daher ist der

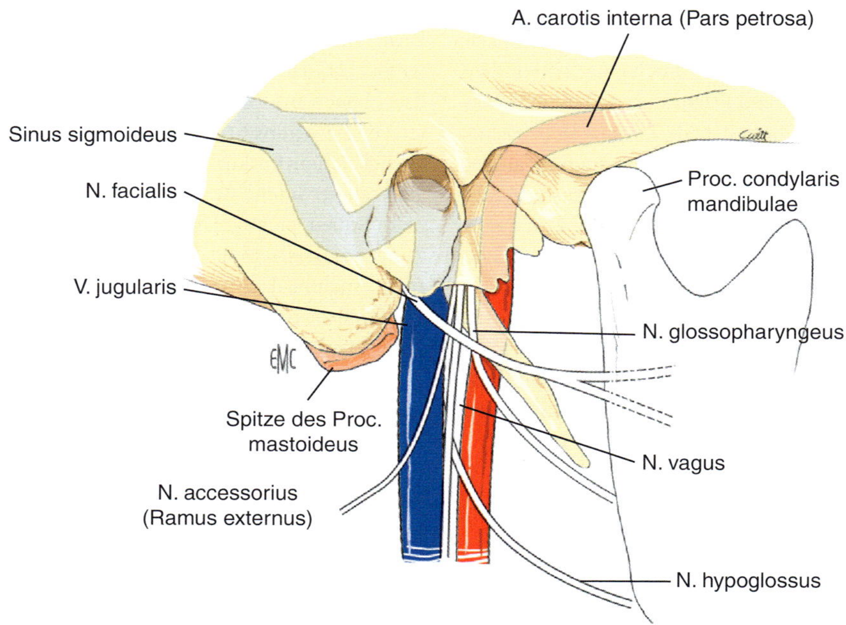

Abb. 4.2 Motorische Innervation der Zunge
Nn. hypoglossus (XII), glossopharyngeus (IX), vagus (X) und accessorius (XI). Quelle: Thomassin JM, Branchereau A, Magnan PE, et al. Abord chirurgical de l'artère carotide interne intrapétreuse. Techniques chirurgicales - Tête et cou, 1–8 [46-041], 2008. © Elsevier Masson SAS.

4

Bereich um den Canalis nervi hypoglossi zu untersuchen und ggf. zu normalisieren.

Zungenbein

Kraniozervikale oder zervikale Dysfunktionen mit eingeschränkter Rotation und eventuell einem kongenitalen Schiefhals beeinträchtigen die hyo-mandibulo-kranio-faziale Achse und die Zunge. Dies wiederum kann die Saugfähigkeit vermindern. Obwohl es keine direkten Gelenkverbindungen zu den benachbarten Skelettstrukturen besitzt, ist das Zungenbein doch eine wichtige Schnittstelle zwischen dem Unterkiefer und der Zunge einerseits und der oberen Thoraxregion andererseits (➤ Abb. 4.3). Sollten diese Bereiche Dysfunktionen zeigen, wirken sich diese auch auf die Position und die Beweglichkeit des Zungenbeins aus. Daher sollten solche Störungen osteopathisch behoben werden, um eine intakte Saugfunktion zu begünstigen [23].

Kiefergelenke

Dystokische Geburten und/oder intrauterine Fehlstellungen können sich negativ auf den orofazialen Bereich auswirken und beispielsweise zu Dysfunktionen der Kiefergelenke führen. Dadurch kann es zu Störungen bei der Mundöffnung oder beim Saugen kommen.

Zungenfesselung (Ankyloglossie)

Auf der ventralen Seite der Zunge bildet eine Bindegewebsfalte das sog. Zungenbändchen (Frenulum linguae) (➤ Abb. 4.4). Bisweilen inserieren zusätzliche Fasern des oberen Anteils des M. genioglossus im Bereich zwischen der Zungenspitze und dem mittleren Drittel sowie am Mundboden [24]. Normalerweise setzt das Zungenbändchen etwa 1 cm hinter der Zungenspitze an [25]. Im Falle einer Ankyloglossie haftet die Zunge teilweise oder vollständig am Mundboden, sodass der freie Anteil der Zunge kleiner und in seiner

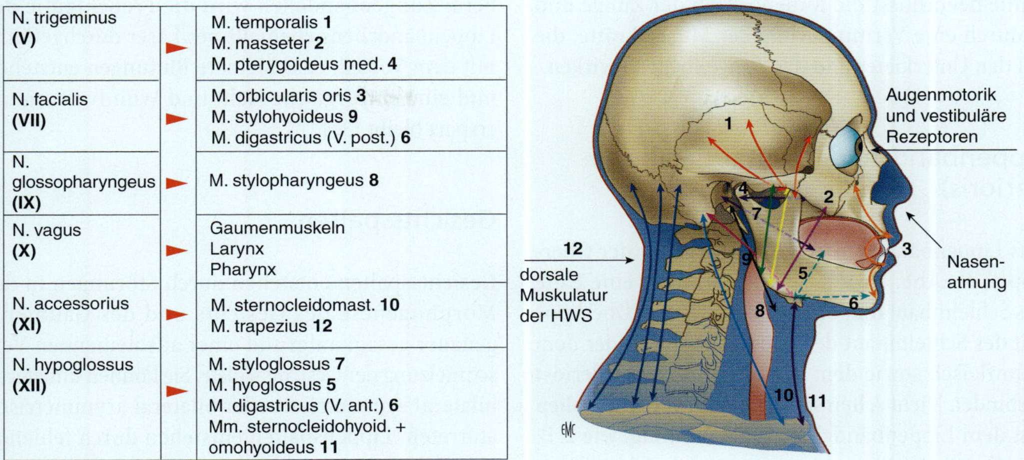

N. trigeminus **(V)**	►	M. temporalis **1** M. masseter **2** M. pterygoideus med. **4**
N. facialis **(VII)**	►	M. orbicularis oris **3** M. stylohyoideus **9** M. digastricus (V. post.) **6**
N. glossopharyngeus **(IX)**	►	M. stylopharyngeus **8**
N. vagus **(X)**	►	Gaumenmuskeln Larynx Pharynx
N. accessorius **(XI)**	►	M. sternocleidomast. **10** M. trapezius **12**
N. hypoglossus **(XII)**	►	M. styloglossus **7** M. hyoglossus **5** M. digastricus (V. ant.) **6** Mm. sternocleidohyoid. + omohyoideus **11**

Abb. 4.3 Wechselbeziehung zwischen Zungenbein, Zunge, Unterkiefer und zervikaler Haltung. Quelle: Raberin M. Incidences cliniques des postures de la zone orolabiale. EMC (Elsevier Masson SAS, Paris), Odontologie/Orthopédie dentofaciale, 1–25 [23-474-B-10], 2007. © Elsevier Masson SAS.

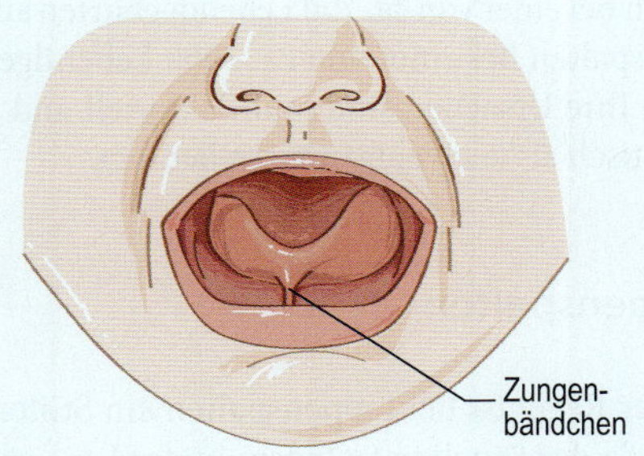

Abb. 4.4 Zungenbändchen (Frenulum linguae) © Carole Fumat, nach Vorlagen von N. Sergueef, mit freundlicher Genehmigung des Verlages.

Beweglichkeit behindert wird. In schweren Fällen ist die Zunge nicht dazu in der Lage, sich über das untere Zahnfleisch hinaus nach vorne zu bewegen. Je nach Autor liegt die Inzidenz zwischen 4,2 und 10,7 %, mit einem Verhältnis Jungen/Mädchen von 3/1 [26].

Beim Neugeborenen kann das Zungenbändchen bis zur Zungenspitze reichen und sich dort herzförmig ausbreiten oder, in schweren Fällen, sogar aufspalten. Solche Ankyloglossien behindern die Zunge in ihrer Beweglichkeit und beeinträchtigen bei 25 % der betroffenen Kinder die Saugfunktion beim Stillen [27]. Eine verminderte Zungenbeweglichkeit beeinträchtigt das Entfernen von Nahrungsresten aus der Mundhöhle und kann zu Schwierigkeiten bei der Aussprache von lingualen oder frikativen Lauten führen (t, d, s, ß, n, l). Störungen der Bezahnung, z. B. Diasteme zwischen den unteren Schneidezähnen, sind ebenfalls möglich. In mehreren Studien wurde ein Zusammenhang zwischen stark verkürzten Zungenbändchen und skelettalen Klasse-III-Malokklusionen nachgewiesen [31, 32].

In manchen Fällen verlängert sich ein zu kurzes Zungenbändchen im Laufe des Zungenwachstums von selbst. Häufig bleibt die Verkürzung jedoch bestehen und führt letztendlich dazu, dass die Mütter aufgrund der Saugprobleme das Stillen beenden. Objektive Kriterien einer Ankyloglossie sowie die operative Durchtrennung des Zungenbändchens (Frenotomie) werden häufig kontrovers diskutiert. Man beachte den Unterschied zwischen einer einfachen Durchtrennung (Frenotomie) und einer vollständigen Entfernung (Frenektomie) des Zungenbändchens. Eine Frenotomie scheint das Stillen zu begünstigen und sich schonend auf die Brustwarze auszuwirken [24]. Außerdem bringt die verbesserte Zungenbeweglichkeit Abhilfe bei Artikulationsstörungen [33]. Eine Frenektomie wird per Laser, mit dem Skalpell oder einer chirurgischen Schere durchgeführt und zeigt die größte Wirkung, wenn sie innerhalb der ersten Lebenswoche angewendet wird [34]. Die Laser-Variante scheint die genaueste zu sein, sie erfolgt in der Regel schmerzlos und ohne Betäubung [35]. Eine Frenektomie beeinflusst die Ruheposition der Zunge und dadurch eine Verminderung der Muskelkräfte, die auf den Unterkiefer und das Zungenbein einwirken.

Lippenbändchen (Frenulum labii superioris)

Das Lippenbändchen befindet sich unter der Oberlippe (➤ Abb. 4.5). Es handelt sich um eine Falte aus Schleimhaut und Bindegewebe, die die Oberlippe mit der Schleimhaut der Zahnfächer und/oder dem Zahnfleisch sowie dem darunter liegenden Periost verbindet. Nicht selten stehen bestimmte Anomalien mit dem Lippenbändchen in Verbindung, wie z. B. eine Gewebehypertrophie oder eine Zahnfehlstellung. Je nach Insertion und Größe kann sich ein Lippenbändchen nachteilig auf den Zahnhalteapparat auswirken und beispielsweise ein Diastem zwischen den oberen Schneidezähnen erzeugen. Es kann auch eine ästhetische Wirkung zeigen, wenn es den Lachbogen nach oben verlagert. Ein zu kurzes Lippenbändchen kann beim Stillen verhindern, dass die Oberlippe sich ausrollt und sich, wie vorgesehen, um den Warzenvorhof legt.

Je nach Größe des Lippenbändchens kann eine Frenektomie angezeigt sein. Bei einem Diastem zwischen den oberen Schneidezähnen sollte diese idealerweise nach dem Durchbruch der oberen Eckzähne erfolgen, da diese durch ihr Wachstum die oberen Schneidezähne aufeinander zuschieben. Wie

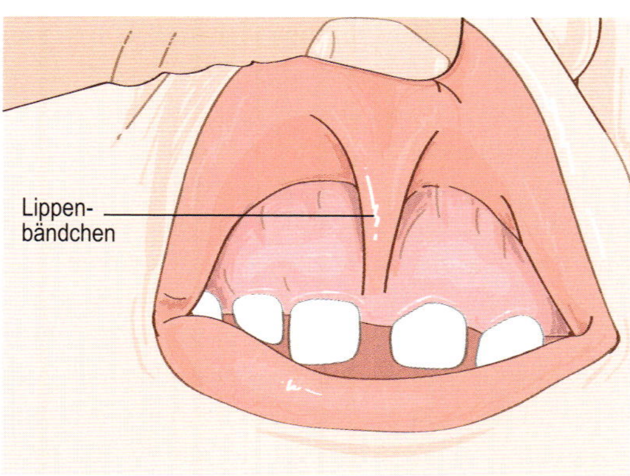

Abb. 4.5 Lippenbändchen (Frenulum labii superioris) © Carole Fumat, nach Vorlagen von N. Sergueef, mit freundlicher Genehmigung des Verlages.

beim Zungenbändchen wird die Frenektomie des Lippenbändchens ebenfalls per Laser durchgeführt, mit dem Vorteil, dass kleinere Blutungen entstehen und eine chirurgische Naht und Wundversorgung erspart bleibt [36].

Gesichtsspalten

Gesichtsspalten entstehen durch Störungen in der Morphogenese des Gesichts und des Gaumens, genauer gesagt aufgrund einer ausbleibenden Verschmelzung der Gesichtswülste. Sie können unilateral, bilateral symmetrisch oder bilateral asymmetrisch auftreten. Lippenspalten entstehen durch fehlende Verschmelzung der Oberkieferwülste und des medialen Stirnnasenwulstes. Gaumenspalten entstehen durch fehlende Verschmelzung der Gaumenfortsätze im sekundären Gaumen (➤ Kapitel 2, „Lippen-Kiefer-Gaumen-Spalten“). Lippen-Gaumen-Spalten treten bei einer von ca. 750 Lebendgeburten auf, Gaumenspalten bei einer von ca. 2000 Lebendgeburten [37]. Ihre Ursachen sind multifaktoriell und sowohl genetisch als auch epigenetisch bedingt.

Lippenspalten

In der Regel ist bei Lippenspalten ein Stillen möglich, da der Säugling trotzdem in der Lage ist, einen Unterdruck in seiner Mundhöhle zu erzeugen. Die Herstellung eines dichten Verschlusses um die Brustwarze herum gestaltet sich allerdings schwierig, sodass an den Lippenkommissuren Milch austreten kann. Lippenspalten werden chirurgisch behandelt. Sofern der Allgemeinzustand des Kindes es zulässt, kann die sog. Cheiloplastik bereits im ersten Lebensmonat erfolgen. In der Regel kann das Kind bereits einige Stunden nach dem Eingriff an der Brust oder der Flasche trinken [38].

Gaumenspalten

Bei Gaumenspalten gestaltet sich das Stillen problematisch, da der zum Saugen erforderliche intrabukkale Unterdruck nicht erzeugt werden kann. Außerdem kann die aufgenommene Nahrung von der Mund- in die Nasenhöhle gelangen. Gaumenspalten werden ebenfalls chirurgisch behandelt und vorher eventuell mit einer Gaumenorthese versorgt. Der Eingriff erfolgt im Alter von 4 bis 6 Monaten [38]. Im Anschluss ist eine multidisziplinäre Betreuung bis zum Erwachsenenalter erforderlich.

4.1.3 Klinische Untersuchung und Behandlung

Bei Kleinkindern und Säuglingen kann die Untersuchung auf der Behandlungsbank oder mit einem Kissen auf dem mütterlichen Schoß erfolgen. Während Sie mit dem Kind Kontakt aufnehmen, beobachten Sie seine Haltung, Bewegungen und Mimik, Asymmetrien im Gesicht und ob es dazu neigt, seine Zunge aus dem Mund herauszuschieben. Achten Sie auf eventuelle Vorzugshaltungen in der Kopfrotation, die Bewegungen der Extremitäten, vor allem der oberen, und die Position der Schultern.

Wenn möglich, beobachten Sie das Kind beim Stillen und schauen Sie, ob es leichter an der linken oder rechten Brust trinken kann. Falls ja, könnte dies auf eine Problematik an der HWS mit eingeschränkter Kopfrotation hindeuten. Beobachten Sie auch, ob die Mund- und Unterkieferbewegungen angestrengt oder entspannt aussehen. Achten Sie auf die Qualität der Nasenatmung und suchen Sie nach eventuellen Asymmetrien der Nasenflügel und ihrer Bewegungen bei der Einatmung. Machen Sie sich außerdem ein Bild über die Mutter-Kind-Beziehung.

In den ersten 2 Lebensmonaten zeigen Säuglinge im Allgemeinen eine Flexionshaltung. Zu diesem Zeitpunkt werden die Mundöffnung und der Mundschluss durch die Bewegungen des restlichen Körpers beeinflusst. Die Kopfbeugung geht mit einem Mundschluss, die Kopfstreckung mit einer Mundöffnung einher. Mit ungefähr 4 bis 5 Monaten, wenn das Kind über eine verbesserte Rumpfkontrolle verfügt, erlischt diese Wechselwirkung allmählich, sodass die Mundmotorik unabhängig vom Rest des Körpers funktioniert.

Beginnen Sie die Palpation und die Behandlung in der Beckenregion, wie weiter oben im ➤ Abschnitt 4.1.1 unter „Frühgeburtlichkeit, Klinische Untersuchung und Behandlung" beschrieben. Legen Sie beide Hände auf die Beckenknochen und machen Sie sich ein Bild von der Qualität des Gewebes und des PRM. Untersuchen Sie anschließend das Kreuzbein und die LWS. Dysfunktionen im Beckenbereich können die Bewegungen der kranialen Strukturen beeinträchtigen und eine Normalisierung der orofazialen Strukturen behindern. Wenden Sie sich danach der BWS, dem Brustkorb und dem Zwerchfell zu, bevor Sie zur HWS übergehen. Seien Sie äußerst behutsam, wenn Sie den Hals, die submandibulären Elemente und das Zungenbein untersuchen. Legen Sie Ihre Hände anschließend auf das Schädeldach oder unter das Hinterhauptbein, um den Schädel zu untersuchen, insbesondere die Schädelbasis, die SSB und die duralen Membranen. Säuglinge, die ihre Zunge zu weit aus dem Mund strecken, zeigen häufig eine okzipitale Dysfunktion mit einer oder beiden Kondylen in anteriorer Position. Suchen Sie vor allem die vordere intraokzipitale Synchondrose nach intraossären Dysfunktionen ab, die den N. hypoglossus bedrängen könnten. Prüfen Sie die Schläfenbeine und die Kiefergelenke. Letztere stehen nicht selten in Dysfunktion bei Säuglingen, die Problemen beim Saugen oder bei Unterkieferbewegungen zeigen. Normalisieren Sie die gefundenen Dysfunktionen (➤ Kapitel 6).

4.2 Schluckstörungen

In ➤ Kapitel 3 haben wir den Schluckvorgang mit seinen drei Phasen und die Unterschiede zwischen dem infantilen und adulten Schlucken beschrieben. Bis zum Alter von ungefähr 2 Jahren scheinen menschliche Säuglinge, ebenso wie nicht-menschliche Primaten, gleichzeitig saugen und atmen zu können. Mittlerweile wurde allerdings nachgewiesen, dass dieser Eindruck täuscht. Die Milch wird zunächst in einer bukkalen Vorbereitungsphase in der hinteren Mundhöhle gesammelt. Zu diesem Zeitpunkt kann das Kind noch atmen, da das Gaumensegel unten gegen den Zungengrund liegt und die Mundhöhle vom Mundrachen trennt. In dem Moment, wo die Zunge die angehäufte Milch in den Rachen und in die Speiseröhre schiebt, hält die Atmung inne. So folgen die Saug-, Schluck- und Ventilationsphasen aufeinander in stetiger Wiederholung. Unmittelbar nach der Geburt geschieht dies vielleicht noch etwas unbeholfen, im Laufe der Zeit jedoch setzt der

4

Schluckvorgang regelmäßig zu Beginn der Ausatmung ein. Bei Frühgeborenen können diese Atempausen mitunter etwas länger ausfallen und zu Störungen der Hämatose führen. Es kann zu Unregelmäßigkeiten im Sauerstoff- und Kohlendioxid-Partialdruck sowie zu Ermüdungserscheinungen kommen [3].

Im Alter von ungefähr 2 Jahren finden im Leben eines Kindes große Veränderungen statt. Normalerweise kann es laufen, beherrscht einige Wörter und gewinnt zunehmend an Selbstständigkeit. In Trotzphasen drückt es Ablehnung und Widerstand aus. In dem Maße, wie das Kind zum aufrechten Gang wechselt, seine Halswirbelsäule wächst und sein Spracherwerb fortschreitet, sinken der Kehlkopf und die Zunge nach unten ab. Das hintere Drittel der Zunge steht von nun an vertikaler und bildet den oberen Anteil der vorderen Rachenwand. Gleichzeitig sinkt auch das Zungenbein nach unten, während der Kehldeckel sich vom Gaumensegel entfernt. Die Kehldeckelspitze liegt im Alter von 4 Monaten auf der Höhe von C1 und sinkt bis zum Alter von 12 bis 18 Monaten auf die Höhe von C3 [39]. Das Zungenbein liegt beim Neugeborenen auf der Höhe C1–C2, beim Erwachsenen auf der Höhe von C3–C4.

MAN BEACHTE

Aufgrund ihrer zahlreichen Bezüge bildet die Zunge eine Schnittstelle zwischen der Schädelbasis, dem Unterkiefer, dem Zungenbein, der HWS und der Kreuzung der Luft- und Speisewege. Dies gilt sowohl für die Funktion als auch für Dysfunktionen. In jeder Lebensphase spielt sie eine entscheidende Rolle für die orofazialen Funktionen, sei es zunächst beim Saugen und Schlucken oder später beim Kauen und Sprechen. Etwaige Störungen der Zungenposition können diese Funktionen beeinträchtigen und sollten normalisiert werden.

Im Säuglingsalter verlagert sich die hintere Rachenwand beim infantilen Schluckakt deutlich nach vorne. Später, d. h. nach dem Durchbruch der Milchzähne, wird die Zunge durch die Zahnarkaden in Position gehalten und sinkt in der Mundhöhle weiter nach unten. Zu diesem Zeitpunkt beginnt das adulte Schluckmuster, bei dem die Zungenspitze sich bei jedem Schluckakt hinter die Schneidezähne gegen den Gaumen legt. Die Lippen sind währenddessen geschlossen, die Gesichtsmuskulatur entspannt. Im Laufe des weiteren Wachstums und des Wechsels zum aufrechten Gang sowie im späteren Erwachsenenleben und im fortgeschrittenen Alter, durchleben sämtliche Muskel-Skelett-Strukturen zusätzliche Veränderungen, die sich unter anderem auf die Schädelbasis, den Unterkiefer, das Zungenbein, die Halswirbelsäule und die Kreuzung der Luft- und Speisewege auswirken.

4.2.1 Schluckstörungen bei Kindern

Schluckstörungen können bei Kindern beispielsweise aufgrund von Malformationen im kraniofazialen oder kraniozervikalen Bereich, angeborenen Pathologien oder neuromuskulären Krankheiten auftreten, die in diesem Buch allerdings nicht beschrieben werden [3]. Darüber hinaus weisen allerdings verschiedene Phänomene auf Schluckstörungen beim Stillen hin. Solche Störungen sollten vor einer osteopathischen Behandlung grundsätzlich ärztlich abgeklärt werden, da sich dahinter ernstzunehmende Pathologien verbergen können, die eine angemessene medizinische Diagnostik und Therapie erfordern. Solche Störungen können allerdings auch mit harmlosen Entwicklungsverzögerungen oder somatischen Dysfunktionen zusammenhängen.

Verschlucken

Beim Verschlucken gerät Nahrung aus dem Rachenraum in die Atemwege. Normalerweise wird in solchen Momenten ein Hustenreflex als Schutzmechanismus ausgelöst. Bei Aspirationen von Fremdkörpern besteht allerdings die Gefahr, dass ein Kind erstickt, ohne zu husten. In solchen Fällen sind bei entsprechenden Alarmzeichen (blaue Lippen, Füße oder Hände, Regungslosigkeit mit Tonusabfall oder starke Unruhe) Notfallmaßnahmen zu ergreifen [40].

Nasaler Reflux

Nasaler Reflux entsteht durch einen unzureichenden velopharyngealen Verschluss. Dadurch gelangen Flüssigkeiten aus dem Mundraum leicht in die Nasenhöhle.

Überlange Stilldauer

Ein Stillvorgang variiert je nach Kind und dauert im Durchschnitt zwischen 10 und 45 Minuten, in manchen Fällen bis zu einer Stunde. Frühgeborene machen dabei häufiger Pausen als ältere Neugeborene. Sollte sich die Stilldauer deutlich verlängern, könnte dies auf eine somatische Dysfunktion im orofazialen Bereich, vor allem der Zunge oder der Kiefergelenke, hinweisen, die entsprechend behandelt werden sollte.

Gastroösophagealer Reflux

Ein gastroösophagealer Reflux (gastroesophageal reflux disease, GERD) kommt im Kleinkindalter recht häufig vor. Dabei gelangt Nahrung vom Magen zurück in die Speiseröhre oder noch weiter nach oben. Bis zum Alter von 2 Monaten wird dies in der Regel als „physiologisch" betrachtet und hat eine gute Prognose. Genetische Faktoren oder eine Unreife des unteren Ösophagussphinkters könnten eine Rolle spielen. Dabei könnten Vagusreflexe vorübergehende unangemessene Erschlaffungen des Spinkters bewirken und den Rückfluss des Mageninhalts begünstigen [20, 41]. Weiterhin könnten eine ineffiziente Ösophagusmotilität, eine verzögerte Magenentleerung oder ein Missverhältnis zwischen der Magengröße und der aufgenommen Trinkmenge von Bedeutung sein. Seitdem die Rückenlage als Schlafposition für Neugeborene zur Vermeidung eines plötzlichen Kindstodes empfohlen wird, liegen die Kinder vermehrt auf dem Rücken. Diese Position kann einen Reflux zusätzlich begünstigen. Es wird daher empfohlen, während des Stillens eine ruhige Atmosphäre zu schaffen und das Kind anschließend eine Zeit lang in einer aufrechten Position zu halten, bevor es in die Rückenlage gebracht wird. Man beachte, dass ein zu kurzes Zungenbändchen das Saugvermögen des Säuglings beeinträchtigen kann und möglicherweise dazu führt, dass das Kind zu viel Luft schluckt.

Zungenposition

Der Zungenkorpus ist gegen Ende der 4. Embryonalwoche in Form von drei Erhebungen im Boden der Mundbucht an der Hinterseite des ersten und zweiten Kiemenbogens zu sehen. Diese Zungenmuskelanlagen stammen aus den Myoblastzellen der ersten vier oder fünf kranialen Somiten auf der rechten und linken Seite [42]. Um den 40. Embryonaltag herum kommt es in der Entwicklung der Zunge durch die Verschmelzung dieser Anlagen zu einer großen Volumenzunahme. Um den 50. Tag herum ist ihre Organogenese abgeschlossen.

Zu diesem Zeitpunkt füllt die Zunge das Volumen der Mundhöhle aus (die nach vorne durch den primären Gaumen verschlossen wird). Couly schreibt dazu: „Die sensorischen Afferenzen aus der gesamten oralen Region beginnen ihre zentripetale Kolonisierung in Richtung des Hirnstamms. Dieser Prozess erfolgt synchron zu der zentrifugalen Entwicklung der motorischen Efferenzen des V., VII., IX., X. und XII. Hirnnervs und der Nerven der oberen Wirbelsäule. Diese Efferenzen führen zur Bildung der motorischen Endplatten der Zungen-, Kau-, Rachen- und Halsmuskeln" [43].

Die Kerne der Hirnnerven befinden sich allesamt auf der Neuralachse im Hirnstamm, und zwar an Stellen, die durch die Genexpression bestimmt werden. Man beachte, dass, bereits ab Mitte der 8. Embryonalwoche, eine Stimulierung der Wange eine entgegengesetzte Kopf-, Rumpf- und Beckenneigung sowie eine reflexartige Mundöffnung auslöst [44]. Der Hirnstamm kontrolliert mit seinen Efferenzen und Afferenzen die embryonale Reifung der Zunge und integriert diese in die Steuerung der Atmung, der Verdauung und des Herzschlages (die ebenfalls im Hirnstamm stattfindet). Dies bedeutet, dass bereits in der Embryonalphase eine entscheidende Integration aller orofazialen Strukturen und Funktionen stattfindet. Etwaige Anomalien, wie z. B. das Pierre-Robin-Syndrom, bei dem die Zunge nicht aus der Nasengrube in die Mundhöhle absinkt, behindern den Verschluss des sekundären Gaumens und eine korrekte Ausbildung der Saug- und Schluckfunktion.

MAN BEACHTE

Bereits in der Embryonalphase besteht eine Wechselwirkung zwischen sämtlichen orofazialen Strukturen und Funktionen. Dies gilt sowohl für die Entwicklung der Funktionen oder Dysfunktionen als auch für das Entstehen von Anomalien.

Im Zusammenhang mit dem Schluckakt kann eine dysfunktionelle Zungenposition schon sehr frühzeitig zur Ausbildung späterer maxillomandibulärer Dysmorphien beitragen. Das Gleiche gilt für etwaige somatische Dysfunktionen im kranialen oder kraniozervikalen Bereich. Die Zunge steht in wechselseitigem Einfluss zu verschiedenen Faktoren bzw. Strukturen, z. B. der allgemeinen Haltung der Person oder der Position des Zungenbeins und des Unterkiefers. Wenn das Kinn beispielsweise nach vorne kippt, nähert sich der Zungengrund der hinteren Rachenwand und verengt den sagittalen Durchmesser der Glottisebene [45]. Normalerweise nimmt die Zunge in der Mundhöhle eine bestimmte Ruheposition ein. Diese Ruheposition begünstigt sowohl ein physiologisches Schluckmuster als auch eine korrekte Nasenatmung, die wiederum zur harmonischen Ausbildung der orofazialen Strukturen beiträgt.

Ruheposition der Zunge

Normalerweise nimmt die Zunge eine funktionelle Position ein, die die oberen Atemwege freimacht und eine Nasenatmung sowie die Ausbildung des Gaumens in sagittaler und transversaler Richtung begünstigt. Die Ruheposition der Zunge ist durch folgende Merkmale gekennzeichnet:

- Zunge in hoher Position, der hintere Anteil liegt gegen die Konkavität des Gaumens, die Zungenränder gegen die Hälse der seitlichen und vorderen oberen Zähne;
- Zungenspitze in Kontakt zur palatinalen Inzisalpapille;
- Zahnarkaden in Nonokklusion.

MAN BEACHTE

Im Alter von 8 Jahren zeigen über 80 % der Kinder einen Zungenschub und einen vorderen offenen Biss. Im Alter von 12 Jahren zeigen die Kinder allerdings auch ohne Behandlung eine Normalisierung des Zustands [46].

Anomalien

Häufig lässt sich eine tiefe vordere Zungenposition in Kombination mit einer Mundatmung, einer Malokklusion sowie einer Verlagerung nach hinten unten des vorderen oberen Anteils des Zungenbeins beobachten [47]. In einer tensegralen Betrachtungsweise stehen das Zungenbein, die Zunge, der Unterkiefer und die Stellung der Halswirbelsäule in gegenseitiger Wechselwirkung zueinander (➤ Abb. 4.3). Anomalien der Zungenposition werden in vertikale und sagittale Gruppen unterteilt.

Vertikale Anomalien

Die Zunge steht in tiefer Position, die Zungenspitze hinter den unteren Schneidezähnen. Viele Autoren sind der Meinung, diese Position trage zur Ausbildung transversaler Dysmorphien bei, da die Sutura intermaxillaris in diesen Fällen nur unzureichend beansprucht werde.

Sagittale Anomalien

Die Zunge steht zu weit vorne. Die Meinungen über die Auswirkungen dieser Position gehen auseinander, da nicht eindeutig geklärt ist, ob es sich um die Ursache oder die Folge einer Malokklusion handelt [46]. Es gilt jedoch als nachgewiesen, dass eine vordere Zungenposition den Zahndurchbruch beeinflusst, da die Lippen dem starken Druck der Zunge keinen ausreichenden Gegendruck entgegensetzen können [48] (➤ Abb. 4.6).

4.2.2 Dysfunktionelles Schlucken

Bereits im Jahre 1924 beobachteten Truesdell und Truesdell aufmerksam die Schluckvorgänge ihrer Patienten und beschrieben die nachteiligen Auswirkungen dysfunktioneller Schluckmuster [49]. Sie stellten fest, dass es Menschen mit gravierenden Malokklusionen schwerfällt, ohne Beteiligung der Gesichtsmuskulatur zu schlucken. Sie erarbeiteten präzise Methoden zur Korrektur fehlerhafter Schluckmuster.

MAN BEACHTE

Wir haben mehrfach auf die Wechselbeziehungen zwischen den orofazialen Strukturen hingewiesen, die von der Embryonalperiode bis zum Erwachsenenalter eine funktionelle Einheit bilden. Aus osteopathischer Sicht lässt sich dieses System wie ein holografisches Bild betrachten, in dem jedes Element das dysfunktionelle Gesamtschema aus einer anderen Perspektive zeigt.

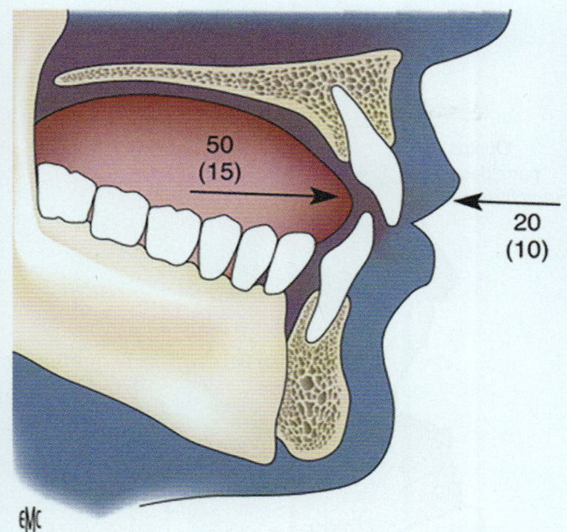

Abb. 4.6 Druckkräfte der Zunge und der Lippen während des Schluckens und in Ruhe (in Klammern)
Bei physiologischer Okklusion übersteigt die Druckkraft der Zunge die der Lippen. Quelle: Raberin M. Incidences cliniques des postures de la zone orolabiale. EMC - Odontologie/Orthopédie dentofaciale - 2007: 1–25 [23-474-B-10]. © Elsevier Masson SAS.

Wir schlucken 1.500 bis 2.000 Mal pro Tag. Normalerweise befindet sich die Zunge dabei in einer funktionellen Position innerhalb der Zahnarkaden, bei der die Zungenspitze gegen den vorderen Gaumen und der Zungengrund gegen das Gaumensegel drückt. Die bukkale Schluckphase läuft bewusst ab und lässt sich kontrollieren. Das adulte (auch sekundäre) Schlucken stellt sich im Alter von 2 bis 3 Jahren ein, wenn die Zähne durchbrechen und die Zunge innerhalb der Unterkieferarkade halten.

Bei manchen Kindern persistiert das infantile (primäre) Schlucken über das Säuglingsalter hinaus. Dabei schiebt sich die Zunge bei jedem Schluckakt zwischen die obere und untere Zahnarkade mit einer anterioren oder lateralen Interposition (➤ Abb. 4.7). In den meisten Fällen drückt die Zunge gegen die palatinale Seite der oberen Schneidezähne und begünstigt die Ausbildung eines horizontalen Überbisses. Der Druck kann sich jedoch auch auf den Bereich richten, an dem die oberen und unteren Schneidezähne aufeinandertreffen. Weiterhin lässt sich während des Schluckens ein fehlender Zahnkontakt sowie eine Kontraktion der Lippen und der Gesichtsmuskeln beobachten (➤ Abb. 4.8).

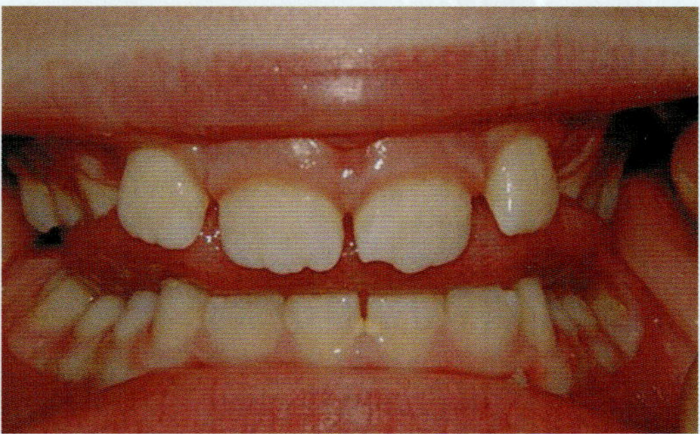

Abb. 4.7 Linguale Interposition. Quelle: Ameisen E, Auclair-Assad C, Rolland ML. Phonation et orthodontie. Encycl Méd Chir (Editions Scientifiques et Médicales Elsevier SAS, Paris, tous droits réservés), Stomatologie/Odontologie, 22-009-B-10, 2003, 10 p. © Elsevier Masson SAS.

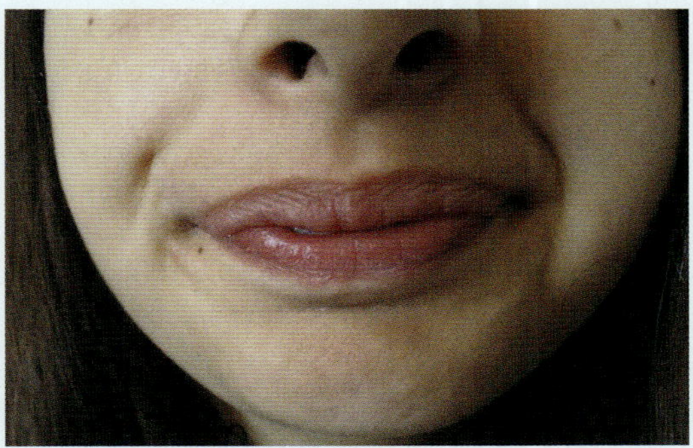

Abb. 4.8 Dyspraktisches Schlucken
Übermäßige Kontraktion der Lippen- und Gesichtsmuskulatur. Quelle: Breton-Torres I, Frapier L. Rééducation du temps buccal de la déglutition salivaire et des dyspraxies orofaciales. Physiologie. EMC - Orthopédie dentofaciale - 2017: 1–25 [23-490-D-10]. © Elsevier Masson SAS.

4.2.3 Ätiologie

Für dysfunktionelle Schluckmuster werden verschiedene Ursachen angeführt:

- verlängerte Nahrungsaufnahme mit der Trinkflasche;
- Parafunktionen wie Daumen- oder Schnullerlutschen;
- Mundatmung, bedingt durch obstruierte obere Atemwege und/oder vergrößerte Rachenmandeln;
- erbliche Faktoren oder familiärer Mimetismus;
- insuffizientes Kauen mit verminderter lingualer Kompetenz;

- Ankyloglossie mit Verlagerung der Zunge nach anterior;
- Morphologie der Zunge, z. B. vergrößerte Zunge;
- psychoaffektive Störungen mit Wachstumshemmungen.

Bedeutung der Orbicularis-Buccinator-Schleife

Bei einem intakten, reifen Schluckmuster sind die Kräfte zwischen den Muskeln der Zunge und denen der Orbicularis-Buccinator-Schleife ausgeglichen (➤ Abb. 4.9). Der M. buccinator zieht die Lippenkommissur nach hinten und die Wangen nach innen gegen die Zahnarkaden. Gleichzeitig kräuselt der M. orbicularis oris mit seinen äußeren Fasern die Lippen und schiebt sie mit seinen inneren Fasern gegen die Zahnarkaden.

Bei unreifen Schluckmustern hingegen herrscht ein Ungleichgewicht zwischen einer übermäßig kräftigen Zunge und einer zu schwachen Orbicularis-Buccinator-Schleife. Dies kann zu Störungen im Bereich der Zähne, der Okklusion, der Phonation oder der Haltung führen. Couly beschreibt die Zunge als einen natürlichen Apparat für Kiefer- und Gesichtsorthopädie, der sowohl nutzen als auch schaden kann [43].

Die Orbicularis-Buccinator-Schleife setzt sich zur Raphe pterygomandibularis fort und verlängert sich durch den M. constrictor pharyngis superior nach posterior zur Schädelbasis (➤ Abb. 4.10). Diese tensegrale Verbindung zwischen den orofazialen Strukturen und der Schädelbasis ist der Grund dafür, dass sich posturale Störungen des axialen Skelettsystems auf die orofazialen Strukturen auswirken und dort zu Dysfunktionen und Malokklusionen führen können. Gleichzeitig erklärt dies auch, warum ein unreifes Schluckmuster mit einer Verlagerung der Zunge nach anterior eine Mundatmung und posturale Störungen der Wirbelsäule begünstigt. Weiterhin sei zu erwähnen, dass eine dysfunktionelle Zungenposition während des Schluckaktes den Druck der Zunge gegen die Gaumenaponeurose verändert und die Belüftung der Ohrtrompete negativ beeinflusst [20].

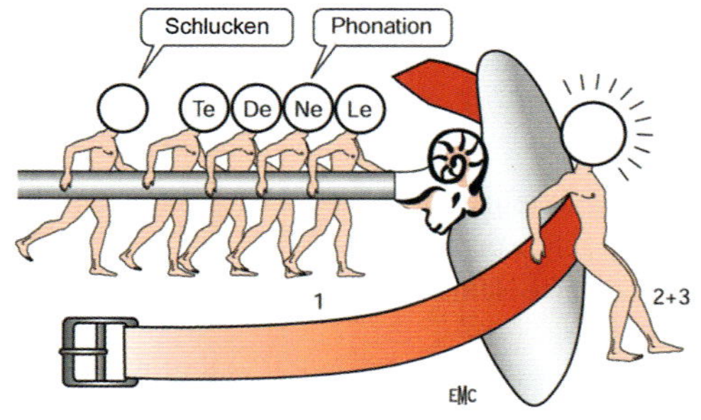

Abb. 4.9 Funktionelles Gleichgewicht zwischen den Kräften der Zunge und des Lippen-Wangen-Gurtes
1. Kraftwirkung der Zunge. 2. Gegenkraft des Lippen-Wangen-Gurtes, gebildet aus Wangen (M. buccinator) und Lippen (M. orbicularis oris). Quelle: Todorova I. Orthopédie préventive et interceptive. Encycl Méd Chir (Elsevier, Paris), Odontologie/Stomatologie – 1999: [23-405-E-10]. © Elsevier Masson SAS.

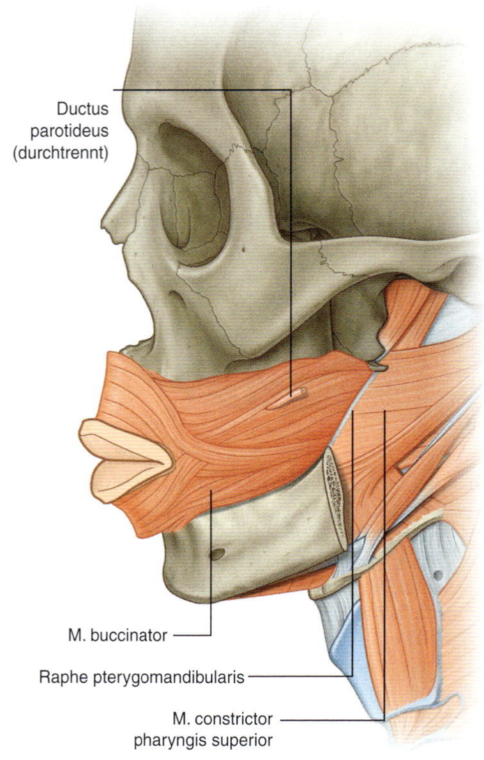

Abb. 4.10 Ductus parotideus (durchtrennt). Quelle: Drake RL, Vogl AW, Mitchell AWM. Gray's Anatomie pour les étudiants. 3. Aufl. Paris: © Elsevier Masson; 2015.

MAN BEACHTE

Säuglinge atmen normalerweise durch die Nase. Im Ruhezustand sind die Lippen in Kontakt zueinander und der Mund geschlossen. Ein geöffneter Mund mit einer nach vorne verlagerten, aus der Mundhöhle tretenden Zunge könnte ein Anzeichen für eine Dysfunktion der Schädelbasis und wahrscheinlich des Unterkiefers und des Zungenbeins sein [20]. Solche Dysfunktionen können zu einer fehlerhaften Zungenfunktion führen und sollten normalisiert werden.

Auswirkungen auf die Okklusion

Dadurch, dass die Zunge nicht wie vorgesehen gegen den harten Gaumen, sondern gegen die Zähne drückt, kommt es zu Verformungen des Knochengewebes und der Zähne. Die Folge sind vertikale (Supra- oder Infraokklusion), sagittale (linguale oder labiale Kippung) oder transversale Abweichungen (➤ Abschnitt 4.7 „Malokklusion“).

Auswirkungen auf die Phonation

Es kommt zu Artikulationsstörungen, wie dem interdentalen Sigmatismus (Lispeln). Die zu weit nach vorne verlagerte Zunge verändert die Artikulationsorte an den Zähnen. Dadurch fehlt es an Genauigkeit für die Aussprache bestimmter Phoneme, vor allem des „ß“ und des „s“.

4.2.4 Schluckstörungen (Dysphagien) im fortgeschrittenen Alter

Eines der großen Probleme, mit denen ältere Menschen zu kämpfen haben, besteht darin, dass die Schluckfunktion mit zunehmendem Alter an Effizienz verliert. Solche altersbedingte Schluckstörungen (Presbyphagien) bleiben zunächst häufig unerkannt oder werden von den betroffenen Personen kompensiert. Ca. 22 % der selbstständig lebenden Senioren berichten von Schluckstörungen [50]. Verschiedene Anzeichen sind als Vorboten einer solchen Dysphagie zu deuten. Es kommt zum Austreten von Speichel aus dem Mund, zu verlängerten Mahlzeiten oder Schwierigkeiten, den Nahrungsbolus nach hinten zu befördern oder seinen Speichel hinunterzuschlucken. Nahrungsreste bleiben nach dem Schlucken in der Mundhöhle, während der Schluckphase tritt ein kleiner Hustenreiz auf. Mit fortschreitendem Alter kommt es zu nasalen Regurgitationen oder zu Aspirationspneumonien aufgrund von Nahrungspartikeln, die in die Luftwege geraten. Bisweilen lässt sich die Aufnahme einer ausreichenden Nahrungs- und Flüssigkeitsmenge nur unter Schwierigkeiten aufrechterhalten.

Grundsätzlich sollten zunächst organische Krankheiten, die eine ärztliche Betreuung erfordern, ausgeschlossen werden. Schluckstörungen können aufgrund verschiedenster Pathologien auftreten, die mit funktionellen oder strukturellen Defiziten im Bereich der Mundhöhle, des Rachens, Kehlkopfes oder der Speiseröhre und ihren Sphinktern einhergehen. Skelettmuskeln atrophieren im Alter, besonders die Muskulen, die am Schluckakt beteiligt sind [51]. Im Bereich der orofazialen Muskulatur kommt es ebenfalls zu Veränderungen und eventuell zu Muskelschwund an den Lippen oder im Rachen. Bei älteren Menschen ist das Verschlucken für die Atemwege besonders gefährlich, da ihr Husten aufgrund einer verminderten Atemkapazität und einer abgeschwächten Bauchmuskulatur weniger kraftvoll und effizient ist. Die Halswirbelsäule entwickelt außerdem an der Vorderseite im Alter häufig Osteophyten, die die Passage der Nahrung erschweren können.

Man beachte auch, dass qualitative und quantitative Veränderungen des Speichels, verminderte Geschmacks- und Geruchsvermögen sowie das Tragen von Zahnprothesen die Nahrungsaufnahme und das Schluckvermögen beeinträchtigen können.

4.2.5 Klinische Untersuchung und Behandlung

Kinder

Unsere osteopathischen Normalisierungen basieren auf der Kenntnis der Anatomie und Physiologie der orofazialen Strukturen und Funktionen. Daher sind sämtliche Strukturen und Muskeln, die am Schluckvorgang beteiligt sind, zu untersuchen und ggf. zu normalisieren. Ein Muskel kann nur funktionell arbeiten, wenn seine Ansatzpunkte ihm eine effiziente Hebelwirkung ermöglichen. Unsere Behandlungen ermöglichen eine verbesserte Muskelarbeit und das Erlernen eines effizienten Schluckvorgangs.

Suchen Sie aufmerksam nach klinischen Zeichen einer eventuellen Dysphagie. Beobachten Sie die Bewegungen der Lippen und der Gesichtsmuskeln während des Schluckens. Schieben Sie die Lippen leicht auseinander und schauen Sie, ob die Zunge zwischen den Zahnarkaden interponiert oder sich gegen die obere oder untere Zahnreihe oder zwischen die beiden Reihen schiebt. Suchen Sie nach Luftblasen im Speichel, wenn das Kind beim Schlucken bläst, anstatt zu saugen. Untersuchen Sie die Länge des Zungenbändchens und nach eventuellen Vertiefungen oberhalb des Zungenbeins.

Führen Sie an der Schädelbasis, der SSB, dem Keil-, Schläfen- und Hinterhauptbein ein Listening durch. Die Funktion des Gaumensegels kann aufgrund seiner muskulären Verbindungen zur Schädelbasis eingeschränkt sein. Besonders der M. tensor veli palatini, der sich um den Hamulus pterygoideus (am unteren Ende der Lamina medialis des Porcessus pterygoideus) windet, kann betroffen sein.

Untersuchen Sie außerdem den kraniozervikalen Übergang, die Halswirbelsäule, das Zungenbein und den Unterkiefer aufgrund ihrer myofaszialen Verbindungen zur Zunge. Häufig ist die Wirksamkeit der Orbicularis-Buccinator-Schleife durch Störungen am kraniozervikalen Übergang eingeschränkt. Schauen Sie nach der Bezahnung und der Okklusion sowie nach eventuellen Zahnengständen. Dysfunktionen des Oberkiefers oder vor allem des Zwischenkieferbeins gehen häufig einher mit Schluckstörungen. Normalisieren Sie die gefundenen Dysfunktionen. Erklären Sie dem Kind die korrekten Positionen der Zunge, der Lippen und der Wangen im Ruhezustand und während des Schluckvorgangs. Erläutern Sie die Bedeutung der Nasenatmung und zeigen Sie dem Kind, wie es seine Eigenwahrnehmung verbessern und seine Gewohnheiten automatisieren kann. Empfehlen Sie, falls nötig, zusätzlich eine logopädische oder physiotherapeutische Behandlung.

Ältere Menschen

Wenn bei älteren Menschen keine organischen Ursachen für eine Schluckstörung festgestellt wurden, können wir zur osteopathischen Untersuchung und Behandlung übergehen. Untersuchen Sie zu Beginn die Schädelbasis, die Halswirbelsäule und ihre Weichteile, den Kehlkopf, das Zungenbein, den Unterkiefer und die Kiefergelenke. Denken Sie auch an die temporookzipitalen Gelenke, ihren Einfluss auf das Foramen jugulare und die Rolle des IX. und X. Hirnnervs für den Schluckvorgang. Sollten Sie bei der Palpation eine Veränderung der Gewebequalität feststellen, könnte dies auf einen viszerosomatischen Reflex der Speiseröhre im Bereich der oberen Brustwirbelsäule (Th2–Th6 rechts) und des N. vagus in Höhe von C0, C1, C2 hindeuten. Primäre somatische Dysfunktionen in diesen Regionen könnten wiederum über somatoviszerale Mechanismen die Funktion der Speiseröhre beeinträchtigen [52]. Unter Umständen könnte eine detaillierte Untersuchung der segmentalen Bereiche und ihrer Verschaltungen erforderlich sein. Normalisieren Sie die gefundenen Dysfunktionen.

Wir können älteren Personen, die an Dysphagie leiden, zahlreiche Ratschläge mit auf den Weg geben. Zunächst sollten wir ihnen erklären, dass es wichtig ist, bei der Nahrungsaufnahme eine angenehme Atmosphäre zu schaffen, um die Mahlzeiten zu genießen. Die sensorischen Wahrnehmungen aus der Mundregion und die damit verbundenen neuromuskulären Aktivitäten sollen so umfangreich und so lange wie möglich erhalten bleiben. Empfehlen Sie Ihren Patienten, ihre Mahlzeiten zu regelmäßigen Uhrzeiten einzunehmen und eine große Bandbreite von Zutaten mit unterschiedlichen Farben und Geschmacksrichtungen zu verwenden. Es sollte darauf geachtet werden, lange zu kauen und möglichst wenig Luft zu schlucken, um eine Überdehnung des Magens und unnötiges Aufstoßen zu vermeiden. Die Mahlzeiten sollten in einer aufrechten Sitzposition eingenommen werden, um eine ungestörte Passage des Nahrungsbolus durch die Speiseröhre zu ermöglichen. Erklären Sie Ihren Patienten, wie sie die am Schluckakt beteiligte Muskulatur kräftigen können. Für den M. mylohyoideus beispielsweise kann der Patient während des Schluckens die Zunge kräftig gegen den Gaumen drücken (falls möglich, in leichter HWS-Extension, um die gesamte suprahyoidale Muskulatur anzusprechen) [53].

4.3 Kaustörungen

Ab dem Alter von 5 Monaten „kauen" Säuglinge auf Nahrungsstücken, die sich im Mund befinden. Dies geschieht zunächst nur auf der Sagittalebene, der Unterkiefer bewegt sich dabei mit Protrusions- und Retrusionsbewegungen im Wechsel nach oben und unten. Später entwickeln sich die ersten seitlichen Bewegungen und allmählich ein alternierendes Kauschema. Im Alter von ca. 2,5 Jahren, wenn die Eckzähne durchbrechen, ist das Kind in der Lage, Laterotrusionsbewegungen auszuführen. Die Kaufunktion entwickelt sich also recht frühzeitig mit dem Wachstum des Gesichtsschädels, der Ausbildung der sensomotorischen Funktionen und der Reifung der myofaszialen Fasern der Kaumuskeln. Bei Kindern, die zu diesem Zeitpunkt nur mit Schwierigkeiten oder gar nicht kauen, oder asymmetrische Laterotrusionsbewegungen des Unterkiefers ausführen, sollte an mögliche Dysfunktionen des Kauapparates gedacht werden. Solche Störungen sind so früh wie möglich zu beheben, um eine korrekte Ausbildung der Kaufunktion und der Zahnarkaden zu ermöglichen. Daher sind die Diagnose und Behandlung somatischer Dysfunktionen in diesem Alter von großer Bedeutung.

Nachdem der Säugling gelernt hat, auf weicher Nahrung zu kauen und sie in der Mundhöhle zu behalten, ist das Kind normalerweise im Alter von ca. 2 Jahren in der Lage, festere Nahrung zu zerkauen. Die Kaumuskeln entwickeln sich entsprechend, während die gesteigerte Kaukraft das Wachstum der Kieferknochen fördert. Sollte ein Kind festere Nahrungsstücke verweigern, könnte es helfen, ihm die Stücke zu zeigen, damit es sie in die Hände nehmen und selbst in den Mund stecken kann. Das Kauen sollte möglichst symmetrisch erfolgen, um die Ausbildung der Kaumuskeln (Mm. masseter, temporalis, pterygoidei, suprahyoidales) auf beiden Seiten gleich zu stimulieren und für den Rest des Lebens ein symmetrisches Kauschema zu entwickeln und abzuspeichern.

MAN BEACHTE

Mit dem Durchbruch der ersten Zähne begünstigt ein erweitertes Nahrungsangebot das Erlernen einer korrekten Kaufunktion, mit Laterotrusionsbewegungen zu beiden Seiten. Dies trägt zur Verbreiterung der Kieferknochen und somit zu einem größeren Platzangebot für die bleibenden Zähne bei. Ein einseitig alternierendes Kauen beugt der Entwicklung von Malokklusionen vor.

Außer dem zentralen Mustergenerator, der vom Hirnstamm aus die Kaufunktion steuert, spielen noch weitere Faktoren bei dieser Aktivität eine Rolle. Dies sind der Geschmack und die Konsistenz der Nahrung, die Größe der Nahrungspartikel und der Grad der Durchspeichelung des Nahrungsbolus (der von den Mechanorezeptoren des Zahnfleischs abhängt). Die Beschaffenheit der Nahrung hat großen Einfluss auf den muskulären Aspekt der Kauaktivität [54]. Letztere wiederum bestimmt die Anzahl der Kauzyklen vor dem ersten Schluckvorgang [55]. Die Höhe der Kaukraft hängt von der Konsistenz der Nahrung ab. Mehrere Studien an Tieren haben gezeigt, dass eine verminderte Kaufunktion, vor allem aufgrund einer weicheren Konsistenz des Kauguts, das Wachstum und den Knochenstoffwechsel der Kieferknochen beeinträchtigt [56–58]. Aufgrund der heutigen Lebensweise haben sich die Essgewohnheiten, sowohl der Kinder als auch der Erwachsenen, in den vergangenen Jahrzehnten in hohem Maße verändert. Manche Autoren sind der Ansicht, dass die Methoden der Nahrungsmittelverarbeitung bei den heutigen Bevölkerungsgruppen zu einem verminderten Wachstum der Oberkiefer- und Unterkieferarkaden geführt haben. Man beachte, dass die Zunge für die Kaufunktion ebenso wie für das Schlucken eine grundlegende Rolle spielt [58–59]. Man beachte auch, dass ein Mundatmer eine verminderte Kaufunktion zeigt, da er nicht gleichzeitig atmen und kauen kann. Kinder bevorzugen außerdem häufig weiche und leider auch wenig nahrhafte Nahrungsmittel, die das Risiko für Malokklusionen und Mangelernährungen erhöhen [60].

Darüber hinaus wird die Kaufunktion durch weitere Faktoren beeinflusst. Dazu gehören beispielsweise Kiefergelenk- oder Zahnprobleme, die Anzahl ausgefallener bzw. bleibender Zähne, Zahnersatz, Prothesen, Implantate sowie eventuelle einseitig schmerzhafte Okklusionen, die zu einseitigem Kauen verleiten.

4.3.1 Physiologisches Kauen

Physiologisches Kauen besteht in einem alternierenden einseitigen Kauen, d. h. dass die rechte und die linke Seite abwechselnd belastet werden. Diese setzt eine funktionelle Okklusion, symmetrische Oberkiefer- und Unterkieferarkaden sowie aufeinander ausgerichtete maxilläre und mandibuläre Inzisal-

4

linien voraus. Die belastete Seite wird beim Kauen als „Arbeitsseite“ bezeichnet (➤ Kapitel 3, „Kauen“).

4.3.2 Unphysiologisches einseitiges Kauen

Beim unphysiologischen einseitigen Kauen wird hauptsächlich nur eine Seite belastet. Dafür kommen verschiedene Ursachen infrage, wie z. B. Zahnschmerzen oder Zahnlücken aufgrund von ausgefallenen oder gezogenen Zähnen, die nicht ersetzt wurden. Sofern das Kaumuster nicht unwiderruflich abgespeichert wurde, kann ein solches asymmetrisches Kauen nach Beheben des Problems wieder symmetrisch erfolgen. Bei einem asymmetrischen Kaumuster können alle beteiligten Strukturen eine ursächliche Rolle spielen. Das Ausmaß der Folgen hängt von der Dauer und der Größe der Störung sowie von der Frage ab, ob das einseitige Kauen präferenziell oder exklusiv erfolgt.

Witt zitiert die beeindruckenden Arbeiten Eschlers, der mithilfe von elektromyografischen Tests die Aktivität der Unterkiefermuskeln beim Kauvorgang analysierte [61]. Eschler stellte bei seinen Untersuchungen sowohl morphologische als auch physiologische Asymmetrien fest, die er als „Arbeitsseiten-Unterkiefermitte-Syndrom“ bezeichnet. Dabei handelt es sich um „eine asymmetrische Muskelaktivität, eine Abweichung der Unterkiefermitte, ein präferenzielles Kauen auf der abweichenden Seite, eine zur Kauseite hin nach oben schräge Okklusionsebene sowie eine Asymmetrie der Kiefergelenke und der Oberkiefer- und Unterkieferarkaden“ [61].

Ein asymmetrisches Kauen ist bei Kindern oft schon sehr frühzeitig zu beobachten. Daher ist es von großer Bedeutung, bereits bei Neugeborenen oder Kleinkindern etwaige orofaziale oder posturale somatische Dysfunktionen zu erkennen und zu beheben. Um solche Störungen zu entdecken, ist präzises Beobachten und Palpieren notwendig. Das Ziel einer frühzeitigen Behandlung besteht darin, die Ausbildung symmetrischer Zahnarkaden und einer symmetrischen Kaufunktion ohne Kreuzbiss zu unterstützen (➤ Kapitel 6, „Klinische Untersuchung“).

Dysfunktionen können sich bereits in der Fetalperiode entwickeln. Dabei kann es zu verschiedenen lagebedingten Deformationen kommen [20]. Beim Eintritt des Kopfes in den Geburtskanal kann ein Asynklitismus (Scheitelbeineinstellung) im kindlichen Schädel ein Sidebending hervorrufen, das zu Asymmetrien im Gesicht und in den Kaubewegungen führt. Sollten solche somatischen Dysfunktionen nicht behoben werden, wird ein alternierendes einseitiges Kauen erschwert. Als Folge daraus erfolgt das Kauen vorzugsweise oder ausschließlich auf einer Seite (dominante unilaterale Mastikation). Bei Kindern führen die durch dieses asymmetrische Kauen erzeugten Stimuli zu einer asymmetrischen Entwicklung der maxillofazialen Strukturen. Dies begünstigt wiederum ein dominantes einseitiges Kauen, und es entsteht ein pathogener Teufelskreis [62]. Man beachte, dass die mandibuläre Inzisallinie zur Vorzugsseite hin abweicht.

Einseitiges Kauen bei Plagiozephalien

Da das Gesichtsskelett sich bei Plagiozephalien an die asymmetrische Schädelbasis anpasst, kommt es hier zu fazialen Disharmonien und Asymmetrien [20]. Bei nicht-synostotischen posterioren Plagiozephalien bildet sich die Maxilla auf der Seite der okzipitalen Abflachung kleiner aus. Das Schläfenbein ist auf der gleichen Seite nach anterior verlagert und zieht das Kiefergelenk und die Mandibula mit nach anterior (➤ Kapitel 5, „Asymmetrien des Unterkiefers“). Der Abstand zwischen dem Nasion und dem Condylion der Unterkieferkondyle ist verringert, und zwar proportional zur Verformung des Hinterhauptbeins. Die Asymmetrie der Schädelbasis und die damit verbundenen Auswirkungen auf das Schläfenbein und das Gesicht scheinen einen Risikofaktor für die Entwicklung einer mandibulären Asymmetrie und eines einseitigen Kauschemas darzustellen. Diese Asymmetrie entsteht allerdings nicht unmittelbar durch eine primäre Verformung des Unterkiefers, sondern sekundär als Folge der okzipitalen Verformung [63]. Im Gegensatz dazu kommt es bei anterioren oder frontalen Plagiozephalien zu intrinsischen Asymmetrien des Unterkiefers. In solchen Fällen scheint ein höheres Risiko für die Ausbildung asymmetrischer Okklusionen zu bestehen als bei posterioren Plagiozephalien, vorausgesetzt, die Eltern achten darauf, den Kopf des Säuglings im Laufe des Wachstums häufig zu drehen [64, 63].

4

Letztendlich kann jede Schädelasymmetrie (Torsion, Sidebending, Strain) zu einem dysfunktionellen Kauschema führen. Die Schläfenbeine sind aufgrund ihrer Verbindung zum Unterkiefer über die Fossa mandibularis bei Kleinkindern besonders zu beobachten, um ein gleichmäßiges Wachstum des Unterkiefers zu begünstigen.

MAN BEACHTE

Da positionelle Plagiozephalien in der Regel mit einem erhöhten Aufkommen von Malokklusionen einhergehen, sollten sie so früh wie möglich, auf jeden Fall vor dem Einsetzen der Kaufunktion, normalisiert werden [65]. Ein alternierendes Kauen, bei dem der Unterkiefer symmetrische Laterotrusionsbewegungen zu beiden Seiten hin ausführt, sollte bis zum Alter von 6 Jahren, d. h. bevor die bleibenden ersten Molaren durchbrechen, erlernt werden. Eine asymmetrische räumliche Anordnung der rechten und linken Fossa mandibularis führt zu einer asymmetrischen Ausbildung des Unterkieferknochens und beeinträchtigt die Kaubewegungen.

Einseitiges Kauen bei Kiefergelenkstörungen

Dysfunktionen der Kiefergelenke führen häufig dazu, dass die betreffende Person nur auf einer Seite, vorzugsweise auf der dysfunktionellen Seite, kaut. In solchen Fällen führt die Kondyle der betroffenen Seite (in diesem Fall die Arbeitsseite) zu ihrem eigenen Schutz kleinere Bewegungen aus als die der gegenüberliegenden Seite [66].

Bei Kindern mit dysfunktionellen Kiefergelenken kommt es aufgrund unphysiologischer und unzureichender Stimulierung zu einer Unterentwicklung bestimmter orofazialer Strukturen, vor allem der knöchernen und alveolären Elemente der Ober- kiefer- und Unterkieferknochen. Nach Planas führt diese ungleichmäßige Entwicklung zu einem unproportionalen transversalen Durchmesser der Maxilla auf der Arbeitsseite, da die Kaukräfte stets auf diese Seite einwirken. Gleichzeitig zeigt die Mandibula auf der Nichtarbeitsseite ein übermäßiges Längenwachstum. Das Wachstum der Kondylen ist beeinträchtigt, es kommt zu einer echten Laterognathie und einer schiefen Okklusionsebene.

Entwicklungsgesetze des Kauapparates nach Planas

Planas misst der Kaufunktion und den daraus resultierenden mechanischen Beanspruchungen große Bedeutung zu, da Letztere im Idealfall zu einer harmonischen Entwicklung des stomatognathen Systems beitragen. Er betont den dynamischen Aspekt der Okklusion und den Einfluss des Kauschemas auf die okklusalen Bewegungen, die sich wiederum auf die Kaufunktion auswirken. Die von Planas aufgestellten Gesetze sollen zum Verständnis der Kauphysiologie beitragen. Das Kauen soll frei von Einschränkungen erfolgen, damit der Kauapparat so lange wie möglich in gutem Zustand erhalten bleibt [67].

Im Gegensatz dazu zeugt ein unphysiologisch einseitiges Kauen von einem funktionellen Ungleichgewicht, aus dem sich Dysfunktionen entwickeln können. Planas Ausführungen zeigen, dass eine mangelhafte Abnutzung der Zahnhöcker durch unzureichende Reibung zwischen den Zähnen aufgrund eines ineffizienten Kauschemas entsteht. In weiterer Folge kommt es zu einer unzureichenden transversalen Ausbildung der Zahnarkaden und dadurch zu einem Zahnengstand.

MAN BEACHTE

Das Wachstum der maxillofazialen Strukturen unterliegt zahlreichen Einflüssen. Eine erhebliche Rolle spielen dabei das Kauen und die Entwicklung der Okklusion. Ein unphysiologisch einseitiges Kauschema begünstigt eine asymmetrische Entwicklung der Schädelstrukturen.

Verschiedene klinische Anzeichen weisen auf ein funktionelles Ungleichgewicht hin:

- einseitige Abnutzung der Zähne auf der Arbeitsseite;
- fehlende Abreibung der Zahnhöcker als Zeichen einer Mastikation in sagittalem Öffnen und Schließen ohne Laterotrusionsbewegungen;
- zur Vorzugsseite abweichende, mandibuläre Inzisallinie (➤ Abb. 4.11);
- Kreuzbiss auf der abweichenden Seite der mandibulären Inzisallinie;
- bei maximaler Interkuspidation geringeres vertikales Okklusionsmaß (Abstand zwischen Nasenansatz und Kinnspitze) auf der Vorzugsseite;
- seitlicher oberer Schneidezahn auf der Nichtarbeitsseite eventuell hervorstehend, mit erhöhtem Paradontoserisiko;

4

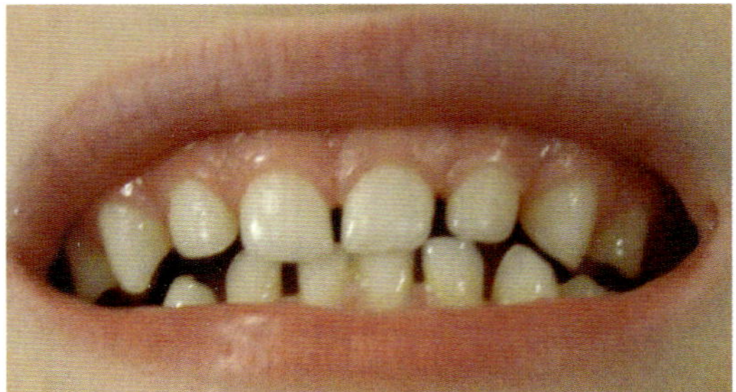

Abb. 4.11 Abweichung der Inzisallinie beim Kind

- erhöhte Kompaktheit im basalen Anteil des Oberkieferknochens auf der Vorzugsseite;
- auf der Nichtarbeitsseite: Stimulierung des Kondylus, erhöhtes Längenwachstum der Hemimandibula und abgeflachte Eminentia temporalis; Os temporale scheinbar in Innenrotation;
- auf der Vorzugsseite: abgerundeter und voluminöserer Kondylus, stärker entwickelte Eminentia temporalis und scheinbar zu dieser Seite abweichender Unterkiefer; Os temporale scheinbar in Außenrotation.

Funktionelle Kauwinkel

Mithilfe der funktionellen Kauwinkel nach Planas lässt sich die Kaufunktion einer Person objektiv bewerten. Gleiche Winkel bedeuten ein harmonisches und symmetrisches Wachstum der beteiligten Strukturen als Folge gleichmäßiger Beanspruchungen auf der rechten und linken Seite. Ungleiche Winkel entstehen durch ein unphysiologisches Kauschema, der Winkel auf der Vorzugsseite wird in diesem Fall kleiner (➤ Abb. 4.12).

Die funktionellen Kauwinkel nach Planas sind definiert als „die Aufzeichnung der Strecke, die der untere Interinzisalpunkt bei den Laterotrusionsbewegungen nach rechts und links von der maximalen Interkuspidation bis zum Endpunkt auf der Frontalebene zurücklegt. Die beiden Strecken (rechts und links) bilden zur horizontalen Bezugslinie jeweils einen Winkel, den rechten und linken Funktionswinkel. Die erzeugten Linien verdeutlichen, dass die Kaubewegungen zwei Komponenten enthalten, nämlich eine seitliche und eine vertikale (Öffnen und Schließen). Die Gleichheit der Funktionswinkel auf der rechten und linken Seite bildet ein unabdingbares Kriterium für ein physiologisches Kaumuster mit Kontakten auf der Arbeitsseite, der Nichtarbeitsseite und der Schneidezähne bei den Unterkieferbewegungen“ [68].

Die funktionellen Kauwinkel nach Planas verändern sich im Laufe des Lebens [68]:

- bei Kleinkindern mit Milchgebiss und stark ausgebildeten Zahnhöckern sind sie vertikal und symmetrisch;
- im Alter von 6 Jahren sind die Milchzähne (bei einem physiologischen Kauschema) normalerweise abgeschliffen, die beim Durchbruch vorhandenen Furchen und Höcker in Gleitfacetten umgewandelt; Diasteme bieten den nötigen Platz für den Durchbruch der bleibenden Zähne ohne Gefahr eines Zahnengstands;
- im Alter von 10 Jahren zeigen die bleibenden Zähne im Wechselgebiss noch nicht abgeschliffene Höcker, sodass die Funktionswinkel größer werden;
- ab dem Erwachsenenalter verringern sich die Funktionswinkel im Laufe der physiologischen Abnutzung der Okklusionsflächen wieder, bis sie im hohen Alter gegen null gehen.

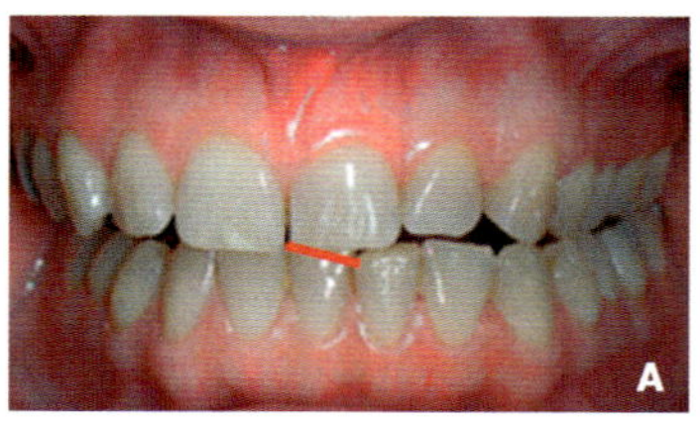

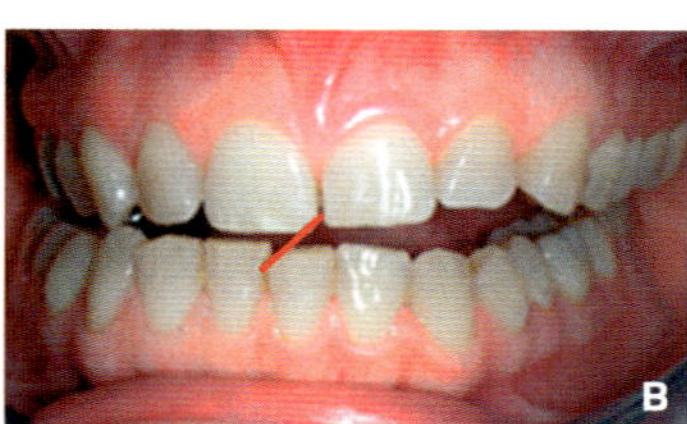

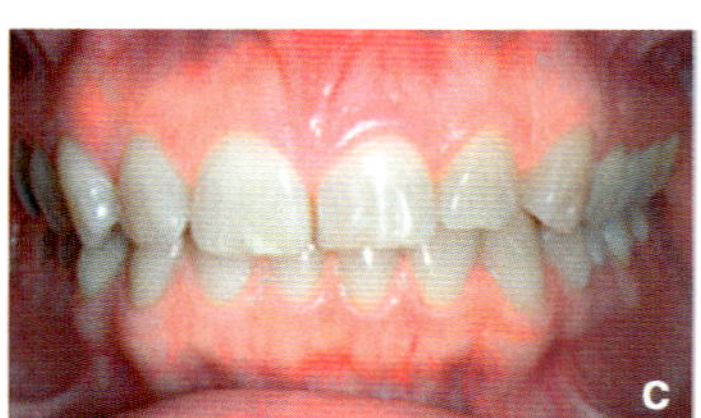

Abb. 4.12 Funktionelle Kauwinkel nach Planas
A, B. Asymmetrische Funktionswinkel nach Planas. C. Person mit links-einseitigem Kauen (Abweichung der mandibulären Inzisallinie zur Vorzugsseite). Quelle: Boileau MJ, Sampeur-Tarrit M, Bazert C. Physiologie et physiopathologie de la mastication. EMC (Elsevier Masson SAS, Paris), Stomatologie, 22-008-A-15, 2006. © Elsevier Masson SAS.

Selektives Einschleifen und Doppelplatten

Planas befürwortet diverse Methoden zur Rehabilitation der Kaufunktion. Deren vorrangiges Ziel besteht darin, okklusale Hindernisse, die den Unterkiefer in seiner Beweglichkeit beeinträchtigen, zu beseitigen. Beim Milchgebiss könnte das beispielsweise durch selektives Einschleifen, vor allem der Eckzähne, geschehen, da diese häufig die Laterotrusionsbewegungen behindern.

Für den Fall einer Unterentwicklung der maxillofazialen Strukturen aufgrund eines ineffizienten Kauschemas empfiehlt Planas Apparate mit „Einlaufbahnen", die ein effizientes Kauen in die Wege leiten sollen (➤ Kapitel 7, „Doppelplatten nach Planas"). Mithilfe solcher Apparate werden neue, physiologische Okklusionsebenen mit freien Unterkieferbewegungen zu beiden Seiten ohne Interferenzen geschaffen.

4.3.3 Klinische Untersuchung und Behandlung

Untersuchen Sie zunächst die Strukturen der Person in ihrer Gesamtheit, um eventuelle posturale Dysfunktionen herauszufinden, die sich negativ auf die Schädelbasis und die Kaufunktion auswirken. Beobachten Sie anschließend in Rückenlage das Verhältnis des Kopfes zum Rest des Körpers. Der Kopf sollte sich zentriert auf der Wirbelsäulenachse befinden. Untersuchen Sie die Halswirbelsäule und die obere Brustwirbelsäule. Palpieren Sie die paravertebrale Muskulatur und das oberflächliche Weichteilgewebe auf der Suche nach Unterschieden in der Gewebequalität. Prüfen Sie die hintere und seitliche Nackenmuskulatur sowie die Hals- und Kaumuskeln im Seitenvergleich. Bei einseitigem Kauen zeigen sich hier deutliche Unterschiede zwischen der rechten und linken Seite. Untersuchen Sie die Schädelbasis und die SSB und normalisieren Sie eventuelle Dysfunktionen.

Wenden Sie sich nun dem Gesicht des Patienten zu. Überprüfen Sie seine orofazialen Funktionen, z. B. Mimik, Atmung und Schlucken. Achten Sie auf eventuelle Parafunktionen, wie Lippenbeißen. Palpieren Sie das Zungenbein und den Kehlkopf. Diese sollten sich auf einer Linie mit dem Gnathion (unterster Punkt auf der mandibulären Medianlinie), der Medianlinie des Gesichts, der Nase und der Sutura metopica befinden.

Untersuchen Sie den oralen Abschnitt des Gesichts und sein Verhältnis zu den anderen Abschnitten. Vergleichen Sie die Form und Größe der beiden Oberkieferknochen. In der Außenrotation erscheint der Knochen breiter, in der Innenrotation schmaler. Prüfen Sie das Verhältnis zwischen Unter- und Oberkiefer sowie die Position der Kondylen in der Fossa mandibularis. Vergleichen Sie die Tiefe und den Verlauf der beiden Nasolabialfalten miteinander. Bei einer tiefen Nasolabialfalte stehen das ipsilaterale Oberkiefer- und/oder Jochbein in Außenrotation, bei flacher Nasolabialfalte in Innenrotation.

Untersuchen Sie nun den Unterkiefer auf Asymmetrien in Position, Größe oder Volumen zwischen der rechten und linken Hälfte. Prüfen Sie die Position und das Aussehen der Unterkieferwinkel. Untersuchen Sie die Schläfenbeine und schauen Sie dabei, ob das Kinn eventuell zu einer Seite abweicht. Sollte es zu der Seite abweichen, auf der das Schläfenbein in Außenrotation steht, weist dies auf eine Dysfunktion des Schläfenbeins oder der SSB hin. Normalerweise erzeugt eine Außenrotation des Schläfenbeins eine Verlagerung der Fossa mandibularis nach posterior, eine Innenrotation eine Verlagerung nach anterior. Da der Unterkiefer den Bewegungen der Schläfenbeine folgt, wird das Kinn auf die Seite des Schläfenbeins in Außenrotation gezogen. Sollte das Kinn allerdings zur Seite des Schläfenbeins in Innenrotation abweichen, handelt es sich um eine Dysfunktion eines der beiden Kiefergelenke. In diesem Fall ist zu bestimmen, welches der beiden Gelenke betroffen ist. Bei Kaustörungen zeigen sich häufig Dysfunktionen der Kiefergelenke, sowohl bei Kleinkindern als auch bei älteren Personen.

Untersuchen Sie nun die Mundhöhle von innen. Prüfen Sie die Position und die Funktion der Zunge. Sollten auf den Zungenrändern Zahnabdrücke zu sehen sein, spricht dies für eine Dysfunktion der hyo-linguo-mandibulären Kette und/oder für eine Bissstörung. Untersuchen Sie die Zähne nach ihrer Position und ihren Abnutzungsflächen. Versuchen Sie anhand der Tiefe der Abnutzungsflächen herauszufinden, ob es sich um eine physiologische Abnutzung durch das Kauen oder um eine parafunktionale Abnutzung durch Bruxismus handelt. Schauen Sie sich den Hygienezustand der Zähne an und prüfen Sie, ob eventuell paradontale Krankheiten vorliegen, die einer zahnärztlichen Behandlung bedürfen. Prüfen Sie bei Kindern die Entwicklung des Gebisses, bei

Erwachsenen die Bezahnung und das Vorhandensein eventueller Prothesen oder Implantate. Schauen Sie sich die Okklusion an, die maximale Interkuspidation, den horizontalen Überbiss (Overjet) und den vertikalen Überbiss (Overbite). Die untere und die obere Inzisallinie sollten normalerweise aufeinandertreffen. Einen detaillierten Befund der Bezahnung finden Sie im ➤ Abschnitt 4.7 „Malokklusion". Prüfen Sie die funktionellen Kauwinkel nach Planas.

Bei Kindern, die einseitig kauen oder denen das Kauen schwerfällt, sind die Seitbewegungen des Unterkiefers häufig eingeschränkt. Bei Personen mit einseitigem Kauschema liegt außerdem häufig eine Kiefergelenkdysfunktion vor. Bei Kindern kann sich dies derart äußern, dass sie gar nicht oder zumindest keine großen Nahrungsstücke kauen wollen. Eine detaillierte Beschreibung der Untersuchung der Kiefergelenke finden Sie in ➤ Kapitel 5. Normalisieren Sie etwaige Dysfunktionen mit indirekten Techniken. Zur Normalisierung von Dysfunktionen der HWS, der Kaumuskeln oder des hyo-linguo-mandibulären Komplexes eignen sich besonders myofasziale Techniken.

Eine interdisziplinäre Zusammenarbeit sollte stets angestrebt werden. Bei okklusalen Interferenzen, die die Seitbewegungen des Unterkiefers einschränken, sollte ein Kieferorthopäde hinzugezogen werden.

4.4 Ventilationsstörungen

Somatische und viszerale Dysfunktionen, die den Komfort unserer Patienten beeinträchtigen, lassen sich mithilfe unserer osteopathischen Behandlungen beheben oder zumindest reduzieren. So kann der Organismus seine funktionellen Möglichkeiten ausschöpfen und seine Selbstheilungskräfte aktivieren, sei es auf mechanischer, neurophysiologischer oder zirkulatorischer Ebene. Aus diesem Grund empfahl Still osteopathische Manipulationen („*osteopathic manipulative treatment*") für Patienten mit Atemproblemen [69]. Diese osteopathischen Behandlungen sind allerdings nicht auf spezifische organische Pathologien ausgerichtet und daher als Ergänzung in der Behandlung der Atemstörungen zu betrachten. Sie sollten niemals ohne vollständige medizinische Diagnose oder als Ersatz einer medizinischen Behandlung angewendet werden.

Die Atemwege können von unterschiedlichsten Krankheiten betroffen sein, die wir in diesem Buch allerdings nicht alle besprechen können. Wir beschränken uns hier auf Störungen der Nasenatmung und ihre Auswirkungen auf die orofazialen Funktionen. Dazu erörtern wir zunächst die Ursachen für verstopfte Atemwege und die daraus resultierenden Komplikationen. Im Anschluss folgt eine Abhandlung über die negativen Auswirkungen der Mundatmung, obstruktive Schlafapnoe und ihre mildeste Form, die chronische Rhonchopatie. Um die Situation unserer Patienten zu verbessern oder wenn möglich präventiv das Auftreten von Beschwerden zu verhindern, müssen wir verstehen, wie die Nasenatmung schon frühzeitig die Morphogenese der dento-maxillo-fazialen Strukturen beeinflusst.

4.4.1 Mundatmung

Eine physiologische Atmung erfolgt anerkanntermaßen ausschließlich durch die Nase. Die Atmung durch den Mund ist Phasen körperlicher Anstrengung oder Notfallsituationen vorbehalten. Um durch die Nase atmen zu können, müssen die nasalen Atemwege, d. h. die Nasenlöcher, die Nasenhöhlen und der Nasenrachen, allerdings durchgängig und frei von Hindernissen sein.

Nasale Obstruktion

Mit nasaler Obstruktion wird die teilweise oder vollständige Verlegung eines oder mehrerer Anteile der nasalen Atemwege bezeichnet. Dies betrifft in der Regel zunächst den Bereich der Nase und der Nasennebenhöhlen, kann sich aber auf den gesamten HNO-Bereich (Ohren, Kehlkopf, Rachen) ausbreiten. Als Ursache kommen verschiedene Faktoren infrage, z. B. Störungen der Schleimhäute, strukturelle Anomalien und/oder somatische Dysfunktionen. Bei Bedarf kann eine Nasenendoskopie Aufschluss über die Beschaffenheit der Obstruktion bringen.

Störungen der Schleimhäute

Störungen der Nasenschleimhäute sind ein häufiger Grund für chronische Nasenschleimhautentzündungen (Rhinitiden). Dafür können infektiöse, entzündliche, vegetative oder hormonelle Prozesse verantwortlich sein. Eine Rhinitis gilt als chronisch, wenn sie (mit oder ohne Unterbrechungen) eine jährliche Dauer von 12 Wochen überschreitet. Man unterscheidet zwischen einer saisonalen Rhinitis (meist ausgelöst durch Pollenexposition) und einer perennialen Rhinitis (dauert in der Regel länger als 9 Monate). Dabei spielen zahlreiche Faktoren eine Rolle, z. B. eine Allergeneinwirkung durch Nahrungsmittel oder Umweltstoffe (Verschmutzung, Pollen, Schimmel, Staub, Milben, Tiere usw.).

Die Nasenhöhlen sind vollständig mit Nasenschleimhaut bedeckt. Diese bildet ein Kontinuum über die verschiedenen anatomischen Räume und passt sich durch lokale histologische Veränderungen an die Anforderungen der jeweiligen Stellen an. Die Nasenhöhle kommuniziert rückseitig über die Choanen mit dem Nasenrachen, der wiederum über das Ostium pharyngeum tubae auditivae mit der Ohrtrompete verbunden ist. Sämtliche Nasennebenhöhlen, d. h. die Kiefer-, Stirn- und Keilbeinhöhlen sowie die Siebbeinzellen, münden in die Nasenhöhlen. Diese sind in kranialer Richtung über den Canalis nasolacrimalis mit der Bindehaut der Augen verbunden. Aufgrund ihrer anatomischen und immunologischen Verbindungen lassen sich die oberen und unteren Atemwege konzeptuell als *eine* Einheit bzw. *ein* Organ betrachten [70]. So können sich zahlreiche allergisch-entzündliche Reaktionen zu einer Vielzahl naso-sinusoidaler Krankheiten mit nasaler Obstruktion entwickeln [71].

Bei Kindern ist außer den Störungen der Nasenschleimhaut eine Vergrößerung der Rachenmandel (Tonsilla pharyngea) häufig die Ursache für eine Verstopfung der Nase. Dieses im Volksmund häufig als „Polypen" bezeichnete lymphatische Gewebe befindet sich unter dem Dach des Nasenrachens, in Höhe der SSB. Bakterielle oder virale Infekte können hier zu einer Hypertrophie der Rachenmandel und dadurch zu einer Obstruktion der Nasen-Rachen-Wege führen, sodass die betroffenen Kinder gezwungen sind, durch den Mund zu atmen.

Strukturelle Anomalien

Bei Frühgeborenen kann eine endonasale Intubation, die als Unterstützung der Atemfunktion eingesetzt wird, den nasalen Luftstrom behindern. Septumdeviationen können ebenfalls bei Kindern nasale Obstruktionen erzeugen. Sie entstehen bereits ab der Fetalperiode, wenn das Kind zahlreichen mechanischen Beanspruchungen ausgesetzt ist, die an dieser Stelle zu Verformungen führen können (darüber schrieb bereits Hippokrates) [20]. Jedes Körperteil eines Fetus, besonders aber das Gesicht, kann durch die Form des mütterlichen Beckens, die Gebärmutter, Druck der fetalen Hände oder Füße (besonders bei Mehrlingsschwangerschaften oder Steißlagen) oder aufgrund einer Makrosomie Kompressionen ausgesetzt sein.

Die Geburt birgt für das kindliche Gesicht eine Reihe potenzieller Gefahren. Sollte der Kopf beispielsweise zu früh oder in Deflexion in die obere Beckenenge eintreten, ist das Gesicht bestimmten Risiken ausgesetzt. Bei Präsentationen in linker vorderer Hinterhauptslage gleiten die Stirn und die Nase des Kindes nicht immer problemlos auf dem mütterlichen Beckenboden. Widerstände auf dieser Strecke können zu Kompressionen zwischen den Stirn-, Nasen-, Sieb- und Oberkieferbeinen führen. Daraus können somatische Dysfunktionen an den Gesichtsknochen entstehen, die später die Nasenatmung behindern und/oder zu chronischen Störungen im Bereich oder Nasen- und der Nasennebenhöhlen führen. Während der Geburt kann es leicht zu Verletzungen oder Verformungen der Nase kommen. Beispielsweise können Kompressionen der Nasenspitze zu Ödemen in den Nasenschleimhäuten führen. Übrigens zeigt sich bei 1 % der Neugeborenen eine Asymmetrie der Nasenscheidewand [72], davon bei 27 % eine Fehlstellung [73], und zwar häufiger nach Spontangeburten als nach Kaiserschnitten [74] (➤ Abb. 4.13). In schweren Fällen kann der Septumknorpel aus der Vertiefung im Pflugscharbein luxieren und muss zeitnah nach der Geburt durch eine spezielle Technik reponiert werden. Symmetrische oder asymmetrische Kompressionen der Oberkiefer von lateral können ebenfalls zu Septumdeviationen führen [73].

Die Nase

Die Nase hat die Form einer dreieckigen Pyramide und besteht aus Knochen-Knorpel-Gewebe. An der Spitze der Pyramide liegt die Nasenwurzel, an der Basis die beiden Nasenlöcher. Klassischerweise wird die Nase in drei Anteile unterteilt:

- oberer Anteil, der Nasenrücken (Dorsum nasi), stützt sich auf die Nasenbeine;

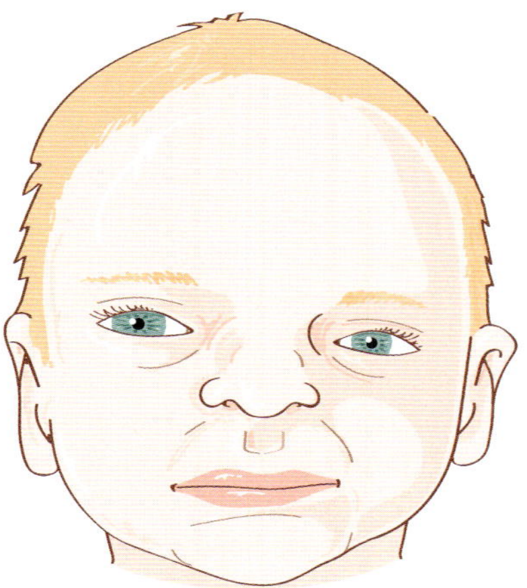

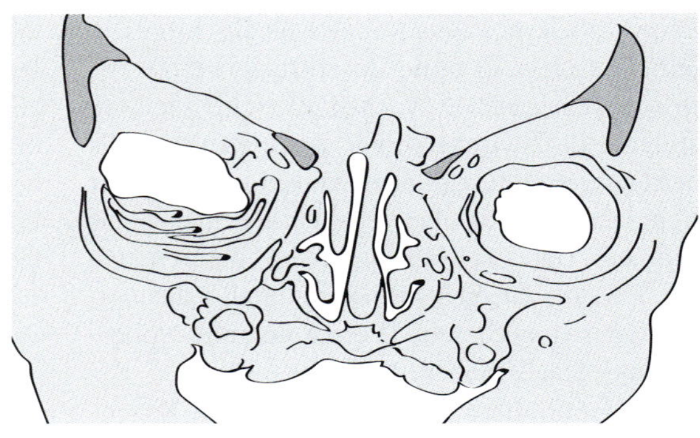

Abb. 4.13 Septumdeviation beim Neugeborenen
Risikofaktor für eine maxillofaziale Dysmorphie. © Carole Fumat, nach Vorlagen von N. Sergueef, mit freundlicher Genehmigung des Verlages.

- mittlerer Anteil, entspricht dem knorpeligen Gewölbe;
- unterer Anteil, Nasenspitze, bildet den weichen, beweglichen Teil.

Das knorpelige Gewölbe besteht aus drei Haupt- und einigen Zusatzknorpeln. Die Hauptknorpel sind der Septumknorpel, die Dreiecksknorpel und die Flügelknorpel. Der Septumknorpel besteht aus einer median und vertikal gelegenen, mehr oder weniger viereckigen Knorpelplatte und liegt vor dem Pflugscharbein und der Lamina perpendicularis des Siebbeins (➤ Abb. 4.14, s. auch ➤ Abb. 3.17). Sein vorderer oberer Rand artikuliert mit den inferomedialen Anteilen der Nasenbeine. Unterhalb dieser Stelle liegt der Septumknorpel zwischen den Vorderrändern der beiden Dreiecksknorpel und steht dadurch bis zu den Nasenläppchen in Verbindung zur Haut. Der obere Anteil des Hinterrandes artikuliert mit dem vorderen unteren Rand der Lamina perpendicularis des Siebbeins, während der untere Anteil zwischen den beiden Blättern des vorderen Randes des Pflugscharbeins liegt. Weiter vorne stützt sich der Hinterrand auf die Spina nasalis anterior der Maxilla. Die Dreiecksknorpel liegen jeweils seitlich der Medianlinie. Sie bilden die Seitenwände der Nase oberhalb der Nasenflügel und unterhalb der Nasenbeine. Ihr vorderer Anteil verschmilzt mehr oder weniger mit dem vorderen oberen Rand des Septumknorpels. Der Unterrand der Dreiecksknorpel wird jeweils durch eine Bindegewebsschicht von den Flügelknorpeln getrennt.

Die Oberflächen des Septumknorpels sind normalerweise eben. Bei einer Abweichung zu einer Seite entsteht auf einer Seite eine Konkavität, auf der anderen eine Konvexität. Dies wird allgemein als Septumdeviation bezeichnet. Wenn der Septumknorpel sich auf der konvexen Seite zu sehr der Seitenwand der Nasenhöhle oder der unteren Nasenmuschel nähert, erzeugt der eingeschränkte Luftstrom das subjektive Gefühl einer verstopften Nase. Aufgrund des veränderten Luftstroms zeigt die Schleimhaut auf der konkaven Seite eine erhöhte Disposition zu chronischen Entzündungen, sodass die betroffene Person leichter an chronischen Rhinitiden und/oder Rhinosinusitiden erkrankt [75]. In schweren Fällen ist eine Begradigung der Nasenscheidewand (Septumplastik) angezeigt.

Somatische Dysfunktionen

Jegliche Gewalteinwirkung auf den Gesichtsbereich kann die Funktion der Nase beeinträchtigen und die betroffenen Strukturen in den kraniosakralen Bewegungen des PRM behindern (➤ Kapitel 1).

Die Bereiche des Nasions, des Ethmoids, der spheno-ethmoidalen Synchondrose, der Suturae frontosphenoidalis, frontoethmoidalis und frontomaxillaris sowie der Übergang zwischen der Sutura frontonasalis und der Sutura internasalis können unter der Kompression der intrauterinen Kräfte leiden. Dies gilt besonders für schwierige Geburten, aber auch für jegliches direktes Trauma, das nach der Geburt beispielsweise bei Stürzen, Unfällen oder sportlichen

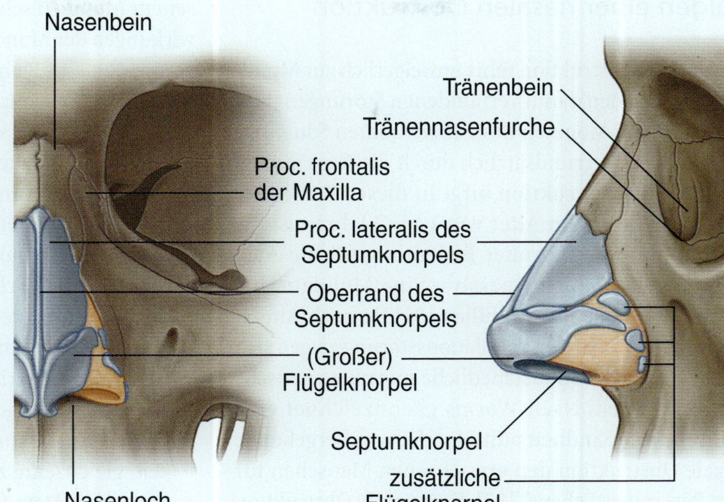

Abb. 4.14 Nase. Quelle: Drake RL, Vogl AW, Mitchell AWM. Gray's Anatomie pour les étudiants. 3. Aufl. Paris: © Elsevier Masson; 2015.

Aktivitäten auf diese Region einwirkt. Aufgrund des Ansatzes der Großhirnsichel an der Crista galli des Siebbeins und der Verbindungen der Dura mater zu bestimmten myofaszialen Strukturen unterliegt das Gesicht und ganz besonders der Bereich der Nase zahlreichen (potenziell dysfunktionellen) Einflüssen aus der Peripherie.

Traumata im Gesichtsbereich gehen bisweilen mit Frakturen einher. Besonders die Nasenbeine sind häufig von Frakturen betroffen. Da sie in direkter Nachbarschaft zu kompakten knöchernen Strukturen liegen, sind sie in dieser Hinsicht besonders gefährdet. Seitlich grenzen sie an den Processus maxillaris der Maxilla, der als Teil der Stützpfeiler der Eckzähne besonders widerstandsfähig ist. Rückseitig liegen die Nasenbeine an die Incisura nasalis und die dicke Spina nasalis des Stirnbeins an. Bereits in der Antike wurden Methoden angewendet, die Nasenbeine nach Verletzungen bei sportlichen Aktivitäten zu reponieren [76]. Hippokrates hinterließ detaillierte Beschreibungen für die Behandlung von Kontusionen und Traumata im Gesichtsbereich. Im 7. Jahrhundert nahm der byzantinische Arzt Paulos von Aigina dessen Aufzeichnungen wieder auf und schuf so die Grundlage der modernen Rhinologie [77, 78].

Somatische Dysfunktionen im Gesichtsbereich führen unweigerlich zu einer Veränderung des Nasensekrets. Durch die parasympathische Stimulierung kommt es zu einer Gefäßerweiterung und einer erhöhten Aktivität der schleimbildenden Zellen, mit den Symptomen einer nasalen Kongestion und einer Rhinorrhoe. Im Gegensatz dazu erzeugt eine sympathische Stimulierung eine Gefäßverengung und ein Austrocknen der Nasenschleimhaut [79]. Somatische Dysfunktionen des Keilbeins, der Oberkiefer- oder der Gaumenbeine können das Ganglion pterygopalatinum in Mitleidenschaft ziehen und die sympathische und parasympatische Innervation der Nase und der Nasennebenhöhlen beeinträchtigen [20].

Somatische Dysfunktionen der Hals- und oberen Brustwirbelsäule (die bekanntermaßen häufig zu sehen sind), beeinflussen die vegetative und lymphatische Aktivität der Gesichtsregion. Wir erinnern an die viszerosomatischen Reflexe zwischen dem Trigenimusnerv und den oberen Zervikalnerven, die bei Dysfunktionen der Schädelbasis und des kraniozervikalen Übergangs die Funktion der oberen Atemwege beeinträchtigen.

MAN BEACHTE

Somatische Dysfunktionen im Gesichtsbereich können zwar schon sehr früh im Leben entstehen, sich aber erst bedeutend später manifestieren. Daher sind die frühzeitige Untersuchung und ggf. Normalisierung der Gesichtsstrukturen, des frontonasalen Komplexes, des Siebbeins und der Nasenscheidewand von großer Bedeutung.

Folgen einer nasalen Obstruktion

Eine nasale Obstruktion führt unweigerlich zur Mundatmung und den damit verbundenen Störungen [80]. In den ersten Monaten des Lebens sollten Säuglinge normalerweise grundsätzlich durch die Nase atmen. Eine nasale Obstruktion birgt in dieser Zeit daher gewisse Risiken. Im Alter von 1 bis 2 Jahren ist die Nasenatmung von großer Bedeutung für die Ausdehnung des Gesichtsmassivs. Eine Mundatmung kann diese Rolle nicht erfüllen [81]. Je nach Altersbeginn und Dauer der Ventilationsstörung zeigen sich bei den Kindern unterschiedliche morphogenetische Auswirkungen. Nach Worms „kennzeichnet eine während der Kindheit auftretende, vorübergehende nasale Obstruktion den erwachsenen Menschen für den Rest seines Lebens" [82]. Eine nasale Obstruktion führt zu verschiedenen Arten von Störungen. Diese sind zunächst die Mundatmung und die damit verbundenen negativen Auswirkungen, wie z. B. eine Verzögerung im Wachstum und in der psychomotorischen Entwicklung. Weiterhin zeigen sich Störungen im Herz-Kreislauf- und im Verdauungssystem sowie posturale Defizite. Schließlich entwickeln die betroffenen Kinder Abweichungen in der orofazialen Architektur, mit den entsprechenden Risiken einer Malokklusion. Dazu zählen:

- Enge der Nasenhöhlen;
- verminderte Ausdehnung und Pneumatisation der Stirn-, Kiefer- und Keilbeinhöhlen;
- transversale Enge des unteren Anteils des Foramen piriforme, häufig mit dem Ergebnis eines inzisivokaninen Engstands;
- maxilläre Endognathie.

Man beachte, dass sich die negativen Auswirkungen in einem wahrhaft pathogenen Teufelskreis gegenseitig verstärken.

Mundatmung

In der Geschichte sind die negativen Konsequenzen einer Mundatmung wohl bekannt. Im Jahre 1861 veröffentlicht der amerikanische Maler George Catlin in seinem Buch *The Breath of Life* seine Beobachtungen über die Indianer Nordamerikas. Auf ihn machten die Indianer einen viel gesünderen Eindruck als die Stadtbewohner. Er beschreibt, wie die Indianer ihre Kinder von klein auf daran gewöhnen, mit geschlossenem Mund zu schlafen und so die schlechten Auswirkungen der Mundatmung während des Schlafes zu vermeiden. Er fügt hinzu, dass jeder, der morgens zur gewohnten Zeit mit trockenem Mund aufwacht und mit offenem Mund schläft, sich nicht erholt fühlt und am liebsten weiterschlafen würde [83].

Eine Mundatmung zeigt diverse Nebenwirkungen:

- Mundtrockenheit, mit dem Ergebnis eines veränderten intrabukkalen Ökosystems, einer reduzierten Befeuchtung der Zahnoberflächen und der Schleimhäute, einer verminderten Selbstreinigung durch den Speichel und einem erhöhten Risiko für bakterielle Stagnation und kariöse Prozesse;
- ineffiziente Kaufunktion, aufgrund der Schwierigkeit, gleichzeitig zu kauen und zu atmen;
- schlechter Atem (Halitosis, Foetor ex ore);
- heisere Stimme beim Aufwachen;
- chronische Müdigkeit.

Die Schutzmechanismen der Nasenatmung sind während der Mundatmung außer Kraft gesetzt. Dazu gehört vor allem das in den Nasenschleimhäuten produzierte Gas Stickstoffmonoxid (NO), das über zahlreiche positive Eigenschaften verfügt. Es verbessert nicht nur die Sauerstoffaufnahme in der Lunge [84], sondern beteiligt sich zusätzlich an der Vasodilatation, der neuralen Transmission und der immunologischen Aktivität, indem es die lokale Abwehr stärkt, noch bevor ein Allergen mit der Schleimhaut in Kontakt kommt. Durch seinen regulierenden Einfluss auf die mukoziliäre Motilität der Atemschleimhaut unterstützt Stickstoffmonoxid außerdem die Drainagefunktion des Nasensekrets.

Wachstumsverzögerung

In mehreren Studien wurde ein Zusammenhang zwischen der Mundatmung und einem verzögerten Wachstum hergestellt. Als Ursachen werden hier eine Verminderung der Schlafqualität und der Ausschüttung des Wachstumshormons angeführt. Diese Störungen lassen sich allerdings durch eine adäquate Behandlung der Mundatmung beheben [85].

Psychomotorische Defizite

Gola zitiert den Physiker Charles-Eugène Guye [86]: „Schlafen Sie mit geschlossenem Mund und retten Sie

Ihr Gehirn". Guye bezieht sich auf die Tatsache, dass eine verminderte Nasenatmung während des Schlafes mit einer zerebralen Hypoxie und den entsprechenden negativen Folgen einhergeht. Im Jahre 1889 spricht Guye erstmals vom Begriff der „Aprosexia nasalis". Er beschreibt damit die Unfähigkeit, sich auf abstrakte Themen zu konzentrieren, als Folge von „Nasenkrankheiten" und einer nasalen Obstruktion [87].

Bei Kindern, die durch den Mund atmen, können sich Verzögerungen oder Defizite in der psychomotorischen Kompetenz einstellen. Dies hängt mit einer verminderten Schlafqualität und der daraus resultierenden Hypoventilation und zerebralen Hypoxie zusammen. Die betroffenen Kinder zeigen verschiedene Symptome, z. B. Einschlafschwierigkeiten, Albträume, Kaltschweißigkeit, nächtliches Einnässen [88], schreckhaftes Erwachen, Morgenmüdigkeit, kümmerliche Entwicklung, eingeschränkte Psychomotorik bei Aktivitäten des täglichen Lebens, Tagessomnolenz, irreversible Entwicklungsverzögerungen [89], schulische Probleme (➤ Abschnitt 4.4.3 „Obstruktive Schlafapnoe").

Herz-Kreislaufsystem

Als Reaktion auf die Obstruktion der oberen Atemwege durch die vergrößerten Gaumen- und Rachenmandeln kann es zu einer Kardiomegalie, genauer gesagt, zu einem chronischen Cor pulmonale kommen. Die betroffenen Kinder entwickeln, aufgrund der Mundatmung und der obstruktiven Schlafapnoe, eine pulmonale Hypertonie sowie eine Hypertrophie und/oder eine Dilatation des rechten Ventrikels [90]. Solche Fälle sind zwar selten, doch ein gewisses Risiko ist nicht auszuschließen. Die in den Apnoephasen auftretende intermittierende Hypoxie löst eine Aktivierung des pulmonalen Endothels aus und erhöht das Risiko einer späteren pulmonalen Hypertonie [91].

Lungenfunktion

Der menschliche Organismus benötigt zum Überleben den Austausch von Sauerstoff (O_2) und Kohlendioxid (CO_2) zwischen dem Blut, dem Interstitium und den Zellen. Normalerweise ermöglicht eine intakte Lungenfunktion eine physiologische Zellatmung und die Produktion von Adenosintriphosphat (ATP) in den Zellen. Das Blut aus dem rechten Ventrikel nimmt in den Kapillaren der Lungenalveolen Sauerstoff auf und gibt Kohlendioxid ab. Das sauerstoffreiche Blut gelangt über die Lungenvenen in den linken Ventrikel und von dort in die Aorta und schließlich in die Kapillaren des gesamten Körpers.

Bei Mundatmern kommt es, aufgrund einer niedrigeren Austauschgeschwindigkeit der Blutgase in den Alveolen, zu einer Minderoxygenierung des Blutes. Die Nasenatmung erfordert eine größere Arbeit des Zwerchfells und der Atemhilfsmuskeln als die Mundatmung, um den intrathorakalen Unterdruck aufzubauen, der für das Eintreten der Außenluft in die Lunge erforderlich ist. Nasenatmer zeigen nachgewiesenermaßen eine bessere arterielle Oxygenierung als Mundatmer [92]. Im 19. Jahrhundert schrieb der Franzose Raulin über die Auswirkungen einer gestörten Nasenatmung und meinte, sie machte Kinder zu schlechten Schülern und „Abschreibern" [93].

MAN BEACHTE

Auf einen erhöhten Widerstand in den oberen Atemwegen, wie sie bei einer nasalen Obstruktion eintritt, können Betroffene mit einer dieser drei Strategien reagieren:

- Absenkung des Unterkiefers;
- Absenkung und Verlagerung der Zunge nach vorne;
- Anpassung der HWS-Haltung, Projektion des Kopfes nach vorne.

Morphologische Anpassungen

Normalerweise trägt die Nasenatmung zur Entwicklung der Oberkieferknochen bei. Im Falle einer nasalen Obstruktion kann der verminderte Luftstrom in der Nase diese Ausdehnungsfunktion nicht erfüllen, sodass die osteomembranösen Strukturen des oberen Gesichtsabschnitts in ihrem Wachstum weniger stimuliert werden. Im mittleren Abschnitt wirkt sich das geringere Wachstum der Nase und der Nasennebenhöhlen negativ auf den palatodentalen Komplex aus. Im unteren Abschnitt des Gesichts beeinflusst die Mundatmung die Haltung des Unterkiefers, der Zunge und des kraniozervikalen Komplexes [81, 94]. Stellt sich die Mundatmung bereits in den ersten Lebensjahren ein, gefährdet sie ein harmonisches Wachstum der betroffenen Kinder, und zwar nicht nur in orofazialer, sondern in allgemeiner Hinsicht. Mundatmer zeigen ein typisches Profil und eine typische Physiognomie, die sog. Facies adenoidea, mit einem verlängerten

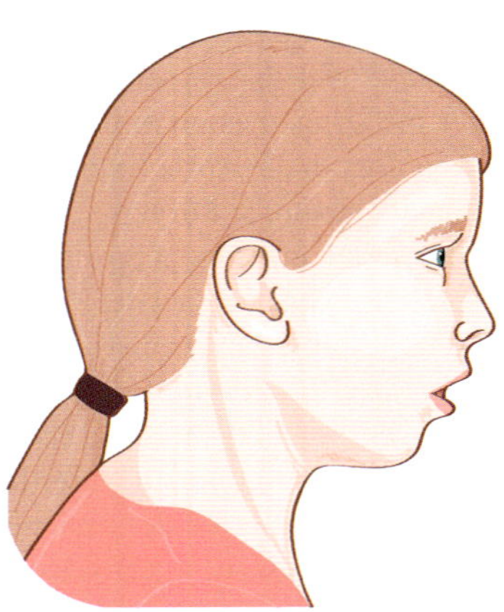

Abb. 4.15 Morphologische Veränderungen durch Mundatmung © Carole Fumat, nach Vorlagen von N. Sergueef, mit freundlicher Genehmigung des Verlages.

Gesicht, wie es bei Kindern zu sehen ist, die aufgrund vergrößerter Rachen- und/oder Gaumenmandeln, gezwungen sind, durch den Mund zu atmen. Solche Kinder haben in der Regel ein geringes Gewicht, eine schlanke Figur und neigen zu diversen Allergien. Sie zeigen ein verlängertes Gesicht, eine spitze Nase und einen kleinen, stets halb geöffneten Mund. Das Kinn ist zurückgezogen, die Unterlippe breit und trocken, die Oberlippe eher schmal (➤ Abb. 4.15). Die oberflächlichen Gesichtsstrukturen bilden eine Art Gesichtsmaske aus Bindegewebe, die durch die Mundatmung auseinandergezogen wird. Dadurch erscheint die Oberfläche eher glatt, während die transversalen Abmessungen abnehmen. Die Lidspalten fallen schräger aus und verleihen dem Blick einen traurigen Ausdruck. Aufgrund der verminderten Drainage der Augenhöhle (die z. T. über die Seitenwand der Nasenhöhlen stattfindet), manifestiert sich eine nasale Obstruktion im Bereich der Augen und Augenlider, mitunter durch eine Lipoptose und Ränder unter den Augen [96].

Außerdem treten noch andere morphologische Anomalien in Erscheinung, wie z. B. hervorstehende Oberkieferschneidezähne, eine enge Oberkieferarkade, ein, aufgrund einer unzureichenden Stimulierung des transversalen Wachstums durch die Zunge, stark gewölbter Gaumen, eine nach vorne verlagerte Zunge, ein Zahnengstand und eine Zahnprotrusion, mitunter einhergehend mit einer Angle-Klasse-II-Malokklusion [97]. Die meisten Autoren sind sich allerdings einig darin, dass es keine typische Malokklusion in Verbindung mit Störungen der nasalen Ventilation gibt. Aufgrund des erhöhten Strömungswiderstands in den oberen Atemwegen kommt es jedoch zu einer Stimulierung der dortigen Mechanorezeptoren. Infolgedessen reagieren die Mm. genioglossus und mylohyoideus mit einer verstärkten Aktivität und bewirken eine Protrusion der Zunge und eine Mundöffnung [99].

Bei Kindern, die chronisch durch den Mund atmen, zeigt sich häufig auch ein frühzeitiger Durchbruch der Molaren. Der wachsende Unterkieferknochen reagiert darauf mit einer Rotation nach anterior und einem vergrößerten Winkel zwischen dem Corpus und dem Ramus. Dies führt zu einer erhöhten vertikalen Abmessung des unteren Gesichtsabschnitts und häufig zu einem offenen Biss [100]. Die Verlagerung des Unterkiefers nach kaudal begünstigt den Eintritt des Luftstroms und damit die Mundatmung. Dadurch entfernt sich die Zunge vom Gaumen, außerdem stellen sich diverse Kompensationen ein, wie ein Hypotonus der perioralen Muskulatur. So entsteht ein Ungleichgewicht zwischen den Kräften und Drücken der intra- und extraoralen Muskeln, z. B. der Zungenmuskeln, des M. orbicularis oris und des M. buccinator. Letztendlich kommt es unweigerlich zu morphologischen Veränderungen und zu negativen Auswirkungen auf die Entwicklung der dentalen und kraniofazialen Strukturen. Man beachte, dass eine Mundatmung, gleich welcher Ursache, immer die gleiche Auswirkung auf das Wachstum des Unterkiefers zeigt [97].

Posturale Veränderungen

Alle Mundatmer, ob Kind oder Erwachsener, zeigen eine spezifische Haltung, die sich in den meisten Fällen in einer Projektion des Kopfes nach anterior äußert. Diese wird begleitet von einer Extension der Halswirbelsäule und einer kyphotischen Einstellung der oberen Brustwirbelsäule [101]. Durch die Extensionsbewegung des Kopfes gleiten die Hinterhauptkondylen nach vorne, während die Hinterhauptschuppe nach kaudal absinkt. Aus diesem Grund ist bei Mundatmern der Abstand zwischen dem Hinterhauptbein und dem hinteren Atlasbogen verringert [102]. Der Kopf wird als Reaktion auf die nasale Obstruktion und die behinderte Nasenatmung nach anterior verlagert, da eine Extension der Halswirbelsäule den Durchmesser der oropharyngealen Atemwege vergrößert [103, 104] (➤ Abb. 4.16).

Bei Kindern, die durch den Mund atmen und deren Synchondrosen der Schädelbasis noch nicht verknöchert sind, zeigt sich ein weiteres Phänomen. Eine mögliche Kompensation einer behinderten Nasenatmung besteht in einer erhöhten Flexion der Schädelbasis [105]. Bei Primaten führt dies zu einer verkürzten anterio-posterioren Abmessung des Nasenrachens und des Ramus mandibulae [106]. In Bezug auf den Nasenrachen begünstigt dies eine Mundatmung, in Bezug auf den Ramus mandibulae eine Verlagerung des Kinns nach posterior bzw. eine Retrognathie, wie man sie bei Kindern mit Mundatmung sieht.

Haltung der Zunge

Bei Säuglingen befindet sich die Zunge vollständig in der Mundhöhle. Da sie im Vergleich zu dieser jedoch relativ groß ist, ragt sie häufig über die Zahnfleischränder hinaus. Im Laufe des Wachstums während der ersten Lebensjahre verändert sich ihre Position insofern, als ihr hinteres Drittel mit dem Kehlkopf nach unten absinkt [107]. Die Zunge wird während des gesamten Lebens einerseits durch die Strukturen, an denen die Zungenmuskeln inserieren, andererseits durch die Mundhöhle beeinflusst, die für sie eine Art Rahmen bildet. Posturale Dysfunktionen der Zunge zeigen sich häufig in einer Verlagerung der Zunge und des vorderen oberen Anteils des Zungenbeins nach vorne unten. Dies schafft die Voraussetzungen für eine Mundatmung und eine Malokklusion [104, 108].

Für unsere osteopathischen Behandlungen bedeutet dies, dass wir im Falle einer Fehlstellung der Zunge im Anschluss an den allgemeinen Befund nach somatischen Dysfunktionen der Schädelbasis, des Unterkiefers, des Zungenbeins sowie der Schläfenbeine und ihrem Bezug zum Processus styloideus suchen und diese ggf. normalisieren müssen. Für die Entwicklung einer intakten oralen Praxie darf die Zunge von Geburt an keinen Beeinträchtigungen ihrer Beweglichkeit oder ihrer Funktionalität ausgesetzt sein (➤ Abschnitt 4.6.3 „Klinische Untersuchung und Behandlung").

MAN BEACHTE

Nach Gola „stellen sich die meisten Anomalien bereits sehr frühzeitig, nämlich während der ersten Lebensjahre, ein. Doch auch wenn sie nur vorübergehend bestehen, ist der erwachsene Mensch für den Rest seines Lebens durch die Auswirkungen einer nasalen Obstruktion gekennzeichnet. Selbst eine vorübergehende nasale Obstruktion kann zu einer dauerhaften Mundatmung führen" [86].

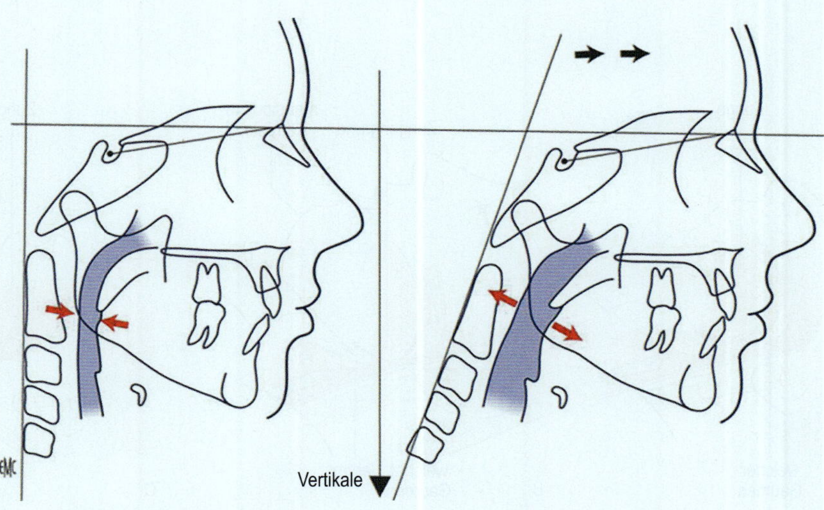

Abb. 4.16 Beziehung zwischen Atemfunktion und Haltung der HWS
Durch die Neigung der HWS nach anterior vergrößert sich der hintere Luftraum. Quelle: Raberin M. Incidences cliniques des postures de la zone orolabiale. EMC - Odontologie/Orthopédie dentofaciale - 2007: 1–25 [23-474-B-10]. © Elsevier Masson SAS.

4.4.2 Chronische Rhonchopathie

Viele Menschen zeigen ein gelegentliches Schnarchen, das als harmloses Symptom zu werten ist. Bei ihnen bestehen weder Atembeschwerden noch eine obstruktive Schlafapnoe. Es herrscht allerdings der allgemeine Konsens, dass gelegentliches Schnarchen, definiert als „ein Geräusch, das vornehmlich während der Einatmung durch die Vibration des Gaumensegels und der Rachenwände erzeugt wird", als eine milde Form der obstruktiven Schlafapnoe zu betrachten ist [109].

Ätiopathogenese

Chouard führte im Jahre 1986 den Begriff der „chronischen Rhonchopathie" ein, um die pathologischen Phänomene zusammenzufassen, die sich als Folge eines anormal erhöhten Luftwiderstands in den oberen Atemwegen während des Schlafes entwickeln [110]. Tatsächlich weisen solche Ventilationsstörungen während des Schlafes, wie sie bereits bei Säuglingen, Kleinkindern oder älteren Kindern auftreten können, auf einen erhöhten Luftwiderstand in den oberen Atemwegen hin.

Schnarchen wird durch verschiedene Faktoren begünstigt. Dazu gehören zunächst eine nasale Kongestion, weiterhin Erkältungen, Rhinitiden oder Polypen in den nasalen Atemwegen. Störungen der Nasenatmung im Zusammenhang mit allergischen Rhinitiden werden von diversen Symptomen begleitet. Die nasale Kongestion, in Verbindung mit einer verminderten nasalen Permeabilität, vor allem in Rückenlage, behindert die Atmung und mindert die Schlafqualität. Von dem daraus resultierenden Schnarchen sind Männer häufiger als Frauen betroffen [111]. Zu weiteren möglichen Ursachen zählen vergrößerte Gaumenmandeln, Übergewicht, Rauchen und Alkoholkonsum.

Bei allen betroffenen Personen steht die Einengung der oberen Atemwege, wie sie bei Rhonchopathien und Schlafapnoen zu finden ist, in Zusammenhang mit Dysfunktionen der Strukturen, die in Verbindung zu den oberen Atemwegen stehen. Dazu gehören der Rachen, der Kehlkopf, das Zungenbein, die Schädelbasis, der Ober- und Unterkiefer, der weiche Gaumen, die Zunge und die Halswirbelsäule (➤ Abb. 4.17). Daher sollten bei osteopathischen Behandlungen einer Mundatmung, einer Rhonchopathie oder einer Schlafapnoe diese Strukturen grundsätzlich nach somatischen Dysfunktionen untersucht und ggf. normalisiert werden. Wir weisen noch einmal darauf hin, dass der Mensch bereits als Säugling durch die Nase atmen sollte. Eine Mundatmung während des Schlafes sollte so früh wie möglich behandelt werden (➤ Abb. 4.18).

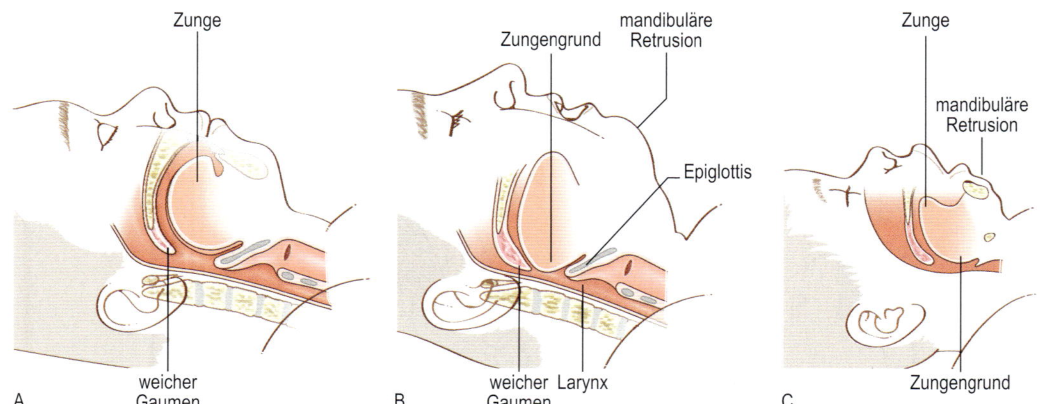

Abb. 4.17 Chronische Rhonchopathie
A. Freie obere Atemwege (OAW); B. Verengte OAW beim Erwachsenen; C. Verengte OAW beim Kind. © Carole Fumat, nach Vorlagen von N. Sergueef, mit freundlicher Genehmigung des Verlages.

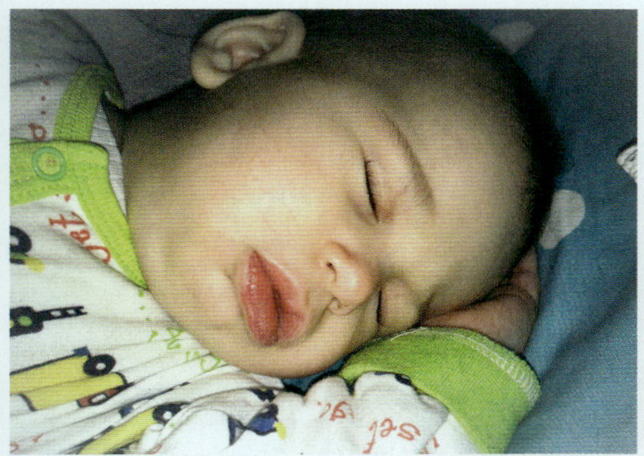

Abb. 4.18 Mundatmung

Rachen

Der Rachen besteht aus einem muskulomembranösen Halbzylinder, der die Nasen- und Mundhöhle mit dem Kehlkopf und der Speiseröhre verbindet (➤ Abb. 4.19). Er erstreckt sich von der Schädelbasis bis zum sechsten Halswirbel, wo er in die Speiseröhre übergeht. Der Rachen besteht aus drei Abschnitten:

- Nasenrachen (Nasopharynx, Epipharynx): oberhalb des harten Gaumens;
- Mundrachen (Oropharynx, Mesopharynx): vom harten Gaumen bis zur Basis des Kehldeckels;
- Kehlkopfrachen (Laryngopharynx, Hypopharynx): vom Zungengrund bis zum Kehlkopf.

Am kranialen Ende inseriert die Fascia pharyngobasilaris der Rachenwand an der Schädelbasis:

- vorne: am Hinterrand der Lamina medialis der Flügelfortsätze des Keilbeins;
- seitlich: an der Pars petrosa und am Processus styloideus des Schläfenbeins;
- hinten: am Tuberculum pharyngeum des Hinterhauptbeins.

Dorsal ist der Rachen an der Halswirbelsäule und an der Fascia praevertebralis befestigt. Außerdem bestehen Verbindungen zur Raphe pterygomandibularis, zum Unterkiefer, zur Zunge, zum Zungenbein sowie zu den Schild- und Ringknorpeln. Die Rachenwände werden durch zwei paarige Muskelgruppen gebildet:

- M. constrictor pharyngis (superior, medius, inferior): hilft während des Schluckaktes beim Transport des Nahrungsbolus zur Speiseröhre; Innervation hauptsächlich durch den N. vagus (X);
- drei längliche Muskeln (Mm. stylopharyngeus, salpingopharyngeus und palatopharyngeus): heben die Rachenwand und sind am Schluckakt beteiligt; Innervation durch den N. vagus (X), mit Ausnahme des M. stylopharyngeus, der durch den N. glossopharyngeus (IX) innerviert wird.

Man beachte, dass sich die Fasern des M. constrictor pharyngis an der Hinterwand des Rachens mit der Raphe pharyngis verbinden. Dieses Bindegewebsband zieht vom Tuberculum pharyngeum nach kaudal und vermischt sich in Höhe des sechsten Halswirbels mit der Hinterwand der Speiseröhre.

MAN BEACHTE

Der N. vagus (X) spielt eine wichtige Rolle für die Aufrechterhaltung der Permeabilität der pharyngealen Atemwege. Aus diesem Grund sollten bei Ventilationsstörungen während des Schlafes etwaige Dysfunktionen der Schädelbasis, vor allem im Bereich des Foramen jugulare, oder der Halswirbelsäule behoben werden.

Weicher Gaumen (Gaumensegel)

Bei der Frage, ob die Atmung durch die Nase oder den Mund erfolgt, spielt das Gaumensegel eine entscheidende Rolle. Es befindet sich am Übergang vom Nasen- zum Mundrachen und ist mit einem Vorhang zu vergleichen, der am hinteren Ende des harten Gaumens bzw. am Hinterrand der Gaumenbeine aufgehängt ist. Das hintere Ende des Gaumensegels nähert sich der hinteren Rachenwand und trennt den Nasen- vom Mundrachen. Durch seine eher horizontale Lage begünstigt es die Mundatmung. Wenn es in seine tiefe Position gegen den Zungengrund absinkt, schließt es die Rachenenge (Isthmus faucium) und öffnet die nasalen Atemwege. Steht es in einer mittleren Position, d. h. zwischen der Zunge und der hinteren Rachenwand, ist sowohl eine Nasen- als auch eine Mundatmung möglich.

Das Gaumensegel wird durch fünf Muskelpaare, die Gaumenaponeurose sowie durch Fett- und Lymphgewebe gebildet. Die Muskeln sind (➤ Abb. 3.31):

- M. levator veli palatini (LVP), entspringt am Felsenbein und am Tubenknorpel;
- M. tensor veli palatini (TVP), entspringt an der Fossa scaphoidea am Processus pterygoideus, der Spina angularis ossis sphenoidalis und an der

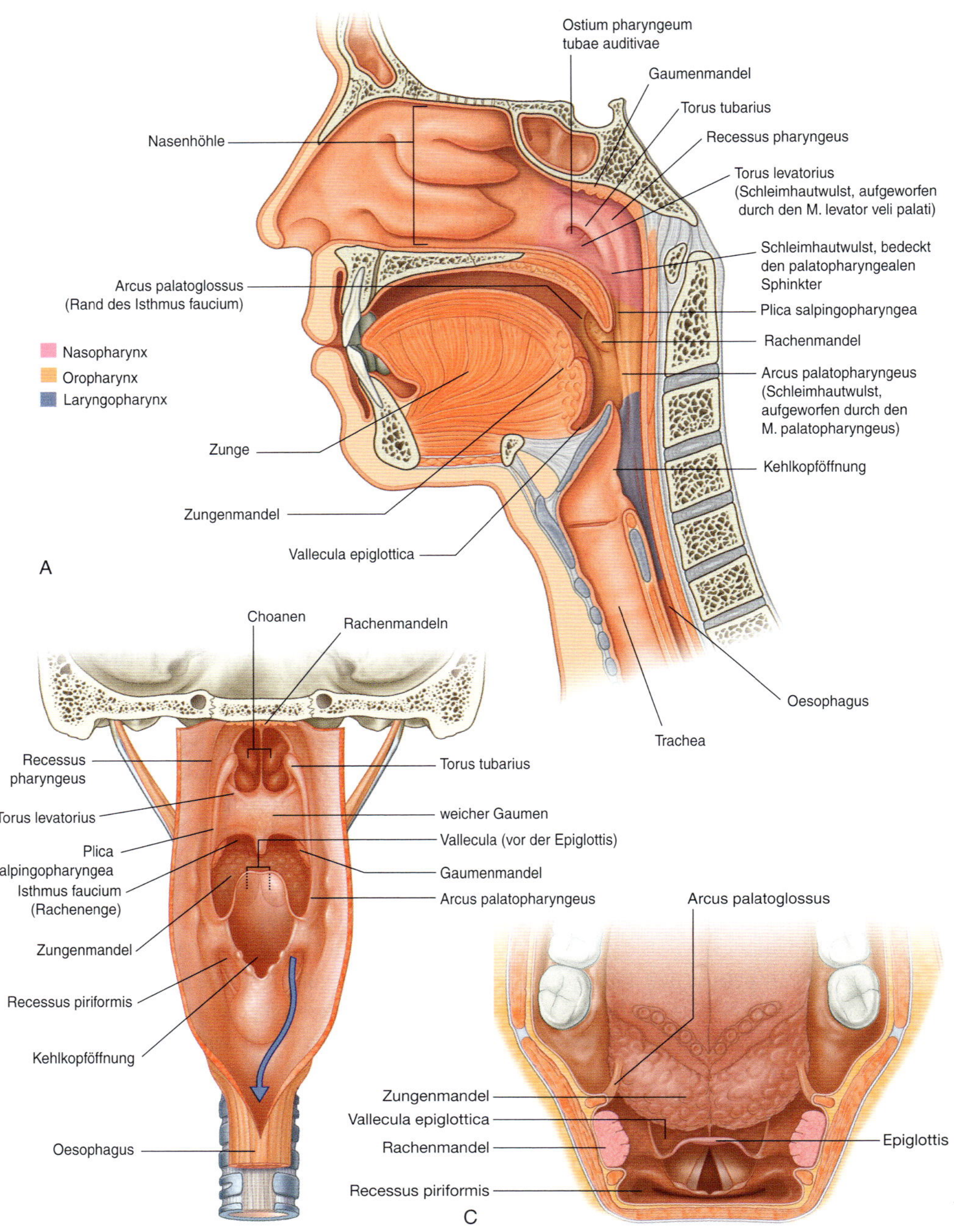

Abb. 4.19 Rachen
A. Sagittalschnitt durch die orale und pharyngeale Region beim Erwachsenen. B. Ansicht von hinten mit offener Pharyngealwand. C. Ansicht von oben. Quelle: Drake RL, Vogl AW, Mitchell AWM. Gray's Anatomie pour les étudiants. 3. Aufl. Paris: © Elsevier Masson; 2015.

Seitenwand des Tubenknorpels; zieht von dort in vertikaler Richtung nach kaudal, windet sich um den Hamulus pterygoideus (HP) und vermischt sich anschließend mit den Fasern der Gaumenaponeurose;
- M. uvulae, bildet das Zäpfchen;
- M. palatopharyngeus, entspringt am Rachen;
- M. palatoglossus, entspringt an der Zunge.

Diese Muskeln werden durch den Plexus pharyngeus (IX und X) innerviert, mit Ausnahme des M. tensor veli palatini, der durch den N. mandibularis (V_3) innerviert wird.

Hamulus pterygoideus

Wir haben bereits mehrfach auf die Bedeutung der orofazialen Funktionen, wie Schlucken oder Kauen, und der damit verbundenen muskulären Aktivitäten für das Längenwachstum der Flügelfortsätze hingewiesen [107]. Medial stabilisiert der TVP die Kräfte der inneren Flügelmuskeln (Mm. pterygoidei mediales), die hauptsächlich an der Fossa pterygoidea entspringen und eine absenkende und seitlich gerichtete Kraft ausüben. Die äußeren Flügelmuskeln (Mm. pterygoidei laterales) entspringen an der Seitenfläche der Lamina lateralis des Flügelfortsatzes und üben dort ebenfalls eine seitlich gerichtete Kraft aus. Die Aktivität dieser Muskeln strukturiert die Flügelfortsätze in ihrem Wachstum in kaudaler und lateraler Richtung. Diese Ausdehnung der Flügelfortsätze in seitliche Richtung trägt wiederum zu einer Vergrößerung des transversalen Durchmessers des Gesichtsmassivs bei. Am unteren Ende der Lamina medialis der beiden Flügelfortsätze befindet sich jeweils eine Verlängerung nach hinten in Form eines Hakens, der der Sehne des TVP als Hypomochlion dient und als als Hamulus pterygoideus (HP) bezeichnet wird (➤ Abb. 4.20). Dieser Haken weist auf äußerst wichtige Bezüge zu verschiedenen Muskeln hin. Man kann davon ausgehen, dass etwaige Veränderungen in der Struktur, Position oder den Abmessungen des Hamulus die Funktion dieser Muskeln beeinflussen. So kann sich z. B. der Hebelarm des TVP verändern und sich auf die Spannung des Gaumensegels auswirken. Der M. constrictor pharyngis superior inseriert am hinteren Rand der Lamina medialis des Flügelfortsatzes und am Hamulus. Der M. palatopharyngeus entspringt am hinteren Rand des harten Gaumens an Fasern des LVP und ebenfalls am Hamulus. Bei Säuglingen ist der HP noch nicht vollständig ausgebildet und bietet eventuell nur einen unzureichenden Stützpunkt für den M. constrictor pharyngis superior. Dadurch kann es durch eine Kontraktion dieses Muskels zu einer unkontrollierten Verengung des oberen Rachenabschnitts und beispielsweise zu Schnarchen kommen. Außerdem bestehen morphologische Unterschiede zwischen den beiden Seiten des Keilbeins einer Person. Bei Personen über 55 Jahren zeigt der HP geringere Abmessungen als bei jüngeren Personen [112]. Die Permeabilität der oberen Atemwege ist ein wichtiger Parameter beim Schnarchen oder bei der Schlafapnoe. Sie kann durch Dysfunktionen der Rachen- oder Gaumenmuskeln beeinträchtigt werden [113]. Tatsächlich konnte man eine Korrelation der Größe des HP zum Apnoe-Hypopnoe-Index (AHI) und zum Kollaps der oberen Atemwege feststellen. Wir erinnern daran, dass sich die unteren Enden der Flügelfortsätze in der kraniosakralen Flexionsphase nach hinten außen bewegen. Dysfunktionen im Bereich der Schädelbasis können sich daher nachteilig auf die Position der Flügelfortsätze und somit auf die Funktion des Gaumensegels und des Rachens auswirken. Unsere osteopathischen Behandlungen bieten eine wertvolle Hilfe bei solchen Dysfunktionen und verhindern, wenn sie rechtzeitig angewendet werden, dass sich allzu große strukturelle Veränderungen einstellen.

4.4.3 Obstruktive Schlafapnoe

In seinem Roman „*The Posthumous Papers of the Pickwick Club*“ (dt.: „Die Pickwickier“) von 1837 liefert Charles Dickens die klassische Beschreibung einer Person, die an obstruktiver Schlafapnoe (OSA) leidet [114]. Die Figur namens *Joe* ist adipös, stets eingeschlafen und schnarcht dabei aus Leibeskräften. 1956 schuf man in Anlehnung an diese Figur das „Pickwick-Syndrom“ zur Beschreibung adipöser Personen mit krankhafter Schläfrigkeit, die man mit einer Hyperkapnie in Verbindung brachte [115]. Später konnte man mithilfe spezieller Methoden, wie der Polysomnografie nachweisen, dass die nächtlichen Apnoephasen mit einer Verlegung der oberen Atemwege zusammenhängen. Doch erst im Jahre 1976 führten Guilleminault et al. die Begriffe des Schlafapnoe-Syndroms (SAS) bzw. der obstruktiven Schlafapnoe (OSA) ein und zeigten, dass auch nicht-adipöse Personen von diesen Syndromen betroffen sein können [116].

Im Laufe der Zeit gewannen die polysomnografischen Aufzeichnungen an Vollständigkeit und Präzision und lieferten immer genauere Darstellungen der anormalen nächtlichen Atemvorgänge. So wurde festgestellt, dass es auch zu Hypopnoe-Phasen und, aufgrund der kräftigen Atemreaktionen, zu kurzen Weckphasen kommt. Daher wird das obstruktive Schlafapnoe-Syndrom (OSAS) bisweilen auch als obstruktives Schlafapnoe-Hypopnoe-Syndrom (OSAHS) bezeichnet. Das OSAHS wird in der internationalen

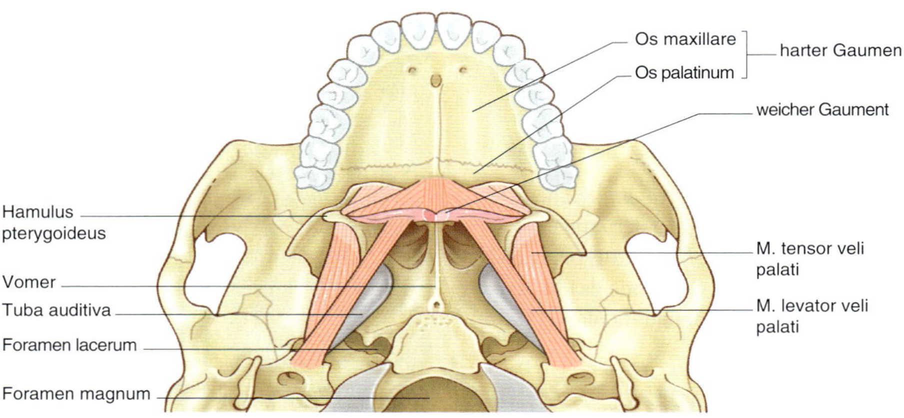

Abb. 4.20 Weicher Gaumen
Ansicht der Schädelbasis von unten. Quelle: Le B.A.-BA de l'ostéopathie crânienne. Paris: © Elsevier Masson; 2018. Reproduction autorisée. © Carole Fumat.

Klassifikation der Schlafstörungen in einer der Hauptkategorien geführt [117]. Diese sind:

- Dyssomnien;
- schlafbezogene Atemstörungen (u. a. OSAHS);
- Hypersomnien zentralen Ursprungs, unabhängig von Störungen des zirkadianen Rhythmus, Atemstörungen oder anderen Ursachen für Störungen des nächtlichen Schlafes;
- Störungen des zirkadianen Rhythmus;
- Parasomnien (z. B. Schlafwandeln);
- anormale Bewegungen während des Schlafes;
- isolierte Symptome, Normvarianten und ungelöste Probleme;
- andere Schlafstörungen.

Die Prävalenz des OSAHS wird auf 2 bis 14 % der Bevölkerung geschätzt [118, 119]. Für übergewichtige, adipöse und ältere Personen gelten höhere Prozentsätze [120]. Die für Frankreich geschätzte Zahl von 4 bis 10 % ist wahrscheinlich zu niedrig, da eine Vielzahl der betroffenen Personen nicht diagnostisch erfasst ist [121]. Tatsächlich könnten bis zu 93 % der Frauen und 82 % der Männer unter einer milden oder auch schweren Form des OSAHS leiden [122]. Daraus ergibt sich ein großes Problem für das Gesundheitswesen, da dieses Syndrom zum einen als Risikofaktor für Herz-Kreislauf-Krankheiten gilt, zum anderen aufgrund der mit ihm verbundenen Tagesschläfrigkeit zahlreiche Unfälle verursacht.

Definitionen

Apnoe

„Apnoe" wird definiert als das vollständige Aussetzen der Atmung für einen Zeitraum von zehn oder mehr Sekunden. Sie gilt als „obstruktiv", wenn der Körper weiterhin versucht, die Atembewegungen aufrechtzuerhalten. Im Gegensatz dazu kommt es bei einer „zentralen" Apnoe aufgrund einer Störung des zentralen Atemzentrums zum Stillstand der Atembewegungen. Es treten auch Mischformen der obstruktiven und zentralen Variante auf.

Hypopnoe

Als Hypopnoe bezeichnet man die Verringerung des Atemflusses in einem Maße, das zu einer Absenkung der Sauerstoffsättigung im Blut führt.

Die Diagnose eines OSAHS erfolgt in der Regel mithilfe einer Polysomnografie in einem Schlaflabor. Mittlerweile können solche Polysomnografien allerdings auch ambulant durchgeführt werden. Sie stellen bisher das Mittel der Wahl zur Diagnose eines Schlafapnoe-Syndroms dar. Dabei werden während des nächtlichen Schlafes verschiedene physiologische Parameter aufgezeichnet, z. B. Schlafdauer, Schlafphasen, Atembewegungen, Luftstrom, Herzrhythmus,

Sauerstoffsättigung bzw. Oxyhämoglobin sowie die Frequenz der Apnoe- oder Hypopnoe-Ereignisse.

Apnoe-Hyopnoe-Index

Der Apnoe-Hyopnoe-Index (AHI) zeigt die durchschnittliche Anzahl der Apnoe- oder Hypopnoe-Ereignisse pro Stunde an und liefert, im Zusammenhang mit dem Ausmaß der Tagesschläfrigkeit, Aufschluss über den Schweregrad eines OSAHS:

- leichtgradig: 5 bis 15 Ereignisse pro Stunde;
- mittelgradig: 15 bis 30 Ereignisse pro Stunde;
- schwergradig: mehr als 30 Ereignisse pro Stunde.

Der Schweregrad der Schläfrigkeit wird wie folgt definiert:

- leichtgradig: Schlafepisoden bei Aktivitäten, die wenig Aufmerksamkeit erfordern, z. B. Fernsehen oder als Beifahrer im Auto;
- mittelgradig: ungewollte Schlafepisoden bei Aktivitäten, die mehr Aufmerksamkeit erfordern, z. B. bei Besprechungen, mit mäßiger Auswirkung auf das Berufs- oder Sozialleben;
- schwergradig: ungewollte Schlafepisoden bei Aktivitäten des täglichen Lebens, z. B. Essen, Autofahren oder Unterhaltungen, mit erheblicher Auswirkung auf das Berufs- oder Sozialleben.

Pathophysiologie

Für die Entwicklung eines OSAHS scheinen verschiedene Faktoren eine Rolle zu spielen. Dies können anatomische Besonderheiten sein, z. B. eine Verengung der Atemwege im Rachenraum, oder auch nicht anatomische, beispielsweise eine veränderte Muskelfunktion der oberen Atemwege mit einer verminderten Reizschwelle und einer instabilen Atemsteuerung [123].

Bei den angeborenen oder genetischen Syndromen sind gewisse kraniofaziale Anomalien bisweilen mit respiratorischen Anomalien und einer Obstruktion der oberen Atemwege verbunden, wie z. B. beim Pierre-Robin-Syndrom. Weiterhin könnten andere Faktoren eine prädisponierende Rolle spielen, z. B. Veränderungen in der intrinsischen neuralen Schlafsteuerung [124].

Wir erinnern daran, dass bestimmte anatomische Gegebenheiten eine Verengung der oberen Atemwege und damit die Entwicklung eines OSAHS begünstigen. Solche Besonderheiten können sich bereits im Kleinkindalter entwickeln, beispielsweise durch Parafunktionen (Daumenlutschen), durch eine anormale Zungenposition, nasale Obstruktion und/oder Mundatmung. Weiterhin können auch reversible somatische Dysfunktionen für eine Verengung der oberen Atemwege verantwortlich sein. Für das Verständnis und die Behandlung eines OSAHS ist daher die Kenntnis der phylogenetischen und ontogenetischen Entwicklung der oberen Atemwege sowie die potenziellen Auswirkungen von Dysfunktionen von Bedeutung.

4

Phylogenese und Ontogenese

Die Region der oberen Atemwege erfüllt so verschiedene Funktionen wie das Schlucken, die Atmung oder die Lautbildung. In diesem Bereich fanden zahlreiche Mutationen statt, die für die phylogenetische und ontogenetische Entwicklung eine Rolle spielen. Anatomische Vergleichsstudien von nicht-menschlichen Primaten und dem heutigen Menschen liefern einen Eindruck über die Entwicklung der oberen Atemwege und die potenziellen Auswirkungen von Dysfunktionen in diesem Bereich. Es zeigt sich z. B., dass nichtmenschliche Primaten kein OSAHS entwickeln [125]. Beim Menschen befindet sich der Kehlkopf in den ersten beiden Lebensmonaten im oberen Rachenbereich. Während des Schluckens und der Atmung bleibt der Kehldeckel in Kontakt zum Gaumensegel und bildet so einen durchgehenden Atemweg von der Nase über den Kehlkopf bis zur Luftröhre. Dieser Kontakt löst sich allmählich und besteht im Alter von 6 Monaten nur noch beim Schlucken. Der Kehlkopf liegt im Alter von ca. 30 Monaten hochzervikal zwischen C1 und C3. Bis zum 3. Lebensjahr sinkt er auf seine endgültige Höhe zwischen C4 und C7 [126]. Wie in der Biogenetischen Grundregel (oder Rekapitulationstheorie) beschrieben, wiederholt sich das Entwicklungsschema der Phylogenese in der Ontogenese.

Bei allen Primaten, einschließlich der nichtmenschlichen, befindet sich der Kehlkopf in einer hochzervikalen Position. Mit dem Erreichen der Bipedie sinkt der Kehlkopf ab, während sich das Gaumensegel verkürzt, sodass der Raum zwischen dem Kehldeckel und dem Gaumensegel an Volumen zunimmt. Dies ermöglicht die Erzeugung der laryngealen Laute (Vokale und Konsonanten der menschlichen Sprache) in der supralaryngealen Region des Rachens, die durch das Absinken des Kehlkopfes an Größe gewonnen hat. Diese Veränderungen im oberen Atemtrakt des Menschen, die die Erzeugung sprachlicher Laute ermöglichten, wurden in der menschlichen Evolution als „*The Great Leap Forward*" (Der große Sprung nach vorne) bezeichnet [127]. Sie gelten aber auch als die anatomische Grundlage für die Entwicklung eines OSAHS [128].

In der phylogenetischen und ontogenetischen Evolution und dem Erreichen der Bipedie finden aber noch weitere Veränderungen statt, die die Entwicklung eines OSAHS begünstigen. Die Schädelbasis des Menschen zeigt an der SSB eine weitaus deutlichere Flexion als die der anderen Primaten [107]. Da die SSB an die hintere obere Wand des Nasenrachens grenzt, neigt der Winkel zwischen dem Rachen und der Nasenhöhle dazu, sich zu verschließen. Dies wiederum beeinträchtigt die Effektivität der oberen Atemwege.

Zusätzlich zur Flexion der SSB führt der Gesichtsblock eine Rotation nach anterior aus. Dadurch verkleinert sich der Raum für die Zähne, während der Unterkiefer, die Oberkiefer, das Sieb- und die Gaumenbeine kürzer werden. Die Zunge, die sich bei nicht-menschlichen Primaten in einer ausschließlich intrabukkalen Position befindet, verlagert sich beim Menschen nach hinten und liegt nun teilweise intrapharyngeal.

Angesichts all dieser strukturellen Veränderungen lässt sich interessanterweise eine deutliche Korrelation zwischen der Position des Kehlkopfes, dem Winkel der Schädelbasis, der anterioren Rotation des Gesichtsschädels und dem Apnoe-Hyopnoe-Index der männlichen Patienten feststellen, die an einem OSAHS leiden [128].

Auswirkungen des OSAHS

Außer dem Schnarchen sind folgende Symptome möglich [1110, 123]:

- Schlafstörungen mit nächtlichen Weckreaktionen, gesteigerter Sympathikus-Aktivität und bisweilen Erstickungsgefühl;
- Nachtschweiß, Albträume;
- Nykturie;
- Tagesschläfrigkeit mit erhöhter Unfallgefahr;
- trockener Mund beim Aufwachen;
- emotionale, kognitive und Gedächtnisstörungen;
- Reizbarkeit, Depressionen, Angstzustände;
- Tagesmüdigkeit, verminderte Lebensqualität.

Kinder zeigen zusätzlich [129]:

- Wachstumsverzögerung;
- rezidivierende Infektionen im HNO-Bereich;
- nächtlicher Speichelfluss;
- Verwirrtheit beim Aufwachen;
- Somnambulismus und Somniloquie;
- anormale Schlafpositionen;
- sekundäre Enuresis;
- verspätete Pubertät;
- anormales Verhalten am Tage (Aggressivität, Hyperaktivität);
- Aufmerksamkeitsstörungen, Lernschwierigkeiten;
- Mundatmung;
- kieferorthopädische Störungen (Kreuzbiss, Malokklusion Klasse II oder III, Mikrognathie mit Zahnengstand).

Herz-Kreislauf-System

Ein OSAHS kann diverse kardiovaskuläre oder zerebrovaskuläre Komplikationen nach sich ziehen. Dazu gehören eine systemische arterielle Hypertonie [130], kongestive Herzinsuffizienz, koronare Herzkrankheit sowie Arrhythmien [131]. Die Hälfte aller Patienten, die an einem OSAHS leiden, zeigen ebenfalls eine arterielle Hypertonie, während ein Viertel aller Hypertonie-Patienten gleichzeitig an einem OSAHS erkranken.

Zerebrovaskuläres System

Kinder, die an schwerer obstruktiver Schlafapnoe leiden, zeigen Stoffwechselveränderungen in der Hippocampus-Region und im Frontalkortex und entwickeln deutliche Defizite im Bereich der kognitiven und exekutiven Funktionen, wie z. B. der Sprachflüssigkeit. Dies könnte auf mögliche Läsionen im ZNS hinweisen und die Notwendigkeit einer frühzeitigen Behandlung dieses Syndroms unterstreichen. So könnte vermieden werden, dass es im Entwicklungsstadium der betroffenen Kinder eventuell zu dauerhaften Beeinträchtigungen des kognitiven Potenzials kommt [132].

Bei Schlafapnoe-Patienten wurde eine gestörte funktionale Konnektivität mit verhaltensbezogenen und neuropsychologischen Veränderungen [133] sowie ein gesteigerter intrakranieller Druck während des Schlafes [110] nachgewiesen. Außerdem gibt es immer mehr Hinweise auf eine Erhöhung bestimmter Entzündungsmarker im Zusammenhang mit dem Schlafapnoe-Syndrom [134]. Ein unterbrochener und unzureichender Schlaf führt zu einer gesteigerten Sympathikus-Aktivität und den entsprechenden systemischen Auswirkungen auf den Gefäßtonus, die Entzündungsmediatoren und das Hormonsystem. Mögliche Folgen können die Entwicklung einer Glukoseintoleranz und eines Diabetes mellitus sein [135].

Muskel-Faszien-System

Die Vibrationen der nasopharyngealen Turbulenzen entwickeln in den Weichteilgeweben des Rachens nozizeptive mechanische Kräfte. Durch die Übertragung der Vibrationskräfte auf die Seitenwände des Rachens, das Gaumensegel und den Zungengrund kommt es in diesen Regionen zu Gewebeläsionen. Aufgrund der mechanischen Beanspruchung durch die Vibrationen, die das Schnarchen erzeugt, kann beispielsweise die Schleimhaut des Gaumensegels anschwellen und sich verdicken [136].

Die Ursachen der Dysfunktionen liegen möglicherweise in verschiedenen Bereichen (Schleimhäute, Muskelfasern und/oder Nervenfasern) [125]. In den histologischen Untersuchungen der Gaumensegel von Schlafapnoe-Patienten wurden rezidivierende entzündungsbedingte Aktivitäten sowie Veränderungen der Muskelfasern nachgewiesen, die auf neuronale Abweichungen hindeuten [137].

Mit zunehmendem Alter sinkt das Zungenbein nach kaudal. Da die vorderen Gesichtsstrukturen im Laufe der Zeit an Höhe gewinnen, führt die Kombination dieser beiden Phänomene zu einer Volumenverminderung der pharyngealen Atemwege und zu einer Verstärkung des Schweregrades eines OSAHS [138]. Man beachte, dass der sagittale Durchmesser des gesamten Atemtrakts im Bereich des Mundrachens am kleinsten ist. Daher finden die schwersten Apnoeepisoden in Rückenlage statt, da sich die Zunge und das Gaumensegel in dieser Position durch die Schwerkraft nach hinten verlagern und den oropharyngealen Raum noch weiter verengen. Im Gegensatz dazu bleibt in der Seitenlage eine gewisse Permeabilität der pharyngealen Atemwege erhalten, sodass es in dieser Position seltener zu nächtlichen Apnoeepisoden kommt [139].

MAN BEACHTE

Die schwersten Apnoeepisoden finden während des Schlafes in Rückenlage statt, da es in dieser Position zu einer Verengung des oropharyngealen Raums kommt. Im Gegensatz dazu bietet die Seitenlage Schlafapnoe-Patienten eine größere Permeabilität der pharyngealen Atemwege.

4.4.4 Klinische Untersuchung und Behandlung

Nachdem festgestellt wurde, dass das OSAHS mit einer Verlegung der oberen Atemwege zusammenhängt, wurde mit zahlreichen chirurgischen oder anderen Methoden nach Lösungen gesucht. Beispielsweise wurden Tracheotomien durchgeführt, um dem Kollaps der Rachenregion radikal entgegenzuwirken. Uvulopalatopharyngoplastiken, Basiglossektomien oder maxillomandibuläre Umstellungsosteotomien sollten die Permeabilität der oberen Atemwege verbessern. Im Laufe der Zeit wurden die chirurgischen Methoden zur Reduzierung des velopharyngealen und/oder retrobasilingualen Gewebes mithilfe von Laser- und Radiofrequenztechniken verfeinert, ohne allerdings weitgehend zufriedenstellende funktionale Ergebnisse zu liefern [140]. Für Talmant et al. bietet eine „angemessene", kieferchirurgische maxilläre Expansionstechnik für Kinder einen möglichen Lösungsansatz, sofern sie frühzeitig durchgeführt wird [125].

Im Anschluss an die Anamnese und den allgemeinen Befund sollte die Qualität der Ventilation untersucht werden. Dazu stehen verschiedene Tests zur Verfügung:

- Gudin-Test: Man bittet die Person, sich mit geschlossenem Mund zwei Sekunden lang die Nase zuzukneifen und dann loszulassen; bei intakter Nasenatmung nehmen die Nasenflügel unmittelbar wieder ihre normale Position ein; bei gestörter Nasenatmung bleiben sie an der Nasenwand kleben.
- Rosenthal-Test: Man bittet die Person, 10 bis 15 mal tief durch die Nase ein- und auszuatmen, und kontrolliert währenddessen ihren Puls; erklären Sie ihr, dass sie jederzeit abbrechen kann, falls sie

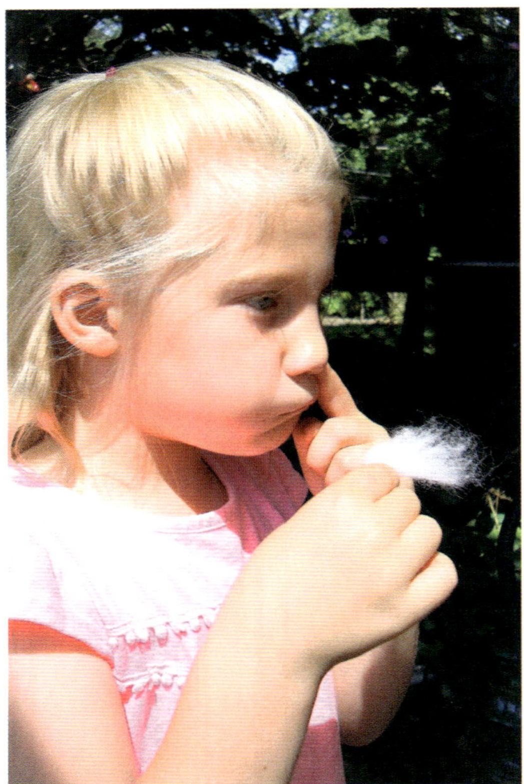

Abb. 4.21 Baumwoll-Test

sich unwohl fühlt (Erstickungsgefühl, Schwitzen, Blässe, supraklavikuläre Einziehungen) oder ihr Puls ansteigt; in diesem Fall gilt die Person als Mundatmer.

- Spiegeltest: Halten Sie einen Spiegel unter die Nase der Person und beobachten Sie, ob der Spiegel während der Atmung beschlägt.
- Baumwolltest: Bitten Sie das Kind, abwechselnd durch das eine und das andere Nasenloch gegen ein Baumwollstück zu atmen, und beobachten Sie, ob sich das Baumwollstück bewegt ➤ Abb. 4.21).

In der klinischen Beobachtung hat sich gezeigt, dass manche Personen, vor allem Kinder, als Folge einer nasalen Obstruktion, beispielsweise aufgrund einer allergischen Rhinitis, chronisch durch den Mund atmen. In solchen Fällen wäre eine ärztliche Behandlung der allergischen Rhinitis angezeigt. Andere wiederum atmen ohne offensichtliche nasale Obstruktion durch den Mund und könnten eher von einer osteopathischen Behandlung profitieren.

Gehen Sie nun zum Tastbefund über. Legen Sie die Person in Rückenlage und untersuchen Sie zunächst die obere Brustwirbelsäule, die Rippen, den Schultergürtel und das Brustbein nach somatischen Dysfunktionen. Da die viszerosomatischen Reflexe der oberen Atemwege zwischen Th1 und Th2 liegen, können Dysfunktionen in diesem Bereich eine erhöhte sympathische Aktivität mit einer Vasokonstriktion der Nasen- und Rachenschleimhaut bewirken. Untersuchen Sie anschließend den Rest des Brustkorbs und den thorakoabdominalen Anteil des Zwerchfells, da Störungen in diesem Bereich den Lymphfluss beeinträchtigen können. Man beachte, dass das Zwerchfell von Personen mit chronischer Rhonchopathie und vor allem mit einem OSAHS aufgrund der permanenten Atemanstrengung kräftig ausgebildet ist. Normalisieren Sie eventuelle Dysfunktionen.

Wenden Sie sich nun der Halswirbelsäule zu. Das Volumen des Mundrachens steht unter direktem Einfluss der Haltung der Halswirbelsäule. Bei Extension nimmt es zu, bei Flexion nimmt es ab. OSAHS-Patienten zeigen typischerweise eine HWS-Extension mit übermäßigem zervikofazialen Fettgewebe und einem kurzen Hals. Ein gesteigerter Halsumfang gilt als zusätzlicher Risikofaktor für eine Verengung der oberen Atemwege. Häufig zeigen die Betroffenen auch einen offenen thyreomentalen Winkel. Suchen Sie nach myofaszialen Verspannungen. Normalisieren Sie die Halswirbelsäule, vor allem den Bereich zwischen C3 und C5 aufgrund seiner Bezüge zum N. phrenicus. Seien Sie äußerst aufmerksam bei der Palpation von C0–C1 und C1–C2. Dysfunktionen, die hier mit großer Häufigkeit zu finden sind, können die Funktion des Vagus-Nervs beeinträchtigen und zu Dysautonomien führen. Untersuchen Sie anschließend den Unterkiefer, der bei OSAHS-Patienten häufig klein ausgebildet und nach hinten verlagert ist. Normalisieren Sie danach behutsam das Zungenbein (das häufig nach unten abgesunken ist), die infra- und suprahyoidale Muskulatur und den Mundboden. Bitten Sie die Person, ihren Mund zu öffnen, und untersuchen Sie Form, Größe, Position und Funktion der Zunge. Inspizieren Sie auch das Gaumensegel. Häufig erscheint es schlaff, mit einem verlängerten und bisweilen verdickten Zäpfchen.

Gehen Sie nun zur Schädelregion über. Beginnen Sie mit der Schädelbasis, dem Hinterhauptbein, der SSB, den Schläfenbeinen, dem Foramen jugulare

(Vagus-Nerv) und den Kiefergelenken. Untersuchen Sie die Strukturen, die einen Bezug zum Gaumensegel haben, d. h. die Pars petrosa der Schläfenbeine (M. levator veli palatini) und den Processus pterygoideus des Keilbeins (M. tensor veli palatini). Dysfunktionen des Unterkiefers begünstigen eine chronische Mundatmung und beeinträchtigen die myofasziale Funktion der vorderen Halswirbelsäule sowie die Drainageleistung der jugulodigastrischen Lymphknoten.

Eine Normalisierung der Gesichtsstrukturen ist bei Patienten mit nasaler Obstruktion äußerst wichtig. Palpieren und normalisieren Sie im Anschluss an die Inspektion die Stirnbeine, da die meisten Gesichtsknochen mit ihnen in Verbindung stehen. Prüfen Sie anschließend die Jochbeine. Sie sind leicht palpierbar und bieten einen guten Zugang zum Gesicht, zum Keilbein und zu den Oberkieferknochen. Als Schnittstelle zwischen dem Neuro- und dem Viszerokranium dämpfen sie einerseits die Kräfte, die auf das Viszerokranium einwirken, leiten andererseits aber auch Dysfunktionen vom Neurokranium auf den Gesichtsschädel weiter.

Inspizieren Sie die Nase und ihre Proportionen und prüfen Sie die Permeabilität der Nasenlöcher. Normalerweise sind die Bewegungen der Flügelknorpel bei der Einatmung kaum sichtbar. Prüfen Sie die Nasenbeine, da diese als Folge von eventuellen Traumata im Gesichtsbereich häufig Dysfunktionen zeigen. Untersuchen Sie die Oberkieferknochen, deren transversaler Durchmesser bei Mundatmern häufig vermindert ist. Prüfen Sie ebenfalls den Processus frontalis der Oberkieferknochen. Steht der Oberkiefer in Außenrotation, nähert sich der Processus der Frontalebene. Steht er in Innenrotation, nähert sich er sich der Sagittalebene. Schauen Sie auf die Tiefe und den Verlauf der Nasolabialfalten. Tiefe Falten sind eher ein Indiz dafür, dass das homolaterale Oberkiefer- und/oder Jochbein in Außenrotation steht. Im Gegensatz dazu weist eine flache Falte eher auf eine Innenrotation dieser Knochen hin. Normalisieren Sie eventuelle Dysfunktionen. Führen Sie am Oberkieferknochen ggf. eine intraossäre Modellierung durch.

Aufgrund ihrer Auswirkungen auf das Wachstum der kraniofazialen Strukturen ist das Erreichen einer Nasenatmung von großer Bedeutung, vor allem bei Kindern. Stellen Sie sicher, dass die betroffenen Kinder sich schnäuzen können, und empfehlen Sie die Durchführung verschiedener Übungen (Nasenlochübung mit geschlossenem Mund, Lippentonisierung, Lippenschluss, Zungenposition, Schlucken). Das Erreichen einer Nasenatmung erhöht bei allen Betroffenen die Lebensqualität. Empfehlen Sie zur Verbesserung der Atmung außerdem sanfte Dehnübungen, Dreh- und Seitbewegungen für den Nacken, die Schultern, den Brustkorb und die Wirbelsäule. Erklären Sie, was eine gute Haltung ausmacht und welche Bedeutung ihr zukommt.

Helfen Sie Ihren Patienten, ihre Selbstheilungskräfte zu aktivieren, indem sie die Grundregeln einer gesunden Lebensführung einhalten. Empfehlen Sie ihnen, zu regelmäßigen Uhrzeiten zwischen sieben und neun Stunden zu schlafen, um das vegetative Nervensystem zu harmonisieren und die Homöostase zu fördern. Weisen Sie auf die Bedeutung qualitativ hochwertiger Nahrungsmittel hin, die dem Körper die nötigen Vitamine, Mineralstoffe und Aminosäuren liefern. Zucker und industriell verarbeitete Lebensmittel sollten begrenzt werden, da sie Entzündungsreaktionen fördern und außerdem schleimbildend wirken, was wiederum zu einer nasalen Obstruktion beitragen kann.

4.5 Parafunktionen

Nach der Beschreibung der orofazialen Funktionen und der damit verbundenen Störungen möchten wir nun das Thema der Parafunktionen besprechen. Da sie das kraniofaziale Wachstum auf vielfältige Weise beeinträchtigen, Schmerzen bereiten oder Dysfunktionen des Kauapparates hervorrufen können, ist die Kenntnis über ihre Entstehung und ihre Auswirkungen von grundlegender Bedeutung. Eine korrekte Diagnostik ermöglicht anschließend eine angemessene Behandlung und begünstigt bei Kindern ein harmonisches Wachstum der kraniofazialen Strukturen.

Gola et al. liefern folgende Definition: „Parafunktionen sind Aktivitäten, die wiederholt oder über einen längeren Zeitraum im Verhältnis zur normalen Funktion auf anarchische Weise durchgeführt werden. Sie führen zu übermäßigen statischen (Pressen) oder dynamischen Beanspruchungen (Knirschen)" [141]. Orthlieb schreibt dazu: „Unter oraler Parafunktion versteht man jegliche Benutzung des Kauapparates zu

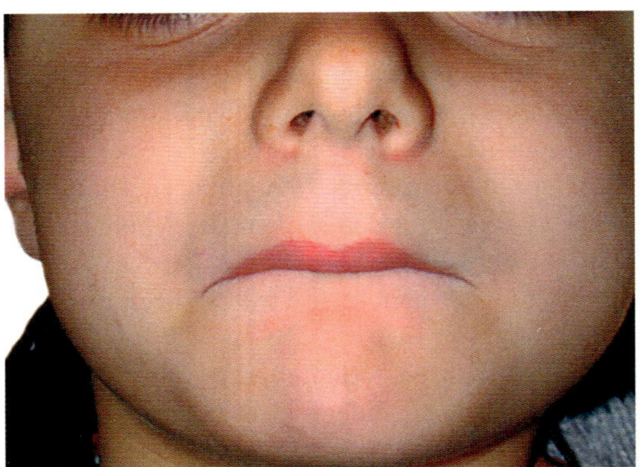

Abb. 4.22 Lippensaugen. Quelle: Mascarelli L, Favot P. Examen clinique de la face en orthopédie dentofaciale. EMC - Médecine buccale - 2009: 1–17 [28-806-C-10]. © Elsevier Masson SAS.

anderen Zwecken als dem Kauen, Schlucken, der Ventilation, Phonation oder der Mimik. Beeinträchtigungen dieser Funktionen sind als orale Dysfunktionen zu bewerten" [142]. Andere Autoren betrachten den Kauapparat als „Stressventil" und die Parafunktionen als Ausdruck psychischer Stressbewältigung. Demnach wären das Pressen oder Knirschen als normale Funktionen zu bewerten [143].

Unter der Kategorie oraler Parafunktionen werden verschiedene Verhaltensweisen zusammengefasst. Diese sind:

- nicht-nutritives Saugen, d. h. Lutschen am Daumen oder anderen Fingern, am Schnuller oder an anderen Gegenständen, z. B. Stofftieren;
- „Nuckeln" an der Zunge, häufig als Schnullerersatz;
- Lippensaugen (➤ Abb. 4.22;
- Zungenschieben, z. B. gegen die Schneide- oder Backenzähne, Interposition zwischen die Zahnarkaden;
- Onychophagie, d. h. Kauen der Nägel oder der umliegenden Haut;
- Lippenbeißen (mitunter bis zu Verletzungen) oder das Bestreichen der Lippen mit der Zunge;
- Beißen der Wangeninnenseiten;
- Saugen an oder Kauen von Gegenständen, z. B. Kugelschreiber, Bleistift;
- Kauen von Kaugummis, Lutschen von Bonbons o. Ä.;
- Knirschen, Pressen, Verkrampfung der Kaumuskulatur;
- Zähneklappern, mit der Gefahr von Rissbildungen oder Frakturen.

Zahlreiche Ansätze versuchen, das Entstehen von Parafunktionen mit evolutionären, verhaltensbezogenen oder dysfunktionalen Theorien zu erklären. Wie so häufig liegen auch hier multifaktorielle Ursachen zugrunde, und wahrscheinlich führt die Anhäufung verschiedener Ereignisse zur Ausbildung von Parafunktionen.

4.5.1 Evolutionäre Theorien

Das menschliche Kauorgan hat seinen Ursprung im Rachenapparat und diente zunächst als Instrument zum Ausdruck der Aggressivität, bevor es sich über einen langen Zeitraum zu einem Organ der Emotionssteuerung entwickelte [144]. Der Kauapparat stammt aus dem Rachenapparat, der Unterkiefer und die Kaumuskeln (Mm. temporalis, masseter, pterygoidei) besitzen einen gemeinsamen embryologischen Ursprung im ersten Kiemenbogen. Außerdem stehen all diese Strukturen in Bezug zum N. trigeminus (V), dessen Fasern sowohl efferente als auch afferente Signale leiten. Im Laufe der Evolution entwickelten sich die Eckzähne zu imposanten Fangzähnen und das Kauorgan zu einem Werkzeug, mit dem der Fleischfresser seine Beute töten und seinen Emotionen, vor allem der Aggressivität, Ausdruck verleihen konnte. Diese Funktion ist tief in uns verankert, und beim modernen Menschen ist diese Verbindung zwischen dem Kauapparat und dem Ausdruck der Aggressivität immer noch vorhanden. Heute zeigt sich diese Verbindung jedoch in Form von nächtlichem Zähnepressen oder -knirschen [144].

Im Laufe der phylogenetischen Evolution näherte der Vagus-Nerv (X) sich übrigens den Gesichtsmuskeln, indem er sich Fasern anderer Hirnnerven zunutze machte, deren Kerne ebenfalls im Hirnstamm liegen. Diese sind der N. trigeminus (V), der N. facialis (VII), der N. glossopharyngeus (IX) und der N. accessorius (XI). So erstreckt sich über die Hirnnerven V, VI, IX, X, XI und XII der Einfluss des Kauorgans auf ein überaus großes Gebiet.

4.5.2 Verhaltenstheorien

Die Einbindung des Kauapparates in die Stressbewältigung wurde in zahlreichen Studien nachgewiesen.

Als „Stress“ bezeichnet man „sowohl die erlebte Aggression als auch die Reaktion des Organismus darauf“ [145]. Stress lässt sich auch definieren als das Ergebnis aller Zustände, die das normale physiologische Gleichgewicht durcheinanderbringen [146]. Der ungarische Arzt Hans Selye führte in den 1920er Jahren den Begriff des Stresses ein, nachdem er unspezifische Reaktionen des Organismus auf Krankheiten beobachtet hatte, die er als das „allgemeine Krankheitssyndrom“ bezeichnete [147]. Ist der Mensch sog. „Stressoren“ ausgesetzt, reagiert er nach Selye in drei Phasen, mit jeweils unterschiedlichen biologischen, seelischen und psychischen Manifestationen. Diese sind die Alarmreaktion, die Widerstandsphase und das Erschöpfungsstadium. Das bedeutet, dass Verhaltensweisen, die häufig als Parafunktionen bewertet werden, eigentlich strategische Reaktionen auf eine Stresseinwirkung darstellen und dem Organismus Nutzen bringen. Dies wurde an der Hypothalamus-Hypophysen-Nebennieren-Achse und am autonomen Nervensystem nachgewiesen.

Hypothalamus-Hypophysen-Nebennieren-Achse

Die Hypothalamus-Hypophysen-Nebennieren-Achse (HHN-Achse) und das autonome Nervensystem (ANS) bilden die beiden Hauptbestandteile des Stressreaktionssystems. Sie stehen in ständigem Austausch untereinander in dem Bestreben, die Homöstase des Organismus aufrechtzuerhalten. Störungen dieses dynamischen Gleichgewichts ebnen den Weg für Krankheiten.

Die HHN-Achse, bestehend aus dem Hypothalamus, der Hypophyse und den Nebennieren, bildet eine komplexe Rückkopplungsschleife. Klassischerweise wird die kraniale Osteopathie wegen ihrer Wirkung auf die HHN-Achse empfohlen: „Der Hypothalamus und die Hypophyse stehen in struktureller und funktioneller Wechselwirkung zueinander. Da die Zerebrospinalflüssigkeit diese beiden Strukturen umgibt und durch Manipulationen von außen in ihren Bewegungen und ihrer Physiologie beeinflusst werden kann, folgt daraus, dass wir dank unserer kranialen Techniken über einen äußerst wirksamen Einfluss auf die Hypothalamus-Hypophysen-Aktivität verfügen“ [148].

Hormone

Die HHN-Achse wir durch verschiedene Hormone aktiviert:

- Corticotropin-Releasing-Hormon (CRH), auch Corticotropin-Releasing-Faktor (CRF) oder Corticoliberin genannt, gebildet im Hypothalamus, stimuliert als Hauptwirkung die Synthese von ACTH durch die Hypophyse.
- Antidiuretisches Hormon (ADH), auch Vasopressin genannt, im Nucleus supraopticus und Nucleus paraventricularis des Hypothalamus synthetisiert und durch den Hypophysenhinterlappen freigesetzt, wirkt hauptsächlich antidiuretisch auf die Nieren.
- Adrenocortikotropes Hormon (ACTH), häufig als Stressreaktion durch den Hypophysenvorderlappen synthetisiert und freigesetzt; stimuliert die Synthese von Glukokortikoiden in der Nebennierenrinde; steht auch im Zusammenhang mit dem zirkadianen Rhythmus; als Reaktion auf einen erhöhten Stoffwechselbedarf steigt durch die Freisetzung von Glukokortikoiden der Blutzuckergehalt; Glukokortikoide wirken außerdem auf das Immunsystem, indem sie die Freisetzung von Immuntransmittern hemmen.

Neuroendokrine Hormone spielen eine wichtige Rolle für die Steuerung der basalen Homöostase und der Reaktionen auf verschiedene Arten von Bedrohungen. Sie sind außerdem an der Pathogenese von Krankheiten beteiligt, die durch Allostase, mit anderen Worten durch Veränderungen der basalen Homöostase der verschiedenen physiologischen Funktionen, und/oder durch Kakostase, d. h. eine defekten Homöostase, hervorgerufen werden.

Neurotransmitter

Die HHN-Achse steht außerdem unter dem Einfluss von Neuropeptiden und Neurotransmittern. Diese stammen aus anderen Hirnregionen, wie dem Hippocampus oder der Amygdala. Der Hippocampus ist eine Struktur des Telenzephalons und gehört zum limbischen System. Er spielt eine zentrale Rolle bei der Gedächtnisbildung und der räumlichen Orientierung. Menschen mit Depressionen zeigen Volumenminderungen am Hippocampus. Die Amygdala ist ebenfalls Teil des limbischen Systems. Sie ist an der Identifizierung und Einordnung der emotionalen Komponente sensorischer Stimuli beteiligt, vor allem von Angst und Angstzuständen. Die mandelförmige Amygdala besteht aus einem Komplex von ca. 13 Kernen in der anteromedialen Region des Schläfenlappens, vor dem Hippocampus. Sie steht mit zahlreichen Hirnregionen in Verbindung, u. a. dem Hippocampus und dem Hypothalamus. Der Hippocampus, die Amygdala und der präfrontale Kortex bilden bevorzugte Zielorte für die Aufnahme und Verarbeitung von Stressreizen.

Sensibilisierung

In Angst- oder Gefahrenmomenten stellt die Kampf-oder-Flucht-Reaktion (engl. *fight-or-flight response*) eine normale Antwort auf eine Stimulierung des Nervensystems dar. Besonders der Sympathikus reagiert mit einer Ausschüttung von Katecholaminen, vor allem Adrenalin.

Menschen, die an einer posttraumatischen Belastungsstörung leiden, wurden jedoch für bestimmte Situationen sensibilisiert, die sie unbewusst an vorige, extrem belastende physische oder emotionale Erfahrungen erinnern. Sie nehmen Gefahren als Reaktion auf die Stimuli wahr, die sie mit den vorigen Erfahrungen verknüpfen [149]. So können bestimmte „Stressoren" bei ihnen Reaktionen hervorrufen, die normalerweise durch die erfahrene Bedrohung ausgelöst würde. So kommt es zu erworbenen, irrationalen Angstzuständen, die sich negativ auf das Immunsystem auswirken. Sie begünstigen Entzündungsreaktionen und steigern das Risiko für eine frühzeitige Entwicklung diverser altersbedingter Krankheiten [150]. Man beachte, dass eine solche Sensibilisierung bereits ab der Fetalperiode stattfinden kann.

Strategien zur Stressbewältigung

Chronischer Stress beeinträchtigt unsere körperliche und seelische Gesundheit und führt zu zahlreichen Krankheiten. Seit jeher suchen wir daher nach Strategien, um Stress zu bekämpfen und seine Auswirkungen zu mindern. Eine dieser Strategien besteht in der Beanspruchung der orofazialen Funktionen und der Muskulatur des Kauapparates, indem wir auf diversen Gegenständen, Körperteilen usw. lutschen, kauen oder beißen. Beispielsweise zeigen Tiere, die in Stresssituationen die Gelegenheit haben, auf Holzstücke zu beißen, eine Verminderung der normalerweise schädlichen Auswirkungen von Stress, mit einem niedrigeren Kortikosteroidgehalt im Blutplasma und einer abgeschwächten Reaktion der HHN-Achse und des autonomen Nervensystems [151].

Tatsächlich beeinflussen die durch das Kauen ausgelösten Kräfte unmittelbar das limbische System. Das limbische System, auch als emotionales Gehirn bezeichnet, gehört zu den ältesten Anteilen unseres Gehirns. Es besteht aus mehreren Kernen unterhalb des Kortex:

- Hippocampus, beteiligt an Angstreaktionen, Langzeitgedächtnisbildung und Lernprozessen;
- Amygdala, beteiligt an Angst- und Aggressionsreaktionen;
- Gyrus cinguli;
- Fornix;
- Hypothalamus.

Aufgrund seiner Verbindungen zu anderen Bestandteilen des limbischen Systems, z. B. der Amygdala, ist der Hippocampus an emotionalen Reaktionen beteiligt. Man beachte, dass bestimmte Hirnfunktionen, wie etwa die Neurogenese, vor allem im Hippocampus, von den durch das Kauen erzeugten Kräften abhängen. In diesem Zusammenhang zeigen feste Nahrungsmittel eine fördernde Wirkung, während sich weiche Nahrungsmittel eher nachteilig auswirken [152]. In verschiedenen Studien wurde nachgewiesen, dass Kauen in Stresssituationen die Hyperaktivität der HHN-Achse und die Glukokortikoidwirkung im Hippocampus senkt. Gleichzeitig mindert es die stressinduzierten, chronischen kognitiven Defizite, die in Bezug zum Hippocampus stehen [153]. Kauen hemmt außerdem deutlich einen erhöhten Dopamin-Stoffwechsel sowie eine Erneuerung von Noradrenalin im Hypothalamus und den limbischen Regionen [151]. Weiterhin hemmt es die Ausschüttung von CRH und in der Folge von ACTH, einem Hormon, das normalerweise in Stresssituationen freigesetzt wird [154].

Interessanterweise beeinträchtigt Stress nicht nur die Neurogenese im Hippocampus beim Erwachsenen, sondern zeigt auch transgenerationale Wirkung. Solche epigenetischen Übertragungen wurden bei Nagetieren beobachtet. Nachkommen von Muttertieren, die in Stresssituationen während der Tragezeit an etwas kauen konnten, zeigten ihrerseits in Stresssituationen eine weniger aktive HHN-Achse, als es normalerweise zu erwarten gewesen wäre [155].

Kaugummikauen zeigt, je nach Dauer, diverse Wirkungen [156, 157]. Es senkt den Kortisolgehalt im Speichel und ein kontinuierliches Kauen von mindestens zehn Minuten scheint das Stressniveau zu senken [158].

4.5.3 Theorie der okklusalen und/oder somatischen Dysfunktion

Zusätzlich zu exogenen Stressfaktoren bestehen zahlreiche endogene Stressquellen. Dazu gehören okklusale Dysfunktionen oder Disharmonien sowie somatische Dysfunktionen des Kauapparats. Eines der Grundprinzipien der Osteopathie, nämlich die Beziehung zwischen der Struktur und der Funktion, gilt uneingeschränkt für das Thema der Parafunktionen. Bei einem gestörten Gleichgewicht der orofazialen Strukturen kann keine optimale Funktion entstehen. Auf diesem Gebiet braucht es eine interdisziplinäre Zusammenarbeit zwischen der Kieferorthopädie und der Osteopathie.

Okklusale Dysfunktionen

Während das Stressniveau durch Kauen, Beißen und andere Aktivitäten des Kauapparats absinkt, wird es durch Dys- oder Hypofunktionen eher verstärkt. Studien an Tieren belegen Zusammenhänge zwischen okklusalen Disharmonien, Stress und negativen Auswirkungen auf die HHN-Achse. Dabei führten absichtlich herbeigeführte Änderungen an der Okklusion (Klebebänder an den Kieferknochen, Kunststoffaufsätze an den Schneidezähnen oder Schienen) zu Stressreaktionen, die noch mehrere Wochen anhielten [153, 159].

In anderen Tierstudien wurde festgestellt, dass eine durch Zahnextraktionen oder Reduzierung von Backenzahnkronen verminderte Kaufunktion zu Störungen im räumlichen Lernen aufgrund der morphologischen Veränderungen im Hippocampus führen. Das Ausmaß dieser Folgen ist bedeutender als bei Versuchen, in denen die Kaufunktion nicht beeinflusst wurde, die Tiere aber statt fester nur weichere Nahrung bekamen. Solche Studien verdeutlichen die Rolle der parodontalen Mechanorezeptoren und die Notwendigkeit einer okklusalen Stimulierung zur Aufrechterhaltung der strukturellen Integrität der Wurzelhaut und ihrer Mechanorezeptoren [160, 162].

Personen mit schlecht angepassten Kronen oder Prothesen oder mit nicht wieder gefüllten Lücken nach Zahnausfällen zeigen häufig Kaudysfunktionen. Sie klagen über Unbehagen, zwanghafte Bewegungen der Zunge oder Zähneknirschen. Das Stressniveau kann sich auch in Kopfschmerzen und/oder Schmerzen in den Kaumuskeln oder im Kiefergelenk manifestieren. Es entsteht ein Teufelskreis, in dem die Kaudysfunktion zu einer Aktivierung der HHN-Achse und zu einer vermehrten Ausschüttung von Glukokortikoiden führt [153]. Die Betroffenen suchen Linderung in Parafunktionen.

Zu erwähnen wäre auch die Bedeutung von relativ häufig auftretenden okklusalen Interferenzen. Experimentell erzeugt, bewirken sie Veränderungen in den Kontraktionen der menschlichen Kaumuskulatur und den Seitbewegungen des Unterkiefers. Kurzfristig zeigen die Patienten klinische Zeichen, wie Schmerzen und Ermüdung der Kaumuskulatur, Kopfschmerzen, Krepitationen oder Schmerzen in den Kiefergelenken [163]. Veränderungen der Okklusion aufgrund von okklusalen Dysfunktionen können zu übermäßigen Kontraktionen der Kaumuskeln führen. Dies gilt als ein Risikofaktor für temporomandibuläre Dysfunktionen und kann zu einer Senkung der Schmerzschwelle führen [164].

Somatische Dysfunktionen

Es liegen zahlreiche Arbeiten zu Dysfunktionen des Kauapparats und einem damit verbundenen Bruxismus vor [165, 166]. Die Meinungen darüber, welches der Phänomene dem anderen zeitlich vorausgeht, gehen allerdings auseinander. Tatsächlich liefert eine lineare Betrachtungsweise keine Antwort auf diese Frage. Die Ätiopathogenese solcher Dysfunktionen ist grundsätzlich multifaktoriell und lässt sich nicht auf eine einzige Ursache zurückführen.

Es gibt also zahlreiche Ursachen für orofaziale Parafunktionen. Dazu zählen wir auch somatische Dysfunktionen des kraniosakralen Komplexes, bei denen Veränderungen der Strukturen Funktionseinschränkungen nach sich ziehen. Solche Dysfunktionen können bereits in der Fetalperiode entstehen, wenn sich, aufgrund eines positionellen Syndroms, bei-

4

spielsweise mehrere Deformationen ausbilden [107]. Wir haben bereits mehrfach die möglichen Ursachen kraniosakraler Dysfunktionen beschrieben, die während der Geburt oder im Kleinkindalter entstehen können [107]. Beispielsweise kommt es bei schwierigen Geburten, möglicherweise mit instrumenteller Unterstützung (Geburtszange usw.), häufig zu Dysfunktionen des Unterkiefers oder der Kiefergelenke. Neugeborene zeigen bisweilen mehr oder weniger schwerwiegende Gesichtslähmungen, die zu einer asymmetrischen Ausbildung der motorischen Fähigkeiten im orofazialen Bereich führen können. Auch hier handelt es sich um die Folgen von Plagiozephalien, die häufig mit Asymmetrien des Unterkiefers oder der Kiefergelenke einhergehen [63, 64]. Oder aber andere kraniosakrale Dysfunktionen liegen vor und begünstigen ein asymmetrisches Wachstum und somit die Ausbildung von Parafunktionen (s. u. Malokklusionen). Hinzu kommen noch die Störungen der orofazialen Funktionen, die wir an früherer Stelle dieses Kapitel besprochen haben, sowie diverse Stürze und andere Traumata, die in der orofazialen Region Spuren hinterlassen. Außerdem kann eine psychologische Disposition bei manchen Menschen die Ausbildung von Parafunktionen begünstigen, wie z. B. bei Angstzuständen oder permanenter Hypervigilanz.

Je nachdem, wie viele Ereignisse oder Phänomene sich im Laufe des Lebens angesammelt haben, zeigt die betroffene Person mehr oder weniger schwerwiegende Parafunktionen. Die Rolle der Osteopathie besteht u. a. darin, die strukturellen Dysfunktionen auszumachen, die für die muskulären Dystonien verantwortlich sind. Befindet sich der Ursprung der Muskeln des Kauapparats, insbesondere der direkten Kaumuskeln, in einer dysfunktionellen Position, so kann der Muskel keine normale Hebelwirkung und keine intakte Funktion entwickeln. Die Fasern der Kaumuskeln zeigen eine kammförmige Anordnung und befinden sich auf allen drei Ebenen. Der M. pterygoideus lateralis besteht aus bis zu acht alternierenden muskulo-aponeurotischen Schichten [167]. Die verschiedenen Muskelstränge bestehen aus Untergruppen, die vom Nervensystem je nach Bedarf auf asynchrone Weise angesprochen werden. Diese große Komplexität ermöglicht überaus feine Anpassungen während des Kauens, erklärt aber auch die große Anfälligkeit und das Auftreten von Problemen in bestimmten muskulären Bereichen, das beispielsweise zu Muskelverkrampfungen führt. Wenn es zu solchen Verkrampfungen kommt, neigen Betroffene häufig dazu, auf etwas zu kauen oder zu beißen, um die Muskelspannungen zu lösen. Man beachte, dass der motorische Kern des N. trigeminus (V), von dem die Motoneuronen der Kaumuskeln ausgehen, im Hirnstamm liegt, und zwar in der Nähe der Kerne des N. facialis (VII) und des N. glossopharyngeus (IX), die ebenfalls an der Mastikation beteiligt sind. Diese Kerne sind durch Interneurone miteinander verbunden und beeinflussen sich gegenseitig.

Muskeln mit Ansatz am Schläfenbein

Dysfunktionen der Schläfenbeine gehören zu den größten somatischen Ursachen für Parafunktionen. Die Schläfenbeine stehen in Bezug zu verschiedenen orofazialen Funktionen und bieten zahlreichen Muskeln eine Ansatzfläche:

- M. temporalis, inseriert an der Schläfenbeinschuppe;
- M. masseter, inseriert am Processus zygomaticus;
- M. levator veli palatini, inseriert an der Unterseite der Pars petrosa;
- Mm. stylohyoideus, styloglossus und stylopharyngeus inserieren am Processus styloideus;
- Mm. sternocleidomastoideus, occipitofrontalis, trapezius, digastricus, splenius capitis und longissimus capitis, inserieren am Processus mastoideus.

4.5.4 Bruxismus

Die *Academy of Prosthodontics* definiert Bruxismus als „orale Gewohnheit eines unwillkürlichen, nicht funktionellen, rhythmischen oder unrhythmischen Knirschens, Mahlens oder Pressens in den Bewegungen des Unterkiefers außerhalb der Kaubewegungen mit der Gefahr eines Okklusionstraumas“ [168].

In der Regel unterscheidet man zwischen nocturnalem Bruxismus (Schlafbruxismus) und diurnalem Bruxismus (Wachbruxismus). Die *American Academy of Sleep Medicine (AASM)* bezeichnet Bruxismus als Schlafbewegungsstörung mit Knirschen oder Aufeinanderpressen der Zähne [169]. Die *American Academy of Orofacial Pain* stuft Bruxismus als Parafunktion ein, die auch tagsüber auftreten kann und eine Kontraktion der Masseter- und Temporalis-Muskeln mit einem Aufeinanderpressen der Zähne beinhaltet [170]. In beiden Fällen handelt es sich um eine unbewusste Aktivität.

Bruxismus gilt als eine Schlafstörung und zeigt sich in der Polysomnografie in rhythmischen Kontraktionen der Kaumuskeln. Solche muskulären Kontraktionen sind normalerweise bei 60 % der Erwachsenen zu beobachten, verstärken sich allerdings deutlich in Dauer, Häufigkeit und Intensität während des Schlafbruxismus. Dieser gilt als leicht- bis mittelgradig, wenn die Person pro Schlafstunde mindestens zwei Episoden rhythmischer Muskelkontraktionen zeigt. Bei vier oder mehr solcher Episoden spricht man von schwergradigem Schlafbruxismus [171].

Während des Schlafs sind zahlreiche Manifestationen einer muskulären Aktivität des Kauapparats zu beobachten. Zusätzlich zu rhythmischen Kontraktionen der Kaumuskeln zeigen sich weitere Aktivitäten, wie Schlucken, Husten, Sprechen, Lächeln, Lippensaugen, Unterkieferbewegungen oder Myoklonien [172]. Bei Menschen mit Schlafbruxismus machen solche orofazialen Aktivitäten ca. 30 % der Ereignisse aus, die während des Schlafs an den Masseter- und Temporalis-Muskeln elektromyografisch festgehalten werden. Bei Vergleichspersonen liegt dieser Wert bei ca. 85 %. Knirscher zeigen allerdings dreimal so viele rhythmische Kontraktionen der Kaumuskeln wie Vergleichspersonen [171].

Prävalenz

Obwohl das Zähneknirschen stark verbreitet ist, ist dieses Thema vielen Menschen fremd. Je nach Studie bzw. Autor variieren die Zahlen zur Prävalenz sehr stark, was daran liegen könnte, dass viele nicht wissen, dass sie an dieser nächtlichen Störung leiden. In der Gesamtbevölkerung wird die Prävalenz des Schlafbruxismus auf 8 bis 38 % geschätzt [173–175]. Für Kinder liegt diese Zahl zwischen 16,5 und 32,4 % [176, 177].

Wie bei allen Parafunktionen hat auch der Bruxismus multifaktorielle Ursachen. Bisher wurde zwar noch kein genetischer Marker ausgemacht [171], es lassen sich aber gewisse familiäre Ähnlichkeiten in den Verhaltensweisen beobachten [174], da Kinder mehr oder weniger unbewusst das Verhalten ihrer Familie nachahmen. Bei Kindern bestehen Risikofaktoren, wenn sie nervös, überfordert oder Tabakrauch ausgesetzt sind, laut schnarchen, unruhig, mit einer Lichtquelle oder weniger als acht Stunden schlafen; wenn sie unter Kopfschmerzen oder Parafunktionen leiden (beißen, knabbern), verhaltensauffällig oder psychologisch instabil sind oder Schwierigkeiten in sozialen Beziehungen zeigen [178]. Bei Kindern kann Zähneknirschen auch durch pathogene Parasiten ausgelöst werden. Am häufigsten handelt es sich um intestinale Parasitosen (Oxyuren), die auch Probleme im HNO-Bereich, z. B. Rhinopharyngitiden, oder Albträume verursachen [179].

Zu den Risikofaktoren bei Erwachsenen zählen in der Kindheit aufgetretener Bruxismus, gastroösophagealer Reflux, Rauchen, Angstzustände, Stress sowie Störungen des zentralen dopaminergen Systems [180, 181].

Es herrscht allgemeiner Konsens darüber, dass Bruxismus bei Gesunden eher als Risikofaktor denn als Störung zu betrachten ist [182]. Die negativen Auswirkungen zeigen sich vor allem im Mund-Zahn-Bereich, mit einer mehr oder weniger starken Abnutzung der Zähne, Schmerzen an den Kiefergelenken, Muskelschmerzen während des Kauens oder Zerstörungen von Zahnersätzen und -prothesen. Bruxismus steht mitunter auch in Verbindung mit einem gastroösophagealen Reflux oder einem OSAHS.

Auswirkungen

Zahnabnutzung

Die Abnutzung der Zähne, genauer gesagt der Verlust der harten Substanzen (Zahnschmelz, Dentin und Zahnzement), ist das Ergebnis verschiedener Faktoren. Dies kann auf intrinsisch-mechanischem Wege erfolgen und ist beim Milchgebiss der Kinder sogar erwünscht. Diese sog. Attrition findet normalerweise im Alter von 3 bis 6 Jahren an allen Milchzähnen statt, wenn das Kind die Seitbewegungen des Unterkiefers und das alternierende Kauen erlernt.

Beim Erwachsenen entsteht die intrinsisch-mechanische Abnutzung der Zähne durch Zahn-Zahn-Kontakt beim Kauen und/oder beim Knirschen. Eine extrinsisch-mechanische Abnutzung, auch Abrasion genannt, ist die Folge von bukko-dentalen Prozessen oder Gewohnheiten (z. B. Nägelkauen oder Beißen auf Kugelschreibern). Zahnerosionen können durch eine zu stark säurehaltige Ernährung begünstigt werden [183].

Muskelschmerzen

Sowohl Kinder als auch Erwachsene, die nachts knirschen, zeigen häufig myofasziale Schmerzen, die sich vom Gesichtsbereich und von der Schläfengrube zum Kopf und zu den Schultern hin ausbreiten [184, 185]. In den meisten Fällen zeigen sich die Kopfschmerzen eher am Morgen, was im Umkehrschluss aber nicht bedeuten muss, dass morgendliche Kopfschmerzen nur auf einen nächtlichen Bruxismus zurückzuführen sind. [186, 187].

Dysfunktion der Kiefergelenke

Mehrere Studien belegen, dass Bruxismus eine Rolle bei der Entstehung von Kiefergelenkstörungen spielen kann. Aufgrund von methodologischen und diagnostischen Divergenzen der Studien lässt sich zwar nur schwer eine direkte kausale Verbindung herstellen. Allerdings gelten Knirscher als Risikopatienten für die Entwicklung myofaszialer Schmerzen, Arthralgien oder Gelenkstörungen (z. B. Diskusverlagerungen oder Gelenkgeräusche) [188].

4.5.5 Klinische Untersuchung und Behandlung

Bisher wurde noch keine wirksame Therapiemethode gegen Bruxismus publiziert [189, 190]. Die meisten bekannten Ansätze zielen darauf, die negativen Auswirkungen auf die orofazialen Strukturen zu minimieren bzw. zu „verwalten" [191]. Dazu gehören:

- Ratschläge zur Lebenshygiene, Entspannungstechniken, kognitive Verhaltenstherapie, Hypnose, Biofeedback;
- Okklusionsschienen für den Ober- oder Unterkiefer;
- Apparate zur Unterkiefervorverlagerung, wie sie auch beim OSAHS verwendet werden, zur Stabilisierung des Unterkiefers, der Zunge und der umgebenden Weichteile zur Erweiterung der oberen Atemwege;
- Medikamente zur kurzfristigen Behandlung.

Diese Therapien erzeugen bei den Betroffenen häufig Unbehagen oder unerwünschte Nebenwirkungen, z. B. einen trockenen Mund beim Aufwachen oder umgekehrt vermehrten Speichelfluss, muskuläre Verspannungen an den Kiefergelenken, Zahnschmerzen oder ein anormales Okklusionsgefühl am Morgen [171]. Außerdem zeigen 20 % der Bruxismus-Patienten, die eine Okklusionsschiene tragen, eine erhöhte EMG-Aktivität während des Schlafs.

Da das Knirschen, wie auch andere Parafunktionen, durch somatische Dysfunktionen verursacht werden kann, ist eine osteopathische Untersuchung und Behandlung der betroffenen Personen angezeigt. Häufig ist jedoch gleichzeitig eine zahnärztliche oder kieferorthopädische Behandlung notwendig. Aufgrund der rezidivierenden Okklusionstraumata erzeugen Parafunktionen wie Nägelkauen oder Zähneknirschen schadhafte Auswirkungen am Kauapparat, mit der Gefahr von Zahnfrakturen, übermäßiger Abnutzung oder Verlust der Zähne. Da die Kräfte der Parafunktionen sich auch auf eventuelle (feste oder herausnehmbare) Zahnprothesen auswirken, besteht die Gefahr der Schädigung der Prothesen, des Restzahnbestands oder der übrigen Gewebestrukturen [192]. Während Parafunktionen bei Kindern zu Dysmorphien führen können, erzeugen sie bei Erwachsenen eher Störungen am Kauapparat und an den Kiefergelenken.

In der Anamnese können Sie sich ein klinisches Bild der Patienten machen. Häufig zeigen die Betroffenen mehrere Störungen, die mit verschiedenen Umständen zusammenhängen (z. B. unruhigen Schlaf, erhöhten Sympathikotonus, erhöhte Herztätigkeit, Stimmungsschwankungen, Neigung zu Angstzuständen, Dysfunktionen an den Kiefergelenken, obstruktive Schlafapnoe) [193]. Tagsüber leiden die Betroffenen an Müdigkeit und Konzentrationsschwäche, sind reizbar und leicht abgelenkt.

Bei der klinischen Untersuchung des Mundraums lassen sich die Anzeichen des Bruxismus beobachten. Achten Sie auf übermäßige Abnutzung der Zähne, Abdrücke der Zähne auf der Zunge, Schwielen oder Beißstellen an den Wangeninnenseiten. Untersuchen Sie die Zungenbewegungen und den Schluckvorgang. Suchen Sie nach Bissabdrücken auf den Lippen. Palpieren Sie die Kaumuskeln und achten Sie auf den Tonus, eventuelle Hypertrophien, Schmerzen in der Umgebung der Kiefergelenke, vor allem am M. pterygoideus lateralis.

Betrachten Sie, wie bei jeder Normalisierung, die Person von Kopf bis Fuß. Posturale Dysfunktionen können die Haltung der Halswirbelsäule und die orofazialen Funktionen beeinträchtigen und sollten, wenn möglich, vor der Behandlung der Schädelregion behoben werden.

Nachdem Sie die Halswirbelsäule, den kraniozervikalen Übergang und die dortigen myofaszialen Strukturen normalisiert haben, wenden Sie sich der Schädelbasis, dem Hinterhauptbein, der SSB, den Schläfenbeinen und dem Foramen jugulare (IX, X, XI) zu.

MAN BEACHTE

Die Schläfenbeine bilden ein Schlüsselelement in der osteopathischen Behandlung von Menschen, die an Bruxismus oder anderen Parafunktionen des Kauapparats leiden. Aufgrund ihrer muskulären Bezüge beeinflussen die Schläfenbeine den Kauvorgang, das Gaumensegel, das Zungenbein, die Zunge, die Halswirbelsäule und die obere Thoraxapertur. Aufgrund ihrer nervalen Bezüge beeinflussen sie die Funktionen des Trigeminus- und des Vagus-Nervs. Aufgrund ihrer vaskulären Bezüge haben sie Einfluss auf die Durchblutung eines großen Teils des Gehirns (A. carotis) sowie den Großteil des venösen Rückflusses aus dem Schädelbereich (Sinus petrosus).

Visualisieren Sie in einem Listening die Bewegungen der Schläfenbeine und der umliegenden Knochen. Benutzen Sie dabei einen beidseitigen Schmetterlingsgriff und wechseln Sie, falls notwendig, die Griffe zur genaueren Untersuchung einzelner Gelenke. Untersuchen und normalisieren Sie die Kiefergelenke mit großer Sorgfalt. Prüfen Sie den Unterkiefer und seine Bezüge zum Gesicht, die Halswirbelsäule und die obere Thoraxapertur. Zur Normalisierung der Kiefergelenke bei Bruxismus-Patienten eignen sich besonders die spheno-mandibulären und die occipito-mandibulären Techniken (➤ Kapitel 5).

Untersuchen Sie mit einem Griff am Schädeldach die Membranen des kraniosakralen Mechanismus und achten Sie dabei besonders auf die HHN-Achse. Visualisieren Sie die Sella turcica mit der Hypophyse und darüber mit dem Hypothalamus. Sutherland schrieb dazu: „Der Hypothalamus bewegt sich mit dem Hypophysenstil und der Hypophyse rhythmisch nach oben und unten, wenn das Keilbein auf seiner Transversalachse nach hinten und vorne rotiert" („*The hypothalamus, including the infundibulum, and the pituitary body, goes up and down rhythmically as the sphenoid circumrotates back and forth on its transverse axis*") [194]. Richten Sie besonderes Augenmerk auf die inhärente Motilität des PRM. Begleiten Sie die Bewegungen und die Fluktuationen, um die HHN-Achse und das autonome Nervensystem zu normalisieren. Um einen noch stärkeren Einfluss auf die Schlafqualität auszuüben, normalisieren Sie die bilateralen Fluktuationen des PRM mit einem bitemporalen oder biparietalen Griff.

Untersuchen Sie die Ansatzstellen des Kleinhirnzelts an der Oberseite der Felsenbeine und an den Processus clinoidei des Keilbeins. Prüfen Sie die Großhirnsichel und ihren Ansatzbereich am Hinterhauptbein, an der Sutura sagittalis und am Stirnbein. Die Meningen stehen in engem Bezug zur Zerebrospinalflüssigkeit (CSF). Begleiten Sie den CSF und das Schädelgewebe, bis Sie einen membranösen und artikulären Gleichgewichtspunkt, einen sog. *still point,* erreichen. Alle Techniken zur Entspannung der Person sind sinnvoll.

Ihre Patienten haben wahrscheinlich schon unzählige Male gehört, dass sie eine gesunde Lebensweise führen und lernen sollen, sich zu entspannen. Ihnen das Gleiche noch einmal zu sagen, würde sie nur belasten und ihnen ein Gefühl des Versagens geben. Versuchen Sie stattdessen, ihnen durch Entspannungstechniken angenehme Erfahrungen zu vermitteln. Dies erreichen Sie beispielsweise mit einer gut durchgeführten Osteopathiesitzung. Sie können Ihren Patienten auch einfache Übungen mit auf den Weg geben, z. B. tiefe und langsame Atemübungen zur Entspannung des autonomen Nervensystems (dabei wird versucht, nach und nach und ohne Druck auf zehn Atmungen pro Minute zu kommen, mit einer Einatmung über vier und einer entspannten Ausatmung über sechs Sekunden). Erklären Sie den Patienten, dass sie ihren Tag mit Atem- und sanften Dehnübungen beginnen können, die sie noch im Bett ausführen. Ermuntern Sie sie, (mit weitestgehend entspanntem Unterkiefer) zu vokalisieren, zu singen, zu summen oder zu gurgeln, um den Vagusnerv zu stimulieren und die Herzfrequenzvariabilität zu fördern. Lockere Unterkieferbewegungen, z. B. mit dem Kinn eine liegende Acht beschreiben, helfen bei der Entspannung der Kaumuskeln. Sprechen Sie mit Ihren Patienten über ihre Schlafgewohnheiten und -positionen. Schlafen in Bauchlage kann Störungen in den Kiefergelenken verursachen. Und zu guter Letzt, ermuntern Sie Ihre Patienten zu gähnen!

4.6 Störungen der Phonation

Die Gesamtheit der Stimmorgane und der zugehörigen Muskeln bilden den Phonationsapparat. Dieser ermöglicht die Erzeugung der spezifischen Phoneme einer Sprache. In diesem Buch beschränken wir uns auf Störungen der Phonation, d. h. der reinen Erzeugung von Stimmlauten. Sprechen, im Sinne der „Fähigkeit des Ausdrucks und der Kommunikation von Gedanken mithilfe durch Phonationsorgane erzeugte artikulierte Sprache“ [195], liegt daher außerhalb unserer Thematik.

Artikulationsstörungen, die im Folgenden besprochen werden, sind von Sprachstörungen zu unterscheiden, die sekundär aufgrund von neurologischen Problemen entstehen (z. B. Aphasien oder Dysphasien). Bei Kommunikationsstörungen als Folge von Artikulationsschwierigkeiten, die ihrerseits auf körperlichen Fehlstellungen oder Fehlbildungen beruhen, spricht man von organischer Dyslalie. Dyslalien (Schwierigkeiten bei der Artikulation) können beispielsweise als Folge von chirurgischen Eingriffen oder bestimmten Krankheiten, z. B. Halskrebs, entstehen. Man findet sie auch bei Menschen mit Gaumenspalten oder diversen anderen Fehlbildungen. Die Osteopathie dient nicht der spezifischen Behandlung organischer Krankheiten. Sie kann aber bei organischen Krankheiten als Komplementärbehandlung im Rahmen einer integrativen Therapie von Nutzen sein. Eine osteopathische Behandlung funktioneller Sprachstörungen versteht sich als ganzheitlicher Ansatz zur Minderung oder Beseitigung somatischer Dysfunktionen, die die Phonation und damit den Ausdruck gesprochener Sprache einschränken. In solchen Fällen ist eine logopädische Behandlung allerdings zwingend notwendig.

Bei Kindern sind Störungen in der Entwicklung der gesprochenen Sprache, der Stimmbildung oder der Artikulation nicht selten. Im Alter von 3 bis 4 Jahren sind ca. 7 % der Kinder betroffen [196]. Solche Störungen gelten als Risikofaktor, da sie häufig gleichbedeutend mit späteren Leseschwierigkeiten sind. Angesichts der Interferenzen zwischen solchen Phonationsschwierigkeiten und einem erfolgreichen Bestehen in der Schul- und Berufswelt sowie in der sozialen Kommunikation gibt es zahlreiche Therapieansätze [197].

Sprachstörungen sind das Ergebnis verschiedener Einflussfaktoren. Sie können funktionell bedingt sein, z. B. durch harmlose Verzögerungen im Spracherwerb oder in der Lesekompetenz. Sie können aber auch strukturell bzw. organisch bedingt sein, z. B. durch Taubheit, zerebrale Einschränkungen oder Störungen psychologischer Art [197].

Die Phonation ergibt sich aus der Koordination von Muskeln unterschiedlicher Kategorien, die afferente und efferente Bahnen des zentralen Nervensystems gesteuert wird. Dabei können an unterschiedlichen Stellen Störungen auftreten (➤ Kapitel 3, „Phonation“):

- Atemtrakt, liefert die Energie für die Schwingungen;
- Stimmlippen, erzeugen die Schwingungen;
- supralaryngeale Räume, enthalten die Resonatoren und Artikulatoren.

4.6.1 Leichtgradige Störungen

Unmittelbar nach der Geburt erzeugen Neugeborene bereits extrem unterschiedliche Laute. Diese reichen von schwachen Geräuschen bis hin zu schrillen Schreien. Sollten allerdings gleichzeitig andere Symptome vorhanden sein, wie Dyspnoe oder Schluckstörungen, kann es sich um ernsthafte Pathologien im Rachen- oder Kehlkopfbereich handeln. Liegen keine neurologischen, chromosomalen oder strukturellen Störungen vor, gilt eine Neugeborenendysphonie als Zeichen einer noch unreifen Kehlkopfinnervierung, deren Zustand sich im Laufe des Wachstums verbessert [198]. In solchen Fällen können osteopathische Behandlungen dazu beitragen, Dysfunktionen an der Schädelbasis, am Vagus-Nerv, Rachen, Kehlkopf und/oder Unterkiefer zu beheben, vor allem nach schwierigen Schwangerschaften oder Geburten.

Abänderungen von Phonemen

Im Laufe des Spracherwerbs kann es zu leichtgradigen Störungen kommen. Sollten diese allerdings bis zum Alter von 5 bis 6 Jahren nicht behoben sein, empfiehlt sich eine Behandlung vor dem Eintritt in die Grundschule. Zu diesem Zeitpunkt bilden Phonemänderungen die häufigsten Störungen, beispielsweise wird ein „t“ zu „k“ oder ein „r“ wird einfach ausgelassen.

Man beachte, dass ein zu kurzes Zungenbändchen bisweilen zu Sprachstörungen führen kann, da es das

Anheben und Einrollen der Zungenspitze behindert. Kraniozervikale Dysfunktionen können ebenfalls den Spannungszustand und die Schwingungen der Stimmlippen beeinträchtigen, sodass beispielsweise ein „b" zu „p" wird.

Stottern

Stottern wird definiert als eine Störung des Redeflusses. Die häufigste Form ist das entwicklungsbedingte Stottern. Die Physiopathologie ist ungeklärt, wahrscheinlich spielen hereditäre Faktoren eine Rolle, aufgrund derer bestimmte Anomalien im ZNS den Redefluss behindern [199]. Das Stottern beginnt typischerweise im Alter von ca. 3 Jahren, wenn Kinder normalerweise beginnen, fließend zu sprechen. Jungen sind häufiger betroffen als Mädchen. In den meisten Fällen kommt es im Laufe der Kindheit zu spontanen Remissionen. Bei nur ca. einem Prozent der Erwachsenen bleibt die Störung bestehen.

Lispeln

Das Lispeln (Sigmatismus interdentalis) ist eine Störung bei der Aussprache des „s" und des „ß" aufgrund einer Fehlposition der Zunge. Diese liegt zu weit vorne und schiebt sich zwischen die Schneidezähne oder (beim lateralen Sigmatismus) zwischen die Prämolaren [200]. So wird beispielsweise „schule" zu „sule" oder „Zahn" zu „Sahn". Lispeln stellt sich häufig bis zum Alter von 4 oder 5 Jahren ein und geht in der Regel mit einem infantilen Schluckmuster und/oder einem Daumenlutschen einher.

Osteopathische Behandlungen zur Behebung der infantilen Schluckmuster ermöglichen eine Verbesserung der Problematik. Idealerweise sollte gleichzeitig das Daumen- oder Schnullerlutschen eingestellt werden. Ab einem Alter von 5 Jahren sind auch logopädische Sitzungen zum Erlernen einer korrekten Zungenposition und zur Beherrschung der Lippen- und Wangenmuskulatur sinnvoll.

4.6.2 Dysphonie

Viele Menschen kennen das Gefühl der Heiserkeit, die im Extremfall bis zum Verlust der Stimme (Aphonie) gehen kann. Dieses Phänomen wird durch diverse Faktoren begünstigt, z. B. Rauchen, gastroösophagealer Reflux, Infektionen im HNO- oder Lungenbereich (Rhinopharyngitis, Sinusitis, Tracheitis, Bronchitis usw.), aber auch Traumata oder Überbeanspruchung der Stimmlippen. Typische Alarmzeichen sind Veränderungen der Lautbildung im Kehlkopf und an den Stimmlippen. Es werden verschiedene klinische Situationen beschrieben.

Akute Laryngitis

Eine akute Laryngitis besteht in einer akuten Entzündung der Kehlkopfschleimhaut, häufig viralen Ursprungs im Anschluss an eine Rhinopharyngitis. Zu den anderen Ursachen zählen Allergien oder Überbeanspruchungen der Stimmlippen. In der Regel treten sie plötzlich auf und sind von einer tieferen, rauen Stimme begleitet, die im Extremfall vollständig ausfällt (Aphonie). In bestimmten Fällen kommt es auch zu Atemnot. Bei der klinischen Untersuchung zeigen sich gerötete, ödematöse, bisweilen von eitrigen oder schleimigen Sekreten bedeckte Stimmlippen. Angesichts möglicher Risiken im Zusammenhang mit laryngealen Symptomatiken empfiehlt sich bei verschleppten Laryngitiden eine Laryngoskopie.

Chronische Laryngitis

Dysphonien stellen sich in der Regel allmählich ein, die Stimme verändert sich dabei und wird rau und brüchig. In der Anamnese zeigt sich eine chronische Reizung des Kehlkopfes, häufig durch Rauchen, gastroösophagealen Reflux oder Überbeanspruchung der Stimmlippen. Eine Laryngitis gilt als chronisch, wenn die Entzündung der Schleimhaut länger als zwei Wochen andauert [201]. Mithilfe medizinischer Untersuchungen (Videoskopie oder Videostroboskopie) lassen sich an den Stimmlippen Verletzungen, verändertes Schwingungsverhalten oder angeborene Fehlbildungen feststellen [201]. Sind die Stimmlippen in normalem Zustand, kann eine neurologische Untersuchung Aufschluss über die Funktion der Nn. hypoglossus, glossopharyngeus, vagus und accesserius geben.

N. hypoglossus

Der N. hypoglossus ist der motorische Nerv der Zunge. Seine Schädigung bewirkt eine Abweichung der Zunge zur betroffenen Seite sowie eine Atrophie und eine verminderte Protrusion auf der betroffenen Seite.

N. glossopharyngeus

Eine Schädigung des N. glossopharyngeus bewirkt eine Dysphagie, eine Hypästesie oder Anästhesie sowie einen Verlust der Geschmacksfunktion am hinteren Drittel der betroffenen Zungenhälfte und der Seiten- und Hinterwände des Rachens. Bei einseitigem Ausfall der M. constrictor pharyngis superior kommt es zum „Vorhangzeichen“: Man bittet den Patienten, den Ton „A“ zu sagen. Dabei verlagert sich die hintere Rachenwand, wie ein Vorhang, nach oben zur gesunden Seite, da der Arcus palatoglossus und der Arcus palatopharyngeus nach unten zur betroffenen Seite, das Zäpfchen allerdings zur gesunden Seite gezogen werden.

N. vagus

Der N. vagus hat motorische, sensible und vegetative Funktionen. Eine einseitige Lähmung bewirkt eine Dysphonie aufgrund einer laryngealen Monoplegie. Weitere mögliche Symptome sind eine velopharyngeale Lähmung mit nasaler Regurgitation, Abweichung des Gaumensegels und des Zäpfchens zur gesunden Seite oder eine offene Rhinolalie aufgrund einer fehlenden Anhebung des Gaumensegels.

Die sensiblen Anzeichen fallen diskreter aus. Möglich sind eine Hypästhesie oder Hemianästhesie des Rachens und des Gaumensegels in einem begrenzten Gebiet. Vegetativ kann eine einseitige Schädigung zu schwer nachweisbaren respiratorischen oder kardialen Anzeichen führen.

N. accesserius

Eine Schädigung des Ramus externus des N. accessorius führt zur Lähmung des M. sternocleidomastoideus und des M. trapezius. Ist der Ramus internus betroffen, zeigt sich eine Lähmung des Gaumensegels.

4.6.3 Klinische Untersuchung und Behandlung

Bei vielen der o. g. Störungen kann die Osteopathie den Betroffenen helfen, die jeweiligen Funktionen zu verbessern. In der Anamnese (➤ Kapitel 6) können wir einige spezifische Fragen klären:

- Rauchen (passiv, aktiv);
- berufliche Beanspruchung der Stimme (Lehrer/in, Sänger/in);
- Freizeitaktivitäten (Singen);
- schadstoffhaltige Umgebung;
- Auslöser und Eigenschaften einer Dysphonie (akut, chronisch, intermittierend, kürzliche Verschlimmerung);
- Veränderungen der Stimme (rau, brüchig, veränderter Klang);
- wiederkehrende Heiserkeit, Kehlkopfschmerzen;
- Vorerkrankungen am Kehlkopf oder Atemtrakt, HNO-Infektionen, Allergien, neurologische oder chirurgische Vorgeschichte, Intubation, Traumata (z. B. Schleudertrauma;
- Dysphagie, gastroösophagealer Reflux.

Wie immer ist es wichtig, den Patienten in seiner Ganzheit zu betrachten. Posturale Dysfunktionen können die Zervikalregion und die orofazialen Funktionen beeinträchtigen. Normalisieren Sie eventuelle Dysfunktionen wenn möglich zu Beginn der Behandlung.

Die Schwingung der Stimmlippen und die Erzeugung von Sprache hängen von der thorakoabdominalen Atmung und dem Luftstrom durch den Kehlkopf ab. Daher sollte diese Funktion zuallererst überprüft werden. Bitten Sie die Person, nacheinander durch den Mund und durch die Nase tief ein- und auszuatmen. Bei Kindern können Sie eventuell ein Baumwollstück vor den Mund bzw. die Nase halten, um die Kraft des Luftstroms zu messen.

Die Zwerchfellatmung sollte frei sein und bei der Ein- und Ausatmung an Bauch und Brustkorb einen koordinierten Wechsel zwischen Ausdehnung und Entspannung ermöglichen. Achten Sie auf den Einsatz von Atemhilfsmuskeln. Suchen Sie in Rückenlage nach Dysfunktionen im Thoraxbereich. Sollte die Brustwirbelsäule unphysiologische Krümmungen zeigen, ist der Bewegungsspielraum an konkaven Stellen eingeschränkt. Prüfen Sie anschließend das Zwerchfell, die Interkostalräume, die Rippen, die Schlüsselbeine und das Brustbein. Eine eingezogene Fossa supraclavicularis steht für myofasziale Spannungen. Suchen Sie auch nach Verspannungen der infrahyoidalen Muskulatur, die den Unterkiefer nach unten ziehen könnten.

Untersuchen Sie die Zervikalregion nach Narben, Schwellungen oder Adenopathien. Palpieren Sie den Kehlkopf und die Motilität der einzelnen Knorpelanteile. Prüfen Sie, ob sich der Kehlkopf bei einem gesprochenen „i" nach kranial und bei einem „u" nach kaudal bewegt. Normalisieren Sie eventuelle Dysfunktionen. Bei chronischen Laryngitiden lassen sich durch vertebrale und myofasziale Techniken die arterielle Durchblutung, der venöse Rückfluss und die lymphatische Drainage verbessern. Prüfen Sie die Beweglichkeit der Halswirbel und den Spannungszustand der vorderen myofaszialen Strukturen. Bei Schulkindern kommt es durch Überbeanspruchung der Stimmlippen häufig zu Verspannungen der perilaryngealen Muskulatur und zu Dysphonien. Führen Sie ein Listening am kraniozervikalen Übergang und an der Schädelbasis durch (besonders am Foramen jugulare wegen des Einflusses auf den IX., X. und XI. Hirnnerven). Prüfen Sie die Kiefergelenke und den Unterkiefer in Ruhe und in Bewegung. Untersuchen Sie die Tonizität der Lippen. Bitten Sie den Patienten, die Wangen einzuziehen, zu pfeifen und zu pusten. Prüfen Sie, ob das Zungenbein zu weit vorne steht und den Zungengrund verkürzt oder zu weit hinten und den Zungengrund verlängert. Untersuchen Sie zum Schluss die Zunge, das Gaumensegel und die Nasenhöhlen.

Zunge

Ergänzen Sie die gewonnenen Informationen mit einer Untersuchung der Mundhöhle. Suchen Sie zunächst nach Entzündungszeichen an den Schleimhäuten. Prüfen Sie die Größe und Form der Zunge. Im Prinzip steht eine große Zunge für Dysfunktionen der Zungenmuskeln und ihrer Ansätze. Eine intakte Artikulation erfordert eine korrekte Position der Zunge. Prüfen Sie die willkürliche Kontrolle der Zunge, indem Sie die Person bitten, ihre Zungenspitze gegen die Zähne oder das Zahnfleisch zu legen oder mit der Zunge eine Rinne zu bilden, sie auszubreiten, zu verlängern oder zusammenzuziehen. Ein zu kurzes Zungenbändchen hält die Zunge in einer zu tiefen Position, in der sie keine ausreichende Gegenkraft zur Orbicularis-Buccinator-Schleife ausüben kann. Bitten Sie das Kind, die Zunge herauszustrecken und schauen Sie auf die Symmetrie der Zunge. Prüfen Sie, ob das Kind seine Zungenspitze gegen die Inzisalpapille legen kann. Im Falle einer Ankyloglossie gestaltet sich diese Bewegung schwierig oder ist gar unmöglich.

Die Zunge spielt eine entscheidende Rolle für die Erzeugung der Phoneme. Dysfunktionen der Zunge führen zu Veränderungen der Phoneme, zu Lispeln oder gar zu Stottern. Mit osteopathischen Behandlungen lassen sich die Strukturen normalisieren, an denen die Zungenmuskeln ansetzen, insbesondere das Zungenbein und der Unterkiefer. Dies verbessert die Hebelarme, stellt die Funktion wieder her und erleichtert die anschließenden Übungen in der Physiotherapie und der Logopädie. Häufig geht ein besseres Schluckverhalten mit einer besseren Artikulation einher, da die Zunge für beide Funktionen ähnliche Stützpunkte verwendet.

Bildung der Phoneme

Suchen Sie nach folgenden Fehlern:

- Bildung der Palatalen „n", „l":
  - korrekt: die Zunge berührt die Gaumenpapille (➤ Abb. 4.23);

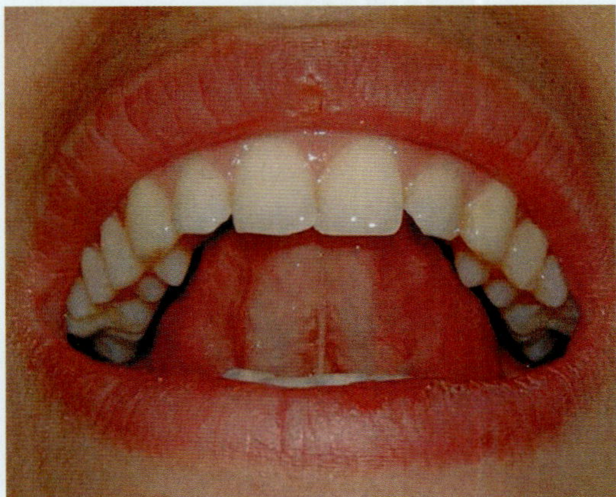

Abb. 4.23 Die Zunge stützt sich an der Schneidezahnpapille ab. Quelle: Ameisen E, Auclair-Assad C, Rolland ML. Phonation et orthodontie. Encycl Méd Chir (Éditions Scientifiques et Médicales Elsevier SAS, Paris), Stomatologie/Odontologie, 22-009-B-10, 2003, 10 p. © Elsevier Masson SAS.

4

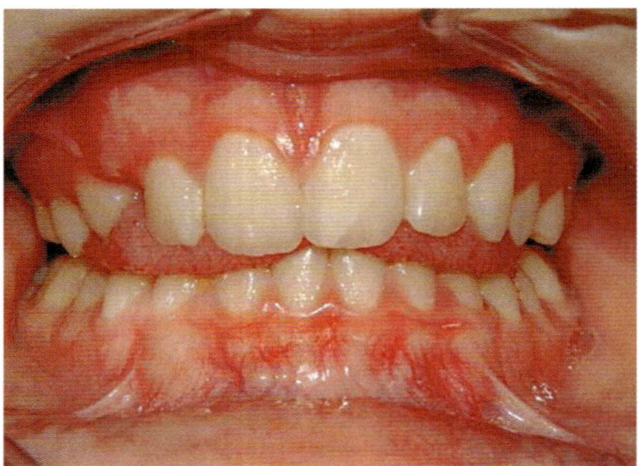

Abb. 4.24 Bei den vorderen Palatalen stützt die Zunge sich gegen die oberen Schneidezähne. Quelle: Ameisen E, Auclair-Assad C, Rolland ML. Phonation et orthodontie. Encycl Méd Chir (Éditions Scientifiques et Médicales Elsevier SAS, Paris), Stomatologie/Odontologie, 22-009-B-10, 2003, 10 p. © Elsevier Masson SAS.

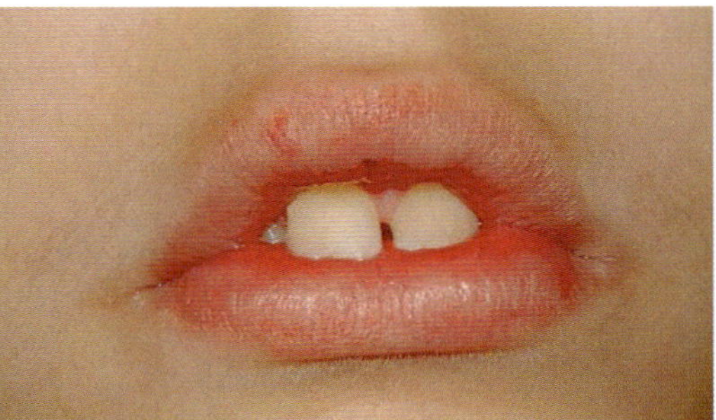

Abb. 4.25 Partielle Interposition der Unterlippe bei den Buchstaben F und W. Quelle: Ameisen E, Auclair-Assad C, Rolland ML. Phonation et orthodontie. Encycl Méd Chir (Éditions Scientifiques et Médicales Elsevier SAS, Paris), Stomatologie/Odontologie, 22-009-B-10, 2003, 10 p. © Elsevier Masson SAS.

   - inkorrekt: die Zungenspitze drückt gegen die Innenseite der oberen oder unteren Schneidezähne oder interponiert zwischen den Zahnarkaden und bewirkt eine Proalveolie (➤ Abb. 4.24);
- Bildung der Alveolaren oder Postalveolaren „d", „t", „ß", „s", „sch":
   - korrekt: kein Kontakt zwischen der Zunge und den Frontzähnen, nur zwischen Seitenrändern der Zunge und den Molaren;
   - inkorrekt: Zungenspitze zwischen den Zahnarkaden (Sigmatismus interdentalis) oder gegen die Schneidezähne (Sigmatismus addentalis);
- Bildung der Dentalen „f", „w":
   - korrekt: die Innenseite der Unterlippe drückt gegen die oberen Schneidezähne;
   - inkorrekt: die Unterlippe interponiert zwischen den Zahnarkaden (➤ Abb. 4.25;
- Bildung der Labialen „m", „b", „p":
   - korrekt: die Unterlippe drückt gegen die Oberlippe;
   - inkorrekt: kein Lippenkontakt.

Betroffenen Kindern sollte idealerweise eine physiotherapeutische oder logopädische orofaziale, myofunktionale Therapie empfohlen werden. Die Propriozeption und die Funktion der Zunge und der Lippen lassen sich mit bestimmten Übungen verbessern:

- die Zunge zur Nase, zum Kinn und zu den Seiten ziehen (Dehnung des Zungenbändchens);

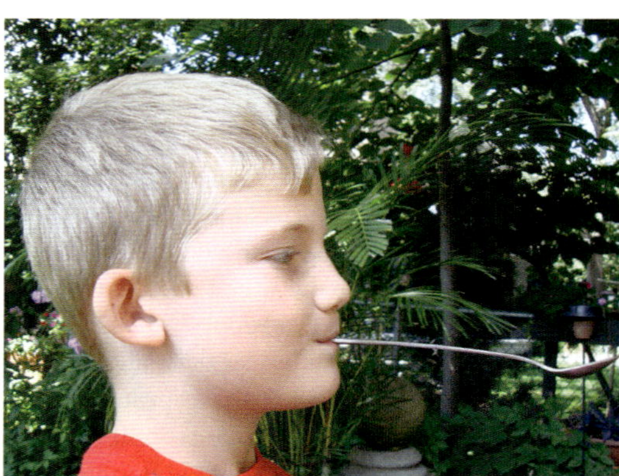

Abb. 4.26 Tonisierung des M. orbicularis oris

- den Mundvorhof mit der Zunge in beiden Richtungen „abwandern";
- die Zunge in den unteren Mundvorhof (vor die unteren Schneidezähne) platzieren und zu den Seiten bewegen;
- mit der Zunge schnalzen;
- die Lippen ablecken;
- mit der Zunge das Geräusch eines galoppierenden Pferdes imitieren;
- gähnen, um den Zungengrund nach dorsal zu verlagern;
- die Zunge gegen die Gaumenpapille halten und den Mund öffnen und schließen;
- Lippenkräftigung: mit korrekter HWS-Position einen Bleistift, Knopf oder Löffel horizontal zwischen den Lippen halten (➤ Abb. 4.26).

Gaumensegel

Bei Dysphonien können Dysfunktionen des Gaumensegels zu Anomalien in der Frequenz, der Stärke oder der Klangfarbe der Stimme führen. Eine Hypernasalität der Stimme zeigt beispielsweise eine Insuffizienz des Gaumensegels. Bitten Sie den Patienten, seinen Mund zu öffnen, und untersuchen Sie das Gaumensegel in Ruheposition und bei der Bildung des Tons „A" (bei diesem Ton liegt die Zunge unten und gibt die Sicht auf das Gaumensegel frei). Bitten Sie die Person anschließend, zu gähnen und dann Vibrationen wie beim Schnarchen zu erzeugen. Beobachten Sie dabei die Kontrolle der Bewegungen durch den Patienten. Dies gibt Aufschluss über die Länge des Gaumensegels, eventuelle ein- oder beidseitige Lähmungen am Gaumensegel oder Rachen oder über Dysfunktionen infolge schwergradiger Rhonchopathien. Manche Gaumensegel sind aufgrund von Sklerosierungen, Narben oder vergrößerten Gaumenmandeln in ihrer Beweglichkeit behindert.

Untersuchen Sie die Schädelbasis, die SSB, das Keilbein, Hinterhauptbein und die Schläfenbeine. Aufgrund der muskulären Bezüge können Dysfunktionen der Schädelbasis die Funktion des Gaumensegels beeinträchtigen. Der M. tensor veli palatini wird über den Hamulus pterygoideus am unteren Ende der Lamina medialis des Processus pterygoideus umgelenkt. Wir erinnern an die Bezüge zwischen den Flügelfortsätzen und dem M. constrictor pharyngis superior und an die Bedeutung einer Harmonisierung zwischen der Halswirbelsäule und der Schädelbasis.

Nasenhöhlen

Die Nasenhöhlen gehören zu den Resonatoren des Phonationssystems und kontrollieren die Klangfarbe der Stimme. Jeder kennt das Gefühl der Hyponasalität bei erkältungsbedingter nasaler Obstruktion. Eine solche Hyponasalität findet man jedoch auch häufig bei Mundatmern. Behandlungen zur Verbesserung der Phonation sollten daher auch die Nasenhöhlen einschließen.

Beginnen Sie mit einer Inspektion der Proportionen der Nase und prüfen Sie die Permeabilität der Nasenlöcher. Führen Sie anschließend ein Listening an den Stirnbeinen durch und visualisieren Sie dabei die benachbarten Knochen auf der Suche nach eventuellen Einschränkungen. Achten Sie bei der Visualisierung besonders auf die Incisura ethmoidalis, unter der die Siebbeinzellen aufgehängt sind. Die Breite der Incisura nimmt normalerweise während der kraniosakralen Flexion zu und während der kraniosakralen Extension ab. Dieser Wechsel unterstützt die Drainage der Nasenhöhlen. Prüfen Sie auch die Ss. frontoethmoidalis, frontomaxillaris, frontonasalis und sphenoethmoidalis, da es hier zu interossären Dysfunktionen kommen kann.

Untersuchen Sie danach die einfach zu palpierenden Jochbeine. Ihre Wechselbewegung zwischen der kraniosakralen Außen- und Innenrotation trägt zur Drainage des Gesichts bei. Ein Listening an den Jochbeinen gibt Ihnen einen Eindruck über den Zustand der Oberkieferknochen. Letztere bewirken während der kraniosakralen Außenrotation eine Erhöhung und während der Innenrotation eine Verringerung des transversalen Gesichtsdurchmessers. So unterstützten sie die Drainage der Nebenhöhlen. Über die Jochbeine erreichen Sie auch die großen Keilbeinflügel, die direkt dahinter liegen. Während der Außenrotation eines Jochbeins müssen Sie eine Bewegung des gleichseitigen Keilbeinflügels nach anterior spüren.

Untersuchen Sie im Anschluss die Nasenscheidewand, die Nasenknorpel und die Nasenbeine und normalisieren Sie eventuelle Dysfunktionen. Führen Sie ggf. eine frontonasale und/oder frontomaxilläre Dekompression zur Befreiung der oberen Atemwege durch.

Vergewissern Sie sich, dass die Person frei durch die Nase atmen kann. Eine intakte Resonanz des Phonationssystems erfordert gut funktionierende Nasenhöhlen. Erklären Sie Ihren Patienten, dass der Genuss von Zucker und industriell verarbeiteten Nahrungsmitteln Entzündungsvorgänge mit Schleimproduktion und dadurch eine nasale Obstruktion fördert. Stellen Sie sicher, dass die betroffenen Kinder sich schnäuzen können, und empfehlen Sie die Durchführung verschiedener Übungen. Das Erreichen einer Nasenatmung erhöht bei allen Betroffenen die Lebensqualität. Empfehlen Sie zur Verbesserung der Atmung außerdem sanfte Dehnübungen, Dreh- und Seitbewegungen für den Nacken, die Schultern, den Brustkorb und die Wirbelsäule. Erklären Sie die Bedeutung einer guten Haltung für die verschiedenen Resonatoren und die Lautbildung.

Sollte sich bei einer Dysphonie keine rasche Besserung einstellen, verweisen Sie die betroffene Person an ihren behandelnden Arzt. In solchen Fällen sollte von ärztlicher Seite aus nach morphologischen Anomalien und/oder anderen Ursachen für Bewegungseinschränkungen geforscht werden.

4.7 Malokklusion

Die WHO definiert Malokklusion wie folgt: „Malokklusion ist keine Krankheit, sondern eher eine Anzahl dentaler Abweichungen, die in bestimmten Fällen die Lebensqualität beeinträchtigen können. Es liegen keine ausreichenden Nachweise dafür vor, dass kieferorthopädische Behandlungen die dentale Gesundheit und Funktion verbessern. Behandlungen werden häufig mit der potenziellen Steigerung des sozialen und psychologischen Wohlergehens durch Verbesserungen des optischen Erscheinungsbildes gerechtfertigt“ („*Malocclusion is not a disease but rather a set of dental deviations which in some cases can influence quality of life. There is insufficient evidence that orthodontic treatment enhances dental health and function. Treatment is often justified by the potential enhancement of social and psychological wellbeing through improvements in appearance*“) [202].

Nach Karies und parodontalen Krankheiten steht die Malokklusion an dritter Stelle der bukkodentalen Pathologien. Die Ursachen für eine Malokklusion werden äußerst kontrovers diskutiert und sind wahrscheinlich, wie bei vielen Dysfunktionen, multifaktoriell. Als erwiesen gelten eine genetische Komponente für die Angle-Klasse III [203] sowie ethnische Faktoren für eine bimaxilläre Protrusion, da dieses Phänomen häufiger Personen afrikanischer Herkunft betrifft [204]. In den USA sind zwei Drittel der unbehandelten Erwachsenen (unterschiedlichen Alters, Geschlechts und ethnischer Zugehörigkeit) von einer klinisch relevanten Malokklusion betroffen [205]. Eine extreme Frühgeburt gilt als Risikofaktor [206]. Außerdem besteht eine Korrelation bei Kindern mit idiopathischen Skoliosen (63,8 % der Betroffenen zeigen eine Malokklusion, im Gegensatz zu 37,7 % in der Vergleichsgruppe) [207].

Parallel dazu gelten in zahlreichen Studien epigenetische Faktoren, d. h. orofaziale Dysfunktionen des Saugens, Schluckens, Kauens, der Ventilation und der Phonation, als ausschlaggebend für die Entwicklung einer Malokklusion [208, 209]. Diese Funktionen wurden in ➤ Kapitel 3, die zugehörigen Dysfunktionen in diesem Kapitel besprochen. In ➤ Kapitel 3 wurden außerdem die Okklusion und die Angle-Klassen erläutert (Klasse I als Normwert, Klassen II und III als Abweichungen). Angesichts der Rolle eventueller Dysfunktionen der Schädelbasis und der allgemeinen Haltung in der Ätiopathogenese solcher Malokklusionen ist ein interdisziplinärer Behandlungsansatz zwischen der Kieferorthopädie und der Osteopathie angezeigt. Osteopathische Behandlungen sollten dabei so frühzeitig wie möglich stattfinden. Fehlbildungen und Malformationssyndrome, die durch Störungen in der embryonalen Entwicklung entstehen, werden in diesem Buch nicht besprochen.

In den folgenden Abschnitten werden zunächst die verschiedenen Malokklusionsarten, im Anschluss daran die jeweils ursächlichen Anomalien vorgestellt. Man unterscheidet zwischen dentalen, alveolären und skelettalen Anomalien. Die drei Arten können kombiniert auftreten und führen zu dentomaxillären Disharmonien.

4.7.1 Malokklusionsarten

In der Angle-Klasse I besteht eine Regelverzahnung, sodass die Kontakte zwischen den Zähnen eine optimale Verteilung der Kaukräfte ermöglichen (➤ Kapitel 3, „Angle-Klassen“). Mitunter werden zwei Begriffe mit unterschiedlicher Bedeutung irrtümlicherweise für die Beschreibung der Abweichungen von dieser idealen Okklusion verwendet. Eine Malokklusion besteht in einem „fehlerhaften oder unregelmäßigen Verschluss der Zähne untereinander“ [210]. Eine Dysmorphie besteht in einer „Anomalie in der Form eines Körperteils“ [211]. Malokklusionen betreffen also den Kontakt der Zähne untereinander, während Dysmorphien durch Wachstumsstörungen der maxillofazialen Strukturen auf knöcherner Ebene entstehen. Beide Phänomene können allerdings kombiniert auftreten. Dysfunktionen des Unterkiefers und der Kiefergelenke können zusätzlich zur Entwicklung einer Malokklusion beitragen (➤ Kapitel 5).

Funktionelle Malokklusion

Die funktionelle Malokklusion, auch habituelle Okklusion genannt, zeigt gegenüber der Normokklusion gewisse Anomalien. Es bestehen jedoch keine strukturellen Schädigungen, und die oralen Funktionen bleiben erhalten.

Dysfunktionelle Malokklusion

Bei der dysfunktionellen Malokklusion bestehen okklusale Dysfunktionen mit Schädigungen der dentalen Strukturen. Die oralen Funktionen sind eingeschränkt, es kann zu iatrogenem Funktionsverlust und zu mehr oder weniger schwerwiegenden Dysfunktionen des Kauapparats kommen.

4.7.2 Zahnanomalien

Die Bildung der Zähne besteht aus einer Reihe komplexer Vorgänge, die durch zahlreiche Gene minutiös gesteuert werden. Im Laufe dieser Prozesse kann es allerdings zu Störungen kommen [212]. Zahnanomalien betreffen die Anzahl und die Platzierung der Zähne (➤ Tab. 4.1).

Zahnzahlanomalien

Anomalien bei der Anzahl der Zähne sind relativ häufig zu finden. Dabei kommt es in mehr Fällen zu einer Zahnunterzahl (Hypodontie) als zu einer Zahnüberzahl (Hyperdontie). Die Ausbildung der Zahnanlagen wird einerseits durch genetische und molekulare Einflussfaktoren reguliert, kann aber auch in verschiedenen Entwicklungsstadien durch epigenetische Stressoren beeinträchtigt werden.

Zahnunterzahl (Hypodontie) oder Nichtanlage (Agenesie)

Unter Hypodontie versteht man das Fehlen eines oder mehrerer bleibender Zahnkeime. Milchzähne sind seltener davon betroffen. Fehlen mehr als sechs Zähne (unabhängig von den Weisheitszähnen), spricht man von einer Oligodontie.

Bei ca. 6 % der hellhäutigen Bevölkerung fehlt ein Zahn (ohne Berücksichtigung der Weisheitszähne). Bei der Frage, welcher Zahn fehlt, zeigen sich ethnische Unterschiede. Sieht man von den Weisheitszähnen ab, fehlt am häufigsten der zweite untere Prämolar (3,4 %), gefolgt vom seitlichen oberen Schneidezahn (2,2 %) [213] (➤ Abb. 4.27).

Tab. 4.1 Semiologie in der Kieferorthopädie

Zahnanomalien	Anomalien bei der Anzahl der Zähne	Hypodontie oder Agenesie Anodontie Hyperdontie
	Zahnfehlstellungen	Transposition Heterotypie
	Retinierte Zähne	
Zahnfachanomalien	Vertikale Zahnfachanomalien	Supraokklusion Infraokklusion
	Sagittale Zahnfachanomalien	Labialstand (Proalveolie) Lingualstand (Retroalveolie)
	Transversale Zahnfachanomalien	Endoalveolie Exoalveolie Endognathie Exognathie
Sagittale Skelettanomalien	Angle-Klasse-II-Malokklusion	maxilläre Retrognathie mandibuläre Retrognathie
	Angle-Klasse-III-Malokklusion	Antemaxillie mandibulären Prognathie mandibuläre Retrognathie Retromaxillie
Transversale Skelettanomalien	Laterognathie Asymmetrie des Kiefers	rechts/links
Vertikale Skelettanomalien	Hypodivergenz Hyperdivergenz	
Dentomaxilläre Dysharmonien		

4

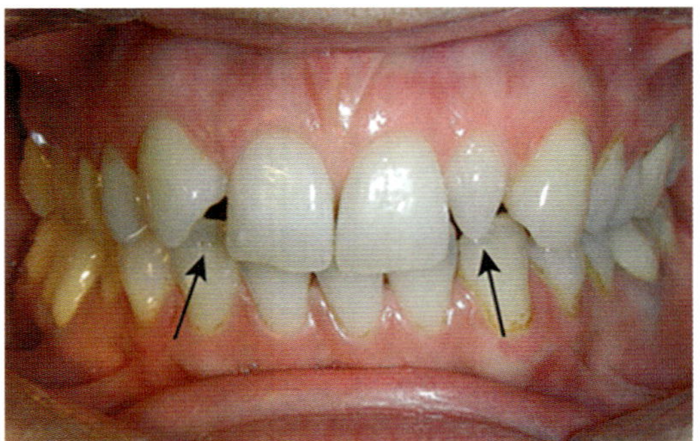

Abb. 4.27 Nichtanlage des rechten (12) und Mikrodontie des linken seitlichen Schneidezahns (22). Quelle: Mascarelli L, Favot P. Examen clinique de la face en orthopédie dentofaciale. EMC - Médecine buccale - 2009: 1–17 [28-806-C-10]. © Elsevier Masson SAS.

Zahnlosigkeit (Anodontie)

Bei völliger Zahnlosigkeit spricht man von Anodontie. In den meisten Fällen spielen erbliche Faktoren eine Rolle.

Zahnüberzahl (Hyperdontie, Polydontie)

Überzählige Zähne finden sich am häufigsten im Frontbereich, z. B. zwischen den mittleren Schneidezähnen. Es besteht die Gefahr von Fehlstellungen oder eines Zahnengstands [214]. Jungen sind häufiger betroffen als Mädchen.

Zahnfehlstellungen

Für den reibungslosen Durchbruch eines Zahns muss die dafür vorgesehene Strecke ausreichend groß und frei von Hindernissen sein. Ansonsten kann es zu Störungen kommen.

Transposition

Transpositionen sind Lageanomalien. Dabei nimmt ein Zahn den Platz eines anderen oder eine falsche Stellung ein. In den meisten Fällen zeigen sich Eckzähne in vestibulärer oder palatinaler Lage. Häufig bleibt der Milcheckzahn bestehen.

Heterotypie (Ektopie)

Bei einer Heterotypie entwickelt sich ein Zahn in einer anormalen, ektopischen Position, weit entfernt von seiner normalen Durchbruchsstelle. Dies kann die benachbarten Zähne in Bedrängnis bringen und sie an ihrem Durchbruch hindern und sich nachteilig auf die Funktion und die Ästhetik auswirken. Ektopische Zahndurchbrüche sind mit ca. 3 % eine relativ häufige Durchbruchsstörung. Am häufigsten sind die bleibenden ersten Molaren, die seitlichen Schneidezähne und die Eckzähne betroffen [215].

MAN BEACHTE

Am häufigsten zeigen die seitlichen Schneidezähne und die Eckzähne Störungen beim Durchbruch. Da diese Zähne sich auf der Höhe der Zwischenkiefernaht (Sutura incisiva canina) befinden, tragen Dysfunktionen dieser Naht zu solchen Durchbruchsstörungen bei. Solche Dysfunktionen entstehen beispielsweise durch Parafunktionen, wie Daumenlutschen, oder Stürze auf die Zähne und sollten normalisiert werden.

Inkludierte Zähne

Definition

Ein Zahn gilt typischerweise als inkludiert, wenn er „über den normalen Durchbruchszeitraum hinaus von seiner perikoronaren Tasche umhüllt und ohne Verbindung zur Mundhöhle im Kieferknochen verbleibt" [216] (➤ Abb. 4.28). In der Reihenfolge der Häufig-

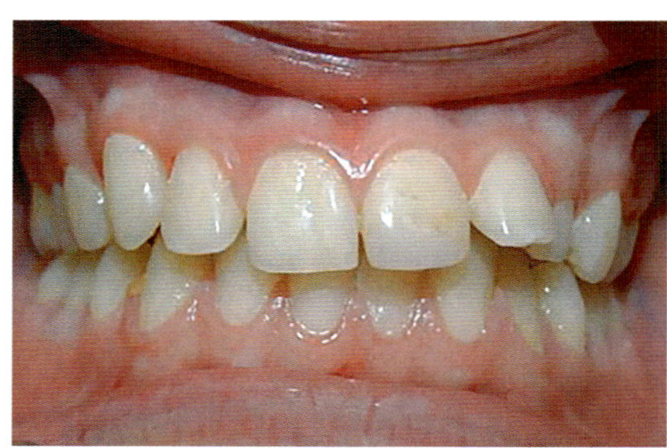

Abb. 4.28 Retinierter Zahn (23)
Zahn 22 wird durch den Druck von Zahn 23 verschoben. Quelle: Marteau JM, Boileau MJ. Dents incluses, sémiologie et principes thérapeutiques. EMC - Orthopédie dentofaciale - 2014: 1–12 [23-492-A-10]. © Elsevier Masson SAS.

keit betrifft dies (jeweils die bleibenden) Eckzähne, die oberen mittleren Schneidezähne, die unteren zweiten Prämolaren und die Molaren. Ungefähr 2 % der Bevölkerung zeigen einen inkludierten oberen Eckzahn [217].

In 50 % der Fälle ist der Eckzahn palatinal, in 30 % vestibulär inkludiert. Bei den restlichen 20 % der Fälle steht der Eckzahn zwischen beiden Positionen.

Ätiologie

Dank ihrer im Vergleich zu anderen Zähnen hohen Festigkeit und langen Wurzeln sind Eckzähne äußerst widerstandsfähig. Sie brechen als letzte Frontzähne durch und müssen daher im verbleibenden Raum der Zahnarkade ihren Platz finden. Bleibende Eckzähne sind bedeutend breiter und benötigen daher mehr Raum als Milcheckzähne.

Eine Nichtanlage des seitlichen Schneidezahns trägt dazu bei, dass der benachbarte Eckzahn im Kiefer inkludiert bleibt, da die Führung durch den Schneidezahn ausbleibt. Darüber hinaus bestehen andere Anomalien, wie z. B. eine labiale Kippung der seitlichen Schneidezähne.

Dysfunktionen der Zwischenkiefernaht, wie sie häufig bei einem Superior Vertical Strain an der SSB auftreten, können auch dazu führen, dass ein Eckzahn am Durchbruch gehindert wird und im Kieferknochen inkludiert bleibt.

4.7.3 Zahnfachanomalien

Zahnfachanomalien betreffen den dento-alveolären Anteil der Kieferknochen, also die Zähne selbst und ihr Stützgewebe (Alveolarfortsatz und Wurzelhaut). Das Wachstum der Alveolen im Oberkiefer verläuft normalerweise exzentrisch in kaudaler Richtung. Daraus ergibt sich eine Zunahme der Höhe und der Breite der Zahnarkade, vor allem im hinteren Anteil. Am Unterkiefer entwickelt sich der Alveolarfortsatz parallel zum knöchernen Wachstum. Letzteres ist darauf angelegt, das Wachstum des Oberkieferknochens „einzuholen", sodass sich Kompensierungen auf sagittaler und auf vertikaler Ebene ausbilden (in vertikaler Richtung ist das Wachstum größer). Muskelkräfte, vor allem der Zunge, Drücke und Interpositionen beeinflussen das Wachstum des Alveolarfortsätze. Etwaige orofaziale Dysfunktionen beim Saugen, Schlucken, Kauen, bei der Phonation oder der Ventilation können zu anormalen Verlagerungen von Zahnfächern führen. Außerdem können solche Anomalien durch anormale Praxien, wie verlängertes Daumenlutschen, verursacht werden.

Zahnfachanomalien verändern die Position der betroffenen Zähne an der Basis der Alveolen auf allen drei Ebenen. Dies führt auf vertikaler Ebene zu einer Supra- oder Infraokklusion, auf sagittaler Ebene zu einer Pro- oder Retroalveolie, auf transversaler Ebene zu einer Endo- oder Exoalveolie.

Vertikale Zahnfachanomalien

Supraokklusion

Bei der Supraokklusion besteht ein vergrößerter vertikaler Überbiss, d. h. ein übermäßiges Herausragen des vorderen maxillären Anteils gegenüber dem vorderen mandibulären Anteil (➤ Abb. 4.29). Sie ist genetisch bedingt und gilt in schweren Fällen als Risikofaktor für eine Gingivitis oder Parodontitis. Die Überdeckung sollte normalerweise 2 bis 3 mm betragen. Supraokklusionen zeigen sich im Milchgebiss und im Dauergebiss.

Infraokklusion

Bei der Infraokklusion besteht ein verkleinerter oder gar kein vertikaler Überbiss, d. h. die oberen Frontzähne ragen nicht oder nur unzureichend über die unteren Frontzähne hinaus (➤ Abb. 4.30). Eine Infraokklusion kann symmetrisch oder asymmetrisch ausfallen und lässt eine Lücke entstehen. Am häufigs-

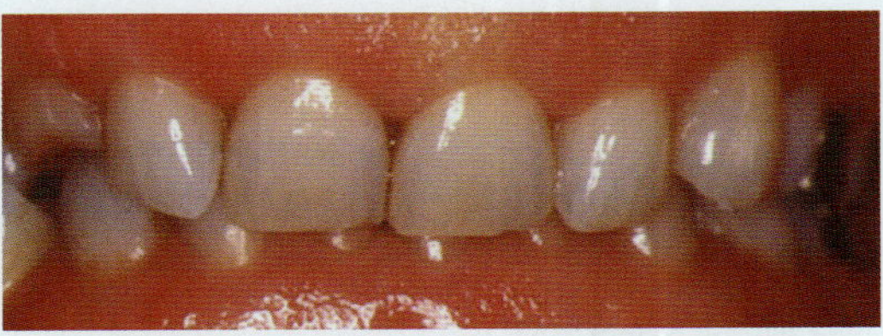

Abb. 4.29 Inzisale Supraokklusion mit Lingualstand. Quelle: Bassigny F. Signes majeurs et signes associés des anomalies orthodontiques. Sémiologie orthodontique. EMC - Odontologie - 2012: 1–16 [23-460-C-10]. © Elsevier Masson SAS.

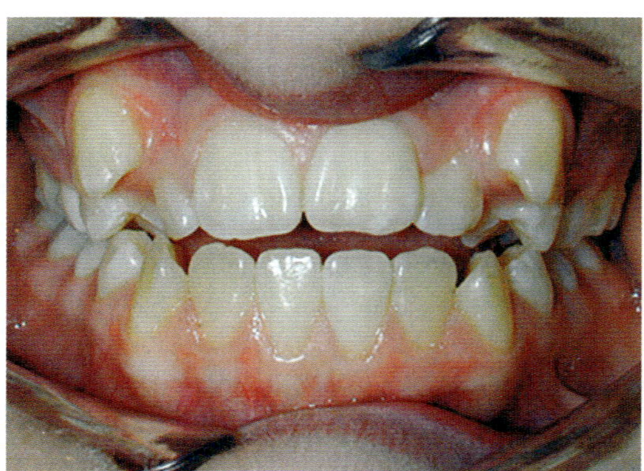

Abb. 4.30 Inzisale Infraokklusion. Quelle: Mascarelli L, Favot P. Examen clinique de la face en orthopédie dentofaciale. EMC - Médecine buccale - 2009: 1–17 [28-806-C-10]. © Elsevier Masson SAS.

4

ten sind die maxillären Schneide- und/oder Eckzähne betroffen.

Häufige Ursachen:

- Schluckstörung mit persistierendem infantilen Schluckmuster, in Verbindung mit lingualer Interposition und insuffizienter Lippentonizität;
- Störung der Nasenatmung mit Neigung zur Mundatmung und Zungenprotrusion;
- Phonationsstörung mit fehlerhafter Artikulation der Konsonanten;
- intraossäre Dysfunktion zwischen Maxilla und Prämaxilla bzw. der Sutura incisivo canina, mit Verlagerung der Prämaxilla nach kranial dorsal.

Die betroffenen Personen zeigen eine eingeschränkte Schneidefunktion und eventuell Verletzungen am Zahnhalteapparat. Durch die fehlende Führungsfunktion der Eckzähne entwickeln sich häufig eine mandibuläre Prognathie und entsprechende Störungen des Kauapparats.

MAN BEACHTE

Eine Zungenprotrusion geht häufig mit einem vorderen offenen Biss einher und begünstigt die Entwicklung von Dysfunktionen der Zwischenkiefernaht (Sutura incisiva canina). Solche Dysfunktionen können bei Kindern allerdings auch durch Stürze auf die oberen Schneidezähne entstehen. Zur Verhinderung von Spätfolgen sollte die Zwischenkiefernaht so frühzeitig wie möglich normalisiert werden (➤ Kapitel 6).

Sagittale Zahnfachanomalien

Proalveolie (Labialstand)

Diese Anomalie betrifft hauptsächlich die Schneidezähne und manifestiert sich in einer labialen Kippung der oberen und/oder unteren Schneidezähne. Sie kann symmetrisch oder asymmetrisch ausfallen. Häufige Ursachen sind:

- Lutschen am Daumen, Schnuller oder an anderen Gegenständen, z. B. Kugelschreiber;
- Saugen an der Unterlippe (→ maxilläre Proalveolie) oder an der Oberlippe (→ mandibuläre Proalveolie);
- Zunge in kranialer anteriorer Position mit infantilem Schluckmuster und lingualer Interposition (→ maxilläre Proalveolie);
- Zunge in kaudaler anteriorer Position mit Mundatmung (→ mandibuläre Proalveolie);
- Phonationsstörungen, bei denen die Zungengaumenlaute (Linguopalatale) zu weit vorne artikuliert werden.

Sind der Ober- und Unterkiefer gleichzeitig betroffen, spricht man von einer Biproalveolie (➤ Abb. 4.31).

Retroalveolie (Lingualstand)

Diese Anomalie betrifft ebenfalls hauptsächlich die Schneidezähne und manifestiert sich in einer lingualen Kippung der oberen bzw. palatinalen Kippung der unteren Schneidezähne. Eine übermäßige linguale

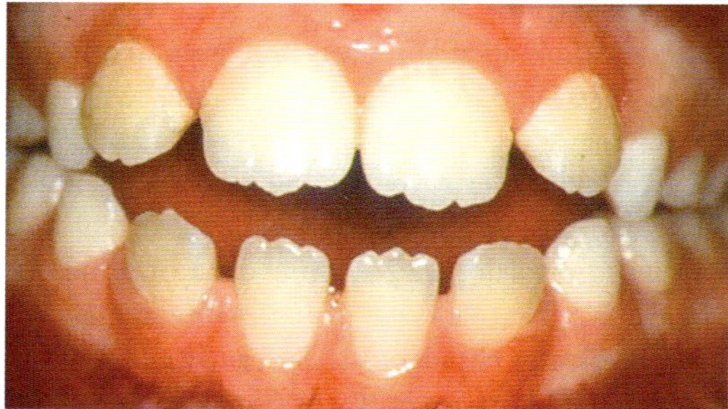

Abb. 4.31 Biproalveolie mit sekundärem Diastema durch Zungendruck. Quelle: Bassigny F. Signes majeurs et signes associés des anomalies orthodontiques. Sémiologie orthodontique. EMC - Odontologie - 2012: 1–16 [23-460-C-10]. © Elsevier Masson SAS.

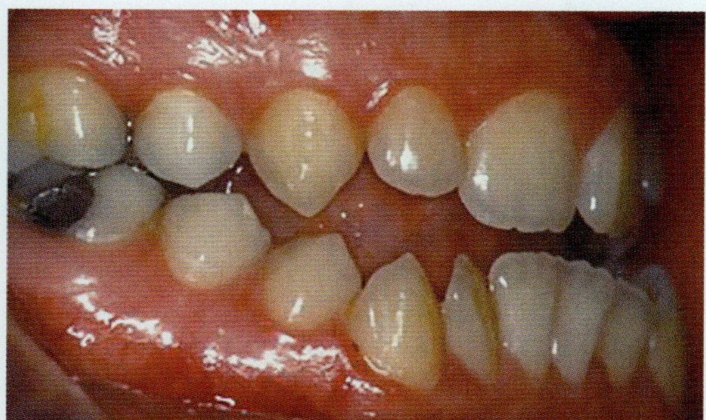

Abb. 4.32 Mandibuläre Retroalveolie
Verdeckt die Lagebeziehungen nach Klasse III. Quelle: Bassigny F. Signes majeurs et signes associés des anomalies orthodontiques. Sémiologie orthodontique. EMC - Odontologie - 2012: 1–16 [23-460-C-10]. © Elsevier Masson SAS.

Kippung der unteren Schneidezähne führt zu einem übermäßigen Overjet und häufig zu einem Zahnengstand im Unterkiefer (➤ Abb. 4.32).

Mitunter besteht ein Zusammenhang mit einem verkürzten Zungenbändchen und/oder einem verlängerten Daumenlutschen mit Druck gegen die Unterkieferzähne.

Transversale Zahnfachanomalien

Normalerweise muss zwischen der oberen und der unteren Reihe der gehöckerten Zähne auf der Transversalebene ein positiver Überstand nach vestibulär sowie ein negativer Überstand nach palatinal bestehen, um eine Regelverzahnung und ein perfektes Ineinandergreifen (Interkuspidation) zu gewährleisten (➤ Abb. 4.33).

Transversale Anomalien manifestieren sich an den Seitenzähnen als Okklusionsstörungen auf vestibulolingualer Ebene. Solche Malokklusionen entwickeln sich aufgrund von alveolären Anomalien (Endoalveolie/Exoalveolie) und/oder skelettalen Anomalien (Endognathie/Exognathie) und können einseitig oder beidseitig auftreten. Zusätzlich zu einer alveolären Anomalie kann eine Lateraldeviation des Unterkiefers bestehen.

Endoalveolie

Bei der Endoalveolie besteht eine ein- oder beidseitige linguale bzw. bukkale Kippung der seitlichen Anteile

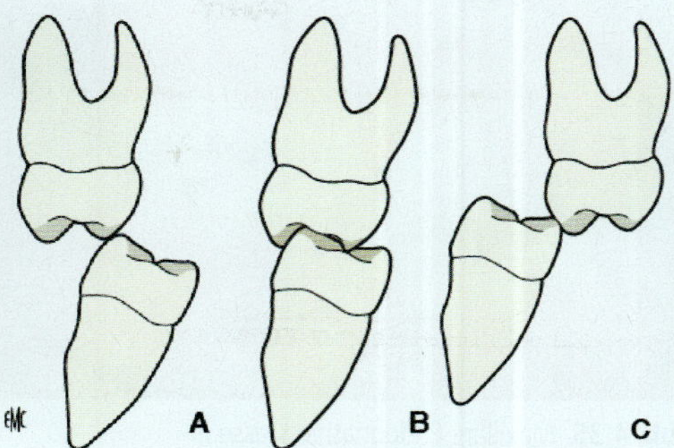

Abb. 4.33 Lagebeziehungen zwischen Höckern und Gruben in Klasse I nach Lautrou
A. Übermäßiger Bezug. B. Normaler Bezug. C. Umgekehrter Bezug. Quelle: Bassigny F. Signes majeurs et signes associés des anomalies orthodontiques. Sémiologie orthodontique. EMC - Odontologie - 2012: 1–16 [23-460-C-10]. © Elsevier Masson SAS.

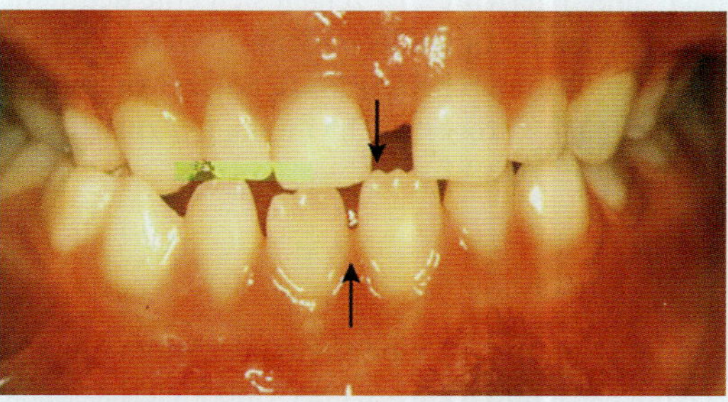

Abb. 4.34 Lingualokklusion (hinterer Kreuzbiss) rechts
Abweichung der unteren Inzisallinie (Pfeile). Quelle: Bassigny F. Signes majeurs et signes associés des anomalies orthodontiques. Sémiologie orthodontique. EMC - Odontologie - 2012: 1–16 [23-460-C-10]. © Elsevier Masson SAS.

der maxillären Alveolarfortsätze. Im Zustand der Interkuspidation weicht die mandibuläre Inzisallinie zur Kreuzbissseite ab (➤ Abb. 4.34). In zentrischer Okklusion entspricht sie allerdings der oberen Medianlinie [218]. Eine einseitige maxilläre Endoalveolie kann ohne Laterodeviation bestehen [216].

Die morphogenetische Wirkung der Zunge gilt als Einflussfaktor für fehlende Übereinstimmungen der Arkaden auf der Transversalebene. Als Ursachen kommen eine unzureichende nasale Ventilation bei Mundatmern, infantile Schluckmuster und Daumenlutschen infrage.

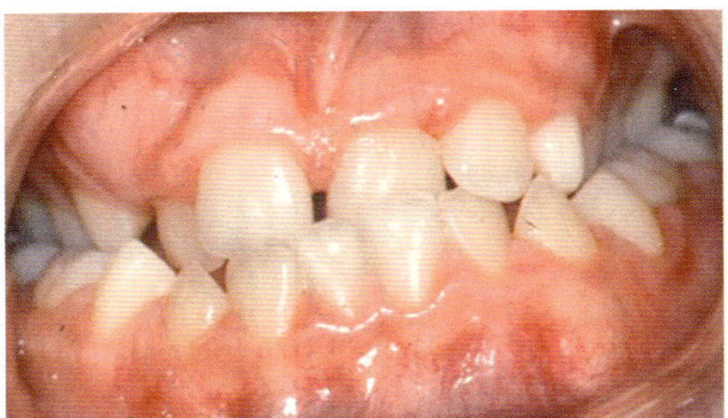

Abb. 4.35 Maxilläre Endognathie Klasse III
Maxilläre Hypoplasie. Quelle: Bassigny F. Signes majeurs et signes associés des anomalies orthodontiques. Sémiologie orthodontique. EMC - Odontologie - 2012: 1–16 [23-460-C-10]. © Elsevier Masson SAS.

Exoalveolie

Bei einer Exoalveolie sind die Alveolarfortsätze zu weit nach außen gerichtet. Es zeigen sich eine deutliche Asymmetrie der Unterkieferarkade und eine Lingualokklusion (hinterer Kreuzbiss). Solche Anomalien können auch iatrogen nach Oberkieferexpansionen entstehen.

Endognathie

Die Endognathie ist eine skelettale Anomalie und zeichnet sich durch eine zu enge Oberkieferbasis aus. Es kommt zu einer Lingualokklusion (hinterer Kreuzbiss) ohne Lateraldeviation und zu einem Engstand im maxillären Schneide-Eckzahn-Bereich (➤ Abb. 4.35) [216].

Häufig liegt als Ursache eine unzureichende nasale Ventilation und infolgedessen eine maxilläre Hypoplasie, ein verengter, tiefer Gaumen und eine verengte Zahnarkade vor. Die Zunge liegt in tiefer Position und erfüllt nicht ihre Funktion als Formgeber des Gaumens. Die Sutura palatina mediana wird unzureichend stimuliert. Eine maxilläre Endognathie kann ein- oder beidseitig bestehen. Mandibuläre Endognathien treten seltener auf und gehen typischerweise mit einer Mikromandibulie einher.

Exognathie

Die Exognathie ist ebenfalls eine skelettale Anomalie und zeichnet sich durch eine zu weite Unterkieferbasis aus (vergleichbar mit einem Hufeisen). Die Betroffenen zeigen häufig eine voluminöse Zunge in Fehlstellung sowie eine Lingualokklusion (hinterer Kreuzbiss).

MAN BEACHTE

Zahnfachanomalien entstehen häufig als Reaktion der Alveolarfortsätze auf funktionale Störungen oder Parafunktionen, die die Zähne auf allen drei Ebenen in dysfunktionale Okklusionspositionen drängen. Die Diagnose und Therapie erfolgen in der Regel durch kieferorthopädische Maßnahmen. Eine interdisziplinäre Zusammenarbeit und eine multifunktionelle orofaziale Therapie unter physiotherapeutischer und/oder logopädischer Mitwirkung ist in solchen Fällen erstrebenswert. Als Osteopathen müssen wir in der Lage sein, orofaziale Dysfunktionen bei Kindern bereits in den ersten Lebenswochen zu erkennen. Um eine bestmögliche Behandlung zu ermöglichen und die Ausbildung von Dysmorphien oder orofazialen Störungen zu verhindern, sollte die Behandlung so früh wie möglich erfolgen.

4.7.4 Sagittale skelettale Anomalien

Skelettale Anomalien bzw. Dysmorphien auf der Sagittalebene betreffen sowohl den Ober- als auch den Unterkiefer. Beim Oberkiefer spricht man von einer maxillären, beim Unterkiefer von einer mandibulären Pro- oder Retrognathie. Die Folge sind fehlerhafte Bezüge zwischen den Zahnarkaden und Kreuzbisse.

Die normale Verzahnung entspricht der Angle-Klasse I, wie in ➤ Kapitel 3 beschrieben. Die Angle-Klassifikation beschreibt die Beziehung zwischen den Arkaden in Interkuspidation auf sagittaler und transversaler Ebene, allerdings ohne Berücksichtigung der Bezüge zwischen den lingualen Höckern. Zwischen den Arkaden sind jedoch sowohl auf der Sagittal- als auch auf der Transversalebene weitere Anomalien möglich, z. B. Veränderungen in den vertikalen Okklusionsmaßen oder Lateraldeviationen des Unterkiefers.

Bei der Angle-Klasse I ist die Interkuspidation durch folgende Okklusionsbeziehungen definiert (➤ Abb. 4.36, siehe auch ➤ Abb. 3.44):

- Der erste untere Molar steht im Verhältnis zum ersten oberen Molar um einen halben Höcker mesial;
- der erste untere Eckzahn steht im Verhältnis zum oberen Eckzahn um einen halben Zahn mesial.

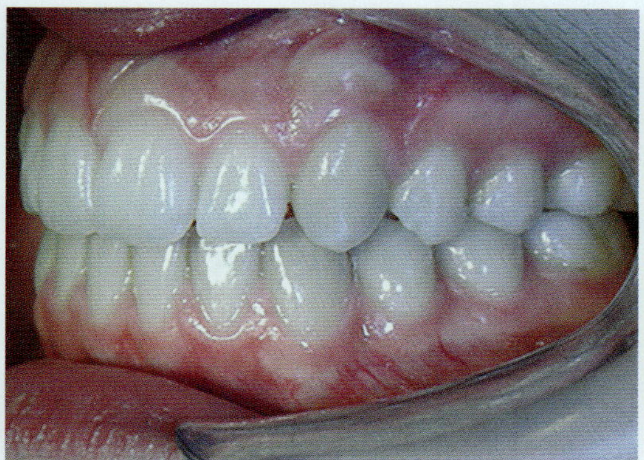

Abb. 4.36 Angle-Klasse-I-Okklusion. Quelle: Mascarelli L, Favot P. Examen clinique de la face en orthopédie dentofaciale. EMC - Médecine buccale - 2009: 1–17 [28-806-C-10]. © Elsevier Masson SAS.

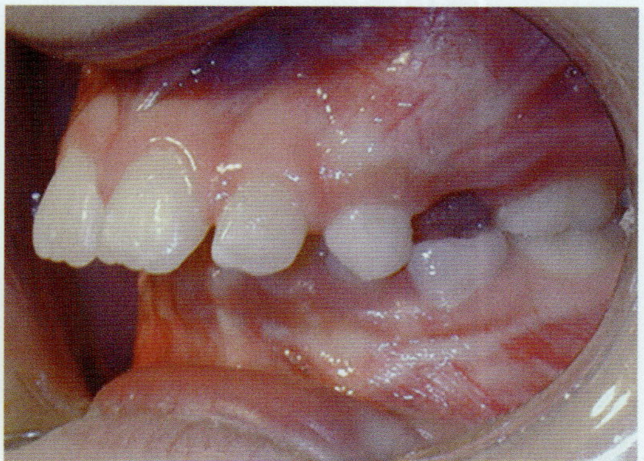

Abb. 4.37 Angle-Klasse-II/1-Okklusion. Quelle: Mascarelli L, Favot P. Examen clinique de la face en orthopédie dentofaciale. EMC - Médecine buccale - 2009: 1–17 [28-806-C-10]. © Elsevier Masson SAS.

Angle-Klasse-II-Malokklusion

Eine Malokklusion nach Angle-Klasse II betrifft zwischen 15 und 25 % der Jugendlichen in den westlichen Ländern und ist somit die häufigste dentoskelettale Anomalie in der Kieferorthopädie [219]. Der erste obere Molar steht mesial im Verhältnis zum ersten oberen Molar. Man beachte, dass diese Störung bereits im Milchgebiss besteht. Die Bezeichnungen der Angle-Klasse II beziehen sich allerdings nur auf die sagittalen Okklusionsbeziehungen. In Bezug auf eventuelle skelettale oder kutane Anomalien sind daher zusätzliche Informationen erforderlich [218]. Außerdem braucht es eine klinische Untersuchung sowie eine Analyse der Röntgenbilder und der Kiefer- bzw. Zahnabdrücke.

Die Angle-Klasse II beinhaltet zwei Unterkategorien in Bezug auf die Neigung der oberen Frontzähne:

- Klasse II/1: Die oberen mittleren Schneidezähne sind normal geneigt oder in labialem Kippstand mit vergrößertem Overjet;
- Klasse II/2: Die mittleren und evtl. die seitlichen oberen Schneidezähne stehen in lingualem Kippstand, mit deutlicher Supraokklusion und fehlendem Overjet.

Angle-Klasse II/1

Die Position der Schneidezähne erzeugt eine Supraokklusion und verhindert eine Anteriorisierung des Unterkiefers. Die so entstehende Retromandibulie zeichnet sich durch ein zurückliegendes Kinn und/oder einen zu kurzen Unterkiefer aus. Die Betroffenen neigen dazu, ihr Kinn nach hinten zu schieben, um einen verfrühten Kontakt zwischen Ober- und Unterkiefer aufgrund der Labialkippung der unteren Schneidezähne zu vermeiden und/oder um zu vermeiden, dass die unteren Schneidezähne gegen den Gaumen stoßen. In dieser Situation blockieren die Eckzähne die Ausdehnung des Unterkiefers (➤ Abb. 4.37).

Bei der Inspektion zeigt sich ein zurückliegendes, scheinbares Doppelkinn, ohne dass die Person an Übergewicht leidet. Die Unterlippe ist zurückgezogen. Im Gegensatz zu einer Klasse II/1 kippt bei einer Mundatmung der Unterkiefer nach vorne unten. Der Unterkieferwinkel ist vergrößert, der Corpus zeigt allerdings eine normale Länge.

Angle-Klasse II/2

Hier zeigt sich eine Lingualkippung der mittleren und evtl. der seitlichen oberen Schneidezähne und infolgedessen ein möglicherweise unzureichendes Diastema für die Eckzähne. Die entstehende Supraokklusion führt, in Verbindung mit der hohen Muskelkraft der Orbicularis-Buccinator-Schleife, mitunter zu einer frühzeitigen Abnutzung der unteren Schneidezähne oder zu mechanischen Verletzungen am Zahnhalteapparat (retroinzisal am Gaumen oder vestibulär am Unterkiefer) [218].

Die Angle-Klasse II/2 zeichnet sich durch ein unausgeglichenes Kräfteverhältnis zwischen den Zungenmuskeln und denen der Orbicularis-Bucci-

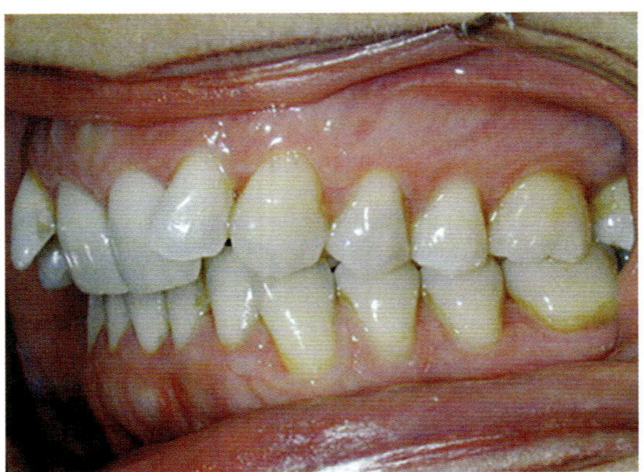

Abb. 4.38 Angle-Klasse-II/2-Okklusion. Quelle: Mascarelli L, Favot P. Examen clinique de la face en orthopédie dentofaciale. EMC - Médecine buccale - 2009: 1–17 [28-806-C-10]. © Elsevier Masson SAS.

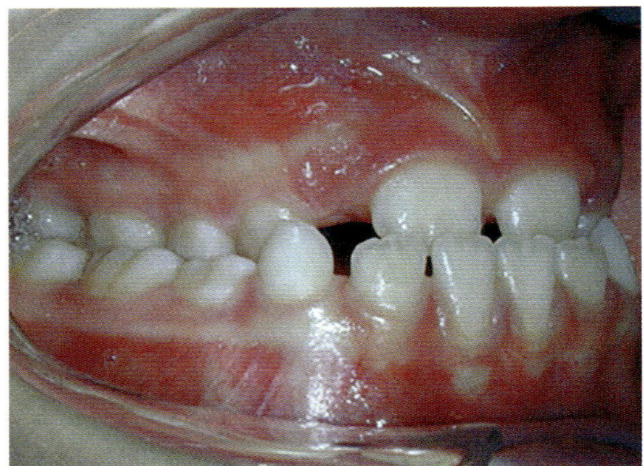

Abb. 4.39 Angle-Klasse-III-Okklusion. Quelle: Mascarelli L, Favot P. Examen clinique de la face en orthopédie dentofaciale. EMC - Médecine buccale - 2009: 1–17 [28-806-C-10]. © Elsevier Masson SAS.

nator-Schleife aus. Aufgrund der Hypertonizität des M. orbicularis oris und des M. buccinator kommt es zu einer Bukkalkippung der oberen Schneidezähne (➤ Abb. 4.38).

MAN BEACHTE

Bereits nach der Geburt können die Zahnarkaden Kräften ausgesetzt sein, die zu Malokklusionen führen. Es wurde z. B. nachgewiesen, dass an den Arkaden Veränderungen stattfinden, wenn Kinder über mehrere Monate hinweg in der gleichen Position schlafen [220].
Bei der Angle-Klasse II besteht eine maxilläre Prognathie und/oder eine mandibuläre Retrognathie. Bei der Angle-Klasse III besteht umgekehrt eine maxilläre Retrognathie und/oder eine mandibuläre Prognathie. Angesichts ihrer Auswirkung auf die Position der Ober- und Unterkieferknochen sind mögliche Dysfunktionen der Schädelbasis, der SSB und des Gesichtsschädels in die Diagnose einzubeziehen. Malokklusionen lassen sich nicht auf die bloßen sagittalen Lagebeziehungen der Zahnarkaden nach der Angle-Klassifikation reduzieren.
Angle-Klasse-II-Malokklusionen bestehen bereits im Milchgebiss, daher haben osteopathische Behandlungen in diesem Zeitraum die größten Aussichten auf Erfolg.

Angle-Klasse-III-Malokklusion

Die Ursachen dieser Störung sind ungewiss. Möglicherweise spielen Umweltfaktoren, genetische oder epigenetische Einflüsse eine Rolle. Wahrscheinlich sind genetische Faktoren mit einem autosomal-dominanten Ablauf vor einem multifaktoriellen Hintergrund ausschlaggebend [221].

Eine Malokklusion der Angle-Klasse III beinhaltet verschiedene Dysmorphien. Auf sagittaler Ebene besteht eine mehr oder minder schwere Mesialokklusion der unteren Molaren mit einem negativen oder normalen Overjet. Man beachte, dass bei den Betroffenen die Kaukraft herabgesetzt ist (➤ Abb. 4.39).

MAN BEACHTE

Auf der Sagittalebene stehen die Gaumen- und die Oberkieferbeine unter dem Einfluss des Keilbeins. Daher können kraniosakrale Dysfunktionen, bei denen das Keilbein in Extension steht, eine maxilläre Prognathie in Angle-Klasse II begünstigen. Es ist allerdings zu beachten, dass die Oberkieferbeine bei dieser Situation nicht in Außenrotation stehen.
Kraniosakrale Dysfunktionen, bei denen das Keilbein in Flexion steht, begünstigen eine maxilläre Retrognathie in Angle-Klasse III. Da die Oberkieferbeine hier in Außenrotation stehen, findet sich bei dieser Dysfunktion häufig eine maxilläre Brachygnathie (kurzer Oberkiefer).

Die Angle-Klasse III wird typischerweise in vier Kategorien unterteilt [218]:

- Antemandibulie mit Protrusion des Unterkiefers und infolgedessen einem lingualen Kippstand als nicht-skelettale Zahnanomalie und Lingualokklusion (hinterer Kreuzbiss) von einem, zwei, drei oder vier Schneidezähnen im Oberkiefer;
- mandibuläre Prognathie, auch Progenie genannt, als skelettale Malokklusion mit einem sagittal

verlängerten, aber nicht protrudierten Unterkiefer;

- maxilläre Retrognathie oder Brachygnathie als skelettale Malokklusion mit Klasse-III-Auswirkungen auf den Oberkiefer und Lingualokklusion der oberen Schneidezähne;
- prämaxilläre Retrognathie als skelettale Malokklusion mit einem sagittal verkürzten Zwischenkieferbein und der Gefahr eines frontalen Kopfbisses und/oder Zahnengstands.

In schweren Fällen können eine maxilläre Retrognathie und eine mandibuläre Prognathie kombiniert auftreten und erfordern chirurgische Maßnahmen.

Beziehung zwischen Angle-Klassen und Schädelbasis

Bei den Angle-Klassen II und III wird typischerweise eine Verlagerung der Fossa mandibularis beschrieben. Mehrere Autoren sprechen bei der Angle-Klasse II von einer Verlagerung nach posterior [222], die bis zu 2,5 mm betragen kann [223]. Im Gegensatz dazu ist die Fossa mandibularis bei der Angle-Klasse III nach anterior und nach mesial verlagert [224]. Angle-Klassen-Malokklusionen sind zwar multifaktoriell bedingt, vor allem die der Klasse III, bei der auch genetische Einflüsse eine Rolle spielen können. Dennoch können osteopathische Normalisierungen der Schädelbasis, besonders der Schläfenbeine, zur Verbesserung solcher Malokklusionen beitragen, vor allem, wenn sie bereits im frühen Kindesalter stattfinden.

Die Beziehungen zwischen den Angle-Klassen und dem Flexionswinkel der Schädelbasis werden äußerst kontrovers diskutiert (➢ Kapitel 2, „Einfluss der Schädelbasis auf das Gesicht"). Dieser Winkel, der erstmals im 19. Jahrhundert von Rudolf Virchow beschrieben wurde, ergibt sich aus der Verbindung der kraniometrischen Punkte des Nasions mit dem Zentrum des Türkensattels und anschließend dem Basion. Verschiedene Autoren vertreten die Ansicht, es bestehe ein Risikofaktor je nach der Größe des Winkels und der Länge seiner Schenkel [225]. Sie stellen einen Zusammenhang zwischen einem vergrößerten Flexionswinkel der Schädelbasis, fakultativ in Kombination mit einem verlängerten vorderen Anteil der Schädelbasis, und Klasse-II-Malokklusionen her. Ein kleinerer Flexionswinkel stehe mit Klasse-III-Malokklusionen in Verbindung [226, 227]. In Bezug auf den Flexionswinkel (der sich aus den Verbindungslinien zwischen dem Nasion und der Spitze des Processus clinoideus posterior im Verhältnis zur Tangente zur hinteren Ebene des Dens axis ergibt) gibt Delaire an, dass ein geschlossener Winkel mit einer Öffnung des bipetrösen Winkels und einer Frontalisation der Felsenbeine sowie einer Anteriorisierung der Kiefergelenke einhergeht. Das Gegenteil sei bei der Angle-Klasse II der Fall [228]. Diese Ansicht wird allerdings nicht von allen Autoren geteilt. Andere sind der Meinung, der Flexionswinkel der Schädelbasis spiele keine entscheidende Rolle für die Entstehung von Malokklusionen [229].

Tatsächlich sind diverse Faktoren in Betracht zu ziehen. Zunächst dienen zahlreiche kraniometrische und kephalometrische Referenzpunkte der Messung des Flexionswinkels der Schädebasis (auch sphenoidaler Winkel genannt). Dies erklärt bereits einen Teil der Unstimmigkeiten unter den Studienergebnissen. Weiterhin spielt jeder Schenkel des Winkels eine besondere Rolle. Da sie sich jeweils seitlich des Türkensattels befinden, unterliegen sie unterschiedlichen Einflüssen. Der hintere Schenkel liegt hinter dem Türkensattel und beinhaltet u. a. die Pars basilaris des Hinterhauptbeins und die SSB. Der vordere Schenkel, der vor dem Türkensattel liegt, wird von den Variationen der spheno-ethmoidalen Synchondrose beeinflusst. Je nach Geschlecht und ethnischer Zugehörigkeit der Person entwickeln sich die beiden Schenkel im Laufe des Wachstums unterschiedlich. Man beachte, dass die Position der Kiefergelenke und des Unterkiefers vom hinteren Anteil der Schädelbasis abhängen. Daher steht die Malokklusionsklasse eher mit dem hinteren Schenkel des Flexionswinkels der Schädelbasis als mit dem Flexionswinkel selber in Verbindung [230]. Der vordere Schenkel und der ethmoidomaxilläre Komplex stehen eher in Bezug zu maxillären Retrognathien [231].

Mit den Strain-Dysfunktionen der SSB, wie sie im kraniosakralen Konzept beschrieben werden, kommt noch eine weitere Variable hinzu (➢ Kapitel 6, „Strain-Dysfunktionen der Synchondrosis sphenobasilaris"). Während der Flexionswinkel durch einen Superior Vertical Strain abnimmt, vergrößert er sich bei einem Inferior Vertical Strain. Zu guter Letzt beinhaltet die Angle-Klasse II eine Vorverlagerung des Oberkiefers und/oder eine Rückverlagerung des Unterkiefers, die Angle-Klasse III entsprechend eine Rückverlagerung des Oberkiefers und/oder eine Vorverlagerung des Unterkiefers. Daher lassen sich die Malokklusionen nicht über die Bezüge zwischen dem Flexionswinkel der Schädelbasis und dem bipetrösen Winkel definieren.

4.7.5 Transversale skelettale Anomalien

Die Angle-Klassifikation bezieht sich lediglich auf die Bezüge unter den Arkaden in Interkuspidationszustand, und zwar auf der Sagittalebene. Transversale Malokklusionen können skelettal bedingt sein, mit mandibulärer Lateraldeviation und/oder maxillärer Asymmetrie. Sie bestehen in allen drei Angle-Klassen.

Bei Kindern entstehen skelettale Anomalien auf der Transversalebene häufig durch Einschränkungen an den Hauptzonen des transversalen Wachstums des Gesichtsmassivs. Diese sind die Ss. internasalis, frontomaxillaris, maxillozygomatica, frontozygomatica, temporozygomatica, pterygopalatina und palatina mediana. Ein intaktes Wachstum dieser Suturen (die bisweilen bereits ab der Geburt eingeschränkt sind), hängt von einer ausgeglichenen Stimulierung durch die orofazialen Funktionen ab. Im Falle eines einseitigen Kaumusters entwickeln sich beispielsweise die rechte und linke Sutura pterygopalatina asymmetrisch.

MAN BEACHTE

Die Ss. internasalis, frontomaxillaris, maxillozygomatica, frontozygomatica, temporozygomatica, pterygopalatina und palatina mediana sind Wachstumszonen des Gesichtsmassivs und sollten unbedingt normalisiert werden.

Mandibuläre Lateraldeviationen kommen sehr häufig vor. Sie verursachen eine Lingualokklusion (Kreuzbiss) auf der gegenüberliegenden Seite und sollten bei der osteopathischen Untersuchung unbedingt erkannt werden (➤ Abb. 4.40).

Die Position des Unterkiefers hängt eng mit der Neigung der Eminentia temporalis zusammen, da er mit ihr artikuliert. In zahlreichen Studien wurde nachgewiesen, dass sich eine Verlagerung der Fossa mandibularis auf die Bewegungen des Unterkiefers auswirkt. Diese Bezüge bestehen bereits ab der Fetalperiode

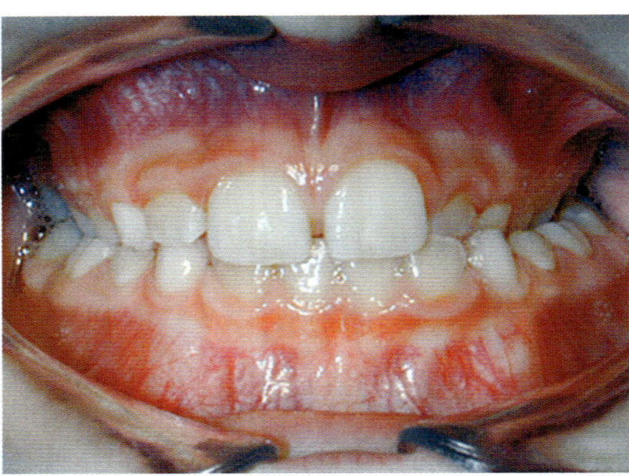

Abb. 4.40 Einseitige Lingualokklusion (Kreuzbiss) links
Quelle: Mascarelli L, Favot P. Examen clinique de la face en orthopédie dentofaciale. EMC - Médecine buccale - 2009: 1–17 [28-806-C-10]. © Elsevier Masson SAS.

und sind in einem tensegralen System verankert, in dem die Wechselwirkungen unter den Strukturen sich sowohl in der Funktion als auch in der Dysfunktion zeigen. Dreidimensionale Verlagerungen der Schläfenbeine sind durch verschiedene Ursachen möglich:

- als Reaktion auf Veränderungen der SSB (➤ Kapitel 6, „Schläfenbein");
- als Anpassung an iatrogene Veränderungen der Okklusion oder Dysfunktionen der Kiefergelenke;
- als Anpassung an posturale Veränderungen;
- als Reaktion auf Dysfunktionen der myofaszialen Strukturen, die an ihnen inserieren.

Tatsächlich wirken sich die Bezüge zwischen der Schädelbasis und dem Unterkiefer auf Disharmonien in allen drei Ebenen aus. Daher braucht es einen sehr präzisen osteopathischen Befund, um sowohl positionelle als auch strukturelle Veränderungen des Unterkiefers, der Schläfenbeine und der Schädelbasis festzustellen. Mandibuläre Lateraldeviationen lassen sich recht eindeutig anhand von seitlichen Abweichungen des Gnathion oder der mandibulären Inzisallinie ausmachen, vor allem wenn keine Bezahnung oder kein Zahnengstand vorliegt. Mandibuläre Asymmetrien kommen recht häufig vor. Man findet sie bei ca. 50 % der Angle-Klasse-III-Patienten. Ein symmetrischer Unterkiefer gilt als Hauptindikator für die Gesichtssymmetrie, während die Form der Oberkiefer sich eher auf das anteroposteriore Profil auswirkt [232]. Eine Unterkieferasymmetrie ist allerdings nicht immer gleichbedeutend mit einer Asymmetrie der Kondylen. In der Angle-Klasse I zeigen die rechte und linke Kondyle bei den Laterotrusionsbewegungen keinen Unterschied in ihren sagittalen und lateralen Positionen [233].

Die klinische Situation bei nicht-synostotischen, posterioren Plagiozephalien zeigt auf deutliche Weise die Bezüge zwischen der Schädelbasis und dem Unterkiefer. Aufgrund der Abflachung der Schädelbasis verlagert sich das Schläfenbein und das Ohr auf der flachen okzipitalen Seite nach vorne. Die Schläfenbeine und die rechte und linke Fossa mandibularis bilden sich asymmetrisch aus und beeinflussen die Morphologie der Kondylen und die Position des Unterkiefers. So wird der Grundstein für eine Malokklusion gelegt [107]. Daher werden posteriore Plagiozephalien häufiger mit Malokklusionen in Verbindung gebracht. Aufgrund der Verlagerung der Fossa mandibularis auf der flachen okzipitalen Seite entsteht eine Lateraldeviation des Unterkiefers und des Kinns zur gegenüberliegenden Seite sowie eine Lingualokklusion (Kreuzbiss) [65]. Man beachte, dass diese Malokklusion zu einer Kauschwäche, einem einseitigen Kaumuster oder bei Kindern gar zu einer Kauverweigerung führen kann. Zur Harmonisierung der dysfunktionellen Kräfte sollten solche Störungen daher so sorgfältig und so frühzeitig wie möglich normalisiert werden.

4.7.6 Vertikale skelettale Anomalien

In den meisten Fällen handelt es sich eher um Variationen des Unterkieferwinkels bei verschiedenen ethnischen Bevölkerungsgruppen als um echte Dysmorphien [218]. Der Unterkieferwinkel, gebildet durch die Tangenten des Ramus und des Corpus mandibulae, bestimmt die Höhe des unteren Gesichtsabschnitts. Abweichungen von der Norm zeigen sich in einer Hypo- oder Hyperdivergenz.

Hypodivergenz

Der Unterkieferwinkel ist verkleinert, der untere Gesichtsabschnitt verkürzt. Die Lippen neigen dazu, sich nach außen zu stülpen, da sie nicht genügend Raum finden, um sich einzurollen (➤ Abb. 4.41).

Hyperdivergenz

Der Unterkieferwinkel ist vergrößert, der untere Gesichtsabschnitt verlängert. Ein müheloser Lippenschluss ist nicht möglich. Man spricht von einem Long-Face-Syndrom (➤ Abb. 4.42).

Im Laufe des Wachstums zeigt sich nachgewiesenermaßen ein enger Zusammenhang zwischen der Entwicklung des kraniozervikalen Winkels und dem Unterkieferwachstum (➤ Abb. 4.43). Bei kleineren kraniozervikalen Winkeln scheint der Unterkiefer eher nach anterior zu wachsen, während er bei größeren Winkeln eher nach unten wächst und eine Retrognathie begünstigt [234].

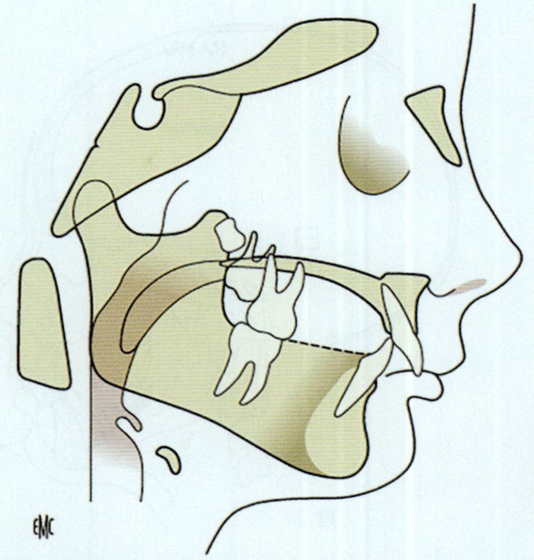

Abb. 4.41 Hypodivergenz. Quelle: Bassigny F. Signes majeurs et signes associés des anomalies orthodontiques. Sémiologie orthodontique. EMC - Odontologie - 2012: 1–16 [23-460-C-10]. © Elsevier Masson SAS.

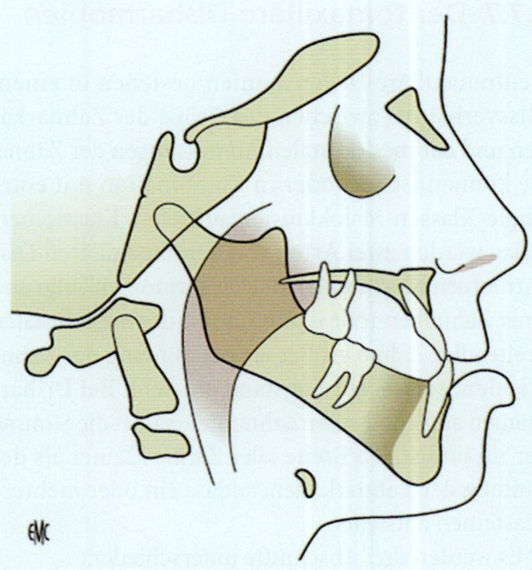

Abb. 4.42 Hyperdivergenz. Quelle: Bassigny F. Signes majeurs et signes associés des anomalies orthodontiques. Sémiologie orthodontique. EMC - Odontologie - 2012: 1–16 [23-460-C-10]. © Elsevier Masson SAS.

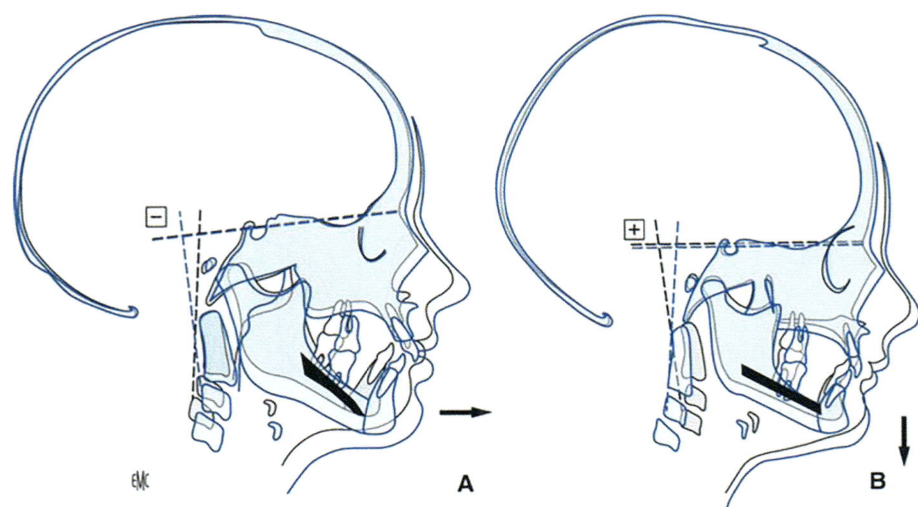

Abb. 4.43 Beziehung zwischen kraniozervikalem Winkel und Unterkiefer
A. Verkleinerter kraniozervikaler Winkel, verbunden mit Unterkieferwachstum nach vorne. B. Vergrößerter kraniozervikaler Winkel, verbunden mit Unterkieferwachstum nach unten und Retrognathie. Quelle: Raberin M. Incidences cliniques des postures de la zone orolabiale. EMC - Odontologie/Orthopédie dentofaciale - 2007: 1–25 [23-474-B-10]. © Elsevier Masson SAS.

4.7.7 Dentomaxilläre Disharmonien

Dentomaxilläre Disharmonien bestehen in einem Missverhältnis zwischen der Größe der Zahnarkaden und der mesiodistalen Abmessungen der Zähne. Sie können isoliert oder in Kombination mit einer Angle-Klassen-Malokklusion auftreten. Klassischerweise werden zwei Arten von dentomaxillären Disharmonien beschrieben. Bei Disharmonien aufgrund einer Zahnübergröße ist die Summe der mesiodistalen Breite aller Zähne größer als der Umfang der Zahnarkaden, sodass ein Engstand entsteht. Bei Disharmonien aufgrund einer Zahnunterzahl ist die Summe der mesiodistalen Breite aller Zähne kleiner als der Umfang der Zahnarkaden, sodass ein oder mehrere Diastemen entstehen.

Es werden drei Abschnitte unterschieden:

- vordere Disharmonie, im Bereich der Schneide- und Eckzähne;
- mittlere Disharmonie, im Bereich der Prämolaren und der ersten Molaren;
- hintere Disharmonie, im Bereich der zweiten und dritten Molaren.

Dentomaxilläre Disharmonien zeigen Auswirkungen auf ästhetischer Ebene, sie erschweren die Mundhygiene und erhöhen das Kariesrisiko. Außerdem kann es zu Störungen der Okklusion kommen.

MAN BEACHTE

Orofaziale Dysfunktionen, vor allem der Kauleistung, begünstigen die Entwicklung eines Zahnengstands. Häufig werden eine zu weiche Nahrung und die daraus resultierende verminderte Beanspruchung der Kaufunktion mit einer unzureichenden Ausdehnung der Kieferknochen in Verbindung gebracht. Bei einer Vergleichsstudie wurden die transversalen Abmessungen und die Tiefe der Zahnarkaden an menschlichen Schädeln untersucht. Dabei ergaben sich deutliche Unterschiede zwischen Personen, die im Zeitraum vom 13. bis zum 21. Jahrhundert, und solchen, die in früherer Zeit gelebt hatten. Die früheren Schädel zeigten kleinere Abmessungen und ein höheres Risiko einer Lingualokklusion (hinterer Kreuzbiss) [235].

Klinische Zeichen einer dentomaxillären Disharmonie

Milchgebiss

Ein beim Milchgebiss fehlendes Diastema mediale deutet ab einem Alter von 4 bis 5 Jahren auf einen späteren Zahnengstand hin.

MAN BEACHTE

Das Zwischenkieferbein trägt die Keime der beiden mittleren und der beiden seitlichen oberen Schneidezähne. Zur Vermeidung eines Zahnengstands und zur späteren Aufnahme der bleibenden Schneidezähne (mit einem größeren mesiodistalen Durchmesser als dem der Milchschneidezähne) ist ein ausreichendes transversales Wachstum zwingend erforderlich. Aus diesem Grunde sollten Dysfunktionen des Zwischenkieferbeins und des Keilbeins frühzeitig normalisiert werden.

Wechselgebiss

Sollten die Milcheckzähne nicht ausfallen, kann der Durchbruch der bleibenden Eckzähne und der bleibenden zweiten Molaren zu einem vorderen Engstand führen.

Dauergebiss beim jungen Erwachsenen

Solche Zahnengstände mit Fehlstellungen oder Malokklusionen der Schneidezähne, der Eckzähne oder der Prämolaren zeigen sich häufiger bei Jungen als bei Mädchen. Als Ursache dafür kommen der Durchbruch der bleibenden dritten Molaren und/oder ein verzögertes Wachstum des Unterkiefers infrage.

Zahntrauma

Bei Kindern unter 6 Jahren steht der Mundbereich in der Statistik der Verletzungen an zweiter Stelle [236]. Im Alter von 5 Jahren hat ca. ein Drittel aller Kinder eine traumatische Verletzung am Milchgebiss erfahren [237]. Die meisten Verletzungen entstehen an den oberen Schneidezähnen. Auch hier sind Jungen häufiger betroffen als Mädchen. Aufgrund der anatomischen Bezüge zwischen den Wurzelspitzen der Milchzähne und den Keimen der bleibenden Zähne, kann jedes Trauma an einem Milchzahn zu strukturellen Verletzungen am entsprechenden bleibenden Zahn führen (Zahnschmelz, Fehlstellung usw.). Solche Verletzungen können durch die direkte Stoßeinwirkung des Milchzahns gegen den bleibenden Zahn entstehen. Möglich sind aber auch indirekte Einwirkungen durch Infektionen aufgrund von Zahnschmelznekrosen an der Wurzelspitze des Milchzahns [238]. Tatsächlich bilden traumatische Verluste (Avulsionen) und intrusive Luxationen der Milchzähne die Hauptursache für Schädigungen an bleibenden Zähnen.

Die Auswirkungen solcher Traumata zeigen sich allerdings erst später beim Durchbruch der bleibenden Zähne. Dann kommen ektopische Durchbrüche, Fehlstellungen oder andere Entwicklungsstörungen zum Vorschein. Nach Ansicht der Autoren sind zwischen 12 und 74 % der Entwicklungsstörungen der bleibenden Zähne auf vorhergehende Zahntraumata zurückzuführen [237, 239, 240]. Eine Langzeitbehandlung ist daher in solchen Fällen angezeigt.

Wir erinnern daran, dass der Gesichtsbereich nicht erst durch direkte Einwirkungen im Kindesalter, sondern bereits durch verschiedene Druckbelastungen in der Fetalperiode Schaden nehmen kann. Dies kann z. B. durch eine Kompression des Unterkiefers und der Zahnkeime durch eine Hand oder einen Fuß des Fetus geschehen. Solche Dysmorphien können auch durch intraossäre Dysfunktionen entstehen, die aufgrund der mechanischen Beanspruchungen in der Fetalperiode oder während der Geburt auftreten [20]. Während der Austreibungsphase der Geburt kommt es beispielsweise vor, dass die Geburtshelfer einen submandibulären oder intrabukkalen Griff oder die potenziell iatrogene Geburtszange verwenden, um den Fetus aus dem Geburtskanal zu befreien. Später entstehen Malokklusionen häufig durch nicht-nutritives Saugen. 78 % der Kinder, die an ihrem Daumen oder an anderen Fingern lutschen, zeigen komplexe, dreidimensionale bukkodentale Anomalien [241]. Die Infraokklusion (offener Biss) gilt als die häufigste Malokklusionsart. Sie bleibt dauerhaft bestehen, wenn das betroffene Kind das Daumen- oder Fingerlutschen über das 4. Lebensjahr hinaus praktiziert [242]. Häufig kommt es dadurch zu Verformungen des Oberkiefers oder zu Wachstumseinschränkungen des Unterkiefers. Aufgrund des Drucks durch den Daumen oder Finger gegen den Gaumen wird die Oberkieferarkade V-förmig und zu eng, während der Gaumenbogen sich zu tief ausbildet [243]. Daumenlutschen kann an den Schneidezähnen auch zu einer labialen oder lingualen Kippung führen. Bei über der Hälfte der Kinder erzeugt verlängertes Daumenlutschen eine Lingualokklusion (hinterer Kreuzbiss), und bei 30 % der Kinder kommt es zu skelettalen Anomalien der Angle-Klasse II [244]. Nach Ansicht des Kieferorthopäden Angle bilden orofaziale Dysfunktionen oder Parafunktionen häufig die Ursache für Malokklusionen. Er schreibt dazu: „Kieferorthopädische Behandlungen haben wenig Chancen auf Erfolg, wenn die funktionellen Störungen bestehen bleiben" („*Orthodontic treatments are very unlikely to succeed, if the functional disorders are still going on*") [245].

Der osteopathische Behandlungsansatz für orofaziale Störungen kann deswegen zur Normalisierung von Malokklusionen beitragen, weil er sowohl die Funktion als auch die Struktur berücksichtigt. Dies beinhaltet auch die gezielte Normalisierung einzelner Zähne (➤ Kapitel 6).

4

4.7.8 Klinische Untersuchung und Behandlung

Die kraniale Osteopathie erhebt nicht den Anspruch, normale kieferorthopädische Behandlungen ersetzen zu können. Letztere gestalten sich allerdings schwieriger und langwieriger, wenn die somatischen Dysfunktionen, die die Okklusion eines Kindes beeinträchtigen, nicht behoben werden. Umgekehrt stößt die Osteopathie an ihre Grenzen, wenn sich der Einsatz kieferorthopädische Maßnahmen als notwendig erweist. Im Idealfall arbeiten die Vertreter beider Disziplinen Hand in Hand. Die osteopathischen Normalisierungen sollten dabei so früh wie möglich erfolgen, damit die Therapie die größtmöglichen Chancen auf Erfolg hat.

Die klinische Untersuchung und die Behandlung von Malokklusionen sind als Teil eines globalen osteopathischen Ansatzes zu verstehen. Die allgemeine Haltung, der kraniozervikale Bereich, das Neuro- und das Viszerokranium, die Schädelbasis und die orofazialen Funktionen bilden ein tensegrales System, in dem die einzelnen Strukturen sich wechselseitig beeinflussen. Auch weiter entfernt liegende Dysfunktionen können die okklusale Dynamik beeinflussen und dürfen nicht außer Acht gelassen werden.

Idealerweise finden die ersten Beobachtungen des Okklusionsschemas einer Person im Sitzen und/oder im Stehen statt, sodass eventuelle posturale Faktoren in die Bewertung einfließen. Diese Bewertung erfolgt also im ersten Teil der Untersuchung der Person (➤ Kapitel 6, „Untersuchung von Kindern“ und „Untersuchung von Erwachsenen“).

Beachten Sie die Mimik, das Hautrelief des Gesichts und das Lächeln. Schauen Sie auf die Oberlippe und die Unterlippe, die jeweils Aufschluss über den Ober- und den Unterkiefer geben. Achten Sie auf folgende kraniometrische Punkte:

- Nasion: auf der Medianlinie, am Übergang zwischen der S. nasofrontalis und der S. internasalis;
- Acanthion: auf der Medianlinie, an der Spitze der Spina nasalis anterior;
- Prosthion: auf der Medianlinie, vorderster Punkt des maxillären Alveolarfortsatzes;
- Stomion: Mundmittelpunkt, am Übergang zwischen Ober- und Unterlippe bei geschlossenen Lippen;
- Gnathion: tiefster Punkt am Unterkiefer auf der Medianlinie.

All diese Punkte sollten auf einer Geraden, der Medianlinie des Gesichts, liegen. Diese beinhaltet die S. metopica, die Nase und die Symphysis mandibulae. Vergleichen Sie auf beiden Seiten das Gonion (tiefster und am weitesten seitlich gelegener Punkt am Unterkieferwinkel). Versuchen Sie, im Falle einer Asymmetrie festzustellen, ob es sich um eine Dysfunktion des Unterkiefers oder um eine Rotations- oder Seitneigungsfehlstellung der Halswirbelsäule mit muskulärer Dysbalance handelt.

Der zweite Teil der Untersuchung findet in Rückenlage statt. Schauen Sie, ob die Listening-Tests die vorherigen Beobachtungen bestätigen. Untersuchen Sie die SSB mit einem Griff am Schädeldach nach Dysfunktionen in Flexion/Extension, Torsion, Sidebending und/oder Strain. Prüfen Sie die Jochbeine. Als Schnittstelle zwischen dem Viszero- und dem Neurokranium puffern sie die Kräfte, die beispielsweise beim Kauen auf den Gesichtsschädel einwirken. Andererseits übertragen sie aber auch Dysfunktionen vom Neuro- auf das Viszerokranium. Aufgrund ihrer Lage tragen Sie zum transversalen Durchmesser des Gesichtsmassivs bei. Der hintere untere Rand der Jochbeine bildet das Relief der Wangenknochen. In Innenrotation tritt der Wangenknochen deutlicher hervor, in Außenrotation wirkt er abgeflachter. Normalisieren Sie eventuelle Dysfunktionen.

MAN BEACHTE

Als die sog. „Wangenknochen" stehen die Jochbeine symbolhaft für die Schönheit und Harmonie eines Gesichts. Sie übertragen Kräfte vom Neuro- auf das Viszerokranium und umgekehrt, sowohl in der Funktion als auch in der Dysfunktion. Sie bilden eine Schnittstelle zwischen dem Oberkiefer, dem Schläfen-, dem Stirn- und dem Keilbein. Manche Autoren bezeichnen die Jochbeine als Schlüsselelemente, die grundsätzlich zu normalisieren sind.

Schauen Sie sich die Größe und Form der Oberkiefer an. Achten Sie bei Kindern besonders auf das Verhältnis zwischen Oberkiefer- und Zwischenkieferbein. Dysfunktionen können hier beispielsweise zu einer Infraokklusion (offener Biss) führen. Die Maxilla erscheint in Außenrotation breiter, in Innenrotation schmaler. Untersuchen Sie die Position des Unterkiefers und seine Beziehung zum Oberkiefer. Überprüfen Sie den Ober- und den Unterkiefer auf eine Pro- oder Retrognathie, den Unterkiefer zusätzlich auf eine Antemandibulie. Suchen Sie ggf. nach Zusammenhängen mit eventuellen Dysfunktionen der SSB (➤ Kapitel 6, „Physiologische Dysfunktionen").

Prüfen Sie, ob an der Unterkieferarkade eine Lateraldeviation mit Kreuzbiss vorliegt. Falls ja, schauen Sie sich die Ohren der Person an. Eine Lateraldeviation des Unterkiefers zur Seite, an der das Ohr deutlicher absteht, steht für eine normale Reaktion des Unterkiefers zur Außenrotation des gleichseitigen Schläfenbeins und erfordert eine Korrektur des Schläfenbeins und/oder der SSB. Eine Lateraldeviation des Unterkiefers zur Seite, an der das Ohr weniger absteht, kann zwei Ursachen haben: erstens eine unphysiologische Dysfunktion, bei der das Schläfenbein auf der Seite des abstehenden Ohrs ohne Außenrotationskomponente insgesamt nach vorne verlagert ist. Ein solches Phänomen lässt sich häufig bei nicht-synostotischen, posterioren Plagiozephalien beobachten. Zweitens kann es sich um eine Dysfunktion des Kiefergelenks handeln.

Bitten Sie die Person, langsam den Mund zu öffnen und wieder zu schließen, und beobachten Sie dabei das Gnathion. Normalerweise sollte es sich ohne Abweichungen auf einer geraden Linie bewegen. Bitten Sie die Person anschließend, den Unterkiefer nacheinander nach rechts und links zu bewegen und vergleichen Sie die Bewegungen. Hier lassen sich auch die funktionellen Kauwinkel nach Planas einstufen (➤ Abschnitt 4.3.2 „Funktionelle Kauwinkel nach Planas"). Ein einseitiges Kauschema könnte auf ein Kiefergelenk- oder Zahnproblem hinweisen. Bei Menschen mit Malokklusionen sollten die Kiefergelenke stets untersucht und normalisiert werden.

Bitten Sie die Person zu lächeln, und beobachten Sie dabei das Aussehen des Lächelns, die Muskelaktivitäten sowie die Form und Ausrichtung der Ober- und Unterkieferarkaden. Suchen Sie nach dentomaxillären oder skelettalen Anomalien nach Angle-Klasse II oder III. Bitten Sie die Person, den Mund geöffnet zu halten, und suchen Sie nach dentalen oder dreidimensionalen alveolären Anomalien. Prüfen Sie dabei auch den Gaumenbogen sowie die Position und die Bewegungen der Zunge. Vergessen Sie nicht, das Zungen- und das Lippenbändchen auf ihre Länge zu prüfen. Schauen Sie, ob die Person durch die Nase oder den Mund atmet. Normalisieren Sie alle festgestellten Dysfunktionen (➤ Kapitel 6).

MAN BEACHTE

Nutzen und Ziele von osteopathischen Behandlungen vor, während und nach der Kieferorthopädie:

- vorher:
  - Normalisierung kranialer Dysfunktionen;
  - Normalisierung der allgemeinen Haltung, besonders des kraniozervikalen Übergangs;
  - Normalisierung der Kiefergelenke;
  - Normalisierung von orofazialen Dysfunktionen;
  - Verbesserung der Propriozeption der orofazialen Funktionen.
- währenddessen:
  - Unterstützung der myofaszialen und artikulären Anpassungsvorgänge;
  - Unterstützung der Kiefergelenke;
  - Unterstützung der allgemeinen Haltung;
  - Harmonisierung der duralen Membranen;
  - Unterstützung der Zirkulation der intrakranialen Flüssigkeiten.
- danach:
  - Stabilisierung der verbesserten Haltung;
  - Stabilisierung der Kiefergelenke;
  - Stabilisierung der orofazialen Funktionen zur Bewahrung der Ergebnisse der kieferorthopädischen Maßnahmen.

LITERATUR

[1] Organisation Mondiale de la Sante. https://www.who.int/fr/news-room/fact-sheets/detail/preterm-birth.

[2] Purisch SE, Gyamfi-Bannerman C. Epidemiology of preterm birth. Semin Perinatol 2017; 41(7): 387–91.

[3] Abadie V. Examen de l'enfant atteint de troubles de la deglutition. J Pediatr Puericult 1999; 12(5): 269–76.

[4] Lenclen R, Marian J, Milcent K, Michaud B. Nutrition enterale. J Gynecol Obstet Biol Reprod 2004; 33(supp. zu n 1). 1S123-6.

[5] Angelos GM, Smith DR, Jorgenson R, Sweeney EA. Oral complications associated with neonatal oral tracheal intubation: a critical review. Pediatr Dent 1989; 11(2): 133–40.

[6] Hohoff A, Rabe H, Ehmer U, Harms E. Palatal development of preterm and low birthweight infants compared to term infants – What do we know? Part 3: discussion and conclusion. Head Face Med 2005; 1: 10.

[7] Boronat-Catala M, Montiel-Company JM, Bellot-Arcis C, et al. Association between duration of breastfeeding and malocclusions in primary and mixed dentition: a systematic review and meta-analysis. Sci Rep 2017; 7(1): 5048.

[8] Ebrahim E, Paulsson L. The impact of premature birth on the permanent tooth size of incisors and first molars. Eur J Orthod 2017; 39(6): 622–7.

[9] Paulsson L, Bondemark L, Soderfeldt B. A systematic review of the consequences of premature birth on palatal morphology, dental occlusion, tooth-crown dimensions, and tooth maturity and eruption. Angle Orthod 2004; 74(2): 269–79.
[10] Germa A, Marret S, Thiriez G, et al. Neonatal factors associated with alteration of palatal morphology in very preterm children: the EPIPAGE cohort study. Early Hum Dev 2012; 88(6): 413–20.
[11] Lau C. Developpement de l'oralite chez le nouveau-ne premature Arch Pediatr 2007; 14 Suppl 1: S35–41.
[12] Delfosse, Marie-Jo, et al. Place de l'oralite chez des prematures reanimes a la naissance. Etat des lieux a trois ans et demi. Devenir 2006; 18(1): 23–35.
[13] Lanaro D, Ruffini N, Manzotti A, Lista G. Osteopathic manipulative treatment showed reduction of length of stay and costs in preterm infants: A systematic review and meta-analysis. Medicine (Baltimore) 2017; 96(12): e6408.
[14] Lund GC, Edwards G, Medlin B, et al. Osteopathic manipulative treatment for the treatment of hospitalized premature infants with nipple feeding dysfunction. J Am Osteopath Assoc 2011; 111(1): 44–8.
[15] Valizadeh L, Ghahremani G, Gharehbaghi MM, Jafarabadi MA. The effects of flexed (fetal tucking) and extended (free body) postures on the daily sleep quantity of hospitalized premature infants: A randomized clinical trial. J Res Med Sci 2016; 21: 124.
[16] Hough J, Trojman A, Schibler A. Effect of time and body position on ventilation in premature infants. Pediatr Res 2016; 80(4): 499–504.
[17] Adeli M, Aradmehr M. A comparative study of maternal-neonate abdominal and kangaroo (skin-toskin) skin contact immediately after birth on maternal attachment behaviors up to 2 months. J Educ Health Promot 2018; 7: 42.
[18] World Health Organization. https://www.who.int/topics/breastfeeding/en.
[19] HAS. Allaitement maternel recommandations. 2002. https://www.has-sante.fr/upload/docs/application/pdf/Allaitement_recos.pdf.
[20] Sergueef N. Osteopathie pediatrique. 2e ed. Paris: Elsevier Masson; 2019.
[21] Siebert JR. A morphometric study of normal and abnormal fetal to childhood tongue size. Arch Oral Biol 1985; 30(5): 433–40.
[22] Marmouset F, Hammoudi K, Bobillier C, Moriniere S. Physiologie de la deglutition normale. EMC - Otorhino- laryngologie 2015; 1–12. [420-801-A-10]. Elsevier Masson SAS.
[23] Herzhaft-Le Roy J, Xhignesse M, Gaboury I. Efficacy of an osteopathic treatment coupled with lactation consultations for infants' biomechanical sucking difficulties. J Hum Lact 2017; 33(1): 165–72.
[24] Pompeia LE, Ilinsky RS, Ortolani CLF, Faltin K, Junior. Ankyloglossia and its influence on growth and development of the stomatognathic system. Rev Paul Pediatr 2017; 35(2): 216–21.
[25] Kupietzky A, Botzer E. Ankyloglossia in the infant and young child: clinical suggestions for diagnosis and management. Pediatr Dent 2005; 27(1): 40–6.
[26] Brzęcka D, Garbacz M, Micał M, et al. Diagnosis, classification and management of ankyloglossia including its influence on breastfeeding. Dev Period Med 2019; 23(1): 79–87.
[27] Messner AH, Lalakea ML, Aby J, et al. Ankyloglossia: incidence and associated feeding difficulties. Arch Otolaryngol Head Neck Surg 2000; 126(1): 36–9.
[28] Messner AH, Lalakea ML. The effect of ankyloglossia on speech in children. Otolaryngol Head Neck Surg 2002; 127(6): 539–45.
[29] Wright JE. Tongue-tie. J Paediatr Child Health 1995; 31(4): 276–8.
[30] Lalakea ML, Messner AH. Ankyloglossia: does it matter? Pediatr Clin North Am 2003; 50(2): 381–97.
[31] Jang SJ, Cha BK, Ngan P, et al. Relationship between the lingual frenulum and craniofacial morphology in adults. Am J Orthod Dentofacial Orthop 2011; 139 (4 Suppl): e361–7.
[32] Meenakshi S, Jagannathan N. Assessment of lingual frenulum lengths in skeletal malocclusion. J Clin Diagn Res 2014; 8(3): 202–4.
[33] Lalakea ML, Messner AH. Ankyloglossia: the adolescent and adult perspective. Otolaryngol Head Neck Surg 2003; 128(5): 746–52.
[34] Steehler MW, Steehler MK, Harley EH. A retrospective review of frenotomy in neonates and infants with feeding difficulties. Int J Pediatr Otorhinolaryngol 2012; 76(9): 1236–40.
[35] Canadian Agency for Drugs and Technologies in Health. Frenectomy for the Correction of Ankyloglossia: A Review of Clinical Effectiveness and Guidelines. 2016. https://www.ncbi.nlm.nih.gov/books/NBK373454/.
[36] el Kholti W, Kissa J. La freinectomie: quand faut-il intervenir ? Rev Odont Stomat 2016; 45: 118–29.
[37] Section francaise de chirurgie plastique pediatrique. Les fentes labiales et palatines. https://chirurgie-plastiquepediatrique.fr/page/les-fentes-labiales-et-palatines.
[38] Les fentes labio-maxillo-palatines. https://www.chu-tours.fr/les-fentes-labio-maxillo-palatines.html.
[39] Sasaki CT, Levine PA, Laitman JT, Crelin ES Jr. Postnatal descent of the epiglottis in man. A preliminary report. Arch Otolaryngol 1977; 103(3): 169–71.
[40] Ameli. Corps etranger inhale par fausse route. https://www.ameli.fr/assure/sante/urgence/corpsetrangers/inhale.
[41] Osatakul S. The natural course of infantile reflux regurgitation: a non-Western perspective. Pediatrics 2005; 115(4). 1110-1. author reply 1111.
[42] Couly G. Developpement embryonnaire de la face. EMC - Chirurgie orale et maxillo-faciale 1990; 1–32. [22-001-A-20]. Elsevier Masson SAS.

4

[43] Couly G. La langue, appareil naturel d'orthopedie dento-faciale „pour le meilleur et pour le pire". Rev Orthop Dento Faciale 1989; 23: 9–17.

[44] Wilson EK. Ex utero: live human fetal research and the films of Davenport Hooker. Bull Hist Med 2014; 88(1): 132–60.

[45] Crevier-Buchman L, Borel S, Brasnu D. Physiologie de la deglutition normale. EMC - Oto-rhino-laryngologie 2007; 1–13. [20-801-A-10]. Elsevier Masson SAS.

[46] Raberin M. Incidences cliniques des postures de la zone orolabiale. EMC - Odontologie/Orthopedie dentofaciale 2007; 1–25. [23-474-B-10]. Elsevier Masson SAS.

[47] Finkelstein Y, Wexler D, Berger G, et al. Anatomical basis of sleep-related breathing abnormalities in children with nasal obstruction. Arch Otolaryngol Head Neck Surg 2000; 126(5): 593–600.

[48] Proffit WR. Equilibrium theory revisited: factors influencing position of the teeth. Angle Orthod 1978; 48(3): 175–86.

[49] Truesdell B, Truesdell FB. Deglutition: with special references to normal function and the diagnosis, analysis and correction of abnormalities. Angle Orthodontist 1937; 7: 90–9.

[50] Wilkins T, Gillies RA, Thomas AM, Wagner PJ. The prevalence of dysphagia in primary care patients: A HamesNet Research Network Study. J Am Board Fam Med 2007; 20(2): 144–50.

[51] Park JS, Lee SH, Jung SH, et al. Tongue strengthening exercise is effective in improving the oropharyngeal muscles associated with swallowing in communitydwelling older adults in South Korea: A randomized trial. Medicine (Baltimore) 2019; 98(40): e17304.

[52] Nelson KE. Viscerosomatic and somatovisceral reflexes. chapitre 5. In: Nelson KE, Glonek T, editors. Somatic dysfunction in osteopathic family medicine. Baltimore: Lippincott, Williams & Wilkins; 2007. p. 33–55.

[53] Oh JC. Effect of the head extension swallowing exercise on suprahyoid muscle activity in elderly individuals. Exp Gerontol 2018; 110: 133–8.

[54] Woda A, Foster K, Mishellany A, Peyron MA. Adaptation of healthy mastication to factors pertaining to the individual or to the food. Physiol Behav 2006; 89(1): 28–35.

[55] Prinz JF, Lucas PW. Swallow thresholds in human mastication. Arch Oral Biol 1995; 40(5): 401–3.

[56] Beecher RM, Corruccini RS. Effects of dietary consistency on craniofacial and occlusal development in the rat. Angle Orthod 1981; 51(1): 61–9.

[57] Lieberman DE, Krovitz GE, Yates FW, et al. Effects of food processing on masticatory strain and craniofacial growth in a retrognathic face. J Hum Evol 2004; 46(6): 655–77.

[58] Fujita Y, Maki K. Association of feeding behavior with jaw bone metabolism and tongue pressure. Jpn Dent Sci Rev 2018; 54(4): 174–82.

[59] Lazarus C, Logemann JA, Huang CF, Rademaker AW. Effects of two types of tongue strengthening exercises in young normals. Folia Phoniatr Logop 2003; 55(4): 199–205.

[60] Nagaiwa M, Gunjigake K, Yamaguchi K. The effect of mouth breathing on chewing efficiency. Angle Orthod 2016; 86(2): 227–34.

[61] Witt E. Syndrome de mastication unilaterale dominante, d'origine congenitale. Rev Orthop Dento Faciale 2002; 36: 39–51.

[62] Boileau MJ, Sampeur-Tarrit M, Bazert C. Physiologie et physiopathologie de la mastication. EMC - Chirurgie orale et maxillo-faciale 2006; 1–12. [22-008-A-15]. Elsevier Masson SAS.

[63] St John D, Mulliken JB, Kaban LB, Padwa BL. Anthropometric analysis of mandibular asymmetry in infants with deformational posterior plagiocephaly. J Oral Maxillofac Surg 2002; 60(8): 873–7.

[64] Baumler C, Leboucq N, Captier G. Etude de l'asymetrie mandibulaire dans les plagiocephalies sans synostose. Rev Stomatol Chir Maxillofac 2007; 108(5): 424–30.

[65] Kluba S, Roskopf F, Krimmel M. Malocclusion in the primary dentition in children with and without deformational plagiocephaly. Clin Oral Investig 2016; 20(9): 2395–401.

[66] Naeije M, Hofman N. Biomechanics of the human temporomandibular joint during chewing. J Dent Res 2003; 82(7): 528–31.

[67] De Salvador-Planas C. Semeiologie de la mastication. Rev Orthop Dento Faciale 2001; 35(3): 319–36.

[68] Royannez M. Mastication et ODF. https://dumas.ccsd.cnrs.fr/dumas-01870348/document. 2018.

[69] Still AT. In: Kirskville AT, Still (Eds). Philosophy of osteopathy. 2nd ed. Indianapolis: American Academy of Osteopathy; 1899, 1971.

[70] Nguyen LH, Manoukian JJ, Sobol SE, et al. Similar allergic inflammation in the middle ear and the upper airway: evidence linking otitis media with effusion to the united airways concept. J Allergy Clin Immunol 2004; 114(5): 1110–5.

[71] Yii ACA, Tay TR, Choo XN, et al. Precision medicine in united airways disease: a „treatable traits" approach. Allergy 2018; 73(10): 1964–78.

[72] Olnes SQ, Schwartz RH, Bahadori RS. Consultation with the specialist: diagnosis and management of the newborn and young infant who have nasal obstruction. Pediatr Rev 2000; 21(12): 416–20.

[73] Gray LP. Deviated nasal septum. Incidence and etiology. Ann Otol Rhinol Laryngol Suppl 1978; 87(3 Pt 3 Suppl 50): 3–20.

[74] Spiewak P, Kawalski H. Nose deformation as a result of birth injury. Acta Chir Plast 1995; 37(3): 78–82.

[75] Kumar L, Belaldavar BP, Bannur H. Influence of deviated nasal septum on nasal epithelium: an analysis. Head Neck Pathol 2017; 11(4): 501–5.

[76] Sergueef N. Anatomie fonctionnelle appliquee a l'osteopathie cranienne. Paris: Elsevier Masson; 2008. p. 170.

4

[77] Lascaratos JG, Segas JV, Trompoukis CC, Assimakopoulos DA. From the roots of rhinology: the reconstruction of nasal injuries by Hippocrates. Ann Otol Rhinol Laryngol 2003; 112: 159–62.
[78] Skoulakis CE, Manios AG, Theos EA, et al. Treatment of nasal fractures by Paul of Aegina. Otolaryngol Head Neck Surg 2008; 138: 279–82.
[79] Maltinski G. Nasal disorders and sinusitis. Prim Care 1998; 25(3): 663–83.
[80] Rappai M, Collop N, Kemp S, deShazo R. The nose and sleep-disordered breathing: what we know and what we do not know. Chest 2003; 124(6): 2309–23.
[81] Gola R, Richard O, Cheynet F, et al. Etiopathogenie de l'obstruction nasale et consequences sur la croissance maxillofaciale. EMC - Odontologie 2006; 1–17. [23-474-C-10]. Elsevier Masson SAS.
[82] Gola R, Richard O, Cheynet F, et al. Etiopathogenie de l'obstruction nasale et consequences sur la croissance maxillofaciale. EMC - Odontologie 2006; 1–17. [23-474-C-10]. Elsevier Masson SAS.
[83] Lavie P. Rediscovering the importance of nasal breathing in sleep or, shut your mouth and save your sleep. J Laryngol Otol 1987; 101(6): 558–63.
[84] Settergren G, Angdin M, Astudillo R, et al. Decreased pulmonary vascular resistance during nasal breathing: modulation by endogenous nitric oxide from the paranasal sinuses. Acta Physiol Scand 1998; 163(3): 235–9.
[85] Morais-Almeida M, Falbo Wandalsen G, Sole D. Growth and mouth breathers. J Pediatr (Rio J) 2019; 95 Suppl 1: 66–71.
[86] Gola R. La rhinoplastie fonctionnelle et esthetique. Paris: Springer; 2000. p. 143.
[87] Guye. On aprosexia, being the inability to fix the attention and other allied troubles in the cerebral functions caused by nasal disorders. Br Med J 1889; 2(1500): 709–11.
[88] Brooks LJ, Topol HI. Enuresis in children with sleep apnea. J Pediatr 2003; 142(5): 515–8.
[89] Don GW, Kirjavainen T, Broome C, et al. Site and mechanics of spontaneous, sleepassociated obstructive apnea in infants. J Appl Physiol 2000; 89(6): 2453–62.
[90] Menashe VD, Farrehi C, Miller M. Hypoventilation and cor pulmonale due to chronic upper airway obstruction. J Pediatr 1965; 67: 198.
[91] Abman SH, Ivy DD. Recent progress in understanding pediatric pulmonary hypertension. Curr Opin Pediatr 2011; 23: 298–304.
[92] Swift AC, Campbell IT, McKown TM. Oronasal obstruction, lung volumes, and arterial oxygenation. Lancet 1988; 1(8577): 73–5.
[93] Royet H. De la forme la plus habituelle des modifications de l'intelligence et du caractere, qui peuvent resulter des maladies du nez et du cavum. Bulletin de la Societe d'anthropologie de Lyon 1903; 22: 25–47.
[94] Chambi-Rocha A, Cabrera-Dominguez ME, Dominguez- Reyes A. Breathing mode influence on craniofacial development and head posture. J Pediatr (Rio J) 2018; 94(2): 123–30.
[95] Schendel SA, Eisenfeld J, Bell WH, et al. The long face syndrome: vertical maxillary excess. Am J Orthod 1976; 70(4): 398–408.
[96] Gola R, Guyot L, Richard O, Layoun W. Regard et ventilation nasale. Ann Chir Plast Esthet 2002; 47(4): 316–28.
[97] Harari D, Redlich M, Miri S, et al. The effect of mouth breathing versus nasal breathing on dentofacial and craniofacial development in orthodontic patients. Laryngoscope 2010; 120(10): 2089–93.
[98] Talmant J, Deniaud J. Ventilation nasale et recidive. Orthod Fr 2000; 71(2): 127–41.
[99] Song HG, Pae EK. Changes in orofacial muscle activity in response to changes in respiratory resistance. Am J Orthod Dentofacial Orthop 2001; 119(4): 436–42.
[100] Principato JJ. Upper airway obstruction and craniofacial morphology. Otolaryngol Head Neck Surg 1991; 104(6): 881–90.
[101] Huggare JV, Laine-Alava M. Nasorespiratory function and head posture Am. J Orthod Dentofacial Orthop 1997; 112: 507–11.
[102] Kumar R, Sidhu SS, Kharbanda OP, Tandon DA. Hyoid bone and atlas vertebra in established mouth breathers: a cephalometric study. J Clin Pediatr Dent 1995; 19(3): 191–4.
[103] Muto T, Takeda S, Kanazawa M, et al. The effect of head posture on the pharyngeal airway space (PAS). Int J Oral Maxillofac Surg 2002; 31(6): 579–83.
[104] Cuccia AM, Lotti M, Caradonna D. Oral Breathing and head posture. Angle Orthod 2008; 78(1): 77–82.
[105] Finkelstein Y, Wexler D, Berger G, et al. Anatomical basis of sleep-related breathing abnormalities in children with nasal obstruction. Arch Otolaryngol Head Neck Surg 2000; 126(5): 593–600.
[106] McCarthy RC, Lieberman DE. Posterior maxillary (PM) plane and anterior cranial architecture in primates. Anat Rec 2001; 264(3): 247–60.
[107] Sergueef N. Osteopathie pediatrique. Paris: Elsevier Masson; 2007.
[108] Vieira BB, Itikawa CE, de Almeida LA, et al. Facial features and hyoid bone position in preschool children with obstructive sleep apnea syndrome. Eur Arch Otorhinolaryngol 2014; 271(5): 1305–9.
[109] Teculescu D, Benamghar L, Hannhart B, et al. Le ronflement habituel. Prevalence et facteurs de risque dans un echantillon de la population masculine francaise. Rev Mal Resp 2007; 24(3): 281–7.
[110] Ouayoun MC. Syndrome d'apnees-hypopnees obstructives du sommeil de l'adulte. EMC - Oto-rhinolaryngologie 2015; 1–17. [20-960-A-10]. Elsevier Masson SAS.
[111] Ng DK, Chan CH, Kwok KL, Cheung JM. Allergic rhinitis as a risk factor for habitual snoring in children. Chest 2005; 127(6). 2285-6. author reply 2286.

[112] Oz U, Orhan K, Aksoy S, et al. Association between pterygoid hamulus length and apnea hypopnea index in patients with obstructive sleep apnea: a combined three-dimensional cone beam computed tomography and polysomnographic study. Oral Surg Oral Med Oral Pathol Oral Radiol 2016; 121(3): 330–9.
[113] Krmpotić-Nemanić J, Vinter I, Marusić A. Relations of the pterygoid hamulus and hard palate in children and adults: anatomical implications for the function of the soft palate. Ann Anat 2006; 188(1): 69–74.
[114] Dickens C. The Posthumous Papers of the Pickwick Club. Chapman and Hall: Londres; 1837.
[115] Bickelmann AG, Burwell CS, Robin ED, Whaley RD. Extreme obesity associated with alveolar hypoventilation: a Pickwickian syndrome. Am J Med 1956; 21(5): 811–8.
[116] Guilleminault C, Tilkian A, Dement WC. The sleep apnea syndromes. Annu Rev Med 1976; 27: 465–84.
[117] ICSD-2. https://www.sciencedirect.com/topics/medicine-and-dentistry/icsd-2.
[118] Peppard PE, Young T, Barnet JH, et al. Increased prevalence of sleep-disordered breathing in adults. Am J Epidemiol 2013; 177(9): 1006–14.
[119] Semelka M, Wilson J, Floyd R. Diagnosis and treatment of obstructive sleep apnea in adults. Am Fam Physician 2016; 94(5): 355–6.
[120] Punjabi NM. The epidemiology of adult obstructive sleep apnea. Proc Am Thorac Soc 2008; 5(2): 136–43.
[121] Societe Francaise de Recherche et Medecine du Sommeil. Le syndrome d'apnees obstructives du sommeil. http://www.sfrms-sommeil.org/recherche/actualitescientifique/communique-saos-le-bon-traitement-pour-le-bon-patient.
[122] Young T, Evans L, Finn L, Palta M. Estimation of the clinically diagnosed proportion of sleep apnea syndrome in middle-aged men and women. Sleep 1997; 20(9): 705–6.
[123] Sweetman A, Lack L, Bastien C. Co-morbid insomnia and sleep apnea (COMISA): prevalence, consequences, methodological considerations, and recent randomized controlled trials. Brain Sci 2019; 9(12.). pii: E371.
[124] Ayappa I, Rapoport DM. The upper airway in sleep: physiology of the pharynx. Sleep Med Rev 2003; 7(1): 9–33.
[125] Talmant J, Talmant JC, Deniaud J, Amat P. Du traitement etiologique des AOS. Rev Orthop Dento Faciale 2009; 43: 253–9.
[126] Laitman JT, Crelin ES. Developmental change in the upper respiratory system of human infants. Perinatol Neonatol 1980; 4: 15–22.
[127] Diamond J. The third chimpanzee: the evolution and future of the human animal. New York: HarperCollins; 1992.
[128] Davidson TM, Sedgh J, Tran D, Stepnowsky CJ Jr. The anatomic basis for the acquisition of speech and obstructive sleep apnea: Evidence from cephalometric analysis supports The Great Leap Forward hypothesis. Sleep Med 2005; 6(6): 497–505.
[129] Bailleux S, Maschi C, Giovannini-Chami L, et al. Syndrome d'apnee obstructive du sommeil de l'enfant. EMC - Oto-rhino-laryngologie 2014; 1–8. [20-622-A-10]. Elsevier Masson SAS.
[130] Muxfeldt ES, Margallo VS, Guimaraes GM, Salles GF. Prevalence and associated factors of obstructive sleep apnea in patients with resistant hypertension. Am J Hypertens 2014; 27(8): 1069–78.
[131] Parish JM, Somers VK. Obstructive sleep apnea and cardiovascular disease. Mayo Clin Proc 2004; 79(8): 1036–46.
[132] Halbower AC, Degaonkar M, Barker PB, et al. Childhood obstructive sleep apnea associates with neuropsychological deficits and neuronal brain injury. PLoS Med 2006; 3(8): e301.
[133] Song X, Roy B, Kang DW, et al. Altered restingstate hippocampal and caudate functional networks in patients with obstructive sleep apnea. Brain Behav 2018; 8(6): e00994.
[134] Ryan S, Taylor CT, McNicholas WT. Systemic inflammation: a key factor in the pathogenesis of cardiovascular complications in obstructive sleep apnoea syndrome? Thorax 2009; 64(7): 631–6.
[135] Narkiewicz K, Somers VK. Sympathetic nerve activity in obstructive sleep apnea. Acta Physiol Scand 2003; 177(3): 385–90.
[136] Strollo PJ Jr, Rogers RM. Obstructive sleep apnea. N Engl J Med 1996; 334(2): 99–104.
[137] Patel JA, Ray BJ, Fernandez-Salvador C, et al. Neuromuscular function of the soft palate and uvula in snoring and obstructive sleep apnea: A systematic review. Am J Otolaryngol 2018; 39(3): 327–37.
[138] Neelapu BC, Kharbanda OP, Sardana HK, et al. Craniofacial and upper airway morphology in adult obstructive sleep apnea patients: a systematic review and meta-analysis of cephalometric studies. Sleep Med Rev 2017; 31: 79–90.
[139] Fouke JM, Strohl KP. Effect of position and lung volume on upper airway geometry. J Appl Physiol 1987; 63(1): 375–80.
[140] Pessey JJ, Lombard L. Rhonchopathie chronique. EMC - Oto-rhino-laryngologie 2001; 1–15. [20-621-A-10]. Elsevier Masson SAS.
[141] Gola R, Chossegros C, Orthlieb JD. Syndrome algodysfonctionnel de l'appareil manducateur (SADAM) Masson 1992; 86.
[142] Orthlieb JD. Le bruxisme. Entretiens de Bichat Pitie-Salpetriere d'Odontologie-Stomatologie 2017.
[143] Slavicek R. Relationship between occlusion and temporomandibular disorders: implications for the gnathologist. Am J Orthod Dentofacial Orthop 2011; 139(1). 10, 12, 14 passim.
[144] Sato S, Sasaguri K, Ootsuka T, et al. Bruxism and stress relief. In: Onozuka M, Yen CT, editors. Novel trends in brain science. Tokyo: Springer; 2008. p. 183–200.
[145] CNRTL. Stress. https://www.cnrtl.fr/etymologie/stress.

[146] Sergueef N, Nelson KE. L'osteopathie pour les patients de plus de 50 ans. Paris: Elsevier Masson; 2014. p. 427.
[147] Selye H. A syndrome produced by diverse nocuous agents. Nature 1936; 138: 82.
[148] Cottrille W. P. The management of hypothalmicpituitary activity through the cranial concept. In: Year book of the academy of applied osteopathy. Indianapolis, American Academy of Osteopathy, 1945: 74.
[149] Lovy A. The psychiatric patient. In: Nelson KE, Glonek T, editors. Somatic dysfunction in osteopathic family medicine. Baltimore: Lippincott, Williams & Wilkins; 2007. p. 73–86.
[150] Buff C, Brinkmann L, Neumeister P, et al. Specifically altered brain responses to threat in generalized anxiety disorder relative to social anxiety disorder and panic disorder. Neuroimage Clin 2016; 12: 698–706.
[151] Kubo KY, Iinuma M, Chen H. Mastication as a stress-coping behavior. Biomed Res Int 2015; 2015: 876409.
[152] Utsugi C, Miyazono S, Osada K, et al. Hard-diet feeding recovers neurogenesis in the subventricular zone and olfactory functions of mice impaired by soft-diet feeding. PLoS One 2014; 9(5): e97309.
[153] Azuma K, Zhou Q, Niwa M. Association between mastication, the hippocampus, and the HPA axis: a comprehensive review. Int J Mol Sci 2017; 18(8): 1687.
[154] Hori N, Yuyama N, Tamura K. Biting suppresses stress-induced expression of corticotropin-releasing factor (CRF) in the rat hypothalamus. J Dent Res 2004; 83(2): 124–8.
[155] Kubo KY, Suzuki A, Iinuma M, et al. Vulnerability to stress in mouse offspring is ameliorated when pregnant dams are provided a chewing stick during prenatal stress. Arch Oral Biol 2019; 97: 150–5.
[156] Smith AP. Chewing gum and stress reduction. J Clin Transl Res 2016; 2(2): 52–4.
[157] Saruta J, To M, Sakaguchi W, et al. Brain-derived neurotrophic factor is related to stress and chewing in saliva and salivary glands. Jpn Dent Sci Rev 2020; 56(1): 43–9.
[158] Tasaka A, Takeuchi K, Sasaki H, et al. Influence of chewing time on salivary stress markers. J Prosthodont Res 2014; 58(1): 48–54.
[159] Budtz-Jorgensen E. Occlusal dysfunction and stress. An experimental study in macaque monkeys. J Oral Rehabil 1981; 8(1): 1–9.
[160] Muramoto T, Takano Y, Soma K. Time-related changes in periodontal mechanoreceptors in rat molars after the loss of occlusal stimuli. Arch Histol Cytol 2000; 63(4): 369–80.
[161] Teixeira FB, Pereira Fernandes LDM, Tavares Noronha PA, et al. Masticatory deficiency as a risk factor for cognitive dysfunction. Int J Med Sci 2014; 11(2): 209–14.
[162] Fang WL, Jiang MJ, Gu BB, et al. Tooth loss as a risk factor for dementia: systematic review and meta-analysis of 21 observational studies. BMC Psychiatry 2018; 18(1): 345.
[163] Christensen LV, Rassouli NM. Experimental occlusal interferences. Part I. A review. J Oral Rehabil 1995; 22(7): 515–20.
[164] Wu D, Liu J. Occlusal interference induces oxidative stress and increases the expression of UCP3 in the masseter muscle: A rat model. Arch Oral Biol 2019; 102: 249–55.
[165] Sierwald I, John MT, Schierz O, et al. Association of temporomandibular disorder pain with awake and sleep bruxism in adults. J Orofac Orthop 2015; 76(4): 305–17.
[166] Smardz J, Martynowicz H, Michalek-Zrabkowska M, et al. Sleep bruxism, occurrence of temporomandibular disorders-related pain, a polysomnographic study. Front Neurol 2019; 10: 168.
[167] El Haddioui A, Laison F, Zouaoui A, et al. Functional anatomy of the human lateral pterygoid muscle. Surg Radiol Anat 2005; 27(4): 271–86.
[168] https://www.academyofprosthodontics.org/_Library/ap_articles_download/GPT8.pdf.
[169] American Academy of Sleep Medicine (AASM). International classification of sleep disorders. Diagnosis and coding manual. (ICSD-2). Section on sleep related bruxism. 2nd ed. Westchester (IL): American Academy of Sleep Medicine; 2005. p. 189–92.
[170] De Leeuw R (Ed.). American Academy of Orofacial Pain. Orofacial pain: guidelines for assessment, diagnosis, management. 4th ed. Chicago, Quintessence, 2008.
[171] Carra MC, Huynh N, Lavigne G. Sleep bruxism: a comprehensive overview for the dental clinician interested in sleep medicine. Dent Clin North Am 2012; 56(2): 387–413.
[172] Kato T, Thie NM, Montplaisir JY, et al. Bruxism and orofacial movements during sleep. Dent Clin North Am 2001; 45(4): 657–84.
[173] Lavigne GJ, Rompre PH, Montplaisir JY. Sleep bruxism: validity of clinical research diagnostic criteria in a controlled polysomnographic study. J Dent Res 1996; 75(1): 546–52.
[174] Khoury S, Carra MC, Huynh N, et al. Sleep bruxism-tooth grinding prevalence, characteristics and familial aggregation: a large cross-sectional survey and polysomnographic validation. Sleep 2016; 39(11): 2049–56.
[175] Wetselaar P, Vermaire EJH, Lobbezoo F, Schuller AA. The prevalence of awake bruxism and sleep bruxism in the Dutch adult population. J Oral Rehabil 2019; 46(7): 617–23.
[176] Simola P, Niskakangas M, Liukkonen K, et al. Sleep problems and daytime tiredness in Finnish preschool-aged children-a community survey. Child Care Health Dev 2010; 36(6): 805–11.
[177] Clementino MA, Siqueira MB, Serra-Negra JM, et al. The prevalence of sleep bruxism and associated fac-

tors in children: a report by parents. Eur Arch Paediatr Dent 2017; 18(6): 399–404.
[178] Guo H, Wang T, Niu X, et al. The risk factors related to bruxism in children: a systematic review and meta-analysis. Arch Oral Biol 2018; 86: 18–34.
[179] Tehrani MH, Pestechian N, Yousefi H, et al. The correlation between intestinal parasitic infections and bruxism among 3–6 year-old children in Isfahan. Dent Res J (Isfahan) 2010; 7(2): 51–5.
[180] Feu D, Catharino F, Quintao CC, Almeida MA. A systematic review of etiological and risk factors associated with bruxism. J Orthod 2013; 40(2): 163–71.
[181] Castroflorio T, Bargellini A, Rossini G, et al. Sleep bruxism and related risk factors in adults: A systematic literature review. Arch Oral Biol 2017; 83: 25–32.
[182] Lobbezoo F, Ahlberg J, Raphael KG, et al. International consensus on the assessment of bruxism: Report of a work in progress. J Oral Rehabil 2018; 45(11): 837–44.
[183] Wetselaar P, Manfredini D, Ahlberg J, et al. Associations between tooth wear and dental sleep disorders: A narrative overview. J Oral Rehabil 2019; 46(8): 765–75.
[184] Pereira LJ, Costa RC, Franca JP, et al. Risk indicators for signs and symptoms of temporomandibular dysfunction in children. J Clin Pediatr Dent 2009; 34(1): 81–6.
[185] Carra MC, Bruni O, Huynh N. Topical review: sleep bruxism, headaches, and sleep-disordered breathing in children and adolescents. J Orofac Pain 2012; 26(4): 267–76.
[186] Lavigne G, Palla S. Transient morning headache: recognizing the role of sleep bruxism and sleep-disordered breathing. J Am Dent Assoc 2010; 141(3): 297–9.
[187] Castrillon EE, Exposto FG. Sleep bruxism and pain. Dent Clin North Am 2018; 62(4): 657–63.
[188] Jimenez-Silva A, Pena-Duran C, Tobar-Reyes J, Frugone-Zambra R. Sleep and awake bruxism in adults and its relationship with temporomandibular disorders: a systematic review from 2003 to 2014. Acta Odontol Scand 2017; 75(1): 36–58.
[189] Huynh NT, Rompre PH, Montplaisir JY, et al. Comparison of various treatments for sleep bruxism using determinants of number needed to treat and effect size. Int J Prosthodont 2006; 19(5): 435–41.
[190] Huynh N, Manzini C, Rompre PH, Lavigne GJ. Weighing the potential effectiveness of various treatments for sleep bruxism. J Can Dent Assoc 2007; 73(8): 727–30.
[191] Lavigne G, Manzini C, Huynh NT. Sleep bruxism. In: Kryger MH, Roth T, Dement WC, editors. Principles and practice of sleep medicine. 5th ed. St Louis (MO): Elsevier Saunders; 2011. p. 1129–39.
[192] Alharby A, Alzayer H, Almahlawi A, et al. Parafunctional behaviors and its effect on dental bridges. J Clin Med Res 2018; 10(2): 73–6.
[193] Saito M, Yamaguchi T, Mikami S, et al. Weak association between sleep bruxism and obstructive sleep apnea. A sleep laboratory study. Sleep Breath 2016; 20(2): 703–9.
[194] Sutherland WG. In: Contributions of thought. Fort Worth: Sutherland Cranial Teaching Foundation Inc; 1998. p. 338.
[195] CNRTL. Parole. https://www.cnrtl.fr/definition/parole.
[196] Billard C. Depistage des troubles du langage oral chez l'enfant et leur classification. EMC - Oto-rhinolaryngologie 2004; 1–4. [20-753-A-15]. Elsevier Masson SAS.
[197] Societe Francaise de Pediatrie. Les troubles de l'evolution du langage chez l'enfant. https://solidarites-sante.gouv.fr/IMG/pdf/plaquette_troubles-2.pdf.
[198] Hirschberg J. Dysphonia in infants. Int J Pediatr Otorhinolaryngol 1999; 49 Suppl 1: S293–6.
[199] Perez HR, Stoeckle JH. Stuttering: clinical and research update. Can Fam Physician 2016; 62(6): 479–84.
[200] Francois M. Troubles de la voix et de l'articulation chez l'enfant. EMC - Oto-rhino-laryngologie 2004; 1–7. [20-752-A-10]. Elsevier Masson SAS.
[201] Plisson L, Demez P, Dolfus C, et al. Laryngites chroniques. EMC - Oto-rhino-laryngologie 2013; 1–16. [20-645-C-10]. Elsevier Masson SAS.
[202] World Health Organization. Oral health. https://www.who.int/oral_health/disease_burden/global/en.
[203] Singh GD. Morphologic determinants in the etiology of class III malocclusions: a review. Clin Anat 1999; 12(5): 382–405.
[204] Alhammadi MS, Halboub E, Fayed MS, et al. Global distribution of malocclusion traits: a systematic review. Dental Press J Orthod 2018; 23(6). 40.e1-40.e10.
[205] Asiri SN, Tadlock LP, Buschang PH. The prevalence of clinically meaningful malocclusion among US adults. Orthod Craniofac Res 2019; 22(4): 321–8.
[206] Maaniitty E, Vahlberg T, Luthje P, et al. Malocclusions in primary and early mixed dentition in very preterm children. Acta Odontol Scand 2020; 78(1): 52–6.
[207] Laskowska M, Olczak-Kowalczyk D, Zadurska M, et al. Evaluation of a relationship between malocclusion and idiopathic scoliosis in children and adolescents. J Child Orthop 2019; 13(6): 600–6.
[208] Grippaudo C, Paolantonio EG, Antonini G, et al. Association between oral habits, mouth breathing and malocclusion. Acta Otorhinolaryngol Ital 2016; 36(5): 386–94.
[209] D'Onofrio L. Oral dysfunction as a cause of malocclusion. Orthod Craniofac Res 2019; 22 Suppl 1: 43–8.
[210] CNRTL. Malocclusion. https://www.cnrtl.fr/definition/malocclusion.
[211] Larousse. Dysmorphose. https://www.larousse.fr/dictionnaires/francais/dysmorphose/27154.
[212] Balic A, Thesleff I. Tissue interactions regulating tooth development and renewal. Curr Top Dev Biol 2015; 115: 157–86.
[213] Khalaf K, Miskelly J, Voge E, et al. Prevalence of hypodontia and associated factors: a systematic review and meta-analysis. J Orthod 2014; 41(4): 299–316.

[214] Golikeri SS, Grenfell J, Kim D, Pae C. Pediatric oral diseases. Dent Clin North Am 2020; 64(1): 229–40.
[215] Pulver F. The etiology and prevalence of ectopic eruption of the maxillary first permanent molar. ASDC J Dent Child 1968; 35(2): 138–46.
[216] Marteau JM, Boileau MJ. Dents incluses, semiologie et principes therapeutiques. EMC - Odontologie 2014; 1–12. [23-492-A-10]. Elsevier Masson SAS.
[217] Ericson S, Kurol J. Radiographic examination of ectopically erupting maxillary canines. Am J Orthod Dentofacial Orthop 1987; 91(6): 483–92.
[218] Bassigny F. Signes majeurs et signes associes des anomalies orthodontiques. Semiologie orthodontique. EMC - Odontologie 2012; 1–16. [23-460-C-10]. Elsevier Masson SAS.
[219] Brierley CA, DiBiase A, Sandler PJ. Early class II treatment. Aust Dent J 2017; 62 Suppl 1: 4–10.
[220] Huang CS, Cheng HC, Lin WY, et al. Skull morphology affected by different sleep positions in infancy. Cleft Palate Craniofac J 1995; 32: 413–9.
[221] Doraczynska-Kowalik A, Nelke KH, Pawlak W, et al. Genetic factors involved in mandibular prognathism. J Craniofac Surg 2017; 28(5): e422–31.
[222] Giuntini V, De Toffol L, Franchi L, Baccetti T. Glenoid fossa position in class II malocclusion associated with mandibular retrusion. Angle Orthod 2008; 78(5): 808–12.
[223] Droel R, Isaacson RJ. Some relationships between the glenoid fossa position and various skeletal discrepancies. Am J Orthod 1972; 61(1): 64–78.
[224] Innocenti C, Giuntini V, Defraia E, Baccetti T. Glenoid fossa position in class III malocclusion associated with mandibular protrusion. Am J Orthod Dentofacial Orthop 2009; 135(4): 438–41.
[225] Hopkin GB, Houston WJ, James GA. The cranial base as an aetiological factor in malocclusion. Angle Orthod 1968; 38(3): 250–5.
[226] Gong A, Li J, Wang Z, et al. Cranial base characteristics in anteroposterior malocclusions: a metaanalysis. Angle Orthod 2016; 86(4): 668–80.
[227] Almeida KCM, Raveli TB, Vieira CIV, et al. Influence of the cranial base flexion on class I, II and III malocclusions: a systematic review. Dental Press J Orthod 2017; 22(5): 56–66.
[228] Delaire J. Le developpement „adaptatif" de la base du crane. Justification du traitement precoce des dysmorphoses de classe III. Revue d'Orthopedie Dento-Faciale 2003; 37(3): 243–65.
[229] Dhopatkar A, Bhatia S, Rock P. An investigation into the relationship between the cranial base angle and malocclusion. Angle Orthod 2002; 72(5): 456–63.
[230] Andria LM, Leite LP, Prevatte TM, King LB. Correlation of the cranial base angle and its components with other dental/skeletal variables and treatment time. Angle Orthod 2004; 74(3): 361–6.
[231] Nie X. Cranial base in craniofacial development: developmental features, influence on facial growth, anomaly, and molecular basis. Acta Odontol Scand 2005; 63(3): 127–35.
[232] Leung MY, Leung YY. Three-dimensional evaluation of mandibular asymmetry: a new classification and three-dimensional cephalometric analysis. Int J Oral Maxillofac Surg 2018; 47(8): 1043–51.
[233] Thiesen G, Freitas MPM, Araujo EA, et al. Three-dimensional evaluation of craniofacial characteristics related to mandibular asymmetries in skeletal class I patients. Am J Orthod Dentofacial Orthop 2018; 154(1): 91–8.
[234] Solow B, Siersbaek-Nielsen S. Growth changes in head posture related to craniofacial development. Am J Orthod 1986; 89: 132–40.
[235] Lindsten R, Ogaard B, Larsson E, Bjerklin K. Transverse dental and dental arch depth dimensions in the mixed dentition in a skeletal sample from the 14th to the 19th century and Norwegian children and Norwegian Sami children of today. Angle Orthod 2002; 72(5): 439–48.
[236] Flores MT, Onetto JE. How does orofacial trauma in children affect the developing dentition? Long-term treatment and associated complications. J Endod 2019; 45(12S): S1–S12.
[237] Scerri E, Gatt G, Camilleri S, Mupparapu M. Morphologic and developmental disturbances of permanent teeth following trauma to primary dentition in a selected group of Maltese children. Quintessence Int 2010; 41(9): 717–24.
[238] Bardellini E, Amadori F, Pasini S, Majorana A. Dental anomalies in permanent teeth after trauma in primary dentition. J Clin Pediatr Dent 2017; 41(1): 5–9.
[239] Ben-Bassat Y, Brin I, Zilberman Y. Effects of trauma to the primary incisors on their permanent successors: multidisciplinary treatment. ASDC J Dent Child 1989; 56(2): 112–6.
[240] Sennhenn-Kirchner S, Jacobs HG. Traumatic injuries to the primary dentition and effects on the permanent successors - a clinical follow-up study. Dent Traumatol 2006; 22(5): 237–41.
[241] Lupi-Pegurier L, Muller-Bolla M. Facteurs de risque et consequences buccodentaires de la succion des doigts: enquete epidemiologique. Int Orthod 2004; 2(1): 75–87.
[242] Fukuta O, Braham R, Yokoi K, Kurosu K. Damage to the primary dentition resulting from thumb and finger (digit) sucking. ASDC J Dent Child 1996; 63(6): 403–7.
[243] Yemitan TA, daCosta OO, Sanu OO, Isiekwe MC. Effects of digit sucking on dental arch dimensions in the primary dentition. Afr J Med Med Sci 2010; 39(1): 55–61.
[244] Warren JJ, Slayton RL, Bishara SE, et al. Effects of nonnutritive sucking habits on occlusal characteristics in the mixed dentition. Pediatr Dent 2005; 27(6): 445–50.
[245] Angle EH. Treatment of malocclusion of the teeth. Angle's system. 7th ed. Philadelphia: The S. S. White Dental Manufacturing Company; 1907. Cite in: Mew JR The postural basis of malocclusion: a philosophical overview. Am J Orthod Dentofacial Orthop 2004; 126(6): 729–38.

KAPITEL

5 Kiefergelenk

Bereits vor 2.500 Jahren sprach Hippokrates von der Bedeutung der Kiefergelenke und stellte eine Technik zur Korrektur dieser Gelenke vor, die heute noch aktuell ist [1]. Für Andrew Taylor Still, den Begründer der Osteopathie, spielen mandibuläre Dysfunktionen ebenfalls eine große Rolle. Seiner Ansicht nach sind sie verantwortlich für eine Reihe recht unterschiedlicher Störungen, wie Stottern, Dys- oder Aphonien, Halsschmerzen, Laryngitiden, Trigeminus- oder Fazialisneuralgien (➤ Kapitel 1, „Orofaziale Therapie in der Geschichte"). Die Prinzipien der Osteopathie lassen sich problemlos auf das Gebiet der Kiefergelenke und ihrer Störungen anwenden. Eines dieser Prinzipien besagt, dass wir als Osteopathinnen und Osteopathen die Anatomie und die normale Funktionsweise kennen müssen, um Störungen aufdecken zu können. Daher beschreiben wir im Folgenden zunächst die Anatomie der Kiefergelenke, bevor wir uns den Dysfunktionen und Normalisierungen zuwenden.

5.1 Entstehung der Kiefer

An der Entstehung der Kiefer sind zahlreiche biomechanische Anpassungen beteiligt [2]. Bei den Therapsiden (säugetierartigen Reptilien) besteht die gelenkige Verbindung des Kiefers aus mehreren, aneinander gereihten Knochen (Ossa dentale, angulare, supraangulare, spleniale, Processus coronoideus und Os articulare, das mit dem Schädelknochen, dem Os quadratum, artikuliert). In diesem Entwicklungsstadium ist der Processus condylaris noch nicht vorhanden. Während der Kauapparat zu diesem Zeitpunkt noch wenig spezialisiert ist [3], ändert sich seine Morphologie nach und nach durch die sich weiterentwickelnden Ernährungsgewohnheiten. Dies zeigte sich auch im Gebiss. Da die Nahrung zunächst wenig abwechslungsreich war und unzerkaut hinuntergeschluckt wurde, genügte ein Gebiss aus gleich geformten Zähen (Homodontie). Im Laufe der Zeit entwickelte sich jedoch ein heterogenes Gebiss (Heterodontie), in dem jeder Zahn seine eigene Morphologie und Funktion besitzt.

Durch den Einfluss der Kaukräfte gewinnt das Os dentale im Verhältnis zu den anderen Kieferknochen sehr frühzeitig an Größe und ähnelt nach und nach immer mehr dem Unterkieferknochen der heutigen Säugetiere. Das Primärgelenk zwischen dem Os quadratum und dem Os articulare wandelt sich zum Gelenk zwischen Hammer und Amboss im Mittelohr (➤ Abb. 5.1). So artikulieren bei den Säugetieren nur das Os dentale und das Os squamosum (temporale) miteinander und bilden das Kiefergelenk. Durch den Wechsel zur Bipedie ändert sich die Position der Schädelbasis, besonders die der Fossa mandibularis, da die Schläfenbeine sich nach hinten unter die Schädelbasis verlagern. Dies verändert wiederum die Lage der Kiefergelenke. Doch die Kieferknochen entwickeln sich zusätzlich durch die veränderten Ernährungsgewohnheiten und die Anpassungen der Kaumuskulatur. Um die Verdauung zu erleichtern, sind Herbivoren beispielsweise gezwungen, lange auf ihrer Nahrung zu kauen, und entwickeln dadurch die Seitbewegungen des Unterkiefers. Das unspezialisierte Kiefergelenk des Menschen unterscheidet sich von dem der Karnivoren, Nagetiere und Wiederkäuer. Phyologenetisch und embryologisch gesehen ist das menschliche Kiefergelenk einzigartig.

Während die Fossa mandibularis des Schläfenbeins aus einer rein membranösen Knochenstruktur entsteht, entwickelt sich der Unterkiefer zwar als membranöser Knochen außerhalb des embryonalen Meckel-Knorpels, bildet aber einen sekundären Knorpel für den Kondylus (➤ Abb. 5.2). Das temporale und das kondyläre Blastem entwickeln sich in räumlicher und zeitlicher Hinsicht unterschiedlich.

Zum Zeitpunkt der Geburt ist die Fossa mandibularis noch sehr flach ausgebildet und bietet wenig

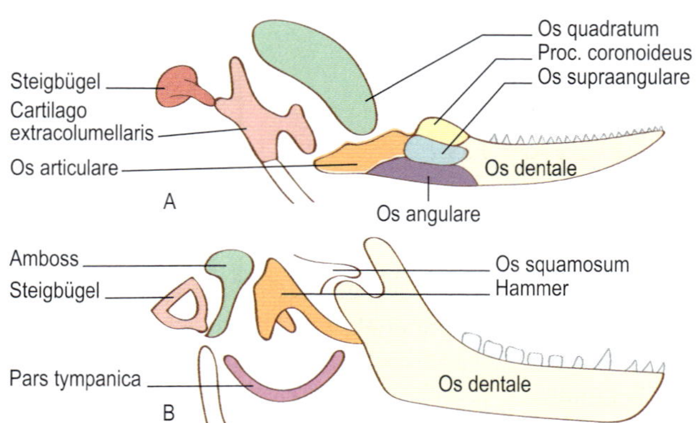

Abb. 5.1 Entwicklung des Unterkiefers. Quelle: © Carole Fumat, nach J. Delaire L'évolution de la mâchoire inférieure et de l'articulation des mâchoires, des reptiles à l'homme. Rev Stomatol Chir Maxillofac. 1998 Apr; 99(1): 3–10.

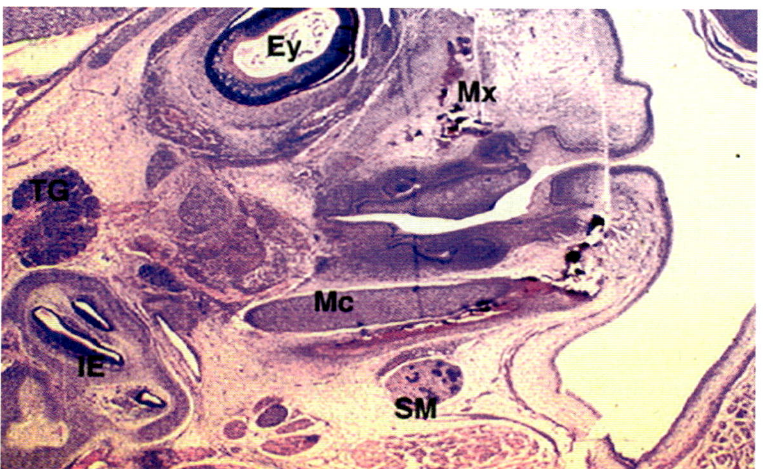

Abb. 5.2 Vorgeburtliche Entwicklung des Unterkiefers
Der Sagittalschnitt eines 12 Wochen alten Fetus zeigt die longitudinale Anordnung des Meckel-Knorpels und der linearen Spongiosa des Unterkiefers. TG: Ganglion trigeminale; SM: UK-Speicheldrüse; IE: Innenohr; Ey: Auge. Quelle: Lee SK, Kim YS, Oh HS, et al. Prenatal development of the human mandible. Anat Rec 2001; 263(3): 314–25 © Springer Nature.

Stabilität für die Aufnahme der Unterkieferkondylen. Mit der Ausbildung der Kaufunktion werden der Corpus mandibulae und der Alveolarfortsatz des Unterkiefers in ihrem Wachstum stimuliert, was wiederum eine kräftigere Einwirkung der Kaumuskeln auf den Unterkiefer ermöglicht. Der Unterkiefer wächst am schnellsten in den ersten 3 Lebensjahren. Der Abstand zwischen den beiden Kondylen vergrößert sich rasch, parallel zum Wachstum der Schädelbasis. In der Regel sind die beiden Unterkieferhälften am Ende des ersten Lebensjahrs miteinander vereint.

Die Beziehung zwischen den Kiefergelenken und den orofazialen Funktionen verdeutlicht die Wechselwirkung zwischen der Struktur und der Funktion. Die Dynamik des Unterkiefers und der Kiefergelenke ist an vielen Funktionen beteiligt, z. B. dem Kauen, der Ventilation oder der Phonation. Andererseits beeinflussen diese Funktionen die Struktur der Kiefergelenke und des Gesichtsschädels. Daher können sich Verletzungen der Kiefergelenke in einer frühen Lebensphase nachteilig auf die Ausbildung des Unterkiefers und des orofazialen Skeletts auswirken und zu Wachstumsverzögerungen, Asymmetrien und später zu Malokklusionen und Zahnproblemen führen. Dies kann schon sehr früh geschehen, beispielsweise wenn der Fetus mit einem Fuß oder einer Hand gegen seinen Unterkiefer drückt oder wenn er bei der Geburt durch einen Griff am Unterkiefer aus dem Geburtskanal befreit werden muss. In der frühen Kindheit sind Verletzungen durch Stürze auf das Gesicht o. Ä. keine Seltenheit.

MAN BEACHTE

Die Strukturierung der Kiefergelenke ist das Ergebnis der Einwirkung durch die orofazialen Funktionen, und zwar von der Fetalperiode bis zum Ende des Wachstums. Darüber hinaus finden während des ganzen Lebens Anpassungsvorgänge statt, z. B. durch die Bezahnung oder die Haltung einer Person.

5.2 Anatomie

Das Kiefergelenk unterscheidet sich durch verschiedene Merkmale von den anderen Gelenken. Es handelt sich um eine bikondyläre Diarthrose, von Doucet auch als Temporomandibulargelenk bezeichnet [2]. Gola spricht von einem kranio-bikondylo-okklusalen Gelenk, um die untrennbaren Verbindungen im stomatognathen System zwischen dem Gelenk, den Zahnarkaden und der Okklusion zu betonen [4].

Tatsächlich herrscht bei den Bewegungen des Unterkiefers eine permanente Synergie der beiden Kondylengelenke, auch wenn sie nicht immer symmetrisch arbeiten. Das Ganze wird durch ein äußerst komplexes neurosensorisches System gesteuert. Betrachtet man die reine Gelenkstruktur, besitzt das Kiefergelenk zwar eine große Mobilität, wird dadurch aber recht instabil. Eine gewisse Stabilität entsteht daher durch den Discus articularis, der das Gelenk in einen supra- und einen infradiskalen Anteil teilt. Bänder tragen hauptsächlich auf der medialen Gelenkseite zur weiteren Stabilisierung bei.

Um die funktionellen und klinischen Besonderheiten des Kiefergelenks, die Unterkieferkinematik sowie ihre Bedeutung für die Okklusion und die Entstehung von Dysfunktionen des stomatognathen Systems zu verstehen, braucht es umfangreiche Kenntnisse der Anatomie.

5.2.1 Gelenkflächen

Gelenkpfanne

Die Gelenkpfanne setzt sich aus der Fossa mandibularis und der Eminentia articularis (auch Tuberculum articulare) zusammen (➤ Abb. 5.3).

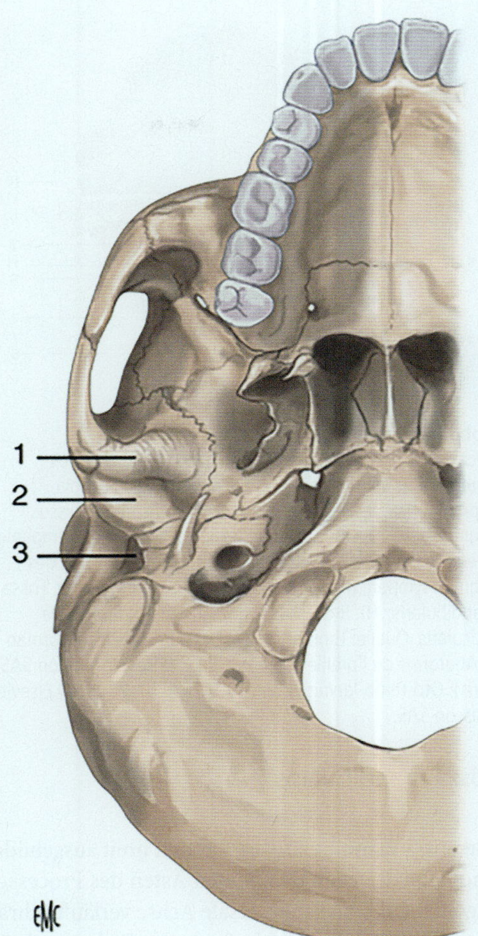

Abb. 5.3 Schädelbasis (Ansicht von unten)
1. Eminentia articularis (Tuberculum articulare); 2. Fossa mandibularis; 3. Meatus acusticus externus. Quelle: Graillon N, Le Roux MK, Foletti JM, Chossegros C. Anatomie de l'appareil manducateur. EMC - Chirurgie orale et maxillo-faciale 2020; 33(1): 1–18 [Article 22-002-A-10]. © Elsevier Masson SAS.

Eminentia articularis

Die Eminentia articularis, mitunter auch als Condylus temporalis bezeichnet, bildet die eigentliche Gelenkfläche des Kiefergelenks (➤ Abb. 5.4). Sie befindet sich auf dem transversalen Ast des Processus zygomaticus des Schläfenbeins, in Form eines von vorne nach hinten konvexen und transversal konkaven Zylindersegments. Nach außen erhebt sich das Tuberculum zygomaticum anterius.

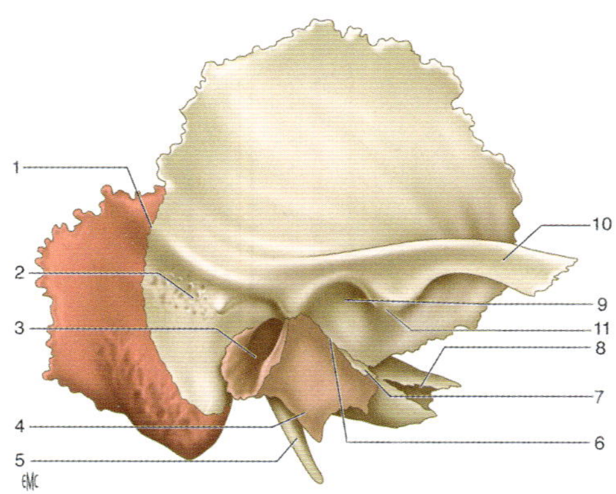

Abb. 5.4 Eminentia articularis
Rechtes Os temporale (Seitenansicht). 1. Fissura petrosquamosa; 2. Spina suprameatica, dahinter die Foveola suprameatica; 3. Meatus acusticus externus; 4. Processus vaginalis; 5. Processus styloideus; 6. Fissura squamotympanica inferior (Glaser'sche Spalte); 7. Seitliche Verlängerung des Tegmen tympani (Paukendach); 8. Canalis caroticus; 9. Fossa mandibularis; 10. Processus zygomaticus; 11. Eminentia articularis. Quelle: Thomassin JM, Dessi P, Danvin JB, Forman C. Anatomie de l'oreille moyenne. EMC (Elsevier Masson SAS, Paris), Oto-rhino-laryngologie. 20-015-A-10, 2008. © Elsevier Masson SAS.

5

Fossa mandibularis

Die Fossa mandibularis ist tief und breit ausgebildet und liegt zwischen den beiden Ästen des Processus zygomaticus. Ihre transversale Achse verläuft schräg nach hinten innen. Sie beherbergt den Diskus und tritt nur bei extremer Unterkieferretrusion in Kontakt mit den Kondylen.

Die knorpelfreie Fossa mandibularis wird durch die Fissura squamotympanica (Glaser'sche Spalte) in zwei Segmente geteilt. Das vordere Segment gehört zur Pars squamosa des Schläfenbeins und bildet den intrakapsulären Gelenkanteil. Dort befindet sich der vom Diskus überdeckte Kondylus. Das hintere Segment liegt extrakapsulär und ist nicht am Gelenk beteiligt. Es wird von der Vorderwand des äußeren Gehörgangs gebildet.

Gelenkköpfchen

An seinem Ende bildet der Kondylus (Processus condylaris) eine 17 bis 19 mm lange Erhebung, das

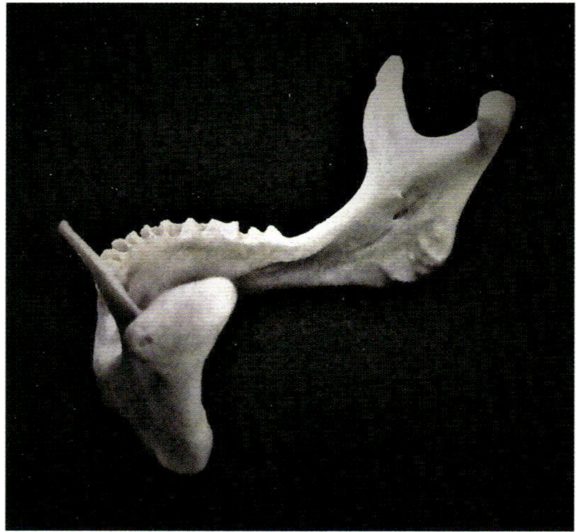

Abb. 5.5 Caput mandibulae

Gelenkköpfchen (Caput mandibulae). Seine Hauptachse verläuft schräg nach hinten innen wie die der Eminentia articularis des Schläfenbeins. Im Verhältnis zum Ramus ist das Caput mandibulae dezentriert und ragt nach medial hinaus (➤ Abb. 5.5). Seine sagittal und transversal konvexe Oberseite ist am Gelenk beteiligt. Das Caput wird durch eine Crista transversalis in zwei intrakapsuläre Anteile geteilt.

Vorderer Schenkel

Der konvexe vordere Schenkel ist am Gelenk beteiligt, schaut nach vorne oben und ist wie die Crista transversalis mit Knorpel überzogen.

Hinterer Schenkel

Der fast vertikale, knorpellose hintere Schenkel schaut nach hinten oben und ist nicht am Gelenk beteiligt.

MAN BEACHTE

Die Hauptachse des Caput mandibulae verläuft schräg nach hinten innen und kreuzt die des gegenüberliegenden Gelenkköpfchens auf der Höhe des Foramen magnum in einem nach vorne offenen Winkel von 130 bis 140 Grad (➤ Abb. 5.6).

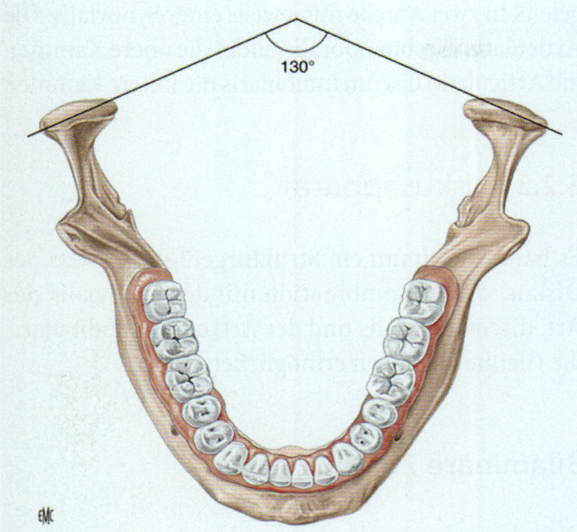

Abb. 5.6 Achsen der Gelenkköpfchen
Die Achsen bilden zueinander einen Winkel von 130 bis 140 Grad. Quelle: Graillon N, Le Roux MK, Foletti JM, Chossegros C. Anatomie de l'appareil manducateur. EMC - Chirurgie orale et maxillo-faciale 2020; 33(1): 1–18 [Article 22-002-A-10]. © Elsevier Masson SAS.

Unterkiefer-Asymmetrien

Jedes Gesicht ist zu einem gewissen Grad asymmetrisch ausgebildet. Diese Asymmetrie betrifft bei 5 % der Personen das obere Drittel, bei 36 % das mittlere (hauptsächlich die Nase), bei 74 % das untere Drittel. In den meisten Fällen werden diese Ungleichheiten durch die Bezahnung, die Weichteile oder die Haltung kompensiert und verdeckt. Unter den verschiedenen Asymmetrien macht sich am ehesten die Abweichung des Kinns von der Medianlinie bemerkbar, und zwar bereits ab einer Differenz von zwei Grad [5]. Bei dreidimensionalen Vermessungen des Gesichts stellte sich heraus, dass mandibuläre Asymmetrien die häufigsten Asymmetrien darstellen [6]. Sie bilden einen Risikofaktor für Malokklusionen oder Dysfunktionen des Kauapparats. Zur Normalisierung fazialer Asymmetrien benötigen wir daher Kenntnisse über die Entstehung und die Auswirkungen mandibulärer Asymmetrien. Je nach Autor werden für dentofaziale Asymmetrien verschiedene Ursachen angeführt:

- Zahnasymmetrien, die den okklusalen Bezug zwischen den Oberkiefer- und Unterkieferzähnen verändern;
- skelettale Asymmetrien, wie Längenveränderungen oder Hypoplasien einer Unterkieferhälfte oder einer Kondyle;
- myofasziale Asymmetrien, z. B. der Kaumuskeln oder -faszien, der Muskulatur der Zunge, der velopharyngealen, infrahyoidalen oder zervikalen Region (einschl. des M. sternocleidomastoideus);
- funktionelle Asymmetrien, z. B. einseitige Kaumuster.

Der Unterkiefer trägt in hohem Maße zur Ästhetik des Gesichts und des Lächelns bei. Er bildet eine komplexe Struktur aus mehreren Bestandteilen, nämlich den Gelenkköpfen, den aufsteigenden Ästen und dem Korpus. Diese Elemente besitzen unterschiedliche Ursprünge und unterschiedliche Wachstumsrhythmen, die nicht den gleichen Einflüssen unterliegen. Hierin könnte eine Erklärung für die Entstehung von Asymmetrien zwischen der rechten und der linken Seite liegen. Seitliche Abweichungen des Kinns und versetzte Medianlinien des Gesichts, wie sie häufig zu beobachten sind, könnten auf Längenunterschiede zwischen den aufsteigenden Ästen und/oder den beiden Unterkieferhälften zurückzuführen sein [7]. Man beachte, dass asymmetrisch ausgebildete Kondylen zu Höhenunterschieden führen. In 3-D-Scans wurde nachgewiesen, dass das Kinn zu der Seite abweicht, auf der das Gelenkköpfchen kleiner ausgebildet und damit die Gesamthöhe dieser Unterkieferhälfte verringert ist [8].

Die Tatsache, dass der Unterkiefer sich aus mehreren Teilen zusammensetzt, verleiht ihm die Fähigkeit, den hohen Beanspruchungen durch das Kauen standzuhalten. Er agiert wie ein Hebelarm, der die Scher-, Flexions- und Torsionskräfte der Kaumuskeln auf die Zähne überträgt. Dabei werden diese Kräfte von bestimmten Pufferzonen abgefedert, nämlich an den dentoalveolären Gelenken, der Symphysis mandibulae, am Collum mandibulae und am Übergangsbereich vom Corpus zu Ramus mandibulae [9]. Sobald in der Fetalperiode die ersten Muskelaktivitäten auf den späteren Unterkiefer einwirken, beeinflussen diese Kräfte auf direkte Art und Weise das knöcherne Gerüst und legen die Kraftlinien fest. Dieses Phänomen setzt sich über die gesamte Lebenszeit fort, sodass sich funktionelle Asymmetrien, je nach Beanspruchung der Muskulatur, auf das Wachstum der unterschiedlichen Bestandteile des Unterkiefers auswirken. Beispielsweise trägt der M. pterygoideus lateralis aufgrund seines starken Einflusses auf die Kondylen bei einseitigen Kaumustern zur asymmetrischen Ausbildung der Gelenkköpfe bei.

Eine besondere Bedeutung für die Morphologie des Unterkiefers kommt der Fossa mandibularis zu. Die Oberseite des Gelenkköpfchens ist von vorne nach hinten sehr konvex ausgebildet und wird durch die Crista transversalis in zwei Schenkel getrennt. Der vordere, mit Knorpel bedeckte Schenkel artikuliert mit dem Schläfenbein im Kiefergelenk. Die Neigung der Eminentia articularis des Schläfenbeins hängt allerdings eng mit der Form des Unterkiefers zusammen. Dies verstärkt die Hypothese, dass die Form und die Lage der Fossa mandibularis das Wachstum des Unterkiefers beeinflussen [10]. Solche klinischen Situationen ergeben sich bei nicht-synostotischen, posterioren Plagiozephalien, bei denen das Schläfenbein und das Ohr auf der Seite der okzipitalen Abflachung nach vorne verlagert sind. Hier liegen die Fossa mandibularis und das Gelenkköpfchen auf dieser Seite also weiter vorne, während das Kinn zur gegenüberliegenden Seite abweicht. Mögliche Folgen sind z. B. Okklusionsstörungen.

5.2.2 Discus articularis

Zwei konvexe Gelenkflächen, eine kondyläre und eine temporale, erfordern zur besseren Abstimmung ein Zwischenelement, in diesem Fall den Discus articularis. Dank seiner nerven- und gefäßfreien Bindegewebsstruktur ist er in der Lage, großen Drücken standzuhalten. In der Physiologie der Kiefergelenke fungiert er als Pufferelement.

Der Diskus hat die Form eines bikonkaven Croissants und liegt zwischen den Gelenkflächen auf dem Gelenkköpfchen. Medial und lateral ist er über zwei dünne Faserbündel mit dem oberen Anteil des Gelenkköpfchens verbunden (➤ Abb. 5.7).

So kann sich der Diskus auf dem Gelenkköpfchen von vorne nach hinten und umgekehrt bewegen und trotzdem mit ihm verbunden bleiben. Das hintere Ende befindet sich lotrecht mit der Crista transversalis, wobei nur der vordere Schenkel des Gelenkköpfchens bis einschließlich der Crista am Gelenk beteiligt ist.

Klassischerweise wird der Diskus in drei Anteile unterteilt. In den meisten Fällen ist der mittlere Anteil dünner ausgebildet und mit einem peripheren Wulst versehen. Bei starken Beanspruchungen kann es zu Perforationen kommen. Der Diskus trennt das Kiefergelenk in zwei Anteile mit jeweils einer Synovialis. Die Articulatio discotemporalis bildet die obere Kammer, die Articulatio discomandibularis die untere Kammer.

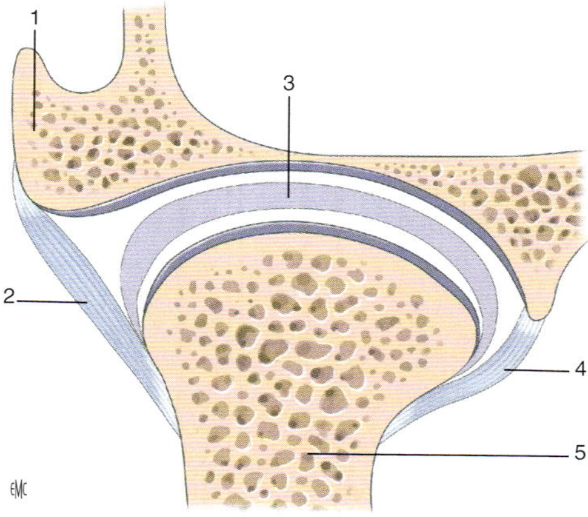

Abb. 5.7 Kiefergelenk (Frontalschnitt der Kapsel-Band-apparat-Ebene)
1. Eminentia articularis; 2. Lig. collaterale laterale; 3. Discus articularis; 4. Lig. mediale; 5. Caput mandibulae. Quelle: Graillon N, Le Roux MK, Foletti JM, Chossegros C. Anatomie de l'appareil manducateur. EMC - Chirurgie orale et maxillo-faciale 2020; 33(1): 1–18 [Article 22-002-A-10]. © Elsevier Masson SAS.

5.2.3 Diskusapparat

Es handelt sich um ein Strukturgefüge beidseits des Diskus, das in Kombination mit der Synovialis der Art. discotemporalis und der Art. discomandibularis die Gleitbewegungen ermöglichen.

Bilaminäre Zone

Die bilaminäre Zone, von manchen Autoren auch als hinteres Diskusband bezeichnet, bildet die dorsale Anheftung des Diskus an der Schädelbasis und am Unterkiefer. Den oberen Anteil (Stratum superius) bilden die diskotemporalen Fasern, den unteren Anteil (Stratum inferius) die diskomandibulären Fasern. Zusammen stabilisieren die beiden Anteile den Diskus bei den Unterkieferbewegungen. Zwischen dem Stratum superius und Stratum inferius befindet sich das Genu vasculosum mit zahlreichen druckempfindlichen Nerven und einem Venengeflecht, an dem es zu Blutungen kommen kann. Embryologisch gesehen bilden all diese Strukturen eine Kontinuität. Tatsächlich scheint der M. pterygoideus lateralis an der Bildung des Discus articularis beteiligt zu sein, und zwar in der Phase, in der er in den temporomandibulären Raum in Richtung des Malleus einwandert. Die dorsale Verlängerung seines Caput superius trägt zur Bildung der bilaminären Zone bei [11–14]. Man beachte, dass bestimmte Fasern des M. masseter und des M. temporalis zusammen mit dem M. pterygoideus lateralis einen Spannapparat für den Diskus bilden. Daher werden die Funktion des Kiefergelenks und die Position des Diskus u. a. von der Funktion bzw. Dysfunktion der umgebenden myofaszialen Strukturen beeinflusst (➤ Abb. 5.8 und ➤ Abb. 5.9).

Vorderes Diskusband

Die Fasern des vorderen Diskusbandes stammen hauptsächlich aus dem M. pterygoideus lateralis, zu geringeren Anteilen auch aus dem M. temporalis

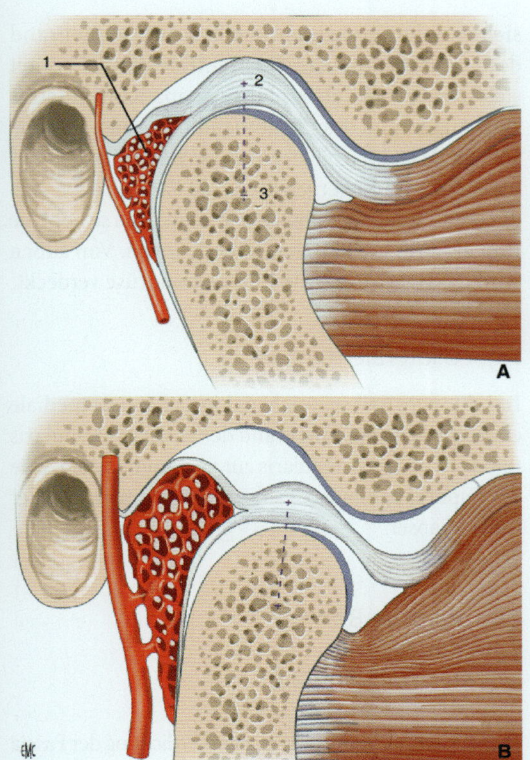

Abb. 5.8 Discus articularis
Sagittalschnitt des Kiefergelenks bei geschlossenem Mund (A) und geöffnetem Mund (B). 1. Genu vasculosum; 2. Discus articularis. 3. Caput mandibulae. Quelle: Graillon N, Le Roux MK, Foletti JM, Chossegros C. Anatomie de l'appareil manducateur. EMC - Chirurgie orale et maxillo-faciale 2020; 33(1): 1–18 [Article 22-002-A-10]. © Elsevier Masson SAS.

(dorsale Fasern) und dem M. masseter (Hinterrand des tiefen Bündels) (siehe dazu ➢ Kapitel 3, „Kaumuskeln“).

MAN BEACHTE

Die Biegsamkeit und die Beweglichkeit des Discus articularis spielen eine große Rolle für die Physiologie der Kiefergelenke. Der Diskus muss sich abflachen und an die Gelenkräume anpassen können, wenn das Gelenkköpfchen unter die Eminentia articularis gleitet und die Fossa mandibularis verlässt. Wie weiter oben beschrieben, sind die Gelenkflächen nicht mit gewöhnlichem Hyalinknorpel, sondern mit gefäßlosem Fasergewebe überzogen. Dank der Viskoelastizität des Diskus lassen sich die einwirkenden Kräfte auf einen größeren Bereich übertragen, wodurch die Gelenkflächen geschont werden.

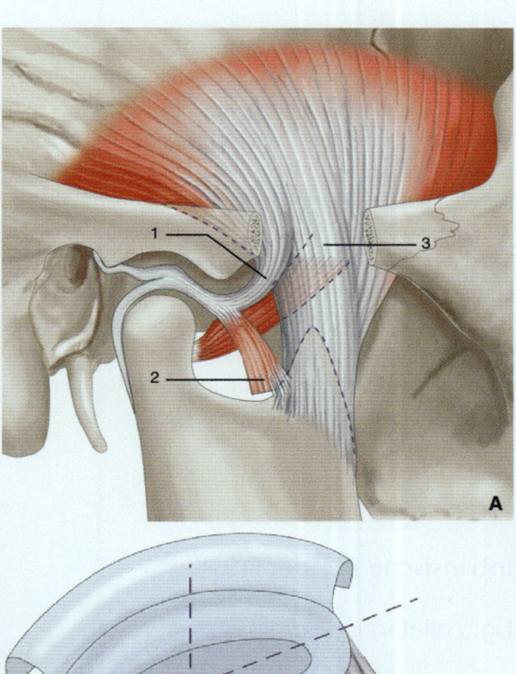

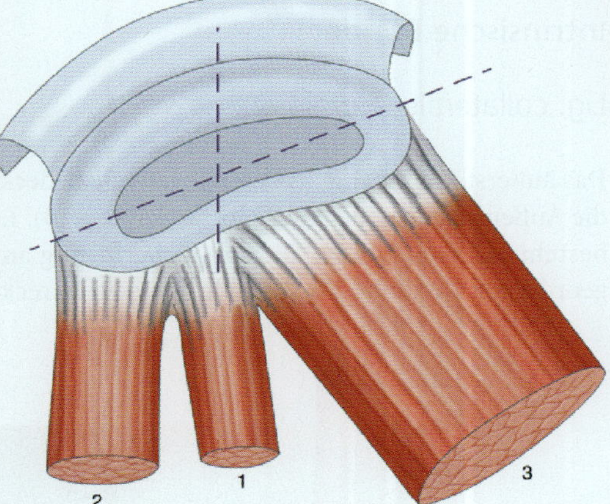

Abb. 5.9 Spannapparat des Discus articularis
A. Seitenansicht. B. Ansicht von oben. 1. M. temporalis; 2. M. masseter; 3. M. pterygoideus lateralis. Quelle: Graillon N, Le Roux MK, Foletti JM, Chossegros C. Anatomie de l'appareil manducateur. EMC - Chirurgie orale et maxillo-faciale 2020; 33(1): 1–18 [Article 22-002-A-10]. © Elsevier Masson SAS.

5.2.4 Gelenkkapsel

Die Gelenkkapsel hat die Form eines nach unten zeigenden Konus. Sie inseriert am gesamten Umfang des Kiefergelenks:

- am Unterkiefer inserieren die Fasern am Caput mandibulae, dorsal etwas tiefer als ventral;
- am Schläfenbein inserieren die Fasern am Tuberculum zygomaticum anterius, an der Vorderlippe

der Fissura squamotympanica (Glaser'sche Spalte); dieser Ansatz verlängert sich bis zur Basis der Spina angularis ossis sphenoidalis.

Die tiefen Fasern der Gelenkkapsel sind oberhalb des Diskus eher schlaff, unterhalb stärker gespannt. Sie inserieren mit diskotemporalen und diskomandibulären Fasern teilweise am Diskus. Die Membrana synovialis, die die tiefe Seite der Gelenkkapsel auskleidet, ist in einen oberen (supradiskalen) und einen unteren (infradiskalen) Anteil unterteilt. Sie bedeckt allerdings nicht den Diskus. Die Synovialflüssigkeit spielt eine wichtige trophische Rolle und trägt zur Regeneration der Gewebestrukturen der Kapsel bei.

5.2.5 Bandapparat

Intrinsische Bänder

Lig. collaterale laterale

Das äußerst kräftige Lig. collaterale laterale bedeckt die Außenseite des Kiefergelenks (➤ Abb. 5.10). Es besteht aus zwei kurzen, dicken, fächerförmig angeordneten Bündeln. Das dorsale Bündel erstreckt sich von der Fossa mandibularis zum Außenrand des Caput mandibulae. Das ventrale Bündel breitet sich schräg vom Tuberculum zygomaticum anterius zum Außenrand des Caput mandibulae aus. Das Lig. collaterale laterale bildet eines der Stabilisierungselemente für das Kiefergelenk. Seine Fasern rollen sich um das Collum mandibulae und begrenzen sowohl die Pro- als auch die Retrusionsbewegungen. Von außen wird das Band durch die Ohrspeicheldrüse verdeckt.

Lig. collaterale mediale

Das dünnere und schwächere Lig. collaterale mediale erstreckt sich vom Innenrand der Fossa mandibularis und von der Spina angularis zur posteromedialen Seite des Caput mandibulae. Es verstärkt die Innenseite der Gelenkkapsel.

Extrinsische Bänder

Lig. stylomandibulare

Dieses Faserband entspricht einer Verdickung der Fascia cervicalis. Es erstreckt sich schräg nach vorne unten, vom

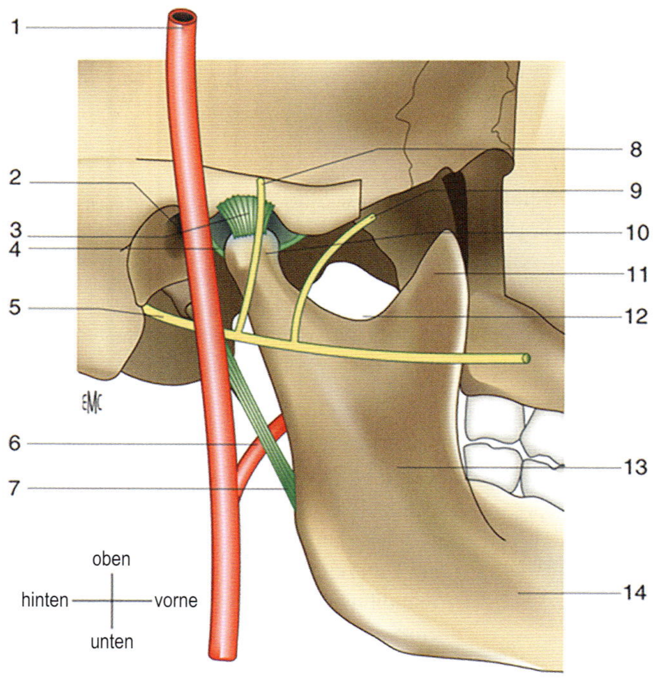

Abb. 5.10 Lig. collaterale laterale
1. A. carotis externa; 2. Lig. collaterale laterale; 3. Porus acusticus externus; 4. Gelenkkapsel; 5. N. facialis (VII); 6. A. maxillaris interna; 7. Lig. stylomandibulare; 8. Ramus temporalis; 9. Ramus frontalis; 10. Caput mandibulae; 11. Processus coronoideus; 12. Incisura mandibulae; 13. Ramus mandibulae; 14. Corpus mandibulae (durchtrennt).
Quelle: Dargaud J, Vinkka-Puhakka H, Cotton F. et al. Étude de l'articulation temporomandibulaire. Médecine buccale [28-050-L-10]. © Elsevier Masson SAS.

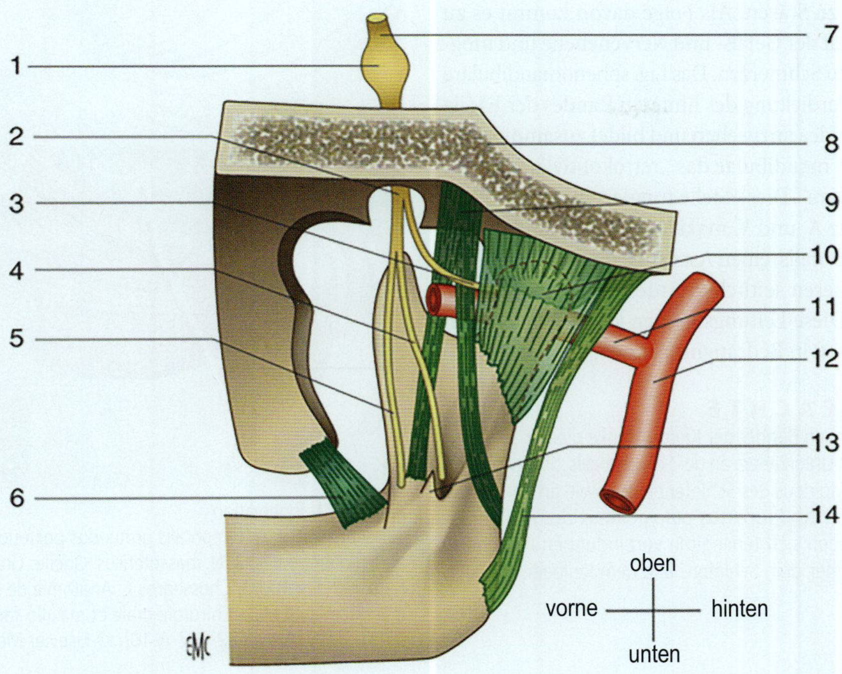

Abb. 5.11 Extrinsischer Bandapparat
1. Ganglion trigeminale; 2. N. mandibularis; 3. N. auriculotemporalis; 4. N. dentalis inferior; 5. N. lingualis; 6. Lig. pterygomandibulare; 7. N. trigeminus; 8. Spina angularis ossis sphenoidalis; 9. Lig. sphenomandibulare; 10. Lig. temporomandibulare; 11. A. maxillaris; 12. A. carotis externa; 13. Lingula mandibulae; 14. Lig. stylomandibulare. Quelle: Dargaud J, Vinkka-Puhakka H, Cotton F. et al. Étude de l'articulation temporomandibulaire. Médecine buccale [28-050-L-10]. © Elsevier Masson SAS.

Außenrand und von der Spitze des Processus styloideus zum hinteren unteren Rand des Ramus mandibulae (zwischen dem M. masseter und dem M. pterygoideus lateralis). Das Lig. stylomandibulare trennt die Ohr- von der Unterkieferspeicheldrüse. An seiner Innenseite inserieren einige Fasern des M. styloglossus (➤ Abb. 5.11).

Lig. sphenomandibulare

Das Lig. sphenomandibulare gilt in der Regel als ein Relikt des Meckel-Knorpels. Es bedeckt die Innenseite des Kiefergelenks und verstärkt die Gelenkkapsel. Es erstreckt sich vom Processus anterior und vom Ligamentum anterius des Malleus, von den Rändern der Fissura squamotympanica und von der Spina angularis zur Region des Foramen mandibulare. Dort bildet die, vor dem Foramen gelegene, Lingula mandibulae die Hauptansatzstelle für das Lig. sphenomandibulare.

Nach Delaire durchquert das Nebenbündel des Lig. sphenomandibulare die Fissura squamotympanica, zieht von dort zum Processus mallei anterior und wird so zum Ligamentum mallei anterius [15]. Diese Erweiterungen spiegeln die Entwicklung des Kiefergelenks vom Reptilien- zum Säugetierstadium wider.

Lig. pterygomandibulare

Das Lig. pterygomandibulare verbindet den Hamulus pterygoideus mit dem hinteren Ende der Linea mylohyoidea an der Unterkieferinnenseite in Höhe des dritten Molars. Das Band bildet eine Verbindungsnaht (daher auch Raphe pterygomandibularis genannt) zwischen den Aponeurosen des M. buccinator und des M. constrictor pharyngis superior.

Die meisten intrinsischen und extrinsischen Bänder der Kiefergelenke sind nicht als isolierte Elemente, sondern vielmehr als Verdickungen der faszialen Strukturen der jeweiligen Region zu betrachten. Sie bilden ein tensegrales System zwischen den Strukturen der Schädelbasis, des Unterkiefers und des Gesichtsschädels. Dysfunktionen der Schläfenbeine, des Keilbeins oder der Kiefergelenke vermindern die Gewebedynamik

5

und führen zu Stasen. Als Folge davon kommt es zu Störungen auf der Gefäß- und Nervenebene und möglicherweise zu Schmerzen. Das Lig. sphenomandibulare ist als eine Verdickung des hinteren Randes der Fascia interpterygoidea anzusehen und bildet zusammen mit dem Collum mandibulae das „retrokondyläre Knopfloch von Juvara". Diese Stelle fungiert als Durchtrittspforte für die A. und V. maxillaris interna und den N. auriculotemporalis, einen Ast des N. mandibularis (V_3), der den hinteren seitlichen Anteil des Kiefergelenks innerviert. Diese Leitungsbahnen können hier durch Dysfunktionen in Bedrängnis geraten.

MAN BEACHTE

Die extrinsischen Bänder der Kiefergelenke dienen zur Aufhängung des Unterkiefers an der Schädelbasis, und zwar am Processus styloideus des Schläfenbeins sowie an der Spina angularis und am Processus pterygoideus des Keilbeins. Daraus ergeben sich tensegrale Verbindungen zwischen dem Unterkiefer, dem Schläfen- und dem Keilbein.

5

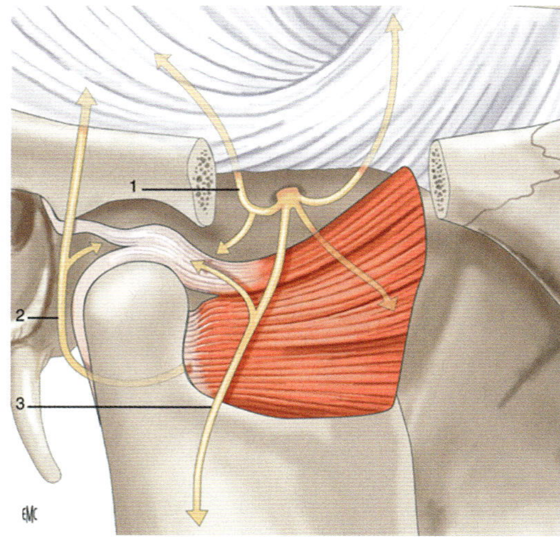

Abb. 5.12 Innervation
Seitenansicht. 1. N. temporalis profundus posterior; 2. N. auriculotemporalis; 3. N. massetericus. Quelle: Graillon N, Le Roux MK, Foletti JM, Chossegros C. Anatomie de l'appareil manducateur. EMC - Chirurgie orale et maxillo-faciale 2020; 33(1): 1–18 [Article 22-002-A-10]. © Elsevier Masson SAS.

5.2.6 Innervation

Die Innervation der Kiefergelenke erfolgt durch Äste des N. mandibularis (V_3) (➤ Abb. 5.12, ➤ Abb. 5.13 und ➤ Abb. 5.14):

- Der N. auriculotemporalis spaltet sich nach dem Foramen ovale vom Hauptast ab und entsendet mehrere Äste zum hinteren seitlichen Anteil der Kiefergelenkkapsel. Die Synovia und der Discus articularis verfügen ebenfalls über sensible Fasern, die für eine reichhaltige Innervierung der gesamten Bindegewebsstrukturen sorgen. Der Endast des N. auriculotemporalis versorgt die Haut der Schläfenregion.
- Der masseterische Ast des N. temporomassetericus entsendet Fasern zur diskalen Region der Gelenkkapsel.
- Die Nn. temporales profundi entsenden Fasern zum vorderen Anteil der Gelenkkapsel.

5.2.7 Vaskularisation

Die arterielle Gefäßversorgung erfolgt über zwei Arterien (➤ Abb. 5.15):

- A. carotis externa, mit Ästen aus der A. maxillaris interna (z. B. dem Ramus temporalis profundus posterior) und der A. temporalis superficialis (z. B. der A. transversa faciei);
- A. facialis, z. B. über die A. palatina ascendens oder Anastomosen mit der A. auricularis posterior und der A. pharyngea ascendens.
- Der venöse Rückfluss erfolgt hauptsächlich über die Kollateralvenen der Arterien, der lymphatische Abfluss über die Lymphkapillaren, die parallel zum Venensystem verlaufen. Man beachte, dass Spannungen in den orofazialen Muskeln zu beachtlichem Lymphstau führen können.

5.3 Kinematik des Unterkiefers

Das Kiefergelenk gehört zu den lockersten und schlaffsten Gelenken im menschlichen Körper. Seine Biomechanik hat sich durch den aufrechten Gang allerdings bedeutend geändert. Solange der Mensch sich auf allen Vieren fortbewegte (Quadrupedie), reichte eine einfaches Scharniersystem, da dem Absinken des Unterkiefers keine Hindernisse im Weg standen. Mit dem Erreichen der Zweibeinigkeit (Bipedie) funktionierte dieses System allerdings nicht mehr, da der

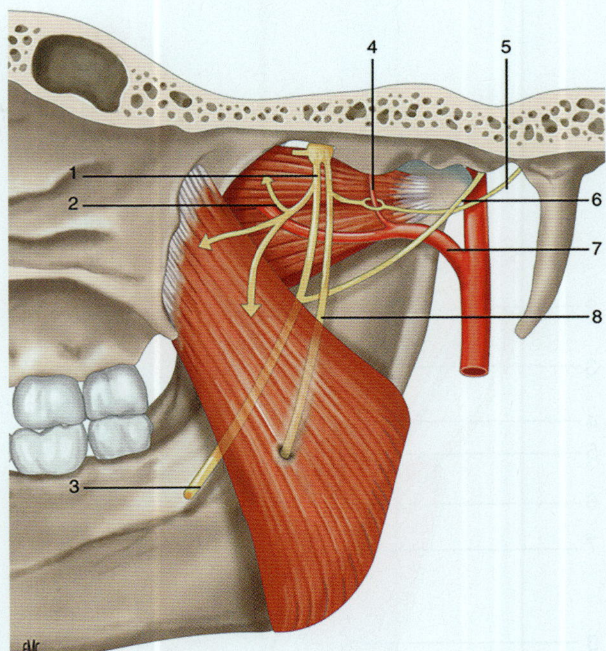

Abb. 5.13 Innervation Innenansicht. 1. N. mandibularis; 2. gemeinsamer Ast der Mm. pterygoideus medialis, tensor veli palatini und tensor tympani; 3. N. lingualis; 4. A. meningea media; 5. N. auriculotemporalis; 6. Chorda tympani; 7. A. maxillaris; 8. N. alveolaris. Quelle: Graillon N, Le Roux MK, Foletti JM, Chossegros C. Anatomie de l'appareil manducateur. EMC - Chirurgie orale et maxillo-faciale 2020; 33(1): 1–18 [Article 22-002-A-10]. © Elsevier Masson SAS.

Unterkiefer bei einer reinen Scharnierbewegung auf die ventralen zervikalen Strukturen treffen würde, z. B. die Speise- oder die Luftröhre. Nur durch die zusätzlichen Gleitbewegungen der Kondylen unter den Schläfenbeinen erreicht der Unterkiefer die große Beweglichkeit, die er benötigt.

Bereits ab der Mitte der 9. Woche sind beim Fetus der Discus articularis auf der Oberseite des sich entwickelnden Gelenkköpfchens sowie erste Bewegungen des Unterkiefers sichtbar. In der 14. Woche beginnt der Fetus, Fruchtwasser zu schlucken und an seinen Fingern und Zehen zu saugen oder zu „knabbern". Auf diese Art und Weise trägt er schon früh zur Ausbildung seiner maxillofazialen Strukturen bei.

Während die Hauptachsen der rechten und linken Unterkieferkondyle sich beim Erwachsenen am Vorderrand des Foramen magnum in einem Winkel von 130 bis 140 Grad kreuzen (➤ Abb. 5.6), konvergieren sie beim Säugling nur geringfügig, da die Kiefergelenke in diesem Stadium noch nicht vollständig ausgebildet sind. Dies erklärt, warum Säuglinge in der Lage sind, ihren Mund durch reine Rotationsbewegungen auf der Sagittalebene zu öffnen. Im Laufe des Wachstums wird die Aktivität der Kaumuskeln allmählich immer differenzierter. Dies wird durch die kammförmige Anordnung der einzelnen Muskelbündel ermöglicht, bei denen die Fasern nach verschiedenen Ebenen ausgerichtet sind und vom Nervensystem auf asynchrone Weise angesteuert werden. So passen sich die Kondylen und die Kaumuskeln an die sich verändernden Beanspruchungen an, die im Laufe der Entwicklung an den Kauapparat gestellt werden [16].

Beim Erwachsenen finden in den Kiefergelenken dreidimensionale Bewegungen statt. Wie bei allen paarigen Gelenken gibt es eine Haupt- und zwei Nebenbewegungen. Die Hauptbewegung des Kiefergelenks findet auf der Sagittalebene, die Nebenbewegungen auf der Frontal- und der Transversalebene statt. In den folgenden Abschnitten beschreiben wir die Mundöffnung und -schließung, die Propulsion und Retropulsion (bzw. Protrusion und Retrusion) und die zahlreichen kombinierten Bewegungen.

MAN BEACHTE

Die Bewegungen in den Kiefergelenken beinhalten eine Rotation des Gelenkköpfchens im Verhältnis zum Discus articularis sowie eine Translation des Diskus unter der Fossa mandibularis und der Eminentia articularis.

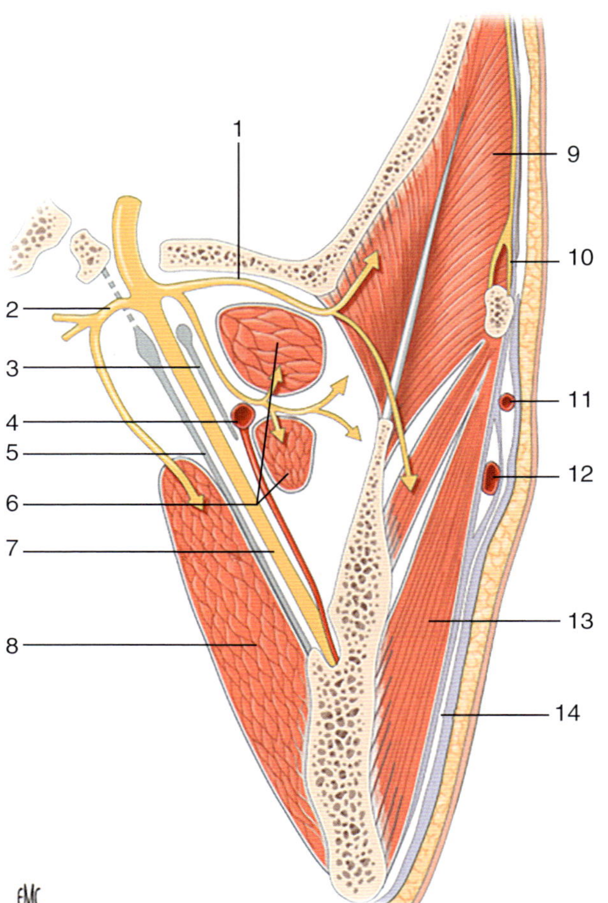

Abb. 5.14 Kaumuskeln, Bezüge und Faszien
Frontalschnitt. 1. N. temporomasseterícus; 2. emeinsamer Ast; 3. Fascia pterygo-temporomaxillaris; 4. A. maxillaris; 5. Fascia interpterygoidea; 6. M. pterygoideus lateralis; 7. N. mandibularis; 8. M. pterygoideus medialis; 9. M. temporalis; 10. N. facialis; 11. A. transversa faciei; 12. Ductus parotideus; 13. M. masseter; 14. oberflächliche Myofaszialschicht.
Quelle: Graillon N, Le Roux MK, Foletti JM, Chossegros C. Anatomie de l'appareil manducateur. EMC - Chirurgie orale et maxillo-faciale 2020; 33(1): 1–18 [Article 22-002-A-10]. © Elsevier Masson SAS.

5

5.3.1 Mundöffnung und -schließung

Die Bewegungen zum Öffnen und Schließen des Mundes bilden die Hauptbewegungen im Kiefergelenk und finden auf der Sagittalebene statt. Sie bestehen aus der Kombination einer Gleitbewegung (Translation) und einer Rollbewegung (Rotation). Das Gleiten scheint eher im diskotemporalen Gelenk, das Rollen eher im diskomandibulären Gelenk stattzufinden. Die Gesamtheit der Grenzbewegungen der Kiefergelenke werden im Posselt-Diagramm dargestellt (➤ Abb. 5.16).

Bei maximaler Interkuspidation befindet sich der Diskus zwischen der Eminentia articularis und dem Gelenkköpfchen. Während der Mundöffnung und des Absenkens des Unterkiefers verlagert sich das Caput mandibulae nach vorne und verlässt die Fossa mandibularis (➤ Abb. 5.17). Gleichzeitig bewegt sich der Diskus unter der Einwirkung des M. pterygoideus lateralis nach ventral und ermöglicht der Kondyle durch diese Anpassung der Gelenkflächen eine größere Bewegung. Diese Verlagerung des Diskus wird allerdings durch mehrere Phänomene abgebremst. Erstens hält die bilaminäre Zone den Diskus zurück, zweitens neigt das Gelenkköpfchen dazu, mit seinem Druck den Diskus nach dorsal zu schieben, drittens ist der hintere Anteil des Diskus dicker ausgebildet als der vordere Anteil. Durch übermäßiges Absenken des Unterkiefers kann das Gelenkköpfchen allerdings zu weit nach ventral geraten und aus der Gelenkpfanne bis vor den transversalen Ast des Jochbeins luxieren.

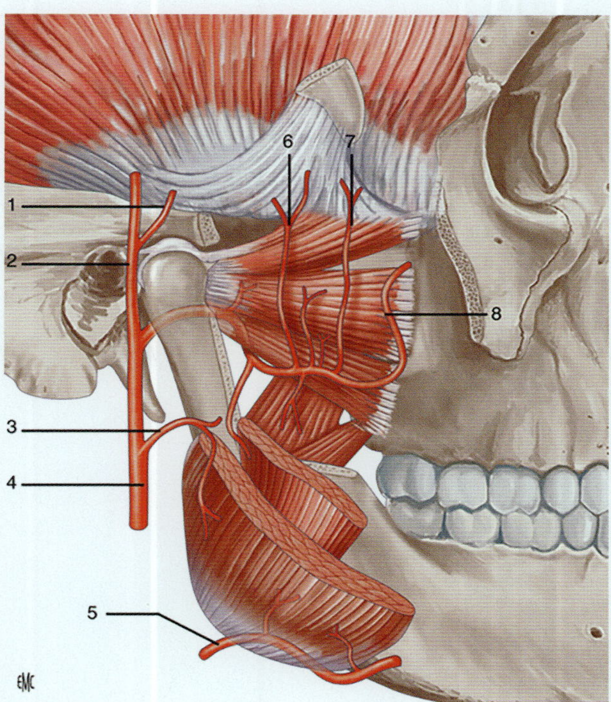

Abb. 5.15 Vaskularisation
A. maxillaris als oberflächliche Variante. 1. A. temporalis profunda posterior; 2. A. temporalis superficialis; 3. A. transversa faciei; 4. A. carotis externa; 5. A. temporalis profunda media; 6. A. temporalis profunda anterior; 7. A. maxillaris; 8. A. facialis. Quelle: Graillon N, Le Roux MK, Foletti JM, Chossegros C. Anatomie de l'appareil manducateur. EMC - Chirurgie orale et maxillo-faciale 2020; 33(1): 1–18 [Article 22-002-A-10]. © Elsevier Masson SAS.

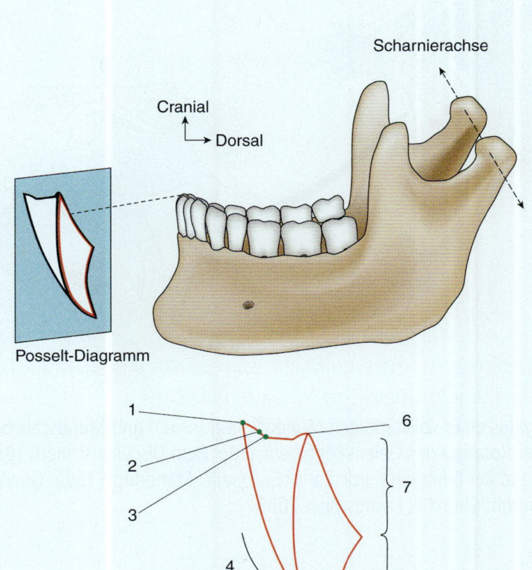

Abb. 5.16 Posselt-Diagramm
1. Maximale Protrusion; 2. inzisale Supraokklusion; 3. protrusive Schneidezahnführung; 4. Mundöffnung; 5. maximale Mundöffnung; 6. Ruheposition; 7. reine Rotation; 8. Rototranslation. Quelle: Dargaud J, Vinkka-Puhakka H, Cotton F. et al. Étude de l'articulation temporomandibulaire. Médecine buccale [28-050-L-10]. © Elsevier Masson SAS.

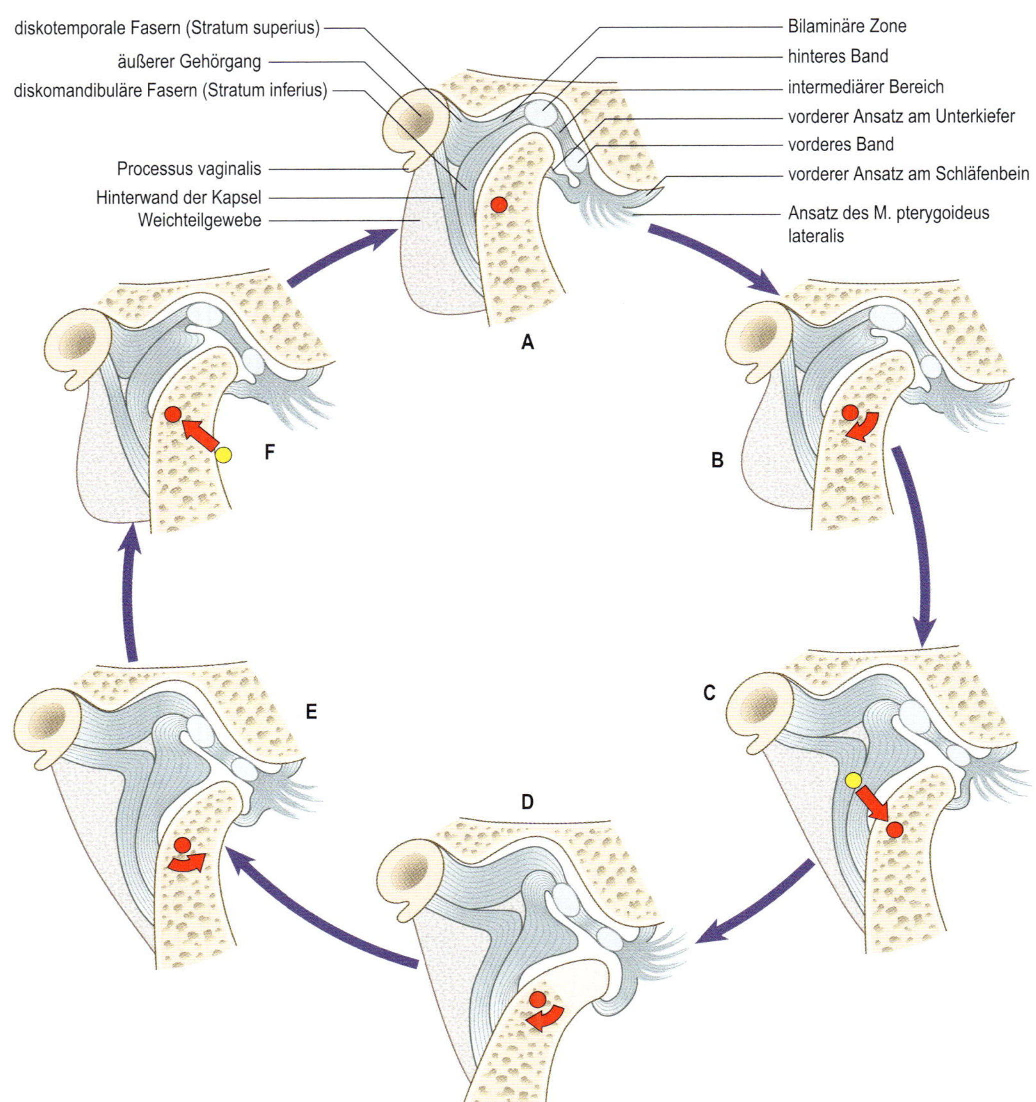

Abb. 5.17 Zyklus einer vollständigen Mundöffnung (A->D) und Mundschließung (D->A)
Darstellung der Rotation des Gelenkköpfchens unter dem Discus articularis (B) sowie der Translation des Diskus unter der Fossa mandibularis und der Eminentia articularis (C). Quelle: Standring S (Ed.). Gray's Anatomy: The anatomical basis of clinical practice. 40. Auf. Edinburgh: Churchill Livingstone; 2008.

Man beachte, dass die suprahyoidale Muskulatur an der Mundöffnung beteiligt ist, indem sie den unteren Teil des Unterkiefers nach dorsal zieht.

Beim Schließen des Mundes und dem Anheben des Unterkiefers agieren die beteiligten Strukturen in gegenteiliger Richtung. Zusätzlich scheinen die Fasern des Lig. sphenomandibulare, die an der Innenseite des Discus articularis ansetzen, den Diskus nach dorsal in seine ursprüngliche Position zu ziehen [17]. Am Ende der Bewegung kontrollieren das obere Bündel des M. pterygoideus lateralis und die hinteren Fasern des M. temporalis den Rückweg des Caput mandibulae.

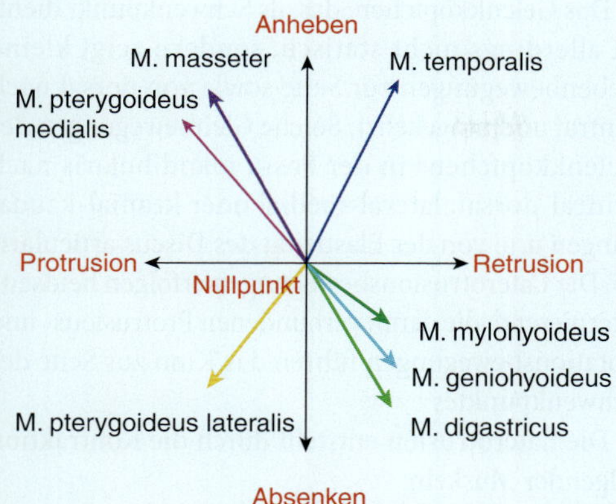

Abb. 5.18 Wirkung der Muskeln des Kausystems auf den Unterkiefer
Bewegung auf der Sagittalebene vom Nullpunkt aus (entspricht der Ruheposition des Unterkiefers, bezogen auf beide Seiten). Quelle: Jacques Dichamp. Anatomie descriptive et fonctionnelle de l'articulation temporo-mandibulaire - Actual. Odonto-Stomatol. numéro 265 publié par EDP Sciences – 4–18: 2013.

Das Anheben des Unterkiefers geschieht durch die Kontraktion der Mm. temporalis, masseter und pterygoideus medialis (➤ Abb. 5.18 und ➤ Abb. 5.19).

Die Rotationskomponente erfolgt den meisten Beschreibungen nach durch eine transversale Achse, die durch den Processus condylaris verläuft. Man beachte, dass diese Achse mobil ist und sich unter dem Einfluss der Gleitbewegung nach ventral bewegt, ungefähr in Höhe der Mitte des Ramus mandibulae, etwas oberhalb des Foramen mandibulae (dort, wo der N. alveolaris inferior aus dem Alveolarkanal austritt und das Lig. sphenomandibulare ansetzt).

MAN BEACHTE

Das Lig. sphenomandibulare, ein Überbleibsel des Meckel-Knorpels, erstreckt sich von der Spina angularis ossis sphenoidalis zur Lingula mandibulae, einer Knochenlamelle am vorderen oberen Rand des Foramen mandibulae. Außer der Scharnierachse, die durch die Kondylen verläuft, besteht noch eine zweite mobile Achse, die die rechte und linke Lingula mandibulae miteinander verbindet. Über sie erfolgen die Absenkbewegungen beim Öffnen, die Anhebebewegungen beim Schließen sowie die Protrusions- und Retrusionsbewegungen. Der Unterkiefer ist über das rechte und linke Lig. sphenomandibulare sozusagen an den großen Keilbeinflügeln aufgehängt.

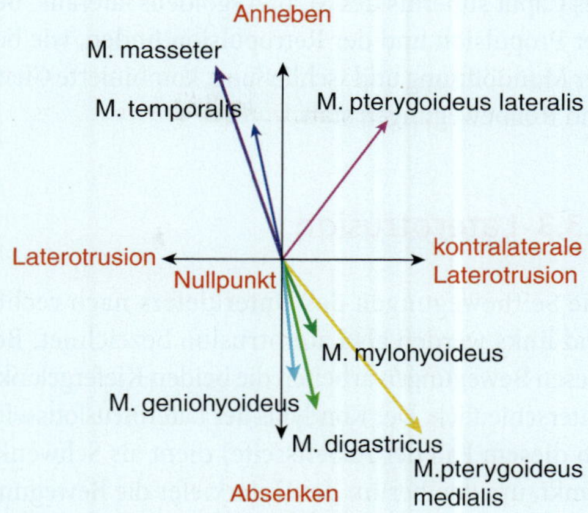

Abb. 5.19 Wirkung der Muskeln des Kausystems auf den Unterkiefer
Bewegung auf der Frontalebene vom Nullpunkt aus (entspricht der Ruheposition des Unterkiefers, bezogen auf die rechte Seite). Quelle: Jacques Dichamp. Anatomie descriptive et fonctionnelle de l'articulation temporo-mandibulaire - Actual. Odonto-Stomatol. numéro 265 publié par EDP Sciences – 4–18: 2013.

5.3.2 Propulsion und Retropulsion

Die Bewegung des Unterkiefers nach vorne und unten wird als Propulsion bezeichnet. Sie geht einher mit einer Translation des Discus articularis und des Gelenkköpfchens entlang der Gelenkfläche der Eminentia articularis. Sie erfolgt durch die Kontraktion der oberflächlichen Fasern des M. masseter, der Fasern des Caput inferius des M. pterygoideus lateralis und des M. pterygoideus medialis. Die Position des Unterkiefers in einer ventralen Lage wird als Protrusion bezeichnet[1] [18].

Die Bewegung des Unterkiefers nach hinten wird als Retropulsion bezeichnet[2]. Sie erfolgt durch die Kontraktion der tiefen Fasern des M. masseter, der dorsalen Fasern des M. temporalis und der Fasern

[1] Strenggenommen steht die Bezeichnung „Propulsion" für die Bewegung, die Bezeichnung „Protrusion" für die Position des Unterkiefers. Tatsächlich wird „Protrusion" aber im Großteil der Literatur für beide Bedeutungen verwendet (Anm. d. Übers.).

[2] Auch für die Rückbewegung des Unterkiefers wird in den meisten Fällen die Bezeichnung „Retrusion" verwendet, obwohl sie eigentlich die Position ausdrückt (Anm. d. Übers.).

des Caput superius des M. pterygoideus lateralis. Bei der Propulsion und der Retropulsion finden, wie bei der Mundöffnung und -schließung, kombinierte Gleit- und Rollbewegungen statt.

5.3.3 Laterotrusion

Die Seitbewegungen des Unterkiefers nach rechts und links werden als Laterotrusion bezeichnet. Bei diesen Bewegungen arbeiten die beiden Kiefergelenke unterschiedlich. Der Kondylus der Laterotrusionsseite (in diesem Fall der Arbeitsseite) dient als Schwenkpunkt, um den herum der Unterkiefer die Bewegung ausführt. Der gegenüberliegende Kondylus (in diesem Fall der Balance- oder Nichtarbeitsseite) gleitet nach vorne unten innen, sodass sich diese Seite des Unterkiefers nach ventrokaudal bewegt. Der Bennett-Winkel, der anzeigt, wie weit die Unterkieferhälfte bei der Laterotrusionsbewegung von der Sagittalebene abweicht, fungiert dabei als Maßeinheit für das Bewegungsausmaß. Normalerweise beträgt er ungefähr 12 Grad, kann allerdings bis zu 30 Grad erreichen (➤ Abb. 5.20). Große Unterschiede zwischen der rechten und linken Seite gelten als Hinweis für Störungen im Muskel- oder Gelenkbereich. Bei Laterotrusionsbewegungen sollte sich die Nichtarbeitsseite in Nonokklusion befinden.

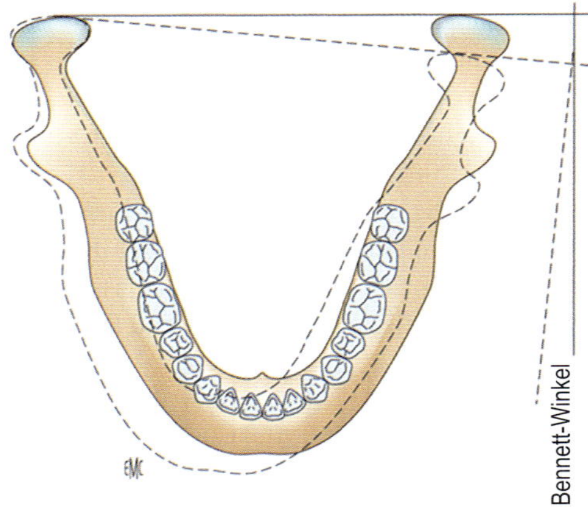

Abb. 5.20 Bennett-Winkel. Quelle: Dargaud J, Vinkka-Puhakka H, Cotton F, et al. Étude de l'articulation temporomandibulaire. Médecine buccale [28-050-L-10]. © Elsevier Masson SAS.

Das Gelenkköpfchen, das als Schwenkpunkt dient, ist allerdings nicht statisch, sondern zeigt kleine Nebenbewegungen zur Seite sowie von dorsal nach ventral und umgekehrt. Solche Gleitbewegungen des Gelenkköpfchens in der Fossa mandibularis nach ventral-dorsal, lateral-medial oder kranial-kaudal hängen u. a. von der Elastizität des Discus articularis ab. Die Laterotrusionsbewegungen erfolgen beidseits alternierend, die damit verbundenen Protrusions- und Rotationsbewegungen führen das Kinn zur Seite des Schwenkpunktes.

Die Laterotrusion entsteht durch die Kontraktion folgender Muskeln:

- homolateral: Caput superius des M. pterygoideus lateralis, dorsale Fasern der Mm. temporalis und digastricus;
- kontralateral: Caput inferius der Mm. pterygoideus lateralis und medialis.

5.4 Kiefergelenk und orofaziale Funktionen

Ontogenetisch gesehen entwickelt sich das neuromuskuläre System der Kaufunktionen vor dem Gelenksystem. Diese Abhängigkeit der Kiefergelenke vom neuromuskulären System bleibt normalerweise über die gesamte Lebensdauer bestehen. Die Rezeptoren der Kiefergelenke erhalten Informationen aus den zahlreichen Propriozeptoren sämtlicher myofaszialer Strukturen, der Gelenkkapsel, den Bändern, Schleimhäuten und des Zahnhalteapparats.

Das Kiefergelenk ist sehr komplex. Es muss sowohl den Zahnkontakt in der Okklusion führen, als auch die verschiedenen Bewegungen des Unterkiefers ermöglichen (Absenken-Anheben, Pro- und Retrusion, Latero- und Mediotrusion), um eine korrekte Ausführung der orofazialen Funktionen des Kauens, Schluckens oder der Phonation zu gewährleisten. Dazu braucht es ein intaktes Reflexsystem, mit der Beteiligung afferenter (sensibler) und efferenter (motorischer) Nervenfasern sowie Schaltzentren im Hirnstamm, die mit den suprabulbären Strukturen in Verbindung stehen (➤ Abb. 5.21). Bei den meisten orofazialen Funktionen sind sämtliche Unterkieferbewegungen miteinander kombiniert. Beim Kauen erfordern bei-

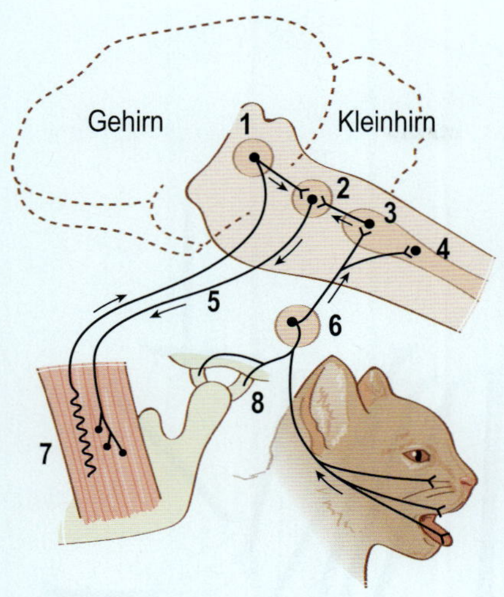

Abb. 5.21 Reflexsystem des Kauapparats
1. Nucleus mesencephalicus nervi trigemini; 2. Nucleus motorius nervi trigemini; 3. Nucleus principalis nervi trigemini; 4. Nucleus spinalis nervi trigemini; 5. N. trigeminus; 6. Ganglion trigeminale; 7. Kaumuskeln; 8. Kiefergelenk. © Carole Fumat.

spielsweise das Zerkleinern und Zermalmen der Nahrungsmittel eine Kombination aller Bewegungsarten, die die Kiefergelenke zulassen. Tatsächlich erfordern alle Funktionen, einschließlich des Gähnens, eine dreidimensionale Muskelaktivität mit permanenter Feinjustierung.

Aufgrund der muskulären Verbindungen zwischen dem Schädel und der Halswirbelsäule wirkt sich jede posturale Veränderung unweigerlich auf die Kiefergelenke aus (➤ Abb. 5.22). Beispielsweise bewirkt eine HWS-Rotation kleine seitliche Gleitbewegungen der Gelenkköpfchen in der Fossa mandibularis. Solche extrem feine Mikroanpassungen der Nebenbewegungen dienen dazu, die Gelenkköpfchen in einer optimalen Position im Gelenk zu halten. Sie finden aber auch in unphysiologischen Situationen statt. Bei muskulo-skelettalen Dysfunktionen bewirken die Nebenbewegungen der Kiefergelenke eine räumliche Anpassung des Unterkiefers.

Diese neue Situation kann mit der Zeit allerdings Beanspruchungen der Kiefergelenke nach sich ziehen, die, eventuell verstärkt durch andere Faktoren wie Stress oder Okklusionsstörungen, zu einem Ungleichgewicht der myofaszialen Strukturen führen. Trotz der hohen Anpassungsfähigkeit der Kondylen und ihrer undifferenzierten Mesenchymalzellen und trotz der hohen Viskoelastizität des Discus articularis entstehen daraus unweigerlich schmerzhafte Dysfunktionen des Kauapparats. In einem tensegralen System zeigen sich die Wechselwirkungen unter den verschiedenen Strukturen stets in gleichem Maße in der Funktion wie in der Dysfunktion.

Wir haben die Bewegungen der Gelenkköpfchen beschrieben, wie sie unter symmetrischen Bedingungen zwischen der rechten und linken Fossa mandibularis stattfinden. In Wirklichkeit zeigen jedoch die meisten Personen einen asymmetrischen Schädelaufbau, und zwar bereits ab den ersten Lebenswochen [19]. Diese Asymmetrie zwischen den beiden Schläfenbeinen geht in den meisten Fällen mit einer asymmetrischen Position der Unterkieferkondylen und potenziellen Okklusionsstörungen einher.

5.5 Dysfunktionen des Kauapparats

1934 beschrieb der amerikanische Kieferchirurg James Costen einen Symptomenkomplex, der daraufhin als Costen-Syndrom benannt wurde [20]. Dieses Syndrom umfasst Ohren- und Gesichtsschmerzen, Ohrgeräusche, Knacken und Blockaden der Kiefergelenke mit eingeschränkter Mundöffnung. Costen führt die Symptome darauf zurück, dass der Druck des Gelenkköpfchens gegen die Fossa mandibularis eine Kompression und eine Reizung der Pars tympanica des Schläfenbeins, der Tuba auditiva und des N. auriculotemporalis zur Folge hat (daher auch die auditiven Symptome). Seitdem haben sich die Betrachtungsweise und die Benennungen der Kiefergelenkstörungen von einem rein mechanischen zu einem komplexen biopsychosozialen, chronischen Schmerzmodell weiterentwickelt [21]. Während Travell in den 1960er Jahren den Begriff des „Myofaszialen Syndroms“ vorschlug, sprach Rozencweig in den 1970er Jahren vom „Algodysfunktionellen Syndrom des Kauapparats“, das sowohl Schmerzen als auch Dysfunktionen im Muskel-Gelenk-Bereich beinhaltet [23]. Später entwickelte sich hieraus „Algien und Dysfunktionen des Kauapparats“ bzw. vereinfacht „Dysfunktionen des Kauapparats“. Dieser Begriff weist auf eine multi-

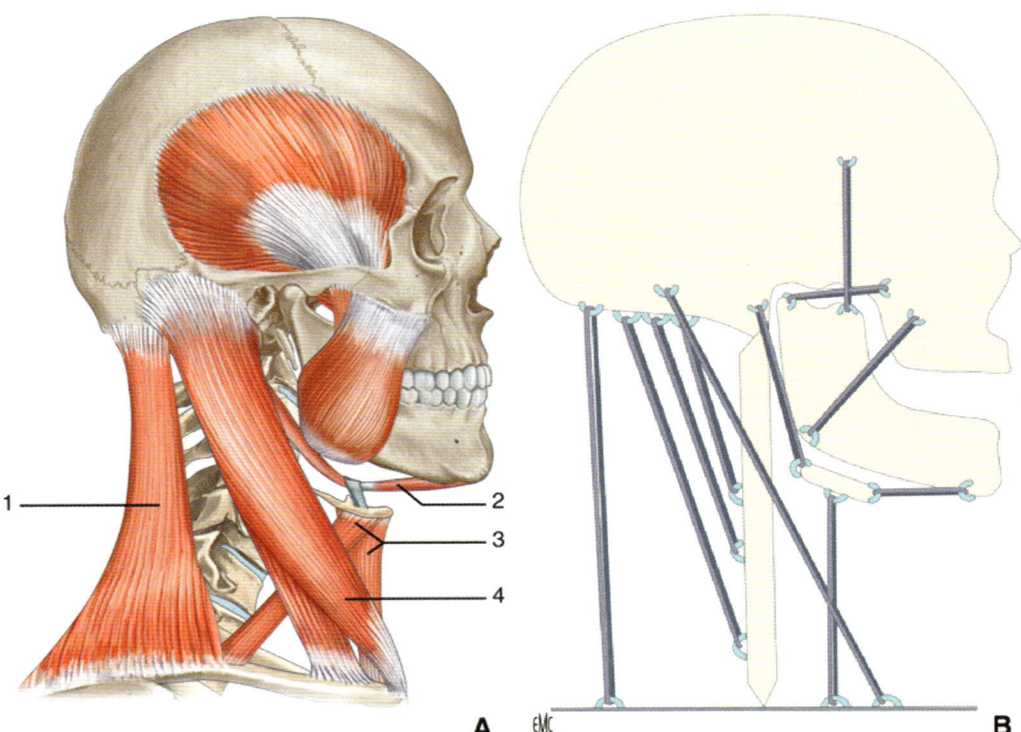

Abb. 5.22 Kräfteverhältnisse der kraniozervikalen Muskulatur
A. Unterkieferabsenker und Nackenmuskeln. 1. M. trapezius; 2. M. digastricus; 3. infrahyoidale Muskeln; 4. M. sternocleidomastoideus. B. Gleichgewicht der kraniozervikalen Muskulatur. Quelle: Graillon N, Le Roux MK, Foletti JM, Chossegros C. Anatomie de l'appareil manducateur. EMC - Chirurgie orale et maxillo-faciale 2020; 33(1): 1–18 [Article 22-002-A-10]. © Elsevier Masson SAS

faktorielle Ätiologie hin, die eine biologische, eine strukturelle und eine psychosoziale Komponente beinhaltet, ohne dass notwendigerweise eine Schmerzsymptomatik vorhanden ist. (Im deutschsprachigen Raum hat sich der Begriff „Craniomandibuläre Dysfunktion" (CMD) durchgesetzt; Anm. d. Übers.).

5.5.1 Prävalenz

Angesichts der großen Vielfalt der klinischen Manifestationen einer CMD-Problematik ist die Prävalenz nur schwer zu bestimmen. Je nach Autor sind zwischen 21,1 und 73,3 % der Bevölkerung betroffen, davon 3,4 bis 65,7 % mit Schmerzsymptomen und 3,1 bis 40,8 % ohne Schmerzen [24]. Allgemein scheinen Frauen häufiger als Männer betroffen zu sein [25]. Die Patienten klagen über diverse Symptome, wie z. B. Gelenkgeräusche, eingeschränkte Mundöffnung oder orofaziale Dyskinesien. Allerdings zeigen nur 7 % der Betroffenen schwerwiegende behandlungsbedürftige Symptome [25].

5.5.2 Ätiopathogenese

Das Kiefergelenk zeichnet sich nicht nur durch eine anatomische Besonderheit aus (Zweiteilung des Gelenks durch einen Discus articularis), sondern agiert permanent in Synergie mit dem gegenüberliegenden Gelenk. Zusätzlich arbeitet es in Wechselwirkung mit den dento-dentalen Gelenken und wird aufgrund dessen durch Okklusionsstörungen nachteilig beeinflusst. Die Kiefergelenke sind an bewussten und unbewussten Kaufunktionen beteiligt, die vom zentralen Nervensystem gesteuert werden. Es herrscht allgemeiner Konsens darüber, dass eine Vielzahl von Umständen zur Entstehung einer CMD beitragen. Dabei müssen lokale somatische, allgemeine und psychische Faktoren für die schwierige Diagnose berücksichtigt werden. Gelenkerkrankungen, die für CMD-Problematiken verantwortlich sein können, wie Arthritis (mit Entzündungen der Kiefergelenkflächen) oder Arthrose (mit degenerativen Prozessen), werden in diesem Buch nicht besprochen.

In Einklang mit den osteopathischen Prinzipien, nach denen die Wechselbeziehungen zwischen der Struktur und der Funktion eine wichtige Rolle spielen, legen wir großen Wert auf die Entwicklung und die Veränderungen des Kauapparats von der Kindheit bis zum Erwachsenenleben. Die Funktionen und Dysfunktionen der kindlichen Kiefergelenke werden abgespeichert und bilden die Grundlage für die Weiterentwicklung der erwachsenen Kiefergelenke. Außerdem ist die allgemeine Haltung der Personen in die Diagnose und Behandlung einzubeziehen (➢ Kapitel 6).

Gola et al. stellen eine klinische Klassifizierung vor, die auch von anderen Autoren übernommen wurde. Sie unterscheiden nach prädisponierenden, auslösenden und unterhaltenden Faktoren (s. Kasten 5.1) [26].

Die Okklusion wird unter diesen Faktoren äußerst kontrovers betrachtet, obwohl es logisch erscheint, Malokklusionen als mögliche Ursachen für CMD zu betrachten. Dies könnte damit zusammenhängen, dass die Bezeichnung „Okklusion" in der Fachliteratur für verschiedenen Begriffe verwendet wird [28]:

- anatomische Bezüge, z. B. Angle-Klassifikation;
- statischer Kontakt zwischen den Ober- und Unterkieferzähnen;
- dynamischer Kontakt zwischen den Ober- und Unterkieferzähnen, mit okklusalen Interferenzen;
- Klassifizierung bei festen oder herausnehmbaren Prothesen.

Aus diesem Grund ergibt sich bei den meisten Studien nur ein schwacher Zusammenhang zwischen Okklusionsstörungen und den Ursachen für CMD [29, 30]. Nur ein Bruxismus, der Verlust von Seitenzähnen sowie einseitige Kreuzbisse gelten als anerkannte Risikofaktoren für die Entstehung einer CMD-Problematik [31].

Kasten 5.1

Ursachen für CMD

Prädisponierende Faktoren

- Anomalien der Okklusionsfunktionen
- ligamentäre Hyperlaxität
- Parafunktionen
- psychologische Disposition (Angstzustände, Depressionen, Stress)

Auslösende Faktoren

Es handelt sich um Ereignisse, die abrupt die strukturellen und funktionellen Anpassungen verändern, mit der die betroffene Person auf ein Ungleichgewicht reagiert hatte:

- emotionale Anspannung oder Trauma, mit Verstärkung von Parafunktionen
- schwerwiegende Veränderung der Okklusion durch eine kieferorthopädische Behandlung oder iatrogene Prothese
- Verhaltensänderungen (Kaugummikauen, Parafunktionen, Bruxismus, Onychophagie)
- Trauma durch erzwungene Mundöffnung bei zahnärztlicher Behandlung, Intubation, chirurgischen Eingriff unter Vollnarkose [27] oder Verkehrsunfall mit Schleudertrauma

Unterhaltende Faktoren

Durch strukturelle, funktionelle oder psychische Veränderungen werden die Dysfunktionen aufrechterhalten:

- sekundäre Zahnwanderungen
- Umgestaltung von Zahnfächern oder Gelenken
- erworbenes Defizit in der Propriozeption
- psychische Labilität

5.5.3 Dysfunktionen des Kauapparats bei Kindern

Risikofaktoren

Bei Säuglingen ist die Fossa mandibularis fast flach ausgebildet und bietet nur wenig Halt für die Aufnahme des Gelenkköpfchens des Unterkiefers [32].

5

Daher kann es leicht zu Störungen im Kiefergelenk kommen, wenn das Kind bei der Geburt beispielsweise mit einem Griff am Unterkiefer oder am Gaumen oder mithilfe der Geburtszange aus dem Geburtskanal befreit werden muss. Man beachte, dass es auch an der Verbindungsstelle der beiden Unterkieferhälften, der Symphysis mandibulae, zu Verschiebungen kommen kann. Sollte diese nicht behoben werden, bevor die Symphyse im Laufe des ersten Lebensjahres verknöchert, kann sich an dieser Stelle eine dauerhafte Asymmetrie mit der entsprechenden Gefahr einer späteren Okklusionsstörung einstellen. Eine Geburt in Steißlage stellt ebenfalls einen Risikofaktor dar. Fast 60 % der betroffenen Säuglinge zeigen Zeichen einer temporomandibulären Verletzung [33]. Bei Säuglingen, die Schwierigkeiten zeigen, ihren Mund weit genug zu öffnen, um die mütterliche Brustwarze korrekt mit ihren Lippen zu umschließen, sollten daher stets die Kiefergelenke und die Unterkiefersymphyse überprüft werden. Sollte das Kind es nicht schaffen, mit seiner Zunge die Brustwarze ausreichend zu komprimieren, wird die Milchproduktion nicht genügend stimuliert. In solchen Fällen haben die Mütter häufig den Eindruck, zu wenig Milch zu produzieren, und klagen über Schmerzen, wenn der Säugling es nicht schafft, korrekt zu saugen.

Im Laufe des Wachstums und der Ausbildung der orofazialen Funktionen (und potenziell auch der Dysfunktionen) entwickeln sich auch die Kiefergelenke. Dabei können diverse Parafunktionen (Daumenlutschen mit schräger Haltung des Daumens gegen den Kiefer, einseitiges Kauen, Mundatmung u. Ä.) zu einem asymmetrischen Wachstum beitragen. In den ersten 3 Lebensjahren nimmt der bikondyläre Abstand rasch zu, parallel zum Wachstum der Schädelbasis. In dieser Phase wächst der Unterkiefer am schnellsten, kann allerdings auch durch eventuelle Dysfunktionen der Schädelbasis negativ beeinflusst werden. Da die Schädelbasis, der Unterkiefer, die Kiefergelenke und die Bezahnung sich gegenseitig in ihrer Entwicklung beeinflussen, kann es hier durch Dysfunktionen zu Läsionsketten und zu einem regelrechten Teufelskreis kommen.

Bis zum Alter von 10 bis 12 Jahren besteht die Bezahnung noch größtenteils aus dem Wechselgebiss mit einer großen okklusalen Instabilität. Hinzu kommt, dass die Fossa mandibularis erst mit ca. 8 Jahren ihre endgültige Größe erreicht [34]. Während der gesamten Kindheit können sich Dysfunktionen an den Kiefergelenken ausbilden, beispielsweise durch Traumata (Stürze, Schläge) oder durch Schlafen in Bauchlage, wenn der Unterkiefer zur Seite der Kopfrotation abweicht. Dies kann aber auch geschehen, wenn die Person im Sitzen ihren Kopf bzw. den Unterkiefer stets zur gleichen Seite auf der Hand abstützt. Es können sich regelrechte schadhafte Läsionsketten ausbilden, wenn ein Sturz auf das Kinn z. B. Dysfunktionen am Kiefergelenk, aber auch im kraniozervikalen Bereich, an der Schädelbasis oder den Schläfenbeinen verursacht, die ihrerseits wiederum zur Entstehung einer CMD beitragen.

Manche Autoren bringen Kiefergelenkstörungen und Verlagerungen des Discus articularis mit Wachstumsverzögerungen oder -unterbrechungen an den Kondylen in Zusammenhang. Die Folge wären eine mandibuläre Retrognathie und/oder eine Gesichtsasymmetrie [35]. Tatsächlich werden Kiefergelenkstörungen häufig bei Personen vor einer kieferorthopädischen Behandlung beobachtet [24], wobei bisher kein Zusammenhang zwischen dem Beginn solcher Behandlungen und dem Auftreten der Störungen hergestellt wurde [36]. Daher empfehlen wir eine präzise osteopathische Untersuchung und Normalisierung der Kiefergelenke vor dem Beginn jeder kieferorthopädischen Behandlung.

Prävalenz

Bei einer Studie an Jugendlichen zwischen 17 und 19 Jahren, bei denen verschiedene Symptome untersucht wurden (einmal pro Woche oder häufiger Schmerzen an den Schläfen, im Gesicht, an den Kiefergelenken, am Ober- oder Unterkiefer, bei der Mundöffnung oder beim Kauen), zeigten 26 % der Teilnehmer Kiefergelenkstörungen [37].

Nicht nur in Bezug auf Erwachsene, sondern auch auf Kinder und Jugendliche bestehen in der Fachliteratur große Unterschiede zur Prävalenz von Kiefergelenkstörungen bei Kindern und Jugendlichen. Bei den jüngeren Bevölkerungsgruppen handelt es sich typischerweise um Gelenkgeräusche, Schmerzen bei Unterkieferbewegungen, Einschränkungen der Mundöffnung sowie Schmerzen im Gesicht, am Kopf und in der Umgebung der Ohren. 35 % der Kinder mit Wechselgebiss und einer Malokklusion ohne kieferorthopädische Behandlung zeigen Gelenkgeräusche. Mädchen und ältere Kinder sind häufiger betroffen [38]. Die Okklusionsstörungen, die am häufigsten mit Kiefergelenkstörungen einhergehen, sind der offene Biss (Infraokklusion), der hintere Kreuzbiss (Lingualkippung), die Angle-Klasse III sowie ein übermäßiger horizontaler Überstand (Overjet) [39]. Bisweilen besteht ein Zusammenhang zwischen einem Bruxismus und Kiefergelenkstörungen.

Biometrische Besonderheiten in der Wachstumsphase

Die eigentliche Gelenkfläche des Kiefergelenks wird durch den transversalen Ast des Processus zygomaticus des Schläfenbeins gebildet. Dieser Anteil, der die Gelenkpfanne darstellt, wird gewöhnlich als nach vorne konvexes und transversal konkaves Zylindersegment beschrieben. Seine Morphologie, die von Mensch zu Mensch sehr unterschiedlich ausfällt, beeinflusst das Wachstum des Unterkiefers. Bei einer starken vertikalen Neigung scheint er das Wachstum der Kondyle eher nach vertikal zu leiten und bringt den Unterkiefer in eine Rotation nach anterior, wie bei der Angle-Klasse II [10]. Diese Position des transversalen Astes entspricht einer kraniosakralen Außenrotation des Schläfenbeins. Im Falle einer Dysfunktion sollte diese behoben werden. Es zeigt sich, dass die Neigung des transversalen Astes des Processus zygomaticus und die des Ramus mandibulae in engem Zusammenhang miteinander stehen [34].

Folgen dieser Besonderheiten

Zwischen der Schädelbasis und den Gesichtsknochen bestehen zahlreiche Wechselwirkungen. Nach der Geburt werden das Profil eines Menschen und die Position des Unterkiefers stark von der Schädelbasis beeinflusst [40]. Asymmetrien in der Schädelbasis spiegeln sich im Gesichtsschädel und in den Kiefergelenken wider. Dies zeigt sich beispielsweise bei nicht-synostotischen, posterioren Plagiozephalien, bei denen der Oberkieferknochen auf der Seite der okzipitalen Abflachung kleiner ausfällt. Das Felsenbein ist nach vorne verlagert und zieht das Kiefergelenk und das Ohr mit sich. In den meisten Fällen weicht das Kinn zur gegenüberliegenden Seite ab. Wenn solche Plagiozephalien nicht normalisiert werden, wird die Verlagerung der Kondyle zu einem Risikofaktor für Unterkieferasymmetrien und -dysfunktionen, aus der sich Okklusionsstörungen und CMD-Problematiken entwickeln können.

Im Laufe seines Lebens entwickelt der Mensch zahlreiche funktionelle oder dysfunktionelle skelettale Asymmetrien. So wie jeder Mensch auf seine eigene Art asymmetrisch wächst, bildet sich auch jedes Kiefergelenk einzigartig aus. Manche dieser Besonderheiten können allerdings zur Entstehung von Okklusionsstörungen und CMD beitragen und sollten daher osteopathisch und/oder kieferorthopädisch behandelt werden. Dabei sollte jedoch weniger versucht werden, einem Standardmodell zu entsprechen, als eine intakte Funktion zu erreichen. Eine rein mechanische Betrachtungsweise des Kiefergelenks ist heutzutage nicht mehr zeitgemäß. Die Kiefergelenke sind Teil des Kauapparats, der wiederum zahlreichen unterschiedlichen Einflüssen unterliegt, u. a. denen des zentralen Nervensystems.

5.5.4 Gelenkstörungen

Symptome

Wir unterscheiden zwischen drei Symptomkategorien:
- Schmerzen
- Gelenkgeräusche
- Gelenkdysfunktionen

Schmerzen

Lokalisierung

Schmerzen zählen zu den Hauptgründen, warum wir konsultiert werden. Ihre Intensität ist sehr unterschiedlich und zeigt keinen direkten Zusammenhang mit dem Ausmaß einer Schädigung des Kauapparats. Sie können muskulär oder artikulär bedingt sein und akut oder chronisch auftreten. Die Schmerzgebiete erstrecken sich von den Zähnen über die Kiefergelenke bis zu den Augen- und Schläfenregionen (➤ Abb. 5.23). Die Kaumuskeln sind häufig schmerzhaft, vor allem bei Beanspruchung, z. B. beim Kauen.

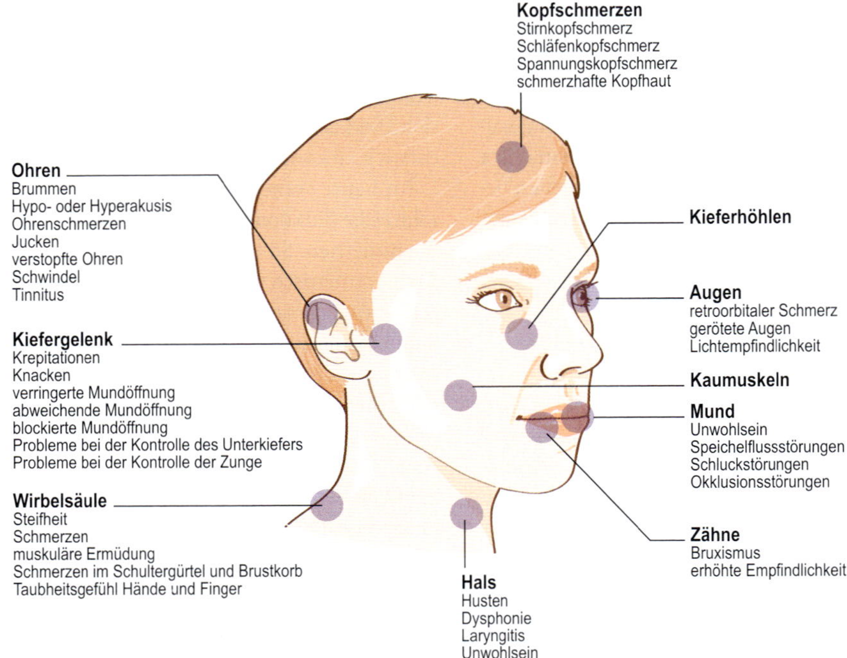

Abb. 5.23 Beschwerdesymptomatik bei Dysfunktionen des Kauapparats © Carole Fumat.

Bei Gelenkdysfunktionen kommt es neben Schmerzen auch zu Gelenkschwellungen aufgrund der Entzündungen der Synovia und dadurch zu Bewegungseinschränkungen. Erschwerend kommt hinzu, dass sich die menschlichen Kiefergelenke fast niemals im Ruhezustand befinden. Wir schlucken ca. 2.000 Mal pro Tag, wir essen und sprechen, und halten dadurch die Entzündungsprozesse aufrecht bzw. verschlimmern sie durch einen Teufelskreis aus Schmerz und Bewegungseinschränkung. Außerdem führt eine zentrale Sensibilisierung der sensiblen Nervenbahnen zu neuropathischen Schmerzen. Durch die veränderte zentrale Verarbeitung der sensiblen Informationen kommt es zu einer gesteigerten Sensibilität. Bei solchen Allodynien entstehen Schmerzempfindungen durch nicht-nozizeptive Stimuli, wie z. B. Berührungen. Oder es kommt zu Hyperalgesien mit einer verminderten Reizschwelle und einer übermäßigen Empfindsamkeit gegenüber Schmerzreizen. Die neuronalen Verschaltungen der sensiblen Fasern des N. trigeminus, der Zervikalnerven und der Hirnhäute tragen ebenfalls zur Schmerzentstehung bei [41] (➤ Abb. 5.24). Die biomechanischen Aspekte sind nicht die einzigen Faktoren, die in der Wechselbeziehung zwischen Schmerzen und CMD eine Rolle spielen. Hinzu kommt, dass die Veränderungen im zentralen Nervensystem die Diagnose insofern erschweren, als es sich bei bestimmten, scheinbar lokalen Schmerzempfindungen in Wahrheit um Wahrnehmungen handelt, die vom ZNS übertragen werden [42].

MAN BEACHTE

Wenn der Patient beim Versuch, den Mund maximal zu öffnen, mit dem Finger auf eines seiner Kiefergelenke als Schmerzquelle zeigt, liegt in den meisten Fällen eine Störung dieses Gelenks vor.

Zervikalgien

Es kommt nicht selten vor, dass Störungen im Kauapparat Schmerzen in den benachbarten Regionen verursachen [43]. Ca. 45 % der gewöhnlichen HWS-Beschwerden könnten auf Okklusionsstörungen mit einer klinischen CMD-Symptomatik zurückgehen

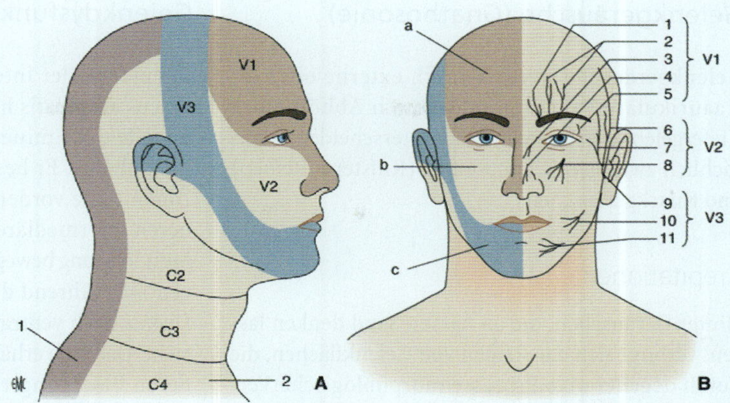

Abb. 5.24 Sensible Innervierung des Gesichts
A. 1. Primäre hintere Äste; 2. primäre vordere Äste. B. a. N. ophthalmicus; b. N. maxillaris; c. N. mandibularis; 1. N. supratrochlearis; 2. N. supraorbitalis; 3. N. infratrochlearis; 4. N. nasalis externus; 5. N. lacrimalis; 6. N. zygomaticotemporalis; 7. N. zygomaticofacialis; 8. N. infraorbitalis; 9. N. auriculotemporalis; 10. N. buccalis; 11. N. mentalis. Quelle: Serrie A, Mourman V, Toussaint MH, Thurel C. Algies craniofaciales. EMC (Elsevier Masson SAS, Paris), Oto-rhino-laryngologie, 20-940-A-10, 2008. © Elsevier Masson SAS.

[44]. In solchen Fällen besteht eine Bewegungseinschränkung in der Flexion-Extension der oberen HWS (C0–C1) [45]. Mitunter kann die Angst vor Schmerzen zu einer Bewegungshemmung und somit zu einer Bewegungseinschränkung führen [46].

Zephalgien

Zahlreiche Patienten mit Kiefergelenkproblemen (zwischen 70 und 85 %) klagen über Kopfschmerzen [47]. In solchen Fällen sollten allerdings umfassende neurologische Tests durchgeführt werden, um andere potenzielle Ursachen für Kopfschmerzen auszuschließen. Folgende Merkmale könnten auf einen ursächlichen Zusammenhang zwischen den Schmerzen und einer CMD-Problematik hinweisen [47, 48]:

- tiefliegender Schmerz;
- heftiger am Morgen, da verstärkt durch nächtlichen Bruxismus;
- in der Schläfenregion lokalisiert;
- ansteigender Schmerzpegel am Ende des Tages, ausgelöst durch stressbedingtes Pressen oder übermäßiges Kauen.

HNO-Bereich

Costen stellte bereits in den 1930er Jahren die Hypothese auf, dass die Beschwerden an den Ohren, Kiefern oder Nebenhöhlen, die er bei manchen seiner Patienten beobachtete, auf Okklusionsstörungen zurückzuführen seien [20]. Über die ursächliche Verbindung zwischen einer CMD und Beschwerden im HNO-Bereich wurden verschiedene Hypothesen aufgestellt. Die Symptome können recht vielfältig ausfallen:

- Tinnitus [49];
- Ohrenschmerzen;
- Gefühl verstopfter Ohren;
- Hypo- oder Hyperakusis;
- Dysphonie;
- Störungen der Speichelproduktion oder beim Schlucken.

Manche Autoren sind der Meinung, der Zusammenhang bestehe in einem gemeinsamen embryologischen Ursprung und einer gemeinsamen Innervierung. Andere betrachten Dysfunktionen der Halswirbelsäule als die Ursache für Kiefergelenkschmerzen und übertragene Symptome im Bereich der Ohren [42].

Augenregion

Der N. trigeminus (V) ist sowohl an den orofazialen als auch an den okularen Funktionen beteiligt. Das bedeutet, dass Störungen der orofazialen Strukturen sich auf die okularen Strukturen auswirken können und umgekehrt. Das Sehen und die Haltung werden durch Veränderungen der Okklusion beeinflusst [50]. In mehreren Studien wurde ein Zusammenhang zwischen Okklusions- und Sehstörungen (z. B. Myopie oder Astigmatismus) nachgewiesen [51, 52]. Es wurde festgestellt, dass sich eine Verlagerung des Discus articularis bei CMD-Patienten auf das binokulare Sehen auswirkt [53].

Gelenkgeräusche (Gnathosonie)

Gelenkgeräusche werden durch externe oder intraaurikuläre Palpation oder durch Abhören der Kiefergelenke festgestellt. Man unterscheidet hauptsächlich zwischen Krepitationen (Knistern, Reiben) und Knackgeräuschen.

Krepitationen

Hinter Geräuschen, die an nassen Sand denken lassen, verbirgt sich das Reiben von Gelenkflächen, die durch degenerative Prozesse morphologische Veränderungen erfahren haben, oder möglicherweise eine Beschädigung des Discus articularis.

Knackgeräusche

Knackgeräusche entstehen typischerweise, wenn eine Struktur über einen Vorsprung oder eine Erhöhung „springt", in diesem Fall, wenn das Caput mandibulae über den Hinterrand des nach vorne verlagerten Diskus gleitet. Wenn die Diskusverlagerung reponierbar ist, entsteht das sog. reziproke Knacken beim Öffnen und beim Schließen des Mundes (s. unten, „Diskusverlagerung mit Reposition").

Gelenkdysfunktionen

Bei maximaler Interkuspidation befindet sich der Discus articularis normalerweise zwischen der Hinterseite der Eminentia articularis und dem Caput mandibulae. Er besteht aus zwei verdickten Randzonen (eine vordere, eine hintere) und einer dünneren intermediären Zone (➤ Abb. 5.25). Bei der Mundöffnung bewegt sich das Caput mandibulae nach ventral, während der M. pterygoideus lateralis den Diskus nach ventral unter die Eminentia articularis zieht. Dadurch erhält das Gelenkköpfchen einen größeren Bewegungsradius, ohne die diskokondyläre Koaptation zu verlieren. Bei einer CMD löst sich diese Koaptation auf, der Diskus verlagert sich mit oder ohne Reposition, also mit oder ohne die Möglichkeit, in seine ursprüngliche Position zurückzukehren. Solche Diskusverlagerungen lassen sich mit einer Subluxation vergleichen.

Diskusverlagerungen mit Reposition

In den meisten Fällen verlagert sich der Diskus nach ventral, eventuell zusätzlich leicht nach medial, aber selten nach dorsal (➤ Abb. 5.26). Das Knackgeräusch entsteht dadurch, dass das Caput mandibulae während der Mundöffnung unter die hintere Randzone des Diskus gleiten muss, um die Koaptation mit dem Diskus wiederherzustellen [54]. Beim Schließen geschieht das Gegenteil, d. h. das Caput mandibulae gleitet hinter

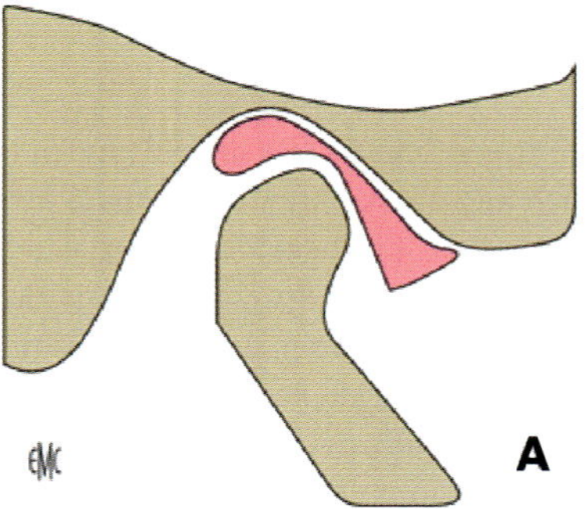

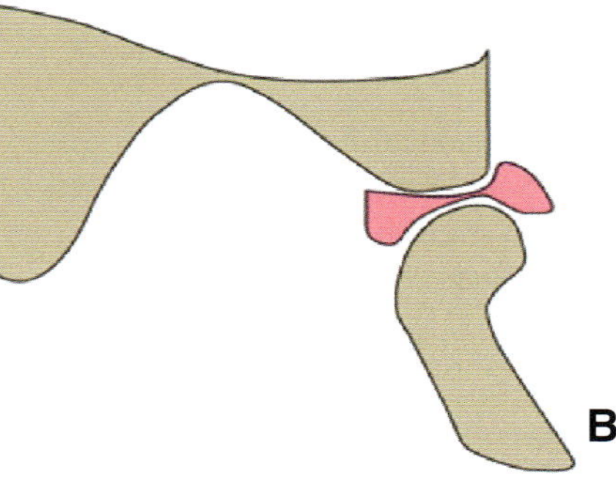

Abb. 5.25 Position der Gelenkstrukturen zueinander
A. Mund geschlossen. B. Mund geöffnet. Bei maximaler Interkuspidation liegt der Diskus nicht im Zentrum der Gelenkgrube, sondern am hinteren Anteil der Eminentia articularis. Quelle: Ehrmann E, Azan C, Savoldelli C, Laplanche O. Dysfonctionnements temporomandibulaires: éléments de diagnostic. EMC - Oto-rhino-laryngologie - 2019: 1–14 [20-628-E-10]. © Elsevier Masson SAS.

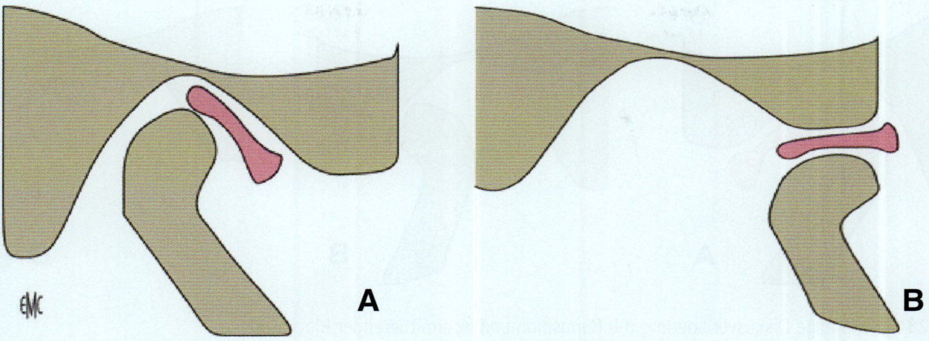

Abb. 5.26 Partielle Diskusverlagerung mit Reposition
A. Mund geschlossen. B. Mund geöffnet. Quelle: Ehrmann E, Azan C, Savoldelli C, Laplanche O. Dysfonctionnements temporomandibulaires: éléments de diagnostic. EMC - Oto-rhino-laryngologie - 2019: 1–14 [20–628-E-10]. © Elsevier Masson SAS.

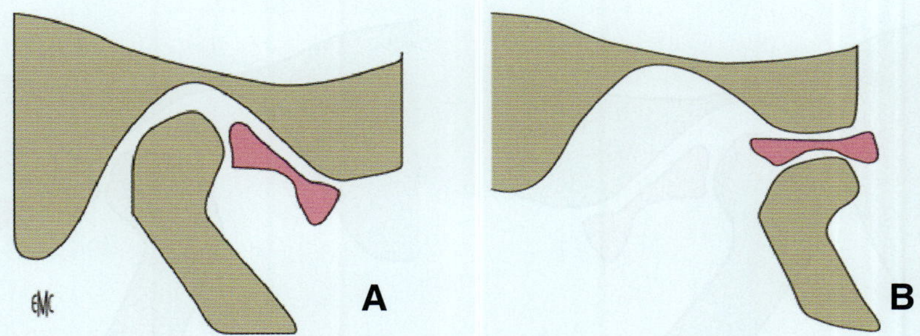

Abb. 5.27 Vollständige Diskusverlagerung mit Reposition
A. Mund geschlossen. B. Mund geöffnet. Quelle: Ehrmann E, Azan C, Savoldelli C, Laplanche O. Dysfonctionnements temporomandibulaires: éléments de diagnostic. EMC - Oto-rhino-laryngologie - 2019: 1–14 [20–628-E-10]. © Elsevier Masson SAS.

den Hinterrand des Diskus und verliert mit einem (diskreten) Knackgeräusch aufs Neue die Koaptation (➤ Abb. 5.27 und ➤ Abb. 5.28). Bei der Inspektion zeigt der Unterkiefer eine bajonett- oder S-förmige Bewegung.

Diskusverlagerungen ohne Reposition

In diesen Fällen verlagert sich der Diskus typischerweise in einer Art und Weise vor das Caput mandibulae, die eine Rekoaptation des diskokondylären Komplexes unmöglich macht (➤ Abb. 5.29 und ➤ Abb. 5.30). Diskusverlagerungen ohne Reposition können akut oder chronisch auftreten, in der Regel folgen sie einer Phase mit Reposition. Wenn keine Reposition mehr stattfindet, ist auch kein Knackgeräusch mehr zu hören. Die Beweglichkeit ist eingeschränkt, meist kommt es bei der Mundöffnung zu einer Blockade und einer Abweichung des Unterkiefers zur betroffenen Seite. Häufig treiben heftige Schmerzen die Patienten dazu, einen Therapeuten aufzusuchen. Bei chronischen Diskusverlagerungen ohne Reposition lassen die Bewegungseinschränkungen und die Schmerzen im Laufe der Zeit nach. Dies liegt daran, dass der Diskus und das Gelenkköpfchen sich morphologisch und histologisch anpassen. Der Diskus kann sich dabei verkürzen und Falten bilden [55].

5.5.5 Myofasziale Störungen

CMD-Patienten zeigen sehr häufig muskuläre Symptome, die möglicherweise als erste Anzeichen einer Gelenkdysfunktion zu werten sind. Allerdings ent-

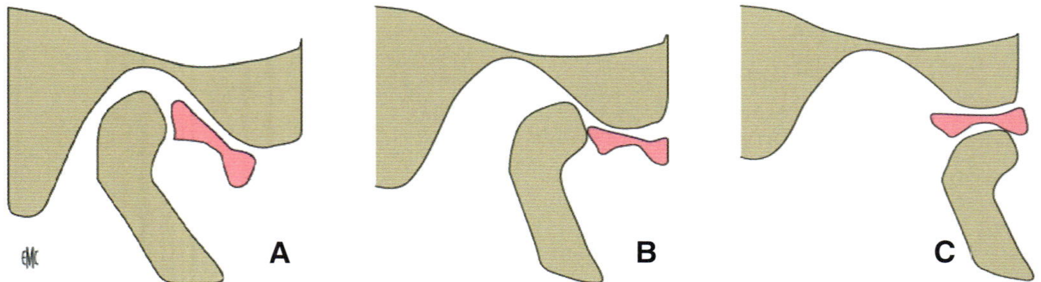

Abb. 5.28 Vollständige Diskusverlagerung mit Reposition und intermittierender Blockade
A. Mund geschlossen. B. Mund geöffnet. Das Caput mandibulae blockiert bei der Mundöffnung gegen den Hinterrand des Diskus; C. Nach der Überwindung des Hinterrands des Diskus (Knacken) ist eine weitere Mundöffnung möglich. Quelle: Ehrmann E, Azan C, Savoldelli C, Laplanche O. Dysfonctionnements temporomandibulaires: éléments de diagnostic. EMC - Oto-rhino-laryngologie - 2019: 1–14 [20-628-E-10]. © Elsevier Masson SAS.

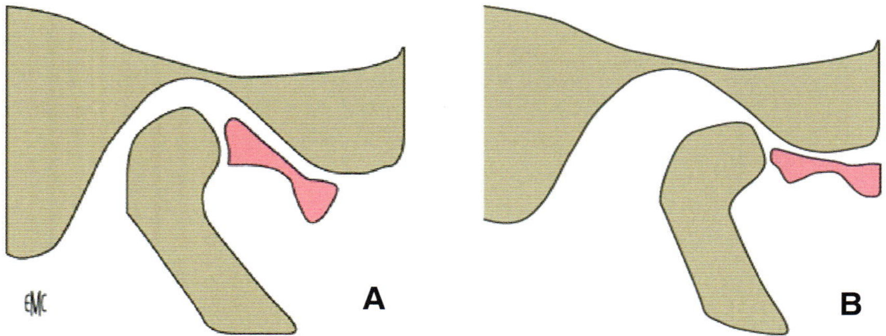

Abb. 5.29 Diskusverlagerung ohne Reposition, mit begrenzter Mundöffnung
A. Mund geschlossen. B. Mund geöffnet. Quelle: Ehrmann E, Azan C, Savoldelli C, Laplanche O. Dysfonctionnements temporomandibulaires: éléments de diagnostic. EMC - Oto-rhino-laryngologie - 2019: 1–14 [20-628-E-10]. © Elsevier Masson SAS.

wickeln nicht alle anatomischen Gelenkläsionen notwendigerweise klinische Manifestationen.

Myofasziale Schmerzen können durch verschiedene Ursachen entstehen: als Kompensation einer okklusalen Instabilität, aufgrund von Ausweichbewegungen, verfrühten Zahndurchbrüchen, Interferenzen oder Parafunktionen [56]. Eine Palpation der Unterkieferanheber (Mm. masseter, temporalis, pterygoideus medialis) bringt rasch überempfindliche Punkte zum Vorschein, vor allem an den Ansatzstellen, den sog. Triggerpunkten. Durch eine Normalisierung dieser Punkte können wir zur Verbesserung der Symptomatik beitragen.

Eine intraorale Palpation des M. pterygoideus lateralis gestaltet sich als deutlich schwieriger oder sogar unmöglich, wenn die Person aufgrund der Schmerzen ihren Mund nicht ausreichend öffnen kann. Allerdings ist dieser Muskel häufig an der muskulären Symptomatik beteiligt, da eine anormale Spannung, vor allem des kranialen Bündels, im Laufe der Zeit zu einem Ungleichgewicht zwischen der vorderen und der hinteren Randzone des Diskus führt. Als Folge daraus verlagert sich der Diskus nach ventral oder ventromedial, während das Caput mandibulae nach dorsal gleitet. Dadurch gerät das Gewebe hinter dem Diskus unter exzessiven Druck, während der Muskelspasmus weiter zunimmt [57]. In solchen Fällen raten wir zu einer externen Normalisierung der Muskelspannung (s. weiter unten).

Mehrere Studien weisen auf einen Zusammenhang zwischen der allgemeinen Haltung und CMD hin. Die meisten Patienten zeigen eine nach vorne ver-

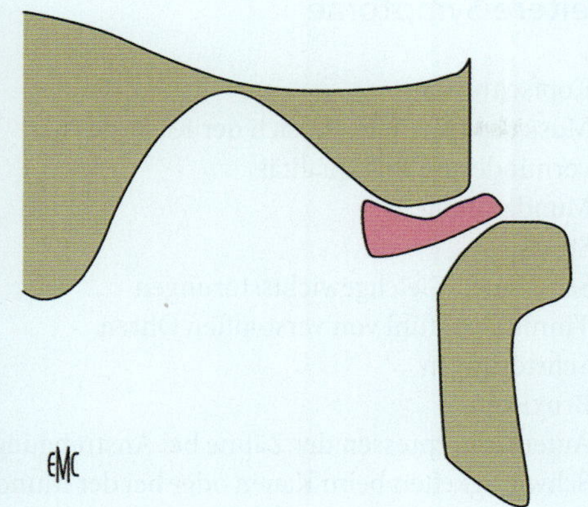

Abb. 5.30 Position der Gelenkstrukturen zueinander bei luxiertem Kiefergelenk. Quelle: Ehrmann E, Azan C, Savoldelli C, Laplanche O. Dysfonctionnements temporomandibulaires: éléments de diagnostic. EMC - Oto-rhino-laryngologie - 2019: 1–14 [20-628-E-10]. © Elsevier Masson SAS.

lagerten Kopf und dementsprechend verkürzte Nackenmuskeln. Solche Vorgänge beginnen recht früh im Leben. Bei Jugendlichen gelten Veränderungen der Kopfhaltung, der Wirbelsäulenkrümmungen oder der unteren Extremitäten als Risikofaktoren für spätere Kiefergelenkprobleme [58]. Kinder und Jugendliche mit idiopathischen Skoliosen scheinen ein erhöhtes Risiko für die Entwicklung von Okklusionsstörungen aufzuweisen [59].

Zwischen den zervikalen Faszien, deren Muskeln und der Schädelbasis besteht ein tensegrales System. Die oberflächliche Schicht der Fascia cervicalis umhüllt den Hals sowie die Mm. trapezius und sternocleidomastoideus. Kranial verbindet sich diese Faszie mit dem Periost des Hinterhauptbeins, entlang des oberen Anteils der Linea nuchae. Sie inseriert an den Processus mastoideus und styloideus des Schläfenbeins sowie am gesamten Unterkieferumfang. Man beachte, dass eine Verdickung dieser Faszie, das Lig. stylomandibulare, die Spitze des Processus styloideus mit dem Unterkieferwinkel verbindet und somit einen Bezug herstellt, durch den eventuelle Dysfunktionen der Schädelbasis Einfluss auf den Unterkiefer nehmen könnten, und umgekehrt. Dieser Zusammenhang ist besonders bei Kindern mit Schiefhälsen oder posterioren Plagiozephalien zu berücksichtigen. Wenn bei ihnen die Dysfunktionen der Schädelbasis nicht behoben werden, können sie zu Dysfunktionen des Unterkiefers oder des Gesichtsschädels und in der Folge zu Okklusionsstörungen führen [60].

Aufgrund seiner Zugehörigkeit zur Schädelbasis beeinflusst das Keilbein durch seine muskulären und ligamentären Bezüge ebenfalls den Gesichtsschädel und den Unterkiefer. Hierbei spielt das Lig. sphenomandibulare eine wichtige Rolle, da der Unterkiefer über das rechte und linke Lig. sphenomandibulare sozusagen an den beiden großen Keilbeinflügeln „aufgehängt" ist. Dies gilt vor allem für Säuglinge und Kleinkinder, deren Kiefergelenke im Gegensatz zum Lig. sphenomandibulare noch recht schlaff ausgebildet sind.

Unter den Verbindungsstrukturen zwischen dem Keilbein und dem Unterkiefer ist außerdem die Raphe pterygomandibularis bzw. das Lig. pterygomandibulare zu erwähnen. Nach ventral dient dieses Band dem M. buccinator als Ansatz, nach dorsal dem M. constrictor pharyngis superior (➤ Abb. 4.10). Kranial ist das Lig. pterygomandibulare am Hamulus pterygoideus, dem Haken am unteren Ende der medialen Lamina des Processus pterygoideus, befestigt. Kaudal inseriert es oberhalb der Linea mylohyoidea, hinter dem dritten Molar. Er ist an der Bildung der Orbicularis-Buccinator-Schleife beteiligt.

5.6 Klinische Untersuchung und Behandlung

Es empfiehlt sich, die Behandlung von CMD-Patienten auf möglichst einfache, nicht-invasive Art zu beginnen. Daher ist die Osteopathie für diese Personen besonders geeignet. Je nach Konstitution, Lebensführung und oft auch nach Stressverarbeitung, verläuft die Entwicklung einer CMD-Problematik von Mensch zu Mensch unterschiedlich. Es braucht eine interdisziplinäre Zusammenarbeit zwischen der Kieferorthopädie, der Osteopathie, bisweilen zusätzlich der Physiotherapie, Logopädie, Podologie und der Psychotherapie. Bildgebende Verfahren (CT, MRT) können herangezogen werden, um Informationen über den Zustand des Discus articularis sowie seiner Weichteil- und Knochenumgebung zu erhalten. Herkömmliche Röntgenaufnahmen liefern hier keine ausreichend präzisen Daten. Weitere medizinische

Untersuchungen können einen Überblick über eventuelle entzündliche Prozesse liefern, die einer entsprechenden Behandlung bedürften (z. B. rheumatoide Erkrankungen).

Die Untersuchung beginnt mit der Anamnese. Wenn wir es schaffen, ein Vertrauensverhältnis zu den Patienten herzustellen, lässt sich bei der Befragung und der klinischen Untersuchung eine CMD recht schnell feststellen. Zusätzlich zu den üblichen Fragen (Familienstand, Hauptbeschwerden, allgemeiner Zustand, Vorerkrankungen, Unfälle und Operationen) geben die folgenden Informationen Auskunft über den Kauapparat und die CMD-Problematik.

5.6.1 Anamnese

Umstände des Auftretens

- zeitlicher Beginn der Beschwerden;
- Auslöser, z. B. Trauma oder chirurgischer Eingriff unter Vollnarkose; im Falle eines Traumas sind eine Differenzialdiagnose und eventuell weitere medizinische Untersuchungen zum Ausschluss von Frakturen notwendig, die sich beispielsweise am Unterkiefer befinden können (Corpus, Ramus, Processus coronoideus, Processus condylaris); die normalen Okklusionsbezüge wären dann verändert;
- plötzlicher oder schleichender Beginn der CMD-Beschwerden?

Schmerzen

- Lokalisierung: Gesicht, Schläfen, Ohren, Kiefer, Zunge, Rachen, HWS, weiter entfernt von der kraniozervikalen Region; bitten Sie den Patienten, mit dem Finger die Schmerzpunkte oder -strecken zu zeigen;
- Intensität auf einer Skala von 1 bis 10 oder auf einer visuellen Skala; kontinuierlich, intermittierend oder paroxysmal?
- Uhrzeit: bei Okklusionsstörungen eher zum Ende der Nacht oder am Morgen; bei Haltungsstörungen eher am Ende des Tages;
- Häufigkeit: täglich, episodenhaft, beim Kauen, bei der Mundöffnung;
- verstärkende oder lindernde Faktoren.

Weitere Symptome

- Kopfschmerzen
- Muskelspasmen im Bereich der Kiefergelenke
- verminderte Schlafqualität
- Mundatmung
- Stress
- Schwindel, Gleichgewichtsstörungen
- Tinnitus, Gefühl von verstopften Ohren
- Sehstörungen
- Bruxismus
- Aufeinanderpressen der Zähne bei Anstrengung
- Schwierigkeiten beim Kauen oder bei der Mundöffnung
- Artikulationsprobleme
- Schluckstörungen
- Geräusche in den Kiefergelenken
- Schwierigkeiten, die Zähne ineinandergreifen zu lassen
- Schwierigkeiten beim Gähnen
- Gefühl von Mundtrockenheit

Vorerkrankungen

- Anpassung der Okklusion durch selektives Abschleifen
- Entspannungs-, Positionierungs- oder Dekompressionsschiene?
- Zahnprothese (Art, Passgenauigkeit)
- Zahnimplantate
- Kieferorthopädie
- Zahnextraktionen, vor allem der Weisheitszähne (verlängerte Mundöffnung)
- Beruf mit pathogener Haltung (z. B. Geiger)

5.6.2 Untersuchung

Beginnen Sie, wenn möglich, mit einer allgemeinen Untersuchung des Muskel-Skelett-Systems im Stehen (➤ Kapitel 6, „Untersuchung"). Erklären Sie der Person die Notwendigkeit dieses Vorgehens, da es vielleicht nicht auf Anhieb verständlich ist. Für die Patienten ist es wichtig zu wissen, dass Sie die Beschwerden verstanden haben. Ein einfacher Test verdeutlicht den Zusammenhang zwischen der Wirbelsäule und dem Kauapparat und gibt Ihnen gleichzeitig einen allgemeinen Eindruck über den Zustand der Halswirbelsäule. Bitten Sie dazu die Person, ihren Kopf nacheinander nach rechts und links zu drehen, und zwar einmal mit und einmal ohne Zahnkontakt. Vergleichen Sie anschließend die Ergebnisse. Wenden Sie sich nach der allgemeinen Untersuchung der Region der Kiefergelenke zu. Gehen Sie dabei in der üblichen Reihenfolge vor (Inspektion, Palpation, Mobilitätstests).

Inspektion

Setzen Sie die Beobachtungen, die Sie beim ersten Kontakt und bei der Anamnese gemacht haben, nun im Sitzen fort (➤ Kapitel 6, „Inspektion"). So bekommen Sie einen Eindruck vom allgemeinen Gesundheitszustand der Person. Wenn Sie Kongestionen im Hals oder Gesicht bemerken, könnte das beispielsweise auf Herz-Kreislauf-Probleme hinweisen. Schauen Sie sich auch die Haltung der Halswirbelsäule und des Kopfes an. Eine Projektion nach vorne gilt als Risikofaktor für CMD. Achten Sie auf Schmerz- oder Nervositätszeichen, Tics oder hypertrophe Muskeln (z. B. M. masseter). Narben könnten auf Unfälle hinweisen, die bei der Anamnese vergessen wurden. Solche, die unter dem Kinn liegen, könnten auf Stürze auf das Kinn während der Kindheit zurückgehen, die eventuell zu intraossären Dysfunktionen im orofazialen Bereich, an den Kiefergelenken oder der Halswirbelsäule geführt haben.

Schauen Sie sich die Symmetrie des Gesichts und die Proportionen der drei Gesichtsabschnitte an. Untersuchen Sie das Profil nach skelettalen Anomalien und beobachten Sie die Ruheposition des Unterkiefers. Achten Sie darauf, ob die Person dazu neigt, den Unterkiefer hängen zu lassen und den Mund zu öffnen, auch wenn sie kein Mundatmer ist. Es könnte sich um eine Schonhaltung oder eine anteriore Subluxation des Unterkiefers handeln. In solchen Fällen ist der untere Gesichtsabschnitt verlängert, der Lippenschluss, der Zahnkontakt und die Speichelkontinenz sind erschwert.

Beobachten Sie die Bewegungen des Unterkiefers und des Mundes, wenn der Patient spricht. Schauen Sie, ob die Person Parafunktionen (unreifes Schlucken, Lippenbeißen) zeigt oder durch den Mund atmet. Im Falle einer Kiefergelenkstörung weicht der Unterkiefer beim Sprechen typischerweise eher zur betroffenen Seite ab.

Bitten Sie die Person, den Mund zu öffnen, und prüfen Sie die Zahnarkaden, eventuelle Zahnlücken, Lageanomalien (z. B. Kippstand) oder (gut oder schlecht sitzende) Prothesen. Kontrollieren Sie die Okklusion bei maximaler Interkuspidation auf eventuelle Störungen, z. B. einen lingualen Kippstand bzw. hinteren Kreuzbiss. Normalerweise sind alle gehöckerten Zähne an der Interkuspidation beteiligt. Schauen Sie auf die Ausrichtung der Inzisallinien und prüfen Sie, ob eine Störung nach der Angle-Klassifikation vorliegt.

Führen Sie einen dynamischen Okklusionstest durch. Bitten Sie dazu die Person, mit Zahnkontakt, allerdings ohne zu verkrampfen, den Unterkiefer nach vorne und zu den Seiten zu bewegen. Hier zeigt sich, ob die Unterkieferbewegungen durch den Eckzahn alleine oder durch den Eckzahn und die Innenseite der labialen Höcker der Prämolaren geführt werden. Im ersten Fall spricht man von einer „Eckzahnführung", im zweiten von einer „Gruppenführung". Achten Sie auf eventuelle Interferenzen als mögliche Stressquelle für die Kiefergelenke. Dieser einfache Test gibt Aufschluss über die Unterkieferkinematik und eventuelle Schmerzen. Unter Umständen empfiehlt sich ein kieferorthopädischer Kontrollbesuch.

Messen Sie das Ausmaß der Unterkieferbewegungen. Beginnen Sie mit der einfachen Mundöffnung, danach die Öffnung mit protrudiertem Unterkiefer, anschließend die Laterotrusion. Es empfiehlt sich, dabei ein Lineal zu benutzen, um die Werte vor und nach der osteopathischen Behandlung zu vergleichen. Markieren Sie zu Beginn des Tests in maximaler Interkuspidation den Überstand der oberen Schneidezähne anhand einer Linie auf den unteren Schneidezähnen. Bitten Sie die Person anschließend, den Mund maximal zu öffnen, und messen Sie den Abstand zwischen dieser Linie und dem freien Rand der oberen Schneidezähne. Normalerweise beträgt dieser Wert ca. 45 mm. Die Mundöffnung gilt als eingeschränkt, wenn der Wert weniger als 30 mm beträgt. Als Alternative können Sie versuchen, drei Finger vertikal zwischen die oberen und unteren Schneidezähne zu schieben [61] (➤ Abb. 5.31). Solange keine Störung im Kiefergelenk und kein Spasmus der Kaumuskeln vorliegt, sollte dies problemlos möglich sein.

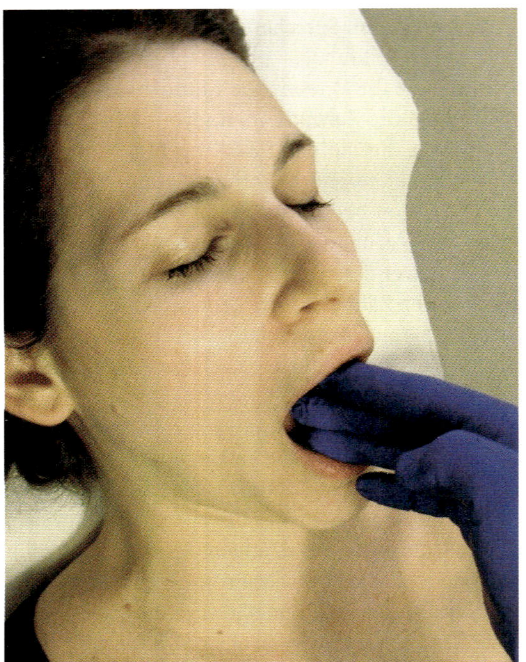

Abb. 5.31 Untersuchung der Mundöffnung

Achten Sie darauf, ob der Unterkiefer während der Mundöffnung mit einer Bajonett- oder Zickzack-Bewegung von der Geraden abweicht und sich am Ende der Strecke wieder zentriert. Dies könnte auf ein ein- oder beidseitiges Diskusproblem hinweisen. Bei einer ventralen Diskusverlagerung auf der linken Seite wäre beispielsweise während der Öffnung eine Abweichung nach links zu beobachten, bevor sich der Unterkiefer am Ende der Bewegung mit einem Knackgeräusch bei der Reposition des Diskus wieder zentriert.

Sollte der Unterkiefer im Laufe der Mundöffnung immer stärker zu einer Seite abweichen und nicht zur Medianlinie zurückkehren, liegt eine Bewegungseinschränkung des Kiefergelenks auf dieser Seite aufgrund einer internen oder muskulären Störung vor.

Untersuchen Sie anschließend die Seitbewegungen des Unterkiefers. Vergleichen Sie dabei die Strecke, die die mandibuläre Inzisallinie (von der maximalen Interkuspidation aus) auf der Frontalebene, also nach rechts und nach links, zurücklegt. Normalerweise beträgt dieser Wert ca. 9 mm. Die Laterotrusion gilt als eingeschränkt, wenn der Wert weniger als 7 mm beträgt. Oberhalb eines Wertes von 13 mm spricht man von einer Hypermobilität. Nach Planas stellt die Seite mit dem höheren Wert in der Regel die Vorzugsseite dar und bildet möglicherweise einen Risikofaktor für eine CMD (➤ Kapitel 4, „Funktionelle Kauwinkel“).

Mithilfe eines sehr einfachen Tests, dem Provokationstest nach Krogh-Poulsen, lassen sich bei einer CMD Muskel- von Gelenkschmerzen unterscheiden [42]. Dabei wird auf einer Seite ein dünner, nicht komprimierbarer Holzkeil oder Zungenspatel zwischen die hinteren Molaren gelegt. Wenn der Patient nun zubeißt, bewirkt die Kontraktion der Muskeln normalerweise eine Dehnung des Muskel-Kapsel-Bandapparates auf dergleichen Seite, und eine Kompression der Gelenkflächen auf der gegenüberliegenden Seite. Sollte die Person Schmerzen verspüren, sind folgende Interpretationen möglich:

- Schmerzen am homolateralen Kiefergelenk gelten als „Muskelschmerzen“;
- Schmerzen am kontralateralen Kiefergelenk gelten als „Gelenkschmerzen“;
- beide Reaktionen können auch kombiniert auftreten.

Dieser Test ist nur aussagekräftig bei der o. g. Platzierung des Holzspatels. Eine Unterscheidung zwischen Muskel- und Gelenkschmerzen kann bei der Wahl der therapeutischen Maßnahmen behilflich sein. Wir sind uns der Tatsache bewusst, dass die Gelenknormalisierungen, die wir später beschreiben, häufig eine Verbesserung der muskulären Situation bewirken.

Palpation

Wenn Sie nun zur Palpation übergehen, bekommt der Patient, der bisher ihre Körpersprache beobachtet hat, ein Gefühl für Ihre taktile Herangehensweise. Demnach entscheidet er unbewusst, ob er sich bei Ihnen in Sicherheit fühlen kann, oder ob er aus Furcht vor Schmerzen besser in der Defensive bleiben sollte.

Bringen Sie die Person, wenn möglich, in die Rückenlage und setzen Sie sich an das Kopfende. Palpieren Sie nun den Unterkiefer und vergleichen Sie die Höhe und Breite des rechten und linken aufsteigenden Astes, die Unterkieferwinkel sowie die beiden Hälften des Corpus mandibulae. Inspizieren Sie anschließend den Bereich der Kiefergelenke und achten Sie auf Erhebungen oder Asymmetrien. Ertasten Sie behutsam das oberflächliche Gewebe auf der Suche nach

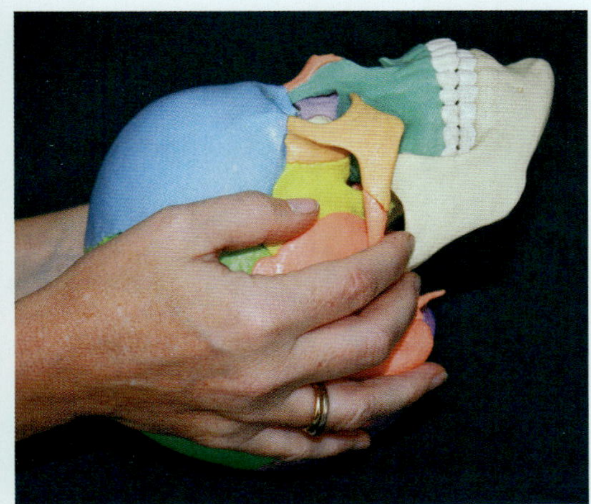

Abb. 5.32 Palpation der Gelenkköpfchen

Ödemen oder überempfindlichen Stellen. Platzieren Sie Ihre Zeige- und Mittelfingerbeeren beidseits vor dem Tragus auf die Unterkieferkondylen und untersuchen Sie deren Position im Verhältnis zur Fossa mandibulae (➤ Abb. 5.32). Suchen Sie auf allen drei Ebenen nach Asymmetrien. Starke Asymmetrien können die zentrische Okklusion beeinträchtigen. Ein freier, druckempfindlicher Gelenkspalt könnte auf eine Kondylensubluxation hinweisen.

Bitten Sie die Person, langsam kleine Protrusions-, Retrusions- und Laterotrusionsbewegungen auszuführen [62]. Diese Palpation kann auch intraaurikulär erfolgen. Führen Sie dazu das Ende Ihres kleinen Fingers in den äußeren Gehörgang und drehen Sie die Fingerbeere nach ventral, um die Hinterwand der Gelenkkapsel und das Gelenkköpfchen zu spüren. Untersuchen Sie die Bewegungen der Kondylen, die Gewebequalität der Gelenkkapsel und eventuelle Entzündungszeichen. Ein Versatz der Kondylen, wie er bei einer CMD häufig zu finden ist, wirkt sich ungünstig aus, wenn er auf der Transversalebene liegt. Schließen Sie mit einer Palpation der Kaumuskeln ab.

Mobilitätstests

Ermuntern Sie den Patienten, eine Position einzunehmen, in der er seinen Kopf, seine Halswirbelsäule und seinen Unterkiefer so gut wie möglich entspannen kann. Der Rest des Körpers sollte ebenfalls möglichst entspannt gelagert werden, um den Einfluss weiter entfernt liegender myofaszialer Strukturen weitestgehend auszuschließen. Auf diese Weise lassen sich die Kiefergelenke und ihre Einschränkungen präziser untersuchen. Aus funktionellen Gründen befinden sich die Therapeutenhände für die Listening-Tests und die Normalisierungen in annähernd gleicher Position. Diese Kontinuität steigert das Wohlbefinden der Patienten und unterstützt den Prozess der muskulären Entspannung.

Allgemeines Listening

Platzieren Sie die Daumenenden auf die Unterkieferkondylen, die Zeige-, Mittel- und Ringfingerbeeren auf den unteren Rand des Corpus mandibuale, in der Nähe der Winkel (➤ Abb. 5.33). Bitten Sie den Patienten, eine angenehme Position einzunehmen und führen Sie ein Listening durch. Visualisieren Sie dabei die verschiedenen Anteile des Unterkiefers und erspüren Sie die Bewegungen. Versuchen Sie, eine eventuelle Vorzugsrichtung für die Bewegungen und die intraossäre Gewebedynamik des Unterkiefers zu erspüren. Können Sie die anatomischen Strukturen visualisieren, die für die erspürten Bewegungen verantwortlich sind? Versuchen Sie zu bestimmen, ob die größten Spannungen aus kaudaler (obere Thoraxapertur, Schultern), dorsaler (HWS), submandibularer (Zungenbein) oder mit einer Kompression aus kranialer (Kiefergelenk) Richtung kommen. Schließen Sie das Listening mit einer Visualisierung der Gelenk-

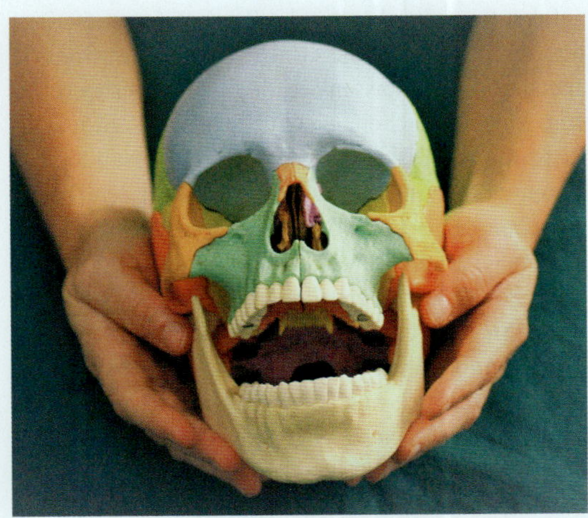

Abb. 5.33 Allgemeines Listening

köpfchen und deren Bewegungen im Verhältnis zur Fossa mandibularis und der Eminentia articularis ab. Sind die Gelenkköpfchen zentriert, nach ventral oder dorsal verlagert? In den meisten Fällen liegt hier eine Asymmetrie zwischen der rechten und linken Seite vor. Spüren Sie Unterschiede in der Muskelspannung, vor allem der Mm. pterygoidei laterales? Passen Sie die Platzierung Ihrer Finger an, um die notwendigen Normalisierungen durchzuführen.

Allgemeiner Gelenktest

Verfeinern Sie die Informationen, die Sie aus der Palpation der Kondylen erhalten haben, indem Sie Ihre Zeige- und Mittelfinger auf den Gelenkköpfchen lassen (➤ Abb. 5.32). Versuchen Sie, mit einem Listening herauszufinden, welche Seite mehr Bewegungsfreiheit und eine größere Geschmeidigkeit im Gewebe besitzt. Prüfen Sie die Bewegungskomponenten der Gelenkköpfchen. Normalerweise folgen sie den Bewegungen der Fossa mandibularis in der kraniosakralen Flexion-Außenrotation bzw. Extension-Innenrotation. Das bedeutet, dass die Kondylen sich in der kraniosakralen Flexionsphase nach hinten innen, in der kraniosakralen Extensionsphase nach vorne außen bewegen.

Test der oberen und unteren Gelenkkammer

Versuchen Sie, den Diskus zu erspüren. Legen Sie dazu Ihren Zeigefinger so vor die Fossa mandibularis auf den transversalen Ast des Processus zygomaticus des Schläfenbeins, dass der Finger zur Eminentia articularis zeigt. Lassen Sie die Mittelfingerbeere auf dem Gelenkköpfchen, leicht über dem Gelenkspalt in Richtung des Diskus (➤ Abb. 5.34). Setzen Sie das Listening fort und visualisieren Sie dabei den Diskus zwischen Zeige- und Mittelfinger. Vergleichen Sie auf beiden Seiten die Bewegungsfreiheit des Diskus und seine Position im Verhältnis zum Gelenkköpfchen. Bitten Sie die Person, ganz langsam ihren Mund zu öffnen, und folgen Sie dabei den Gelenkköpfchen. Diese sollten sich normalerweise nach vorne unten bewegen. Der Diskus gleitet gleichzeitig nach ventral und ermöglicht dem Gelenkköpfchen eine größere Bewegung. Beim Mundschluss geschieht entsprechend das Gegenteil. Achten Sie auf anormale Bewegungen

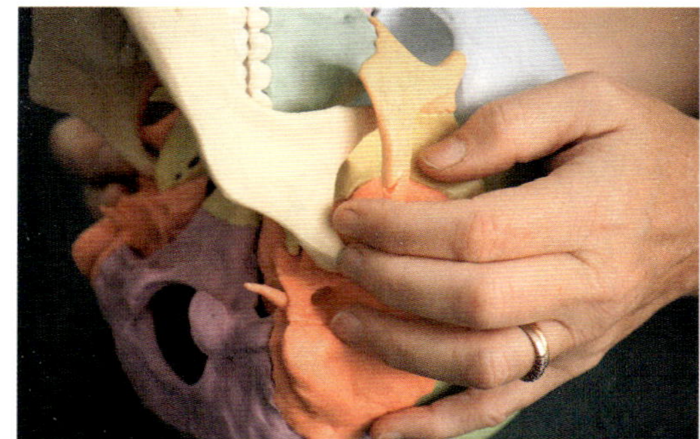

Abb. 5.34 Test der supra- und infradiskalen Gelenkkammern

des Diskus oder des Gelenkköpfchens und versuchen Sie herauszufinden, ob eine Störung in der supradiskalen (oberen) und/oder in der infradiskalen (unteren) Gelenkkammer vorliegt.

MAN BEACHTE

Versuchen Sie beim Test der Kiefergelenke, den dysfunktionellen Anteil zu bestimmen. Handelt es sich um die obere Gelenkkammer (zwischen Eminentia und Discus articularis) oder die untere Gelenkkammer (zwischen Discus articularis und Caput mandibulae)?

Setzen Sie das Listening fort und bitten Sie die Person, den Unterkiefer nach ventral zu schieben (Protrusion). Hier sollte sich der Unterkiefer normalerweise nach vorne unten bewegen, mit einer Translation des diskokondylären Komplexes entlang der Oberfläche der Eminentia articularis.

Testen Sie zum Abschluss die Laterotrusionsbewegungen. Der Kondylus der Laterotrusionsseite (Arbeitsseite) dient normalerweise als Schwenkpunkt, um den der Unterkiefer die Bewegung herum ausführt. Der gegenüberliegende Kondylus (Balance- oder Nichtarbeitsseite) gleitet nach vorne unten innen, sodass sich diese Seite des Unterkiefers nach ventrokaudal bewegt.

Behandlung

In den folgenden Abschnitten besprechen wir zwei Situationen. Zum einen die Behandlung von CMD-Patienten, denen die nicht-invasiven osteopathischen Maßnahmen eine wertvolle Hilfe bieten. Zum anderen die Behandlung von Kiefersperren, in geöffneter (anteriore Subluxation des Caput mandibulae) oder geschlossener Stellung (posteriore Subluxation des Caput mandibulae).

Bei der Behandlung einer CMD sind verschiedene Ansätze möglich. Das Ziel besteht in der Stabilisierung der Kiefergelenke und in der Wiederherstellung ihrer Beweglichkeit und Funktion. Die erste Behandlung sollte nicht invasiv und mit großem Respekt vor den Gewebestrukturen erfolgen. Daher empfiehlt es sich, osteopathische Behandlungen vor dem Einsetzen einer Okklusionsschiene und vor zahnärztlich-restaurativen Maßnahmen durchzuführen. Bei Bedarf können nach solchen Eingriffen weitere osteopathische Behandlungen folgen.

Unsere funktionellen osteopathischen Normalisierungen zeigen ausgezeichnete Ergebnisse [63]. Man beachte, dass externe Behandlungen besser toleriert werden als interne, vor allem bei Kindern. Hinzu kommt, dass der M. pterygoideus lateralis, der bei CMD-Patienten häufig in Mitleidenschaft gezogen wird, bei einer Mundöffnung in Vorspannung gebracht wird und eine Normalisierung des Diskus erschweren kann. Die intrabukkalen Techniken behalten wir Notfallsituationen mit akuten Kiefersperren vor.

Wir haben bereits über die Notwendigkeit eines globalen Ansatzes gesprochen. Wenn wir mit unseren Behandlungen längerfristige Ergebnisse erzielen möchten, sollten wir daher zunächst eventuelle Dysfunktionen beheben, die sich auf die allgemeine Haltung und die Kopfhaltung unserer Patienten auswirken. Besonderes Augenmerk gilt in diesem Zusammenhang der Halswirbelsäule, dem kraniozervikalen Übergang, der Schädelbasis und der SSB, den Schläfenbeinen und der Sutura occipitomastoidea, der oberen Thoraxapertur (obere BWS und Rippen, Schlüsselbeine, Brustbein) und den beteiligten myofaszialen Strukturen (➤ Kapitel 6).

Bei Kindern hat die Normalisierung der kraniozervikalen Region und der Schädelbasis Priorität und sollte in die Normalisierung der Kiefergelenke einbezogen werden. Außerdem wirken sie sehr entspannend und begünstigen die Durchführung der weiteren Maßnahmen. Unter Umständen ist eine intraossäre Normalisierung des Unterkiefers erforderlich (➤ Kapitel 6).

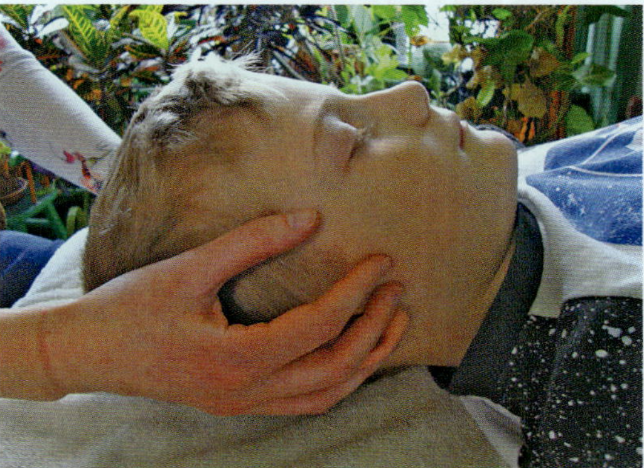

Abb. 5.35 Sphenomandibuläre Normalisierung

Sphenomandibuläre Normalisierung

Diese äußerst entspannende Technik lässt sich gut zu Beginn einer Behandlung einsetzen. Sie liefert hervorragende Ergebnisse bei vielen CMD-Patienten, vor allem, wenn sie mit den weiter unten beschriebenen myofaszialen Techniken kombiniert wird. Kinder sprechen sehr gut auf diese Technik an.

Die Person befindet sich in Rückenlage, Sie sitzen am Kopfende. Legen Sie die Daumenenden auf die großen Keilbeinflügel, die Zeige- und Mittelfingerbeeren auf den Ramus oder den Angulus mandibulae (➤ Abb. 5.35). Führen Sie ein Listening durch und visualisieren Sie dabei die Mm. pterygoidei, die das Keilbein mit dem Unterkiefer verbinden. Der Unterkiefer verhält sich wie eine Schaukel, die über die Mm. pterygoidei am Keilbein aufgehängt ist. Vergleichen Sie die Spannungsverhältnisse zwischen der rechten und der linken Seite. Richten Sie Ihre Aufmerksamkeit auf die Unterkieferwinkel und untersuchen Sie deren dreidimensionale Bewegungen im Verhältnis zu den Kondylen. Lenken Sie das Listening auf die großen Keilbeinflügel und folgen Sie dem Gewebe in die freie Richtung. Begleiten Sie den Rhythmus des Gewebes bis zur Normalisierung. Dank der tensegralen Verbindungen zwischen den einzelnen Elementen wirkt sich die Entspannung eines der palpierten Elemente im gleichen Sinne auf die benachbarten Strukturen aus.

Um die starken myofaszialen Spannungen, vor allem der Mm. pterygoidei laterales, zu reduzieren, begleiten Sie den Unterkiefer in die Position mit der niedrigsten Gewebespannung. In der Regel führt der Unterkiefer dreidimensionale Pro-, Re- und Laterotrusionsbewegungen aus. Bitten Sie den Patienten zu helfen, indem er seinen Unterkiefer ganz leicht in eine freie Richtung schiebt, während Sie der Bewegung einige Sekunden lang einen minimalen Widerstand entgegenbringen. Bitten Sie die Person anschließend, locker zu lassen, und achten Sie auf die Qualität des Rückwegs. Wiederholen Sie diesen Vorgang und versuchen Sie dabei, den Unterkiefer jeweils aufs Neue in die optimale freie Richtung zu begleiten. Wenn die größtmögliche Entspannung erreicht ist, beginnen Sie mit der propriozeptiven Rehabilitation. Dazu üben Sie die entgegengesetzten Richtungen, um die verlernten Bewegungen wieder neu einzuprogrammieren. Zum Schluss sollte der Unterkiefer in der Lage sein, sich quantitativ und qualitativ in alle Richtungen frei zu bewegen. Diese Technik ist besonders wirksam bei Pateinten, die an Bruxismus leiden.

MAN BEACHTE

Die sphenomandibuläre Normalisierung zeigt hervorragende Ergebnisse bei CMD-Patienten. Gleichzeitig lassen sich die myofaszialen Spannungen, wie z. B. der Mm. pterygoidei laterales, reduzieren.

Sphenomandibuläre Normalisierung (Variante)

Die Person befindet sich in Rückenlage, Sie sitzen seitlich an der Behandlungsbank. Legen Sie eine Hand so auf die Stirn der Person, dass Ihr Daumen und Ihr Mittelfinger rechts und links auf den großen Keilbeinflügeln liegt. Umfassen Sie mit der anderen Hand den Unterkiefer (➤ Abb. 5.36).

Analysieren Sie mit einem Listening die Bewegungen zwischen Unterkiefer und Schädel. Normalerweise sollten dreidimensionale Pro-, Re- und Laterotrusionsbewegungen möglich sein. Das Gewebe sollte dabei ausreichend elastisch sein, um in den Gelenken einen Wechsel zwischen Kompression und Dekompression zu ermöglichen. In den meisten Fällen zeigt eine Seite jedoch größere Einschränkungen als die andere, sodass in Ihren Händen ein Gefühl der Verdrehung entsteht. Begleiten Sie die Bewegungen in die freie Richtung, bis ein ligamentäres und myofasziales Gleichgewicht erreicht ist und die Spannungen sich lösen. Folgen Sie dabei dem PRM, um die Entspannung zu verstärken und die Normalisierung zu

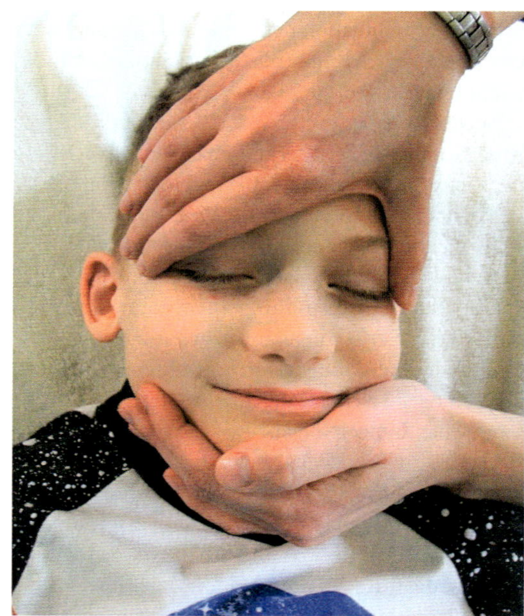

Abb. 5.36 Sphenomandibuläre Normalisierung (Variante)

begünstigen. Eine Kompression-Dekompression kann ebenfalls zur Entspannung der myofaszialen oder der Gelenkstrukturen beitragen.

Okzipitomandibuläre Normalisierung

Die Person befindet sich in Rückenlage, Sie sitzen am Kopfende. Legen Sie eine Hand unter das Hinterhauptbein und umfassen Sie den Unterkiefer mit der anderen Hand (➤ Abb. 5.37). Führen Sie ein präzises Listening der Bewegungen durch, die Sie am Hinterhauptbein und am Unterkiefer spüren, der unter dem Schädel „aufgehängt" ist. Visualisieren Sie bei Bedarf die Bewegungen der einzelnen Elemente, um herauszufinden, auf welcher Ebene Restriktionen bestehen. Begleiten Sie die Bewegungen in die freie Richtung, bis ein ligamentäres und myofasziales Gleichgewicht erreicht ist und die Spannungen sich lösen.

Diese Technik dient der Entspannung sämtlicher myofaszialer Strukturen der Halswirbelsäule, die mit der Schädelbasis in Verbindung stehen, sowie der vorderen Halsloge. Eine Normalisierung der Kiefergelenke ist ebenfalls möglich. Vergessen Sie bei der Durchführung dieser Technik nicht, eventuelle Dysfunktionen der Schädelbasis zu beheben. Achten Sie

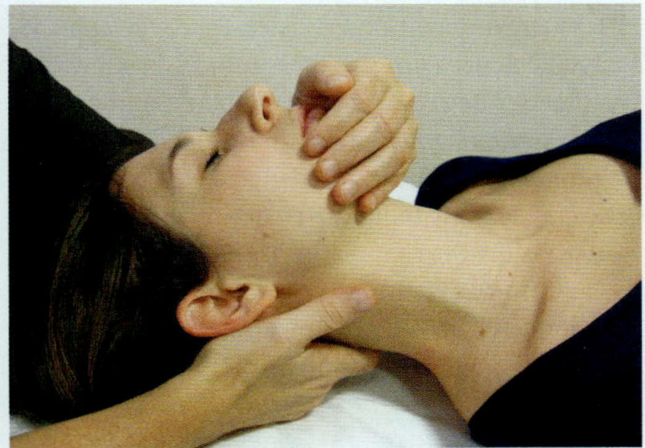

Abb. 5.37 Okzipitomandibuläre Normalisierung

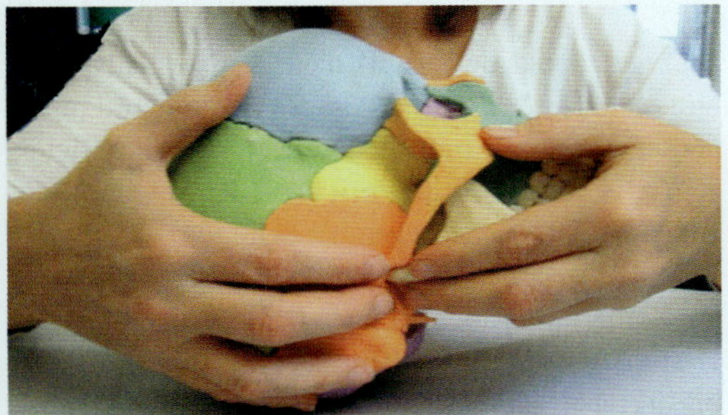

Abb. 5.38 Normalisierung des Discus articularis

auf einen angenehmen Griff, wenn Sie die Halsloge bearbeiten.

Normalisierung des Discus articularis

Der Discus articularis lässt sich problemlos in der Fortsetzung des allgemeinen Gelenktests oder des Tests der Gelenkkammern normalisieren (➤ Abb. 5.34 und ➤ Abb. 5.35). Wenden Sie dabei die bekannten funktionellen Prinzipien an, indem Sie den erspürten Bewegungen folgen und die Gewebestrukturen in ihrem Rhythmus bis zur Normalisierung in die freie Richtung begleiten.

Im Folgenden stellen wir Ihnen eine alternative Technik vor, die eine genauere Kontrolle des Kiefergelenks ermöglicht. Setzen Sie sich dazu seitlich an das Kopfende der Behandlungsbank, gegenüber der betroffenen Seite (➤ Abb. 5.38). Legen Sie die kraniale Hand so auf den Schädel, dass die Zeige- und Mittelfingerbeeren oberhalb der Fossa mandibularis liegen. Umgreifen Sie mit der Handfläche der kaudalen Hand den Unterkiefer und legen Sie die Zeige- und Mittelfingerbeeren jeweils seitlich des Collum mandibulae, möglichst nah an das Gelenkköpfchen. Visualisieren Sie die Gelenkflächen und den Diskus, und versuchen Sie mit einem Listening, die Lage des Gelenkköpfchens im Verhältnis zum Diskus festzustellen. Liegt das Gelenkköpfchen anterior, zentriert oder posterior? Prüfen Sie auch die Lage des Diskus oberhalb des Gelenkköpfchens. Bei CMD-Patienten ist er häufig nach anterior verlagert. Vergleichen Sie die Bewegungen in der oberen und der unteren Gelenkkammer. Falls nötig, initiieren Sie kleine Mikrobewegungen, um Ihre Wahrnehmungen zu bestätigen. Begleiten Sie die Bewegungen des Gelenkköpfchens auf den drei Ebenen jeweils in die freie Richtung (anterior-posterior, medial-lateral, Kompression-Dekompression). Versuchen Sie dabei, Ihre Wirkung zunächst auf die untere Gelenkkammer zu lenken. Wenn sich die myofaszialen Spannungen gelöst haben und das Gelenkköpfchen frei unter dem Diskus gleitet, stellen Sie durch eine leichte Kompression eine funktionelle diskokondyläre Einheit her und normalisieren Sie anschließend die obere Gelenkkammer. Führen Sie bei Bedarf eine Kompression-Dekompression aus, um die Lösung der Gewebespannung zu fördern und eine zentrierte Position des Gelenkköpfchens und des Diskus in der Fossa mandiblaris zu erreichen.

Normalisierung des Discus articularis (Variante)

Die Person befindet sich in Rückenlage, Sie sitzen am Kopfende. Halten Sie das Schläfenbein der betroffenen Seite mit einem Fünf-Finger-Griff (➤ Abb. 5.39). So können Sie gut die Fossa mandibularis kontrollieren und sie in die Richtungen lenken, die die Normalisierung begünstigen. Legen Sie dazu den Daumen und den Zeigefinger so nah wie möglich an der Eminentia articularis auf bzw. unter den Processus zygomaticus, den Mittelfinger an den äußeren Gehörgang, den Ringfinger an die Spitze des Processus mastoideus und den kleinen Finger auf die Pars mastoidea. Umgreifen Sie mit der Handfläche der kaudalen Hand den Unterkiefer und legen Sie die Zeige- und Mittelfingerbeeren jeweils seitlich des Collum mandibulae möglichst nah an das Gelenkköpfchen. Gehen Sie wie oben beschrieben vor.

5

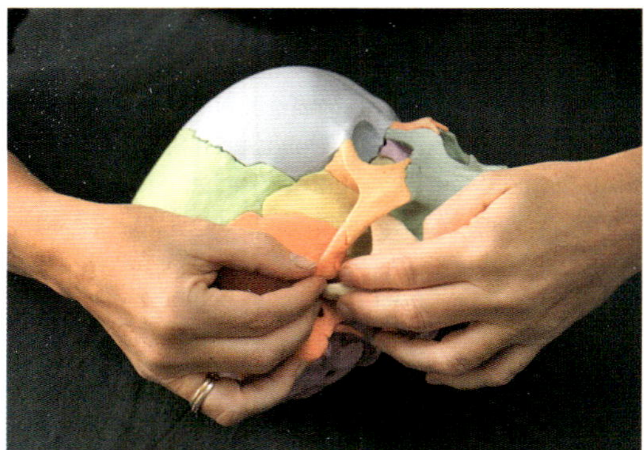

Abb. 5.39 Normalisierung des Discus articularis (Variante)

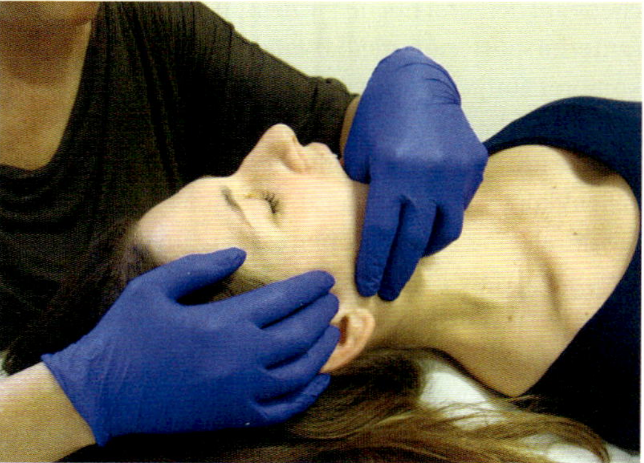

Abb. 5.40 Intrabukkale temporomandibuläre Normalisierung (rechts)

Intrabukkale temporomandibuläre Normalisierung

Intrabukkale Techniken sind deutlich intensiver und sollten daher sehr behutsam ausgeführt werden. Gerade CMD-Patienten fällt es mitunter schwer, den Mund eine Zeit lang offen zu halten. Interne Techniken sollten bei Personen mit instabilen Kronen, Implantaten oder Prothesen vermieden werden.

Der Patient befindet sich in Rückenlage, Sie sitzen seitlich am Kopfende der Behandlungsbank, gegenüber der betroffenen Seite. Die kraniale Hand umgreift die Schädelseite, die Zeigefingerbeere liegt an der Eminentia articularis, die Mittelfingerbeere oberhalb der Fossa mandibularis. Die Daumenbeere der kaudalen Hand liegt auf der Kaufläche der Molaren, während die restlichen Finger von außen den Ramus und den Angulus mandibulae umgreifen (➤ Abb. 5.40).

Versuchen Sie mit einem Listening, die Position des Gelenkköpfchens im Verhältnis zum Diskus sowie die Qualität der Bewegungen in der oberen und unteren Gelenkkammer zu analysieren. Begleiten Sie die Bewegungen auf den verschiedenen Ebenen jeweils in die freie Richtung (anterior-posterior, medial-lateral, Kompression-Dekompression). Falls nötig, lösen Sie die Spannungen mit einer Kompression-Dekompressions-Technik. Der Fünf-Finger-Griff lässt sich alternativ auch mit der kaudalen Hand durchführen.

Strachan-Technik bei anteriorer Dysfunktion des Caput mandibulae

Diese extrabukkale Technik dient der Normalisierung einer anterioren Dysfunktion des Caput mandibulae. Häufig zeigen die betroffenen Personen eine Kiefersperre in Mundöffnung mit einer Abweichung des Kinns zur gegenüberliegenden Seite [64].

Der Patient befindet sich hin Rückenlage, Sie sitzen am Kopfende der Behandlungsbank. Beispiel für eine Dysfunktion auf der rechten Seite: Ihre linke Hand stabilisiert den Kopf und verhindert, dass dieser sich zur Seite dreht. Legen Sie dazu die Hand gegen das Gesicht der Person, mit dem Daumenballen auf dem Jochbogen, die Finger nach kaudal gerichtet (➤ Abb. 5.41). Platzieren Sie den Zeige- und Mittelfinger der rechten Hand auf den Unterkieferwinkel, den Ring- und Kleinfinger hinter den Ramus mandibulae. Folgen Sie den Prinzipien der funktionellen Normalisierung und begleiten Sie zunächst die Mundöffnung, bis Sie eine Entspannung spüren. Senken Sie nun mit den Fingern

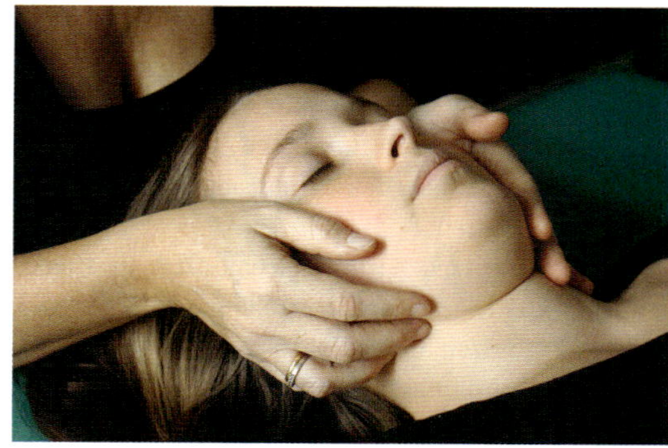

Abb. 5.41 Normalisierung des rechten Gelenkköpfchens in anteriorer Dysfunktion

der linken Hand das Kinn ab, während der Ring- und der Kleinfinger Ihrer rechten Hand den Ramus mandibulae nach ventral begleiten und dadurch den M. pterygoideus lateralis entspannen. Wenn sich der Ramus so weit wie möglich nach vorne verlagert hat, schieben Sie ihn mit dem Zeige- und dem Ringfinger leicht nach kranial, um das Gelenkköpfchen in der Gelenkpfanne des Schläfenbeins zu zentrieren und die Koaptation mit dem Diskus wiederherzustellen. Halten Sie diesen Schub bis zum Ende der Technik, um die Rückverlagerung des Diskus zu gewährleisten. Schließen Sie zum Abschluss mit den Fingern der linken Hand den Mund und schieben Sie gleichzeitig das Kinn nach rechts, um das Dorsalgleiten des Diskus und des Gelenkköpfchens abzuschließen.

Nelaton-Technik bei anteriorer Dysfunktion des Caput mandibulae

Hierbei handelt es sich um eine intrabukkale Technik zur Normalisierung einer anterioren Dysfunktion des Caput mandibulae [65].

Der Patient sitzt und lehnt seinen Kopf nach hinten gegen die Wand oder die Kopfstütze des Stuhls. Sie stehen oder sitzen dem Patienten gegenüber. Alternativ kann die Technik auch in Rückenlage erfolgen (➤ Abb. 5.42). Legen Sie Ihre Daumenbeeren auf die Kauflächen der Unterkiefermolaren, Ihre Zeige- und Mittelfinger von außen gegen den rechten und linken Ramus mandibulae, die restlichen Finger unter den Unterkiefer. Verstärken Sie nun nach und nach die Mundöffnung und schieben Sie mit wachsendem Druck den Unterkiefer nach vorne unten. Dadurch werden die Muskeln gedehnt und das Gelenkköpfchen entsperrt, sodass es unter die Eminentia articularis gleiten kann. Wenn Sie spüren, dass es über eine Art Vorsprung hinweggeglitten ist, bedeutet dies, dass es sich wieder in der Gelenkpfanne befindet. Der Mundschluss müsste nun wieder möglich sein. Bei beidseitigen Dysfunktionen dieser Art kann die Technik beidseits oder nacheinander auf der einen und dann auf der anderen Seite ausgeführt werden.

Die Ausführung dieser Technik dauert durchschnittlich zwischen 30 und 60 Sekunden. Bei Bedarf kann sie drei bis vier Mal wiederholt werden. Die Wiederholungen sollten allerdings direkt im Anschluss erfolgen, um die Muskeldehnung auszunutzen. In den ersten Tagen nach der Anwendung dieser Technik sollte die Person vermeiden, den Mund zu weit zu öffnen oder feste Nahrung zu zerbeißen.

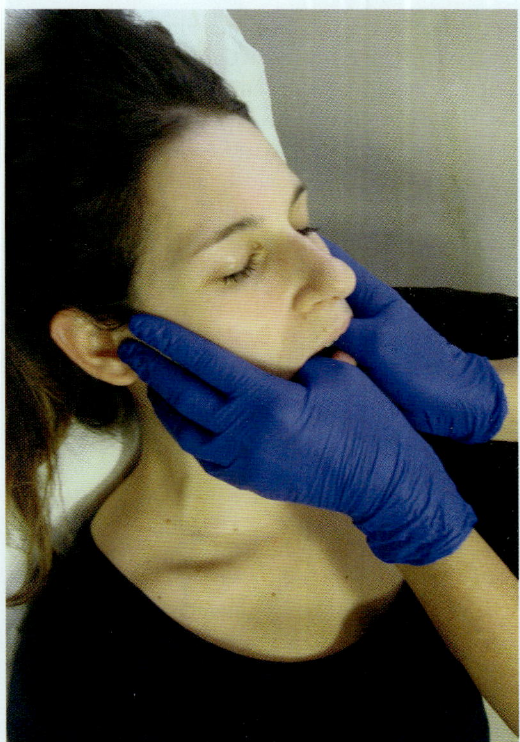

Abb. 5.42 Normalisierung eines oder beider Gelenkköpfchen in anteriorer Dysfunktion

MAN BEACHTE

Im Falle eines Traumas ist äußerste Vorsicht geboten. Im Vorfeld sollten bildgebende Verfahren herangezogen werden.

Normalisierung einer posterioren Dysfunktion des Caput mandibulae

Diese intrabukkale, ebenfalls von Strachan beschriebene Technik wird angewendet, wenn das Gelenkköpfchen sich in posteriorer Dysfunktion befindet. Der Patient befindet sich in Rückenlage, Sie stehen am Kopfende der Behandlungsbank. Bitten Sie die Person, den Mund zu öffnen, und legen Sie Ihre Daumenbeeren auf die Kauflächen der Molaren.

5

Umgreifen Sie mit den restlichen Fingern den rechten und linken Ramus sowie den Corpus des Unterkiefers. Üben Sie auf der betroffenen Seite einen wachsenden Druck auf die Molaren aus, um das Kiefergelenk auseinanderzuziehen und das Gewebe zu dehnen. Halten Sie diesen Druck nach kaudal und fügen Sie mit den anderen Fingern zusätzlich eine Traktion nach ventral hinzu, um die Barriere der Dysfunktion zu überwinden. Vergleichen Sie anschließend das Gleitverhalten der beiden Gelenkköpfchen, ohne die Position der Daumen oder der Finger zu verändern.

5.6.3 Empfehlungen für die Patienten

Versuchen Sie zunächst, die Patienten zu beruhigen, und erklären Sie ihnen die Symptome im Zusammenhang mit einer CMD. Es gibt eine Reihe von Ratschlägen, die wir unseren Patienten mit auf den Weg geben können, um die Schmerzen zu lindern und die Lebensqualität zu steigern.

Bei akuten Kiefergelenkschmerzen aufgrund von muskulären Spasmen können sanfte Dehnungen der Gelenkkapsel zur Entspannung der hypertonen Muskulatur beitragen und Linderung verschaffen. Dazu stellen wir ein kleines Kissen her, indem wir beispielsweise einen Zungenspatel mit Baumwolle oder Mull umwickeln. Wenn dieses Kissen zwischen die oberen und unteren Molaren platziert wird und der Patient sanft den Mund schließt, wird das Kiefergelenk gedehnt. Diese Übung kann mehrmals wiederholt werden.

Erklären Sie den Patienten, dass sie vermeiden sollten, die Zähne zusammenzubeißen oder zu knirschen oder den Mund wie beim Gähnen oder Singen zu weit zu öffnen. Schlafen in Seitenlage sollte vermieden werden, um den Unterkiefer nicht seitlich zu verschieben. Bei Schmerzen sollte vermieden werden, z. B. in Äpfel oder Karotten zu beißen oder Kaugummis zu kauen. Stattdessen sollten weiche Nahrungsmittel bevorzugt werden. Das Ziel besteht darin, eine intakte und angenehme Kaufunktion wiederherzustellen und in den Kiefergelenken ein funktionelles Gleichgewicht zu bewahren.

Zeigen Sie Ihren Patienten Techniken zur Eigenmassage, mit tiefem lang gezogenem Druck, vor allem auf den Mm. masseter und temporalis. Solche passiven Dehnungen eignen sich vor allem für Personen mit myofaszialen Syndromen ohne Diskusprobleme oder degenerative Gelenkstörungen. Manche Autoren schlagen aktive Übungen zur Verbesserung der Beweglichkeit vor. Die Wirksamkeit solcher Übungen ist allerdings nicht gesichert [66].

5.6.4 Komplementäre Therapien

Nach den osteopathischen Prinzipien der Ganzheitlichkeit sollte auch die psychologische Komponente einer CMD berücksichtigt werden. In diesem Zusammenhang könnten Strategien zur Stressbewältigung oder zur Verhaltensänderung von Nutzen sein.

Nach den gleichen Prinzipien sollte auch innerhalb der Osteopathie der ganzheitliche Ansatz nicht vernachlässigt werden. Daher sollten ein Befund der allgemeinen Haltung und die Normalisierung eventueller posturaler Dysfunktionen in die Behandlung einer CMD-Problematik integriert werden.

Physiotherapeutische Maßnahmen und/oder Okklusionsschienen können ebenfalls zur Verbesserung beitragen. In jedem Fall sollte eine kieferorthopädische Kontrolle stattfinden. In manchen Fällen sind Anpassungen der Okklusion erforderlich, z. B. durch selektives Einschleifen oder andere, komplexere Maßnahmen.

In extremen, rezidivierenden Fällen kann als Ultima Ratio auf chirurgische Maßnahmen zurückgegriffen werden. Dabei wird der Discus articularis, je nach Befund, reponiert, entfernt oder ersetzt.

Maxillofaziale Physiotherapie

Als nicht-invasive Maßnahme ist die neuromuskuläre Rehabilitation grundsätzlich allen CMD-Patienten zu empfehlen. Ihr Ziel besteht in der Vermeidung von Muskelspasmen, schmerzhaften Symptomen und pathogenen Praxien. Dabei erlernen die Patienten zunächst, sich der schadhaften Angewohnheiten bewusst zu werden. Anschließend folgt ein propriozeptives Training, mit einer Reprogrammierung der physiologischen Bewegungsabläufe, vor allem in Bezug auf die Laterotrusion. Die Übungen werden vor dem Spiegel ausgeführt und durch Entspannungs- und Atemtechniken sowie Übungen für die Zungen-, Gesichts- und

Kaumuskeln ergänzt. Hinzu kommen Massagen der Halswirbelsäule, des Gesichts und des Schultergürtels.

Eine konsequente Mitarbeit der Patienten ist unerlässlich. Um eine CMD-Symptomatik zu verbessern, müssen die erlernten Übungen mehrmals am Tag wiederholt werden. Diese Übungen bestehen beispielsweise aus kleinsten Bewegungen gegen Widerstand zum Öffnen und Schließen des Mundes oder zur Seitbewegung des Unterkiefers. Dabei sollte zu keinem Zeitpunkt ein Schmerz ausgelöst werden. Außerdem sollte auf jede Übung eine Entspannungsphase folgen.

Okklusionsschienen

Carlier und Ré schreiben dazu: „Okklusionsschienen bezeichnen intrabukkale Vorrichtungen, die die obere oder untere Zahnarkade teilweise oder vollständig bedecken, mit dem Ziel, die Bezüge unter den Zahnarkaden derart zu verändern, dass ein physiologisches oder therapeutisches Gleichgewicht unter den Bestandteilen des Kauapparates wiederhergestellt wird" [67].

Die Wirksamkeit solcher Schienen wird kontrovers diskutiert [68]. Für die Behandlung einer CMD werden sie eigentlich kaum noch als Mittel der Wahl verordnet. In langwierigen oder schwierigen Fällen mit Malokklusionen und/oder Parafunktionen finden sie jedoch Anwendung. Okklusionsschienen haben die Aufgabe, den Unterkiefer beim Mundschluss zu stabilisieren und die Bezüge unter den Bestandteilen der Kiefergelenke zu regulieren. Außerdem sollen sie zur Linderung der Parafunktionen die Kaumuskulatur entspannen und neu ausrichten. Im Idealfall reichen einige Tage oder Wochen, um Schmerzen zu lindern und Gelenkgeräusche zu reduzieren [69].

Bei den Schienen gibt es diverse Varianten und Ausführungen, z. B. Bissführungsschienen, Okklusionsschienen mit vorderen oder hinteren Rampen, Protrusionsschienen u. a. [70].

LITERATUR

[1] Thomaidis V, Tsoucalas G, Fiska A. The Hippocratic method for the reduction of the mandibular dislocation, an ancient Greek procedure still in use in maxillofacial surgery. Acta Med Acad 2018; 47(1): 139–43.

[2] Dargaud J, Vinkka-Puhakka H. L'articulation temporomandibulaire. Morphologie 2004; 88(280): 3–12.

[3] Delaire J. L'evolution de la machoire inferieure et de l'articulation des machoires, des reptiles a l'homme. Rev Stomatol Chir Maxillofac 1998; 99(1): 3–10.

[4] Gola R, Chossegros C, Orthlieb JD. Syndrome algodysfonctionnel de l'appareil manducateur, SADAM ou dysfonctions de l'appareil manducateur, DAM. 2e ed. Paris: Masson; 1995. p. 17.

[5] Ferguson JW. Cephalometric interpretation and assessment of facial asymmetry secondary to congenital torticollis. The significance of cranial base reference lines. Int J Oral Maxillofac Surg 1993; 22(1): 7–10.

[6] Baek C, Paeng JY, Lee JS, Hong J. Morphologic evaluation and classification of facial asymmetry using 3-dimensional computed tomography. J Oral Maxillofac Surg 2012; 70(5): 1161–9.

[7] Hwang HS, Hwang CH, Lee KH, Kang BC. Maxillofacial 3-dimensional image analysis for the diagnosis of facial asymmetry. Am J Orthod Dentofacial Orthop 2006; 130(6): 779–85.

[8] Oh MH, Kang SJ, Cho JH. Comparison of the three-dimensional structures of mandibular condyles between adults with and without facial asymmetry: A retrospective study. Korean J Orthod 2018; 48(2): 73–80.

[9] Weijs WA. The functional significance of morphological variation of the human mandible and masticatory muscles. Acta Morphol Neerl Scand 1989; 27(1–2): 149–62.

[10] Kantomaa T. The relation between mandibular configuration and the shape of the glenoid fossa in the human. Eur J Orthod 1989; 11(1): 77–81.

[11] Harpman JA, Woollard HH. The tendon of the lateral pterygoid muscle. J Anat 1938; 73(Pt 1): 112–5.

[12] Coleman RD. Temporomandibular joint: relation of the retrodiskal zone to Meckel's cartilage and lateral pterygoid muscle. J Dent Res 1970; 49(3): 626–30.

[13] Wong GB, Weinberg S, Symington JM. Morphology of the developing articular disc of the human temporomandibular joint. J Oral Maxillofac Surg 1985; 43(8): 565–9.

[14] Ashworth GJ. The attachments of the temporomandibular joint meniscus in the human fetus. Br J Oral Maxillofac Surg 1990; 28(4): 246–50.

[15] Delaire J. Le role du condyle dans la croissance de la machoire inferieure et dans l'equilibre de la face. Rev Stomatol Chir Maxillofac 1990; 91(3): 179–92.

[16] Gaspard M. Acquisition et exercice de la fonction masticatrice chez l'enfant et l'adolescent (1re partie). Rev Orthop Dento Faciale 2001; 35(3): 349–403.

[17] Abe S, Ouchi Y, Ide Y, Yonezu H. Perspectives on the role of the lateral pterygoid muscle and the sphenomandibular ligament in temporomandibular joint function. Cranio 1997; 15(3): 203–7.

[18] Tavernier B, Romerowski J, Boccara E, et al. Articulation dentodentaire et fonction occlusale. EMC - Stomatologie 2007; 1–16. [28-005-J-10]. Elsevier Masson SAS.

5

[19] Sergueef N, Nelson KE, Glonek T. Palpatory diagnosis of plagiocephaly. Complement Ther Clin Pract 2006; 12(2): 101–10.

[20] Costen JB. A syndrome of ear and sinus symptoms dependent on disturbed function of the temporomandibular joint. Ann Otol Rhinol Laryngol 1934; 43: 1–15.

[21] Skarmeta NP, Pesce MC, Saldivia J, et al. Changes in understanding of painful temporomandibular disorders: the history of a transformation. Quintessence Int 2019; 50(8): 662–9.

[22] Travell J. Temporomandibular joint pain referred from muscles of the head and neck. J Prosthet Dent 1960; 10(4): 745–63.

[23] Gosserez M, Stricker M, Flot F, Rozencweig D, Latino H. Le syndrome algo-dysfonctionnel de l'appareil manducateur (SADAM). Ann Med. Nancy 1978; 10(17): 1217–22.

[24] Lai YC, Yap AU, Turp JC. Prevalence of temporomandibular disorders in patients seeking orthodontic treatment: A systematic review. J Oral Rehabil 2020; 47(2): 270–80.

[25] Jussila P, Knuutila J, Salmela S, et al. Association of risk factors with temporomandibular disorders in the Northern Finland Birth Cohort 1966. Acta Odontol Scand 2018; 76(7): 525–9.

[26] Laplanche O, Pedeutour P, Duminil G, et al. Dysfonctionnements de l'appareil manducateu. EMC - Odontologie 2001; 1–15. [23-435-E-20]. Elsevier Masson SAS.

[27] Toufeeq M, Kodali MVRM, Gunturu S, et al. Bilateral dislocation of mandibular condyles following general anesthesia-an overlooked problem: a case report. Eur J Dent 2019; 13(2): 291–3.

[28] de Kanter RJAM, Battistuzzi PGFCM, Truin GJ. Temporomandibular disorders: „occlusion" matters! Pain Res Manag 2018; 8746858.

[29] Manfredini D, Lombardo L, Siciliani G. Dental Angle class asymmetry and temporomandibular disorders. J Orofac Orthop 2017; 78(3): 253–8.

[30] Yalcın Yeler D, Yılmaz N, Koraltan M, Aydın E. A survey on the potential relationships between TMD, possible sleep bruxism, unilateral chewing, and occlusal factors in Turkish university students. Cranio 2017; 35(5): 308–14.

[31] Turp JC, Schindler H. The dental occlusion as a suspected cause for TMDs: epidemiological and etiological considerations. J Oral Rehabil 2012; 39(7): 502–12.

[32] Couly G, Guilbert F, Cernea P, Bertrand JC. A propos de l'articulation temporo-mandibulaire du nouveaune. Les relations oto-meniscales. Rev Stomatol Chir Maxillofac 1976; 77(4): 673–84.

[33] Grosfeld O, Kretowicz J, Brokowski J. The temporomandibular joint in children after breech delivery. J Oral Rehabil 1980; 7(1): 65–72.

[34] Katsavrias EG. Morphology of the temporomandibular joint in subjects with Class II Division 2 malocclusions. Am J Orthod Dentofacial Orthop 2006; 129(4): 470–8.

[35] Michelotti A. An interview with Ambrosina Michelotti. Dental Press J Orthod 2018; 23(2): 2–29.

[36] Giray B, Sadry S. Modifications in Class I and Class II Div. 1 malocclusion during orthodontic treatment and their association with TMD problems. Cranio 2019; 11: 1–9.

[37] Nilsson IM, Brogardh-Roth S, Mansson J, Ekberg E. Temporomandibular pain in adolescents with a history of preterm birth. J Oral Rehabil 2019; 46(7): 589–96.

[38] Tuerlings V, Limme M. The prevalence of temporomandibular joint dysfunction in the mixed dentition. Eur J Orthod 2004; 26(3): 311–20.

[39] Thilander B, Rubio G, Pena L, de Mayorga C. Prevalence of temporomandibular dysfunction and its association with malocclusion in children and adolescents: an epidemiologic study related to specified stages of dental development. Angle Orthod 2002; 72(2): 146–54.

[40] Moss ML, Greenberg SN. Post-natal growth of the human skull base. Angle Orthodontist 1955; 25: 77–84.

[41] Costa YM, Conti PC, de Faria FA, Bonjardim LR. Temporomandibular disorders and painful comorbidities: clinical association and underlying mechanisms. Oral Surg Oral Med Oral Pathol Oral Radiol 2017; 123(3): 288–97.

[42] Stepan L, Shaw CL, Oue S. Temporomandibular disorder in otolaryngology: systematic review. J Laryngol Otol 2017; 131(S1): S50–6.

[43] Chaves TC, Turci AM, Pinheiro CF, et al. Static body postural misalignment in individuals with temporomandibular disorders: a systematic review. Braz J Phys Ther 2014; 18(6): 481–501.

[44] Catanzariti JF, Debuse T, Duquesnoy B. Chronic neck pain and masticatory dysfunction. Joint Bone Spine 2005; 72(6): 515–9.

[45] Ferreira MP, Waisberg CB, Conti PCR, Bevilaqua- Grossi D. Mobility of the upper cervical spine and muscle performance of the deep flexors in women with temporomandibular disorders. J Oral Rehabil 2019; 46(12): 1177–84.

[46] Gil-Martinez A, Grande-Alonso M, Lopez-de-Uralde-Villanueva I. Chronic temporomandibular disorders: disability, pain intensity and fear of movement. J Headache Pain 2016; 17(1): 103.

[47] Israel HA, Davila LJ. The essential role of the otolaryngologist in the diagnosis and management of temporomandibular joint and chronic oral, head, and facial pain disorders. Otolaryngol Clin North Am 2014; 47(2): 301–31.

[48] Lupoli TA, Lockey RF. Temporomandibular dysfunction: an often overlooked cause of chronic headaches. Ann Allergy Asthma Immunol 2007; 99(4): 314–8.

[49] Villaca Avoglio JL. Dental occlusion as one cause of tinnitus. Med Hypotheses 2019; 130: 109280.

[50] Gangloff P, Louis JP, Perrin PP. Dental occlusion modifies gaze and posture stabilization in human subjects. Neurosci Lett 2000; 293(3): 203–6.

[51] Monaco A, Sgolastra F, Cattaneo R. Eur J Paediatr Dent 2012; 13(3 Suppl): 256–8.
[52] Caruso S, Gatto R, Capogreco M, Nota A. Association of visual defects and occlusal molar class in children. Biomed Res Int 2018; 2018: 7296289.
[53] Cuccia AM, Caradonna C. Binocular motility system and temporomandibular joint internal derangement: a study in adults. Am J Orthod Dentofacial Orthop 2008; 133(5). 640.e15–20.
[54] Poluha RL, Canales GT, Costa YM, et al. Temporomandibular joint disc displacement with reduction: a review of mechanisms and clinical presentation. J Appl Oral Sci 2019; 27. e20180433.
[55] Hu YK, Yang C, Xie QY. Changes in disc status in the reducing and nonreducing anterior disc displacement of temporomandibular joint: a longitudinal retrospective study. Sci Rep 2016; 27(6): 34253.
[56] Chassagne JF, Chassagne S, Fyad JP, et al. Pathologie non traumatique de l'articulation temporomandibulaire. EMC - Stomatologie - 2002; 1–46. [22-056-R-10]. Elsevier Masson SAS.
[57] Gola R, Chossegros C, Orthlieb JD. Syndrome algodysfonctionnel de l'appareil manducateur. Rev Prat 1995; 45(13): 1593–600.
[58] Cortese S, Mondello A, Galarza R, Biondi A. Postural alter1ations as a risk factor for temporomandibular disorders. Acta Odontol Latinoam 2017; 30(2): 57–66.
[59] Laskowska M, Olczak-Kowalczyk D, Zadurska M, et al. Evaluation of a relationship between malocclusion and idiopathic scoliosis in children and adolescents. J Child Orthop 2019; 13(6): 600–6.
[60] Kreiborg S, Moller E, Bjork A. Skeletal and functional craniofacial adaptations in plagiocephaly. J Craniofac Genet Dev Biol Suppl 1985; 1: 199–210.
[61] Zawawi KH, Al-Badawi EA, Lobo SL, et al. An index for the measurement of normal maximum mouth opening. J Can Dent Assoc 2003; 69(11): 737–41.
[62] Konan E, Boutault F, Wagner A, et al. Signification semiologique du test de Krogh-Poulsen dans les dysfonctions mandibulaires. Rev Stomatol Chir Maxillofac 2003; 104(5): 253–9.
[63] Cuccia AM, Caradonna C, Annunziata V, et al. Therapie manuelle osteopathique versus therapie conservatrice conventionnelle dans le traitement des troubles temporomandibulaires: un essai controle randomise. J Bodyw Mov Ther 2010; 14(2): 179–84.
[64] Fryette HH. Principles of osteopathic technic. Academy of Applied Osteopathy. Carmel CA (American Academy of Osteopathy, Indianapolis IN); 1954.
[65] Martinez M, Mayaud L, Pozzetto Fernandez I. La manoeuvre de Nelaton. Ann Fr Med Urgence 2013; 3: 47.
[66] Armijo-Olivo S, Pitance L, Singh V, et al. Effectiveness of manual therapy and therapeutic exercise for temporomandibular disorders: systematic review and meta-analysis. Phys Ther 2016; 96(1): 9–25.
[67] Carlier JF, Re JP. Dispositifs interocclusaux. EMC - Medecine buccale - 2008; 1–14. [28-874-C-10]. Elsevier Masson SAS.
[68] Vrbanovic⊠ E, Alajbeg IZ. Long-term effectiveness of occlusal splint therapy compared to placebo in patients with chronic temporomandibular disorders. Acta Stomatol Croat 2019; 53(3): 195–206.
[69] Guyot L, Thiery G, Brignol L, Chossegros C. Abord conservateur des dysfonctions de l'appareil manducateur. EMC - Odontologie/Orthopedie dentofaciale - 2007; 1–5. [23-499-A-12]. Elsevier Masson SAS.
[70] Abdelkoui A, Fajri L, Abdedine A. Dispositifs interocclusaux et prise en charge des DTM. https://www.researchgate.net/publication/258257070_Dispositifs_interocclusaux_et_prise_en_charge_des_DTM.

KAPITEL

6 Osteopathischer Ansatz

Nachdem wir die Entwicklung und das Wachstum der orofazialen und temporomandibulären Strukturen sowie die Entstehung von Dysfunktionen in diesem Bereich beschrieben haben, wenden wir uns nun der osteopathischen Behandlung solcher Dysfunktionen zu. Nur eine umfangreiche Kenntnis der Entstehungsweise dieser Störungen von der Fetalperiode bis zum hohen Alter ermöglicht uns, effektive und umfassende osteopathische Behandlungen durchzuführen.

Still sagte: „Der Osteopath arbeitet auf der Grundlage seines anatomischen Wissens. Er vergleicht die Funktionsweise des anormalen Körpers mit der des normalen Körpers" („*An osteopath reasons from his knowledge of anatomy. He compares the work of the normal body with the work of the abnormal body*") [1]. Wir möchten darüber hinaus die Kenntnis der Embryologie, der Entwicklung sowie der funktionellen und dysfunktionellen Kräfte ergänzen, die bei Menschen jeglichen Alters zu Störungen führen können. Dies trifft in besonderem Maße für die orofazialen und temporomandibulären Regionen zu, in denen sowohl die Strukturen als auch die Funktionen sich permanent in Wachstum, Erneuerung und Anpassung befinden.

Die Osteopathie behandelt keine Krankheiten, sondern Menschen. Jede Behandlung ist auf die einzelne Person abgestimmt. Dieses Kapitel sollte also nicht als ein Maßnahmenkatalog für die Behandlung orofazialer und temporomandibulärer Störungen betrachtet werden, sondern als Reflexionsleitfaden, zu dem jeder Behandler sein eigenes Wissen und Können beisteuern kann.

6.1 Allgemeine Prinzipien

Die Grundprinzipien der Osteopathie lassen sich wie folgt zusammenfassen:

- Der Mensch bildet eine dynamische funktionelle Einheit. Dysfunktionen in einem Teil des Körpers beeinträchtigen die anderen Regionen durch membranöse, myofasziale, artikuläre, knöcherne, neurologische und vaskuläre Interaktionen sowie über den Primären Respiratorischen Mechanismus (PRM). Daher wirken sich somatische Dysfunktionen ebenso wie ihre osteopathischen Behandlungen auf den gesamten Organismus aus.
- Der Körper verfügt über Autoregulationskräfte, die von Natur aus selbstheilend wirken. Diese sog. Homöostase bewahrt ein physiologisches Gleichgewicht unter den verschiedenen Funktionen des Körpers. Somatische Dysfunktionen beeinträchtigen diese Autoregulation.
- Die Struktur und die Funktion sind auf allen Ebenen miteinander verbunden. Dysfunktionen stellen Hindernisse auf dem Weg zu einem normalen Wachstum dar und erzeugen im Laufe der Zeit anormale Strukturen. Zahlreiche okklusale Störungen haben ihren Ursprung in Dysfunktionen, die sehr frühzeitig im Leben entstehen. Diese Dysfunktionen zu entdecken, ist von größter Priorität, da die Strukturen im jungen Kindesalter hervorragend auf osteopathische Behandlungen reagieren. Die Normalisierung orofazialer und temporomandibulärer Störungen trägt zu Wohlbefinden und einer höheren Lebensqualität der Patienten bei.

6.1.1 Dysfunktion: Definition

Still meinte, als Osteopathen müssen wir in der Lage sein, anormale Funktionen des menschlichen Organismus zu erkennen, um sie zu normalisieren. Das bedeutet konkret, somatische Dysfunktionen auf fluidaler, membranöser, myofaszialer, ligamentärer, intra- und interossärer sowie viszeraler Ebene zu identifizieren und zu beheben. Dies geschieht auf der Grundlage der Beobachtung (Inspektion) und dem Ertasten (Palpation) der Struktur und der Funktion.

Häufig wird „Leben“ über den Begriff der Bewegung definiert, wobei „Bewegung“ zahlreiche dynamische Aspekte beinhaltet. Diese beziehen sich auf Muskeln, Faszien, Knochen, Flüssigkeiten und verschiedene andere Phänomene, die bisweilen als „bioenergetisch“ bezeichnet werden, um die Einheit zwischen Körper, Seele und Geist zu betonen [2].

Eine dysfunktionelle Situation ist gekennzeichnet durch den Verlust oder die Veränderung dieser dynamischen Qualitäten. Diese verminderte oder veränderte Dynamik erspüren wir durch die Palpation und die entsprechenden Tests. Im Körper zeigt sich das Ergebnis als somatische Dysfunktion, die definiert ist als eine „gestörte oder beeinträchtigte Funktion der Bestandteile des somatischen Systems (Körperstrukturen): der skelettalen, arthrodialen und myofaszialen Strukturen sowie der mit ihnen verbundenen vaskulären, lymphatischen und neurologischen Elemente“ [3]. Wir erinnern daran, dass die „Dysfunktion“ den Begriff der „Läsion“ ersetzt, der im letzten Jahrhundert von den ersten Osteopathen verwendet wurde und sich eher auf eine „Veränderung der Struktur eines lebenden Gewebes unter dem Einfluss pathogener Faktoren“ bezieht [4].

Besonderheiten

Somatische Dysfunktionen lassen sich nach bestimmten Merkmalen unterscheiden, die Hinweise auf ihre Entstehung oder Ursachen liefern. Diese Merkmale beziehen sich auf:

- das betroffene Gewebe: knöcherne, artikuläre, ligamentäre, membranöse, fasziale, muskuläre, viszerale oder vaskuläre Dysfunktion;
- die Ätiopathogenese, also die Ursache der Dysfunktion:
  - physiologisch, als Folge von Bewegungen im normalen Ausmaß;
  - unphysiologisch, als Folge von Bewegungen außerhalb des normalen oder physiologischen Ausmaßes;
  - traumatisch, als Folge äußerer Krafteinwirkung;
  - reflexartig, als neurologische Reaktion auf Vorgänge in anderen Körperteilen;
- die auslösende Bewegung:
  - Dysfunktion in Flexion, Extension, Rotation, Sidebending, Torsion, Außen- oder Innenrotation;
- zeitliche Abfolge: primäre (besteht unabhängig von anderen Dysfunktionen) vs. sekundäre Dysfunktion (kompensiert mechanisch oder reflexartig eine benachbarte oder entfernte Dysfunktion);
- die Dauer: akut, subakut oder chronisch (länger als drei Monate);
- vier Dimensionen: drei räumliche und eine zeitliche Ebene.

Haupt- und Nebenbewegungen

Im Idealfall, d. h. ohne Dysfunktion, bewegt sich jedes Körperteil nach einem mehr oder weniger komplexen Schema frei im Raum. Zur Vereinfachung werden diese Bewegungen zu drei räumlichen Ebenen in Bezug gesetzt. In der Regel findet auf einer dieser Ebenen eine größere Bewegung statt als auf den anderen beiden. Diese Bewegung wird als Hauptbewegung definiert. Die anderen beiden Bewegungen zeigen variable Amplituden und werden als Nebenbewegungen bezeichnet. Man beachte, dass sich die Bezeichnungen Haupt- und Nebenbewegungen bei der Behandlung einer somatischen Dysfunktion auf die Amplitude und nicht unbedingt auf die Bedeutung beziehen. Es müssen jedoch alle Komponenten einer Bewegung berücksichtigt werden. Dabei sind die Nebenbewegungen häufig die Parameter, die die Normalisierung ermöglichen.

Wir erinnern daran, dass die meisten Knochen vor ihrer Ossifikation aus mehreren Teilen bestehen, die untereinander bestimmte Bewegungen ausführen. Sollten an dieser Stelle Störungen auftreten, sprechen wir von sog. intraossären Dysfunktionen, im Gegensatz zu interossären Dysfunktionen, die zwischen zwei benachbarten Knochen entstehen. Mit dem Begriff der intraossären Dysfunktion bezeichnen wir allerdings auch Einschränkungen der knöchernen Gewebe-Compliance, die normalerweise in jedem Bestandteil eines Knochens herrscht.

Zusätzlich zu diesen drei räumlichen Ebenen einer Dysfunktion stellt die zeitliche Ebene des PRM, also die kraniosakrale In- und Exspiration, die vierte Dimension dar. Solange keine Störung besteht, ist die Bewegung in beiden Phasen des PRM möglich. Im Falle einer Dysfunktion ist die Bewegung in einer der Phasen behindert. Nach allgemeinem Konsens wird die Dysfunktion nach der freien Richtung bzw. der freien (oder weniger eingeschränkten) PRM-Phase benannt. Wenn wir die Unterkiefer-Protrusion und -Retrusion als Beispiel nehmen und sagen, dass der Unterkiefer leicht in Protrusion, aber nicht oder nur schwer in Retrusion gehen kann, sprechen wir von einer Dysfunktion in Protrusion.

MAN BEACHTE

Nach allgemeinem Konsens wird die Dysfunktion nach der freien (oder weniger eingeschränkten) Richtung benannt.

6.2 Klassifizierungen

Wenn wir die Merkmale von Dysfunktionen kennen, können wir ihre Auswirkung auf die orofaziale Region verstehen. Daher beschreiben wir im Folgenden zunächst die verschiedenen Arten (physiologisch, unphysiologisch, intraossär), bevor wir uns den Auswirkungen auf die orofazialen Strukturen zuwenden. Dabei behalten wir stets im Hinterkopf, dass artikuläre Dysfunktionen immer mit myofaszialen, vaskulären lymphatischen und nervalen Dysfunktionen einhergehen.

Dysfunktionen des kraniosakralen Systems zeigen mannigfaltige Auswirkungen, vor allem auf den Kauapparat und die Okklusion. Störungen der Okklusion sind Gegenstand zahlreicher Forschungen und besitzen anerkanntermaßen vielfache Ursachen. Dazu gehören beispielsweise orofaziale Dysfunktionen, wie Daumenlutschen, Mundatmung, Schluckstörungen (➤ Kapitel 4) und/oder skelettale Disharmonien. Dysfunktionen des kraniosakralen Systems, vor allem der Schädelbasis, tragen zur Entwicklung solcher Disharmonien bei und sollten, wenn möglich, vor dem 3. Lebensjahr bzw. in der Phase des Milchgebisses korrigiert werden, um die Ausbildung einer intakten Okklusion im Dauergebiss zu begünstigen.

6.2.1 Physiologische Dysfunktionen

Eine physiologische Dysfunktion entsteht, wenn eine Struktur innerhalb der normalen physiologischen Grenzen ihres Bewegungsausmaßes in eine Richtung bewegt wird und nicht mehr in die Neutralstellung zurückkehren kann. Dies lässt sich mit einem Mobilitätstest nachweisen. Wenn sich das rechte Jochbein beispielsweise frei in die Außenrotation, aber nicht in die Innenrotation bewegen kann, befindet es sich in Außenrotationsdysfunktion. Von solchen Dysfunktionen können sämtliche Körperteile betroffen sein (zu den Bewegungen, ➤ Kapitel 1, „Bewegungen des kraniosakralen Konzepts“). Sie können als Folge von Krafteinwirkungen in der Fetalperiode, schwierigen Geburten, Parafunktionen oder allen Arten von Traumata im Laufe des Lebens entstehen.

Flexions- und Extensionsdysfunktion

Wenn die SSB (Synchondrosis sphenobasilaris) eine Bewegung in die kraniosakrale Flexion, nicht aber in die kraniosakrale Extension zeigt, sprechen wir konsensgemäß von einer kraniosakralen Flexionsdysfunktion. Diese Situation geht einher mit einem kraniosakralen Flexions-Außenrotations-Schema des gesamten Schädels und einer freieren Inspirationsphase des PRM (➤ Abb. 6.1). Bei einer kraniosakralen Extensionsdysfunktion ist das Gegenteil der Fall (➤ Abb. 6.2). In diesem Fall zeigt der Schädel ein Extensions-Innenrotations-Schema, während der PRM leichter in die Exspirationsphase geht. Man beachte, das reine Flexions- oder Extensionsdysfunktionen mit den in ➤ Kapitel 1 beschriebenen Bewegungen selten zu finden sind. In den meisten Fällen treten sie in Kombination mit anderen Dysfunktionen (Torsion, Sidebending-Rotation oder Strain) auf.

MAN BEACHTE

Das Basiokziput und das Basisphenoid artikulieren miteinander an der SSB. Deren Verknöcherung kann bereits im Alter von 8 Jahren beginnen [5], für die meisten Autoren findet sie jedoch im Zeitraum zwischen dem Ende der Pubertät und dem 25. Lebensjahr statt [6]. Osteopathische Normalisierungen der SSB scheinen daher im Kleinkindalter die größten Chancen auf Erfolg zu besitzen.

Kraniosakrale Flexion

Reine kraniosakrale Flexionsdysfunktionen der SSB zeigen folgende Merkmale:

- vergrößerte transversale Abmessungen des Schädels;

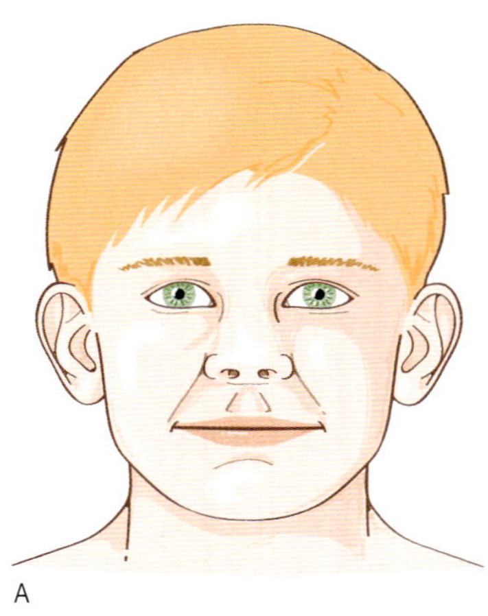
A

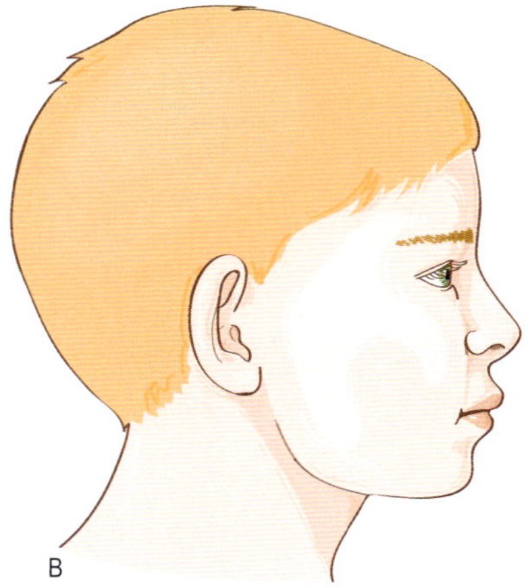
B

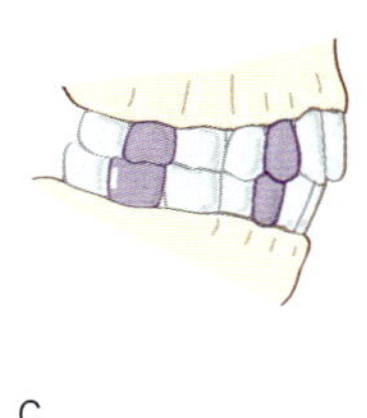
C

Abb. 6.1 A–C. Kraniosakrale Flexion
Während der kraniosakralen Flexion-Außenrotation nimmt der transversale Schädeldurchmesser zu, der vertikale Schädeldurchmesser ab. © Carole Fumat, nach Vorlagen von N. Sergueef, mit freundlicher Genehmigung des Verlages.

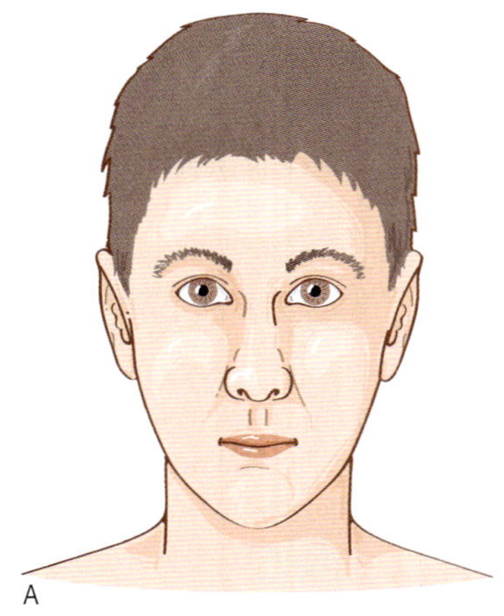
A

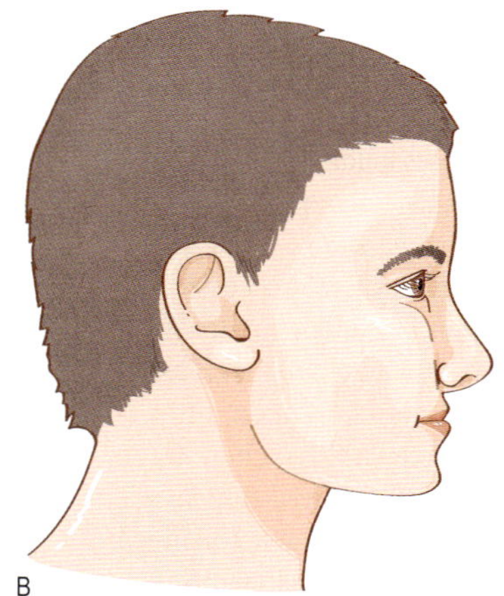
B

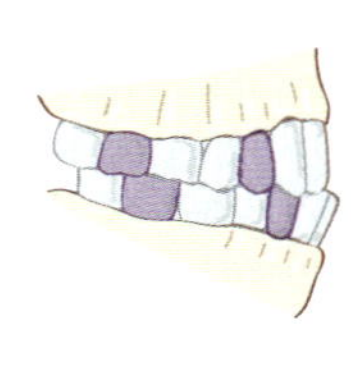
C

Abb. 6.2 A–C. Kraniosakrale Extension
Während der kraniosakralen Extension-Innenrotation nimmt der transversale Schädeldurchmesser ab, der vertikale Schädeldurchmesser zu. © Carole Fumat, nach Vorlagen von N. Sergueef, mit freundlicher Genehmigung des Verlages.

- verminderte vertikale Abmessungen des Schädels;
- Schädel hinten breiter als vorne;
- Scheitel-, Augenhöhlen- und Gaumengewölbe abgeflacht;
- basiläre Flexion vergrößert, SSB angehoben;
- vergrößerter Abstand zwischen den Enden der Flügelfortsätze;
- Kreuzbeinbasis nach dorsal verlagert;
- physiologische WS-Krümmungen vermindert;
- obere und untere Extremitäten in Außenrotation;
- vergrößerte transversale Abmessungen des Beckens;
- verminderte vertikale Abmessungen des Beckens.

Im Gesicht zeigen sich bei kraniosakraler Flexion folgende Merkmale:

- abstehende Ohren aufgrund der Außenrotation der Schläfenbeine;

- Verlagerung der Fossa mandibularis nach dorsal;
- breiter, retrudierter Unterkiefer;
- retrudierter nasomaxillärer Komplex;
- abgeflachte Wangenknochen;
- verbreiterte Augen;
- weitere Nasenlöcher;
- schräge Philtrumleisten;
- tiefere Nasenwangenfalten;
- breiter Mund;
- breiteres und tieferes Gaumengewölbe;
- kleinere prämaxilläre Fläche;
- Neigung zur Labialkippung;
- verminderte vertikale Abmessungen.

Kraniosakrale Extension

Reine kraniosakrale Extensionsdysfunktionen der SSB zeigen folgende Merkmale:

- verminderte transversale Abmessungen des Schädels;
- vergrößerte vertikale Abmessungen des Schädels;
- konkave Scheitel-, Augenhöhlen- und Gaumengewölbe;
- basiläre Flexion vermindert, SSB abgesunken;
- verminderter Abstand zwischen den Enden der Flügelfortsätze;
- Kreuzbeinbasis nach ventral verlagert;
- physiologische WS-Krümmungen vergrößert;
- obere und untere Extremitäten in Innenrotation;
- verminderte transversale Abmessungen des Beckens;
- vergrößerte vertikale Abmessungen des Beckens.

Im Gesicht zeigen sich bei kraniosakraler Extension folgende Merkmale:

- anliegende Ohren aufgrund der Innenrotation der Schläfenbeine;
- Verlagerung der Fossa mandibularis nach ventral;
- schmaler, protrudierter Unterkiefer;
- protrudierter nasomaxillärer Komplex;
- hervorstehende Wangenknochen;
- rundere Augen;
- flachere Nasenwangenfalten;
- engere Nasenlöcher;
- vertikale Philtrumleisten;
- schmaler Mund;
- engeres und höheres Gaumengewölbe;
- größere prämaxilläre Fläche;
- Neigung zur Lingualkippung;
- vergrößerte vertikale Abmessungen.

MAN BEACHTE

Die Wechselbeziehungen zwischen der Schädelbasis und dem Gesichtsschädel zeigen sich in den kraniosakralen Flexions- und Extensionsbewegungen. Aufgrund seiner Bezüge zum Pflugscharbein, zu den Gaumen- und den Oberkieferbeinen spielt das Keilbein auf der Sagittalebene eine entscheidende Rolle (➤ Abb. 6.3). Der Processus sphenoidalis und der Processus orbitalis der Gaumenbeine bieten dem Keilbeinkörper Halt und diese werden durch dessen Bewegungen direkt beeinflusst (➤ Abb. 6.4). In der Flexionsphase des Keilbeins bewegt sich der Oberkiefer in Außenrotation, sinkt ab und erweitert das Gaumengewölbe (➤ Abb. 6.5). Man beachte, dass eine Flexionsdysfunktion in Kombination mit einem Superior Vertical Strain im Milchgebiss eine Verengung des Zwischenkieferbeins mit der Gefahr einer maxillären Retrognathie und eines Zahnengstands bewirkt (➤ Abb. 6.6). Bei Kleinkindern führt dies zu Veränderungen der sagittalen, transversalen und frontalen Bezüge und dadurch zu Entwicklungsstörungen der orofazialen Strukturen und Funktionen. Um ein normales Wachstum des Kauapparates zu begünstigen, sollten Dysfunktionen in diesem Bereich in den ersten Lebensjahren behoben werden, idealerweise vor dem Durchbruch der Zähne. Auf der transversalen Ebene beeinflussen die Schläfenbeine in erheblichem Maße die seitliche Ausdehnung des Schädels. In der kraniosakralen Flexion-Außenrotation bewegen sich die hinteren Anteile der Felsenbeine mehr nach lateral als die vorderen, sodass die Spitzen der Felsenbeine stärker konvergieren. Zusätzlich zur anterolateralen Rotation der Felsenbeine verlagern sich die Kiefergelenke dadurch nach dorsal. In der kraniosakralen Extension-Innenrotation geschieht entsprechen das Gegenteil. Die enge Beziehung zwischen den Schläfenbeinen und den Gelenkköpfchen des Unterkiefers beeinflusst die Kiefergelenke, die Okklusion und die Kaufunktion.

Torsionsdysfunktion

Die Torsion findet auf einer antero-posterioren Achse zwischen dem Nasion und dem Opisthion statt. Auf dieser Achse drehen sich das Keilbein und das Hinterhauptbein in entgegengesetzte Richtungen. Dies führt dazu, dass eine Seite des Keilbeins höher steht als die andere. Die Ala major bewegt sich auf dieser Seite nach kranial, auf der anderen Seite nach kaudal. Gleichzeitig bewegt sich das Hinterhauptbein auf der Seite der höherstehenden Ala major nach kaudal, und umgekehrt auf der anderen Seite (➤ Abb. 6.7).

Die Torsionsdysfunktion wird nach der Seite benannt, auf der die Ala major höher steht. Beispielsweise steht bei einer Torsion links die linke Ala major

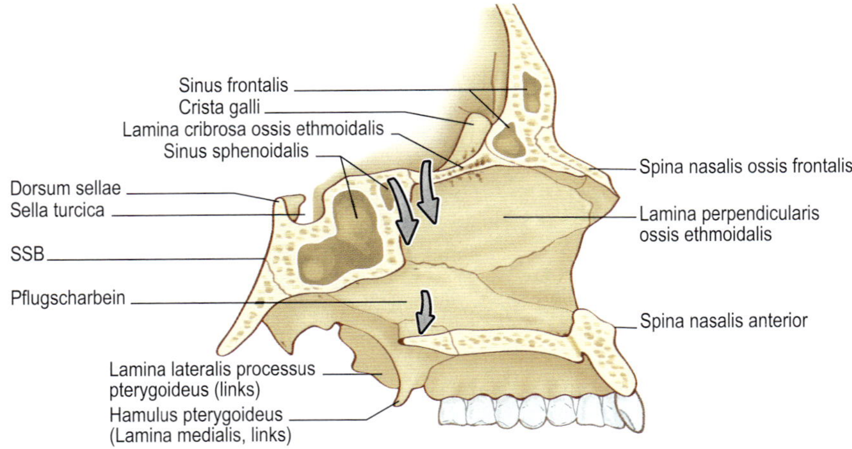

Abb. 6.3 Wirkung des Keilbeins in der kraniosakralen Flexion
Während der Flexion beschreibt das Keilbein eine anteriore Rotation auf der Sagittalebene; der vordere Anteil des Corpus bewegt sich nach unten, der Rücken des Türkensattels nach oben. Während der Extension geschieht das Gegenteil. © Carole Fumat, nach Vorlagen von N. Sergueef, mit freundlicher Genehmigung des Verlages.

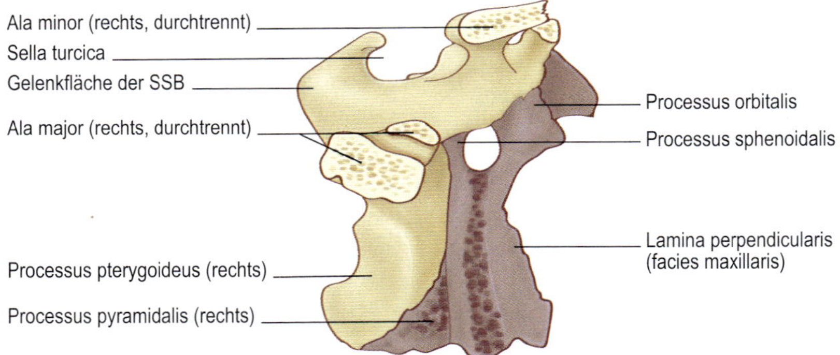

Abb. 6.4 Bezüge zwischen Keil- und Gaumenbein
Seitenansicht von rechts. © Carole Fumat, nach Vorlagen von N. Sergueef, mit freundlicher Genehmigung des Verlages.

weiter kranial als die rechte, während das Hinterhauptbein auf der linken Seite tiefer steht. Solange keine somatische kraniosakrale Dysfunktion besteht, sollten diese Drehbewegungen in beide Richtungen mit der gleichen Leichtigkeit möglich sein.

Wenn die Drehbewegung auf der antero-posterioren Achse nur in eine Richtung möglich ist, sprechen wir von einer Torsionsdysfunktion. Beim o. g. Beispiel bewegt sich die linke Ala major frei nach oben, aber nicht oder nur eingeschränkt nach unten (die rechte Ala major entsprechend umgekehrt). Gleichzeitig bewegt sich der linke Anteil des Hinterhauptbeins frei nach unten, aber nicht oder nur eingeschränkt nach oben (der rechte Anteil entsprechend umgekehrt). Die membranösen Suturen ermöglichen adaptative Gleitbewegungen, um die Kräfte zu kompensieren, die sich der Torsionsrichtung entgegenstellen. Bei Säuglingen hängt es von der Schwere der Torsionskräfte und der Höhe der suturalen Resilienz ab, ob es zu intraossären Dysfunktionen kommt.

Hauptmerkmale der Torsionsdysfunktion

Zur Visualisierung der Merkmale einer Torsionsdysfunktion sind präzise anatomische Kenntnisse er-

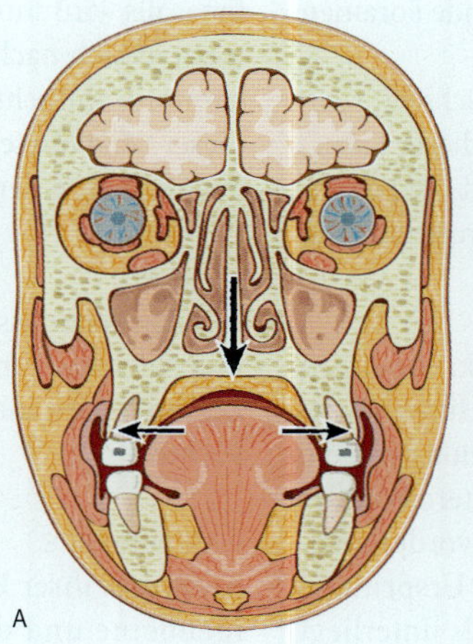

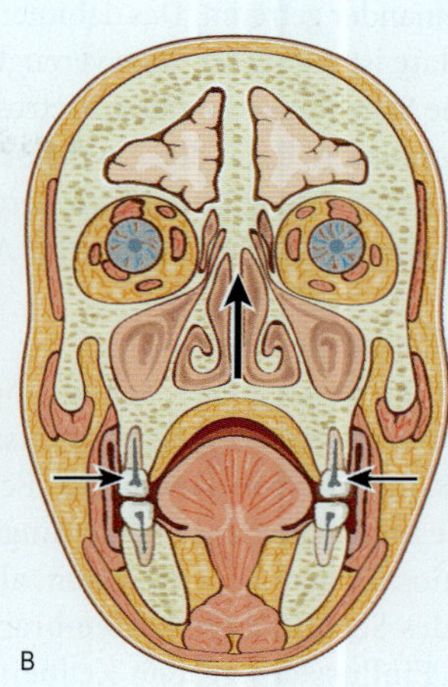

Abb. 6.5 Kraniosakrale Flexion (A) und Extension (B) © Carole Fumat, nach Vorlagen von N. Sergueef, mit freundlicher Genehmigung des Verlages.

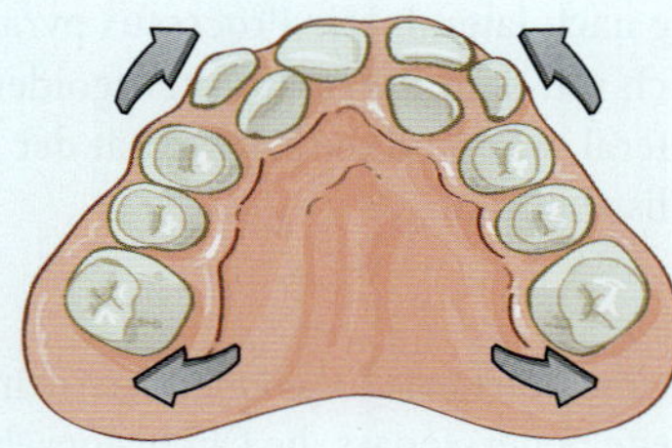

Abb. 6.6 Zahnengstand am Zwischenkieferbein
Mögliche Folge einer Dysfunktion in Flexion mit Superior Vertical Strain. © Carole Fumat, nach Vorlagen von N. Sergueef, mit freundlicher Genehmigung des Verlages.

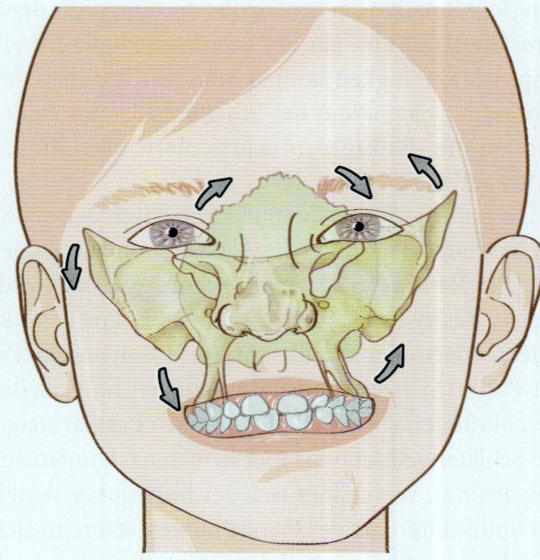

Abb. 6.7 Torsion links
Man beachte die Malokklusion mit Kreuzbiss. © Carole Fumat, nach Vorlagen von N. Sergueef, mit freundlicher Genehmigung des Verlages.

forderlich. Die folgenden Abschnitte beziehen sich auf das Beispiel einer Torsion links.

Keilbein

Das gesamte Keilbein dreht sich um die antero-posteriore Achse. In der Linkstorsion stehen die linke Seite des Corpus sowie der kleine und große linke Keilbeinflügel höher. Der linke Flügelfortsatz bewegt sich nach kranial lateral, der rechte nach kaudal medial. Dies verändert das Gaumengewölbe und die Oberkieferarkade und begünstigt durch die Störung der Okklusionsebene eine Malokklusion. Auf der rechten Seite wird die Sutura pterygopalatina durch den Flügelfortsatz komprimiert.

Hinterhauptbein

Die Pars basilaris und die Hinterhauptschuppe stehen links tiefer und ziehen das Schläfenbein in Außenrotation. Der Angulus lateralis des Hinterhauptbeins bewegt sich nach kaudal lateral.

Auf der linken Seite sinkt der seitliche Rand der Pars basilaris ab, während sich der hintere Rand des Felsenbeins hebt. Dadurch schließt sich die Synchondrosis petrobasilaris (Sutura petrooccipitalis). Normalerweise stehen das Hinterhaupt- und das Schläfenbein an dieser Stelle nebeneinander und sind über die gesamte Lebensdauer durch einen Faserknorpel voneinander getrennt. Das dahinter liegende Foramen jugulare ist auf dieser Seite verengt.

Die Synchondrosis sphenopetrosa verschließt sich, da der hintere Rand der Ala major (vor dieser Sutur) nach kranial steigt und der vordere Rand der Felsenbeinpyramide (hinter der Sutur) in Außenrotation geht.

Schläfenbeine

Der hintere Anteil des Schläfenbeins (knorpeligen Ursprungs) unterliegt dem Einfluss des Hinterhauptbeins und wird von diesem in Außenrotation gezogen. Diese unterscheidet sich allerdings insofern von der kraniosakralen Außenrotation, als der vordere Anteil des Schläfenbeins (membranösen Ursprungs) dem Einfluss des großen Keilbeinflügels unterliegt und von diesem nach kranial, also in die entgegengesetzte Richtung gezogen wird. Dies vermindert die anteriore Rotation der Schläfenbeinschuppe, die dank ihrer Elastizität eine gewisse intraossäre und suturale Anpassungsfähigkeit besitzt. Man beachte, dass der Processus zygomaticus des Schläfenbeins sich in der Torsion mit der Eminentia articularis nach hinten unten außen bewegt.

Die Sutura sphenosquamosa, die durch den seitlichen (schuppigen) Rand der Ala major und den sphenoidalen Rand der Schläfenbeinschuppe gebildet wird, besteht aus zwei Anteilen, die an einem Pivot-Punkt aufeinandertreffen. An diesem sphenosquamosen Pivot-Punkt (SSP) wechseln die Neigungsrichtungen der Gelenkränder. Da die Ala major nach kranial steigt, die Schläfenbeinschuppe hier jedoch nach unten außen absinkt, verschließt sich der horizontale Anteil der Sutur unterhalb des Pivot-Punktes, während sich der obere, vertikale Anteil der Sutur öffnet.

Jochbeine

Das Jochbein wird durch die Ala major beeinflusst und folgt deren Bewegung, sodass sich der orbitale Rand des Jochbeins anhebt. Der Processus temporalis des Jochbeins und der Processus zygomaticus des Schläfenbeins sind über die Sutura temporozygomatica miteinander verbunden und bilden den Jochbogen. Dieser dreht sich unter dem Einfluss der Außenrotation des Schläfenbeins nach außen.

Stirnbeine

Das Stirnbein begleitet das Keilbein auf der Torsionsseite und verbreitet sich dadurch. Die Crista orbitonasalis wird stumpfer, während der Processus zygomaticus sich nach lateral bewegt und die Eminentia frontalis abflacht. Die Incisura ethmoidalis ist auf dieser Seite breiter und ermöglicht eine Ausdehnung der Siebbeinzellen.

Siebbein

Auf der Torsionsseite breiten sich die Siebbeinzellen nach lateral aus und gehen ebenfalls in Außenrotation. Dadurch wird die Nasenatmung auf dieser Seite erleichtert.

Gaumenbeine

Aufgrund ihrer Bezüge beeinflussen sich die Gaumenbeine und das Keilbein gegenseitig. Auf der Torsionsseite begleitet das untere Ende der Lamina perpendicularis des Gaumenbeins das Keilbein in der Bewegung nach lateral. Der Processus pyramidalis bewegt sich mit dem Processus pterygoideus nach kranial lateral, während die Konvexität der Lamina horizontalis abnimmt.

Oberkieferbeine

Wie das Keilbein steht auch das Oberkieferbein auf der Torsionsseite höher, sodass die Okklusionsebene auf dieser Seite ebenfalls höher steht. Der Processus palatinus des Oberkieferbeins begleitet die Lamina horizontalis des Gaumenbeins, wodurch das Gaumengewölbe auf dieser Seite flacher wird. Der Processus frontalis begibt sich in Außenrotation, sodass sein Außenrand sich nach vorne bewegt. Aufgrund der Verlagerung des Unterkiefers entsteht auf dieser Seite ein Kreuzbiss.

Unterkiefer

Der Unterkiefer verlagert sich zur Torsionsseite hin, außerdem stehen die Gelenkköpfchen auf unterschiedlicher Höhe. Dadurch kann es zu Asymmetrien in der Kaufunktion und zu CMD kommen.

MAN BEACHTE

In einer Studie über kraniosakrale Dysfunktionen an 649 Kindern fand man bei 41,9 % der Teilnehmer Torsionsdysfunktionen, bei 24,7 % Sidebending-Rotations-Dysfunktionen der SSB [7]. Torsionsdysfunktionen treten häufiger auf der linken Seite und in Kombination mit anderen Dysfunktionen auf, z. B. einer Kompression der SSB oder intraossären Dysfunktionen. Mit zunehmendem Alter und der biometrischen Entwicklung der Strukturen sind strukturelle Torsionsasymmetrien schwieriger zu normalisieren.

Inspektion

Wenn wir das Gesicht unserer Patienten beobachten und eine gedachte Linie zwischen den beiden Schläfengruben ziehen, lässt sich eine eventuelle Torsionsdysfunktion feststellen (➤ Abb. 6.8). Falls die Linie auf der Seite des abstehenden Ohres, d. h. dort, wo das Schläfenbein in Außenrotation steht, höher liegt, könnte es sich um eine homolaterale Torsionsdysfunktion handeln [8, 9].

Wie bereits erwähnt, bewegt sich das Schläfenbein unter dem Einfluss des Hinterhauptbeins auf der Torsionsseite in Außenrotation. Die sagittale Komponente dieser Außenrotation, also die anteriore Rotation, bewirkt eine Verlagerung nach dorsal des Kiefergelenks auf dieser Seite und dadurch auch des Unterkiefers und des Kinns zur Torsionsseite. Sollte allerdings gleichzeitig eine Dysfunktion des Kiefergelenks selbst bestehen, könnte es bei diesem Mechanismus zu Inkohärenzen kommen. Daher sollten die Beobachtungen immer durch Palpation bzw. Mobilitätstests bestätigt werden (➤ Tab. 6.1).

Neugeborene mit Torsionsdysfunktionen entwickeln später asymmetrische Seitbewegungen des Unterkiefers. Im Laufe des Wachstums werden diese asymmetrischen Bewegungen abgespeichert und

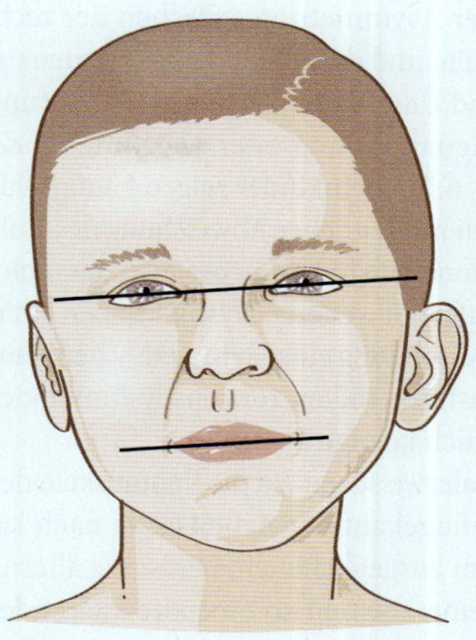

Abb. 6.8 Torsion links
Die bitemporale Linie liegt parallel zur Okklusionslinie (beide auf der Torsionsseite angehoben). © Carole Fumat, nach Vorlagen von N. Sergueef, mit freundlicher Genehmigung des Verlages.

Kräfte ausgebildet, die eine dysfunktionelle Entwicklung der Muskel-Skelett-Strukturen begünstigen. Die Okklusion entwickelt sich daher auf der Grundlage falsch positionierter Zähne und Zahnarkaden. Auf-

6

Tab. 6.1 Kraniale Bezugspunkte bei Torsion links

Bezugspunkt	linke Seite	rechte Seite
Fossa temporalis	hoch	tief
Ohr	abstehend	anliegend
bitemporale Linie	hoch	tief
Augenhöhle	breit	eng
Augapfel	hervorstehend	zurückliegend
Augenbraue	flach	gekrümmt
Wangenknochen	abgeflacht	hervorgehoben
Nasenloch	breit	eng
Nasenlöcherlinie	hoch	tief
Mund	breit	eng
Gaumenbogen	breit, weniger konkav	eng, konkav
Philtrum	offen	geschlossen
OK-Molaren	nach vestibulär gekippt	nach palatal gekippt
Wilson-Ebene	hoch	tief
Mund	hoch	tief
Kinn	abweichend nach ipsilateral	abweichend nach kontralateral

grund der Asymmetrien zwischen der rechten und linken Seite und der fehlenden Kongruenz zwischen Ober- und Unterkiefer entstehen Bissstörungen, z. B. eine Lingualkippung oder ein hinterer Kreuzbiss (➤ Abb. 6.7). Kleinkinder zeigen häufig Okklusionsstörungen mit seitlicher Abweichung des Unterkiefers zur Torsionsseite hin. Man beachte, dass solche Schemata häufig mit weiteren Dysfunktionen einhergehen. Um die Ausbildung einer symmetrischen Kaufunktion zu begünstigen, sollten Torsionsdysfunktionen so früh wie möglich korrigiert werden.

Normalerweise senken die Kaumuskeln den großen Keilbeinflügel auf der Arbeitsseite nach kaudal ab. Bei einem ausgeglichenen, beidseitig alternierenden Kauschema entsteht so eine alternierende Torsion nach rechts und links. Bei Torsionsdysfunktionen neigen die Betroffenen allerdings dazu, nur auf einer Seite zu kauen, und zwar mit einer Okklusionsebene, die schräg zur Torsionsseite hin ansteigt. Im Gegensatz dazu verstärken Menschen, die aufgrund eines Zahnverlustes nur auf einer Seite kauen, durch die Aktion der Kaumuskeln das Absinken des großen Keilbeinflügels und erzeugen dadurch eine Torsionsdysfunktion auf der gegenüberliegenden Seite. In beiden Fällen wird die Entstehung einer CMD begünstigt.

6

Entstehung kraniosakraler Dysfunktionen

Außer den genetischen Faktoren spielen epigenetische Einflüsse zweifelsohne eine entscheidende Rolle für die Entstehung von orofazialen Dysfunktionen und Malokklusionen. In unseren vorigen Arbeiten haben wir bereits ausführlich über die teilweise schädlichen Beanspruchungen gesprochen, denen ein kindlicher Schädel in der Fetalperiode oder während des Geburtsvorgangs ausgesetzt ist [8]. Wir erinnern daran, dass solche Ungleichgewichte sich schon sehr früh einstellen können, da sich die somästhetische Sensibilität lange vor der Geburt ausbildet. Es wurde nachgewiesen, dass ein Kontakt des fetalen Kopfes mit der Gebärmutterwand beim Kind eine Kopfrotation auslösen kann. Hooker zeigte mit seinen Ex-utero-Forschungsarbeiten, dass ab Mitte der 7. Woche eine Stimulierung der fetalen Wange eine Seitneigung des Kopfes, des Rumpfes und des Beckens zur gegenüberliegenden Seite sowie eine Mundöffnung auslöst [10]. Mit dem Einsetzen der Fetalperiode entwickeln sich in der Mundhöhle und der peribukkalen Region freie Nervenendigungen, die kurze Zeit später mit den spezialisierten Rezeptoren der Meissner- und Vater-Pacini-Körperchen ausgestattet sind. [11]. Ungefähr in der 11. Woche, wenn alle taktilen Rezeptoren im Gesicht ausgebildet sind, trainiert das Kind bereits seine motorischen Fähigkeiten. Seine Bewegungsfreiheit wird dabei von seiner Position, dem Zustand der Gebärmutter sowie den Bewegungen oder Dysfunktionen der Mutter bestimmt. Eine Skoliose der Mutter unterhält beim Fetus beispielsweise asymmetrische Positionen und eine asymmetrische Entwicklung, die in den duralen Membranen und allen anderen Gewebestrukturen abgespeichert werden. Die nun folgende Entwicklung, u. a. auch der Zahnkeime und der orofazialen Elemente, geschieht auf der Grundlage dieses Speichermusters. Daher kommen im Laufe des Wachstums nach und nach weitere Dysfunktionen hinzu und verkomplizieren das Gesamtgefüge. Die Folge sind z. B. verfrühte Zahndurchbrüche, Zahnextraktionen oder Dysfunktionen aller Art, wie sie in ➤ Kapitel 4 beschrieben wurden.

Sidebending-Rotations-Dysfunktion (SBR)

Bei dieser Dysfunktion kommen an der SSB zwei Bewegungskomponenten auf unterschiedlichen Achsen zusammen:

- eine antero-posteriore Achse zwischen Nasion und Opisthion, um die sich das Keil- und Hinterhauptbein in dieselbe Richtung drehen;
- jeweils eine eigene, vertikale Achse, um die sich das Keil- und das Hinterhauptbein in entgegengesetzter Richtung drehen.

Wenn der Keilbeinkörper sich in eine Richtung dreht und dadurch einen großen Keilbeinflügel nach kranial und einen nach kaudal schiebt, dreht sich das Hinterhauptbein in die gleiche Richtung, sodass Keil- und Hinterhauptbein dieselbe Seite nach kranial und dieselbe Seite nach kaudal richten. Gleichzeitig drehen sich beide Knochen jeweils um eine eigene vertikale Achse. Diese verläuft beim Keilbein durch den Korpus und beim Hinterhauptbein durch das Foramen magnum. Wenn das Keil- und das Hinterhauptbein sich nun in entgegengesetzter Richtung drehen, nähern sie sich auf einer Seite an und entfernen sich auf der anderen Seite voneinander (➤ Abb. 6.9).

Konsensgemäß wird die Sidebending-Rotations-Dysfunktion (SBR) nach der Seite benannt, auf der der große Keilbeinflügel tiefer steht. Bei einer SBR links drehen sich daher der linke Anteil des Keilbeinkörpers und der linke große Keilbeinflügel nach vorne unten, während der linke Anteil des Hinterhauptbeins sich nach hinten unten dreht. Dadurch entsteht auf der

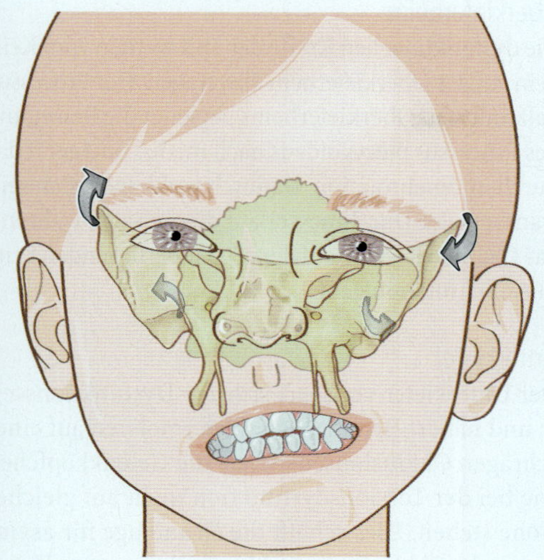

Abb. 6.9 Sidebending-Rotation links
Man beachte die Malokklusion mit Kreuzbiss. © Carole Fumat, nach Vorlagen von N. Sergueef, mit freundlicher Genehmigung des Verlages.

linken Seite der SSB eine Konvexität, auf der rechten Seite eine Konkavität. In manchen Fällen entsteht allerdings eine kontralaterale Konvexität.

Wenn die Sidebending-Rotations-Bewegung nur in eine Richtung möglich ist, liegt eine Dysfunktion vor. Bei unserem Beispiel, einer SBR links, bewegt sich der linke große Keilbeinflügel also leicht nach vorne unten, der rechte große Keilbeinflügel leicht nach hinten oben. Der jeweilige Rückweg ist eingeschränkt. Das Hinterhauptbein bewegt sich auf der linken Seite leicht nach hinten unten, auf der rechten Seite leicht nach vorne oben, auch hier mit eingeschränkten Rückkehrbewegungen.

Wie bei der Torsion ermöglichen die membranösen Suturen auch hier adaptative Gleitbewegungen, um die Kräfte zu kompensieren, die dem Sidebending-Rotations-Schema entgegenwirken. Ist die suturale Resilienz allerdings unzureichend, kommt es zu intraossären Dysfunktionen.

Hauptmerkmale der Sidebending-Rotations-Dysfunktion

Die folgenden Beschreibungen beziehen sich auf das Beispiel einer SBR links.

Keilbein

Das gesamte Keilbein dreht sich um die antero-posteriore Achse, sodass der linke Anteil des Korpus, der linke große und kleine Keilbeinflügel tiefer stehen. Gleichzeitig dreht sich der linke Anteil des Keilbeins um die vertikale Achse (die durch das Zentrum des Korpus verläuft) nach anterior. Da der linke Flügelfortsatz sich nach kaudal medial ventral bewegt, zeigt das Gaumengewölbe auf dieser Seite einen verminderten transversalen Durchmesser und wird in ein Innenrotationsschema mit verstärkter Konkavität gedrängt. Auf der rechten Seite geschieht das Gegenteil.

Hinterhauptbein

Die Pars basilaris und die Hinterhauptschuppe stehen auf der linken Seite tiefer und schieben das linke Schläfenbein in Außenrotation. An der linken Sutura lambdoidea entfernt sich der parietale Rand der Hinterhauptschuppe vom okzipitalen Rand des Scheitelbeins. Die Pars basilaris entfernt sich auf der linken Seite vom Keilbeinkorpus und verstärkt dadurch die Konvexität der SSB auf der linken Seite.

Auf der linken Seite neigt die Synchondrosis petrobasilaris (Sutura petrooccipitalis) dazu, sich zu verschließen, da der seitliche Rand der Pars basilaris nach dorsal absinkt und der hintere Rand des Felsenbeins sich anhebt. Die Synchondrosis sphenopetrosa neigt auf dieser Seite dazu, sich zu öffnen, da der hintere Rand der Ala major (vor dieser Sutur) nach vorne oben steigt und der vordere Rand der Felsenbeinpyramide (hinter der Sutur) in Außenrotation geht.

Sidebending-Rotations-Dysfunktionen entstehen häufig durch eine Kombination von seitlichem Druck auf den fetalen Schädel und Seitneigungsbewegungen des Fetus in der Fetalperiode oder während der Geburt. Dieser Druck überträgt sich auf den kraniozervikalen Übergang und erzeugt eine Dysfunktion zwischen Okziput und Atlas, die zahlreiche Störungen nach sich zieht [12].

Schläfenbeine

Der hintere Anteil des Schläfenbeins (knorpeligen Ursprungs) unterliegt dem Einfluss des Hinterhauptbeins und wird von diesem in Außenrotation gezogen. Diese unterscheidet sich allerdings insofern von der kraniosakralen Außenrotation, als die Nebenbewegung auf der Frontalebene zur Hauptbewegung wird und eine Verlagerung der rechten Ohrmuschel nach

6

außen bewirkt. Die Fossa mandibularis wird mitsamt dem Gelenkköpfchen nach hinten innen gezogen.

Unterhalb des sphenosquamosen Pivot-Punktes (SSP) verschließt sich der horizontale Anteil der Sutura sphenosquamosa an der SSB-Seite, da sich der große Keilbeinflügel nach vorne unten und die Schläfenbeinschuppe nach unten außen bewegt. Oberhalb des Pivot-Punktes öffnet sich der vertikale Anteil der Sutura sphenosquamosa, da sich der große Keilbeinflügel nach vorne unten und die Schläfenbeinschuppe nach außen bewegt.

Jochbeine

Das Jochbein wird durch die Ala major beeinflusst und in Innenrotation geschoben. Da sich der orbitale Rand nach dorsal, der masseterische Rand nach ventral bewegt, steht der Wangenknochen deutlicher hervor. An der Sutura temporozygomatica treffen die entgegengesetzten Kräfte des Joch- und des Schläfenbeins aufeinander, da der Processus temporalis des Jochbeins sich in Innenrotation, der Processus zygomaticus des Schläfenbeins sich in Außenrotation befindet.

6

Stirnbeine

Das Stirnbein der konvexen Seite folgt dem Keilbein nach ventral, dadurch tritt die Eminentia frontalis stärker hervor. Die Incisura ethmoidalis öffnet sich stärker auf der gegenüberliegenden Seite, während das Siebbein auf dieser Seite die Außenrotationsbewegungen der Gesichtsknochen unterstützt.

Siebbein

Da das Siebbein auf der Dysfunktionsseite komprimiert wird, ist die nasale Ventilation auf dieser Seite erschwert.

Gaumenbeine

Aufgrund ihrer Bezüge beeinflussen sich die Gaumenbeine und das Keilbein gegenseitig. Auf der Dysfunktionsseite geraten die Lamina horizontalis wie auch der Processus palatinus der Maxilla in Innenrotation. Während der Processus pyramidalis sich nach medial kaudal ventral bewegt, vermindert der Processus pterygoideus auf dieser Seite den transversalen Durchmesser des Gaumengewölbes.

Oberkieferbeine

Die dysfunktionellen Kräfte der SBR werden vom Keilbein auf das Oberkieferbein übertragen. Der Processus palatinus des Oberkieferbeins begleitet die Bewegung des Processus pterygoideus nach medial und gerät dadurch in Innenrotation. Dadurch verkleinert sich sein transversaler Durchmesser auf dieser Seite, während das Gaumengewölbe auf der gegenüberliegenden Seite in Außenrotation geht.

Unterkiefer

Der Unterkiefer verlagert sich zur Dysfunktionsseite und nähert sich den Oberkiefermolaren auf einer schrägen Okklusionsebene, da die Gelenkköpfchen wie bei der Torsionsdysfunktion nicht auf gleicher Höhe stehen. Dies schafft die Grundlage für asymmetrische Okklusionen und Kaufunktionen und letztendlich für CMD-Problematiken.

MAN BEACHTE

Bei Torsions- und Sidebending-Rotations-Dysfunktionen kommt es zwangsläufig zu Veränderungen in der Ausrichtung der Fossa mandibularis und der Gelenkköpfchen. Normalerweise verlaufen die Hauptachsen der Gelenkköpfchen schräg nach hinten innen und kreuzen sich auf der Höhe des Foramen magnum in einem nach vorne offenen Winkel von ca. 130 Grad. Asymmetrien in der Höhe und Ausrichtung der Gelenkköpfchen begünstigen die Ausbildung einer CMD.

Inspektion

Wenn wir im Gesicht des Patienten eine gedachte Linie zwischen der rechten und linken Schläfengrube ziehen, können wir mutmaßen, ob eventuell eine SBR besteht (➤ Abb. 6.10). Wenn das tieferliegende Ende der Linie sich an der Seite des abstehenden Ohres befindet (also an der Seite, an der das Schläfenbein in Außenrotation steht), zeigt die SSB wahrscheinlich an dieser Seite eine SBR. Ein solcher Sichtbefund ist anschließend durch die Palpation der Bewegungen zu bestätigen [8, 9].

MAN BEACHTE

Bei einer Torsionsdysfunktion verläuft die Linie zwischen den Schläfengruben parallel zur Okklusionsebene (beide stehen auf der Torsionsseite höher). Bei einer SBR konvergieren beide Linien auf der Dysfunktionsseite.

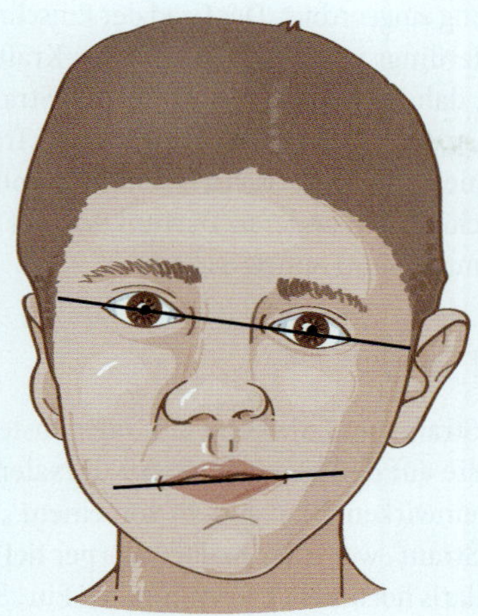

Abb. 6.10 Sidebending-Rotation links
Die bitemporale Linie konvergiert mit der Okklusionslinie auf der Seite der Sidebending-Rotation. © Carole Fumat, nach Vorlagen von N. Sergueef, mit freundlicher Genehmigung des Verlages.

Das Schläfenbein bewegt sich unter dem Einfluss des Hinterhauptbeins auf der SBR-Seite in Außenrotation. Die sagittale Komponente dieser Außenrotation, also die anteriore Rotation, bewirkt eine Verlagerung nach dorsal des Kiefergelenks auf dieser Seite und dadurch auch des Unterkiefers und des Kinns zur SBR-Seite. Sollte allerdings gleichzeitig eine Dysfunktion des Kiefergelenks selbst bestehen, könnte es bei diesem Mechanismus zu Inkohärenzen kommen. Daher sollten die Beobachtungen immer durch Mobilitätstests bestätigt werden (➤ Tab. 6.2).

6.2.2 Unphysiologische Dysfunktionen

Unphysiologische Dysfunktionen entstehen, wenn eine Struktur über die normalen physiologischen Grenzen hinwegbewegt wird und nicht mehr in ihre Neutralstellung zurückkehrt. In solchen Fällen zeigen sich bei den Mobilitätstests Einschränkungen auf allen Ebenen. Eine Kompressionsdysfunktion der SSB beispielsweise behindert die normalen Bewegungen der SSB. Alle Region des Schädels können von einer unphysiologischen Dysfunktion betroffen sein. In den folgenden Abschnitten beschreiben wir die Merkmale der häufigsten Fälle und die entsprechenden Tests.

6

Tab. 6.2 Kraniale Bezugspunkte bei Sidebending-Rotation links

Bezugspunkt	linke Seite	rechte Seite
Fossa temporalis	tief und voll	hoch und hohl
Ohr	abstehend	anliegend
bitemporale Linie	tief	hoch
Augenhöhle	eng	breit
Augapfel	hervorstehend	zurückliegend
Augenbraue	abgeflacht	gekrümmt
Wangenknochen	hervorgehoben	abgeflacht
Nasenloch	eng	breit
Nasenlöcherlinie	hoch	tief
Mund	eng	breit
Gaumenbogen	eng, konkav	breit, abgeflacht
Philtrum	geschlossen	offen
OK-Molaren	nach palatal gekippt	nach vestibulär gekippt
Wilson-Ebene	hoch	tief
Mund	hoch	tief
Kinn	abweichend nach ipsilateral	abweichend nach kontralateral

Kompressionsdysfunktion der SSB

Wenn der Schädel auf der antero-posterioren Achse starken Druckbelastungen ausgesetzt ist, entsteht an der SSB eine Kompression. Dies geschieht beispielsweise bei Stürzen auf den Kopf oder wenn der kindliche Schädel bei der Geburt zu früh in die obere Beckenenge eintritt. Kompressionsdysfunktionen der SSB führen zu einer Unterbrechung der Motilität und zu einer deutlichen Verminderung der Amplitude und der Intensität des PRM.

Strain-Dysfunktionen der SSB

Die Ebene der Gelenkflächen der SSB, d. h. die dorsale Fläche des Keilbeinkörpers und die ventrale Fläche der Pars basilaris des Hinterhauptbeins, ist nach vorne unten geneigt. An dieser Stelle kann es durch übermäßige Scherkräfte zu Verschiebungen kommen, entweder durch senkrecht oder durch seitlich einwirkende Kräfte. Senkrechte Verschiebungen werden als „Vertical Strain", seitliche als „Lateral Strain" bezeichnet. Konsensgemäß wird die Dysfunktion nach der Seite benannt, zu der die dorsale Fläche des Keilbeinkörpers abweicht.

Gewöhnlich werden Strains als unphysiologische Dysfunktionen mit vollständiger Bewegungseinschränkung eingeordnet. Der Grad der Einschränkung hängt allerdings von der Intensität der Krafteinwirkung ab, daher finden sich auch leichte Strain-Dysfunktionen der SSB nach weniger schweren Traumata. Wir erinnern daran, dass ein Strain in Kombination mit verschiedenen anderen Dysfunktionen (Torsion, SBR, Kompression) auftreten kann.

Vertical Strain

Vertical Strains sind die Folge auf- oder absteigender Kräfte, die auf den ventralen oder dorsalen Anteil der SSB einwirken. Man spricht von einem „Inferior Vertical Strain", wenn der Keilbeinkörper tief und die Pars basilaris hoch steht (➤ Abb. 6.11). Ein „Superior Vertical Strain" liegt vor, wenn der Keilbeinkörper hoch und die Pars basilaris tief steht. Bei diesen Dysfunktionen kommt es aufgrund der Krafteinwirkung auf das Keilbein zu Veränderungen der orofazialen Strukturen und der Okklusion. Daher empfiehlt sich eine frühzeitige osteopathische Normalisierung. Bei unseren Studien zu kranialen Dysfunktionen bei Kindern zeigten 15,3 % einen Inferior Vertical Strain, und nur 1,2 % einen Superior Vertical Strain.

Inferior Vertical Strain

Die Art und Weise der Verschiebung, die an der SSB stattfindet, hängt davon ab, wo und in welche Rich-

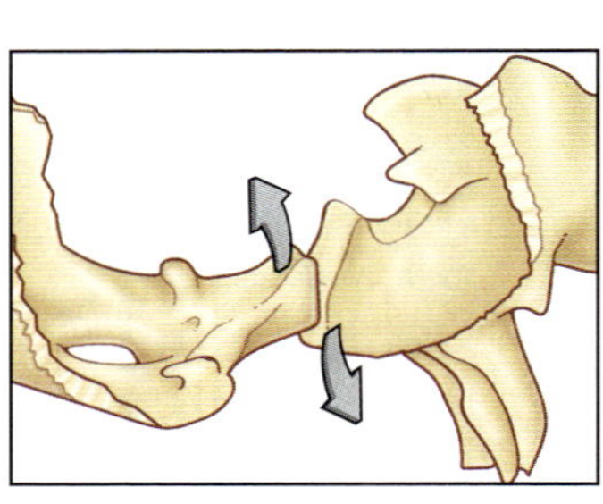

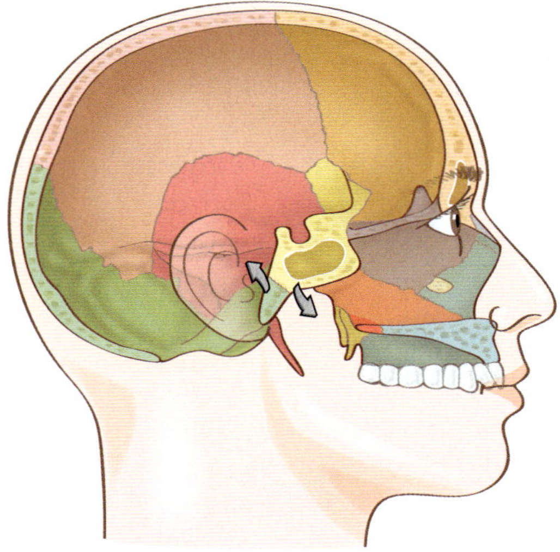

Abb. 6.11 Inferior Vertical Strain © Carole Fumat, nach Vorlagen von N. Sergueef, mit freundlicher Genehmigung des Verlages.

tung die Kräfte auf den Schädel einwirken. So kann das Kaudalgleiten des Keilbeinkörpers beispielsweise zusätzlich eine Rotationskomponente enthalten. Beim Inferior Vertical Strain geht diese Rotation in die gleiche Richtung wie die Extensionsbewegung der SSB. Gleichzeitig verschiebt sich das Hinterhauptbein in einer Bewegung, die sich mit der sphenobasilären Flexion vergleichen lässt. Die Verschiebung des Keilbeins geht mit einer Verminderung der transversalen und sagittalen Abmessungen der orofazialen Strukturen einher. Dies gilt für den Interkanthus-Abstand, die Breite der Nasenflügel und der Oberkieferbeine. Letztere stehen in Innenrotation, der Gaumen ist hoch und tief. Man beachte, dass die Enge der Nasenflügel die Nasenatmung erschwert und zu einer Mundatmung verleitet. Dabei wird der Unterkiefer retrudiert, um den Mundrachen zu vergrößern. Die Halswirbelsäule wird typischerweise mit einer verminderten Lordose nach vorne verlagert. Der Ober- und Unterkiefer sowie die Zähne werden kleiner, es kommt zu Störungen der Okklusion, Zahnengstand, Kippungen der Schneidezähne, die Unterlippe wird häufig hinter die oberen Schneidezähne geschoben. Bei einem Inferior Vertical Strain neigt der Flexionswinkel der SSB dazu, sich zu öffnen, da die Pars basilaris, die Felsenbeine und die Kiefergelenke relativ hoch stehen. Häufig zeigen sich Störungen der Kiefergelenke [13].

Kieferorthopädische Methoden mit dem Ziel, den Gaumen zu erweitern und die o. g. Probleme zu beheben, werden kontrovers diskutiert. Wenn das dysfunktionelle kraniosakrale Schema bestehen bleibt, widerstehen die Joch- und die Stirnbeine einer solchen Erweiterung. Zum einen kann es zu Rückfällen kommen, zum anderen führt die Asymmetrie der Oberkieferbeine dazu, dass einer der beiden Knochen sich leichter verschieben lässt als der andere [13].

Superior Vertical Strain

Beim Superior Vertical Strain geht die Rotation, die das Kranialgleiten des Keilbeins begleitet, in die gleiche Richtung wie die Flexionsbewegung der SSB. Gleichzeitig verschiebt sich das Hinterhauptbein in einer Bewegung, die sich mit der sphenobasilären Extension vergleichen lässt. Dadurch liegt die Pars basilaris in einer tieferen Position. Die Schläfenbeine stehen in Innenrotation, während die Felsenbeine die Pars basilaris nach kaudal begleiten. Die Kiefergelenke und der Unterkiefer verlagern sich dadurch nach ventral wie bei einer Angle-Klasse III.

Aufgrund der kranialen Verschiebung des Keilbeins erhöht sich die vertikale Abmessung der Stirnbeine, während sich die Oberkieferbeine nach dorsal verlagern (retrudieren) [14]. Die Größe des Zwischenkieferbeins ist vermindert, es kommt zu Zahnengstand an den Schneidezähnen, besonders den seitlichen. Außerdem kann ein zu kleines Zwischenkieferbein zu vorderen Kreuzbissen führen. Die Sutura incisiva canina ist häufig dysfunktionell, bisweilen bleibt ein Eck- oder Schneidezahn inkludiert. Die Naht sollte daher normalisiert werden. Die Oberkieferbeine stehen allerdings in Außenrotation, der Gaumen ist tief und breit.

MAN BEACHTE

Ein inkludierter Eck- oder Schneidezahn oder ein vorderer Kreuzbiss kann durch einen Superior Vertical Strain entstehen.

Eine frühzeitige Behandlung des Strains, der Schädelbasis und der Schläfenbeine kann der Ausbildung einer Angle-Klasse III entgegenwirken. Allerdings sollte eine Normalisierung des Zwischenkieferbeins zur Zeit des Milchgebisses erfolgen, um die negativen Auswirkungen einer Dysfunktion zu mindern.

Lateral Strain

Ein Lateral Strain entsteht, wenn eine übermäßige Kraft seitlich auf den vorderen oder hinteren Anteil der SSB einwirkt. Dadurch verändern sich die transversalen Bezüge zwischen Keil- und Hinterhauptbein. Wir sprechen von einem Lateral Strain rechts, wenn die hintere Fläche des Keilbeinkörpers nach rechts, und die vordere Gelenkfläche der Pars basilaris nach links verschoben werden (➤ Abb. 6.12). Beim Lateral Strain links geschieht das Gegenteil. In der Ansicht von oben erscheint der Schädel in Form eines Parallelogramms. In der Statistik treten Lateral Strains ungefähr doppelt so häufig auf wie Vertical Strains [7].

Beim Lateral Strain links geht die Sidebending-Komponente, die das Linksgleiten des Keilbeinkörpers begleitet, in die gleiche Richtung wie die SBR-links-Bewegung der SSB. Gleichzeitig verlagert sich das Hinterhauptbein in einer Sidebending-Bewegung, die sich mit einem SBR rechts der SSB vergleichen lässt. Das rechte Schläfenbein steht in Außenrotation und zieht die rechte Unterkieferseite nach dorsal. Das linke

6

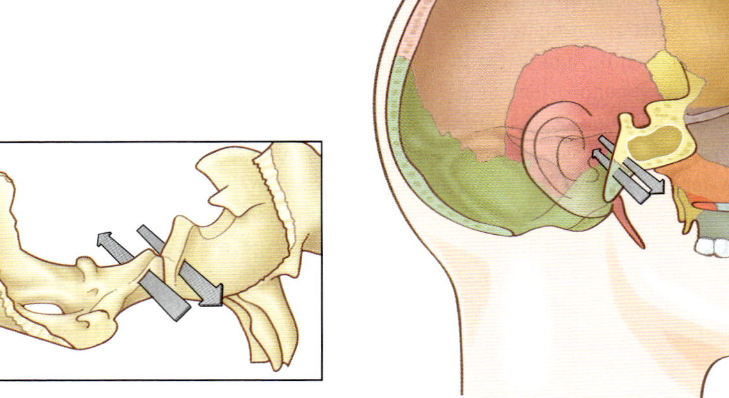

Abb. 6.12 Lateral Strain rechts © Carole Fumat, nach Vorlagen von N. Sergueef, mit freundlicher Genehmigung des Verlages.

Oberkieferbein steht in Innenrotation und ist kleiner ausgebildet. Die seitliche Verschiebung zwischen der vorderen und der hinteren Schädelregion trägt zur Entstehung skelettaler Anomalien auf der transversalen Okklusionsebene und dysfunktioneller Bezüge zwischen den Zahnarkaden bei.

Häufig liegt bei nicht-synostotischen Plagiozephalien ein Lateral Strain vor. Der Strain befindet sich auf der Seite der okzipitalen Abflachung. Auf dieser Seite ist das Oberkieferbein kleiner, das Schläfenbein ist nach vorne verlagert und schiebt das Kiefergelenk und die Unterkieferhälfte mit nach vorne, sodass das Kinn zur gegenüberliegenden Seite abweicht. Der Abstand zwischen Nasion und Condylion (seitlichster Punkt des Gelenkköpfchens) verringert sich proportional zur okzipitalen Verformung [15]. Dadurch entsteht ein Risikofaktor für die Ausbildung einer Unterkieferasymmetrie und eines einseitigen Kauschemas.

MAN BEACHTE

Zur Bestimmung der Dysfunktionen sind die Palpation und die Mobilitätstests unerlässlich. Im klinischen Bild treten typischerweise mehrere Kategorien in Kombination auf, z. B. Störungen der SSB, der Oberkieferbeine und der benachbarten Knochen und/oder intraossäre Dysfunktionen.

6.2.3 Intraossäre Dysfunktionen

Knochengewebe besteht aus einem, mehr oder weniger dichten Netzwerk von kalzifiziertem Bindegewebe. Je nach Alter und Gesundheitszustand behält es über die gesamte Lebensdauer eine gewisse Elastizität. Typischerweise vereinen sich zahlreiche Ossifikationszentren mit knorpeligem oder membranösem Gewebe. An diesen Stellen kann es bis zur Verknöcherung zu Dysfunktionen kommen. Solche Dysfunktionen können in utero, durch die besonderen Beanspruchungen während der Geburt oder durch Traumata in der Kindheit entstehen. Sämtliche Knochen können davon in ihrer Form und Funktion betroffen sein. Man beachte den Unterschied zwischen intra- und interossären Dysfunktionen. Intraossäre Dysfunktionen bestehen innerhalb eines Knochens, interossäre Dysfunktionen zwischen zwei oder mehreren benachbarten Knochen.

Intraossäre Dysfunktionen des Hinterhauptbeins

Das Hinterhauptbein besteht aus vier Anteilen, die zu unterschiedlichen Zeitpunkten verknöchern. Die hintere intraokzipitale Synchondrose (zwischen der Pars squamosa und den Partes laterales) verknöchert im Alter von 2 bis 3 Jahren, die vordere (zwischen den Partes laterales und der Pars basilaris) im Alter von 7 bis 9 Jahren. Da das Hinterhauptbein an der Bildung der Schädelbasis beteiligt ist, wirken sich intraossäre Dysfunktionen dieses Knochens auf die Schädelbasis und ihre Beziehungen zum Gesichtsschädel, die Schläfenbeine und den Unterkiefer aus.

Intraossäre Dysfunktionen des Keilbeins

An der Bildung des Keilbeins sind bis zu zwölf Synchondrosen beteiligt. Zum Zeitpunkt der Geburt besteht dieser komplexe Knochen allerdings mehr oder weniger aus drei Hauptbestandteilen. Der zentrale Anteil, also der Körper und die kleinen Flügel, verknöchern in den meisten Fällen im Alter von 1 bis 2 Jahren mit den seitlichen Anteilen, d. h. den großen Flügeln und den Flügelfortsätzen. Bisweilen sind allerdings bis zum Alter von 4 Jahren an den Verbindungsstellen noch sklerotische Überbleibsel zu finden [5].

Das Keilbein übt einen großen Einfluss auf den Gesichtsschädel aus. Über die Sutura sphenopalatina ist es mit den Gaumenbeinen und daher indirekt mit den Oberkieferbeinen verbunden (➤ Abb. 6.4):

- der vordere untere Anteil des Keilbeinkörpers artikuliert mit der hinteren (sphenoidalen) Fläche des Processus orbitalis des Gaumenbeins;
- der vordere Anteil der Unterseite des Keilbeinkörpers artikuliert mit der oberen seitlichen Fläche des Processus sphenoidalis des Gaumenbeins;
- die Incisura pterygoidea, die die Lamina medialis und die Lamina lateralis des Processus pterygoideus an der jeweils unteren Hälfte voneinander trennt, artikuliert mit dem Processus pyramidalis des Gaumenbeins.

In der kraniosakralen Flexion bewirkt die anteriore Rotation des Keilbeins ein Absinken des Gaumenbeins, was wiederum eine Abflachung des Gaumens zur Folge hat. In der kraniosakralen Extension geschieht das Gegenteil. Bei einem Superior Vertical Strain vollzieht sich eine ähnliche Bewegung wie in der kraniosakralen Flexion, bei einem Inferior Vertical Strain entsprechend wie in der kraniosakralen Extension. Man beachte, dass Dysfunktionen dieser Bewegungen, die sich vor dem Verknöcherungsalter einstellen, dazu führen, dass das Keilbein in einem dysfunktionellen Zustand verknöchert und dadurch intraossäre Dysfunktionen entwickelt. Diese können später zu Okklusionsstörungen führen.

Wir haben bereits ausführlich über die Bedeutung der orofazialen Funktionen, z. B. des Saugens oder des Kauens, und ihrer Zugwirkung auf das kaudale und laterale Wachstum der Processus pterygoidei gesprochen [12]. Die rechte und linke Sutura pterygopalatina müssen auf der Höhe der Incisura pterygoidea frei von Störungen sein, um ein Wachstum der Oberkieferblöcke in transversale Richtung zu ermöglichen. Im Falle von intraossären Dysfunktionen des Keilbeins und Asymmetrien in der Größe und Position des Processus pterygoidei kann es allerdings zu Einschränkungen der transversalen maxillofazialen Abmessungen kommen.

Intraossäre Dysfunktionen des Siebbeins

Zum Zeitpunkt der Geburt ist das Mesethmoid noch knorpelig. Die Lamina perpendicularis und die Crista galli entspringen diesem Anteil. Die Verknöcherung der Lamina cribrosa, der Lamina perpendicularis, Crista galli und der Siebbeinzellen beginnt im Alter von 1 bis 2 Jahren [16, 17]. Die Verknöcherung der Synchondrosis sphenoethmoidalis ist mit 7 Jahren beendet [18].

Das Gesicht und die Nase, vor allem der Nasenrücken und die Verbindungen zum Stirn-, Nasen- und Siebbein sowie zur Nasenscheidewand, sind bei der Geburt besonders verletzungsgefährdet [12]. Ein Prozent der Neugeborenen zeigt eine Septumasymmetrie [19]. Das Nasenseptum und das knorpelige Mesethmoid spielen allerdings eine bedeutende Rolle für die Morphogenese des Gesichts [20]. Wenn nun die nasale Ventilation aufgrund einer Septumdeviation eingeschränkt ist, kann sie diese morphogenetische Rolle für das Wachstum des Zwischenkieferbeins und der Oberkieferknochen nicht mehr erfüllen. Dysfunktionen sollten daher so früh wie möglich normalisiert werden.

Intraossäre Dysfunktionen des Oberkiefers

Intraossäre Dysfunktionen des Oberkiefers zählen zu den häufigsten Dysfunktionen im orofazialen Bereich.

6

Der Oberkiefer setzt sich bekanntermaßen aus zwei Bestandteilen zusammen, dem eigentlichen Oberkieferknochen (Maxilla) und dem Zwischenkieferbein (Prämaxilla, Os incisivum). Die beiden Knochen werden über die Zwischenkiefernaht (Sutura incisiva canina) miteinander verbunden. Beim Säugling ist sie vor der Gaumenfläche zu beobachten, wo sie sich von einem Eckzahnfach zum anderen erstreckt. Je nach Autor und Studie variiert der Zeitpunkt der Verknöcherung dieser Naht zwischen 4 und 8 Jahren [21, 22]. Man beachte, dass das Zwischenkieferbein die Keime der zwei mittleren und zwei seitlichen Schneidezähne in sich trägt. Seine kraniale Fortsetzung geht in den Processus palatinus und den Processus frontalis der Maxilla über. Es bildet die Hauptbegrenzung der Apertura piriformis (➤ Abb. 2.18).

Intraossäre Dysfunktionen der Oberkiefer können in utero durch direkte Druckeinwirkung auf das fetale Gesicht entstehen, wenn der Fetus beispielsweise in Steißlage mit seinem Fuß gegen sein Gesicht drückt. Bei einer Geburt in Hinterhauptslage kommt es häufig vor, dass das Gesicht des Fetus gegen das Kreuzbein der Mutter gedrückt wird. Nach der Geburt entstehen solche intraossären Dysfunktionen hauptsächlich durch übermäßiges Schnuller- oder Daumenlutschen oder Zungenstoßen. Häufig erzeugt dies einen vorderen offenen Biss (Infraokklusion). Weiterhin können Traumata gegen das Gesicht oder Stürze auf die oberen Schneidezähne Störungen der Zwischenkiefernaht erzeugen, bei denen sich das Zwischenkieferbein nach hinten oben verlagert. Superior-Vertical-Strain-Dysfunktionen gehen ebenfalls mit Störungen der Zwischenkiefernaht einher.

Intraossäre Dysfunktionen der Oberkiefer mit verkleinertem Zwischenkieferbein führen zu Zahnengstand im Schneidezahnbereich und/oder zu vorderen Kreuzbissen. Bisweilen bleibt ein Eck- oder Schneidezahn in der Nähe der Naht inkludiert.

Bei Kleinkindern sind die Oberkiefer noch nicht vollständig entwickelt und haben noch ein beträchtliches Wachstum vor sich. Daher kommen intraossäre Dysfunktionen, die im Kindesalter entstehen, erst später zum Vorschein, nachdem das Wachstum auf einer dysfunktionellen Grundlage stattgefunden hat. Ventilations- oder Okklusionsstörungen, die sich daraus ergeben, sind dann allerdings mit osteopathischen Methoden schwieriger zu behandeln. Idealerweise sollten osteopathische Normalisierungen in diesem Bereich vor dem 3. Lebensjahr erfolgen.

Intraossäre Dysfunktionen des Unterkiefers

Der Unterkiefer setzt sich aus mehreren Teilen zusammen. Die Verknöcherung des späteren Corpus mandibulae beginnt um den 40. Tag herum im Bereich des Meckel-Knorpels. Ein zweites Ossifikationszentrum bildet das spätere Caput mandibulae und entwickelt sich nach kaudal hin zum Ramus mandibulae. Jedes dieser Elemente unterliegt der Wirkung der umgebenden Muskulatur, und zwar bereits ab der Fetalperiode. Dieses Phänomen bleibt das ganze Leben über bestehen und verdeutlicht die Bedeutung eines beidseitigen Kauschemas und ausgeglichener orofazialer Beanspruchungen.

In der Fetalperiode ist der Unterkiefer häufig Druckbelastungen durch die fetalen Hände oder Füße ausgesetzt. Bei der Geburt ist er ebenfalls verletzungsgefährdet, einerseits wegen seiner hervorstehenden Position, andererseits, weil er bisweilen als manueller Ansatzpunkt dient, um das Kind aus dem Geburtskanal zu befreien. Das Ansetzen einer Geburtszange am Unterkiefer oder an den Kiefergelenken kann ebenfalls zu Dysfunktionen führen.

In den ersten Lebensmonaten kann die Bauchlage die Ausbildung anteriorer Plagiozephalien mit Verformungen der Stirn, Nase, des Unterkiefers oder der Kiefergelenke begünstigen. Gleiches gilt für Daumen- oder Fingerlutschen mit Druck gegen die Unterkieferarkade. Man beachte, dass sich der rechte und linke Unterkieferwinkel häufig asymmetrisch ausbilden, was zu Störungen der Okklusion oder der Kiefergelenke führen kann.

Die beiden Unterkieferhälften verschmelzen ungefähr im Alter von 5 bis 6 Monaten miteinander. Die Verbindungslinie bleibt allerdings noch bis zu Beginn des 2. Lebensjahres erhalten [23]. Der Unterkiefer wächst am schnellsten in den ersten 3 Lebensjahren. Der bikondyläre Abstand nimmt rasch an Größe zu, und zwar parallel zum Wachstum der Schädelbasis. Daher wirken sich sämtliche intraossären Dysfunktionen, die in dieser Zeit entstehen, auf die späteren Okklusionsfunktionen aus und sollten so früh wie möglich entdeckt und normalisiert werden.

6.3 Untersuchung

In den folgenden Abschnitten beschreiben wir die Besonderheiten der osteopathischen Diagnose und Behandlung von orofazialen und temporomandibulären Dysfunktionen. Dabei geht es nicht darum, kieferorthopädische Untersuchungen zu ersetzen, sondern zu ergänzen.

Typischerweise beginnt die Untersuchung mit der Anamnese, gefolgt von der Inspektion und der Palpation der Strukturen und der Funktionen. Obwohl diese drei Bestandteile getrennt beschrieben werden, lassen sie sich mit etwas Erfahrung miteinander kombinieren und mehr oder weniger gleichzeitig ausführen. Die Frage, ob sich zwischen Therapeut und Patient ein Vertrauensverhältnis herstellt, entscheidet sich bereits beim ersten Kontakt. Die Person, die zu uns kommt, muss sich vollkommen sicher fühlen, egal, ob es sich um ein Kind oder einen Erwachsenen handelt. „Wenn die Neurozeption einer Person eine andere Person als sicher einstuft, setzt sich ein neuronaler Schaltkreis in Gang, der die Abwehrstrategien (*fight, flight or freeze*) im Gehirn aktiv unterbindet“ (dt.: „kämpfen, fliehen oder erstarren“) [24]. Ausführliche Informationen zu Behandlungsansätzen von Kindern und Erwachsenen finden Sie in unseren vorigen Werken [12, 25].

6.3.1 Anamnese

Die Anamnese liefert Informationen über den Grund des Besuchs der Person, ihren Gesundheitszustand und ihre Vorerkrankungen. Versuchen Sie, vor allem bei Kindern, ein „positives“, lösungsorientiertes Gespräch zu führen und belastende Beschreibungen zu vermeiden.

Wir haben die grundlegende Anamnese für den osteopathischen Behandlungsansatz somatischer Dysfunktionen bei Neugeborenen und Kindern bereits beschrieben [12]. Zusätzlich zu den herkömmlichen Informationen ermöglicht eine Reihe spezifischer Fragen, bestimmte Risikofaktoren zu erkennen, die für die spätere Entwicklung orofazialer Störungen verantwortlich sein könnten. Eine CMD-spezifische Anamnese finden Sie in ➤ Kapitel 5, „Klinische Untersuchung und Behandlung“).

Anamnese bei Kindern

Geburt

Suchen Sie nach Ursachen für eventuelle kraniosakrale Dysfunktionen:

- Komplikationen während der Schwangerschaft
- Komplikationen während der Geburt
- Frühgeburt
- Mikro- oder Makrosomie
- plastische Deformationen, z. B. Plagiozephalien

Oralität

Versuchen Sie, einen Zusammenhang zwischen vorhandenen Dysfunktionen und begünstigenden Faktoren herzustellen (➤ Kapitel 4):

- Ernährung durch Stillen oder mit der Flasche
- Stillschwierigkeiten
- Dauer des Stillens, Alter bei Abstillen
- Form und Material des Saugers der Flasche
- Einschlafen beim Trinken an der Flasche
- Verdauungsprobleme, Erbrechen oder Aufstoßen
- Nutzung einer Schnabeltasse
- Verwendung eines Schnullers (wenn ja, wie lange?)
- regelmäßige Einnahme zuckerhaltiger Nahrungsmittel oder Getränke
- spezielle Diät wegen Nahrungsmittelintoleranzen
- nicht-nutritives Saugen (Daumen, Finger, Schnuller, Kuscheltier)
- Übergang von der Flasche zum Löffel
- Alter beim Beginn des Kauens
- orofaziale Dysfunktionen:
  - Zungensaugen als Schnullerersatz
  - vorderes oder seitliches Zungenstoßen
  - infantiles Schlucken
  - Onychophagie
  - Beißen der Lippen oder anderer Gegenstände
  - einseitiges Kauen, Schwierigkeiten bei großen Stücken
  - Kauen von Kaugummis, Bonbons o. Ä.
  - Bruxismus, Kieferpressen

Ventilation

- Nasen- oder Mundatmung
- ein- oder beidseitige nasale Obstruktion

6

- geräuschvoll oder geräuschlos (normalerweise von Geburt an nasal und geräuschlos)
- vergrößerte Rachenmandel
- vergrößerte Gaumenmandeln
- Rhinitiden
- Mundatmung, ggf. mit folgenden Merkmalen:
  - trockener Mund
  - häufige Mandelentzündungen
  - Karies
  - Rhonchopathie
  - nächtliches Schwitzen
  - Einnässen
  - unerholsamer Schlaf
  - schlechte schulische Leistungen
  - Bruxismus

Entwicklung

- Tics oder Manien, z. B. Ohrenreiben
- Ablehnung bestimmter Schlafpositionen
- psychomotorische Entwicklung
- Alter zu Beginn des Gehens
- Alter beim Sprechen der ersten Wörter oder Sätze
- Alter zu Beginn der Blasen- und Darmkontrolle
- kognitive Entwicklung
- Störungen der Statik
- Aktivitäten mit Beteiligung der Mundregion, z. B. Blasinstrumente

Gesundheitliche Probleme

- Verletzungen, Traumata
- Traumata im orofazialen oder kranialen Bereich
- Einzelheiten der traumatischen Krafteinwirkung(en)
- aktuelle oder vorherige medikamentöse Behandlung(en)
- Krankenhausaufenthalte
- psychosomatische Störungen
- familiäre Umgebung

Zahnärztliche Vorgeschichte

- Mundhygiene
- Alter (in Monaten) beim Durchbruch des ersten Zahns
- Schmerzen beim Zahndurchbruch
- Entwicklung der Zähne seit dem ersten Lebensjahr
- Zahnarztbesuche
- Schluckmuster (infantil oder adult)
- aktuelle oder vorherige Zahnschmerzen
- okklusale Störungen oder Interferenzen
- Zahnspange
- kieferorthopädische Behandlung

Anamnese beim Erwachsenen

Bestimmte Informationen, die bei Kindern relevant sind, könnten auch bei Erwachsenen, vor allem bei jungen Erwachsenen von Belang sein. Dazu zählen beispielsweise eine Frühgeburtlichkeit oder Plagiozephalien, die kraniale oder kraniozervikale Asymmetrien erklären würden. Nachdem wir die herkömmlichen Informationen über die Person eingeholt haben, fragen wir nach der Entstehung der Hauptbeschwerden. Anschließend setzen wir die Anamnese fort, um uns ein vollständiges Bild der Person machen zu können.

Hauptbeschwerden

- Beschreibung der Hauptbeschwerden
- Schmerzen
- Art, Intensität, Häufigkeit der Schmerzen
- erstmaliges Auftreten der Beschwerden
- Auslöser
- verstärkende Faktoren

Vorerkrankungen, gesundheitliche Probleme

- Dysautonomien
- Herz-Kreislauf-Probleme, Bluthochdruck
- Allergien, Atopien
- Asthma bronchiale
- gastrointestinale Störungen
- gastroösophagealer Reflux (Risikofaktor für Karies)
- Seh- oder HNO-Störungen
- Zephalgien
- Trigeminusneuralgien
- Entzündungen im Bereich der Gesichtshaut
- Schlafqualität
- obstruktive Schlafapnoe

- Schlafposition (Risikofaktor für CMD)
- psychische Labilität
- Stressfaktoren
- Beruf, Lebensweise, körperliche Aktivitäten, Drogen
- Muskel-Skelett-Störungen
- Medikamente

Funktionelle Störungen

- Mundatmung
- ein- oder beidseitige nasale Obstruktion
- allergische Rhinitiden
- Sinusitiden
- Rhonchopathie
- nächtliches Schwitzen
- unerholsamer Schlaf
- Bruxismus

Mundregion

- Hyper- oder Hyposalivation
- infantiles Schlucken
- Dysphagie
- Halsschmerzen
- einseitiges Kauen
- schmerzhaftes Kauen
- CMD (➤ Kapitel 5, „Klinische Untersuchung und Behandlung“)
- Sprechstörungen, raue Stimme
- Sprechmüdigkeit, Heiserkeit
- Kauen von Kaugummis, Bonbons o. Ä.
- Bruxismus, Kieferpressen
- Beißen auf Lippen oder anderen Gegenständen
- Onychophagie

Zahnärztliche Vorgeschichte

- Mundhygiene
- Zahnsteinentfernung
- Vorerkrankungen
- Zahnarztbesuche
- aktuelle oder vorherige Zahnschmerzen
- okklusale Störungen oder Interferenzen
- Zustand der Weisheitszähne
- Zahnextraktionen
- Prothesen
- Implantate

6.3.2 Inspektion

Beginnen Sie bereits ab dem ersten Kontakt mit dem Patienten mit der Inspektion. Beobachten Sie den Gesichtsausdruck der Person, die Mimik und die Unterkieferbewegungen. Das Lächeln gibt Ihnen Auskunft über die Persönlichkeit, den psycho-emotionalen Zustand, eventuelle Schmerzen sowie Vertrauen oder Misstrauen Ihnen gegenüber. Mit präzisen anatomischen Kenntnissen und etwas Erfahrung lassen sich bei der Inspektion bereits Dysfunktionen erkennen, die Sie später anhand der Mobilitätstests bestätigen können.

Idealerweise untersuchen Sie die Person von Kopf bis Fuß, in der Haltung, die die Person spontan im Stehen einnimmt. Neugeborene befinden sich auf der Behandlungsbank oder auf dem Schoß der Mutter oder des Vaters. Indem Sie die Patienten in ihrer Ganzheit, mit ihrer Haltung, den Bewegungen des Kopfes, des Gesichts, der Wirbelsäule und der Extremitäten betrachten, können Sie eine schlüssige Diagnose erstellen und Bezüge zwischen den orofazialen Strukturen und dem Rest des Körpers erkennen.

6.3.3 Palpation

Palpation der Strukturen

Die Palpation der Strukturen besteht in der taktilen Untersuchung der statischen Anatomie. Sie ermöglicht uns, die Beobachtungen der Inspektion zu bestätigen und positionelle Asymmetrien oder strukturelle Anomalien festzustellen, die den funktionellen Zustand der Person beeinflussen.

Wir erinnern daran, dass die Hände sauber und warm sein sollten. Außerdem müssen wir respektieren, inwieweit der Patient bereit ist, sich berühren zu lassen. Dies gilt besonders für Kinder, da eine erfolgreiche Normalisierung ihre Mitarbeit erfordert. Das Gesicht ist ein sehr intimer Bereich, daher muss die Person sich sicher fühlen, um sich entspannen zu können.

Die Palpation erfolgt in verschiedenen Schichten. Dabei untersuchen wir zunächst die Haut. Ist sie glatt oder rau, fettig, trocken oder feucht? In dysfunktionellen Gebieten ist die Vasomotorik verändert, sodass die Haut an diesen Stellen eine veränderte Körnung und

Temperatur zeigt. Dies gilt besonders für dysfunktionelle Kiefergelenke.

Gehen Sie anschließend etwas tiefer, um das subkutane Gewebe zu testen. Der Kontakt sollte dabei allerdings trotzdem so leicht wie möglich bleiben. Suchen Sie nach Stellen mit veränderter Gewebequalität, einer höheren Dichte oder Steifigkeit oder verminderter Vitalität.

Bei einer tiefergehenden Palpation lassen sich die Muskeln untersuchen. Die Gesichtsmuskulatur ist besonders komplex und reichhaltig. Wir erinnern daran, dass einige dieser Muskeln, z. B. die Kaumuskeln, kammförmig angeordnet und ihre Faserbündel weniger homogen als bei anderen Muskeln ausgerichtet sind. Häufig sind vor allem an den Ansatzstellen überempfindliche Stellen, sog. Triggerpunkte, zu finden. Bei der Palpation treten solche schmerzhaften Stellen mit leicht ödematösem Gewebe hervor. Eine Auslösung der Schmerzen sollte vermieden werden.

Achten Sie auf Veränderungen in der Textur oder der Form, im Tonus oder Volumen, Unstimmigkeiten im Gewebe, die auf Hämatome oder verschiedene Arten von Schwellungen hindeuten könnten. Durchdringen Sie die verschiedenen Gewebeschichten, bis sie am Knochen ankommen, und untersuchen Sie deren Zustand und die Gelenkbezüge. Achten Sie dabei besonders auf die Kiefergelenke und, bei Kindern, auf die Zwischenkiefernaht. Untersuchen Sie paarige Strukturen im Seitenvergleich. Bei Dysfunktionen zeigen sich Veränderungen in der Form, Position und Gewebetextur. Die palpatorische Untersuchung der Gewebequalität ermöglicht den Vergleich zwischen dem Normalen und dem Anormalen, oder anders ausgedrückt zwischen dem gesunden und einem dysfunktionellen Zustand.

MAN BEACHTE

Bei somatischen Dysfunktionen zeigt das Gewebe Veränderungen in der Form, Position, Textur und Motilität. Die palpatorische Untersuchung dieser Parameter ermöglicht, das Normale vom Anormalen zu unterscheiden.

Palpation der Funktionen

Die palpatorische Untersuchung der Funktionen, der Quantität und der Intensität der Bewegungen betrifft ein Kontinuum, das sich von der subtilsten, allem lebenden Gewebe inhärenten Motilität bis zur makroskopischen Bewegung großer Körperregionen erstreckt. Daher erfolgt die palpatorische Funktionsdiagnostik ebenfalls mithilfe eines entsprechenden Kontinuums, von den subtilen Listening-Tests bis zu den makroskopischen Tests des Bewegungsumfangs. Beginnen Sie mit den subtilen Tests, also dem Listening, und führen Sie danach, falls nötig, aktivere Tests aus. So erhalten Sie Informationen über die Gewebestrukturen, die nicht durch Ihr Eingreifen beeinflusst werden.

Listening-Tests

MAN BEACHTE

„Listening" (dt.: Hören) steht für die neutralste, nichtinvasive Form der Funktionspalpation.

Listening-Tests geben Aufschluss darüber, wie der PRM sich im untersuchten Gewebe ausdrückt und wie eine Struktur sich in Bezug auf den PRM verhält. Der PRM, im Zusammenhang mit dem Schädel auch als Kranialer Rhythmischer Impuls (CRI) bezeichnet, lässt sich am ganzen Körper palpieren. Er manifestiert sich in allen Körperstrukturen als eine biphasische Bewegung mit einer Expansionsphase (primäre Inspiration) und einer Retraktionsphase (primäre Exspiration) (➤ Kapitel 1, „Primärer Respiratorischer Mechanismus"). Bei somatischen Dysfunktionen zeigt dieser biphasische Rhythmus Veränderungen in der Symmetrie und der Intensität. Solche Veränderungen sind beim Listening-Test wahrnehmbar.

Sämtliche Informationen, die für die Diagnose erforderlich sind, also die Qualität bzw. die Veränderungen der Gewebetextur, Asymmetrien sowie freie oder eingeschränkte Bewegungen, lassen sich für das jeweilige Gebiet durch einen Listening-Test der inhärenten Motilität des PRM in Erfahrung bringen. Zusätzlich liefert das Listening Informationen über die Intensität des PRM.

Um einen Eindruck über den Zustand des PRM zu bekommen, ohne die inhärente Motilität der Gewebestrukturen durch die Palpation durcheinanderzubringen, sollte Ihr Griff so leicht und so neutral wie möglich sein. Die Wahrnehmung des PRM ist vergleichbar mit der Bewegung, die man während einer ruhigen Atmung am Brustkorb spürt [8]. Das Gewebe „atmet" und scheint sich in der Inspirationsphase auszudehnen und in der Exspirationsphase in die Ausgangsposition zurückzukehren. Die Amplitude ist vom gleichen Ausmaß wie die, die man bei der Palpation des peripheren Pulses spürt, und ist daher durchaus wahrnehmbar. Für Anfänger liegt die Schwierigkeit, den PRM zu erspüren, in seiner Frequenz, da sie nur ca. ein Zehntel des arteriellen Pulses beträgt. Es erfordert ein gewisses Maß an Präsenz und Konzentration, um den PRM ertasten zu können. Man muss in der Lage sein, sich zu entspannen und trotzdem zu konzentrieren.

Die Frequenz des PRM variiert zwischen vier und vierzehn Zyklen pro Minute, wobei in den meisten der untersuchten Fälle die Werte eher zur unteren Hälfte tendieren [26]. Normalerweise zeigt die „primäre Atmung" bzw. der PRM eine niedrigere Frequenz als die pulmonale Atmung. Mit bestimmten Trainingsmethoden lassen sich die beiden Frequenzen allerdings angleichen [27]. In solchen Situationen befindet sich die Person in einem Zustand tiefer Entspannung.

Solange keine Dysfunktion besteht, spüren Sie in der Inspirationsphase des PRM eine sehr langsame Ausdehnung, und in der Exspirationsphase ein ebenso langsames Zusammenziehen. Der PRM manifestiert sich in sämtlichen Strukturen des Körpers. Um die tieferen Strukturen zu untersuchen, erhöhen Sie sanft den palpatorischen Druck, bis Sie die inhärente Bewegung der gewünschten Struktur spüren. Der Druck sollte allerdings so leicht wie möglich sein, anders gesagt nur so stark, wie die Tiefe der jeweiligen Struktur es erfordert. Eine mentale Visualisierung erleichtert diesen Prozess. Die Übertragung der Informationen erfolgt über das propriozeptive Bewusstsein der langen Daumen- und Fingerbeuger.

Wenn die Wahrnehmung der Bewegung zu schwierig erscheint, können Sie versuchen, die normale Bewegung der betreffenden Struktur (und die entsprechenden kraniosakralen Flexion-Außenrotations- und Extension-Innenrotationskomponenten) mental zu visualisieren (➤ Kapitel 1). Stellen Sie sich dazu die Bewegungen vor, ohne sie jedoch aktiv zu induzieren. Eine solche Visualisierung weckt ein subtiles palpatorisches Bewusstsein. Die freie Bewegungsrichtung ist einfacher zu spüren als die eingeschränkte. Wenn das Listening Ihnen keine zufriedenstellenden Ergebnisse liefert oder Sie sich unsicher bezüglich ihrer Wahrnehmungen sind, können Sie die Untersuchung mit dynamischeren Mobilitätstests fortsetzen.

MAN BEACHTE

Die Bezeichnungen „Listening" und „Visualisierung" werden im übertragenen Sinne verwendet, um die passivste Form der Palpation der Funktionen zu beschreiben. Wenn wir beim Listening eine Struktur visualisieren, bedeutet dies, dass wir uns die Anatomie dieser Struktur mental „vor Augen führen". Die beiden in diesem Buch häufig verwendeten Begriffe sind nicht zu verwechseln mit den visuellen oder auditiven Wahrnehmungen durch unsere Augen oder Ohren.

Mobilitätstests

Mit den Mobilitätstests untersuchen wir die passive Beweglichkeit zwischen zwei benachbarten anatomischen Strukturen. Während ein Listening die Intensität und das Schema einer Bewegung passiv untersucht, induzieren wir beim Mobilitätstest die Bewegung aktiv. Typischerweise werden diese paarweise nach anatomischen Bewegungen beschrieben: anatomische Flexion und Extension, Sidebending rechts und links, Rotation rechts und links, Abduktion-Adduktion, Außen- und Innenrotation. Zwischen diesen paarigen Bewegungen besteht jeweils ein funktioneller neutraler Gleichgewichtspunkt. Die Bewegungen werden durch anatomische oder physiologische Barrieren begrenzt. Somatische Dysfunktionen zwischen zwei benachbarten anatomischen Strukturen manifestieren sich in Form von dysfunktionellen Barrieren, die die Bewegung in eine Richtung einschränken. Während der Untersuchung erzeugen somatische Dysfunktionen daher Bewegungseinschränkungen in eine Richtung, während die Bewegung in die entgegengesetzte (definitionsgemäß in die dysfunktionelle) Richtung frei bleibt. Dabei entsteht ein neuer, sog. dysfunktioneller Neutralpunkt.

Nach jedem Test sollten Sie die untersuchte Struktur unbedingt wieder in die Ausgangsstellung zurückkehren lassen, bevor Sie zum nächsten Schritt übergehen. Spüren Sie beim Rückweg die Qualität der Bewegung. Bei einer Dysfunktion ist die Bewegung in die dysfunktionelle Richtung frei, der Rückweg zur Neutralstellung allerdings nur gegen Widerstand möglich. Die Bewegung in die entgegengesetzte Richtung ist eingeschränkt, der Rückweg allerdings frei.

Mit etwas Erfahrung erkennen Sie die subtilen Merkmale einer Bewegung im Listening-Test, ohne auf weitere Tests zurückgreifen zu müssen. Die Bewegungseinschränkung, die sich aus einer somatischen Dysfunktion ergibt, geht stets einher mit einer Einschränkung auf lokaler und entfernter Ebene des PRM und der inhärenten Kräfte des Gewebes. Nachdem Sie die Palpation der Funktionen durch das Listening und die Visualisierung beendet haben, können Sie daher nahtlos zur Behandlung und Normalisierung dieser inhärenten Kräfte übergehen, ohne die Test- von der Normalisierungsphase zu trennen. Die Platzierung Ihrer Hände bleibt also gleich, sowohl für den Test als auch für die Behandlung (➤ Abschnitt 6.4 „Behandlung“).

6.3.4 Untersuchung von Neugeborenen

Mit einer vollständigen Untersuchung können wir orofaziale Störungen des Kindes zu anderen, möglicherweise dysfunktionellen Schemata des restlichen Körpers in Bezug setzen. Vom intrauterinen Leben bis zur Geburt wirken zahlreiche mechanische Kräfte auf den Fetus ein, z. B. durch anormale Verengungen der intrauterinen Umgebung, Mehrlingsschwangerschaften, Steißlagen oder Komplikationen während der Geburt [8].

Das Neugeborene kann auf dem Schoß der Mutter oder des Vaters bleiben, oder, wenn es sich dort wohlfühlt, so auf der Behandlungsbank liegen, dass ein Elternteil vor ihm steht. Nehmen Sie Kontakt mit dem Kind auf und beobachten Sie sein Verhalten. Ermuntern Sie es, Geräusche von sich zu geben. So erhalten Sie über seine laryngealen und velopharyngealen Funktionen einen Eindruck über den Zustand der kraniozervikalen Strukturen. Normalerweise sollten die Geräusche angenehm zu hören sein. Beobachten Sie seine Haltung und schauen Sie, ob es eine Verdrehung zwischen dem Kopf und dem Becken zeigt, wie es bei vielen Neugeborenen der Fall ist. Häufig spiegelt eine solche Haltung die intrauterine Position wider. Der Kopf und das Becken befinden sich in entgegengesetzter Rotation, während die Hals- und die Lendenwirbelsäule die gleichen Konkavitäten zeigen. In solchen Fällen ist eine globale kraniosakrale Normalisierung erforderlich, bevor man sich dem Schädel und dem Gesicht zuwendet. Setzen Sie die Beobachtung fort und normalisieren Sie, falls nötig, den Beckengürtel und die unteren Extremitäten. Wir erinnern daran, dass die Hüftbeine zu den Schläfenbeinen und demnach auch Dysfunktionen des Kauapparates zu Störungen im Beckenbereich in Beziehung stehen. Angesichts ihrer neuromeningealen Verbindungen mit dem Schädel sollten die Wirbelsäule und das Kreuzbein ebenfalls sorgfältig überprüft und ggf. normalisiert werden.

Untersuchen und normalisieren Sie anschließend die thorakoabdominale Region, den Schultergürtel, die oberen Extremitäten sowie den zervikothorakalen Übergang und die Halswirbelsäule. Prüfen Sie außerdem, ob eventuell posturale, orthoptische oder okklusale Störungen vorliegen [28].

Weitere Informationen dazu finden Sie im Buch „*Ostéopathie pédiatrique*“ [12].

Schädeldach

Beginnen Sie die Inspektion und Palpation des Schädels am Schädeldach. Schauen Sie auf seine Rundung und suchen Sie nach Unterbrechungen der natürlichen Krümmungen, die auf eine Überlappung der Suturen hinweisen könnten. Falls das Schädeldach in der Ansicht von oben wie ein Parallelogramm erscheint, liegt eine Plagiozephalie vor, häufig in Kombination mit einem Lateral Strain auf der Seite der okzipitalen Abflachung [7]. Solche Dysfunktionen sind frühzeitig zu beheben, da sich nicht-synostotische posteriore Plagiozephalien auf diverse Strukturen negativ auswirken: Auf der Seite der okzipitalen Abflachung ist der Oberkiefer kleiner ausgebildet, das Schläfenbein mit dem Kiefergelenk und der Unterkieferhälfte nach vorne verlagert. Positionelle Asymmetrien des Unterkiefers während des Zahndurchbruchs bilden einen Risikofaktor für spätere Okklusionsstörungen. Wir empfehlen, eventuelle Schädelasymmetrien mithilfe eines Kraniometers festzuhalten, um die Entwicklung und den Behandlungserfolg objektiv zu verfolgen.

Tasten Sie behutsam den Kopf des Kindes ab und suchen Sie nach Unregelmäßigkeiten in der Gewebetextur des Schädeldachs (z. B. Ödeme oder Ekchymosen). Beobachten Sie dabei aufmerksam die Reaktionen des Kindes und schauen Sie, ob es an bestimmten Stellen empfindlich reagiert. Bereiche, an denen eine Geburtszange angesetzt wurde oder die durch die Nabelschnur komprimiert wurden, können extrem empfindlich reagieren.

6

Um Dysfunktionen im orofazialen Bereich zu behandeln, empfiehlt es sich, zunächst am Schädeldach Kontakt aufzunehmen, anstatt direkt das Gesicht zu berühren. So geben Sie dem Kind die Möglichkeit, sich an Ihre Berührungen zu gewöhnen. Führen Sie ein Listening der intrakranialen Membranen durch und normalisieren Sie diese, falls nötig. Achten Sie dabei besonders auf den Ansatz der Großhirnsichel an der Crista galli, da an ihr die Kraftlinien des Gesichtsmassivs konvergieren.

Wir erinnern daran, dass die Bewegungen des Scheitelgewölbes die des Gaumengewölbes widerspiegeln. Eine Normalisierung der Scheitelbeine wirkt äußerst entspannend und leitet eine globale Lockerung der membranösen und myofaszialen Spannungen ein. So lässt sich das Kind auf die nächsten Schritte vorbereiten und ohne direkten Kontakt bereits eine gewisse Wirkung auf den mitunter empfindlichen Gesichtsschädel ausüben. Dieser Vorgang scheint den Zahndurchbruch zu begünstigen und eventuell begleitende Schmerzen zu lindern.

Suchen Sie so behutsam wie möglich nach Unregelmäßigkeiten im Schädeldach und/oder nach Überlappungen von Schädelnähten. Die Dura mater steht in sehr enger Verbindung zum Neurokranium und ist an der Bildung der Suturen beteiligt. Ihre biologische Funktionsweise wird durch genetische Faktoren und Wachstumsfaktoren gesteuert. Außerdem wird die Verschmelzung der Nähte durch Signalisierungsmechanismen gesteuert, die von der Spannung der Dura mater moduliert werden [29]. Daher hilft eine Harmonisierung der Dura mater bei der Normalisierung der Nähte des Schädeldachs. Sie können eine Naht untersuchen, indem Sie jeweils einen Finger auf jede Seite der Naht legen und die Bewegungen zwischen Ihren Fingern ertasten. An komprimierten oder dysfunktionellen Nähten ist der PRM abgeschwächt und kaum spürbar. Machen Sie sich die inhärenten Kräfte des PRM zunutze, um die Naht im Wechsel sanft zu öffnen und wieder anzunähern und so ihre Beweglichkeit zu verbessern.

Schädelbasis

Hinterhauptbein

Bleiben Sie am Kopf des Neugeborenen und prüfen Sie die Ausrichtung des Kopfes, eventuelle Rotations- oder Seitneigungen oder Flexions- bzw. Extensionsschemata am kraniozervikalen Übergang. Bei Rotationsdysfunktionen mit entgegengesetzter Seitneigung liegt eine Störung zwischen Okziput und Atlas vor. Wenn der kraniozervikale Übergang dabei in Extension steht, steht die Hinterhauptkondyle auf der gegenüberliegenden Seite der Rotation häufig in anteriorer Dysfunktion. Steht der kraniozervikale Übergang in Flexion, befindet sich die Hinterhauptkondyle auf der Rotationsseite in posteriorer Dysfunktion. Legen Sie Ihre Hände beidseits sanft gegen den Kopf und führen Sie ein Listening durch, ohne den Kopf anzuheben. Dieser Griff wird von den Kindern normalerweise gut toleriert. Tasten Sie anschließend die Hals- und die obere Brustwirbelsäule ab und normalisieren Sie eventuelle Dysfunktionen.

Nachdem Sie den kraniozervikalen Übergang untersucht haben, palpieren Sie die Hinterhauptschuppe auf der Suche nach Abflachungen, die eventuell zu einer Plagiozephalie führen könnten. Prüfen Sie dies besonders bei Säuglingen, bei denen Sie eine Störung zwischen Okziput und Atlas gefunden haben. Wenn beispielsweise auf der rechten Seite der hintere Anteil der Hinterhauptschuppe abgeflacht ist, besteht häufig auf der gleichen Seite eine Dysfunktion der vorderen und der hinteren intraokzipitalen Synchondrose sowie der Synchondrosis petrooccipitalis und der Synchondrosis sphenopetrosa. Außerdem wirkt sich die Kompression, die die Abflachung der Hinterhauptschuppe erzeugt, auch auf das Schläfenbein aus. Dies lässt sich z. B. daran erkennen, dass das Ohr auf dieser Seite nach vorne verlagert ist. Die Sutura occipitomastoidea gerät ebenfalls häufig unter Kompression. Normalisieren Sie die inter- und intraossären Bewegungseinschränkungen, indem Sie die inhärente Motilität der intraossären Matrix verbessern.

Es wurde nachgewiesen, dass Schädelasymmetrien zugenommen haben, seitdem die Eltern dazu aufgefordert werden, ihre Neugeborenen zum Schlafen auf den Rücken zu legen. Für die Behandlung dieser Asymmetrien werden verschiedene Therapien angeboten, u. a. mithilfe von Orthesen. Solche Apparate bieten zwar zufriedenstellende Ergebnisse, was das äußere Erscheinungsbild des Schädels angeht, beseitigen aber nicht unbedingt die Dysfunktionen der Schädelbasis. Dysfunktionen zwischen Okziput und Atlas, die mit den Plagiozephalien einhergehen, können in solchen Fällen bestehen bleiben und später zu Okklusionsstörungen führen [7].

Schläfenbeine

Vergleichen Sie die Größe, Position und Symmetrie der beiden Ohren miteinander. Die Ohrmuschel gibt Auskunft über die Pars squamosa des Schläfenbeins, während der Tragus eher das Felsenbein widerspiegelt. Asymmetrien der Ohrmuscheln sind recht häufig zu finden, sie können durch intrauterine Kompressionen oder nach der Geburt durch bestimmte Schlafpositionen entstehen (➤ Abb. 6.13). Ihre Ursache liegt in intraossären Dysfunktionen, häufig in Kombination mit Kiefergelenkstörungen und Asymmetrien zwischen der rechten und linken Fossa mandibularis oder des Unterkiefers. Für die Ausbildung einer normalen Kau- und Okklusionsfunktion sollten solche Dysfunktionen frühzeitig behoben werden.

Sagittale Verlagerungen der Ohren kommen häufig vor und sind die Folge von Verschiebungen der Schädelbasis und der Schläfenbeine. Bei skelettalen Anomalien oder Dysmorphien auf der Sagittalebene bewirken sie häufig gleichzeitig eine Verlagerung der Kiefergelenke und des Unterkiefers. Bei nicht-synostotischen posterioren Plagiozephalien lässt sich dieses Phänomen ebenfalls beobachten. Dort ist das Ohr auf der Seite der okzipitalen Abflachung nach vorne verlagert. Wenn das Ohr nach hinten verlagert ist, sollte ein Schädel-CT durchgeführt werden, da es sich um eine synostotische Plagiozephalie handeln könnte [30].

Klassischerweise geht ein abstehendes Ohr mit einer Außenrotation des Schläfenbeins einher. Umgekehrt weist ein anliegendes Ohr auf eine Innenrotation des Schläfenbeins hin. Diese Einschätzung zieht allerdings lediglich die frontale Bewegungskomponente des Schläfenbeins in Betracht (➤ Abschnitt 6.3.5 „Untersuchung von Kindern“, „Schläfenbeine“). Wenn Sie das Kind im Profil betrachten, achten Sie auf die relative Position des oberen und unteren Ansatzes der Ohrmuschel, um die sagittale Bewegungskomponente des Schläfenbeins zu begutachten. Wenn der obere Ansatz weiter ventral als der untere Ansatz liegt, könnte es sich um eine anteriore Rotation (als Teil der Außenrotation) handeln. Falls sich der obere Ansatz weiter dorsal als der untere Ansatz befindet, steht das Schläfenbein wahrscheinlich in posteriorer Rotation (als Teil der Innenrotation). Bestätigen Sie die Vermutungen mit einem Listening-Test.

Synchondrosis sphenobasilaris (SSB)

Die SSB lässt sich nur indirekt beobachten und ertasten. Die Schläfengruben geben Auskunft über die Außenflächen der großen Keilbeinflügel. In der kraniosakralen Flexion-Außenrotation sind die Schläfengruben ausgefüllt, in der kraniosakralen Extension-Innenrotation sind sie hohl. Mehrere Kombinationen sind möglich (➤ Abb. 6.8 und ➤ Abb. 6.10):

- Torsionsdysfunktion der SSB mit abstehendem Ohr auf der Seite der hochstehenden Schläfengrube und anliegendem Ohr auf der Seite der tiefstehenden Schläfengrube;
- Sidebending-Rotations-Dysfunktion (SBR) der SSB mit abstehendem Ohr auf der Seite der tief-

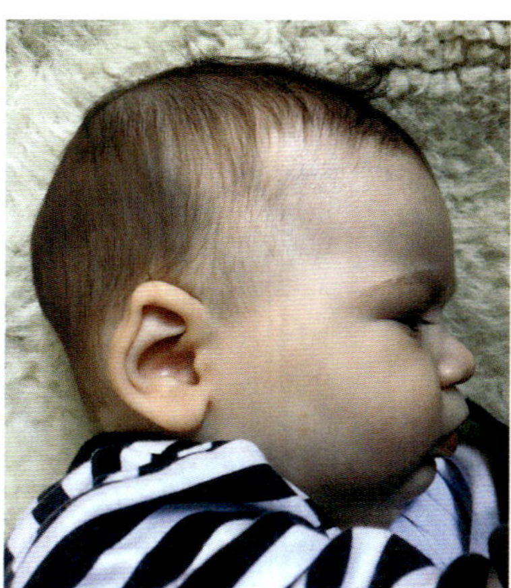

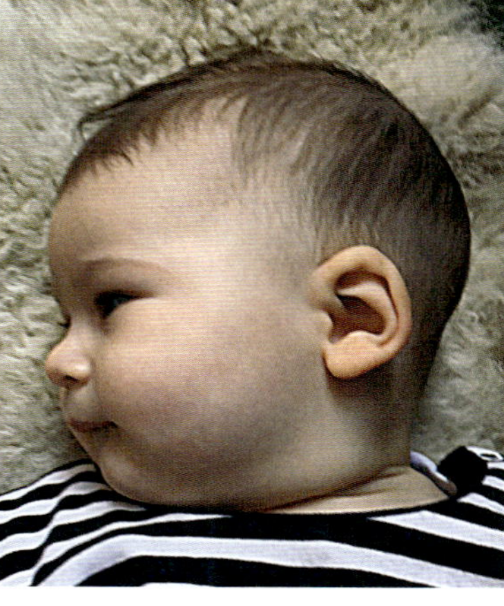

Abb. 6.13 Rechte und linke Ohrmuschel

stehenden Schläfengrube und anliegendem Ohr auf der Seite der hochstehenden Schläfengrube.

Diese Einschätzung gelingt leichter, wenn man eine gedankliche Linie zwischen der rechten und linken Schläfengrube zieht. Wenn die Linie auf der Seite des anliegenden Ohrs tiefer steht (d. h. auf der Seite des Schläfenbeins in Innenrotation), könnte es sich um eine Torsion der SSB zur gegenüberliegenden Seite handeln. Wenn die Linie auf der Seite des abstehenden Ohrs tiefer steht (d. h. auf der Seite des Schläfenbeins in Außenrotation), besteht wahrscheinlich ein SBR der SSB auf der gleichen Seite.

Überprüfen Sie die Beobachtungen mit einem Listening-Test. Prüfen Sie auch die anderen Bewegungsmöglichkeiten der SSB (Flexion, Extension, Torsion, SBR, Strain und Kompression). Die Hände befinden sich für das Listening an gleicher Position wie für die (weiter unten beschriebene) Behandlung.

Gesichtsschädel

Wir erinnern daran, dass sich die Entwicklung des Gesichtsschädels über die Pubertät hinaus fortsetzt. Allerdings bestehen bereits beim Neugeborenen zahlreiche Dysfunktionen, die sich erst später klinisch bemerkbar machen, und zwar zu einer Zeit, in der das Normalisierungspotenzial deutlich vermindert ist.

Daher sind Inspektion, Palpation und Mobilitättests bei Neugeborenen von großer Bedeutung, denn sie ermöglichen das frühzeitige Erkennen und die Normalisierung möglicher Dysfunktionen. Idealerweise sollten die Kinder in den ersten Monaten nach der Geburt osteopathisch untersucht werden, vorzugsweise vor dem ersten Zahndurchbruch und, wenn möglich, vor dem Durchbruch der bleibenden Zähne.

Mediane Gesichtslinie

Die Inspektion liefert uns bereits viele Informationen, die wir wie immer durch die Tests bestätigen. Sie ermöglicht allerdings auch, die Untersuchung zu verkürzen und in der Normalisierungsphase direkt zum Wesentlichen überzugehen. Die Inspektion beginnt mit dem ersten Kontakt und kann in allen Positionen durchgeführt werden. Dabei denken wir jederzeit daran, nicht zu invasiv vorzugehen und dem Kind mit Respekt zu begegnen.

Der Gesichtsausdruck eines Neugeborenen verrät rasch jedes Unwohlsein, sei es wegen der Folgen einer schwierigen Geburt oder aufgrund einer somatischen Dysfunktion, die sich in körperlichem Unbehagen äußert (z. B. Reflux). Beobachten Sie die kraniozervikale Haltung, die Mimik und eventuelle Asymmetrien im Gesicht. Achten Sie auf die Ruheposition der Zunge. Bis zum Alter von 4 Monaten ist es normal, wenn die Zunge ab und zu zwischen den Zahnfleischleisten oder den Lippen liegt. Zwischen dem 4. und 6. Monat sollte sich die Zunge allerdings nach dorsal verlagern und nicht mehr interponieren. Bei Kindern, die ohne neurologische Störung dazu neigen, die Zunge nach vorne zu schieben, liegt höchstwahrscheinlich eine Dysfunktion an der Schädelbasis vor.

Suchen Sie nach Hauterscheinungen, z. B. Schwellungen, Ekchymosen oder Wunden, und nach Nasen- oder Tränenfluss. Betrachten Sie dann die mediane Gesichtslinie (➤ Abb. 6.14). Normalerweise verläuft sie über die Sutura metopica, den Nasenrücken, die Mitte des Philtrums und des Kupidobogens und die Symphysis mandibulae. Anschließend sollte sie sich

6

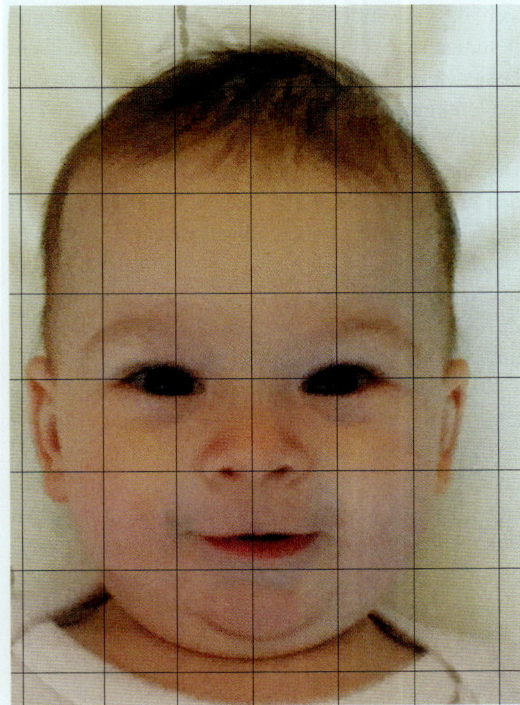

Abb. 6.14 Untersuchung des Gesichts

über die mediane Körperlinie fortsetzen. Wenn bestimmte Regionen von der Medianlinie abweichen, sollten Sie diese besonders aufmerksam untersuchen. Die Nasenscheidewand und der Unterkiefer zeigen häufig Abweichungen, die auf Dysfunktionen der Schläfenbeine oder der Kiefergelenke zurückzuführen sind. Wenn die mediane Gesichtslinie eine Konvexität bildet und die Gesichtshälfte auf der konkaven Seite kleiner erscheint, könnte auf dieser Seite eine SBR-Dysfunktion der SSB vorliegen.

Man beachte, dass ein verkleinertes oder gar abwesendes Philtrum auf einen Alkoholabusus in der Schwangerschaft hinweisen könnte. Bisweilen tritt dieses Phänomen in Kombination mit einem abgeflachten Epikanthus, kleinen Lidspalten oder unterentwickelten Ohren auf [31].

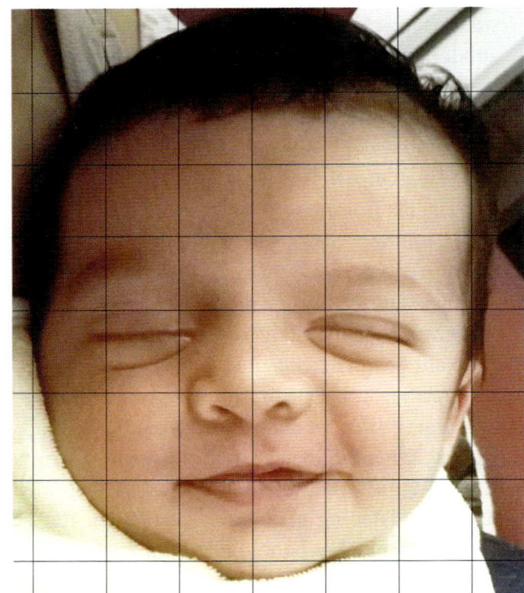

Abb. 6.15 Untersuchung des Gesichts
Man beachte die Asymmetrie der Stirnbeine.

Spheno-ethmoido-frontaler Komplex

Ziehen Sie eine gedankliche Linie zwischen den beiden Schläfengruben und prüfen Sie anhand des abstehenden und des anliegenden Ohres, auf welcher Seite eine Torsions- oder SBR-Dysfunktion vorliegen könnte (➤ Abschnitt 6.3.2 „Inspektion"). Vergewissern Sie sich, dass die anderen Parameter diese Einschätzung bestätigen (➤ Tab. 6.1 und ➤ Tab. 6.2). Das Keilbein lässt sich an den großen Keilbeinflügeln bzw. an den Schläfengruben palpieren. Letztere sind in der Flexionsphase gefüllt und in der Extensionsphase hohl. Die Augenbrauenlinien geben ebenfalls Auskunft über den Zustand des Keilbeins. Bei Erwachsenen lässt sich das Keilbein auch an den Flügelfortsätzen palpieren. Sie zu ertasten, ist allerdings nicht einfach und sollte bei Neugeborenen grundsätzlich vermieden werden, da die Flügelfortsätze in diesem Alter noch sehr kurz und unvollständig ausgebildet sind.

Die Stirnbeine sind einfacher zu palpieren. Sie sind für das Gesicht von großer Bedeutung, da die restlichen Gesichtsknochen sozusagen an ihnen „aufgehängt" sind. Untersuchen Sie das Verhältnis des Gesichtsmassivs zu den Stirnbeinen. Besteht zwischen ihnen eine Kompression oder eine Seitneigung? Vergleichen Sie die Wölbungen der beiden Stirnbeine und die Form der Augenbrauen. Bei Asymmetrien besteht häufig eine intraossäre Dysfunktion des Stirnbeins (➤ Abb. 6.15). In solchen Fällen sind unter den Augen bisweilen Falten und Ränder zu sehen, die durch Venen- und Lymphstau entstehen. Untersuchen Sie das Gewebe in der Interkanthus-Region und an der Außenseite des Processus frontalis der Oberkieferbeine. Nach schwierigen Geburten zeigen sich dort häufig Schwellungen. Vergleichen Sie auf beiden Seiten den Abstand zwischen dem Augenwinkel und dem Nasenflügel. Falls dieser auf einer Seite kürzer ist, könnte hier eine Kompression vorliegen. Vergleichen Sie auch den Processus frontalis der rechten und linken Maxilla miteinander. Falls einer von beiden breiter erscheint, steht die Maxilla in Außenrotation. In diesem Fall müssten auf derselben Seite das Nasenloch und die Oberlippe ebenfalls breiter erscheinen.

Schauen Sie sich an, wie die Augen unterhalb der Stirn liegen. Offene, mandelförmige Augen weisen auf eine kraniosakrale Flexion-Außenrotation hin, während kleinere, rundere Augen eher mit einer kraniosakralen Extension-Innenrotation in Verbindung stehen. Prüfen Sie, ob der Lidschluss vollständig ist. Prüfen Sie die Achse der Augen im Verhältnis zur Horizontalen. Liegt vielleicht ein Schielen vor (Heterotropie, manifester Strabismus)? Wenn ja, nach innen (Esotropie, Strabismus convergens), außen (Exotropie, Strabismus divergens) oder in die Höhe (Hyper- oder Hypotropie, Strabismus verticalis)? In manchen Fällen handelt es sich um ein verstecktes Schielen (Heterophorie, latenter Strabismus), mit Abweichungen nach innen (Esophorie) oder außen (Exophorie). Versuchen Sie, ihre Beobachtungen zu den somatischen Dysfunktionen in Beziehung zu setzen, um die erforderlichen Normalisierungen zu bestimmen. Beispielsweise kann eine Abweichung des Auges nach oben außen durch eine Dysfunktion des ipsilateralen Stirnbeins und des M. obliquus superior an der Trochlea verursacht werden. Abweichungen eines Auges nach medial könnten mit einer Dysfunktion des M. rectus lateralis und des ipsilateralen Anteils des Keilbeins oder des Schläfenbeins zusammenhängen, die zu einer Behinderung des N. abducens (VI) an seiner Passage unter dem Lig. sphenopetrosum führen. Mehrere Autoren geben an, dass die Augendominanz in gleichem Maße wie ein Konvergenzdefizit mit einer Laterodeviation des Unterkiefers in Zusammenhang zu stehen scheint. Dabei bildet der Trigeminusnerv mit seiner propriozeptiven Funktion das Bindeglied zwischen den Systemen [32]. Tatsächlich können orthoptische und logopädische Störungen in klinischer Hinsicht zusammengehören [28].

Die Form der Nase sowie die Ausrichtung der Nasenspitze und des Nasenstegs zum Nasion geben Aufschluss über das Nasenseptum und das Siebbein. Unter der Nase liefern das Philtrum und die Philtrumleisten Hinweise auf den Zustand der Oberkieferbeine. Wenn Letztere in Außenrotation stehen, sind die Philtrumleisten eher schräg ausgebildet. Wenn sie in Innenrotation stehen, verlaufen die Philtrumleisten eher vertikal. Eine Außenrotation der Oberkieferbeine begünstigt die Nasenatmung und somit auch die transversale Ausdehnung des Gaumengewölbes. Vergewissern Sie sich, dass das Kind geräuschlos durch die Nase atmet. Sollten keine Pathologien der oberen Atemwege bestehen und das Kind dennoch geräuschvoll atmen, als ob die Nase verstopft wäre, könnte eine Dysfunktion des Siebbeins, der Stirn- oder der Nasenbeine vorliegen. Brodelnde Geräusche, die durch nasopharyngeales Schnarchen erzeugt werden, weisen eher auf Dysfunktionen an der Schädelbasis oder an den velopalatinalen Strukturen hin. Stridorartige Geräusche können durch Dysfunktionen der Schädelbasis, des Zungenbeins, des Kehlkopfes oder der Halswirbelsäule verursacht werden.

Schauen Sie sich den Nasenrücken im Profil an und prüfen Sie das Verhältnis zwischen den Stirnbeinen, der Nase und dem Oberkieferblock. Die Nase ist während der Geburt besonders verletzungsgefährdet. Sie wird häufig nach hinten oben komprimiert und zieht die Oberkiefer und das Siebbein mit sich. In solchen Fällen erscheint sie häufig klein und geschwollen (➤ Abb. 6.16). Untersuchen Sie den Abstand zwischen dem Acanthion (kraniometrischer Punkt an der Spitze der Spina nasalis anterior) und der Oberlippe. Säuglinge, bei denen dieser Abstand verkürzt ist, neigen dazu, durch den Mund zu atmen und skelettale Anomalien im Oberkieferbereich zu entwickeln. Normalisieren Sie eventuelle Dysfunktionen.

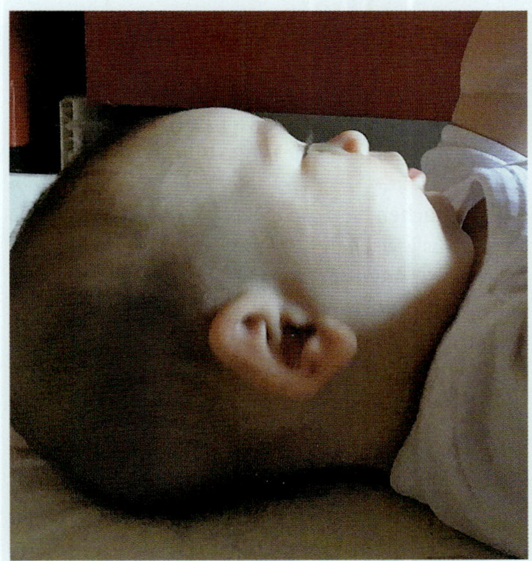

Abb. 6.16 Sattelnase

Ober- und Unterkiefer

Normalerweise zeigen Säuglinge eine mandibuläre Retrognathie. Prüfen Sie die Position des Kinns. In der Regel befindet es sich auf der Seite, auf der das Schläfenbein in Außenrotation steht. Sollte dies nicht übereinstimmen, könnte eine Dysfunktion des Kiefergelenks vorliegen. Wir erinnern daran, dass bei nicht-synostotischen posterioren Plagiozephalien das Schläfenbein auf der Seite der okzipitalen Abflachung nach vorne verlagert ist und das Kiefergelenk und den Unterkiefer mit sich zieht. In solchen Fällen weicht das Kinn zur gegenüberliegenden Seite ab. Achten Sie auf eventuelles Zittern des Unterkiefers. Dies könnte durch eine Dysfunktion der Schädelbasis oder der Kiefergelenke verursacht werden.

Vergleichen Sie außerdem die Länge des rechten und linken Ramus mandibulae und der beiden Hälften des Corpus mandibulae. Asymmetrien können hier zu seitlichen Abweichungen des Kinns führen. Führen Sie in solchen Fällen eine intraossäre Normalisierung durch.

Untersuchen Sie anschließend den Mund und das Verhältnis zwischen der Ober- und der Unterlippe. Muskuläre Asymmetrien können durch Paresen, z. B. Fazialisparesen, verursacht werden. Leichte Fazialisparesen lassen sich mitunter an einer asymmetrischen Feinmotorik der Lippen erkennen.

Die Oberlippe spiegelt den Zustand der Oberkiefer wider, die Unterlippe den des Unterkiefers. Die Lippen sollten in Kontakt zueinander stehen, ohne zu kneifen und ohne Kontraktionen der perioralen Muskulatur. Sollte der Mund permanent geöffnet sein und die Zunge zwischen den Lippen liegen, besteht häufig eine Störung der Schädelbasis mit anteriorer Dysfunktion der okzipitalen Kondylen. Normalisieren Sie die Dysfunktion, um zu vermeiden, dass das Kind durch den Mund atmet, übermäßig Speichel verliert und mit der Zunge gegen die Zahnarkaden drückt und dadurch eine Okklusionsstörung entwickelt.

Untersuchung der Saugfunktion

Die Saugfunktion lässt sich beispielsweise beim Stillen untersuchen. Stellen Sie sicher, dass die Mutter und der Säugling eine gute Position einnehmen. Das Kind sollte sich gegenüber der Mutter befinden und seinen Kopf in Verlängerung der Wirbelsäule halten. Wenn die Halswirbelsäule nicht gerade steht, kann dies die Schluckfunktion beeinträchtigen. Achten Sie darauf, dass der Kopf des Säuglings zwar gehalten, aber nicht nach vorne gedrückt wird. Das Kind sollte den Mund weit geöffnet halten und die Lippen aufrollen, um den Vorhof und die Brustwarze großflächig zu umfassen. So kann es saugen, ohne der Mutter Schmerzen zu bereiten. Der Saugrhythmus sollte langsam und regelmäßig sein, mit einem Wechsel von Saug- und Schluckakten, die gelegentlich von kurzen Pausen unterbrochen werden. Prüfen Sie, ob das Kind nach dem Stillen die überschüssige Luft wieder auswerfen (eruktieren) kann.

Wenn es Säuglingen Schwierigkeiten bereitet, ihren Kopf in der Körperachse zu halten, könnte dies an einer kraniozervikalen Dysfunktion oder an einem Schiefhals liegen. Dies ist häufig bei Kindern der Fall, die an einer Brust besser saugen können als an der anderen. Bei Kindern, denen es schwerfällt, den Mund zu öffnen, sollten die Kiefergelenke überprüft werden. Saugschwierigkeiten können aber auch mit einem verkürzten Zungenbändchen (Ankyloglossie) zusammenhängen. Falls die Zunge dick, herz- oder rinnenförmig erscheint, könnte das Zungenbändchen verkürzt sein und müsste operativ durchtrennt werden (Frenotomie).

Überprüfen Sie bei Saugschwierigkeiten grundsätzlich die Schädelbasis aufgrund der Bezüge der vorderen intraokzipitalen Synchondrose (zwischen den Massae laterales und der Pars basilaris) zum N. hypoglossus (XII).

6.3.5 Untersuchung bei Kindern

Allgemeiner Befund

Untersuchung im Stehen

Im Stehen untersuchen wir die allgemeine Haltung nach spezifischen Dysfunktionen, z. B. Plattfüßen oder Kniefehlstellungen [12]. Wir untersuchen auch das Becken und den Schultergürtel auf eventuelle Verbindungen mit der Schädelbasis oder den orofazialen Strukturen, z. B. eine gleiche Seitneigung zwischen Kreuz- und Hinterhauptbein. Schauen Sie sich die Krümmungen der Wirbelsäule von hinten und von der Seite an. Achten Sie dabei besonders auf die Haltung der Halswirbelsäule und die Position des Kopfes. Zeigt der kraniozervikale Übergang eine physiologische Haltung in der Ansicht von vorne, von hinten und von der Seite (➤ Abb. 6.17)?

Die Haltung der Halswirbelsäule lässt sich gut in der Profilansicht beurteilen. Ist sie gerade, in Extension oder, wie so häufig bei dysfunktionellen Atemmustern (z. B. Mundatmung), nach vorne projiziert [12]? Die Profilansicht ermöglicht außerdem, das Verhältnis zwischen Okziput und Atlas zu beurteilen. Ist das Kinn angehoben, stehen die okzipitalen Kondylen in anteriorer Dysfunktion. Bei gesenktem Kinn stehen sie in posteriorer Dysfunktion. Prüfen Sie anschließend, ob die ventralen myofaszialen Strukturen der Halswirbelsäule unter Spannung stehen. Schauen Sie auf die Position des Zungenbeins auf der Frontal- und der Sagittalebene. Untersuchen Sie die Unterkiefer-

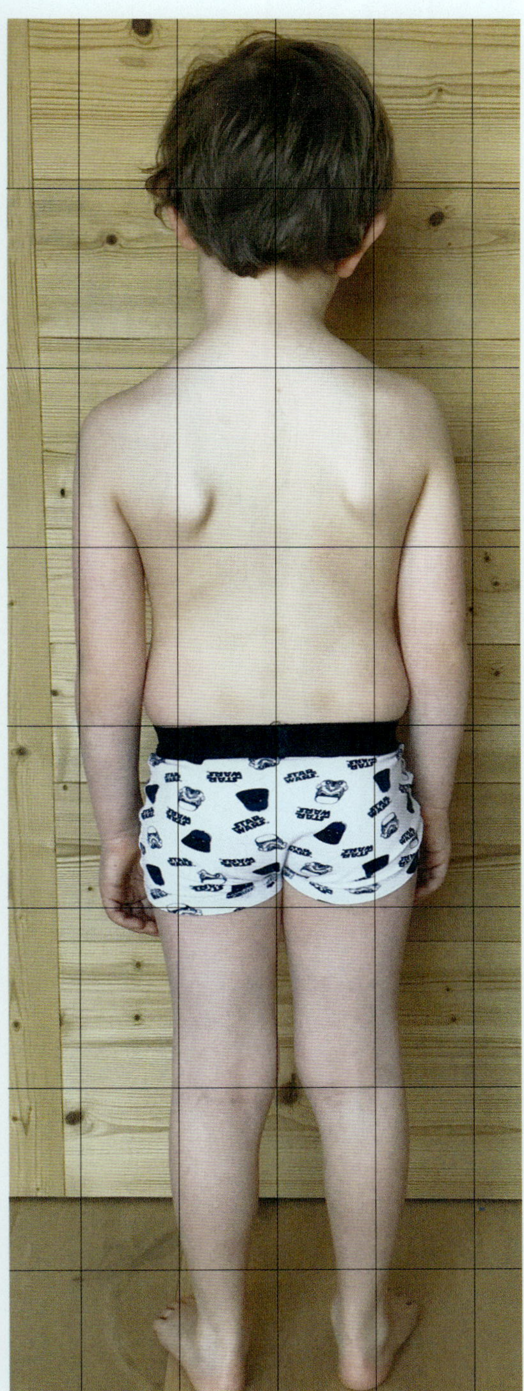

Abb. 6.17 Posturale Untersuchung

winkel, die bei Mundatmern in der Regel vergrößert sind. Steht der Unterkiefer in einem physiologischen okklusalen Verhältnis zum Oberkiefer oder besteht eine maxilläre oder mandibuläre Pro- oder Retrognathie (➤ Abb. 6.18)?

Können Sie einen Zusammenhang zwischen der zervikalen Haltung, der Unterkieferposition und protrahierten Schultern beobachten? Ist der Mund geöffnet oder geschlossen, ohne zu verkrampfen? Stehen die Kaumuskeln unter Spannung? Zeigt das Gesicht ein harmonisches Profil?

Vergleichen Sie die Form der beiden Ohren miteinander (s. u., „Schläfenbeine"). Schauen Sie auf die Ansatzstelle, das Aussehen und die Neigung des Tragus, da dies den Zustand der Pars petrotympanica widerspiegelt. Untersuchen Sie außerdem das Gewebe um die Kiefergelenke herum sowie die Höhe der Unterkieferkondylen.

Untersuchung in Rückenlage

Setzen Sie nun die Untersuchung in Rückenlage fort. In dieser Position erkennen Sie, wie sich das Becken ohne Belastung verhält. Suchen Sie nach Asymmetrien der Hüftbeine und der unteren Extremitäten und bestätigen Sie Ihre Beobachtungen mit einem Listening. Normalisieren Sie eventuelle Dysfunktionen. Prüfen Sie anschließend nach dem gleichen Prinzip die thorakoabdominale Region, den Schultergürtel, die oberen Extremitäten sowie die Brust- und die Halswirbelsäule. Eine vollständige Beschreibung dieses Untersuchungsabschnitts finden Sie im Buch „*Ostéopathie pédiatrique*" [12].

Schädelbasis

Hinterhauptbein

Legen Sie beide Hände unter den Kopf des Kindes und palpieren Sie die Hinterhauptschuppe auf der Suche nach Asymmetrien zwischen der rechten und linken Seite. Halten Sie Ihre Finger nach kaudal gerichtet und visualisieren Sie mit einem Listening die okzipitalen Kondylen. Besteht eine Dysfunktion zwischen Okziput und Atlas? Visualisieren Sie anschließend mit einem Listening die SSB, die Suture lambdoidea und die Sutura occipitmastoidea. Suchen Sie nach Einschränkun-

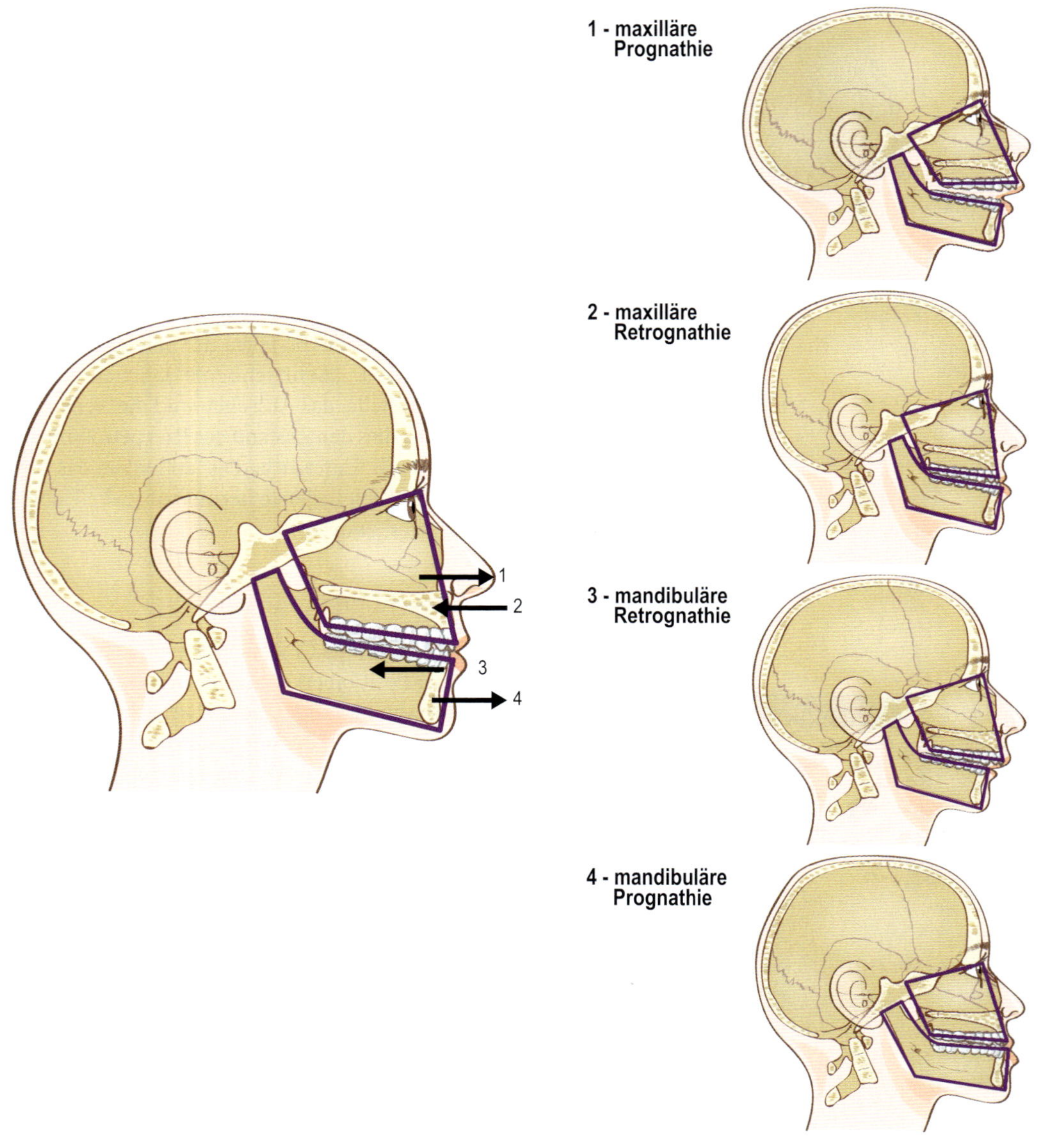

6

Abb. 6.18 Lagebezüge zwischen Ober- und Unterkiefer © Carole Fumat, nach Vorlagen von N. Sergueef, mit freundlicher Genehmigung des Verlages.

gen der inhärenten Motilität und normalisieren Sie diese entsprechend den Beschreibungen im Abschnitt ➤ 6.4 „Behandlung". Asymmetrien in den kraniometrischen Orientierungspunkten können einerseits durch Veränderungen der kranialen Strukturen, andererseits durch vertebrale Seitneigungs- oder Rotationsdysfunktionen verursacht werden. Achten Sie darauf, diese beiden Phänomene nicht miteinander zu verwechseln.

Schläfenbeine

In einem häufig verwendeten Zitat erwähnt Sutherland die Komplexität der Schläfenbeine: „Ich nenne das Schläfenbein den Unruhestifter oder den Clown im kranialen Gelenkmechanismus. Dieser Kommentar spielt auf die Tatsache an, dass ich mehr Störungen festgestellt habe, die von Problemen mit diesem kleinen Schläfenbein herrühren, als von irgendeinem anderen Schädelknochen" („*I call the temporal bone the mischief maker or the clown in the cranial articular mechanism. This comment points to the fact that I have found more trouble originating from problems with that little temporal bone than from any other in the cranium*") [33].

Das komplexe Bewegungsschema der Schläfenbeine wird in ➤ Kapitel 1, „Schläfenbeine", beschrieben. Es lässt sich nicht auf eine einzige Achse und eine einzige Ebene reduzieren. Um der dreidimensionalen Qualität der Bewegungen gerecht zu werden, wäre es zutreffender, von einem zentralen Bewegungspunkt zu sprechen [34]. Dieser Punkt variiert je nach Beanspruchung, beispielsweise durch posturale Einflüsse über den M. sternocleidomastoideus, oder Einwirkungen der Kaumuskeln auf das Kiefergelenkköpfchen. Letztendlich handelt es sich bei diesen Beschreibungen jedoch um schematische Modelle, die eine Visualisierung der Bewegungen vereinfachen sollen.

Typischerweise gibt die Ohrmuschel Auskunft über die Position der Pars squamosa des Schläfenbeins. Abstehende Ohren deuten eher auf eine Position in Außenrotation hin, anliegende Ohren eher auf eine Innenrotation. Diese Information bezieht sich auf die Bewegungskomponente auf der Frontalebene, also auf die Frage, ob der obere Anteil der Schläfenbeinschuppe sich von der Medianlinie entfernt oder sich ihr annähert. Häufig dominiert jedoch die Bewegungskomponente auf der Sagittalebene, d. h. die anteriore oder posteriore Rotation. Darüber gibt eher die relative Position des oberen und unteren Ansatzes der Ohrmuschel Aufschluss [34]. In der Außenrotation steht der obere Ansatz weiter vorne als der untere. In der Innenrotation ist das Gegenteil der Fall. Die Bewegungskomponente auf der Transversalebene lässt sich am besten in der Ansicht von hinten beurteilen, und zwar anhand des Abstands zwischen dem hinteren Rand der Ohrmuschel und dem Schädel. In der Außenrotation ist dieser Abstand vergrößert, in der Innenrotation verkleinert. Bestätigen Sie auch hier Ihre Beobachtungen durch ein Listening.

Die Schläfenbeine gehören sowohl zur Schädelbasis als auch zum Schädeldach. Die Pars squamosa ist membranösen Ursprungs und gehört zum Schädeldach. Die Pars petrosa, die einen knorpeligen Ursprung hat, gehört zur Schädelbasis und wird durch das Hinterhauptbein beeinflusst. Die Fossa mandibularis und die Eminentia articularis befinden sich auf dem transversen Ast des Processus zygomaticus und stehen in Bezug zur Pars squamosa. In der kraniosakralen Flexion bewegen sich die Kiefergelenke mit der Eminentia articularis nach posteromedial [35]. Normalerweise bewegt sich währenddessen die Pars petrosa nach unten außen, sodass der squamotympanale Komplex und das Kiefergelenk mit nach hinten unten außen gezogen werden. Wenn diese Verlagerung der Fossa mandibularis nach hinten nur auf einer Seite stattfindet, weichen der Unterkiefer und das Kinn zu dieser Seite ab.

Die kraniosakralen Bewegungen der Schläfenbeine können allerdings durch dysfunktionelle Kräfte gestört werden, die auf den hinteren Anteil des Schädels einwirken. Dies geschieht bei nicht-synostotischen posterioren Plagiozephalien, bei denen das gesamte Schläfenbein und das Kiefergelenk auf der Seite der okzipitalen Abflachung nach vorne verlagert werden. Die Verlagerung der Fossa mandibularis nach vorne bewirkt eine Abweichung des Unterkiefers und des Kinns zur gegenüberliegenden Seite und eine Lingualkippung (Kreuzbiss) [36].

6

MAN BEACHTE

Die Schläfenbeine bewegen sich auf verschiedene Art und Weise auf allen drei Ebenen. Diese Bewegungen sind Reaktionen auf oder Anpassungen an:

- Bewegungen der SSB;
- iatrogene Veränderungen der Okklusion oder Störungen der Kiefergelenke;
- posturale Variationen;
- Dysfunktionen der myofaszialen Strukturen, die an den Schläfenbeinen ansetzen.

Aufgrund ihrer Bezüge zum Unterkiefer spielen die Schläfenbeine bei okklusalen Disharmonien auf allen drei Ebenen eine Rolle. Daher ist ein präziser osteopathischer Befund zur Bestimmung positioneller oder struktureller Veränderungen der Schläfenbeine, der Schädelbasis und des Unterkiefers erforderlich. Dysfunktionen sollten ebenfalls präzise normalisiert werden, und zwar so früh wie möglich, um die Auswirkung dysfunktioneller Kräfte zu minimieren. Die entsprechenden Techniken dazu finden Sie weiter unten im Abschnitt ➤ 6.4 „Behandlung".

Gesichtsschädel

Spheno-ethmoido-frontaler Komplex

In der Profilansicht lassen sich die Beobachtungen anhand des Izard- und des Simon-Indexes vervollständigen und der Sitz einer skelettalen Dysmorphie ausfindig machen. Mithilfe von Fotoaufnahmen können die Veränderungen des Profils im Laufe der Zeit und in Bezug zur Behandlung dokumentiert werden. Der Izard- und der Simon-Index verlaufen rechtwinklig zur Frankfurter Horizontalen (auch Deutsche Horizontale). Diese verbindet den infraorbitalen Punkt mit dem Porion (oberhalb des äußeren Gehörgangs). Der Izard-Index verläuft durch die Glabella, der Simon-Index durch den infraorbitalen Punkt (➢ Abb. 6.19). Man unterscheidet zwischen drei Profilen:

- orthofrontales Profil: das infranasale Profil liegt zwischen beiden Linien;
- transfrontales Profil: das infranasale Profil ist nach ventral verlagert;
- cisfrontales Profil: das infranasale Profil ist nach dorsal verlagert.

Im Profil lässt sich auch der Nasolabialwinkel beurteilen. Er wird durch die Verbindung zwischen dem Nasensteg und dem Philtrum der Oberlippe gebildet. Bei Jungen beträgt er ca. 90, bei Mädchen ca. 100 Grad. Im Falle einer maxillären Prognathie vergrößert sich dieser Winkel, bei einer maxillären Retrognathie verkleinert er sich. Die Nase erfüllt jedoch nicht nur funktionelle Aufgaben, sondern spielt auch eine große Rolle für die Ästhetik des Gesichts. Idealerweise stehen ihre Höhe und Breite im Verhältnis 2/1, wobei ihre Höhe ungefähr ein Drittel der gesamten Gesichtshöhe ausmacht [37].

Schauen Sie sich von vorne das allgemeine Aussehen des Gesichts an. Ist die Haut blass oder rot und geschwollen, sieht man Pickel, Ekchymosen oder andere Anzeichen, die auf Dysfunktionen hindeuten? Gibt es Narben unter dem Kinn, die von vergessenen Stürzen herrühren und eventuell Hinweise auf Dysfunktionen der Kiefergelenke oder des kraniozervikalen Übergangs geben könnten?

Prüfen Sie die Proportionen der drei Gesichtsetagen. Häufig zeigt die untere Etage Höhenunterschiede (➢ Abb. 6.20). Folgende Gesichtsetagen sind definiert:

- obere (frontale) Etage: oberhalb des Ophryon;
- mittlere (nasale) Etage: zwischen Ophryon und Subnasalpunkt;
- untere (bukkale) Etage: zwischen Subnasalpunkt oder Akanthion und Gnathion.

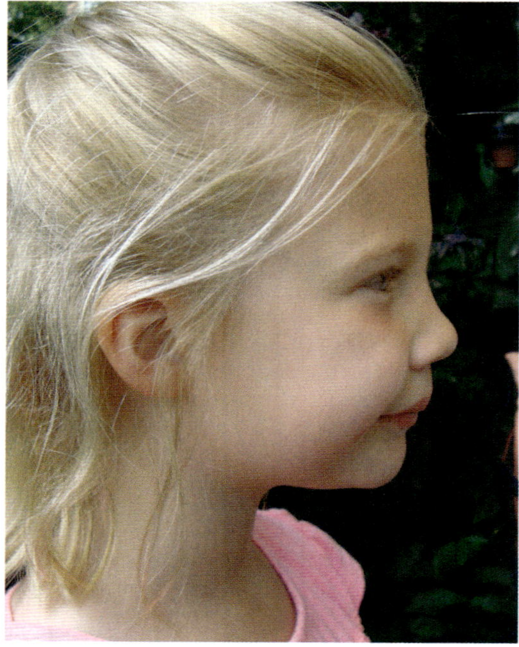

Abb. 6.19 Izard-Index und Simon-Index

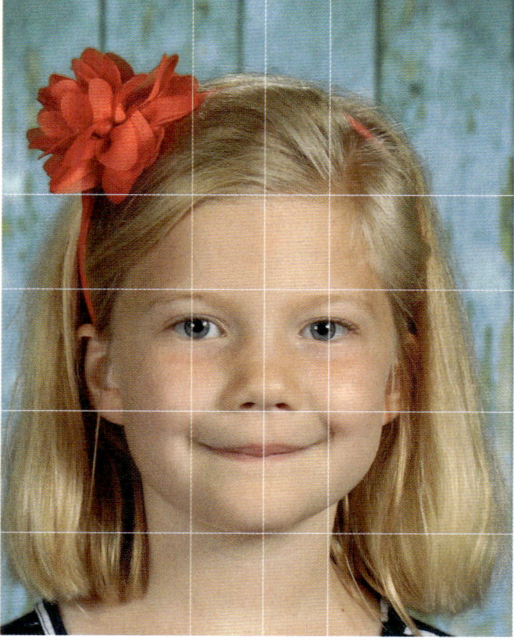

Abb. 6.20 Proportionen der drei Gesichtsetagen

Schauen Sie, ob sich die Nase in der Gesichtsmitte und in Harmonie zum restlichen Gesicht befindet. Vergleichen Sie die Größe und Beweglichkeit der beiden Nasenlöcher miteinander und vergewissern Sie sich, dass das Kind entspannt durch die Nase atmet. Normalerweise entspricht der Interkanthus-Abstand der Länge der Lidspalte und der Breite der Nasenflügel. Im Oberkieferbereich entspricht die Breite der Apertura piriformis dem Abstand zwischen beiden Eckzähnen. Dies wiederum entspricht dem Zwischenkieferbein, das die Keime der vier oberen Schneidezähne enthält. Prüfen Sie, ob beide Seiten symmetrisch ausgebildet sind und ob an der Sutura incisiva canina, also der Verbindung zwischen Zwischenkiefer- und Oberkieferbein, eine Disharmonie besteht. An dieser Stelle befinden sich häufig inkludierte Zähne.

Bitten Sie das Kind zu lächeln, und beobachten Sie dabei die mediane Gesichtslinie. Diese verläuft normalerweise über die Sutura metopica, den Nasenrücken, die Inzisallinie und die Symphysis mandibulae. Anschließend sollte sie sich über die mediane Körperlinie fortsetzen (➤ Abb. 6.21). Vergleichen Sie die beiden Gesichtshälften miteinander und schauen Sie, ob eine Hälfte breiter oder schmaler erscheint. Die breitere Hälfte steht eher in kraniosakraler Flexion-Außenrotation, die schmalere eher in kraniosakraler Extension-Innenrotation. Prüfen Sie, ob die Ebene der Nasenlöcher parallel zur Bipupillar- und zur Bikommissurallinie verläuft.

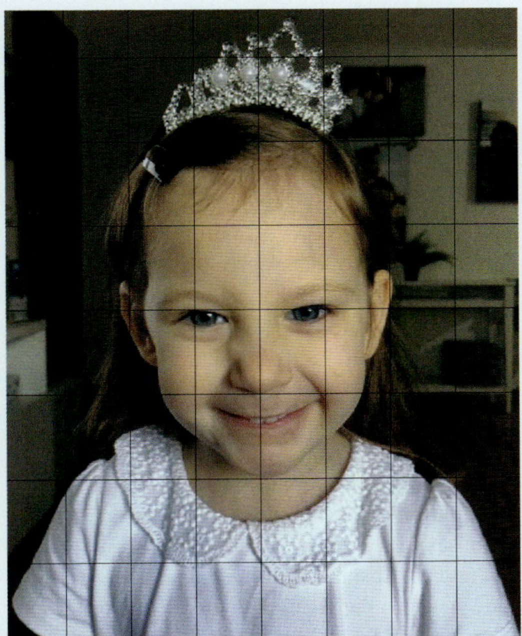

Abb. 6.21 Untersuchung des Gesichts
Man beachte die maxilläre Asymmetrie.

Die Augen geben die Position des Keilbeins wieder. Wenn sich die Augen auf der gleichen geneigten Linie befinden, weist dies auf eine Rotation des Keilbeins um die anteroposteriore Achse zwischen Nasion und Opisthion hin, wie beispielsweise bei der Torsions- oder SBR-Dysfunktion. Wenn die beiden Augen sich auf verschiedenen schrägen Linien befinden, stehen die beiden großen Keilbeinflügel asymmetrisch zueinander. Als Ursache kommt eine Dysfunktion zwischen dem Keilbein und einer seiner Nachbarknochen oder eine intraossäre Dysfunktion des Keilbeins infrage. Wir erinnern an die Zusammenhänge zwischen der Augendominanz oder Konvergenzfehlern und einer möglichen Laterodeviation des Unterkiefers. Als Verbindungsglied fungiert dabei die propriozeptive Funktion des N. trigeminus [32]. Bei Kindern im Schulalter können posturale und okklusale Störungen miteinander verknüpft sein [28].

Falls die beiden Oberkieferknochen auf der Transversalebene asymmetrisch ausgebildet sind, prüfen Sie, ob die kleinere Seite mit einer Dysfunktion des Keilbeins zusammenhängt. Untersuchen Sie die Jochbeine, da diese eine Schnittstelle zwischen dem Neuro- und dem Viszerokranium bilden. Wie stehen sie im Verhältnis zum Keilbein und zu den Oberkieferknochen? In der Außenrotation sind die Wangenknochen eher abgeflacht, die Nasolabialfalten tief. In der Innenrotation sind die Wangenknochen eher hervorstehend, die Nasolabialfalten eher flach. Bestätigen Sie Ihre Beobachtungen durch die Palpation und das Listening. Bei der Untersuchung des Gesichtsschädels empfehlen wir, mit einem Listening der Stirnbeine zu beginnen, da die restlichen Gesichtsstrukturen sozusagen unter den Stirnbeinen aufgehängt sind (mit Ausnahme des Pflugscharbeins und des Unterkiefers). Testen Sie die inhärente Motilität der Stirnbeine und versuchen Sie, die Ursache zu bestimmen, falls eine Einschränkung besteht. Zur Unterstützung des Listenings können Sie die umgebenden Strukturen visualisieren.

Für die Untersuchung und Behandlung des Gesichtsschädels ist das Keilbein von ebenso großer Bedeutung. Legen Sie Ihre Zeigefingerbeeren auf die großen Keilbeinflügel, um das Keilbein zu palpieren und ein Listening durchzuführen. In der kraniosakralen Flexion dehnen sich die großen Flügel nach lateral aus, während die seitlichen Winkel der Hinterhauptschuppe sich nach hinten außen bewegen. In der kraniosakralen Extension geschieht das Gegenteil. Untersuchen Sie die Qualität und eventuelle Einschränkungen der Motilität. Um die SSB zu untersuchen, greifen Sie den Schädel am Schädeldach oder zwischen Stirn und Hinterhauptbein. Wir erinnern daran, dass es leicht zu Fehlern kommen kann, indem man oberflächlich wahrgenommene Bewegungen mit denen der SSB verwechselt. Die Palpation des Keil- und des Hinterhauptbeins erfolgt an knöchernen Anteilen, die einen membranösen Ursprung besitzen und daher aufgrund ihrer Elastizität eine gewisse Motilität aufweisen können, auch wenn an der SSB beispielsweise eine Kompressionsdysfunktion vorliegt. Um den Zustand der SSB zu beurteilen, müssen Sie daher Ihre Palpation der oberflächlichen Bewegungen durch eine Visualisierung der anatomischen Lage der SSB vervollständigen.

Bei einer Torsionsdysfunktion bewegt sich ein großer Keilbeinflügel nach kranial, der andere nach kaudal, während die Hinterhauptschuppe sich genau entgegengesetzt bewegt. Bei einer Sidebending-Rotations-Dysfunktion drehen sich ein großer Keilbeinflügel und die Hinterhauptschuppe auf derselben Seite nach kaudal, während sie sich auf einer anderen Achse gleichzeitig voneinander entfernen (häufig aus derselben Seite). Bei einem Vertical Strain finden am vorderen und am hinteren Schädelanteil gegenteilige Bewegungen statt. Bei einem Superior Vertical Strain bewegt sich das Keilbein nach kranial, das Hinterhauptbein nach kaudal. Bei einem Inferior Vertical Strain geschieht das Gegenteil. Bei einem Lateral Strain rechts bewegt sich das Keilbein leichter nach rechts, das Hinterhauptbein leichter nach links. Bei einem Lateral Strain links geschieht das Gegenteil. Bei einer Kompressionsdysfunktion der SSB ist keine oder nur sehr wenig Bewegung zu spüren.

Da das Keilbein über die Gaumenbeine großen Einfluss auf die Oberkieferbeine und die Okklusionsebene ausübt, sollten Dysfunktionen, die das Keilbein oder die SSB betreffen, so früh wie möglich normalisiert werden. Dies sollte idealerweise vor dem Durchbruch der bleibenden Zähne geschehen, um der betreffenden Person zu ermöglichen, korrekte orofaziale Praxien auszubilden und abzuspeichern.

Oberkiefer und Unterkiefer

Vergleichen Sie die beiden Oberkieferknochen miteinander. Untersuchen Sie das Zwischenkieferbein am Processus frontalis und oberhalb der Schneidezähne, vor allem bei Kindern mit offenem Biss oder inkludierten Zähnen. Steht ein Teil des Zwischenkieferbeins hervor? In der Außenrotation nähert sich der Processus frontalis der Frontalebene, in der Innenrotation der Sagittalebene. Schauen Sie, ob sich an den Nasenlöchern Übereinstimmungen finden.

Untersuchen Sie den Mund und die Lippen. Im Ruhezustand sollten die Lippen ohne Anspannung aneinander liegen. Bei inkompetenten Lippen suchen Sie nach Dysmorphien, z. B. einer Proalveolie der Schneidezähne. Achten Sie auch auf eventuell persistierende infantile Schluckmuster oder eine Mundatmung (s. u. „Untersuchung der Schluckfunktion“). Die Oberlippe gibt Aufschluss über den Oberkiefer. Auf der Seite der Außenrotation erscheint sie breiter, auf der Seite der Innenrotation schmaler.

Die Informationen aus der Inspektion sind anschließend durch eine Palpation der Funktion zu bestätigen. Dies lässt sich am folgenden Beispiel verdeutlichen: Durch ein dysfunktionelles einseitiges Kaumuster erhöht sich der transversale Durchmesser des Oberkieferknochens auf der Vorzugsseite. Wenn wir uns nur auf die Inspektion verließen, könnten wir eine Dysfunktion der Maxilla in Außenrotation vermuten. Die tatsächlich vorhandene, einschränkende Dysfunktion lässt sich aber nur durch einen Mobilitätstest herausfinden. Testen Sie dazu die Motilität der Oberkiefer am Processus frontalis und an der Vorderseite des Corpus. Spüren Sie auf beiden Seiten harmonische Außen- und Innenrotationsbewegungen während der kraniosakralen In- und Exspiration? Falls Sie eine Einschränkung spüren, versuchen Sie, die anatomische(n) Struktur(en) zu bestimmen, die für diese Einschränkung verantwortlich ist bzw. sind. Visualisieren Sie dazu die Nachbarknochen der Oberkiefer und die zugehörigen Suturen. Können Sie eine Dysfunktion ertasten? Wir erinnern daran, dass die kraniosakrale Flexion des Keilbeins eine Außenrotation und ein Absinken der Oberkiefer bewirkt. Dabei entfernen sich die rechte und linke Tuberositas maxillaris auf der Rückseite der Oberkiefer voneinander, während die Vorderseiten der Oberkiefer sich in Höhe des Zwischenkieferbeins einander annähern. Dabei besteht das Risiko einer maxillären Retrognathie und eines Zahnengstands.

Testen Sie das Zwischenkieferbein mit einem Listening. Bei einem offenen Biss steht es häufig in posteriorer Rotation. Prüfen Sie auch die Zwischenkiefernaht auf beiden Seiten und normalisieren Sie eventuelle Dysfunktionen.

Bitten Sie das Kind, seinen Mund so weit wie möglich zu öffnen, und schauen Sie, ob das Kinn dabei zu einer Seite abweicht. Untersuchen Sie anschließend die Amplitude der Laterotrusionsbewegungen anhand der funktionellen Kauwinkel nach Planas sowie die Amplitude der Propulsionsbewegung (➤ Kapitel 2, „Funktionelle Kauwinkel nach Planas"). Schauen Sie bei dieser Gelegenheit nach okklusalen Interferenzen, die einer kieferorthopädischen Untersuchung bedürfen (➤ Abb. 6.22). Wir erinnern daran, dass Kinder bis zum Alter von 6 Jahren, vor dem Durchbruch der ersten bleibenden Backenzähne, in der Lage sein sollten, ein beidseitiges Kaumuster einzusetzen, bei dem der Unterkiefer symmetrische Seitbewegungen in beide Richtungen ausführt.

Platzieren Sie Ihre Hände weiter seitlich und untersuchen Sie die Spannung der Kaumuskeln (die bei knirschenden Kindern häufig erhöht ist). Prüfen Sie auch die ventralen zervikalen und submandibulären myofaszialen Strukturen. Testen Sie anschließend die Kiefergelenke und ihre Umgebung mit einem Listening. Wenn ein Schläfenbein in Außenrotation steht, schiebt es die Fossa mandibularis und den Unterkiefer normalerweise nach dorsal (und umgekehrt in der Innenrotation). Sollten beide Schläfenbeine in Außenrotation stehen, könnte es sich um eine skelettale Anomalie auf der Sagittalebene handeln, z. B. eine Angle-Klasse II mit einer mandibulären Retrognathie. Prüfen Sie in solchen Fällen, ob am Hinterhauptbein oder an der SSB eine Dysfunktion vorliegt. Sollte ein Schläfenbein in Innenrotation stehen und der Unterkiefer zu dieser Seite abweichen, liegt wahrscheinlich eine Störung des Kiefergelenks vor, die behoben werden sollte. Wir erinnern daran, dass asymmetrische Positionen der rechten und linken Fossa mandibularis und der Kondylen während der ersten 3 Lebensjahre zur Ausbildung dysfunktioneller Kaumuster und zu Okklusionsstörungen aufgrund eines asymmetrischen Unterkieferwachstums führen können. Okzipito- und sphenomandibuläre Normalisierungen haben sich bei Kindern als sehr wirksam erwiesen.

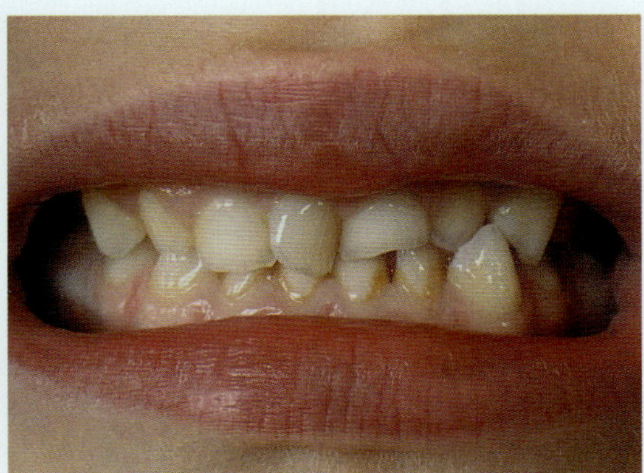

Abb. 6.22 Okklusale Interferenz

Mundhöhle

Bitten Sie das Kind, seinen Mund wenn möglich geöffnet zu halten, und prüfen Sie die Weite der Öffnung, indem Sie drei Finger vertikal zwischen die oberen und unteren Schneidezähne führen. Sollte diese nicht problemlos möglich sein, suchen Sie nach Dysfunktionen an den Kiefergelenken oder nach muskulären Spasmen der Mm. pterygoidei oder temporales.

Prüfen Sie die Mundhygiene und suchen Sie nach fehlenden Zähnen, Engständen oder fehlerhaften Ausrichtungen der Zähne. Falls Sie zerbrochene Zähne sehen, die vielleicht von Stürzen herrühren, prüfen Sie das Gewebe der Zahnarkade, in der sich der Zahnkeim befindet. Schauen Sie, ob an bestimmten Flächen ein erhöhter Abrieb vorliegt. Während dies beim Milchgebiss ein normaler Vorgang ist, könnte es bei älteren Kindern auf einen Bruxismus hinweisen. Prüfen Sie die Okklusion bei maximaler Interkuspidation, also beim größtmöglichen Kontakt zwischen den Oberkiefer- und Unterkieferzähnen (maximaler Vielpunktkontakt). Schauen Sie, ob die obere und die untere Inzisallinie übereinstimmen. Prüfen Sie auch die okklusalen Verhältnisse im seitlichen und hinteren Bereich und schauen Sie, ob eventuell ein partieller oder kompletter Kreuzbiss vorliegt. Prüfen Sie den vertikalen Überbiss (Overbite), der normalerweise nicht mehr als 3 mm betragen sollte, und den horizontalen Überbiss (Overjet), d. h. den protrusiven Überstand der oberen Schneidzähne zu den unteren. Suchen Sie nach einem vorderen oder seitlichen offenen Biss und nach einem Zungenstoßen oder einer lingualen

Interposition. Dies könnte auf die Benutzung eines Schnullers, auf Daumenlutschen oder auf ein infantiles Schluckmuster hindeuten. In solchen Fällen sind eine Normalisierung des Zwischenkieferbeins und eine intraossäre Modellierung erforderlich.

MAN BEACHTE

Wir erinnern daran, dass die Zahnwurzeln im Alter von 3 Jahren vollständig ausgebildet sind. Ungefähr mit 4 Jahren sind sämtliche Milchzähne durchgebrochen. Kraniosakrale Dysfunktionen, die in diesem Alter für Zahnfehlstellungen verantwortlich sein können, sollten frühzeitig behoben werden, um die Auswirkungen auf die knöchernen Strukturen zu mindern und ein harmonisches Wachstum zu begünstigen.

Untersuchen Sie das Gebiss nach den häufigsten Malokklusionen (➤ Tab. 4.1). Diese sind:

- Zahnanomalien: Zahnanzahlanomalien, Nichtanlagen; Zahnfehlstellungen, retinierte Zähne (häufig im Bereich einer dysfunktionellen Zwischenkiefernaht);
- alveoläre Anomalien, d. h. Anomalien der Zähne oder des Zahnhalteapparats;
- dreidimensionale Zahnfachanomalien, z. B. Supra- oder Infraokklusion, Pro- oder Retroalveolie;
- sagittale Skelettanomalien, z. B. Malokklusion der Angle-Klasse II oder III;
- transversale Skelettanomalien, z. B. Lingualstand (hinterer Kreuzbiss);
- vertikale Skelettanomalien, z. B. Hypo- oder Hyperdivergenz.

Vergleichen Sie Ihre Beobachtungen mit denen, die Sie zu Beginn der Untersuchung im Stehen gemacht haben. So sehen Sie, welche Rolle die Haltung spielt. Häufig stehen die okzipitalen Kondylen im Verhältnis zum Atlas in anteriorer Dysfunktion. Die nach vorne verlagerte Position des Hinterhauptbeins beeinflusst die myofasziale Kette, die am Umfang der Schädelbasis und am Tuberculum pharyngeum inseriert (M. constrictor pharyngis superior, Raphe pterygomandibularis, Mm. buccinator und orbicularis oris). Dadurch ergibt sich eine unzureichende Kontrolle über die Zunge und in der Folge ein unreifes Schluckmuster. So entstehen Risikofaktoren für ein fehlerhaftes Wachstum und Fehlstellungen des Unterkiefers.

Alveoläre und dentoalveoläre Anomalien werden stark durch orofaziale Dysfunktionen beeinflusst, daher sollten diese so früh wie möglich behoben werden. Behandlungen des Gesichtsschädels, zu denen auch intraossäre Modellierungen zählen, tragen zur Normalisierung solcher Dysfunktionen bei. Bei skelettalen Anomalien sollte stets das Keilbein untersucht werden, da es über die Gaumenbeine großen Einfluss auf die Oberkieferbeine und somit auf die Okklusionsebene ausübt. Lingualkippungen können durch Torsions-, SBR- oder Strain-Dysfunktionen der SSB verursacht werden. Transversale Skelettanomalien sind häufig die Folge von Dysfunktionen der Kiefergelenke und der seitlichen Bewegungen des Unterkiefers.

Okklusion nach den Angle-Klassen

Schauen Sie sich das Profil des Kindes im Stehen oder im Sitzen an. Die normale Okklusion entspricht der Angle-Klasse I, während die sagittalen Skelettanomalien oder -dysmorphien den Angle-Klassen II oder III entsprechen (➤ Kapitel 3). Prüfen Sie die mittlere und die untere Gesichtsetage, also die des Ober- und die des Unterkiefers (➤ Abb. 6.18):

- Suchen Sie am Oberkiefer nach einer maxillären Pro- oder Retrognathie.
- Suchen Sie am Unterkiefer nach einer mandibulären Pro- oder Retrognathie oder einer Antemandibulie.

Versuchen Sie bei einer Angle-Klasse II, herauszufinden, ob es sich um eine maxilläre Pro- oder eine mandibuläre Retrognathie handelt. Letztere zeigt keinen oder nur leichten fehlenden Lippenschluss, und die Unterlippe erscheint, als ob sie nicht „entfaltet" wäre. Die betroffenen Kinder entwickeln mitunter ein Doppelkinn, ohne zwangsläufig übergewichtig zu sein. In der Regel ist eine Angle-Klasse II/1 mandibulären Ursprungs, wobei die Unterkieferhälfte zur fehlerhaften Seite abweicht. Prüfen Sie in solchen Fällen die Schläfenbeine und die Kiefergelenke. Schauen Sie auch, ob das Wachstum des Unterkiefers eventuell durch intraossäre Dysfunktionen beeinträchtigt wird. Bei einer maxillären Prognathie stehen der Oberkiefer und die Oberlippe zu weit vorne. Der Lippenschluss ist fast immer vorhanden, die Nasolabialfalten sind geschlossen. Maxilläre Prognathien mit einer Angle-Klasse II werden durch kraniosakrale Extensionsdysfunktionen des Keilbeins begünstigt. Dabei ist allerdings zu beachten, dass die Oberkieferbeine aufgrund der posterioren Rotation des Keilbeins nach vorne verschoben werden und nicht in Außenrotation stehen. Maxilläre Retrognathien mit einer Angle-Klasse III werden durch kraniosakrale Flexionsdysfunktionen des Keilbeins begünstigt. Antemandibulien können mit einer kraniosakralen Extensionsdysfunktion der SSB und einer Innenrotation der Schläfenbeine einhergehen. Bei mandibulären Prognathien handelt es sich allerdings um skelettale Malokklusionen mit einem sagittal überlangen Unterkiefer. Solche Angle-Klasse-III-Störungen sind häufig genetisch bedingt.

Untersuchen Sie das Aussehen, das Volumen und die Ruheposition der Zunge. Eine blasse Zunge könnte mit einem Reflux zusammenhängen. Schauen Sie, ob an den Zungenrändern Abdrücke der Zähne zu sehen sind, die auf eine Okklusionsstörungen, z. B. eine Lingualkippung, hinweisen könnten. Prüfen Sie die Beweglichkeit, indem Sie das Kind bitten, mit der Zunge zu schnalzen oder sie herauszustrecken. Sollte die Beweglichkeit eingeschränkt sein, schauen Sie, ob das Zungenbändchen vielleicht verkürzt ist (in solchen Fällen ist übrigens auch das Lächeln betroffen, weil die Oberlippe ebenfalls in ihren Bewegungen eingeschränkt ist). Prüfen Sie auch, ob das Kind in der Lage ist, seine Wange aufzublähen und einzuziehen.

Nehmen Sie anschließend einen Zungenspatel und untersuchen Sie den weichen Gaumen und das Zäpfchen. Sollte das Zäpfchen gespalten sein, besteht eine leichte Gaumensegelspalte. Bitten Sie das Kind, sein Gaumensegel vibrieren zu lassen, und prüfen Sie dabei die Motorik. Schauen Sie, ob die Gaumenmandeln (Tonsillae palatinae) sich beidseits am Zungengrund befinden. Untersuchen Sie das Gaumengewölbe, d. h. von vorne nach hinten: beidseits den Processus palatini der Oberkieferknochen, die Sutura palatina transversa und die Laminae horizontales der Gaumenbeine. Auf der Außenrotationsseite erscheint der Gaumen breiter und flacher, während die Zähne eventuell in leichter Labialkippung stehen. Auf der Innenrotationsseite erscheint der Gaumen enger, höher und spitzer, die Zähne stehen eher in Lingualkippung.

Gehen Sie nun behutsam zur intraoralen Palpation über. Dabei sollte die Mundöffnung stets gemäßigt bleiben, um die Mm. pterygoidei mediales nicht unter Spannung zu setzen. Dies würde reflexartig die inhärente Motilität vermindern und die Palpation erschweren. Nachdem Sie einen Handschuh übergezogen haben, tasten Sie mit der Zeigefinger- oder Kleinfingerbeere zunächst das Gaumengewölbe, genauer gesagt auf jeder Seite den Processus palatinus ab und vergleichen Sie die Breite, Höhe und die Konkavität beider Seiten. Palpieren Sie im Anschluss die Sutura palatina mediana und prüfen Sie, ob sich an der Naht ein Wulst, ein sog. Torus palatinus, befindet, der auf eine Dysfunktion des Pflugscharbeins hinweisen könnte. Vergleichen Sie auch die rechte und linke Lamina horizontalis miteinander. Testen Sie mit einem Listening die Motilität des Gaumengewölbes im Bereich der Oberkiefer- und der Gaumenbeine. Dabei können Sie gleichzeitig eine Hand quer über die Stirn und den Daumen und den Mittelfinger auf die beiden großen Keilbeinflügel legen, um den Einfluss der Keilbeinbewegungen auf das Gaumengewölbe zu prüfen. Normalisieren Sie eventuelle Dysfunktionen.

Untersuchung der Schluckfunktion

Die orofazialen Funktionen spielen eine bedeutende Rolle für das Wachstum des Gesichtsschädels. Störungen dieser Funktionen können dazu beitragen, die ursächlichen Dysfunktionen ans Tageslicht zu bringen, die dann in interdisziplinärer Zusammenarbeit behandelt werden können. Myofunktionelle orofaziale Behandlungen in der Physiotherapie oder Logopädie zeigen bessere Ergebnisse, wenn die dysfunktionellen Strukturen zuvor durch osteopathische Maßnahmen normalisiert wurden. Die Untersuchung der Schluckfunktion wurde weiter oben beschrieben.

Eine Hypotonie der Zunge oder eine Makroglossie zeugen von einer Schluckstörung (➤ Kapitel 3, „Schlucken", und ➤ Kapitel 4, „Dysfunktionelles Schlucken"). Prüfen Sie die Tonizität der Orbicularis-Buccinator-Schleife, indem Sie das Kind bitten, ein Clown-Lächeln aufzusetzen. Wenn es dazu den Mund übermäßig ausbreitet und die Lippenkommissuren nach hinten zieht, können Sie die Effektivität der Muskelschleife beurteilen (➤ Kapitel 4, „Bedeutung der Orbicularis-Buccinator-Schleife"). Alternativ können Sie die Kraft des M. buccinator testen, indem Sie Ihre Daumenbeeren rechts und links von innen gegen die Wangen des Kindes legen und das Kind bitten, seinen Mund zu schließen und zu schlucken. Die myofasziale Orbicularis-Buccinator-Kette steht unter dem direkten Einfluss der kraniozervikalen Haltung. Anteriore Dysfunktionen der Hinterhauptkondylen, bei denen der Kopf nach vorne projiziert wird, mindern die Wirksamkeit dieser Kette und begünstigen eine dysfunktionelle, zu weit nach vorne unten verlagerte Position der Zunge. Daher sollte bei der Normalisierung eines gestörten Schluckmusters unbedingt der kraniozervikale Übergang kontrolliert werden.

Bitten Sie das Kind nun zu schlucken. In der oralen Phase des Schluckaktes sind die Zahnarkaden normalerweise in Kontakt miteinander, und die Zunge drückt hinter den oberen Schneidezähnen gegen die Inzisalpapille. Die Lippen sind währenddessen geschlossen, ohne zu verkrampfen. Am Ende des

Schluckaktes setzt eine kurze Apnoephase ein. Bei einem unreifen Schluckmuster interponiert die Zunge mehr oder weniger zwischen den Lippen oder zwischen den Front- oder Seitenzähnen. Weitere äußere Anzeichen für ein unreifes Schlucken wären beispielsweise ein fehlender Lippenschluss, Kontraktionen der peribukkalen Muskulatur mit einer Vertiefung der Kinn-Lippen-Furche oder Verspannungen der zervikalen Region. Im Mundinneren sind in solchen Fällen häufig eine maxilläre Proalveolie mit einem vorderen oder seitlichen offenen Biss zu sehen.

Bei der Behandlung eines dysfunktionellen Schluckmusters sind außerdem die Schädelbasis, die Halswirbelsäule, das Zungenbein und der Unterkiefer in die Untersuchung und Normalisierung einzubeziehen. Aufgrund ihres möglicherweise schädlichen Einflusses auf die hyomandibulären, hyozervikalen, sphenomandibulären, okzipitomandibulären oder sternomandibulären Bezüge sollten auch die Ansatzstellen der Zungenmuskulatur überprüft werden. Bei Zungenprotrusionen zeigen sich klinisch häufig Dysfunktionen des kraniozervikalen Übergangs.

Untersuchung der Atmung

Wir haben bereits ausführlich über die negativen Auswirkungen einer Mundatmung gesprochen (➤ Kapitel 4, „Mundatmung"). Zusätzlich zu den weiter oben beschriebenen Beobachtungen lässt sich mithilfe spezifischer Tests feststellen, ob es sich bei dem untersuchten Kind um einen echten Mundatmer handelt (➤ Kapitel 4, „Gudin-Test", „Rosenthal-Test", „Spiegeltest"). In solchen Fällen sollte die nasale Obstruktion medizinisch behandelt werden. In den übrigen Fällen wären osteopathische Behandlungen sinnvoll.

Typischerweise zeugt eine zu tief und zu weit vorne liegende Zunge von einer Mundatmung. Häufig geht dies mit einem unreifen Schluckmuster und einem inkompetenten Lippenschluss einher. Mundatmer zeigen häufig eine Facies adenoidea mit typischen Zügen. Sie sind untergewichtig, von zierlicher Gestalt, mit Rändern unter den Augen, einem zurückgezogenen Kinn, kleinem, halb geöffneten Mund, einer breiten und trockenen Unterlippe sowie einer recht schmalen Oberlippe. Ihre dysfunktionelle Position macht es der Zunge unmöglich, sich beim Schlucken gegen den Gaumen abzustützen und ihre formbildende Rolle für das Gaumengewölbe zu erfüllen. Ein weiteres charakteristisches Merkmal von Mundatmern besteht in dem nach vorne projizierten Kopf mit der Halswirbelsäule in Extension. Das Zungenbein steht in einer anormal tiefen Position.

Bei der Behandlung von Mundatmern nehmen die obere Brustwirbelsäule und die obere Thoraxapertur eine Schlüsselrolle ein. Danach sollten die Halswirbelsäule und die Bezüge zwischen C0, C1, C2, C3 und C4 normalisiert werden, um die Kopfhaltung zu verbessern. Prüfen Sie auch die ventralen zervikalen myofaszialen Strukturen, vor allem die submandibulären.

Wenden Sie sich als Nächstes der Schädelbasis und den Ansatzstellen der Gaumensegelmuskeln zu. Hierbei handelt es sich um fünf Muskelpaare. Der M. levator veli palatini (LVP) und der M. tensor veli palatini (TVP) inserieren an der Schädelbasis. Der LVP entspringt an der Pars petrosa des Schläfenbeins und am knorpeligen Anteil der Ohrtrompete. Seine Fasern ziehen von dort nach kaudal und vermengen sich mit denen der gegenüberliegenden Seite. Der TVP entspringt an der Fossa scaphoidea am Processus pterygoideus, der Spina angularis ossis sphenoidalis und an der Seitenwand des Tubenknorpels. Von dort zieht er in vertikaler Richtung nach kaudal, windet sich um den Hamulus pterygoideus und vermischt sich anschließend mit den Fasern der Gegenseite. So entsteht eine Wechselwirkung zwischen der Funktion des Gaumensegels und der Position der Flügelfortsätze. Wir erinnern daran, dass diese Fortsätze beim Neugeborenen sehr kurz ausgebildet sind und erst unter dem Einfluss der orofazialen Funktionen, vor allem des Saugens und Kauens, in die Länge wachsen. Tatsächlich erklärt die strategische Position des Gaumensegels zwischen den Muskeln, die an der Schädelbasis entspringen, und denen, die mit der Zunge und dem Rachen verbunden sind, seine Anfälligkeit für Störungen und seine Rolle bei der Entstehung einer Rhonchopathie oder einer obstruktiven Schlafapnoe.

Das Keilbein sollte aber auch wegen seines Einflusses auf das Stirnbein und die darunter liegenden Gesichtsknochen überprüft und normalisiert werden, da die Funktion der nasalen Strukturen von ihnen abhängt. Eine Dysfunktion des Stirnbeins in Innenrotation engt die Incisura ethmoidalis ein und behindert die seitliche Ausdehnung des Siebbeins. Testen Sie die Stirnbeine mit einem Listening und visualisieren Sie dabei die benachbarten Knochen, um den Ursprung einer eventuell eingeschränkten Motilität auszumachen. An der Sutura frontoethmoidalis, frontomaxillaris, frontonasalis oder sphenoethmoidalis kann es zu interossären Dysfunktionen kommen. Die Breite des Zwischenkieferbeins hängt mit der der Apertura piriformis zusammen. Um ein ungehindertes Wachstum der nasalen Strukturen und eine physiologische Atmung zu begünstigen, sollte das Zwischenkieferbein daher stets auf intraossäre Dysfunktionen überprüft werden.

Bei Patienten, die durch den Mund atmen, vergrößert sich der vertikale Durchmesser der unteren Gesichtsetage. Sie zeigen einen offenen Biss und eine dazu passende, anteriore Rotation des Unterkiefers. Der Unterkieferwinkel ist erhöht, der Durchbruch der Backenzähne geschieht häufig verfrüht. Normalisieren Sie eventuelle Störungen der Kiefergelenke oder intraossäre Dysfunktionen des Unterkiefers.

Untersuchung der Kaufunktion

Sobald ein Kind in der Lage ist, seine Zunge in der Mundhöhle zu halten und den Nahrungsbolus für den Schluckvorgang vorzubereiten, trainiert es seine Kaufunktion. Zur Verbesserung der Kaufunktion sollten eine linguale Protrusion oder andere Dysfunktionen der Zunge normalisiert werden. Eine einfache Technik besteht darin, Druck gegen den vorderen Anteil des Mundbodens auszuüben, um eine linguale Retrusion zu stimulieren.

Zu einem Zeitpunkt, an dem das Milchgebiss noch nicht vollständig ausgebildet ist, beginnen Kleinkinder an den Schneidezähnen mit den Seitbewegungen des Unterkiefers. Es entstehen Scherbewegungen an den Eckzähnen und seitliche Gleitbewegungen an den Backenzähnen. Schauen Sie, ob diese Seitbewegungen zu beiden Seiten symmetrisch und transversal in gleicher Amplitude stattfinden.

Im Alter von 3 bis 6 Jahren zeigen die Kinder an ihren Zähnen normalerweise Abriebflächen, die aufgrund der Laterotrusionsbewegungen entstehen und eine normale Abnutzung der Milchzähne darstellen. Sollten solche Abriebflächen nicht zu sehen sein, bedeutet dies, dass das Kind weiterhin in einem Öffnen-Schließen-Modus auf der Sagittalebene ohne ausreichende Laterotrusionsbewegungen kaut. Prüfen Sie die Abnutzung der Eckzahnspitzen, die eine Entriegelung und dem Unterkiefer eine Pro- und Retrusionsbewegung von 1 bis 2 mm ermöglicht. Ab einem Alter von 3 Jahren ist diese Entriegelung für die Seitbewegungen des Unterkiefers unabdingbar. Sollte diese Abnutzung nicht stattfinden und die Verriegelung bestehen bleiben, wird der Unterkiefer in seinen Bewegungen behindert und das Kauen erschwert. Ein Frontkontakt zwischen den oberen und unteren Schneidezähnen ist in diesem Alter noch normal, sollte aber nicht dauerhaft bestehen bleiben, da sich ein Kreuzbiss entwickeln könnte.

Eine einseitige Abnutzung der Zähne zeugt von einem einseitig dominanten Kaumuster auf dieser Seite. Für die Ausbildung einer physiologischen Okklusion sollte idealerweise vor dem Durchbruch der ersten bleibenden Molaren ein harmonisches beidseitiges Kaumuster vorhanden sein.

Achten Sie auf eventuelle Dysfunktionen des Zwischenkieferbeins, vor allem auf einen offenen Biss oder einen verminderten transversalen Durchmesser, da solche Störungen durch ein einseitiges Kauen entstehen können. Das Zwischenkieferbein trägt die oberen Schneidezähne (zwei mittlere, zwei seitliche). Zwischen den beiden mittleren sollte normalerweise ein Diastem zu sehen sein (➤ Kapitel 3, „Milchgebiss“). Wenn solch ein Diastem zu sehen ist, bedeutet dies, dass die Oberkiefer auf der Transversalebene normal ausgebildet sind, da die Milchzähne noch kleiner als die bleibenden Zähne sind. So ist sichergestellt, dass die bleibenden Schneidezähne mit ihrem größeren mesiodistalen Durchmesser durchbrechen können, ohne einen Engstand zu provozieren. Testen Sie das Zwischenkieferbein mit einem Listening und normalisieren Sie es, falls nötig.

Beobachten Sie bei Kindern mit Dauergebiss die Inzisallinie des Unterkiefers bei den Laterotrusionsbewegungen. Sollte das Kind beim Kauen eine Vorzugsseite haben, weicht die Inzisallinie deutlicher zu dieser Seite ab. Dort besteht im Übrigen auch ein Kreuzbiss. Bei diesen Kindern gestaltet sich die Propulsionsbewegung des Unterkiefers schwierig, häufig ist die Mundöffnung auch eingeschränkt. Wenn Sie das Kind in maximaler Interkuspidation von vorne anschauen, sehen Sie, dass das vertikale Okklusionsmaß, also der Abstand zwischen dem Nasenansatz und der Kinnspitze, auf der Vorzugsseite vermindert ist. Der transversale Durchmesser der Maxilla ist auf dieser Seite allerdings erhöht.

Okklusionsstörungen erzeugen beim Kauen ein Unbehagen. Die betroffenen Kinder sind bei der Nahrungsaufnahme unruhig und wählerisch und verweigern große Nahrungsstücke. Die Mahlzeit dauert länger als normal, es entsteht Stress, der wiederum ein Knirschen begünstigt. Prüfen Sie den Spannungszustand der Kaumuskeln, indem Sie das Kind bitten, auf die Zähne zu beißen, und währenddessen die Muskeln palpieren. Falls nötig, lockern Sie die Muskeln durch sanfte Entspannungstechniken.

Bei Kleinkindern sind die Kaustörungen anfangs zwar funktioneller Natur, wandeln sich allerdings rasch zu Entwicklungsstörungen in den betroffenen Strukturen und zu Dysmorphien. Sie speichern dysfunktionelle Praxien ab und entwickeln schädliche Reaktionsketten mit sekundären Störungen auf parodontaler, artikulärer, muskulärer und posturaler Ebene. Daher sollten diese Kinder idealerweise interdisziplinär betreut werden. Ab einem Alter von 3 Jahren wäre eine kieferorthopädische Untersuchung in solchen Fällen sinnvoll. Durch eine osteopathische, physiotherapeutische und logopädische Zusammenarbeit sollte den Kindern die Möglichkeit geboten werden, eine symmetrische und harmonische Kaufunktion zu entwickeln. Erklären Sie den Eltern außerdem die Notwendigkeit, feste Nahrungsmittel zu zerkauen, um Okklusionsstörungen vorzubeugen.

Testen und normalisieren Sie falls nötig die Schädelbasis und die SSB. Achten Sie dabei besonders auf die Bezüge zwischen dem Keilbein, den Oberkiefer- und den Gaumenbeinen. Prüfen Sie die Kiefergelenke, den Unterkiefer und die Laterotrusionsbewegungen. Schauen Sie nach eventuellen intraossären Störungen im Ober- und Unterkiefer und normalisieren Sie alle gefundenen Dysfunktionen.

Untersuchung der Phonation

Orofaziale Dysfunktionen treten häufig in Kombination miteinander auf, da die Zunge als grundlegender Bestandteil an mehreren Funktionen beteiligt ist. Vor allem die Untersuchungen der Phonation und der Schluckfunktion zeigen viele Gemeinsamkeiten, da für beide Funktionen die Beweglichkeit und die Stützpunkte der Zunge gleich sein können und eine große Rolle spielen. Das gilt besonders für die französische Sprache, da die Zunge sich bei der Erzeugung der Phoneme, im Gegensatz zu anderen Sprachen, z. B. dem Englischen, niemals an den Schneidezähnen abstützt oder zwischen den Zähnen interponiert.

Schauen Sie sich zunächst das Gesichts des Kindes an, um einen Eindruck der Tonizität der Gesichts-, Lippen- und Zungenmuskeln zu bekommen. Die Form und das Aussehen der Lippen und des Unterkiefers geben Aufschluss über die Zahnarkaden und ihre Bezüge untereinander. Bitten Sie das Kind, die grundlegenden Phoneme zu sprechen, und prüfen Sie dabei die Zunge (beim t, d, n, ß, s), die Lippen (beim p, b, m, f, w, sch) und das Gaumensegel (beim a, o, e oder bei den franz. Nasalen an, on). Achten Sie auf ein Lispeln (Sigmatismus interdentalis), das häufig mit einer Zungendysfunktion und einem unreifen Schluckmuster einhergeht (➤ Kapitel 4, „Klinische Untersuchung und Behandlung" in „Störungen der Phonation").

Prüfen Sie die Artikulationsstörungen im Verhältnis zum Alter des Kindes. Versuchen Sie, herauszufinden, an welchen Artikulatoren (Gaumensegel, Lippen, Kiefer, Zunge) die Ursache liegt und beheben Sie die gefundenen Dysfunktionen.

6.3.6 Untersuchung von Erwachsenen

Ein osteopathischer Befund beginnt idealerweise mit einer Untersuchung im Stehen. In dem Maße, wie wir unsere anatomischen Kenntnisse vertiefen, gewinnt die Inspektion als Untersuchungswerkzeug immer mehr an Bedeutung. Nach der Inspektion folgen zunächst die Mobilitätstests und schließlich die Normalisierungen.

Einige Autoren gehen davon aus, dass es einen Zusammenhang zwischen Störungen des stomatognathen Systems und der Haltung gibt. Bei diversen Tests auf stabilometrischen Plattformen zeigte sich, dass Personen mit einer Angle-Klasse-II-Malokklusion ihren Körperschwerpunkt nach vorne verlagern, während sich der Körperschwerpunkt bei Personen mit einer Angle-Klasse-III nach hinten verlagert [38]. In zahlreichen Studien wurden posturale Anpassungen als Reaktion auf Veränderungen der Okklusion angegeben [39–41] (➤ Abb. 6.23). Aufgrund einer unzureichenden Beweislage besteht allerdings kein allgemeiner Konsens über eine kausale Beziehung zwischen dem stomatognathen System und der Haltung [42]. Das Prinzip des Holismus, der Lehre der Ganzheitlichkeit und der Wechselbeziehungen zwischen den einzelnen Elementen des Körpers,

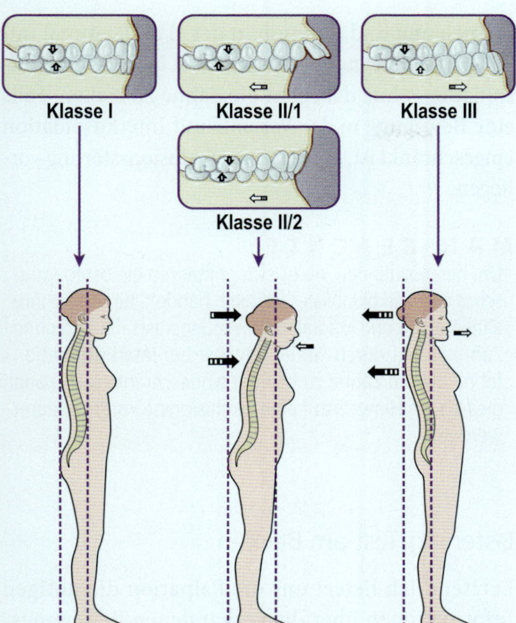

Abb. 6.23 Beziehung zwischen stomatognathem System und Haltung. Quelle: © Carole Fumat, nach Bricot B. La reprogrammation posturale globale. Montpellier, Sauramps Médical; 2009.

sollte uns als eine der Hauptsäulen der Osteopathie allerdings dazu anregen, bei unseren Patientinnen und Patienten nach einem solchen Zusammenhang zu suchen, zumal sich dies in vielen klinischen Erfahrungen bereits manifestiert.

Der menschliche Körper verfügt über zahlreiche Anpassungs- und Kompensationssysteme, die in den meisten Fällen reagieren, ohne dass wir uns dessen in vollem Ausmaß bewusst werden. Die daraus resultierenden Dysfunktionen, Behinderungen oder Schmerzen stellen sich häufig erst verzögert ein und überschreiten erst dann die Toleranzgrenze, wenn, zusätzlich zum Alterungsprozess, zu viele körperliche und/oder psychische Störungen zusammenkommen.

Untersuchung im Stehen

Wir untersuchen die Person im Stehen, und zwar von vorne, von der Seite und von hinten. Achten Sie dabei auf folgende Merkmale:

- die Position der Füße, die normalerweise in einem Winkel von ca. 30 Grad zueinander stehen; die Höhe der Fersen; das Fußgewölbe (ein hohles Fußgewölbe steht eher für ein kraniosakrales Schema in Flexion-Außenrotation, ein flaches eher für ein Schema in Extension-Innenrotation);
- die Ausrichtung der Ober- und Unterschenkel zueinander, eventuelle Dysfunktionen der Knie; Menschen mit Kiefergelenkproblemen zeigen häufig eine muskuläre Dysbalance an den Hüftrotatoren;
- die Position (Seitneigung, Rotation) der Hüftbeine und des Kreuzbeins;
- die Wirbelsäule und ihre Krümmungen auf der Sagittal- und der Frontalebene; im Durchschnitt beträgt der Abstand zwischen lumbaler und zervikaler Krümmung 40 mm; dabei ist immer zu beachten, dass sich die natürlichen Krümmungen der Wirbelsäule in der kraniosakralen Flexionsphase verringern und in der kraniosakralen Extensionsphase verstärken;
- den Schultergürtel und die Ausrichtung der Schultergelenke und der Arme;
- die Kopfhaltung, die Unterkieferposition und der Unterkieferwinkel.

Prüfen Sie im Profil, ob der äußere Gehörgang auf einer Linie mit den Oberarm- und den Oberschenkelköpfen, der Mitte der Knie und den Außenknöcheln liegt. Schauen Sie auf die Haltung des Halses und besonders auf die obere Zervikalregion. Mundatmer zeigen typischerweise eine Verstärkung der Zervikallordose und einen nach vorne verlagerten Kopf, mit einer anterioren Dysfunktion der Hinterhauptkondylen. Bei älteren Personen, vor allem bei älteren Frauen, könnte eine solche Verstärkung der HWS-Lordose eine übermäßige BWS-Kyphose kompensieren. Untersuchen Sie daher in solchen Fällen die Brustwirbelsäule nach eventuellen Dysfunktionen.

In einem häufig zitierten Artikel sprechen Solow und Tallgren von der Beziehung zwischen der Kopfhaltung und der kraniofazialen Morphologie [43]. Die beiden Autoren erbringen den Nachweis dafür, dass die Position des kraniozervikalen Übergangs und die des Unterkiefers sich gegenseitig beeinflussen. Personen mit einer Kopfflexion zeigen eine mandibuläre Retrognathie, während der Unterkiefer bei Personen mit Kopfextension in Prognathie steht (➤ Abb. 4.43). Die Haltung, die eine Person in der Halswirbelsäule einnimmt, hängt davon ab, wie weit sie den Rachenraum offenhalten muss, um eine ausreichende Ventilation zu gewährleisten. Manche Personen müssen ihre Halswirbelsäule dafür in Extension bringen. Darüber hinaus gibt es noch zahlreiche weitere Studien zum Verhältnis zwischen Kopf und Wirbelsäule [44].

Posturale Tests

Es gibt verschiedene Ansätze, die die Beziehung zwischen Störungen des stomatognathen Systems und der Haltung zu erklären versuchen und danach streben, das angemessene Therapiemodell zu finden. Die Frage wird allerdings dadurch erschwert, dass das posturale System unter dem Einfluss verschiedenster Faktoren steht. Dazu zählen außer dem Kausystem die okulozephalen, otolithischen, respiratorischen, lokomotorischen und propriozeptiven Reflexe.

Fukuda-Stepping-Test

Der japanische HNO-Arzt Tadashi Fukuda entwickelte diesen Test 1959 zur Untersuchung der Innenohrlabyrinthe. Die Testperson soll dabei mit geschlossenen Augen und gestreckten Armen 50 bis 100 Schritte auf der Stelle gehen. In der Regel dreht sich die Person um ihre vertikale Achse, wobei eine Abweichung von 20 bis 30 Grad als normal eingestuft wird. Eine Abweichung über diesen Wert hinaus gilt als Nachweis für eine Funktionsstörung des Labyrinths auf der Seite, zu der die Person sich dreht. Die Aussagekraft dieses Tests wird jedoch mitunter angezweifelt [45].

Dieser Test wurde leicht modifiziert, um den Einfluss der Okklusion auf die Haltung zu untersuchen. Die Person soll auf der Stelle gehen, einmal mit Zahnkontakt, einmal ohne. Sollte die Variante mit Zahnkontakt eine größere Abweichung ergeben, könnte eine Okklusionsstörung vorliegen. Sie können diesen Test auch vor und nach Ihren osteopathischen Behandlungen durchführen, um die Wirksamkeit der Behandlung objektiv zu beurteilen.

Test der Bewegungsamplituden

Die Person sitzt auf der Behandlungsbank, die Beine haben keinen Kontakt zum Boden, um den Einfluss der unteren Extremitäten auszuschließen. Testen Sie nun die Amplituden verschiedener Bewegungen (Schulteranheben und -senken, Flexion, Extension, Seitneigung und Rotation in der HWS), einmal mit entspanntem Unterkiefer, einmal in lockerer Interkuspidation, ohne dabei auf die Zähne zu beißen. Falls eine Bewegung in der Variante mit Interkuspidation eingeschränkt ist, könnte eine Okklusionsstörung vorliegen.

MAN BEACHTE

Um herauszufinden, ob es sich primär um ein osteopathisches oder ein okklusales Problem handelt, führen Sie Ihre allgemeinen und kranialen Bewegungstests mit und ohne Zahnkontakt durch. Sollte der Test bei Interkuspidation (ohne auf die Zähne zu beißen) eingeschränkt sein, kann dies als ein Hinweis auf eine Okklusionsstörung gedeutet werden.

Listening-Test am Becken

Letztendlich liefert uns die Palpation die nötigen Informationen über die vorhandenen Bewegungseinschränkungen und demnach auch über die Dysfunktionen. Das Listening im Stehen führt uns zu den stärksten Dysfunktionen, von denen eventuelle Kompensationen ausgehen. Während an den Dysfunktionen die größten Bewegungseinschränkungen zu spüren sind, zeigen die Kompensationen geringere Einschränkungen.

Das Listening kann z. B. am Becken beginnen, da die auf- und absteigenden Kräfte des Körpers dort aufeinandertreffen. Dieser Test gibt Aufschluss über [25]:

- Einschränkungen oberhalb des Beckens (Schädel, Schultergürtel, Wirbelsäule),
- Einschränkungen am Becken selbst oder
- Einschränkungen unterhalb des Beckens (untere Extremitäten).

Platzieren Sie dazu Ihre Daumenbeeren so auf die SIPS, dass Sie gleichzeitig die Basis des Kreuzbeins kontaktieren, und testen Sie die inhärente Motilität, mit anderen Worten den PRM des Beckens. Sollte hier keine Störung vorliegen, müssten die dreidimensionalen kraniosakralen Außen- und Innenrotationsbewegungen zu spüren sein. Die beiden SIPS sollten sich während der kraniosakralen Außenrotation symmetrisch nach oben außen, während der kraniosakralen Innenrotation symmetrisch nach unten innen, bewegen.

Wenn beide Hüftbeine auf synchrone Art und Weise den beiden PRM-Phasen folgen, entsteht beim Listening am Beckengürtel der Eindruck einer Einheit

[46]. Sollten Sie jedoch ein Torsionsschema in eine Vorzugsrichtung wahrnehmen, handelt es sich um die Kompensation des Beckens einer gegensätzlichen Rotationsdysfunktion einer Skelettstruktur, die sich oberhalb des Beckens, also ab L5–S1, auf der Mediaachse befindet. In der Regel ist die Wahrnehmung der Beckentorsion umso stärker, je näher die axiale Dysfunktion am Becken liegt [47]. Das bedeutet, dass die Torsion bei einer lumbalen Dysfunktion stärker zu spüren ist als bei einer zervikalen Dysfunktion.

Wenn Sie beim Listening den Eindruck haben, dass der Beckengürtel keine Einheit darstellt, sondern dass die beiden Hüftbeine sich asynchron zueinander bewegen, könnte es sich um eine Dysfunktion an einem ISG, Hüftgelenk oder an einer unteren Extremität handeln. Um herauszufinden, ob eine ISG-Störung vorliegt, palpieren Sie aufmerksam die Bewegungen unter Ihren Daumenbeeren. Sollten Sie an einer Seite eine Einschränkung wahrnehmen, steht dieses ISG in Dysfunktion.

Untersuchung im Sitzen

Setzen Sie die Inspektion im Sitzen fort. So schalten Sie den Einfluss der unteren Extremitäten aus und gewinnen einen genaueren Eindruck über die thorakale und zervikale Region. Menschen mit Ventilations-, Schluck- oder Kiefergelenkstörungen zeigen in der Profilansicht des Gesichts und der kraniozervikalen Haltung die charakteristischen Merkmale solcher Dysfunktionen.

HWS-Profil

Schauen Sie sich zunächst die Kopfhaltung im Verhältnis zur Wirbelsäule an. Steht der Kopf eventuell zu weit vorne? Ist die BWS-Kyphose verstärkt? Rhonchopathie-Patienten zeigen typischerweise einen nach vorne projizierten Kopf. Der kraniozervikale Übergang steht dabei in Extension, um die Horizontalität der Augen zu bewahren. Palpieren Sie die Dornfortsätze der Wirbelsäule auf der Suche nach Dysfunktionen. Personen mit Ventilationsstörungen zeigen häufig Dysfunktionen in der oberen Brustwirbelsäule.

Achten Sie auf die Position des Kinns. Es hebt sich, wenn die okzipitalen Kondylen in anteriorer Dysfunktion stehen, und senkt sich, wenn die Kondylen nach dorsal verlagert sind. Schauen Sie sich den Hals an. Scheint er verdickt oder dünn und grazil? Steht der Schildknorpel in der normalen Höhe von C4–C5? Bei Männern tritt er meist deutlicher hervor und bildet den sog. Adamsapfel. Prüfen Sie, wie weit das Zungenbein, das sich direkt oberhalb des Schildknorpels befindet, vom Mundboden entfernt liegt. Beim Erwachsenen liegt das Zungenbein normalerweise in der Höhe von C3–C4. Bei Menschen mit orofazialen Dysfunktionen liegt es allerdings häufig tiefer, sodass sich der thyromentale Abstand vergrößert. Mit zunehmendem Alter und posturalen oder okklusalen Modifikationen können sich diese Bezüge ebenfalls verändern.

Palpieren Sie die ventralen myofaszialen Strukturen der Halswirbelsäule, besonders die suprahyoidale Muskulatur, da diese bei Menschen mit Ventilations-, Schluck- oder Kiefergelenkstörungen häufig dysfunktionell ist. Prüfen Sie auch die übrige zervikale Muskulatur, vor allem die Mm. sternocleidomastoidei, die aufgrund ihrer okzipitotemporalen Ansätze eine wichtige Rolle für das kraniozervikale Gleichgewicht spielen.

Gesichtsprofil

Lassen Sie den Patienten sprechen und beobachten Sie dabei seine Mimik und seine Mund- und Unterkieferbewegungen. Schauen Sie, ob die Zunge vielleicht dysfunktionelle Positionen einnimmt oder ob die Person Parafunktionen zeigt (z. B. Lippenbeißen). Prüfen Sie die Ruheposition des Unterkiefers und des Kinns. Männer mit einer mandibulären Retrognathie versuchen bisweilen, ihr Profil durch einen Bart auszugleichen. Schauen Sie, ob der Unterkieferwinkel auf der normalen Höhe von C3 liegt, wenn die Person sich in einer Neutralstellung befindet. Der Unterkieferwinkel beträgt im Alter von 4 Jahren normalerweise ca. 140 Grad und in der Pubertät ca. 120 Grad. Mit zunehmendem Alter, dem Verlust von Zähnen und einer verminderten Kaufunktion vergrößert sich der Winkel wieder. Personen, die normalerweise nicht durch den Mund atmen und dennoch dazu neigen, ihren Mund halb geöffnet zu halten, haben häufig Kiefergelenkstörungen und nehmen eine Schonhaltung mit anteriorer Subluxation ein. In solchen Fällen ist die vertikale Abmessung der unteren Gesichtsetage aufgrund der Mundöffnung vergrößert. Den Betroffenen fällt es schwer, die Zähne zusammenzubeißen und die Lippen geschlossen zu halten. Häufig klagen sie über ungewollten Speichelfluss.

Bei der Frage, ob das Profil eine Person als schön empfunden wird, spielen zahlreiche Faktoren eine Rolle. Die Beurteilung erfolgt dabei häufig nach rein subjektiven Kriterien. Seit jeher versuchen die Menschen, nach morphologischen und ästhetischen Gesichtspunkten Regeln für diese Beurteilung aufzustellen. Häufig wird „Schönheit" dabei, unabhängig von der ethnischen Zugehörigkeit, über das Kriterium der Symmetrie der Strukturen definiert. Bei der Inspektion eines Gesichts ist diese Symmetrie am leichtesten zu beurteilen, sodass eine Asymmetrie am ehesten als Dysfunktion auffällt. Für die Beurteilung des Profils einer Person gelten bestimmte Kriterien, insbesondere für das Profil und die ästhetische Erscheinung der Nase. Ein relativ einfaches Kriterium stellt die sog. Ricketts-Linie dar, die sich aus der Verbindung der Nasenspitze mit der Kinnspitze ergibt. Diese Linie sollte sich idealerweise in einem bestimmten Verhältnis zur Ober- und zur Unterlippe befinden. Wenn die Oberlippe um 4 mm und die Unterlippe um 2 mm von dieser Linie zurückliegt, wird das Gesichtsprofil als harmonisch empfunden.

Zur Beurteilung der Bezahnung, der knöchernen Architektur und der muskulären Hülle werden verschiedene Winkel herangezogen (die übrigens auch in den Zeichnungen und Gemälden Leonardo da Vincis berücksichtigt sind) [48] (➤ Abb. 6.24):

- der nasofrontale Winkel (NFr) zwischen Nasenrücken und Stirnbein bzw. dem Nasion zeigt das Verhältnis des Gesichtsblocks zu den Stirnbeinen. Dieser Winkel unterliegt natürlich genetischen Einflüssen, ändert sich jedoch je nach Position der beteiligten Knochen. Bei einer posterioren Rotation der Oberkieferknochen beispielsweise vermindert sich der nasofrontale Winkel, ebenso die Länge der Nase. Die betroffenen Personen leiden unter rezidivierenden Rhintiden, einer erschwerten Nasenatmung und einer Hypernasalität mit einer näselnden Stimme. Personen mit einem vergrößerten nasofrontalen Winkel zeigen eine verlängerte Nase und eine Hyponasalität mit einer Stimme wie bei einer Erkältung.
- der nasofaziale Winkel (NFa), gebildet von der Linie, die die Stirn mit dem Kinn verbindet, und dem Nasenrücken; beträgt im Normallfall 30 bis 40 Grad;

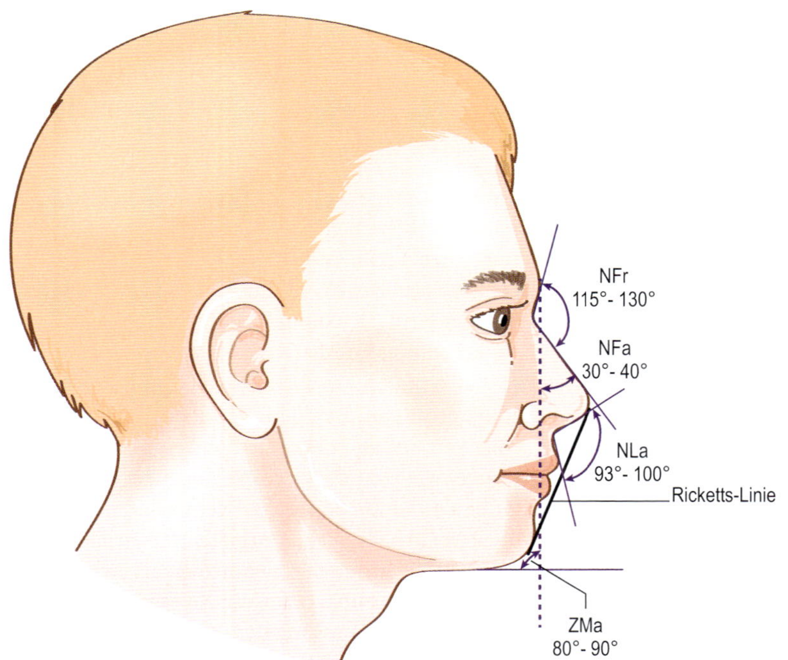

Abb. 6.24 Gesichtsprofil © Carole Fumat, nach Vorlagen von N. Sergueef, mit freundlicher Genehmigung des Verlages.

- der nasolabiale Winkel (NLa), gebildet von der Nasenbasis und der Oberlippe; beträgt im Normallfall bei Männern zwischen 93,4 und 98,5 Grad, bei Frauen zwischen 95,5 und 100 Grad [49]; der nasolabiale Winkel wird u. a. durch die sagittale Rotation des Oberkieferblocks beeinflusst;
- der zervikomentale Winkel (ZMa), gebildet durch die Verbindungslinie zwischen Stirn und Kinn sowie der Linie entlang der Unterseite des Kinns; beträgt im Normallfall ca. 90 Grad; wird beeinflusst durch die Position des Unterkiefers und die Spannung der submandibulären myofaszialen Strukturen, vor allem der suprahyoidalen Muskulatur (deren Erschlaffung zur Bildung eines Doppelkinns beiträgt).

Beim osteopathischen Behandlungsansatz werden nicht nur ästhetische Kriterien, sondern vor allem funktionelle Aspekte berücksichtigt. Gehen Sie nach der Inspektion zu den Tests und Behandlungen in Rückenlage über.

Untersuchung in Rückenlage

Beobachten Sie die thorakoabdominale Atmung der Person. Schauen Sie, ob die Atmung durch die Nase stattfindet und ob der Brustkorb sich ausreichend und ohne Einsatz der Atemhilfsmuskulatur bewegt. Palpieren Sie die obere Thoraxapertur nach Dysfunktionen oder myofaszialen Spannungen. Aufgrund ihrer Auswirkung auf die Position des Unterkiefers sollte auch die infrahyoidale Muskulatur untersucht werden.

Wenden Sie sich nun der zervikalen Region zu und suchen Sie nach Narben, Schwellungen oder Auffälligkeiten an den Gefäßen oder Lymphknoten. Führen Sie ein Listening an den Halswirbeln durch, aufgrund ihrer Bezüge zum N. phrenicus vor allem an C3, C4 und C5. Falls nötig, überprüfen Sie die obere Brustwirbelsäule und normalisieren Sie eventuelle Dysfunktionen.

Palpieren Sie anschließend den Kehlkopf und führen Sie ein Listening der einzelnen Knorpelelemente durch. Prüfen und normalisieren Sie anschließend das Zungenbein (steht häufig zu tief). Das Zungenbein beeinflusst die Position der Zunge. Steht es zu weit vorne, verkürzt sich der Zungengrund. Steht es zu weit hinten, verlängert sich der dieser. Prüfen Sie die Spannung der supra- und infrahyoidalen Muskulatur. Bei Personen mit chronischer Dysphonie ermöglicht die Normalisierung der Halswirbel und der umgebenden myofaszialen Strukturen eine Verbesserung der arteriellen Durchblutung sowie der venösen und lymphatischen Drainage. Gehen Sie bei der Palpation der anterioren Strukturen besonders behutsam vor. Wir erinnern daran, dass der Sinus caroticus sich vor dem M. sternocleidomastoideus befindet, genauer gesagt auf der Transversalebene zwischen dem Oberrand des Schildknorpels und dem Unterrand von C4. Eine zu kräftige Palpation könnte eine übermäßige Stimulierung der Barorezeptoren und in der Folge eine zu starke parasympathische Reaktion des Herzens mit Bradykardie und Synkope auslösen. Weiterhin sollte bedacht werden, dass es am vorderen Höckerchen des Querfortsatzes von C6, am sog. Tuberculum caroticum, zu Kompressionen der A. carotis kommen kann.

Untersuchen und normalisieren Sie anschließend den kraniozervikalen Übergang. Personen mit obstruktiver Schlafapnoe zeigen an dieser Stelle häufig Dysfunktionen. Dadurch verengt sich der Rachenraum, die Zunge gerät in eine dysfunktionelle Position, während das Zungenbein nach unten sinkt. Prüfen und normalisieren Sie außerdem die Schädelbasis, vor allem das Verhältnis zwischen Hinterhaupt- und Schläfenbein aufgrund der Bezüge zum IX., X. und XI. Hirnnerv. Die Schläfenbeine sollten besonders sorgfältig überprüft werden, da sie im Falle einer Dysfunktion häufig mit einem Bruxismus oder zahlreichen anderen Parafunktion des Kauapparates in Verbindung stehen. Palpieren Sie die Bestandteile der Schläfenbeine mit einem Schmetterlingsgriff und visualisieren Sie die Bewegungen der beiden Schläfenbeine und ihrer umliegenden Knochen. Passen Sie den Griff an, um bestimmte gelenkige Verbindungen genauer zu untersuchen. Normalisieren Sie eventuelle Dysfunktionen.

Prüfen Sie den Unterkiefer in der Ruheposition und in Bewegung und suchen Sie nach Asymmetrien in der Position, der Größe oder im Volumen. Achten Sie auf die Position und die Form der Unterkieferwinkel. Personen mit obstruktiver Schlafapnoe zeigen häufig kleine, nach dorsal verlagerte Unterkiefer. Ihre Dysfunktion verleitet zur Mundatmung und beeinträchtigt die Funktion der anterioren myofaszialen Strukturen der Halswirbelsäule und die Drainage der jugulodigastrischen Lymphknoten. Bei den betroffenen Personen sollten die submandibulären myofaszialen Strukturen normalisiert werden. Führen Sie ein Listening am Unterkiefer durch und normalisieren Sie seine Bezüge zum Gesicht, zur Schädelbasis, zur Halswirbelsäule und zur oberen Thoraxapertur. Bei Bruxismus-Patienten haben sich die spheno- und okzipitomandibulären Techniken als besonders wirksam zur Behandlung von Kiefergelenkstörungen erwiesen. Setzen Sie die Untersuchung der Kiefergelenke fort, wie in ➤ Kapitel 5, „Klinische Untersuchung und Behandlung" beschrieben.

Bei sämtlichen Patienten mit orofazialen Störungen ist eine gründliche Behandlung des Gesichts unabdingbar. Prüfen Sie bei den betroffenen Personen die Medianlinie des Gesichts (von der Sutura metopica über die Nase, das Gnathion, das Zungenbein, den Kehlkopf und die Mitte des Manubrium sterni). Dort, wo eine Struktur von dieser Linie abweicht, besteht eine Dysfunktion. Die meisten Gesichtsknochen sind unter den Stirnbeinen „aufgehängt". Testen Sie die Stirnbeine mit einem Listening und normalisieren Sie sie, falls nötig. Prüfen Sie im Anschluss die Jochbeine. Setzen Sie die Untersuchung der Nase fort, indem Sie die Nasenbeine und den nasofrontalen Winkel testen, vor allem bei Personen mit Nasalisierungsstörungen.

Schauen Sie auf das Verhältnis zwischen der bukkalen Gesichtsetage und den beiden anderen Etagen. Vergleichen Sie die Größe und Form der beiden Oberkieferknochen. In der Außenrotation erscheint der Oberkiefer breiter, in der Innenrotation schmaler. Bei Erwachsenen sind die Nasolabialfalten stärker ausgebildet als bei Kindern. Tiefe Nasolabialfalten stehen für eine Außenrotation des gleichseitigen Oberkiefer- oder Jochbeins. Flache Nasolabialfalten stehen für eine Innenrotation dieser Knochen. Testen Sie die Oberkieferknochen mit einem Listening und normalisieren Sie sie, falls nötig, um die Drainage der Nasennebenhöhlen und die Nasalisierung zu verbessern.

Bitten Sie die Person nun, den Mund zu öffnen, und untersuchen Sie die Zunge und das Gaumensegel. Schauen Sie auf das Aussehen, die Form und die Position der Zunge (hoch oder tief, dorsal oder ventral). Prüfen Sie auch die Länge des Zungenbändchens (➤ Abb. 6.25). Sollte es zu kurz sein, sinken die suprahyoidalen Strukturen ab, wenn die Person ihre Zunge anhebt. Schauen Sie auf das Gaumensegel, das bei Personen mit chronischer Rhonchopathie häufig erschlafft und verdickt aussieht. Da das Schnarchen zu mechanischen Belastungen am Gaumensegel führt, erscheint die Schleimhaut bei Personen mit obstruktiver Schlafapnoe dort mitunter angeschwollen. Prüfen Sie die Strukturen, die mit dem Gaumensegel in Verbindung stehen, also die Felsenbeine (M. levator veli palatini) und die Flügelfortsätze (M. tensor veli palatini).

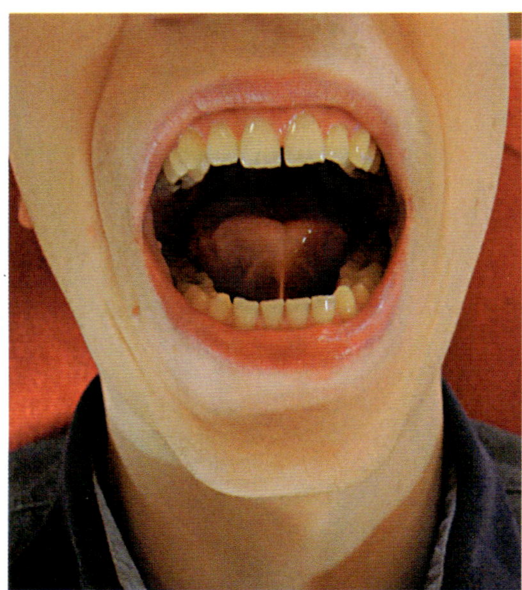

Abb. 6.25 Kurzes Zungenbändchen beim Erwachsenen

Untersuchen Sie im Anschluss die Bezahnung, die Mundhygiene (evtl. Zahnstein), den Zustand der Schleimhäute und des Zahnfleischs. Suchen Sie nach Okklusionsstörungen, Prothesen oder Implantaten. Schauen Sie nach Anzeichen für einen Bruxismus oder ein Aufeinanderpressen der Zähne, z. B. eine übermäßige Abnutzung der Zähne, Abdrücke auf der Zunge, Schwielen oder Beißstellen an den Wangen. Untersuchen Sie die Tonizität der Lippen und der Orbicularis-Buccinator-Schleife, indem Sie die Person bitten, die Wangen einzuziehen, zu pfeifen oder zu pusten. Geben Sie den Betroffenen Übungen zur Stärkung der Orbicularis-Buccinator-Schleife mit, vor allem den Personen, die unter Störungen während der oralen Schluckphase und nächtlichem Speichelfluss leiden. Eine Variante besteht z. B. darin, die Zeigefingerbeeren an die Innenseite der Wangen zu legen und dann die Lippenkommissuren gegen den Widerstand der Zeigefinger einander anzunähern. Sollte eine Person in diesem Bereich Dyspraxien zeigen, empfehlen Sie ihr eine logopädische oder physiotherapeutische Behandlung zur Verbesserung der Aussprache, der Atmung und des Schluckens. Dies sollte auch mit dem Ziel geschehen, eine altersbedingte Verschlimmerung der Situation zu vermeiden. Wenn Sie Störungen bei der Bezahnung oder der Okklusion feststellen, erklären Sie der betroffenen Person die Notwendigkeit einer regelmäßigen zahnärztlichen oder kieferorthopädischen Behandlung.

6.4 Behandlung

Der japanische Philisoph Itsuo Tsuda sagte: „Wissen lässt sich definieren und an andere weitergeben. Fühlen ist eine primäre Erfahrung, die jeder intellektuellen Bemühung vorausgeht. Keine Erklärung könnte es angemessen an jemanden weitergeben, der nicht dieselbe Erfahrung teilt" [50].

6.4.1 Grundlagen

Eines der von Still beschriebenen osteopathischen Prinzipien besagt, dass die Struktur die Funktion bestimmt, dass aber auch im umgekehrten Sinne die Struktur von der Funktion (und von der Dysfunktion) beeinflusst wird. In diesem Buch finden sich zahlreiche Beispiele für den Einfluss, den die orofazialen Funktionen bzw. Dysfunktionen auf die betreffenden Strukturen ausüben. Vor diesem Hintergrund streben wir mit unseren osteopathischen Behandlungen an, vorhandene Dysfunktionen so früh wie möglich zu beheben. Unser Ziel besteht darin, die Ausbildung nachteiliger Auswirkungen zu vermeiden und die (orofazialen) Funktionen zu verbessern, sowohl bei Kindern als auch bei Erwachsenen.

Sie haben mit der Anamnese, der Inspektion und den Mobilitätstests die Diagnose abgeschlossen und die Dysfunktionen identifiziert. Dabei haben Sie die Kräfte ausgemacht, die im Gewebe gespeichert und für die Dysfunktionen verantwortlich sind, und eventuelle Dyspraxien und ihre negativen Auswirkungen festgestellt. Nun müssen Sie die Methoden auswählen, mit denen sich die vorhandenen Dysfunktionen bestmöglich korrigieren lassen. Im Laufe der Entwicklung der Osteopathie wurden zahlreiche Techniken entwickelt. In den folgenden Abschnitten haben wir 24 Techniken zusammengestellt [25]. Grundsätzlich wird die Dysfunktion jedoch durch die Bewegungseinschränkung definiert, die sich aufgrund einer dysfunktionellen Barriere ergibt. Unsere osteopathischen Normalisierungen zielen darauf ab, die dysfunktionelle Barriere zu beseitigen und eine normale Bewegung und Funktion wiederherzustellen. Bei den Techniken unterscheiden wir zwischen zwei Hauptkategorien:

- direkte Techniken, bei denen eine Struktur gegen die Barriere bzw. über die Barriere hinaus bewegt wird;
- indirekte Techniken, bei denen eine Struktur von der Barriere wegbewegt wird.

Bei den indirekten, mitunter auch funktionell genannten Techniken begleiten wir die dysfunktionelle Struktur von der Einschränkung weg in die freiere Richtung, bis wir einen Balancepunkt erreichen. Die Richtung dieser Bewegung ergibt sich aus dem vorherigen Listening. Bei dieser Methode folgen wir geduldig den Haupt- und Nebenbewegungen, ohne den Rhythmus oder das Tempo zu verändern. Die Amplitude dieser inhärenten Motilität verringert sich dabei allmählich, während wir unter unseren Fingern die Entspannung der Gewebestrukturen spüren. In der Regel ist die betreffende Struktur nach dieser Sequenz normalisiert und kann sich frei in alle Richtungen bewegen.

Bei der Ausführung indirekter Techniken treffen vor allem unerfahrene, mitunter aber auch erfahrene Kolleginnen und Kollegen auf diverse Hindernisse, die den gewünschten Erfolg verhindern. Das Listening kann durch diverse Faktoren beeinträchtigt werden, sowohl in der diagnostischen als auch in der korrigierenden Phase. Dies kann eine Unsicherheit über die palpierte Struktur sein, mangelndes Vertrauen in die eigene Wahrnehmung, Schwierigkeiten, sich präzise auf die betreffende Struktur zu konzentrieren, Probleme beim Ertasten der anatomischen Orientierungspunkte oder eine übertriebene Rationalisierung. Bei aller Mühe, die wir uns geben, die Kunst des Palpierens zu beschreiben und zu zeigen, gilt doch mit Rollin Becker: „Alles was wir brauchen, ist Zeit, Patienten und Geduld" („*All that we need is time, patients and patience*") [2].

Nur durch stetige Arbeit und ausgiebiges Studieren der Anatomie erlangen Sie ausreichende Kenntnisse über die Funktionen und Dysfunktionen des menschlichen Körpers. Mit der Zeit lernen Sie zu unterscheiden, ob Sie ein Gewebe in eine Richtung ziehen bzw. schieben oder ob Sie es bis zum Balancepunkt begleiten. Rollin Becker schreibt dazu: „Das Gewebe bewegt sich nach einem vorgegebenen Muster und zeigt so die in ihm wohnende Spannung. Es arbeitet sich bis zu einem Punkt durch, an dem jede Bewegung oder Beweglichkeit aufzuhören scheint. Dies ist der Ruhepunkt. Doch obwohl in ihm Stille herrscht, besitzt er eine biodynamische Kraft" („*There is a deliberate pattern the tissues go through in demonstrating the strain within them. They work their way through to a point at which all sense of motion or mobility seems to cease. This is the point of stillness. Even though it is still, it is endowed with biodynamic power*") [2].

Jeder Praktizierende entwickelt sich in seiner therapeutischen Arbeit weiter und verändert seine Herangehensweise mit zunehmender Erfahrung. Nichts anderes galt auch für Sutherland, der seine Techniken im Laufe seines Lebens immer mehr verfeinerte. Die beste Technik ist sicherlich die, mit der wir uns als Therapeuten zu einem bestimmten Zeitpunkt bei einem bestimmten Patienten am wohlsten fühlen und dem Patienten Respekt erweisen. In diesem Sinne sollten Sie eine für Sie günstige Behandlungsposition wählen, Ihren Händen vertrauen und sie so platzieren, wie es für Sie am logischsten erscheint. Die folgenden Beschreibungen sind als Empfehlungen zu werten, die an die jeweiligen Patientinnen und Patienten angepasst werden können.

Um die Behandlungsphase zu erleichtern, können Sie sich der weiter oben beschriebenen Visualisierungstechniken bedienen (➤ Abschnitt 6.3.3 „Listening-Tests"). Bei chronischen oder intraossären Dysfunktionen gestalten sich die Normalisierungen allerdings komplexer und nehmen mehr Zeit in Anspruch. Nehmen wir als Beispiel ein Kind mit einem verminderten transversalen Durchmesser der Zahnarkaden und des Gaumengewölbes. Als Lösung bieten sich hier Pump- oder Modellierungstechniken an. Beim Listening der inhärenten Motilität spüren Sie in einer Phase (in diesem Fall in der Innenrotationsphase der Oberkieferknochen) eine freie Bewegung, während die andere Phase (Außenrotationsphase) schwach und eingeschränkt erscheint. Begleiten Sie nun in der freien Phase die Bewegung in die freie(n) Richtung(en) und erlauben Sie dem Gewebe jedes Mal den Rückweg. Initiieren Sie bei jedem Rückweg äußerst leicht die Bewegung in die eingeschränkte Richtung, begleiten Sie das Gewebe anschließend wieder in die freie Richtung usw. Sie erreichen so am behandelten Gewebe eine Pumpwirkung (fr. „pompage"). Dabei handelt es sich um eine indirekte Technik, da die Dysfunktionsbarriere niemals überschritten wird. Wiederholen Sie diesen Vorgang im Rhythmus des PRM, bis sich das Gewebe entspannt. Techniken in Einklang mit dem PRM wirken sich auf das vegetative Nervensystem aus. Dadurch fördern Sie eine Reaktion des Gewebes und erhöhen die Pumpwirkung.

Bei chronischen Dysfunktionen können Sie die Person auch bitten, durch ihre Atmung mitzuarbeiten. In der Flexionsphase des PRM sollte die Person langsam und tief einatmen, in der Extensionsphase langsam und tief ausatmen. Idealerweise sollten die Atemphasen so langsam sein, dass pro Minute ca. sechs Atemphasen entstehen. So lassen sich der PRM und die thorakoabdominale Atmung in Einklang bringen. Dies lässt sich mehrmals wiederholen.

Zur Normalisierung intraossärer Dysfunktionen, wie sie beispielsweise am Zwischenkieferbein bei Kindern auftreten, die zu viel oder zu lange am Daumen lutschen und einen offenen Biss entwickeln, eignen sich Modellierungstechniken. Diese folgen denselben Prinzipien wie die indirekten Techniken oder die o. g. Pumptechniken. Bei den intraossären Modellierungstechniken wirkt die Pumpwirkung auf die Fasern, die die knöcherne Matrix bilden, sowie auf die noch nicht verknöcherten knorpeligen und membranösen Bereiche. Solche kombinierten Techniken werden daher als „Pump-Modellierungstechniken" bezeichnet.

In jedem Falle sollten Sie sowohl der Haupt- als auch den Nebenbewegungen folgen, da sich dieser Unterschied lediglich auf die Amplituden der Bewegungen und nicht auf ihre Bedeutung bei der Behandlung einer Dysfunktion bezieht. Außerdem trägt die Normalisierung einer Nebenbewegung häufig zur Normalisierung der Hauptbewegung bei. Letztere findet mit der größten Amplitude auf einer Ebene statt, während die Nebenbewegungen mit kleineren Amplituden auf zwei anderen Ebenen stattfinden.

6.4.2 Protokoll

Das beste Protokoll ist dasjenige, das auf die jeweilige Person zugeschnitten ist, vor allem bei Kindern. Standard-Protokolle mögen beliebt sein, weil sie die Behandlung scheinbar erleichtern. Sie sind jedoch in ihrer Wirksamkeit begrenzt, da zwei Patienten niemals identisch sind, auch wenn sie die gleiche Anatomie teilen [8]. Im Idealfall zielt die Behandlung auf die Behebung der größten bzw. „primären" Dysfunktion ab, und nicht nur auf die der Kompensationen oder „sekundären" Dysfunktionen.

Damit unsere Patienten sich verstanden fühlen, empfehlen wir bei Erwachsenen, die Palpation oder eventuell auch die Behandlung an der Region zu beginnen, in der sich die Hauptbeschwerden befinden. Natürlich sind wir uns darüber im Klaren, dass die Schmerzen von einer mehr oder weniger entfernt liegenden Dysfunktion herrühren können, die es noch zu bestimmen gilt. Um bei Säuglingen und Kleinkindern ein Vertrauensverhältnis zu bewahren und keine Abwehrhaltung zu provozieren, ist es hier allerdings ratsam, nicht an der schmerzhaften Stelle zu beginnen.

Im kranialen Bereich lässt sich ein allgemeiner Befund rasch mit einem Griff am Schädeldach herstellen. So erhalten Sie Informationen über die inhärente Motilität der Strukturen, die intrakranialen und intraspinalen Membranen sowie die Zirkulation der verschiedenen intrakranialen Flüssigkeiten [9]. Verschaffen Sie sich mit diesem Griff einen Gesamteindruck über die verschiedenen Gewebestrukturen des Schädels. Wenn der Schädel als Ganzes in seiner Beweglichkeit eingeschränkt ist, liegt wahrscheinlich eine Dysfunktion auf der kranialen Medianlinie mit Beteiligung der SSB vor. Versuchen Sie in solchen Fällen, herauszufinden, ob Sie an der SSB eine dominante Kraft spüren (Flexion oder Extension, Torsion, SBR, Lateral oder Vertical Strain, Kompression). Vergleichen Sie anschließend die rechte und linke Schädelhälfte miteinander. Falls die Motilität auf einer Seite eingeschränkt ist, besteht dort eine Dysfunktion. Vergleichen Sie in diesem Fall den vorderen und den hinteren Anteil der eingeschränkten Schädelhälfte miteinander. Sollte die Einschränkung eher den vorderen Anteil betreffen, liegt in den meisten Fällen eine Dysfunktion zwischen dem Keilbein und einem seiner Nachbarknochen vor. Einschränkungen im hinteren Anteil hängen eher mit dem Hinterhauptbein und den benachbarten Knochen zusammen. Häufig liegt die Störung an der Sutura occipitomastoidea zwischen Hinterhaupt- und Schläfenbein.

Die Techniken, die wir in den folgenden Abschnitten beschreiben, sind eher als Checkliste zu begreifen denn als zwingend zu befolgendes Modell. Eine Behandlung startet in der Regel mit der Anamnese, gefolgt von der Inspektion sowie den Mobilitäts- und Funktionstests. Nach abgeschlossener Diagnose folgt übergangslos die Normalisierungsphase. Die Platzierung der Hände bleibt daher gleich. Wir starten das Listening und die Normalisierung an der Medianlinie des Körpers mit einer Harmonisierung der okzipitosakralen Achse und setzen die Behandlung an der Wirbelsäule fort, vor allem im Bereich der oberen BWS und der oberen HWS, bevor wir uns dem Schädel im Detail zuwenden. Die spezifischen Normalisierungen der verschiedenen orofazialen und temporomandibulären Störungen wurden in ➤ Kapitel 4 und ➤ 5 beschrieben.

6.4.3 Normalisierungen

Kreuzbein und Becken

Indikationen

Untersuchung der kraniosakralen Achse; Dysfunktionen im Beckenbereich; Dysfunktionen der drei Diaphragmen; Skoliose; Plagiozephalie; Kontaktaufnahme bei Säuglingen.

Technik

Die Person befindet sich in Rückenlage.

Sie stehen in Höhe des Beckens (➤ Abb. 6.26). Platzieren Sie nach der Inspektion des Beckens und der unteren Extremitäten eine Hand mit der Handfläche nach oben unter das Kreuzbein. Dabei kontaktiert der Mittelfinger den Dornfortsatz von L5, der Zeige- und der Ringfinger jeweils ein Iliosakralgelenk. Die andere Hand liegt auf den Beckenschaufeln oder unter der LWS, um die Harmonisierung des Kreuzbeins zu begleiten. Führen Sie ein Listening durch und begleiten Sie die Bewegungen in die freie Richtung. Häufig zeigt das Kreuzbein eine Kombination von

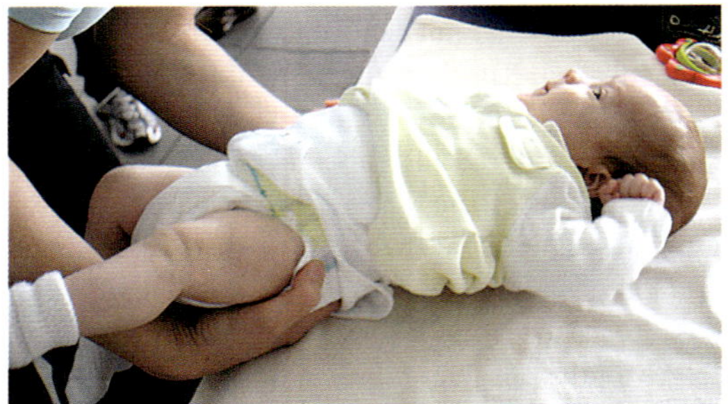

Abb. 6.26 Normalisierung des Kreuzbeins

Rotation und Seitneigung. Um die Entspannung des Kreuzbeins zu begünstigen, lassen Sie die Person den Rest ihres Körpers so positionieren, wie es für sie angenehm ist. Dies ermöglicht eine Entspannung der kraniosakralen myofaszialen Strukturen. Kinder und Säuglinge positionieren sich spontan in einer fazilitierenden Lage und erleichtern so die weiteren Normalisierungen. Nach der Behandlung des Kreuzbeins können Sie nach den gleichen Prinzipien vom Becken aus zur Harmonierung der kraniozervikalen Achse übergehen.

Kraniozervikaler Übergang

Indikationen

Fazilitierung der kranialen Normalisierung; atlantookzipitale Dysfunktion; somatische Dysfunktion der HWS oder oberen BWS; posturale Dysfunktion; Dysfunktionen der Nn. glossopharyngeus (IX), vagus (X) oder hypoglossus (XI); Dysfunktion der Kiefergelenke; Dysfunktion im HNO-Bereich; Okklusionsstörungen; Schlafapnoe; Rhonchopathie; Schluck- oder Lautbildungsstörungen.

Technik

Die Person befindet sich in Rückenlage (➤ Abb. 6.27).

Sie sitzen am Kopfende. Legen Sie beide Hände mit den Handflächen nach oben unter das Hinterhauptbein. Die Zeigefingerbeeren kontrollieren die seitlichen Enden des ersten Halswirbels, um sicherzugehen, dass die Bewegungen während der Test- und der Normalisierungsphase ausschließlich am atlantookzipitalen Übergang stattfinden, ohne dass sich der

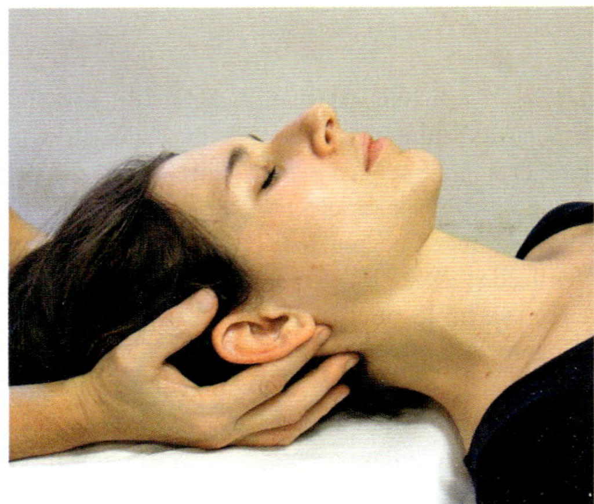

Abb. 6.27 Kraniozervikale Normalisierung

Atlas selbst bewegt. Testen Sie mit einem Listening die verschiedenen Bewegungen des Hinterhauptbeins auf dem Atlas (Ventral- und Dorsalgleiten bei der Flexion bzw. Extension sowie Seitneigung und Rotation). Die Rotation findet in diesem Gelenk normalerweise entgegengesetzt zur Seitneigung statt. Normalisieren Sie eventuelle Dysfunktionen. Führen Sie bei chronischen Dysfunktionen eine Pumptechnik durch, wie weiter oben in Abschnitt ➤ 6.4.1 „Grundlagen“ beschrieben.

Obere Thoraxapertur und obere BWS

Indikationen

Dysfunktion der oberen Thoraxapertur; Dysfunktion der zervikalen Faszien; Dysfunktion der oberen Atemwege; kraniovertebrale Schmerzen; Dysfunktion der Kiefergelenke; Dysfunktion der supra- und infrahyoidalen Muskulatur; Venen- oder Lymphstau; verminderte Compliance des Brustkorbs; Sympathikus-Dysautonomie.

Technik

Die Person befindet sich in Rückenlage (➤ Abb. 6.28).

Sie sitzen am Kopfende. Führen Sie nacheinander an den Schlüsselbeinen, am Brustbein und an den Rippen ein Listening durch, um eventuelle Dysfunktionen ausfindig zu machen. Legen Sie anschließend eine Hand auf die dysfunktionelle Struktur und nehmen Sie mit der anderen Hand den betreffenden Arm,

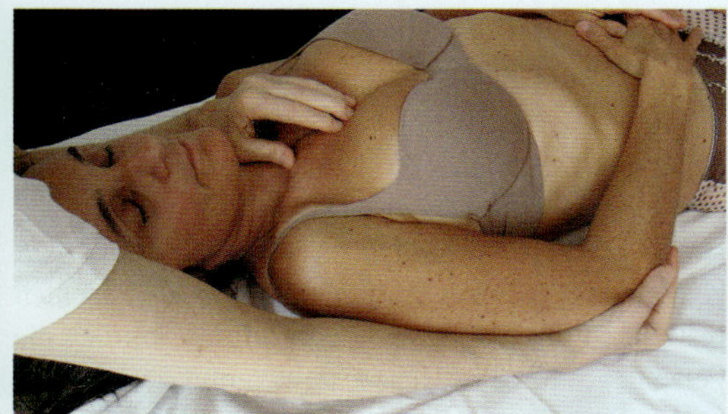

Abb. 6.28 Normalisierung des Schultergürtels

um die Bewegungen der Schulter bzw. des Arms zu begleiten (Flexion/Extension, Innen-/Außenrotation, Abduktion/Adduktion, Kompression/Dekompression), die eine myofasziale Entspannung der dysfunktionellen Struktur ermöglichen. Begleiten Sie die freien Bewegungen bis zum myofaszialen und ligamentären Balancepunkt. Nutzen Sie dabei die inhärenten Kräfte des PRM, um die Entspannung zu erleichtern.

Sie können auch eine präzisere vertebrale Normalisierung durchführen. Platzieren Sie dazu eine Hand quer unter das Hinterhauptbein, die andere Hand so unter die HWS, dass die Fingerbeeren von Zeige- und Mittelfinger den Wirbelbogen von C1 und den Dornfortsatz von C2 kontaktieren. Während die okzipitale Hand aktiv ist, führt die andere Hand ein Listening durch. Visualisieren Sie dabei die gelenkigen Verbindungen zwischen den Wirbeln. Gehen Sie anschließend der Reihe nach weiter bis zur Höhe von Th4–Th5, und testen Sie auf jeder Etage die vorhandenen oder eingeschränkten Bewegungen (Flexion/Extension, Rotation und Seitneigung rechts/links, Translation rechts/links und anterior/posterior). Verfahren Sie nach den indirekten Prinzipien und begleiten Sie mit der okzipitalen Hand die Bewegungen, die eine Entspannung der vertebralen Elemente bis zum Balancepunkt begünstigen.

Zwerchfell

Indikationen

Dysfunktion des thorakoabdominalen Diaphragmas; Dysfunktion des kranialen Diaphragmas und der Schläfenbeine; Ventilationsstörungen; Dysfunktion der oberen Atemwege; Mundatmung; Schlafapnoe; Rhonchopathie; Lautbildungsstörungen.

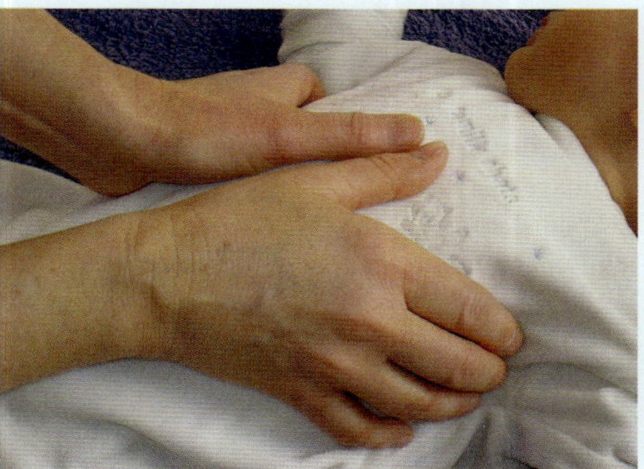

Abb. 6.29 Normalisierung des Zwerchfells

Technik

Die Person befindet sich in Rückenlage.

Sie stehen seitlich zur Person in Höhe des Bauchs (➤ Abb. 6.29). Platzieren Sie beide Hände auf dem Brustkorb und legen Sie die Daumenbeeren seitlich des Processus xyphoideus auf. Die Finger sind nach dorsal gerichtet und umgreifen die unteren Rippen. Platzieren Sie bei Erwachsenen die Hände weiter dorsal auf die Kostotransversalgelenke. Geben Sie nun mental eine leichte Kompression, um das Zwerchfell zu kontaktieren, und suchen Sie während der Lungenatmung nach Asymmetrien oder Einschränkungen. Begleiten Sie nach den indirekten Prinzipien die Zwerchfellbewegungen bis zur Entspannung in die freien Richtungen. Häufig passen sich die Lungenatmung und der PRM im Laufe der Normalisierung einander an.

Verändern Sie die Position Ihrer Hände je nach Lokalisierung der Dysfunktionen. Wenn diese sich beispielsweise an den Lendenwirbeln zwischen L2 und L3 (bisweilen auch L1 oder L4) befinden, platzieren Sie eine Hand unter den thorakolumbalen Übergang und die andere Hand auf den Processus xyphoideus oder das Epigastrium.

Intrakraniale und intraspinale Membranen

Indikationen

Kraniosakrale Dysfunktion; Normalisierung des duralen *core link* (Kontinuität zwischen der intrakranialen und intraspinalen Dura mater); Harmonisierung des kranialen, thorakoabdominalen und pelvinen Diaphragmas; Stress; Bruxismus; Kongestion der intrakranialen venösen Sinus; Normalisierung der Zirkulation der Zerebrospinalflüssigkeit und der Drainage der zerebralen Stoffwechselendprodukte; Normalisierung der Interaktion zwischen dem systemischen und dem zerebralen Immunsystem, zur Verbesserung der zerebralen, thalamischen, hypothalamischen und hypophysären Funktionen und der Funktion der HHN-Achse.

Technik

Die Person befindet sich in Rückenlage (➤ Abb. 6.30).

Sie sitzen am Kopfende und umgreifen den Kopf der Person am Schädeldach. Platzieren Sie dazu die Zeigefingerbeeren auf die großen Keilbeinflügel, die Mittelfingerbeeren vor den äußeren Gehörgängen auf die Schläfenbeinschuppen, die Ringfingerbeeren hinter die äußeren Gehörgänge auf die Schläfenbeine, die Kleinfingerbeeren auf die Hinterhauptschuppe. Die Daumen befinden sich oberhalb der Sutura sagittalis, ohne sie zu berühren. Benutzen Sie so wenig Druck wie möglich, um die Entspannung der Person zu fördern. Visualisieren Sie die Membranen und die Ansatzstellen des Kleinhirnzeltes an der Oberseite der Felsenbeine und an den Processus clinoidei des Keilbeins. Visualisieren Sie auch die duralen Bezüge zum Türkensattel, zur Hypophyse und zum Hypothalamus. Achten Sie dabei besonders auf die inhärente Motilität der Gewebestrukturen. Begleiten Sie die Bewegungen und die Flüssigkeitsströme bis zum Balancepunkt in die freien Richtungen, um die HHN-Achse und das autonome Nervensystem zu normalisieren. Geben Sie dem PRM die Möglichkeit, zu einem Still-Point zu gelangen. In diesem Zustand reagieren die Patienten bisweilen mit einer tiefen Einatmung. Sie können die Person auch um ihre Mitarbeit bitten und sie dazu auffordern, tief einzuatmen.

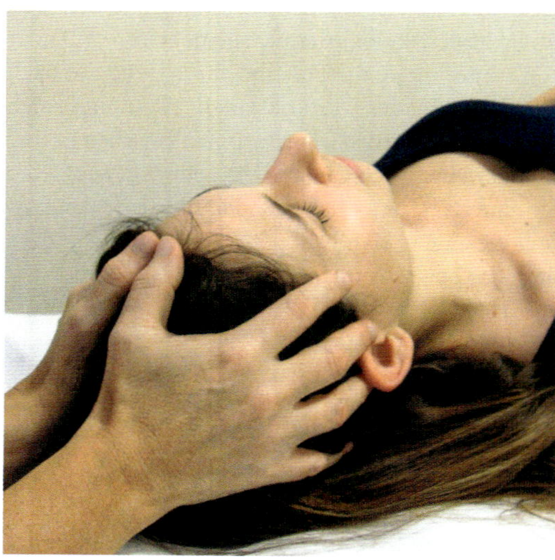

Abb. 6.30 Normalisierung der intrakranialen und intraspinalen Membranen

6

Großhirnsichel

Indikationen

Dysfunktion der SSB; Dysfunktion des Gesichtsschädels, der Stirnbeine oder des Siebbeins; Normalisierung der longitudinalen venösen Sinus und der Zirkulation der Zerebrospinalflüssigkeit; Ventilationsstörungen.

Technik

Die Person befindet sich in Rückenlage (➤ Abb. 6.31).

Sie sitzen am Kopfende und legen eine Hand mit der Handfläche nach oben unter das Hinterhauptbein (die Finger nach kaudal gerichtet). Legen Sie die andere Hand auf die Stirn der Person (die Finger ebenfalls nach kaudal gerichtet). Der Mittelfinger liegt auf der Sutura metopica, der Zeige- und Ringfinger jeweils auf dem Processus zygomaticus der beiden Stirnbeine.

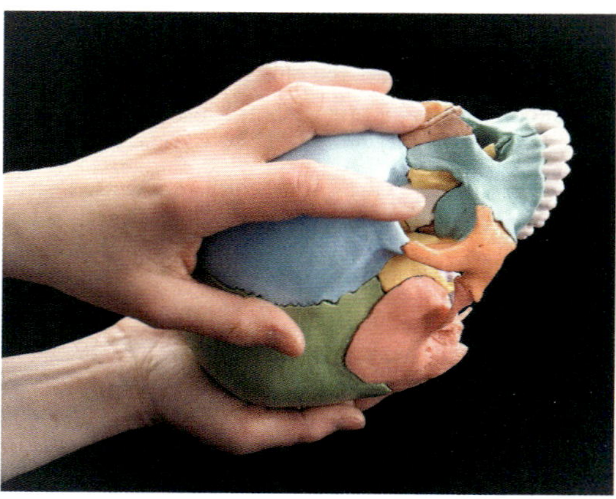

Abb. 6.31 Normalisierung der Großhirnsichel

Visualisieren Sie die intrakranialen Membranen mit einem Listening. Achten Sie dabei besonders auf die Großhirnsichel und ihre Ansatzstellen an der Hinterhauptschuppe, der Sutura interparietalis, den Stirnbeinen und der Crista galli des Siebbeins. Begleiten Sie das Gewebe in die freien Richtungen. Da die duralen Membranen in Verbindung mit den ligamentären und myofaszialen Strukturen der Halswirbelsäule stehen, erleichtern Sie diese Normalisierung, wenn Sie die kraniozervikale Region der Person so positionieren, dass es für sie angenehm ist.

Anmerkung

An der Crista galli konvergieren die Kraftlinien, die vom Gesichtsmassiv an die duralen Membranen übertragen werden (➤ Abb. 3.28).

Hinterhauptbein und Schädelbasis

Indikationen

Untersuchung der kraniosakralen Achse; posturale Dysfunktion; Dysfunktion der Kiefergelenke; Okklusionsstörungen; Dysfunktion des Foramen jugulare; Dysfunktionen der Nn. glossopharyngeus (IX), vagus (X), hypoglossus (XI) oder glossopharyngeus (XII); Saug-, Schluck-, Kau-, Ventilations- oder Phonationsstörungen; Dysfunktion der anterioren myofaszialen zervikalen oder pharyngealen Region; Schlafapnoe; Rhonchopathie.

Technik

Die Person befindet sich in Rückenlage (➤ Abb. 6.32).

Sie sitzen am Kopfende und legen beide Hände mit der Handfläche nach oben unter das Hinterhauptbein. Platzieren Sie die Zeige-, Mittel- und Ringfingerbeeren so weit wie möglich nach anterior unter die Hinterhauptschuppe. Vermeiden Sie dabei, die Sutura occipitomastoidea zu komprimieren. Starten Sie mit einem Listening und prüfen Sie die Bewegungen während der kranialen Flexions- und Extensionsphase. Sind die Bewegungen ausreichend groß? Ist die kraniosakrale Achse frei oder spüren Sie Spannungen, die aus der Distanz einwirken, z. B. von der Wirbelsäule oder vom Kreuzbein? Visualisieren Sie die gelenkigen Verbindungen des Hinterhauptbeins und prüfen Sie deren inhärente Motilität. Spüren Sie an manchen Stellen Einschränkungen? Visualisieren Sie die okzipitalen Kondylen auf den Gelenkflächen des Atlas und prüfen Sie die dortigen Bewegungen. Häufig besteht eine atlanto-okzipitale Dysfunktion mit einer Seitneigung des Hinterhauptbeins, einer Rotation zur Gegenseite und einem Gleiten zur Rotationsseite. Wenn möglich, normalisieren Sie diese Dysfunktion, bevor Sie sich dem Schädel zuwenden.

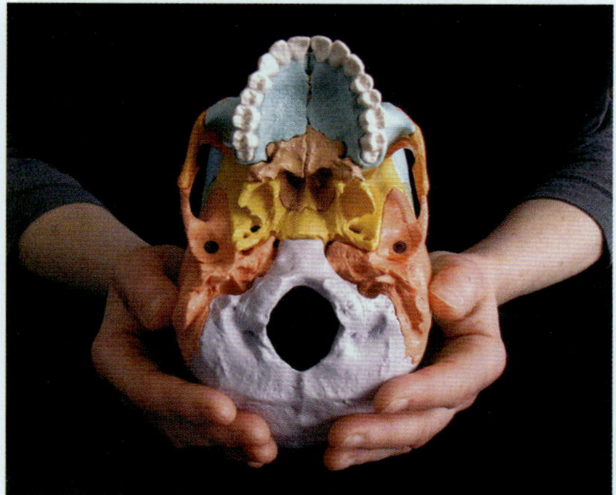

Abb. 6.32 Normalisierung des Hinterhauptbeins und der Schädelbasis

Anmerkungen

Die okzipitalen Kondylen verknöchern erst im Alter von 7 bis 10 Jahren. Bis dahin bestehen sie aus zwei Anteilen, die durch das Knorpelgewebe der vorderen intraokzipitalen Synchondrose getrennt werden. Bei schwierigen Geburten kann es an dieser Stelle zu Kompressionen und zu Behinderungen des N. hypoglossus (XII) kommen, da dieser Nerv die Synchondrose durchquert. Dies kann bei Säuglingen zu Beeinträchtigungen der Zungenmotorik und beispielsweise zu Saugstörungen führen. Zur Normalisierung einer solchen Dysfunktion positionieren Sie Ihre Hände wie oben beschrieben. Visualisieren Sie die beiden Kondylen und prüfen Sie, ob Sie an einer oder an beiden Seiten eine Kompressionskraft und eine eingeschränkte Bewegungsfreiheit wahrnehmen. Begleiten Sie das Gewebe in die freie Bewegungsrichtung und achten Sie darauf, die Kompression nicht zu verstärken. Machen Sie sich die inhärente Motilität des

6

Gewebes zunutze und führen Sie am komprimierten Gewebe eine Pumptechnik durch, bis Sie spüren, wie die Strukturen sich entspannen.

Expansion der Schädelbasis

Indikationen

Atlanto-okzipitale oder temporo-okzipitale Dysfunktionen; Kompression des Foramen magnum, des Foramen jugulare oder des Canalis nervi hypoglossi mit Dysfunktionen des IX., X., XI. oder XII. Hirnnervs sowie Störungen des Flüssigkeitsaustauschs an der Schädelbasis oder der Hirnstammkerne; Dysautonomie; posturale Dysfunktionen; membranöse oder myofasziale Dysfunktionen der HWS-Region mit Beeinträchtigungen des Rachenraums; Schluck-, Phonations- oder Ventilationsstörungen (z. B. Schlafapnoe).

6

Technik

Die Person befindet sich in Rückenlage (➤ Abb. 6.33).

Sie sitzen am Kopfende und legen Ihre Hände so unter das Hinterhauptbein, dass die Ring- und Kleinfinger die Hinterhauptschuppe kontaktieren und die Mittelfinger auf dem Atlas, die Zeigefinger hinter den Processus mastoidei und die Daumen seitlich am Kopf liegen. Beginnen Sie mit einem Listening, um die Bewegungen zwischen Okziput und Atlas (Flexion-Extension, Seitneigung, Rotation) zu untersuchen. Begleiten Sie die Bewegungen, um die Strukturen bzw. die Person in eine entspannte Lage zu bringen. Setzen Sie das Listening an der Verbindung zwischen dem Hinterhauptbein und den Schläfenbeinen fort und begleiten Sie die Schläfenbeine mit Ihren Zeigefingern in die freie Richtung. Benutzen Sie die inhärente Motilität des Gewebes, um eine Entspannung zu erzielen. Nun können Sie eine Normalisierung des Foramen magnum ergänzen, indem Sie eine Pumptechnik auf das umgebende Gewebe anwenden. Folgen Sie dabei weiterhin dem Rhythmus des PRM.

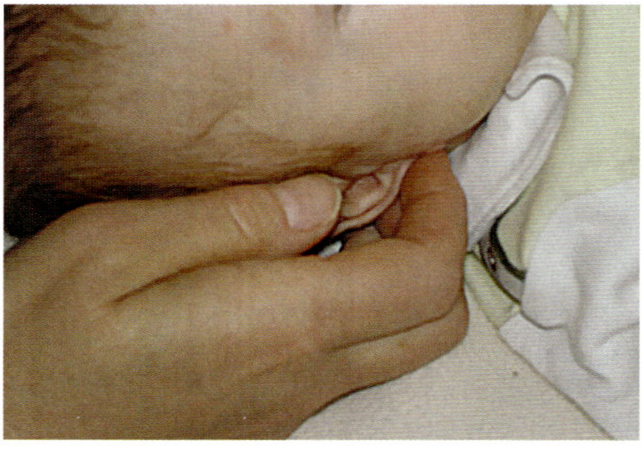

Abb. 6.33 Expansion der Schädelbasis

Anmerkungen

Bei dieser Technik müssen Sie mit Ihren Fingern sehr feinfühlig vorgehen. Achten Sie mit den Mittelfingern darauf, dass sich die Normalisierung zwischen der Schädelbasis und dem Atlas nicht auf die darunter liegenden Bereiche der Wirbelsäule ausdehnt. Weiterhin müssen Sie sicherstellen, dass sich die Person stets in einer entspannten Position befindet. Ein häufiger Fehler besteht darin, das Hinterhauptbein auf dem Atlas in Flexion zu bringen und somit die Extensionsdysfunktion außer Acht zu lassen, die bei vielen Patienten besteht. Außerdem müssen Sie die Seitneigung und die Rotation des Kopfes beibehalten, mit denen die Person sich auf Behandlungsbank begibt. Wenn Sie den Kopf der Person nach ihrer Körperachse ausrichten, erzeugen Sie myofasziale Spannungen, die das Ergebnis des Listenings verfälschen.

Synchondrosis sphenobasilaris

Indikationen

Kraniosakrale Dysfunktion; Dysfunktion der SSB; Okklusionsstörungen; Kiefergelenkstörungen; Normalisierung der zerebralen, thalamischen, hypothalamischen, hypophysären Funktionen und der Funktion der HHN-Achse; Normalisierung der vorderen viszeralen Halsloge; myofasziale Dysfunktion der anterioren und der pharyngealen Strukturen; Schlafapnoe; Rhonchopathie; Störungen der orofazialen Strukturen; Schädelasymmetrien; Plagiozephalien.

Technik

Zur Normalisierung der SSB werden gewöhnlich drei verschiedene Griffe eingesetzt. Die SSB kann allerdings auch bei zahlreichen anderen kranialen Normalisierungen mit anderen Griffen in die Behandlung einbezogen werden.

Griff am Schädeldach

Der Griff am Schädeldach wurde weiter oben für die Normalisierung der intrakranialen und intraspinalen Membranen (➤ Abb. 6.30) beschrieben.

Wiegegriff

Die Person befindet sich in Rückenlage (➤ Abb. 6.34). Sie sitzen am Kopfende und legen Ihre Hände so unter das Hinterhauptbein, dass die Zeige-, Mittel- und Ringfingerbeeren die Hinterhauptschuppe unterhalb der Linea nuchae superior kontaktieren. Die Endglieder Ihrer Daumen liegen auf den großen Keilbeinflügeln. Suchen Sie mit einem Listening nach Bewegungseinschränkungen und normalisieren Sie eventuelle Dysfunktionen nach den indirekten Prinzipien und unter Verwendung der inhärenten Kräfte des PRM.

Fronto-okzipitaler Griff

Die Person befindet sich in Rückenlage (➤ Abb. 6.35). Sie sitzen seitlich am Kopfende und legen eine Hand mit der Handfläche nach oben unter das Hinterhauptbein. Die andere Hand liegt so auf dem vorderen Schädelanteil, dass die Daumen- und die Mittelfingerbeeren auf den großen Keilbeinflügeln liegen. Untersuchen Sie die SSB mit einem Listening nach dem dysfunktionellen Schema. Nutzen Sie die inhärenten Kräfte des PRM und normalisieren Sie die Dysfunktion(en). Sie können die Normalisierung mit einer leichten Pumptechnik unterstützen. Begleiten Sie das Hinterhaupt- und das Keilbein in die freien Richtungen und folgen Sie dabei dem Rhythmus der Flexions-Extensionsbewegungen des PRM, bis sich eine Entspannung einstellt. Wir empfehlen ein solches Vorgehen bei chronischen Dysfunktionen der SSB, den Strain- und Kompressionsdysfunktionen. Achten Sie darauf, dass die Person sich stets in einer angenehmen Position befindet, um die Entspannung zu fördern.

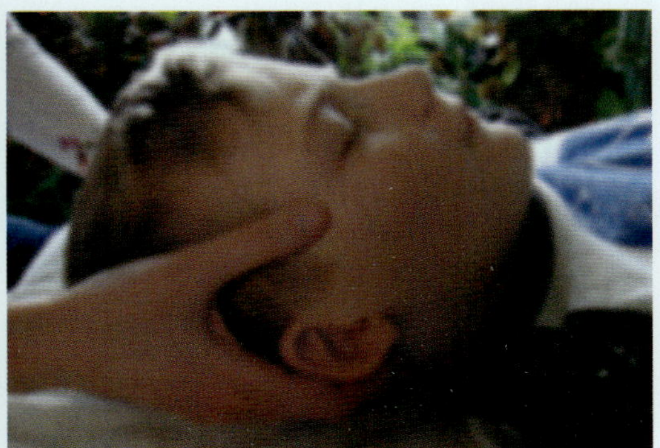

Abb. 6.34 Wiegegriff

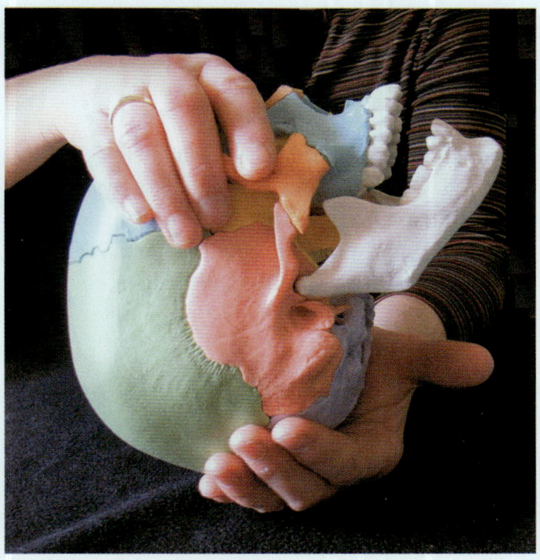

Abb. 6.35 Fronto-okzipitaler Griff

Anmerkungen

Achten Sie bei Säuglingen und Kindern darauf, Ihre kraniale Hand auf die Stirn bzw. die großen Keilbeinflügel zu legen, um die Augen nicht mit Ihrer Handfläche zu bedecken. Außerdem können Sie so das Keilbein über das Stirnbein und seine Verbindungen am Hinterrand der Pars orbitalis mit den kleinen Keilbeinflügeln kontrollieren.

MAN BEACHTE

Bei Okklusionsstörungen empfehlen wir, die Behandlung mit einer Normalisierung des kraniozervikalen Übergangs und der SSB zu beginnen, bevor Sie sich den Oberkieferknochen und den Bezügen zwischen den Zahnarkaden zuwenden.

6

Schläfenbeine

Indikationen

Dysfunktion des Tentorium cerebelli; Kiefergelenkstörungen; Dysfunktion des Zungenbeins; Dysfunktion des Gaumensegels; Okklusionsstörungen; posturale Dysfunktionen; Dysfunktion des Innenohrs; Dysfunktionen im HNO-Bereich; Plagiozephalien.

Technik

Die Person befindet sich in Rückenlage (➤ Abb. 6.36).

Sie sitzen am Kopfende und platzieren Ihre Daumen und Zeigefinger an den Ober- und Unterrand des Processus zygomaticus, die Mittelfinger an den äußeren Gehörgang, die Ringfinger an die Spitze des Processus mastoideus und die Kleinfinger auf den Processus mastoideus. Führen Sie ein Listening der Schläfenbeine durch und visualisieren Sie dabei die verschiedenen Anteile. Lenken Sie Ihre Aufmerksamkeit dazu auf jeden einzelnen Ihrer Finger. Ein häufiger Fehler besteht darin, sich auf die Wahrnehmungen an den Daumen und den Zeige- und Mittelfingern zu konzentrieren. Dadurch entsteht der Eindruck, die Bewegungen am Processus zygomaticus und an der Schläfenbeinschuppe stünden für die Bewegung des gesamten Schläfenbeins. Die Schläfenbeine stehen jedoch unter dem Einfluss verschiedener Kräfte, die von außen auf sie einwirken. Das Keilbein wirkt sich auf die Schläfenbeinschuppe aus, während das Hinterhauptbein den Warzenfortsatz und das Felsenbein beeinflussen. Versuchen Sie, Ihre Wahrnehmungen nach ihrem jeweiligen Ursprung zu analysieren. Bei Kiefergelenkstörungen ist das gleichseitige Schläfenbein beispielsweise in Höhe der Fossa mandibularis in seiner Bewegung eingeschränkt. Visualisieren Sie die Felsenbeine und ihre Bewegungen (normalerweise eine Rotation nach unten außen in der kraniosakralen Flexion und eine Rotation nach oben innen in der kraniosakralen Extension). Begleiten Sie die Bewegungen in die freien Richtungen, bis sie einen Balancepunkt und eine Entspannung erreichen. Die Person kann die Normalisierung ggf. mit ihrer Atmung unterstützen.

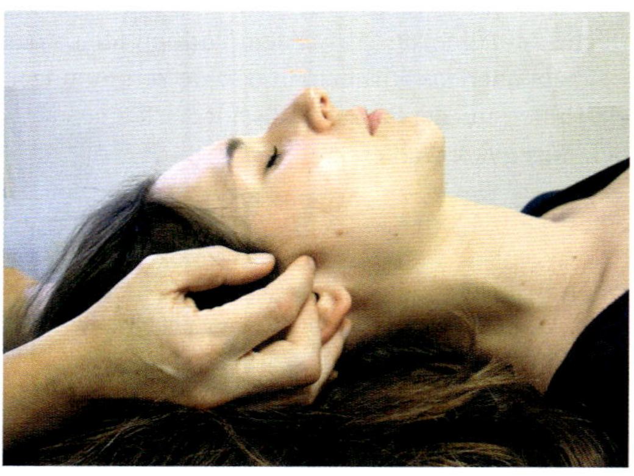

Abb. 6.36 Normalisierung der Schläfenbeine

Anmerkungen

Die Schläfenbeine bewegen sich normalerweise synchron zur SSB auf allen drei Ebenen. Gleichzeitig passen sie sich an iatrogene Okklusionsveränderungen, Störungen der Kiefergelenke, Veränderungen der Haltung und der myofaszialen Strukturen an, die an ihnen inserieren (➤ Abschnitt 6.3.5 „Untersuchung von Kindern", „Schläfenbeine").

Bei Säuglingen und Kleinkindern besteht eine Griffvariante darin, dass der Daumen auf der Pars squamosa liegt, während der Zeigefinger unterhalb des Ohrs eingerollt wird, um mit seinem seitlichen Anteil den Processus mastoideus zu kontaktieren. Achten Sie darauf, die kleinen Rotationsbewegungen des kindlichen Kopfes nicht mit denen der Schläfenbeine zu verwechseln.

Wenn die Pars squamosa und die Pars petromastoidea sich in entgegengesetzte Richtungen zu bewegen scheinen, könnte eine intraossäre Dysfunktion der Sutura petrosquamosa vorliegen. Solche Dysfunktionen sollten frühzeitig behoben werden, da sie die Position der Eminentia articularis und damit des Unterkiefers beeinflussen.

Sutura occipitomastoidea

Indikationen

Dysfunktion der Sutura occipitomastoidea; Dysfunktion des Foramen jugulare und seiner Leitungsbahnen; Saug-, Schluck-, Kau-, Ventilations- oder Phonationsstörungen; Störungen der Kiefergelenke; posturale Dysfunktionen.

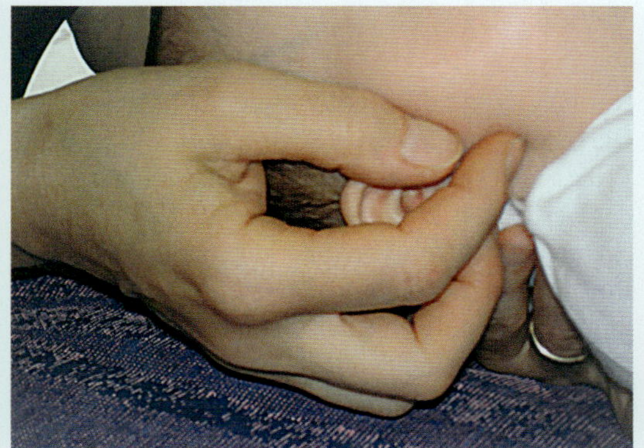

Abb. 6.37 Normalisierung der Sutura occipitomastoidea

Technik

Die Person befindet sich in Rückenlage (➤ Abb. 6.37). Sie sitzen am Kopfende und legen die Hand der gegenüberliegenden Seite der Dysfunktion quer unter das Hinterhauptbein. Die Zeige-, Mittel- und Ringfingerbeeren kontaktieren die Hinterhauptschuppe am medialen Rand der dysfunktionellen Sutur. Platzieren Sie die andere Hand so an das Schläfenbein, dass der Daumen und der Zeigefinger ober- und unterhalb des Processus zygomaticus liegen. Legen Sie den Mittelfinger an den äußeren Gehörgang, den Ringfinger auf die Spitze des Processus mastoideus, den Kleinfinger auf den Warzenfortsatz. Testen Sie die Bewegungen des Hinterhaupt- und des Schläfenbeins mit einem Listening und visualisieren Sie dabei die Sutura occipitomastoidea. Begleiten Sie die dysfunktionellen Bewegungen nach den indirekten Prinzipien, bis Sie einen membranösen und myofaszialen Balancepunkt erreichen. Nutzen Sie bei chronischen Dysfunktionen die inhärenten Kräfte des PRM, um die Sutur durch diese Pumpwirkung zu normalisieren.

Stirnbeine

Indikationen

Dysfunktion der Großhirnsichel und der duralen Membranen; Dysfunktion des Gesichtsschädels; Ventilations- oder Phonationsstörungen; frontale Zephalgie; Sinusitis; maxillofaziale oder orale Dysfunktion; Malokklusion; Dysfunktion der Oberkieferknochen; Venen- oder Lymphstau im Gesichtsbereich; Verhaltensstörungen.

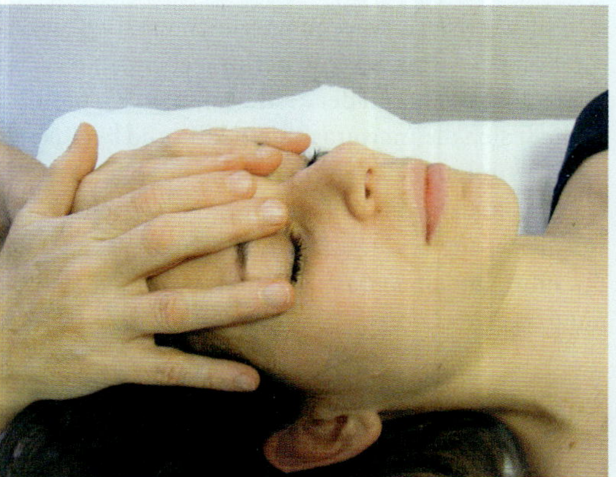

Abb. 6.38 Normalisierung der Stirnbeine

Technik

Die Person befindet sich in Rückenlage (➤ Abb. 6.38). Sie sitzen am Kopfende und legen beide Hände auf die Stirnbeine, mit den Fingern nach kaudal gerichtet. Die Zeigefinger befinden sich beidseits der Sutura metopica, die Mittelfingerbeeren jeweils auf dem oberen Rand der Augenhöhle, die Ringfinger jeweils auf der Vorderseite des Processus zygomaticus, die Kleinfinger auf der Schläfenseite hinter dem Processus zygomaticus. Die Handballen ruhen sanft auf den Vorderseiten der Stirnbeinschuppe. Um das Listening zu erleichtern, legen Sie Ihre Unterarme stabil auf die Behandlungsbank ab. Führen Sie zunächst ein globales Listening der Stirnbeine durch, um die dysfunktionellen Bewegungen und die Höhe der Bewegungseinschränkung zwischen der Hautoberfläche und dem Hirngewebe herauszufinden. Visualisieren Sie auch die Bezüge zu den umliegenden Knochen an den entsprechenden Nähten (Ss. frontonasalis, frontolacrimalis, frontoethmoidalis, frontomaxillaris, sphenofrontalis orbitalis und lateralis, frontozygomatica und coronalis). Wir erinnern daran, dass, mit Ausnahme des Pflugscharbeins und des Unterkiefers, alle anderen Gesichtsknochen unter den Stirnbeinen „aufgehängt" sind.

Normalerweise sollten Sie während der kraniosakralen Inspiration sowohl an den Händen als auch an den Handballen eine seitliche Ausdehnung der beiden Stirnbeinschuppenhälften wahrnehmen. Der rechte und linke Processus zygomaticus entfernen sich voneinander, während die Sutura metopica unter Ihren Fingern einsinkt und die Incisura ethmoidalis sich öffnet. Diese Bewegung erleichtert die Außenrotation des Siebbeins und der umgebenden nasalen Strukturen. Während der kraniosakralen Exspiration schließt sich die Incisura ethmoidalis und begünstigt die Innenrotation des Siebbeins und der umgebenden nasalen Strukturen. Begleiten Sie das Gewebe in die freie Richtung und nutzen Sie die inhärenten Kräfte des PRM, um einen Balancepunkt und eine Entspannung zu erreichen.

Anmerkungen

Die Stirnbeine spielen eine zentrale Rolle für die Normalisierung der orofazialen Funktionen und sollten daher unbedingt in die allgemeine Untersuchung einbezogen werden. Aufgrund ihres großen Einflusses auf das Wachstum des Gesichtsblocks verursachen Dysfunktionen der Stirnbeine auch häufig andere faziale Störungen oder treten in Kombination mit ihnen auf. Angesichts ihrer starken Auswirkungen sollten solche Dysfunktionen so früh wie möglich behoben werden.

Achten Sie bei Säuglingen und bei Kleinkindern darauf, dass die Sutura metopica frei von Störungen ist und dass die Stirnbeine über eine ausreichende intraossäre Elastizität verfügen.

Wenn das Listening Ihnen keine zufriedenstellenden Informationen liefert, initiieren und visualisieren Sie zunächst sehr sanft die Bewegungen der Stirnbeine. Gehen Sie anschließend etwas stärker in die Induktion, beachten Sie dabei aber stets die Gewebequalität.

Frontonasaler Komplex

Indikationen

Dysfunktion der Großhirnsichel; frontale Zephalgie; orofaziale Dysfunktionen; ethmoidale Dysfunktionen; Ventilations- oder Phonationsstörungen; funktionelle Obstruktion der Nasenwege; Rhonchopathie; Mundatmung; Sinusitis; Störung der Nasensekrete; Obstruktion des Canalis nasolacrimalis; maxillofaziale Dysfunktion; Unterentwicklung der Oberkieferknochen mit engem, spitzem Gaumen; Malokklusion.

Technik

Normalisierung des frontonasalen Komplexes

Die Person befindet sich in Rückenlage (➤ Abb. 6.39).

Sie sitzen am Kopfende und legen beide Hände auf das Gesicht der Person. Platzieren Sie Ihre Daumenbeeren auf das Ophryon (oberhalb der Glabella) und Ihre Zeigefingerbeeren auf die Nasenbeine. Die Mittelfinger ruhen auf den Oberkieferknochen, die Ring- und Kleinfinger auf den Jochbeinen.

Führen Sie ein Listening durch und visualisieren Sie die Bewegungen zwischen den Stirn-, Nasen- und Oberkieferbeinen sowie die des hinter den Nasenbeinen liegenden Siebbeins. Lenken Sie Ihre Aufmerksamkeit besonders auf die Incisura ethmoidalis, die sich in der kraniosakralen Flexionsphase öffnet und in der Extensionsphase schließt. Begleiten Sie die Bewegungen in die freien Richtungen und nutzen Sie die inhärenten Kräfte des PRM, um einen Balancepunkt und eine Entspannung zu erreichen.

Frontomaxilläre Normalisierung

Die Person befindet sich in Rückenlage (➤ Abb. 6.40). Sie sitzen am Kopfende (am Ende der Behandlungsbank oder seitlich) und legen beide Hände auf das Gesicht der Person. Platzieren Sie Ihre Daumenbeeren auf die medialen Pfeiler der Stirnbeine, Ihre Zeige- und Mittelfingerbeeren jeweils auf den Processus frontalis der Maxilla, nahe der Sutura frontomaxillaris. Normalisieren Sie das Gewebe mit der Unterstützung der inhärenten Motilität der Strukturen.

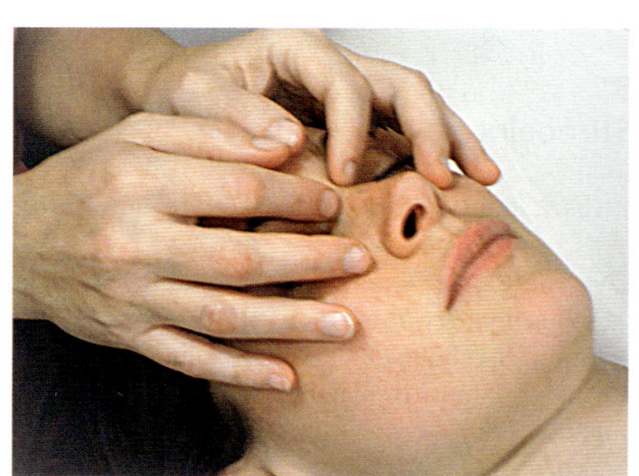

Abb. 6.39 Normalisierung des frontonasalen Komplexes

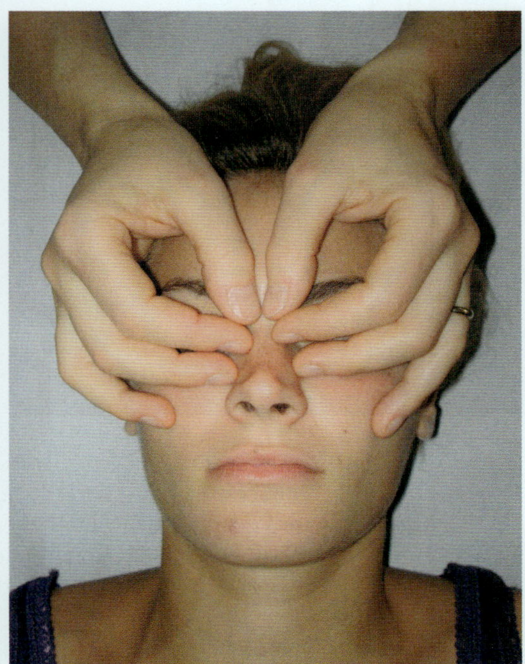

Abb. 6.40 Frontomaxilläre Normalisierung

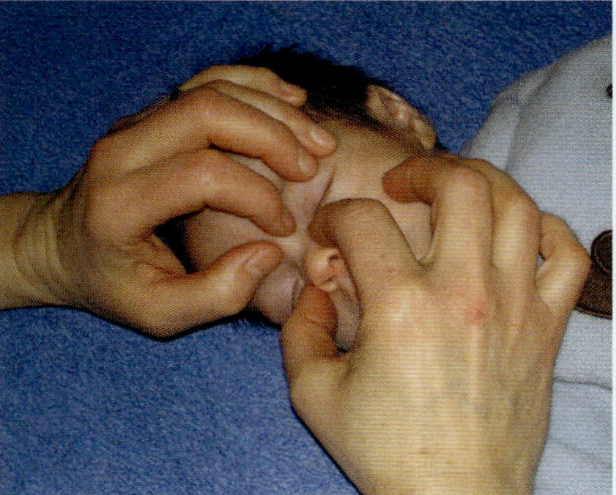

Abb. 6.41 Normalisierung des frontonasalen Komplexes beim Säugling

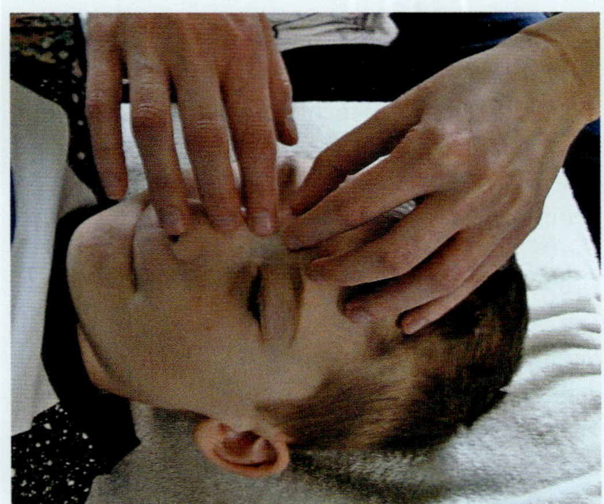

Abb. 6.42 Normalisierung der Nasenscheidewand

Normalisierung des frontonasalen Komplexes bei Säuglingen

Bei Säuglingen treten Dysfunktionen des frontonasalen Komplexes häufig auf und sollten unbedingt diagnostiziert werden. Die Form des Nasenrückens wird durch genetische und epigenetische Faktoren bestimmt. Dazu zählen u. a. die mechanischen Kräfte, die während der Geburt auf diesen Bereich einwirken und bei Kleinkindern beispielsweise zu Störungen der Nasenatmung oder der Okklusion führen können. Das Wachstum der Oberkieferknochen hängt von der Integrität des frontonasalen Komplexes ab, zu dem auch das Siebbein gehört. Wenden Sie diese Technik bei Neugeborenen besonders behutsam an. Platzieren Sie den Daumen und den Zeigefinger der kranialen Hand auf die nasalen Ränder der Stirnbeine, den Daumen und den Zeigefinger der kaudalen Hand auf die Nasenbeine (➤ Abb. 6.41). Je nach Wahrnehmung können Sie den Daumen und den Zeigefinger der kaudalen Hand auch auf den Processus frontalis der Oberkieferknochen platzieren.

Eine Variante besteht darin, den frontonasalen Komplex über das (von der Lamina perpendicularis des Siebbeins gebildete) Nasenseptum, das Pflugscharbein und den Septumknorpel zu normalisieren. Das Nasenseptum spielt eine bedeutende Rolle für die Morphogenese des Gesichts. Platzieren Sie den Daumen und den Zeigefinger der kranialen Hand auf die nasalen Ränder der Stirnbeine, die Enden des Zeige-, Mittel- und Ringfingers der kaudalen Hand auf den Nasenrücken. Visualisieren Sie das Pflugscharbein und das Siebbein hinter dem Nasenrücken (➤ Abb. 6.42). Begleiten Sie die Bewegungen auf der Sagittalebene sowie die Seitneigungs- oder Torsionsbewegungen zwischen dem Nasenseptum und den Stirnbeinen, bis Sie einen Balancepunkt und eine Entspannung spüren.

Keilbein

Indikationen

Orofaziale Dysfunktionen; okuläre Dysfunktionen; Dysfunktionen der Nasenhöhlen; Sinusitis; Rhinitis, Anosmie; Dysfunktion des Gaumensegels; Rhonchopathie; Schlafapnoe; Malokklusion; Kreuzbiss; Veränderungen der Okklusionsebene; pharyngeale Dysfunktionen; Dysfunktionen der duralen Membranen, des Diaphragma sellae oder der Hypophyse; Dysfunktionen der parasellären Logen; Dysfunktion der HHN-Achse; Dysfunktion der Mm. pterygoidei; Dysfunktion des Unterkiefers oder der Kiefergelenke.

Technik

Das Keilbein artikuliert mit zwölf anderen Knochen: Hinterhauptbein, Schläfenbeine, Scheitelbeine, Stirnbein, Siebbein, Jochbeine, Gaumenbeine und Pflugscharbein. Die direkte Palpation des Keilbeins beschränkt sich auf die Außenseite der großen Keilbeinflügel und die unteren Enden der Flügelfortsätze.

6

Große Keilbeinflügel

Um ein Listening des Keilbeins an den großen Keilbeinflügeln durchzuführen, platzieren Sie Ihre Zeigefingerbeeren auf die Spitze der Flügel. Schauen Sie, ob die Flügel sich in der kraniosakralen Flexionsphase nach außen aufdehnen und in der Extensionsphase wieder nach innen zurückkehren. Können Sie wahrnehmen, wie die Bewegungen zwischen den beiden Flügeln durch den Corpus übertragen werden, oder spüren Sie an zentraler Stelle eher eine Blockierung, die auf eine Störung der SSB hinweisen könnte? Prüfen Sie, ob eventuell eine Torsion, ein SBR oder ein Strain vorliegt. Wenn ein Flügel nach kaudal gezogen zu werden scheint, könnte dies vielleicht an einer asymmetrischen Spannung der Kaumuskeln liegen, verursacht durch ein einseitiges Kaumuster? Visualisieren Sie das Keilbein und die Knochen, mit denen es artikuliert, um die Bereiche ausfindig zu machen, in denen die Motilität eingeschränkt ist. Dazu können Sie die Griffe wechseln, um die spezifischen gelenkigen Verbindungen zu untersuchen und zu normalisieren.

Sphenotemporale Normalisierung

Die Person befindet sich in Rückenlage.

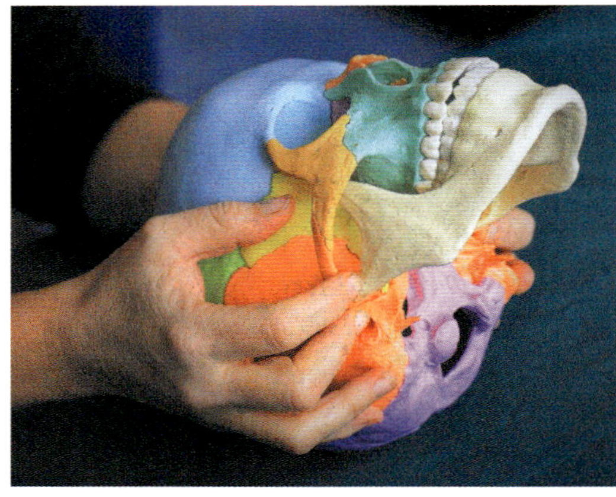

Abb. 6.43 Sphenotemporale Normalisierung

Sie sitzen am Kopfende. Verwenden Sie den „veränderten Fünf-Finger-Griff" und platzieren Sie die Außenseite Ihrer Daumen auf die Außenflächen der großen Keilbeinflügel (➤ Abb. 6.43). Kontaktieren Sie mit den anderen Fingern die Schläfenbeine. Platzieren Sie dazu Ihre Zeigefinger auf die Unterseite des Processus zygomaticus, Ihre Mittelfinger an den äußeren Gehörgang, Ihre Ringfinger an die Spitze des Processus mastoideus und die Kleinfinger auf den Warzenfortsatz. Beginnen Sie mit einem Listening der Schläfenbeine, dann der großen Keilbeinflügel und schließlich der Bezüge der beiden Elemente zueinander. Normalerweise entsteht in der kraniosakralen Flexion eine Harmonie zwischen der Außenrotation der Schläfenbeine und der seitlichen Ausdehnung der großen Keilbeinflügel (und umgekehrt in der kraniosakralen Extension). Sie können Ihre Zeigefinger oberhalb des Processus zygomaticus platzieren, um die Außenrotation der Schläfenbeine zu begleiten, oder unterhalb, um die Innenrotation zu begleiten. Folgen Sie den Prinzipien der indirekten Normalisierung und nutzen Sie die inhärenten Kräfte des PRM, um den Bewegungen des Keilbeins und der Schläfenbeine zu folgen, bis Sie zu einem membranösen und artikulären Balancepunkt und zu einer Entspannung gelangen.

Mit diesem Griff lassen sich die Ss. sphenosquamosa und sphenopetrosa sowie die intrakranialen Membranen und die parasellären Strukturen normalisieren. Der Kontakt läuft über vier Elemente, die in einem tensegralen Zusammenhang miteinander stehen. Dies sind die beiden großen Keilbeinflügel (Daumen) und die beiden Schläfenbeine (Zeige-,

Mittel-, Ring- und Kleinfinger). Wenn dieser Komplex sich in einem optimalen Funktionszustand befindet, liegt das tensegrale Gleichgewichtszentrum in Höhe des Türkensattels, mit dem Diaphragma sellae und der darunter liegenden Hypophyse sowie den parasellären Logen mit ihren Fluida und den Hirnnerven III, IV, V_1 und VI. Stellen Sie sicher, dass diese Strukturen sich untereinander im Gleichgewicht befinden.

Fronto-spheno-orofazialer Komplex

Die Person befindet sich in Rückenlage.
Sie sitzen seitlich am Kopfende der Behandlungsbank (➤ Abb. 6.44). Platzieren Sie Ihre kraniale Hand quer auf die Stirn der Person, sodass Ihre Daumen- und Mittelfingerbeeren jeweils die großen Keilbeinflügel und den Processus zygomaticus der Stirnbeine kontaktieren. Platzieren Sie den Daumen und den Zeige- und Mittelfinger der kaudalen Hand jeweils auf die Jochbeine, um den maxillofazialen Block zu kontrollieren. Zusätzlich hält die kaudale Hand unterhalb der Nase einen Kontakt zu den Oberkieferknochen und bildet so eine maxillofaziale Einheit unter der Stirn bzw. vor dem Keilbein. Beginnen Sie mit einem Listening und visualisieren Sie die Bezüge zwischen der frontosphenoidalen und der maxillofazialen Einheit. Häufig kommt es hier zu Torsionen, Sidebending, Gleiten oder Kompressionen. Folgen Sie den Prinzipien der indirekten Normalisierung und begleiten Sie die Bewegungen bis zum Balancepunkt und zur Entspannung. Sie können die Normalisierung mit einer Pumptechnik zwischen den beiden Einheiten unterstützen.

Diese Technik eignet sich hervorragend bei Kleinkindern zur Verbesserung der Okklusionsebene vor einer kieferorthopädischen Behandlung. Sie wirkt äußerst entspannend, begünstigt die Drainage der Nasennebenhöhlen und verbessert den Blut- und Lymphfluss im Gesichtsschädel.

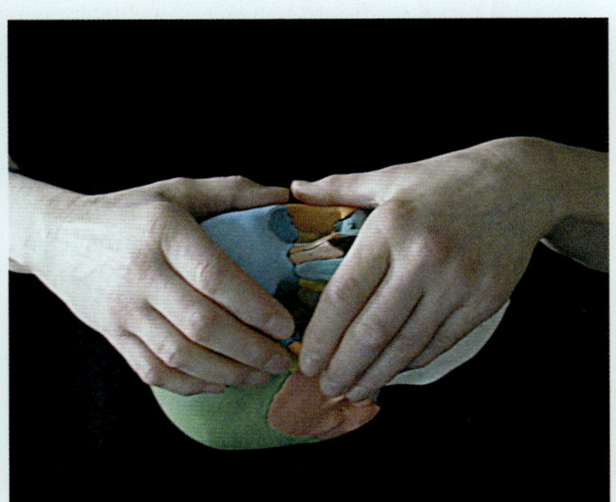

Abb. 6.44 Normalisierung des fronto-spheno-orofazialen Komplexes

Jochbogen

Indikationen

Traumata im Gesichtsbereich; Dysfunktionen der SSB; okuläre Dysfunktionen; Dysfunktionen der oberen Atemwege; Drainage der Kieferhöhle; Malokklusion; verminderter transversaler Durchmesser der Oberkieferknochen; Zephalgie; Lymphstau im Gesichtsbereich.

Technik

Sphenozygomatische Normalisierung

Die Person befindet sich in Rückenlage.
Sie sitzen am Kopfende der Behandlungsbank (➤ Abb. 6.45). Platzieren Sie die Außenfläche Ihrer Daumen auf die Außenfläche der großen Keilbeinflügel, Ihre Zeige- und Mittelfinger jeweils auf den orbitalen und den masseterischen Rand der Jochbeine. Beginnen Sie mit einem Listening des Keil-

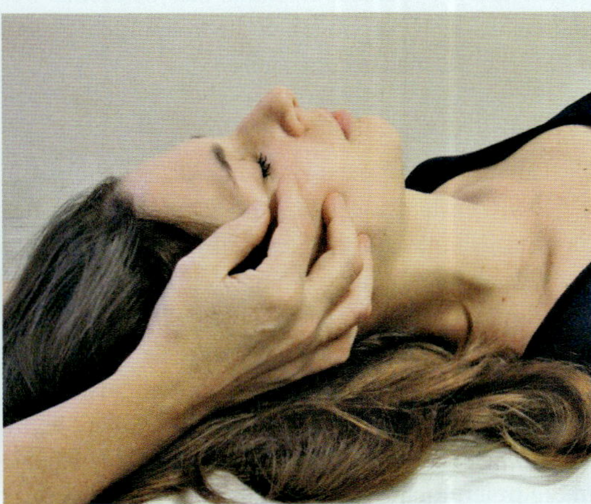

Abb. 6.45 Sphenozygomatische Normalisierung

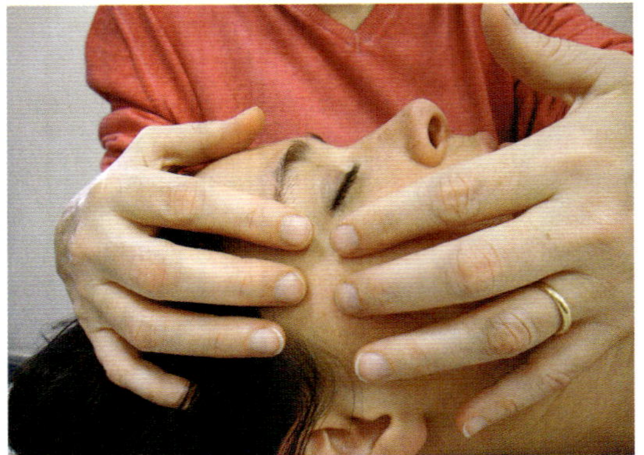

Abb. 6.46 Frontozygomatische Normalisierung

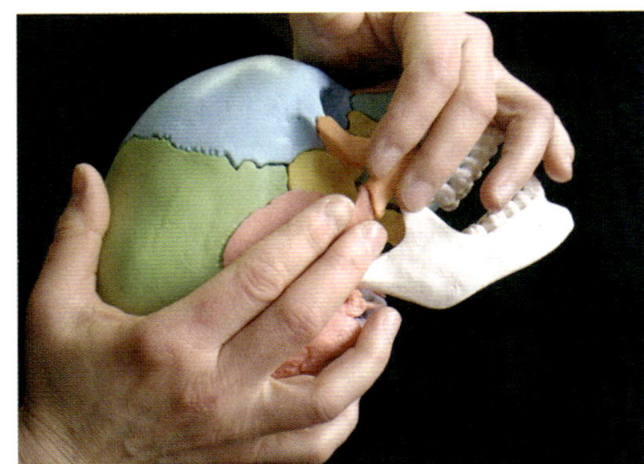

Abb. 6.47 Temporozygomatische Normalisierung

beins und des Jochbeins, um die inhärente Motilität der beiden Knochen und ihre Bezüge untereinander zu untersuchen. Begleiten Sie die Bewegungen in die freien Richtungen, bis Sie die Normalisierung spüren.

Frontozygomatische Normalisierung

Sie können Ihre Daumen von der vorherigen Position auf den Processus zygomaticus der Stirnbeine verlegen und mit diesem Griff eventuelle Dysfunktionen zwischen den Stirn- und den Jochbeinen normalisieren.

Alternativ können Sie sich seitlich an das Kopfende der Behandlungsbank, an die gegenüberliegende Seite der Dysfunktion setzen (➤ Abb. 6.46). Platzieren Sie den Zeige- und den Mittelfinger Ihrer kranialen Hand beidseits des Processus zygomaticus des Stirnbeins, den Zeige- und den Mittelfinger Ihrer kaudalen Hand beidseits des Processus frontalis des Jochbeins. Begleiten Sie die Bewegungen in die freien Richtungen, bis Sie die Normalisierung spüren.

Temporozygomatische Normalisierung

Die Person befindet sich in Rückenlage (➤ Abb. 6.47).

Sie sitzen leicht seitlich am Kopfende der Behandlungsbank, auf der gegenüberliegenden Seite der Dysfunktion. Platzieren Sie den Zeige- und den Mittelfinger Ihrer kranialen Hand beidseits des Processus zygomaticus des Schläfenbeins, den Zeige- und den Mittelfinger Ihrer kaudalen Hand beidseits des Processus temporalis des Jochbeins. Prüfen Sie die Bewegungen mit einem Listening und begleiten Sie sie in die freien Richtungen, bis Sie einen Balancepunkt und eine Entspannung spüren.

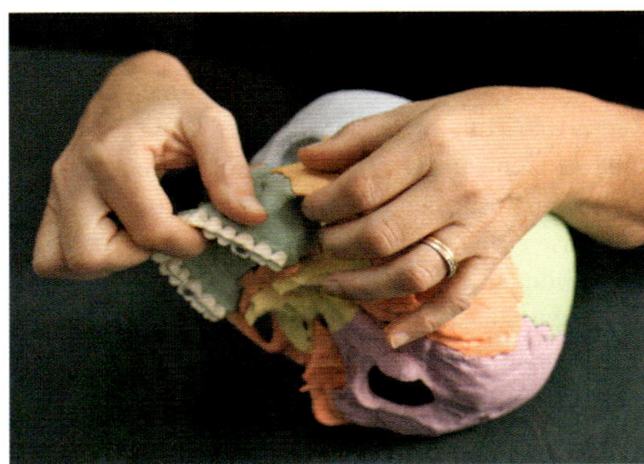

Abb. 6.48 Maxillozygomatische Normalisierung

Maxillozygomatische Normalisierung

Die Person befindet sich in Rückenlage.

Sie sitzen leicht seitlich am Kopfende der Behandlungsbank, auf der gegenüberliegenden Seite der Dysfunktion (➤ Abb. 6.48). Platzieren Sie den Zeige- und den Mittelfinger Ihrer kranialen Hand auf den orbitalen und den masseterischen Rand des Jochbeins. Kontaktieren Sie mit der kaudalen Hand den Oberkieferknochen, indem Sie den Daumen von außen auflegen und mit dem Zeigefinger von intraoral greifen. Sie können den Zeigefinger auch extraoral nahe der Sutura maxillozygomatica auflegen. Visualisieren Sie den Jochbogen und testen Sie eventuelle Dysfunktionen mit einem Listening. Begleiten Sie die Bewegungen bis zur Entspannung und verwenden Sie eventuell eine Pumptechnik, um die Normalisierung zu erleichtern.

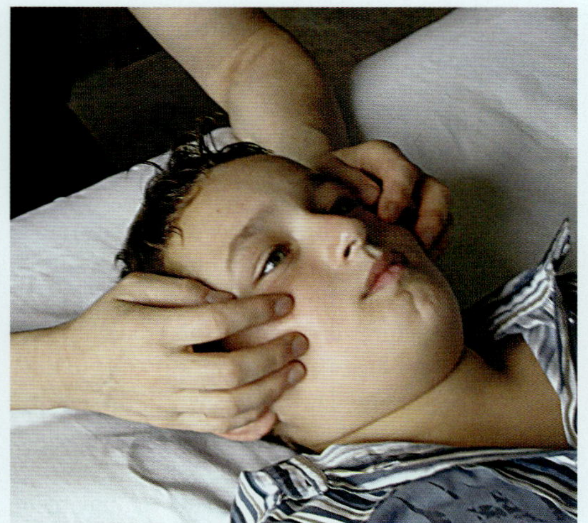

Abb. 6.49 Normalisierung des Jochbogens

Normalisierung des maxillozygomatischen Bogens

Die Person befindet sich in Rückenlage.

Sie sitzen am Kopfende der Behandlungsbank (➤ Abb. 6.49). Platzieren Sie den Zeige- und den Mittelfinger beider Hände jeweils auf den orbitalen und den masseterischen Rand des Jochbeins, Ihre Daumen auf den Processus zygomaticus der Stirnbeine. Testen Sie mit einem Listening die Bezüge zwischen den Jochbeinen und den Stirnbeinen, dem Keilbein, den Oberkiefer- und den Schläfenbeinen. Mit diesem Griff bilden Sie einen Bogen zur Normalisierung der Oberkieferknochen, des gesamten maxillofazialen Komplexes im Verhältnis zum Neurokranium sowie der Okklusionsebene.

Anmerkungen

Das Jochbein, das seine Bezeichnung von den Römern erhielt („os jugale"), bildet beidseits einen „Jochbogen" oder „Jochpfeiler", der die dort auftreffenden Kräfte in vier Richtungen ableitet: nach medial an den Oberkiefer (über die Sutura maxillozygomatica); nach lateral an das Schläfenbein (über die Sutura temporozygomatica); nach kranial an das Stirnbein (über die Sutura frontozygomatica); nach dorsal an das Keilbein (über die Sutura sphenozygomatica). Die Jochbeine bilden eine Schnittstelle, die die Kräfte abfedert, die beispielsweise beim Kauen auf den Gesichtsschädel einwirken, bevor sie an den Hirnschädel weitergegeben werden. Umgekehrt geben die Jochbeine allerdings auch Dysfunktionen des Hirnschädels an den Gesichtsschädel weiter, z. B. bei Strain- oder SBR-Dysfunktionen der SSB. Zusätzlich können Dysfunktionen der Jochbeine auch durch direkte Krafteinwirkungen auf den seitlichen Gesichtsanteil oder indirekt durch Verletzungen der Oberkieferknochen oder der Nasenpyramide entstehen.

MAN BEACHTE

Für ein ungehindertes Wachstum des Gesichtsschädels müssen bestimmte Suturen unbedingt frei von Störungen sein. Diese sind die Ss. internasalis, frontomaxillaris, maxillozygomatica, frontozygomatica, temporozygomatica, pterygopalatina und palatina mediana (➤ Abb. 2.22).

Gaumengewölbe

Die Verbindung zwischen dem rechten und linken Processus palatinus der Oberkieferknochen (vorne) und der rechten und linken Lamina horizontalis der Gaumenbeine (hinten) bildet den knöchernen bzw. harten Gaumen und den Boden der Nasenhöhle. Die Form und die Abmessungen des Gaumengewölbes sind von großer Bedeutung für die Funktionen der Mund- und der Nasenhöhle. Gleichzeitig spielen genetische und epigenetische Faktoren der orofazialen Funktionen eine Rolle. Zusätzlich können Dysfunktionen der Schädelbasis das Gewölbe beeinflussen, insbesondere die des Keilbeins, da dieser Knochen über verschiedene Suturen mit dem Gaumenbein verbunden ist. Der Corpus sphenoidalis artikuliert beispielsweise mit dem Processus orbitalis und dem Processus sphenoidalis des Gaumenbeins, der Flügelfortsatz des Keilbeins mit dem Processus pyramidalis des Gaumenbeins (➤ Abb. 6.4).

Indikationen

Saugstörungen; Dysfunktion der oberen Atemwege; Drainage der Kieferhöhlen; Mundatmung; obstruktive Schlafapnoe; Rhonchopathie; intraossäre Dysfunktion der Oberkieferknochen; maxilläre Dysmorphie; Malokklusion; maxilläre Endognathie; verminderter transversaler Durchmesser der Oberkieferknochen; Unterentwicklung der Oberkieferknochen mit engem, spitzem Gaumen; Dysfunktion der Sutura incisiva canina; retinierter Schneide- oder Eckzahn; Zahnengstand; Sturz auf die Zähne; Vorbereitung auf kieferorthopädische Behandlungen.

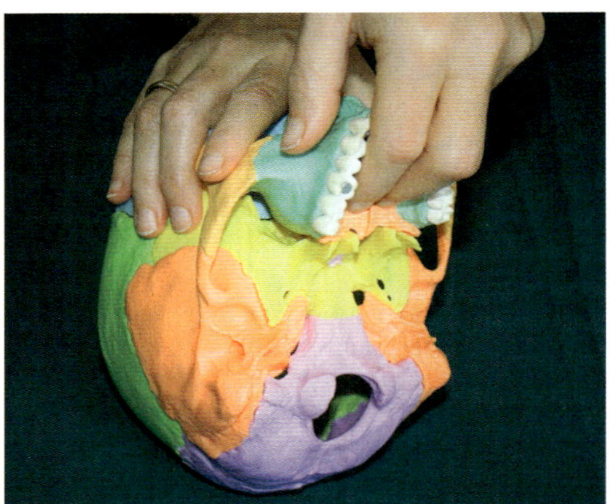

Abb. 6.50 Sphenopalatinale Normalisierung

Technik

Sphenopalatinale Normalisierung

Die Person befindet sich in Rückenlage.
Sie sitzen seitlich am Kopfende der Behandlungsbank (➤ Abb. 6.50). Legen Sie eine Hand quer auf die Stirn, sodass die Daumen- und die Mittelfingerbeere jeweils auf den großen Keilbeinflügeln liegen.

Nehmen Sie nun den Zeige- oder Mittelfinger der anderen Hand und tasten Sie mit der Fingerbeere intraoral die Unterseite des rechten und linken Processus palatinus der Oberkieferknochen ab. Gehen Sie von dort weiter nach dorsal, um die rechte und linke Lamina horizontalis der Gaumenbeine zu kontaktieren. Achten Sie dabei auf Unregelmäßigkeiten in der Breite oder der Tiefe zwischen dem maxillären und dem palatinalen Anteil des harten Gaumens. Untersuchen Sie auch die Sutura palatina mediana und die Sutura palatina transversa nach Erhebungen oder Versätzen. Vergleichen Sie beide Seiten des Gaumengewölbes miteinander und testen Sie die Bewegungen mit einem Listening. Prüfen Sie gleichzeitig die Bewegungen des Keilbeins und deren Einfluss auf das Gaumengewölbe. Begleiten Sie die Bewegungen des Keilbeins, der Gaumen- und der Oberkieferbeine in die freien Richtungen, bis sich ein Balancepunkt einstellt. In vielen Fällen bietet sich zur Unterstützung eine Pumptechnik im Rhythmus des PRM an. Sie können die Person auch bitten, mit kleinen Augenbewegungen eine Beteiligung des Keilbeins zu erzeugen.

Wenn die Größe des Mundes der Person es erlaubt, benutzen Sie den Zeige- und den Mittelfinger. Falls Sie in der Mitte des Gaumens auf eine Erhebung, einen sog. Torus palatinus, stoßen, könnte dies ein Hinweis auf eine Dysfunktion des Pflugscharbeins sein.

Das Keilbein beeinflusst die Gaumenbeine und darüber die Oberkieferknochen. Die Flügelfortsätze artikulieren mit dem Processus pyramidalis der Gaumebeine und bewegen sich in der kraniosakralen Flexionsphase nach hinten unten außen. Dabei ziehen sie die Tuberositas maxillaris mit sich und erhöhen dadurch den transversalen Durchmesser des Gaumengewölbes. Personen mit einseitigem Kaumuster zeigen häufig Dysfunktionen in diesem Bereich. Durch die einseitige Beanspruchung vergrößert sich die Traktionswirkung auf die Naht und führt zu einem asymmetrischen Wachstum der Gaumenbeine und des Gaumengewölbes. Als Folge davon entstehen Okklusionsstörungen. Um ein harmonisches Wachstum zu begünstigen, sollten solche Dysfunktionen frühzeitig behoben werden. Achten Sie bei intraoralen Techniken darauf, dass sie für die Patienten nicht unangenehm werden.

Pterygopalatinale Normalisierung

Die Person befindet sich in Rückenlage.
Sie sitzen am Kopfende der Behandlungsbank, auf der Seite der Dysfunktion. Legen Sie auch hier eine Hand quer auf die Stirn, sodass die Daumen- und die Mittelfingerbeere jeweils auf den großen Keilbeinflügeln liegen (➤ Abb. 6.50). Platzieren Sie nun den Zeigefinger der anderen Hand auf die dysfunktionelle Seite des Gaumengewölbes und den Daumen von außen in die Nähe der Tuberositas maxillaris auf den Oberkieferknochen. Normalisieren Sie sanft nach den indirekten Prinzipien und harmonisieren Sie die Naht mit einer Pumptechnik.

Sphenovomerale Normalisierung

Die Person befindet sich in Rückenlage.
Sie sitzen seitlich am Kopfende der Behandlungsbank (➤ Abb. 6.51). Legen Sie hier wieder eine Hand so auf die Stirn, sodass die Daumen- und die Mittelfingerbeere jeweils auf den oberen Anteilen der großen Keilbeinflügel liegen. Führen Sie sanft einen Finger der anderen Hand in den Mund ein und kontaktieren Sie den Gaumen in Höhe des Staurion. Visualisieren Sie das Pflugscharbein, das in dorsokranialer Richtung mit dem Keilbeinkörper artikuliert. Suchen Sie mit einem Listening nach Dysfunktionen. Bedenken Sie,

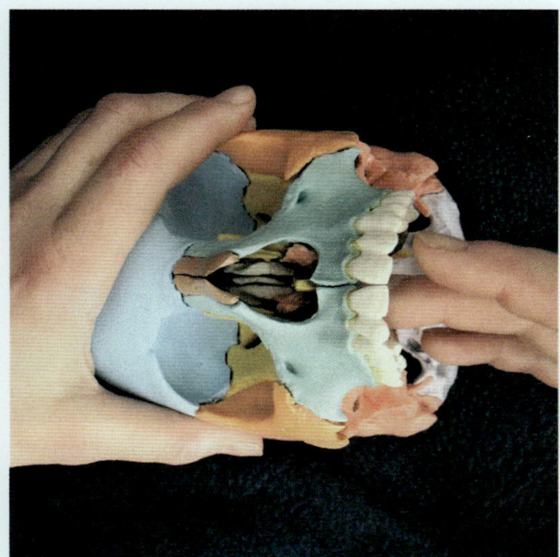

Abb. 6.51 Sphenovomerale Normalisierung

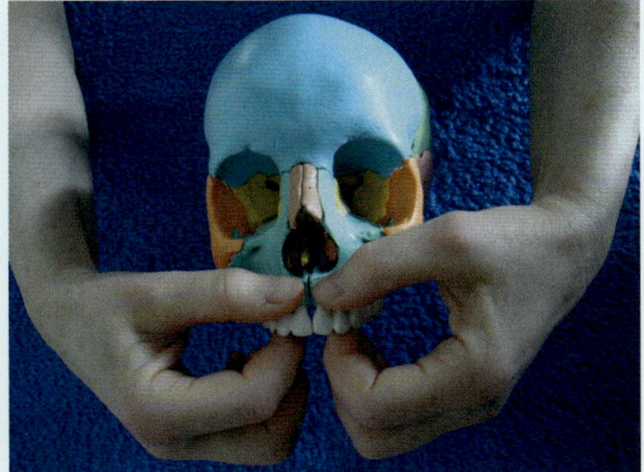

Abb. 6.52 Normalisierung des Zwischenkieferbeins

dass die Ausrichtung Ihres intraoralen Fingers die Bewegungen des Keilbeins beeinflusst. Normalisieren Sie nach den indirekten Prinzipien. Begleiten Sie dazu mit dem intraoralen Finger die dreidimensionalen Bewegungen in die freien Richtungen.

Intraossäre Normalisierung des Zwischenkieferbeins

Die Person befindet sich in Rückenlage.

Sie sitzen am Kopfende der Behandlungsbank (➤ Abb. 6.52). Legen Sie beide Daumen von außen in Höhe der mittleren und seitlichen Schneidezähne auf die Oberkieferarkade. Beugen Sie nun Ihre Zeigefinger und platzieren Sie sie von intraoral auf die Gaumenfortsätze der Oberkieferknochen. Auf diese Weise halten Sie das Zwischenkieferbein zwischen Ihren Daumen und Zeigefingern, sodass Sie nun mit einem Listening die intrinsischen Bewegungen des Zwischenkieferbeins im Verhältnis zum restlichen Anteil der Oberkieferknochen testen können. Begleiten Sie die Bewegungen auf den verschiedenen Ebenen und versuchen Sie, der inhärenten Motilität zu folgen. Normalerweise sollte sich das Zwischenkieferbein in der kraniosakralen Flexionsphase verbreitern und in der Extensionsphase verschmälern. Falls nötig, können Sie mit einer Pumptechnik dazu beitragen, das Gaumengewölbe zu erweitern.

Um das Verhältnis zwischen dem Zwischenkieferbein einerseits und dem Keil- und dem Stirnbein andererseits zu normalisieren, platzieren Sie die Daumen- und die Mittelfingerbeere einer Hand jeweils die großen Keilbeinflügel und kontrollieren Sie das Zwischenkieferbein mit dem Daumen und Zeigefinger der anderen Hand.

Das Zwischenkieferbein wirkt als Stabilisator im Gesichtsskelett, ähnlich wie der Schlussstein in einem römischen Torbogen. Dysfunktionen sollten frühzeitig behoben werden. Bei Kindern, die aufgrund von Daumenlutschen einen vorderen offenen Biss entwickeln, steht das Zwischenkieferbein häufig in posteriorer Rotation. In solchen Fällen ist eine Normalisierung im Verhältnis zum Stirnbein angezeigt. Eine maxilläre Retrusion hingegen kann als Folge eines Superior Vertical Strain der SSB entstehen, der entsprechend zu normalisieren ist.

MAN BEACHTE

Das Zwischenkieferbein steht unter dem Einfluss des Stirnbeins. Die Oberkieferknochen hingegen werden über die Gaumenbeine und das Pflugscharbein durch das Keilbein beeinflusst.

Pumptechnik der Oberkieferknochen

Kindern, die kooperieren, können Sie eine Pumptechnik für die Oberkieferbeine erklären. Dazu legt das Kind zwei Finger von innen auf die Gaumenseite der Oberkieferarkade, möglichst ohne die Zähne zu berühren. Während der Einatmung unterstützt das Kind mit den Fingern die Öffnung der Arkade und begleitet während der Ausatmung den Rückweg (➤ Abb. 6.53).

6

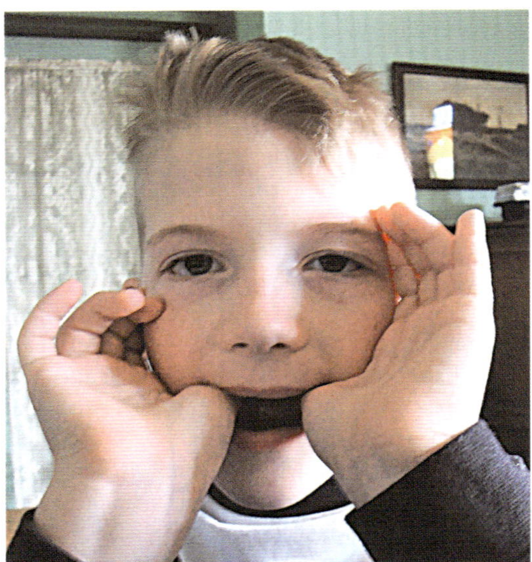

Abb. 6.53 Pumptechnik der Oberkiefer

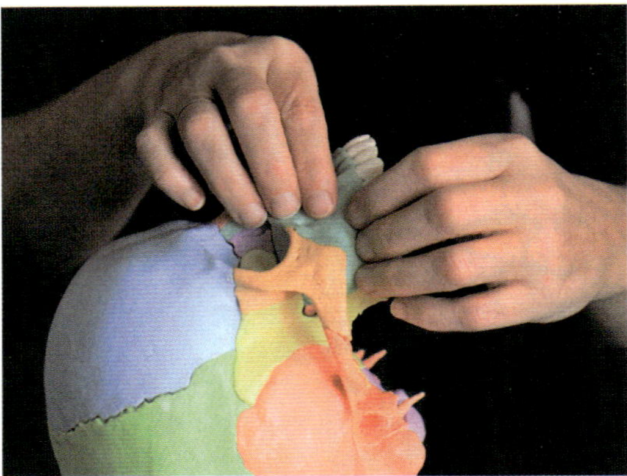

Abb. 6.54 Normalisierung der vorderen Zwischenkiefernaht

Normalisierung der Sutura palatina mediana

Die Person befindet sich in Rückenlage.

Sie sitzen am Kopfende der Behandlungsbank. Legen Sie, wie bei der Normalisierung des Zwischenkieferbeins, beide Daumen von außen in Höhe der mittleren und seitlichen Schneidezähne auf die Oberkieferarkade. Beugen Sie nun die Zeigefinger und platzieren Sie sie von innen auf die Gaumenfortsätze der Oberkieferknochen. Begleiten Sie die Bewegungen in die freien Richtungen und bearbeiten Sie die Naht mit einer Pumptechnik.

Bilaterale Normalisierung des pterypopalatinalen Komplexes

Die Person befindet sich in Rückenlage.

Sie sitzen am Kopfende der Behandlungsbank. Legen Sie beide Daumen von außen auf die Oberkieferarkade und die gebeugten Zeigefinger von innen auf die Gaumenfortsätze der Oberkieferknochen (allerdings weiter nach dorsal als bei der Normalisierung des Zwischenkieferbeins). Achten Sie darauf, dass die intraoralen Finger kein Unbehagen auslösen. Visualisieren Sie auf beiden Seiten das Verhältnis zwischen dem Flügelfortsatz des Keilbeins und dem Processus pyramidalis des Gaumenbeins. Normalerweise bewegen sich beide Elemente in der kraniosakralen Flexionsphase nach hinten unten außen. Testen Sie mit einem Listening und folgen Sie der inhärenten Motilität, um den transversalen Durchmesser des Gesichtsmassivs mit einer Pumptechnik zu vergrößern.

Um den pterypopalatinalen Komplex einseitig zu bearbeiten, verwenden Sie den weiter oben beschriebenen Griff für die pterygopalatinale Normalisierung.

Normalisierung der vorderen Zwischenkiefernaht

Die Person befindet sich in Rückenlage.

Sie sitzen auf der gegenüberliegenden Seite der Dysfunktion am Kopfende der Behandlungsbank (➤ Abb. 6.54). Legen Sie auf der betroffenen Seite den Zeige-, Mittel- und Ringfinger Ihrer kranialen Hand auf den Processus frontalis des Oberkieferknochens. Der Daumen der kranialen Hand ruht auf dem gegenüberliegenden Processus frontalis. Platzieren Sie den Zeige-, Mittel- und Ringfinger Ihrer kaudalen Hand von außen hinter die Sutura incisiva auf die Oberkieferarkade. Der Daumen der kaudalen Hand kontaktiert die intraorale Seite der Arkade. Die Sutura incisiva befindet sich nun zwischen Ihren beiden Händen. In kranialer Richtung erstreckt sie sich bis zum Stirnbein. Visualisieren Sie die Naht mit einem Listening, um die dysfunktionellen Bewegungen herauszufinden. Spüren Sie beispielsweise eine Kompression, Torsion, Rotation oder ein Gleiten nach kranial oder kaudal? Begleiten Sie die Bewegungen in die freien Richtungen und nutzen Sie dabei die inhärenten Kräfte des PRM. Bringen Sie das Gewebe mit einer Pumptechnik in die Entspannung.

Alternativ können Sie sich an das Kopfende setzen und jeweils den Zeige-, Mittel- und Ringfinger beider Hände beidseits der Naht auflegen, um sie nach den bekannten Prinzipien zu normalisieren (➤ Abb. 6.55).

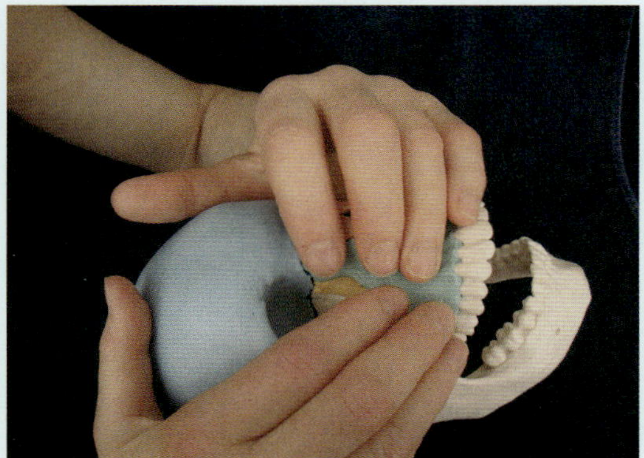

Abb. 6.55 Normalisierung der vorderen Zwischenkiefernaht (Variante)

Wir erinnern daran, dass das Zwischenkieferbein den Processus palatinus und den Processus frontalis des Oberkiefers und somit die Hauptbegrenzung der Apertura piriformis, d. h. der vorderen knöchernen Öffnung der Nasengruben, bildet (➤ Abb. 2.18). Der Ossifikationszeitraum der Zwischenkiefernaht variiert zwar je nach Autor. In der Regel verknöchert die Naht jedoch, kurz nachdem das Zwischenkieferbein seine endgültige Breite für die Kronen der bleibenden Schneidezähne erreicht hat, also im Alter von 7 bis 8 Jahren [22].

Die Normalisierung der Zwischenkiefernaht sollte stets die SSB und das Keilbein mit in die Behandlung einbeziehen. Bei einem Superior Vertical Strain der SSB beispielsweise kommt es durch die Verlagerung des Keilbeins nach kranial zu einer erhöhten vertikalen Abmessung des Stirnbeins und zu einer Retrusion der Oberkieferknochen. Die sich daraus ergebende Größenminderung des Zwischenkieferbeins führt zu einem Engstand der Schneidezähne, vor allem der seitlichen. Dysfunktionen der Zwischenkiefernaht gehen bisweilen auch mit retinierten Eck- oder Schneidezähnen einher.

Normalisierung der Zähne

Die Person befindet sich in Rückenlage.
Sie sitzen am Kopfende der Behandlungsbank (➤ Abb. 6.56).

Halten Sie den betroffenen Zahn mit zwei Fingern Ihrer kaudalen Hand und kontaktieren Sie die Zahnarkade oberhalb des Zahns mit zwei Fingern Ihrer kranialen Hand. Testen Sie die normalerweise dreidimensionalen Bewegungen des Zahns mit einem Listening.

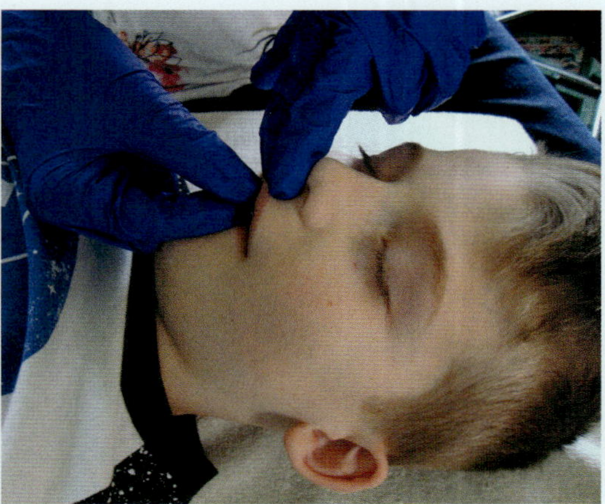

Abb. 6.56 Normalisierung eines Zahns

Prüfen Sie, in welcher Richtung die dysfunktionellen Bewegungen liegen (distal-mesial, bukkal-lingual, apikal-okklusal, Torsions- oder Rotationsdysfunktionen). Folgen Sie behutsam den wahrgenommenen Bewegungen in die freien Richtungen im Rhythmus des PRM, bis Sie eine Entspannung spüren. Diese Art der Zahnbehandlung lässt sich sowohl an den Ober- als auch an den Unterkieferzähnen durchführen.

Unterkiefer

Indikationen

Intraossäre Dysfunktionen des Unterkiefers; Mundatmung; obstruktive Schlafapnoe; Kau- oder Schluckstörungen; Dysphonie; Kiefergelenkstörungen; Malokklusion; Unterkieferasymmetrie oder -dysmorphie; mandibuläre Endognathie; Zahnengstand; Sturz auf die Zähne; Vorbereitung auf kieferorthopädische Behandlungen.

Technik

Intraossäre Normalisierung

Die Person liegt in Rückenlage.
Sie sitzen am Kopfende der Behandlungsbank. Platzieren Sie Ihre Daumenbeeren rechts und links neben die Protuberantia mentalis, die anderen Fingerbeeren von medial gegen die Unterseite des Unterkiefers (➤ Abb. 6.57). Begleiten Sie zunächst die Bewegungen des Unterkiefers in die freien Richtungen.

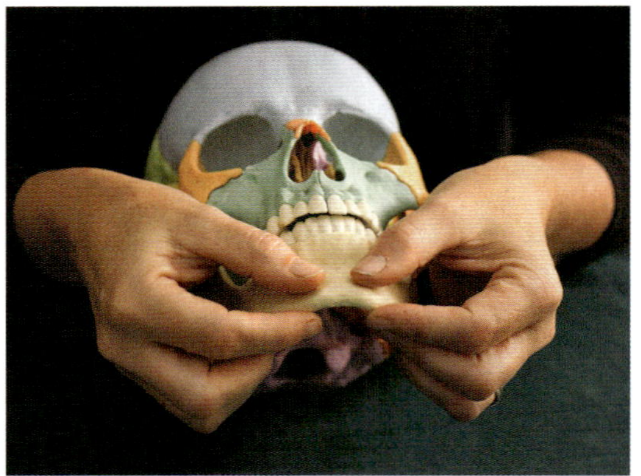

Abb. 6.57 Intraossäre Normalisierung des Unterkiefers

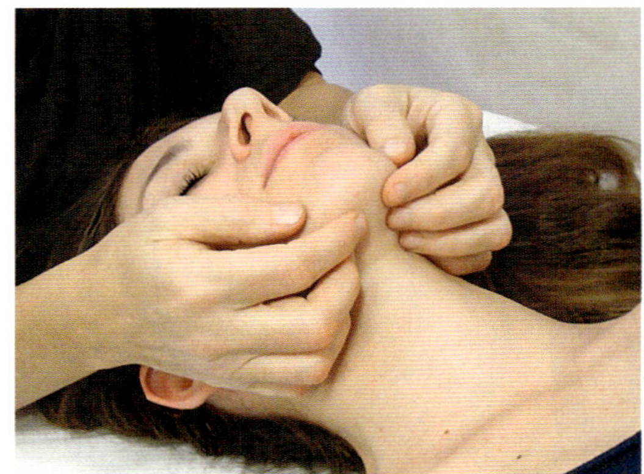

Abb. 6.58 Normalisierung des Mundbodens und der Zunge

Visualisieren Sie anschließend die beiden Hälften und testen Sie die jeweilige Motilität mit einem Listening. Die Außenrotationsbewegung, die normalerweise in der kraniosakralen Flexionsphase stattfindet, besteht auf der Sagittalebene, synchron zur Verlagerung der Fossa mandibularis, in einer allgemeinen Verlagerung nach dorsal. Gleichzeitig bewegen sich die Unterkieferwinkel auf der Transversalebene nach lateral, auf der Frontalebene nach kaudal. In der kraniosakralen Extensionsphase finden die gegenteiligen Bewegungen statt. Prüfen Sie, ob die Motilität des Unterkiefers sich in beiden Phasen gleichermaßen ausdrückt und ob die Bewegungen symmetrisch ausfallen oder Einschränkungen zeigen. Begleiten Sie das Gewebe in die freien Richtungen, um die myofaszialen Spannungen zu reduzieren. Machen Sie sich dabei die inhärenten Kräfte des PRM zunutze und führen Sie im Rhythmus der kraniosakralen Phasen eine Pumptechnik aus.

Normalisierung des Mundbodens und der Zunge

Die Person liegt in Rückenlage.

Sie sitzen am Kopfende der Behandlungsbank. Platzieren Sie Ihre Daumenbeeren rechts und links neben die Protuberantia mentalis, die anderen Fingerbeeren von medial gegen die Unterseite des Unterkiefers (➤ Abb. 6.58). An der Vorderseite bieten die Spina mentalis superior und inferior Ansatzstellen für den M. genioglossus und den M. geniohyoideus, während der M. myolyoideus beidseits an der Linea mylohyoidea inseriert. Bitten Sie die Person, ihren Kopf in einer angenehmen Position abzulegen, damit die Halswirbelsäule auf allen drei Ebenen so entspannt wie möglich gelagert ist. Palpieren Sie anschließend den Mundboden, um eventuell verspannte Bereiche auszumachen. Begleiten Sie den Unterkiefer in eine entspannte Position und bitten Sie die Person, ihren Mund zu öffnen und mit der Zunge kleine Bewegungen auszuführen (nach oben/unten, links/rechts schieben, spitz machen, einrollen usw.). Prüfen Sie währenddessen die Reaktionen des Mundbodens. Bitten Sie die Person anschließend, die Bewegungen zu wiederholen, die die stärksten Reaktionen am Mundbodens erzeugen, und die Zunge einige Sekunden in der jeweiligen Position zu halten. Achten Sie auf die Qualität des Rückwegs, wenn die Person ihre Zunge wieder lockerlässt. Wiederholen Sie diese Sequenz und begleiten Sie das Gewebe dabei in die Entspannung. Wenn diese erreicht ist, gehen Sie zur Phase der propriozeptiven Rehabilitation über. Bitten Sie die Person dazu, ganz bewusst die entgegengesetzten Bewegungen auszuführen, um die Bewegungen zu erlernen, die bisher schwierig auszuführen waren. Zum Schluss sollte die Zunge in der Lage sein, sich frei in alle Richtungen zu bewegen. Zur Unterstützung können Sie das Zungenbein untersuchen und ggf. normalisieren.

Anmerkungen

Vor der Verknöcherung der Symphysis mandibulae, die im Alter von ca. 12 Monaten stattfindet, besteht der Unterkiefer aus zwei Hälften und ist daher als paarige Struktur zu betrachten.

Die Tatsache, dass der Unterkiefer sich aus mehreren Teilen zusammensetzt, ermöglicht ihm, sich an die starken Beanspruchungen anzupassen, denen er ausgesetzt ist (z. B. beim Kauen). Der Übergangsbereich zwischen dem Corpus und dem Ramus bildet eine Art Pufferzone, die die dort auftretenden Scher-, Flexions- und Torsionskräfte im Idealfall vollständig auffängt. Personen mit Okklusionsstörungen zeigen an dieser Stelle häufig Asymmetrien zwischen der rechten und der linken Seite. Daher sollte besonders bei Kleinkindern darauf geachtet werden, die Unterkieferwinkel auf intraossäre Dysfunktionen zu untersuchen und diese ggf. zu beheben.

Zur Verbesserung der Zungenfunktion empfehlen wir zusätzlich myofunktionelle orofaziale Übungsprogramme im Rahmen einer logopädischen oder physiotherapeutischen Betreuung.

Zungenbein

Indikationen

Dysfunktionen des Unterkiefers; Dysfunktionen des Mundbodens oder der Zunge; Verbesserung der Lymphdrainage im Gesichtsbereich; orofaziale Dysfunktionen; Mundatmung; obstruktive Schlafapnoe; Rhonchopathie; Schluckstörungen; Dysphonie; Malokklusion; Unterkieferasymmetrie; Vorbereitung auf kieferorthopädische Behandlungen.

Technik

Zervikohyoidale Normalisierung

Die Person liegt in Rückenlage.

Sie sitzen am Kopfende der Behandlungsbank. Legen Sie eine Hand quer unter die Halswirbelsäule der Person und kontaktieren Sie die Dornfortsätze mit den Fingerbeeren. Platzieren Sie den Zeige- und Mittelfinger der anderen Hand an das Zungenbein (➤ Abb. 6.59). Testen Sie die myofaszialen Strukturen, die das Zungenbein umgeben, mit einem Listening. Falls Sie unsicher sind, können Sie versuchen, das dysfunktionelle Schema herauszufinden, indem Sie am Zungenbein leichte Bewegungen induzieren (nach rechts/links, oben/unten oder kombinierte Torsionsbewegungen). Normalisieren Sie äußerst behutsam nach den indirekten Prinzipien und begleiten Sie das Gewebe in die freien Richtungen, bis die myofaszialen Spannungen nachlassen und einen Balancepunkt finden.

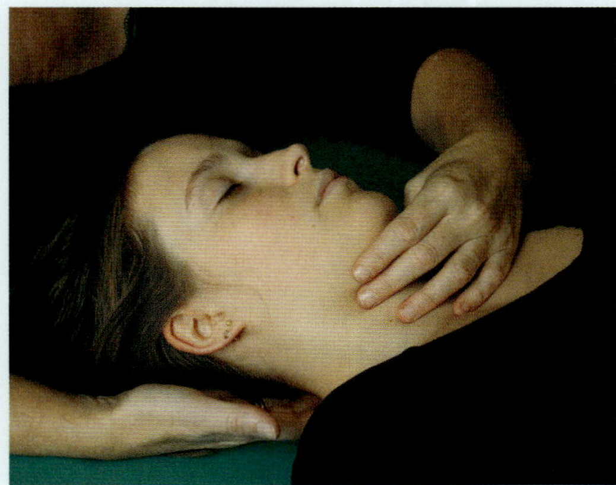

Abb. 6.59 Zervikohyoidale Normalisierung

Normalisierung des hyo-linguo-mandibulären Komplexes

Die Person liegt in Rückenlage.

Sie sitzen am Kopfende der Behandlungsbank. Umgreifen Sie den Unterkiefer mit einer Hand und legen Sie den Zeige- und Mittelfinger der anderen Hand an das Zungenbein (➤ Abb. 6.60). Suchen Sie nach den freien Bewegungsrichtungen zwischen Unterkiefer und Zungenbein. Häufig zeigen sich hier Torsionsdysfunktionen zwischen beiden Elementen. Begleiten Sie diese Bewegungen geduldig, bis die myofaszialen Spannungen nachlassen. Häufig reagieren die Personen mit einem Seufzer und einer tiefen Entspannung.

Normalisierung der Zunge

Die Person liegt in Rückenlage, der Kopf und die Halswirbelsäule befinden sich in einer angenehmen Position.

Sie sitzen am Kopfende der Behandlungsbank. Greifen Sie mit einem Stück Mullverband die Zunge der Person behutsam zwischen Daumen und Zeigefinger und legen Sie den Zeige- und Mittelfinger der anderen Hand an das Zungenbein. Testen Sie mit einem Listening und normalisieren Sie sanft nach den indirekten Prinzipien, bis die myofaszialen Spannungen nachlassen. Mit einem feinfühligen Vorgehen lassen sich Spannungen der Zunge und des Mundbodens reduzieren, die beispielsweise durch das Tragen schlecht angepasster Prothesen entstehen können. Achten Sie bei dieser Technik darauf, kein Unbehagen zu erzeugen.

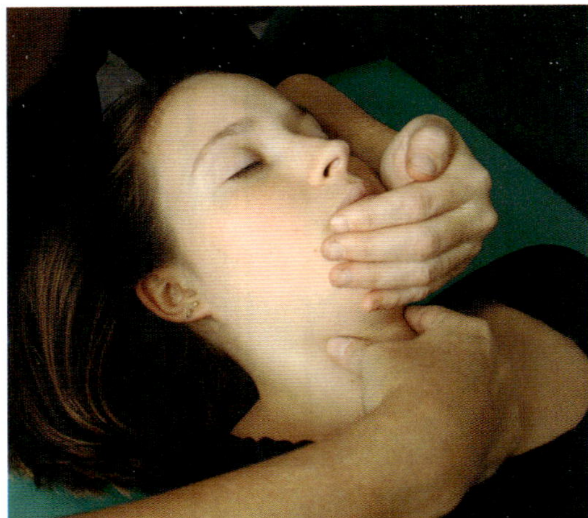

Abb. 6.60 Normalisierung des hyo-linguo-mandibulären Komplexes

Anmerkungen

In der kraniosakralen Flexionsphase bewegt sich der Corpus des Zungenbeins nach hinten unten, die großen Hörner nach vorne oben. In der kraniosakralen Extensionsphase finden die entgegengesetzten Bewegungen statt. Das Zungenbein bewegt sich synchron zum Unterkiefer und zur Halswirbelsäule. Bei Mundatmern verlagert sich das Zungenbein nach hinten unten, während die Zunge nach vorne unten absinkt.

Sie können die beiden vorigen Techniken durch eine Pumptechnik an der suprahyoidalen Muskulatur zwischen Zungenbein und Unterkiefer ergänzen. Eine Visualisierung der oberflächlichen und tiefen myofaszialen submandibulären Strukturen ist dabei ausschlaggebend. Wir erinnern daran, dass die suprahyoidalen Muskeln bei fixiertem Unterkiefer das Zungenbein nach kranial und bei fixiertem Zungenbein den Unterkiefer nach kaudal bewegen.

Orofaziale Funktionen

Indikationen

Orofaziale Dysfunktionen; Dysfunktion der orofazialen Funktionen (Saugen, Schlucken, Kauen, Ventilation, Phonation); Dysfunktion der Schädelbasis oder des Pflugscharbeins; funktionelle Obstruktion der nasalen Atemwege; obstruktive Schlafapnoe; Rhonchopathie; maxilläre Dysmorphie; Unterentwicklung der Oberkieferknochen mit engem, spitzem Gaumen; Dysfunktion der Kreuzung der Luft- und Speisewege; Malokklusion.

Den therapeutischen Ansatz der einzelnen orofazialen Funktionen finden Sie in ➤ Kapitel 4, „Klinische Untersuchung und Behandlung“.

Technik

Orofaziale Normalisierung bei Neugeborenen

Das Neugeborene befindet sich entspannt in halb-sitzender Position auf dem Therapeutenschoß (➤ Abb. 6.61).

Sie sitzen und legen ein Bein über das andere, um für das Neugeborene eine Art Sitz zu bilden. Legen Sie zunächst eine Hand unter das Hinterhauptbein und geben Sie mit der anderen Hand dem Neugeborenen ein Fläschchen zum Saugen. Begleiten Sie nun mit der okzipitalen Hand die Schädelbasis in eine angenehme Position in Bezug auf den kraniozervikalen Übergang. Visualisieren Sie dabei die Position des Kopfes im Verhältnis zur Halswirbelsäule. Lassen Sie anschließend den Kopf des Neugeborenen auf Ihrem Oberschenkel ruhen und legen Sie die freie Hand auf die Stirn des Kindes. Testen Sie die Bewegungen mit einem Listening, vor allem die des frontonasalen Komplexes und der Einheit zwischen Keil-, Sieb- und Stirnbein. Benutzen Sie mit der anderen Hand die Trinkflasche wie einen intraoralen Finger und unterstützen Sie mit der Orientierung der Flasche die orofaziale Normalisierung. Visualisieren Sie die Strukturen der Mundhöhle und des Gesichts, und

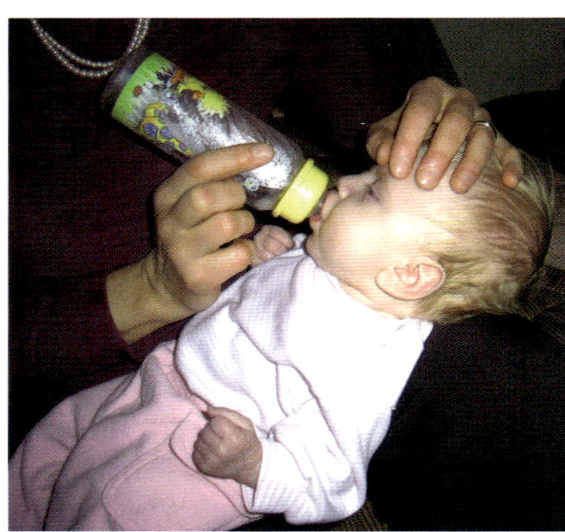

Abb. 6.61 Orofaziale Normalisierung beim Säugling

6

begleiten Sie die Bewegungen in die freien Richtungen im Rhythmus des Gewebes. Wenn ein Still-Point erreicht ist, setzt das Saugen für einen Moment aus.

Mit dieser für das Neugeborene äußerst angenehmen Technik können Sie die Saugfunktion untersuchen und normalisieren. In diesem ersten Schritt lassen sich sämtliche Strukturen der Schädelbasis und der Halswirbelsäule, einschließlich der viszeralen Logen, zwischen der oralen Region und dem Hinterhauptbein normalisieren. Im zweiten Schritt können Sie die frontale Hand auf die großen Keilbeinflügel legen, um das Verhältnis zwischen Keilbein und Unterkiefer zu bearbeiten. Richten Sie dazu gleichzeitig die Trinkflasche so aus, wie es für eine Normalisierung des Unterkiefers und der Kiefergelenke sinnvoll ist.

„Es ist klug und vernünftig, die Finger eines Erwachsenen aus dem Mund eines Neugeborenen zu lassen"

Normalerweise fördern die Muskeln, die bei den orofazialen Funktionen aktiv sind, die Entwicklung und das Wachstum der orofazialen Strukturen. Dies gilt beispielsweise für die Flügelfortsätze des Keilbeins, die bei Neugeborenen noch unvollständig entwickelt sind, oder für das transversale Wachstum des Gesichts. Die Propulsionsbewegung des Unterkiefers beim Saugen fordert dem Neugeborenen eine beachtliche Anstrengung ab, stimuliert aber gleichzeitig das Wachstum der Flügelfortsätze. Diese tragen zur Lateralbewegung der Pyramidenfortsätze der Gaumenbeine und zur Stimulierung der pterygopalatinalen Suturen bei. Um zu vermeiden, dass wir mit unseren Fingern in den Mündern von Neugeborenen Schäden anrichten, empfehlen wir daher, sich die Wirkung der Muskeln zunutze zu machen, die an der Entwicklung der orofazialen Strukturen beteiligt sind. Dies bedeutet beispielsweise, dass wir mit einer Trinkflasche beim Neugeborenen die Saugfunktion miteinbeziehen und die Flasche dabei so ausrichten, dass sie die Normalisierung unterstützt. Dazu zitieren wir Airbuckle [51]: „Solange diese Entwicklung (der fazialen Skelettstrukturen) nicht gründlich verstanden wird, ist es klug und vernünftig, die Finger eines Erwachsenen aus dem Mund eines Neugeborenen zu lassen. Denn wenn wir sie einmal verstanden haben, erkennen wir, dass es eigentlich unnötig ist, korrigierende Kräfte in einem so jungen Mund anzuwenden, da wir, zusätzlich zu dem bereits vorhandenen, leicht noch größeren Schaden anrichten können" („*Unless this development (facial skeletal structures) is thoroughly understood it is safe and wise to keep adult fingers out of an infant's mouth and when these phases are understood it becomes increasingly unnecessary to apply corrective forces within a very young mouth where so much damage than that originally presented can be very easily created*").

Normalisierung der nasalen Atemwege

Die Person liegt in Rückenlage (➤ Abb. 6.62).

Sie sitzen am Kopfende der Behandlungsbank. Legen Sie beide Hände so auf das Gesicht der Person, dass Ihre Zeige-, Mittel- und Ringfingerbeeren die seitlichen Anteile der Oberkieferknochen in ihrer gesamten Höhe kontaktieren. Testen Sie mit einem Listening, ob die Oberkiefer sich in der kraniosakralen Flexionsphase transversal ausdehnen und in der Extensionsphase wieder zusammenziehen. Platzieren Sie Ihre Finger an die Stelle, an der die größte Bewegung stattfindet und folgen Sie den Bewegungen in allen Parametern. Normalisieren Sie nach den indirekten Prinzipien im Rhythmus des PRM, bis Sie eine Entspannung spüren, ggf. unter Zuhilfenahme einer Pumptechnik. Die Normalisierung ist abgeschlossen, wenn die pulmonale und die primäre Atmung ihre Rhythmen synchronisiert haben.

Diese Technik ist wirksam und einfach durchzuführen, außerdem bedecken Ihre Hände so nicht die Augen der Person. Bei Kindern mit unterentwickelten Oberkieferknochen und engem, spitzem Gaumen lässt sich so sehr gut intraossär arbeiten. Sollten sich zwischen den Oberkiefern und den benachbarten Knochen (Stirn-, Sieb-, Joch- oder Nasenbeine) Dysfunktionen zeigen, verschieben Sie Ihre Hände und Finger, um die entsprechenden Stellen zu normalisieren.

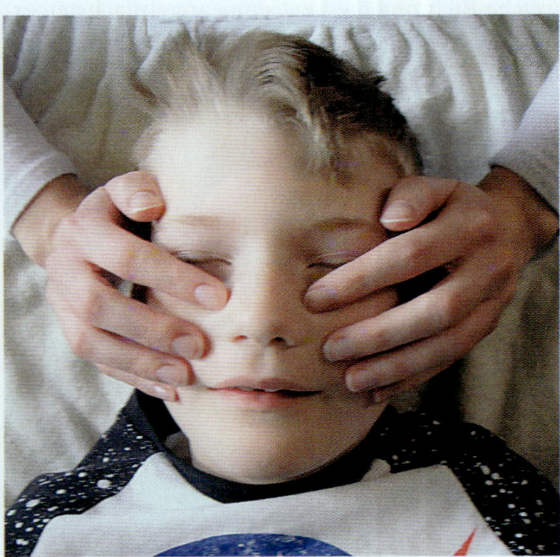

Abb. 6.62 Normalisierung der nasalen Atemwege

Normalisierung der Kaufunktion

Die Person liegt in Rückenlage.

Sie sitzen am Kopfende der Behandlungsbank. Platzieren Sie Ihre Daumenenden auf die großen Keilbeinflügel, Ihre Zeige- und Mittelfingerbeeren auf die Unterkieferwinkel (➤ Abb. 6.63). Der Unterkiefer ist über diverse myofasziale Strukturen, z. B. die Mm. pterygoidei oder die Ligg. sphenomandibulares, wie eine Schaukel am Keilbein aufgehängt. Testen Sie den Unterkiefer mit einem Listening und suchen Sie nach Asymmetrien, vor allem in den seitlichen Bewegungen. Um die Eindrücke zu bestätigen, induzieren Sie mental die verschiedenen Unterkieferbewegungen (Mundöffnung und -schließung, Protrusion, Retrusion und Laterotrusion). Begleiten Sie die Bewegungen in die freien Richtungen, bis die myofaszialen Spannungen nachlassen.

Somatische kraniomandibuläre Dysfunktionen führen typischerweise zu Asymmetrien in den Laterotrusionsbewegungen des Unterkiefers. Die betroffenen Personen entwickeln daraufhin häufig ein einseitiges Kaumuster. In der Folge entsteht eine funktionelle Amnesie der Kaupraxie, die mithilfe geeigneter Rehabilitationsmaßnahmen wiederhergestellt werden muss. Bitten Sie die Person, ihren Unterkiefer leicht zu der Seite zu bewegen, zu der die Laterotrusion einfacher möglich ist. Halten Sie dieser Bewegung einige Sekunden lang einen leichten Widerstand entgegen und lassen Sie wieder locker. Widerholen Sie diesen Vorgang, achten Sie allerdings jedes Mal darauf, in welche Richtung die Bewegung am einfachsten erscheint. Wenn das Gewebe vollständig entspannt erscheint, können Sie zur propriozeptiven Rehabilitation übergehen. Bitten Sie dazu die Person, die Bewegungen auszuführen, die zuvor nicht mehr möglich waren. Zum Schluss sollten die Person in der Lage sein, ihren Unterkiefer in alle Laterotrusionsrichtungen frei zu bewegen.

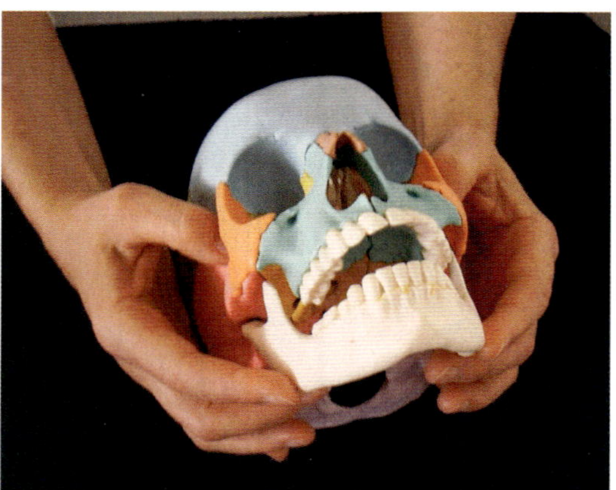

Abb. 6.63 Normalisierung der Kaufunktion

Normalisierung der Kaumuskeln

Bei der Untersuchung und Normalisierung der Dysfunktionen ist eine Trennung zwischen knöchernen, muskulären, faszialen und ligamentären Strukturen rein konzeptuell zu verstehen. In der Realität besteht ein Kontinuum zwischen allen Gewebestrukturen. Daher führt die Normalisierung einer Gelenkstruktur, beispielsweise des Kiefergelenks, zu einer Repositionierung des Discus articularis, einer Korrektur der ligamentären und muskulären Spannungen, einer Verbesserung der venösen und lymphatischen Drainage und in der Folge einer Verminderung der nozizeptiven Wahrnehmung.

Daher beinhalten sämtliche in diesem und im vorigen Kapitel beschriebenen Normalisierungen eine Regulierung der myofaszialen Spannungsverhältnisse. Im Übrigen zeigen die Unterkiefermuskeln dank ihrer kammförmigen Anordnung und ihrer unterschiedlichen Fasergruppen und Unterteilungen verschiedene Schrägegrade in ihrer Ausrichtung, die ihnen extrem variable und komplexe Bewegungen ermöglichen.

Für unsere praktische Arbeit bedeutet dies, dass es für diesen Bereich kein Standard-Programm geben kann, sondern dass lediglich ein Listening Aufschluss darüber liefern kann, welche Fasern bei welchem Patienten zu bearbeiten sind. Dies erklärt aber auch die Empfindlichkeit dieser Gewebestrukturen und die Entstehung muskulärer Spasmen als Reaktion auf bestimmte Behandlungen von Kiefergelenkstörungen. Außerdem ist nicht von der Hand zu weisen, dass intraorale Techniken an den Flügelmuskeln häufig zu Verspannungen führen, die man eigentlich zu beheben versucht. Letztendlich bleibt die Möglichkeit der intraoralen Palpation des M. pterygoideus lateralis umstritten.

Die Person liegt in Rückenlage.

Sie sitzen auf der gegenüberliegenden Seite der Dysfunktion am Kopfende der Behandlungsbank (➤ Abb. 6.64). Legen Sie Ihre kraniale Hand seitlich gegen den Schädel der Person, die Finger nach kaudal gerichtet. Umgreifen Sie mit der kaudalen Hand

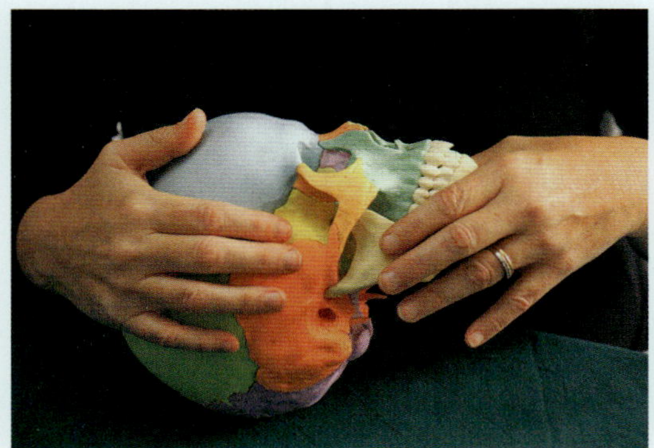

Abb. 6.64 Normalisierung der Kaumuskeln

den Unterkiefer. Visualisieren Sie die Ausrichtung der Kaumuskeln und testen Sie mit einem Listening, welche Fasern verspannt sind. Begleiten Sie die Bewegungen des Unterkiefers, bis Sie eine Entspannung spüren. Sie können sich auch die inhärenten Kräfte des PRM zunutze machen und an den Muskeln eine Pumptechnik durchführen. Wir erinnern daran, dass die Ansatzstellen der Muskeln normalisiert werden sollten, um die Entspannung effektiver zu gestalten. Um die allgemeine Entspannung der Person zu begünstigen, können Sie auch die osteopathische Technik einsetzen, die als Kompression des 4. Ventrikels bezeichnet wird.

Normalisierung der Schluckfunktion

Die Person liegt in Rückenlage.
Sie sitzen am Kopfende der Behandlungsbank. Legen Sie eine Hand mit der Handfläche nach oben quer unter das Hinterhauptbein. Umgreifen Sie mit der anderen Hand den Unterkiefer (➤ Abb. 6.65). Begleiten Sie mit der okzipitalen Hand die Bewegungen des kraniozervikalen Übergangs in die freien Richtungen, um diesen Bereich in eine angenehme Position zu bringen. Visualisieren Sie die Schädelbasis ventral und dorsal des Foramen magnum. Visualisieren Sie außerdem die Ansatzstellen des Rachens an der Schädelbasis, beginnend an der Rückseite der Lamina medialis des Processus pterygoideus, über die Unterseite der Ohrtrompete und die Felsenbeine bis zum Tuberculum pharyngeum am Hinterhauptbein. Visualisieren Sie schließlich den Rachen, wie er unter der Schädelbasis aufgehängt ist und sich nach kaudal in der Speiseröhre fortsetzt.

Währenddessen interagiert die mandibuläre Hand über den Unterkiefer, die Fossa mandibularis und

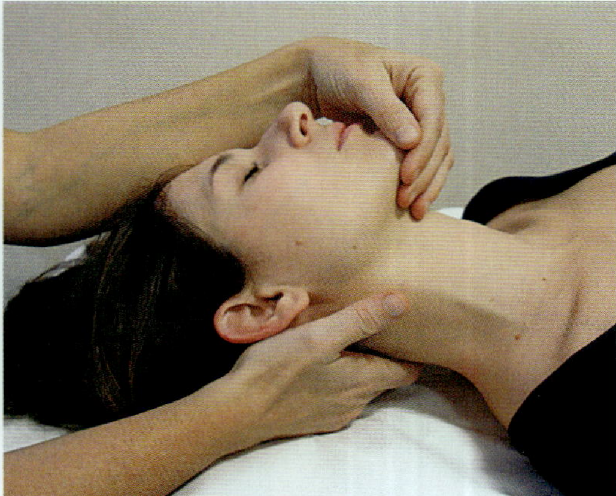

Abb. 6.65 Normalisierung der Schluckfunktion

die Schläfenbeine mit der Schädelbasis. Wir erinnern daran, dass der Schluckreflex durch den IX. und X. Hirnnerven ausgelöst wird, und dass beide durch das Foramen jugulare verlaufen.

Begleiten Sie das Gewebe in die freien Richtungen. Mit der okzipitalen Hand können Sie die Bewegungen der Halswirbelsäule, mit den Fingern der mandibularen Hand gleichzeitig die des Zungenbeins begleiten. Folgen Sie der inhärenten Motilität bis zur Entspannung der Gewebestrukturen.

Normalisierung der Phonation

Die Person liegt in Rückenlage.
Sie sitzen am Kopfende der Behandlungsbank. Legen Sie eine Hand auf das Brustbein, die Finger nach kaudal gerichtet, den Handballen auf das Manubrium sterni. Umgreifen Sie mit der anderen Hand den Unterkiefer (➤ Abb. 6.66). Visualisieren Sie mit einem Listening den Kehlkopf und die umgebenden Strukturen. Kontaktieren Sie mit der sternalen Hand die infrahyoidale Muskulatur, die zervikalen Faszien, die Schlüsselbeine und die Rippen. Begleiten Sie die Bewegungen in die freien Richtungen. Pumptechniken im Rhythmus des PRM wirken sehr entspannend und führen bei den Patienten häufig zu einem tiefen Seufzer.

Alternativ können Sie mit einem ähnlichen Griff wie in ➤ Abb. 6.60 den Kehlkopf direkt normalisieren. Legen Sie dazu eine Hand zunächst auf den Schildknorpel, anschließend nacheinander auf die restlichen Knorpel. Häufig steht der Schildknorpel in Dysfunktion. Prüfen Sie die Spannungsverhält-

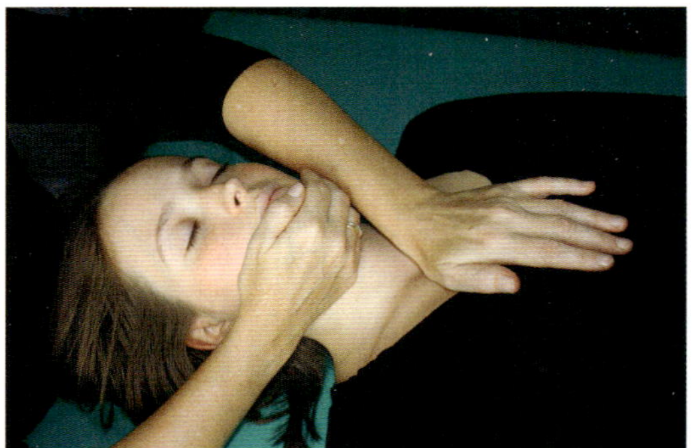

Abb. 6.66 Normalisierung der Phonation

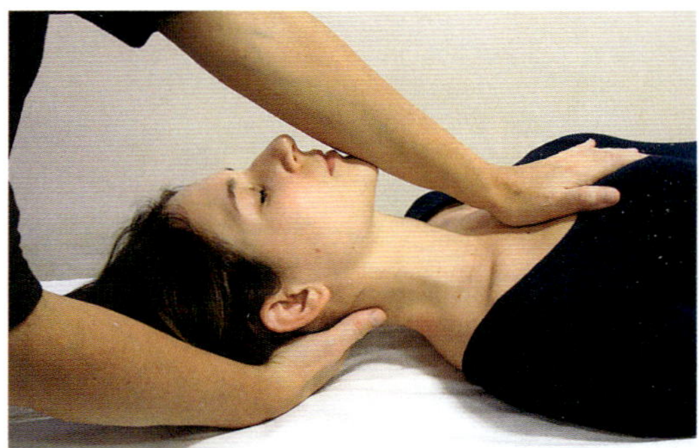

Abb. 6.67 Normalisierung des kranio-mandibulo-sternalen Komplexes

nisse des thyromentalen Winkels, da diese bei vielen Menschen aus dem Gleichgewicht geraten sind. Begleiten Sie die Bewegungen des Unterkiefers und des Kehlkopfes in die freien Richtungen, bis sich eine Entspannung einstellt. Mit einer Pumptechnik der thyromentalen Region lässt sich die venöse und lymphatische Drainage des submandibulären Gewebes verbessern.

Die ventralen zervikalen Strukturen (Kehlkopf, Luftröhre, A. carotis) reagieren sehr empfindlich auf Kompressionen. Vor allem auf der Transversalebene, zwischen dem Oberrand des Schildknorpels und dem Unterrand von C4, könnte der Sinus caroticus bei der Palpation stimuliert werden. Mögliche Folgen wären eine starke Verminderung der Herzfrequenz und/oder des Blutdrucks. Daher sollten sämtliche Techniken in dieser Region äußerst behutsam ausgeführt werden. Kompressionen sollten vermieden und Reaktionen der Personen aufmerksam beobachtet werden.

Normalisierung der des kranio-mandibulo-sternalen Komplexes

Die Person liegt in Rückenlage.

Sie sitzen oder stehen am Kopfende der Behandlungsbank. Legen Sie eine Hand mit der Handfläche nach oben quer unter das Hinterhauptbein (➤ Abb. 6.67). Ihre andere Hand ruht mit den Fingern nach kaudal auf dem Brustbein, der Handballen auf dem Manubrium sterni. Ihr Unterarm nimmt leichten Kontakt zum Kinn der Person auf. So stellen Sie eine tensegrale Verbindung zwischen der Schädelbasis, dem Unterkiefer und dem oberen Thoraxbereich der Person her. Begleiten Sie das Gewebe in die freien Richtungen und normalisieren Sie, je nach Bedarf gleichzeitig oder nacheinander, die kraniomandibulären und die mandibulosternalen Bezüge. Sie können die Harmonisierung durch eine Pumptechnik im Rhythmus des PRM unterstützen.

Begleitung von kieferorthopädischen Behandlungen

Wir können mit unseren osteopathischen Maßnahmen die kieferorthopädischen Behandlungen unserer Patientinnen und Patienten unterstützen. Die Ziele und Maßnahmen unterscheiden sich je nachdem, ob wir die Personen vor, während oder nach der kieferorthopädischen Behandlung sehen.

- Vor der Kieferorthopädie:
  - Normalisierung kranialer Dysfunktionen;
  - Normalisierung der allgemeinen Haltung, vor allem des kraniozervikalen Übergangs;
  - Normalisierung der Kiefergelenke;
  - Normalisierung orofazialer Dysfunktionen;
  - Förderung der Propriozeption der orofazialen Funktionen.
- Während der Kieferorthopädie:
  - Unterstützung der myofaszialen und artikulären Anpassungen an die Kieferorthopädie;
  - Überwachung der Kiefergelenke;
  - Überwachung der allgemeinen Haltung;
  - Spannungsausgleich an den duralen Membranen;
  - Unterstützung der Zirkulation der intrakranialen Flüssigkeiten.

- Nach der Kieferorthopädie:
  - Stabilisierung einer korrekten Haltung;
  - Stabilisierung der Kiefergelenke;
  - Stabilisierung der orofazialen Funktionen zur Bewahrung der Ergebnisse der kieferorthopädischen Behandlung.

LITERATUR

[1] Still AT. Osteopathy research and practice. Seattle, WA: Eastland Press; 1992. p. 7.

[2] Becker RE. Life in motion. Portland, OR: Rudra Press; 1997.

[3] Glossary of osteopathic terminology. In: Ward RC (Ed.). Foundations for osteopathic medicine. 2nd ed. Baltimore: Williams and Wilkins; 2003. p. 1249.

[4] Larousse. Lesion. https://www.larousse.fr/dictionnaires/francais/l%C3%A9sion/46762.

[5] Madeline LA, Elster AD. Suture closure in the human chondrocranium: CT assessment. Radiology 1995; 196(3): 747–56.

[6] Mann SS, Naidich TP, Towbin RB, Doundoulakis SH. Imaging of postnatal maturation of the skull base. Neuroimaging Clin N Am 2000; 10(1): 1–21. vii.

[7] Sergueef N, Nelson KE, Glonek T. Palpatory diagnosis of plagiocephaly. Complement Ther Clin Pract 2006; 12(2): 101–10.

[8] Sergueef N. Osteopathie pediatrique. Paris: Elsevier Masson; 2007.

[9] Sergueef N, Le BA. -BA de l'osteopathie cranienne. Paris: Elsevier Masson; 2018.

[10] Wilson EK. Ex utero: live human fetal research and the films of Davenport Hooker. Bull Hist Med 2014; 88(1): 132–60.

[11] Lecanuet JP. Sensorialite du foetus. EMC - Obstetrique 1995; [Article 5-002-A-60]. Elsevier Masson SAS.

[12] Sergueef N. Osteopathie pediatrique. 2e ed. Paris: Elsevier Masson; 2019.

[13] James GA, Strokon D. Cranial strains and malocclusion: III. Inferior vertical strain. Int J Orthod Milwaukee 2005; 16(4): 21–9.

[14] James GA, Strokon D. Cranial strains and malocclusion: II. Hyperextension and superior vertical strain. Int J Orthod Milwaukee 2005; 16(3): 15–9.

[15] St John D, Mulliken JB, Kaban LB, Padwa BL. Anthropometric analysis of mandibular asymmetry in infants with deformational posterior plagiocephaly. J Oral Maxillofac Surg 2002; 60(8): 873–7.

[16] Belden CJ, Mancuso AA, Kotzur IM. The developing anterior skull base: CT appearance from birth to 2 years of age. AJNR Am J Neuroradiol 1997; 18(5): 811–8.

[17] Hughes DC, Kaduthodil MJ, Connolly DJ, Griffiths PD. Dimensions and ossification of the normal anterior cranial fossa in children. AJNR Am J Neuroradiol 2010; 31(7): 1268–72.

[18] Hayashi I. Morphological relationship between the cranial base and dentofacial complex obtained by reconstructive computer tomographic images. Eur J Orthod 2003; 25(4): 385–91.

[19] Olnes SQ, Schwartz RH, Bahadori RS. Consultation with the specialist: diagnosis and management of the newborn and young infant who have nasal obstruction. Pediatr Rev 2000; 21(12): 416–20.

[20] Couly G. Le mesethmoide cartilagineux humain. Son role morphogenetique sur la face humaine en croissance. Applications. Rev Stomatol Chir Maxillofac 1980; 8: 135–51.

[21] Delaire J. Rev Stomalol 1974; 75(7): 951–70.

[22] Sejrsen B, Kjaer I, Jakobsen J. The human incisal suture and premaxillary area studied on archaeologic material. Acta Odontol Scand 1993; 51(3): 143–51.

[23] Cadenat H, Boutault F, Dupui D. Premaxillaire et croissance faciale 68 ans apres. Rev Stomatol Chir Maxillofac 1992; 93(6): 393–9.

[24] Porges SW. The polyvagal theory: neurophysiological foundations of emotions, attachment, communication, and self-regulation. New York: WW Norton and Company; 2011.

[25] Sergueef N, Nelson KE. L'osteopathie pour les patients de plus de 50 ans. Paris: Elsevier Masson; 2014.

[26] Nelson KE, Sergueef N, Glonek T. Recording the rate of the cranial rhythmic impulse. J Am Osteopath Assoc 2006; 106(6): 337–41.

[27] Nelson KE. The primary respiratory mechanism. AAO J 2002; 12(4): 25–34.

[28] Silvestrini-Biavati A, Migliorati M, Demarziani E, et al. Clinical association between teeth malocclusions, wrong posture and ocular convergence disorders: an epidemiological investigation on primary school children. BMC Pediatr 2013; 13: 12.

[29] Opperman LA. Cranial sutures as intramembranous bone growth sites. Dev Dyn 2000; 219(4): 472–85.

[30] Koshy JC, Chike-Obi CJ, Hatef DA, et al. The variable position of the ear in lambdoid synostosis. Ann Plast Surg 2011; 66(1): 65–8.

[31] Denny L, Coles S, Blitz R. Fetal alcohol syndrome and fetal alcohol spectrum disorders. Am Fam Physician 2017; 96(8): 515–22.

[32] Marchili N, Ortu E, Pietropaoli D, et al. Dental occlusion and ophthalmology: a literature review. Open Dent J 2016; 10: 460–8. eCollection 2016.

[33] Sutherland WG. Teachings in the science of Osteopathy. Fort Worth, TX: Sutherland Cranial Teaching Foundation, Inc; 1991. p. 28.

[34] Sergueef N. Anatomie fonctionnelle appliquee a l'osteopathie cranienne. Paris: Elsevier Masson; 2008.

[35] Magoun HI. Osteopathy in the cranial field. Kirksville, MO: The Journal Printing Company; 1951. p. 38.

[36] Kluba S, Roskopf F, Kraut W, et al. Malocclusion in the primary dentition in children with and without deformational plagiocephaly. Clin Oral Investig 2016; 20(9): 2395–401.

6

[37] Mascarelli L, Favot P. Examen clinique de la face en orthopedie dentofaciale. EMC - Orthopedie dentofaciale - 2010; 1–17. [28-806-C-10]. Elsevier Masson SAS.
[38] Nobili A, Adversi R. Relationship between posture and occlusion: a clinical and experimental investigation. Cranio 1996; 14(4): 274–85.
[39] Milani RS, De Periere DD, Lapeyre L, Pourreyron L. Relationship between dental occlusion and posture. Cranio 2000; 18(2): 127–34.
[40] Bricot B. La reprogrammation posturale globale. Montpellier: Sauramps Medical; 2009.
[41] Leroux E, Leroux S, Maton F, et al. Influence of dental occlusion on the athletic performance of young elite rowers: a pilot study. Clinics (Sao Paulo) 2018; 73. e453.
[42] Hanke BA, Motschall E, Turp JC. Association between orthopedic and dental findings: what level of evidence is available? J Orofac Orthop 2007; 68(2): 91–107.
[43] Solow B, Tallgren A. Head posture and craniofacial morphology. Am J Phys Anthropol 1976; 44: 417–36.
[44] Lippold C, Danesh G, Schilgen M, et al. Relationship between thoracic, lordotic, and pelvic inclination and craniofacial morphology in adults. Angle Orthod 2006; 76(5): 779–85.
[45] Zhang YB, Wang WQ. Reliability of the Fukuda stepping test to determine the side of vestibular dysfunction. J Int Med Res 2011; 39(4): 1432–7.
[46] Sergueef N. L'Odyssee de l'iliaque. Paris: Spek; 1985.
[47] Sergueef N. Normaliser la colonne sans „manipulation vertebrale". Paris: Spek; 1994.
[48] Hwang K, Heo WY, Jeong JM, Hwang SW. Anthropometric comparison of the idealized youth and hideous old man of Leonardo's profile drawings. J Craniofac Surg 2014; 25(6): 2223–6.
[49] Armijo BS, Brown M, Guyuron B. Defining the ideal nasolabial angle. Plast Reconstr Surg 2012; 129(3): 759–64.
[50] Habersetzer R, Habersetzer G. Encyclopedie technique, historique, biographique et culturelle des arts martiaux de l'Extreme-Orient. Paris: Amphora; 2004. p. 359.
[51] Arbuckle BE. The selected writings of Beryl E. Arbuckle, D. O., F.A. C. O. P. Newark OH: Amer Acad Osteopathy; 1971. 85.

KAPITEL

7 Kieferorthopädische Behandlungen

Die Kieferorthopädie, bisweilen auch als Orthodontie bezeichnet, ist das „Teilgebiet der Zahnmedizin, das sich mit der Prävention und der Korrektur von Zahnfehlstellungen beschäftigt" [1]. Seit 1978 verwendet der Amerikanische Verband für Kieferorthopädie diesen Begriff als Synonym für „dentofaziale Orthopädie" im Sinne einer Behandlung des kraniofazialen Komplexes und der damit verbundenen Funktionen [2]. Die Französische Gesellschaft für Zahnmedizin (ODF) bezeichnet die dentofaziale Orthopädie als das „Teilgebiet der Medizin, dass sich mit der Form, der Position und der Funktionsweise der Bestandteile des Gesichts beschäftigt, und diese zur Unterstützung ihrer Gesundheit, zur Verschönerung ihrer Erscheinung und zur Verbesserung ihrer Funktionen entsprechend verändert" [3]. Laut der ODF dient die sich ständig weiterentwickelnde dentofaziale Orthopädie der Behandlung sowohl von Erwachsenen als auch von Kindern.

1839 benutzte der französische Zahnmediziner Pierre-Joachim Lefoulon in der *Gazette des Hôpitaux* erstmals die Bezeichnung „dentale Orthopädie". Er definierte sie als die „Wissenschaft der Deformationen im Bereich der Zähne" [4]. 1841 führte er in seiner Abhandlung „*L'art du dentiste*" den Begriff der „Orthodontie" ein, „die sich auf das große Gebiet der Zahnheilkunst bezieht, das sich mit angeborenen und durch Unfälle erworbenen Deformationen des Mundes beschäftigt" [5].

Dabei startete man bereits erheblich früher mit Versuchen, falsch stehende Zähne richtig auszurichten. In Anlehnung an Kelsos, den römischen Philosophen aus dem 2. Jahrhundert, empfiehlt der französische Chirurg Ambroise Paré im 16. Jahrhundert, mit dem Finger so lange gegen einen falsch stehenden Zahn zu drücken, „bis er an seiner natürlichen Stelle stehe". Paré erkennt die Folgen von Zahnfehlstellungen und erklärt: „Wer zu kurze, zu weit vorne oder übereinanderstehende Zähne hat, kann nicht gut Worte aussprechen" [6]. Der französische Zahnmediziner Pierre Fauchard greift im 18. Jahrhundert diese Empfehlung auf und fügt hinzu, man solle diesen Druck auf den Zahn mehrmals täglich ausüben. Fauchard beschreibt außerdem Vorrichtungen, um die Zähne untereinander zu verbinden und zu richten [7].

Im Laufe der Zeit wurden hauptsächlich in Frankreich und Großbritannien zahlreiche Ansätze zur Korrektur der Zähne entwickelt. Doch erst Ende des 19. Jahrhunderts weist der amerikanische Kieferorthopäde E. H. Angle auf die Bedeutung des richtigen Verhältnisses zwischen den beiden Zahnarkaden hin. Angle führt den Begriff der Malokklusion ein, und zwar nicht nur in Bezug auf das Verhältnis zwischen der maxillären und der mandibulären Zahnarkade, sondern auch in Bezug auf Fehlstellungen der Zähne untereinander. Die von ihm eingeführte Einteilung wird heute unter dem Begriff der Angle-Klassifizierung verwendet [8].

Seither entwickeln sich die Methoden ständig weiter. Mit dem Versuch, Einfluss auf die knöchernen Strukturen zu nehmen und das Wachstum zu stimulieren, entstanden die Grundlagen der dentofazialen „Orthopädie". In schweren Fällen oder bei Erwachsenen muss bisweilen auf die Kiefer- und Gesichtschirurgie zurückgegriffen werden.

Im 21. Jahrhundert erklärt die ODF in Anlehnung an die Empfehlungen der WHO ihre Zielsetzung: „Eine Therapie muss Behinderungen verringern, den Patienten Wohlbefinden bescheren, die strukturelle und funktionelle Langlebigkeit erhöhen und, ohne Rezidiv, eine Anpassung des erreichten Zustands an alle zukünftigen Veränderungen ermöglichen" [9]. In Bezug auf die Kieferorthopädie besteht das Ziel darin, dentoskelettale Disharmonien zu beheben, die verschiedenen Kaufunktionen zu normalisieren und die Chancen auf eine strukturelle und funktionelle Langlebigkeit des Kauapparats zu erhöhen.

MAN BEACHTE

Nach den Erklärungen der ODF sollen folgende Zielsetzungen erreicht werden[10]:

- korrekte dentodentale Kontakte für eine intakte Kaufunktion;
- eine nicht-pathogene, funktionelle Okklusion;
- ein normaler Ablauf der orofazialen Funktionen;
- ein muskuläres Gleichgewicht des stomatognathen Systems;
- der Schutz der Kiefergelenke;
- eine für die Person zufriedenstellende Ästhetik;
- eine Dauerhaftigkeit der Ergebnisse.

7.1 Therapeutische Ansätze in der Kieferorthopädie

Grundsätzlich lässt sich zwischen einem „funktionellen" und einem „mechanischen" Ansatz unterscheiden. Aus den europäischen Forschungsarbeiten Ende des 19. Jahrhunderts entstand ein funktioneller Lösungsansatz, der darauf abzielt, okklusale Anomalien aufgrund der engen Wechselwirkung zwischen der Funktion und der Form so frühzeitig wie möglich zu beheben. Das Wachstum und die Entwicklung der dentalen Strukturen sollen optimal gefördert werden. Ein solcher Behandlungsansatz erfordert einerseits eine spezialisierte Ausbildung des Therapeuten, andererseits die Kooperation des Kindes, das noch keine vollständige Eigenwahrnehmung besitzt.

Der mechanische Ansatz geht davon aus, dass intakte orofaziale Funktionen eine harmonische Bezahnung erfordern. So entstanden die Multiband-Behandlungen mit Brackets aus verschiedenen Materialien, die auch heute noch aktuell sind.

Die Tatsache, dass diese zwei Lösungsansätze und ihre zahlreichen Varianten kontrovers diskutiert werden, zeigt nur die Komplexität des Problems auf. Dabei bilden die jeweiligen Besonderheiten, Bedürfnisse und das Alter der Person sowie die Ausbildung des Therapeuten die grundlegenden Kriterien für die Wahl der Therapie.

7.1.1 Frühzeitige Therapie

Jaunet bezeichnet eine frühzeitige Therapie als „eine Behandlung im Milchgebiss, vor dem Durchbruch der bleibenden ersten Molaren, zur Korrektur struktureller Anomalien, d. h. okklusaler und basaler Anomalien ohne Bezug zu Parafunktionen (Daumenlutschen, Flasche, Schnuller usw.), die vorher behoben werden sollten" [11].

Deshayes betont die Bedeutung einer effektiven Differenzialdiagnostik zwischen dysfunktionellen und skelettalen Anomalien, da die beiden Arten nicht derselben Behandlung bedürfen. Ihrer Meinung nach eignet sich eine funktionelle Therapie, wie bei der Rehabilitation, für dysfunktionelle Anomalien, nicht aber für skelettale. Nur speziell ausgebildete Kieferorthopäden seien in der Lage, die klinischen Anzeichen einer Asymmetrie im Milchgebiss zu identifizieren. Das Gleiche gilt für die Behandlung von Kleinkindern, da solche frühzeitigen Behandlungen vor dem Durchbruch des ersten bleibenden Molaren, dem sog. Sechs-Jahr-Molar, und vor dem Ende der Entwicklung der Schädelbasis durchgeführt werden sollten.

Man beachte, dass bei der Definition einer frühzeitigen Therapie Nuancen bestehen. Einige Spezialisten wenden diesen Begriff auf die Behandlung von Kindern an, die bereits Anzeichen für kieferorthopädische Unregelmäßigkeiten zeigen. Wieder andere ziehen den Aspekt der Interzeption in die Definition ein, d. h. es geht darum, die ersten Vorzeichen für beginnende Anomalien zu erkennen und die Ausbildung solcher Anomalien zu verhindern [11]. Außerdem ist Interzeption nichtgleichzusetzen mit Prävention, da bei einer Interzeption die Pathologie bereits besteht.

MAN BEACHTE

Als Interzeption bezeichnet man einen einfachen therapeutischen Akt von kurzer Dauer, mit oder ohne Apparatur, mit dem Ziel, die Vorzeichen einer beginnenden Anomalie zu korrigieren und die Ausbildung einer solchen Anomalie zu einer regelrechten Pathologie zu vermeiden [12].

Eine interdisziplinäre Zusammenarbeit ist erstrebenswert, sodass osteopathische Behandlungen idealerweise vor dem Durchbruch der ersten Zähne durchgeführt werden können. Im Bedarfsfall sollte zusätzlich eine orofaziale myofunktionelle Therapie im Rahmen einer Logopädie oder Physiotherapie erfolgen. Eventuelle skelettale Anomalien sollten vor dem Durchbruch der bleibenden ersten Molaren kieferorthopädisch behandelt werden. Das Ziel dieser Behandlung besteht in einer Korrektur der Form der Zahnarkaden mittels einer knöchernen Ummodellierung und maßgeschneiderten Apparaturen, die durch Schrauben oder Desokklusionspisten sektoriell Einfluss nehmen und die okklusalen Kräfte beim Kauen in die gewünschte Richtung lenken. Letztendlich geht es darum, in den knöchernen Grundstrukturen der Kaufunktion und den Kiefergelenken eine Symmetrie herzustellen [11].

7.1.2 Empfehlungen für die klinische Praxis

Die oberste französische Gesundheitsbehörde (Haute autorité de santé) schreibt eine Vorsorgeuntersuchung vor dem Erreichen des 6. Lebensjahres vor, bei der die orofazialen Funktionen und die Unterkieferkinematik überprüft werden sollen. Anschließend wird nach einem genauen Protokoll eine Diagnostik erstellt, die sich auf die Anamnese, eine klinische Untersuchung, Fotografien, Abdrücke und radiologische Befunde stützt.

In Anlehnung an den Grundsatz „*primum non nocere*" (erstens nicht schaden) [13] empfiehlt der Arbeitskreis der Gesundheitsbehörde, der für die „Empfehlungen für die klinische Praxis" verantwortlich ist, „Anomalien, also Abweichungen vom Durchschnittlichen, nicht um ihrer selbst willen zu behandeln. Vielmehr sollen solche Anomalien behandelt werden, die zu einem Handicap führen".

Diese Empfehlungen gründen sich auf ausgiebige Forschungsarbeiten, die Analyse zahlreicher wissenschaftlicher Veröffentlichungen und die Einschätzungen von Experten, die in verschiedenen Regionen und in verschiedenen Einrichtungen und Fachgebieten tätig sind. Als Ergebnis werden drei Hauptsituationen präsentiert, in denen die Behandlung von Anomalien aufgrund der bestehenden Risiken und Gefahren gerechtfertigt ist [2]:

- Wachstumsstörungen des Gesichts oder der Zahnarkaden oder Veränderungen ihres Erscheinungsbildes;
- Störungen der oralen oder nasalen Funktionen;
- Belastung der Zähne durch Traumata.

Hier wäre hinzuzufügen, dass Malokklusionen und eine fehlende mechanische Stimulierung der Zähne gewöhnlich zu Schädigungen des Zahnhalteapparates führen. Dennoch stellt sich angesichts der potenziellen Risiken und der hohen Kosten häufig die Frage nach der Rechtfertigung und dem Sinn einer kieferorthopädischen Behandlung. Zu diesen Risiken zählen beispielsweise Schädigungen am Zahnhalteapparat oder am Zahnschmelz, Schmerzen, Zahnwurzelresorptionen, Zahndevitalisierungen, Kiefergelenkstörungen, Karies oder Artikulationsstörungen [14–16]. Auf der anderen Seite müssen jeweils die Art der Apparatur, die Kraftvektoren, die Behandlungsdauer sowie die biologischen Faktoren und die Compliance der Person berücksichtigt werden. Eine erfolgreiche kieferorthopädische Behandlung führt nicht nur zu einer funktionellen Okklusion und zu einer verbesserten Ästhetik im Mund- und Gesichtsbereich und damit zu einem gestärkten Selbstbild, sondern bringt auch noch andere Vorteile mit sich [9]:

- Vermeidung von Karies durch verbesserte Beseitigung des Zahnbelags;
- Prävention von Schädigungen des Zahnhalteapparats durch verbesserte Ausrichtung der Zahnwurzeln;
- Prävention von Traumata an den Frontzähnen;
- Prävention von asymmetrischen Kaumustern;
- Prävention von bestimmten Artikulationsstörungen;
- Prävention und Behandlung von schlafassoziierten obstruktiven Atemstörungen durch Begünstigung eines funktionellen oropharyngealen Durchmessers.

Je nach Phase und Reifestand der Bezahnung empfiehlt der Arbeitskreis die Behandlung unterschiedlicher Anomalien [2].

Milchgebiss

- Funktionelle Anomalien (in Zusammenarbeit mit anderen Therapieformen)
- Okklusale Anomalien mit funktioneller Auswirkung
- Anomalien der Alveolarfortsätze (in bestimmten Fällen)
- Anomalien der knöchernen Strukturen

7

Wechselgebiss

- Zahnanomalien
- Dentoalveoläre Anomalien
- Anomalien der knöchernen Strukturen (in bestimmten Fällen)

Dauergebiss

- Zahnanomalien (Anzahl, Form, Position oder Entwicklung)
- Dentoalveoläre Anomalien (einschließlich bestimmter Ersatztherapien)

7.2 Diagnose

Jede kieferorthopädische Behandlung folgt einer präzisen Diagnostik. Diese stützt sich auf eine Anamnese, eine klinische Untersuchung und komplementäre Befunde (Fotografien, Abdrücke, Radiografien, kephalometrische Analyse). Die Wahl der Methoden hängt schließlich auch von dem zu erwartenden Ergebnis ab [17].

7.2.1 Anamnese

Die Anamnese beinhaltet die gewöhnlichen Fragen (➤ Kapitel 6, „Anamnese“), geht aber auch auf die persönlichen (funktionellen oder ästhetischen) Beweggründe der Patienten ein. Weiterhin spielt die familiäre Vorgeschichte eine Rolle, besonders bei Personen mit Angle-Klasse-III-Malokklusionen, da es hier aufgrund eines Zusammenspiels von genetischen und epigenetischen Faktoren häufig für den Therapeuten schwierig ist, eine Einschätzung der besten Methodenwahl und der Dauerhaftigkeit der erzielten Ergebnisse abzugeben [18].

Der Therapeut holt Informationen über die zahnärztliche Vorgeschichte und eventuelle vorige Einschätzungen seitens anderer Kollegen ein. Außerdem sollte der medizinische Allgemeinzustand der Person bzw. des Kindes berücksichtigt werden. Bestehen beispielsweise Ventilationsstörungen oder Allergien? Verlaufen das Wachstum und die Entwicklung normal? Wie steht es um das psycho-soziokulturelle Umfeld?

7.2.2 Klinische Untersuchung

Die klinische Untersuchung besteht aus vier Bestandteilen: der extraoralen, intraoralen, funktionellen und der posturalen Untersuchung.

Extraorale Untersuchung

Seit der griechischen Antike wird das Konzept der Schönheit dadurch definiert, dass bei einer Person bestimmte geometrische Gesetzmäßigkeiten eingehalten werden. Das Idealbild eines Gesichts oder eines Körpers beruht auf der Suche nach Proportionen, die als harmonisch empfunden werden [19]. In der Biologie spielt das Konzept der Symmetrie eine bedeutende Rolle bei der Partnerwahl, für die Gesundheit und das Überleben einer Spezies [20]. Für die Attraktivität einer Person ist ein gesundes Aussehen jedoch wichtiger als die Symmetrie, da das menschliche Gehirn sich an die ständige evolutionäre Anpassung und ihre Asymmetrien gewöhnt hat [21].

Im 21. Jahrhundert erscheinen unter dem Einfluss der Medien, des Kinos und der idealisierenden Werbung neue ästhetische Maßstäbe. Ein englischer Gesichtschirurg erstellte 2019 anhand einer virtuellen Kartografie mit 12 präzisen Punkten (Augen, Augenbrauen, Nase, Lippen, Kinn, Kiefer, Gesichtsform) eine Liste der schönsten Frauengesichter der Welt [22]. Außer einem gesunden Aussehen gilt auch Jugend als Schönheitskriterium, denn die Attraktivität eines Gesichts scheint mit zunehmendem Alter abzunehmen. Man beachte, dass kieferorthopädische Behandlungen wohl das Aussehen der Zähne verschönert, eine Person langfristig allerdings nicht unbedingt attraktiver macht [23]. Dennoch verbessert sich das Lächeln einer Person, wenn die Zähne harmonisch ausgerichtet sind und das Zahnfleisch und die Größe der Eckzähne beim Lächeln bedeckt bleiben. Ästhetische Kriterien gelten für eine kieferorthopädische Behandlung durchaus als gerechtfertigt, da ein nicht zufriedenstellendes Äußeres als Handicap betrachtet werden kann [2].

Bei der extraoralen Untersuchung forscht man also nach Abweichungen von der Symmetrie auf den drei

Ebenen, aber auch nach Anzeichen für Entwicklungsanomalien, z. B. einer übergroßen Nase oder Anomalien beim Lächeln aufgrund eines Zahnengstands oder einer schrägen Okklusionsebene im Oberkiefer. Weiterhin wird das Stützgewebe im Zusammenhang mit der Mimik und dem Muskeltonus untersucht (dabei wird beispielsweise geprüft, ob im Ruhezustand ein Lippenschluss besteht).

Vorderansicht

In der Vorderansicht lassen sich anhand von Referenzlinien auf Fotografien bestimmte Kriterien untersuchen. An der Gesichtsmedianlinie lässt sich die Symmetrie zwischen der rechten und der linken Gesichtshälfte auf der transversalen und der frontalen Ebene beurteilen. Außerdem sieht man die Parallelität zwischen den horizontalen Linien, z. B. der Augenbrauen-, der Bipupillar-, der Bitragial-, der Bikommissural- und der unteren Gonionlinie.

Profilansicht

Die Kopfposition wird typischerweise im Verhältnis zur Frankfurter Horizontalen untersucht, d. h. zu der Linie zwischen dem infraorbitalen Punkt und dem Porion (Punkt oberhalb des äußeren Gehörgangs). Die Kinnposition wird in Bezug zu zwei Linien gesetzt, die rechtwinklig zur Frankfurter Horizontalen verlaufen. Diese sind der Simon-Index (verläuft durch den infraorbitalen Punkt) und der Izard-Index (verläuft durch die Glabella) (➤ Abb. 6.19). Man unterscheidet zwischen drei Profilen:

- orthofrontales Profil: das infranasale Profil liegt zwischen beiden Linien;
- transfrontales Profil: das infranasale Profil ist nach ventral verlagert, wie bei der Angle-Klasse III;
- cisfrontales Profil: das infranasale Profil ist nach dorsal verlagert, wie bei der Angle-Klasse II.

Der Nasolabialwinkel misst bei Jungen ca. 90, bei Mädchen ca. 100 Grad. Im Falle einer maxillären Prognathie vergrößert sich dieser Winkel, bei einer maxillären Retrognathie verkleinert er sich. Die Höhe der Nase macht ungefähr ein Drittel der gesamten Gesichtshöhe aus. Ihre Höhe und Breite stehen in einem Verhältnis von 2/1 [24].

Der Unterkieferwinkel bildet sich aus den Tangenten des Ramus und des Corpus mandibulae und trägt zur Höhe der unteren Gesichtsetage bei. Hier unterscheidet man zwischen zwei Varianten (➤ Abb. 4.41 und ➤ 4.42):

- Hypodivergenz: Der Unterkieferwinkel ist verkleinert, die untere Gesichtsetage verkürzt. Die Lippen neigen dazu, sich nach außen zu stülpen, da sie nicht genügend Raum finden, um sich einzurollen;
- Hyperdivergenz: Der Unterkieferwinkel ist vergrößert, die untere Gesichtsetage verlängert. Ein müheloser Lippenschluss ist nicht möglich. Das Gesicht erscheint verlängert.

Intraorale Untersuchung

Bei der intraoralen Untersuchung werden die Zähne und das Weichteilgewebe der Mundhöhle beurteilt. Außerdem werden die bukkodentale Hygiene und der Zustand des Zahnhalteapparates im Hinblick auf eine eventuelle kieferorthopädische Behandlung untersucht. Schließlich wird die Länge des Zungen- und des Lippenbändchens sowie die Größe, Form und Position der Zunge überprüft.

Zahnanomalien

Die Zahnformel, die Anzahl und die Form der Zähne werden begutachtet. Es wird geprüft, ob alle Zähne an der richtigen Position stehen und ob ein Platzmangel zu Zahnengstand oder, im Gegenteil, ein übermäßiger Platz zu Diastemen führt (➤ Kapitel 4, „Zahnanomalien“).

Zahnarkaden

Idealerweise sind die maxilläre und die mandibuläre Zahnarkade jeweils symmetrisch, sowohl auf der Transversal- als auch auf der Frontalebene.

Verhältnis zwischen den Zahnarkaden

Die Okklusion wird auf allen drei Ebenen auf eventuelle Anomalien überprüft. Man untersucht das Verhältnis zwischen der oberen und der unteren Zahnarkade

- im vorderen Bereich (Schneidezähne),
- im mittleren Bereich (Prämolaren und Eckzähne) und
- im hinteren Bereich (Molaren).

Hier wird nach Abweichungen von der Angle-Klasse I gesucht (Angle-Klasse II oder III) (➤ Kapitel 4, „Sagittale skelettale Anomalien").

Die normale vertikale Überlappung der Schneidezähne (Overbite) beträgt 2 bis 3 mm. Bei einem höheren Wert spricht man von Supraokklusion, bei einem niedrigeren Wert von Infraokklusion. Der normale horizontale Überstand der mittleren oberen Schneidezähne zu den mittleren unteren Schneidezähnen beträgt ca. 2 mm.

Die obere und die untere Inzisallinie sollten gegeneinander ausgerichtet sein.

MAN BEACHTE

Um ein harmonisches Wachstum der maxillofazialen Strukturen zu begünstigen, sollten eventuelle Anomalien auf der Transversal-, Sagittal- oder Frontalebene frühzeitig entdeckt werden.

Untersuchung der Kiefergelenke

Die klinische Untersuchung schließt mit der Prüfung der Kiefergelenke ab. Diese beinhaltet eine Analyse der Unterkieferbewegungen sowie eine Palpation der Gelenke in Ruhe und in Bewegung. Dabei wird auch auf Geräusche während des Öffnens oder Schließens geachtet (➤ Kapitel 5, „Gelenkgeräusche"). Eine Analyse der funktionellen Kauwinkel nach Planas liefert wichtige Informationen über die Kaufunktion (➤ Kapitel 4, „Funktionelle Kauwinkel").

Funktionelle Untersuchung

Vor dem Beginn einer kieferorthopädischen Behandlung sollten die orofazialen Funktionen und Parafunktionen unbedingt untersucht und normalisiert werden. Um die Erfolgschance der Kieferorthopädie zu erhöhen, sollte die Person eine intakte Nasenatmung, ein reifes Schluckmuster (bei dem die Zungenspitze an der Inzisalpapille liegt), ein beidseitig alternierendes Kaumuster und eine störungsfreie Phonation vorweisen. In ➤ Kapitel 3 und ➤ 4 finden Sie eine Beschreibung der orofazialen Funktionen und Dysfunktionen. Die entsprechenden Untersuchungen finden Sie in ➤ Kapitel 6 unter „Untersuchung von Kindern". Eine enge Zusammenarbeit zwischen Kieferorthopäden, Osteopathen, Physiotherapeuten und Logopäden ist wünschenswert.

Haltungsbefund

Beim Haltungsbefund lässt sich die Haltung im Verhältnis zum allgemeinen Wachstum eines Kindes beurteilen (➤ Kapitel 6, „Untersuchung von Kindern"). Verzögerungen in der Entwicklung können sich auch auf den maxillofazialen Bereich auswirken. Außerdem führen diverse Phänomene zu Störungen im Kauapparat. Ein chronischer Schiefhals und die damit verbundenen Dysfunktionen im zervikalen Bereich gehen beispielsweise mit Asymmetrien der Schläfenbeine und der Fossae mandibulares einher. Häufig bildet dies die Grundlage für Dysfunktionen der Kiefergelenke und Okklusionsstörungen auf der Grundlage skelettaler Anomalien auf der Transversalebene.

Solche Einflüsse werden typischerweise als Ursachen für „aufsteigende Ketten" beschrieben. Dabei kann jedwede dysfunktionelle Struktur für die Entstehung solcher Ketten verantwortlich sein [25]. Im Gegensatz dazu sprechen mehrere Autoren von „absteigenden Ketten", bei denen Veränderungen der Okklusion Auswirkungen auf die Haltung zeigen [26, 27]. In einer Studie, bei der die Teilnehmer diverse Tests auf einer stabilometrischen Plattform ausführten, zeigten die Personen mit einer Angle-Klasse-II-Malokklusion eine Verlagerung des Schwerpunktes nach vorne, während diejenigen mit einer Angle-Klasse-III-Malokklusion ihren Schwerpunkt nach hinten verlagerten [28, 29] (➤ Abb. 6.23). So zeigt sich, dass Okklusionsstörungen die Haltung beeinflussen und bei Sportlern sogar die Leistungsfähigkeit mindern [30]. Okklusionsschienen zeigen dagegen in dieser Hinsicht positive Auswirkungen [31].

Tatsächlich zeigte sich in mehreren Studien ein Zusammenhang zwischen der Okklusion und der Haltung, wobei dies nicht unbedingt als kausale Verbindung zu werten ist [32–34]. Das Gleiche gilt für den Zusammenhang zwischen Okklusionsstörungen und Skoliosen [35–37]. Hier wäre allerdings eine Studie zu erwähnen, bei denen Ratten für eine Woche ein Kunststoffkeil zunächst auf den ersten rechten Molar, dann auf den ersten linken Molar aufgesetzt wurde. Dabei entwickelten die Versuchstiere in der ersten Woche skoliotische Krümmungen, die sich in der zweiten Woche wieder normalisierten [38]. Dies zeigt, dass bei skoliotischen Personen besondere Vorsicht in der Auswahl der kieferorthopädischen Methoden geboten ist, und dass die Haltung solcher Personen während der Kieferorthopädie besonders aufmerksam überwacht werden sollte.

MAN BEACHTE

Häufig gehen wir bei der Untersuchung fälschlicherweise von einem linearen Ursache-Wirkung-Prinzip aus. Stattdessen wäre es sinnvoller, ein holografisches Raum-Zeit-System zu visualisieren.

7.2.3 Komplementäre Untersuchungen

Fotografien

Fotografien können zur Unterstützung der Untersuchung dienen. Dabei sollten idealerweise standardisierte Rahmenbedingungen gelten. Die Person sollte im Stehen, mit nach vorne gerichtetem Blick, von vorne, von beiden Seiten sowie mit und ohne Lächeln fotografiert werden. Die Gesichtssymmetrie lässt sich anhand einer durch die Medianpunkte gezogene Linie beurteilen. Zusätzlich können weitere vertikale oder horizontale Linien die Untersuchung ergänzen (➤ Abb. 6.21).

Außerdem besteht die Möglichkeit, mit sog. fotogrammetrischen Techniken die Abmessungen und Positionen der Weichteilgewebe auf der Sagittalebene im Gesichtsbereich zu vermessen. Da das faziale Weichteilgewebe anatomisch gesehen in engem Verhältnis zu den darunter liegenden Zahnarkaden steht, können solche Messungen für die dentoalveoläre Diagnostik hilfreich sein [39].

Schließlich lassen sich anhand von intraoralen Fotografien die Zahnarkaden in Okklusion, die Okklusionsebene, die Alveolarbereiche und die Ansatzstellen des Lippenbändchen dokumentieren.

Zahn- und Kieferabdrücke

Mithilfe von Abdrücken lassen sich vollständige Modelle der Zähne, der Alveolarfortsätze, der Lippen- und Zungenbändchen sowie der Muskelansätze herstellen. Solche Modelle bringen Asymmetrien, dentodentale Disharmonien, Kippstände oder andere Zahnfehlstellungen zum Vorschein (➤ Abb. 7.1).

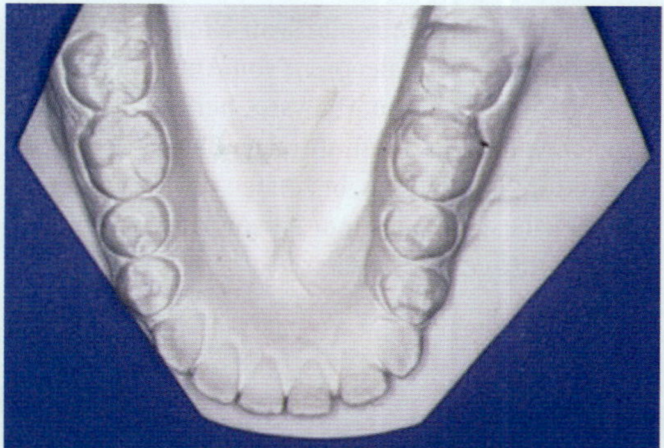

Abb. 7.1 Zahnabdruck
Endognathie im linken Unterkiefer. Quelle: Bassigny F. Signes majeurs et signes associés des anomalies orthodontiques. Sémiologie orthodontique. EMC - Odontologie - 2012: 1–16 [23-460-C-10]. © Elsevier Masson SAS.

Kephalometrie

Bereits ab dem 15. Jahrhundert versuchte man in der Malerei, „den menschlichen Kopf zu erfassen und ihn in der statischen Perfektion der Geometrie festzuhalten". Dazu dienten zunächst vier Ansichten, nämlich von vorne, von der Seite, von oben und von unten. In der Renaissance untersuchte Leonardo da Vinci die Proportionen der verschiedenen Anteile des menschlichen Kopfes. Er versuchte herauszufinden, wie die Proportionen sich im Alter entwickeln würden, und hinterließ eine große Anzahl erstaunlich präziser Zeichnungen [40].

In der Kieferorthopädie besteht die Kephalometrie darin, auf standardisierten Röntgenbildern des Schädels die Abstände zwischen genau definierten Bezugspunkten zu messen. Dieser biometrische Ansatz ist jedoch umstritten, da er davon ausgeht, dass der Schädel eine stabile Struktur darstellt und daher als Referenz für die Messungen des Gesichts dienen kann. Der Schädel und das Gesicht besitzen aus embryologischer Hinsicht allerdings verschiedene Ursprünge und daher auch unterschiedliche Wachstumsrhythmen.

Dennoch können kephalometrische Analysen für die Diagnostik, die Prognose und den kieferorthopädischen Behandlungsplan von Nutzen sein. Man unterscheidet zwei Kategorien von Analysen:

- lineare und angulare Analysen, beruhend auf Vergleichen mit durchschnittlichen Bezugswerten;
- strukturelle Analysen, bei denen die einzelnen Schädelbestandteile einer Person zueinander in Beziehung gesetzt werden.

Bei den Analysen gelten folgende Bezugspunkte:

- In der Profilanalyse verwendete Punkte [40] (➤ Abb. 7.2):
  - S: Zentrum der Sella turcica;
  - N oder Na: vorderster Punkt des Oberrandes der Sutura frontonasalis;

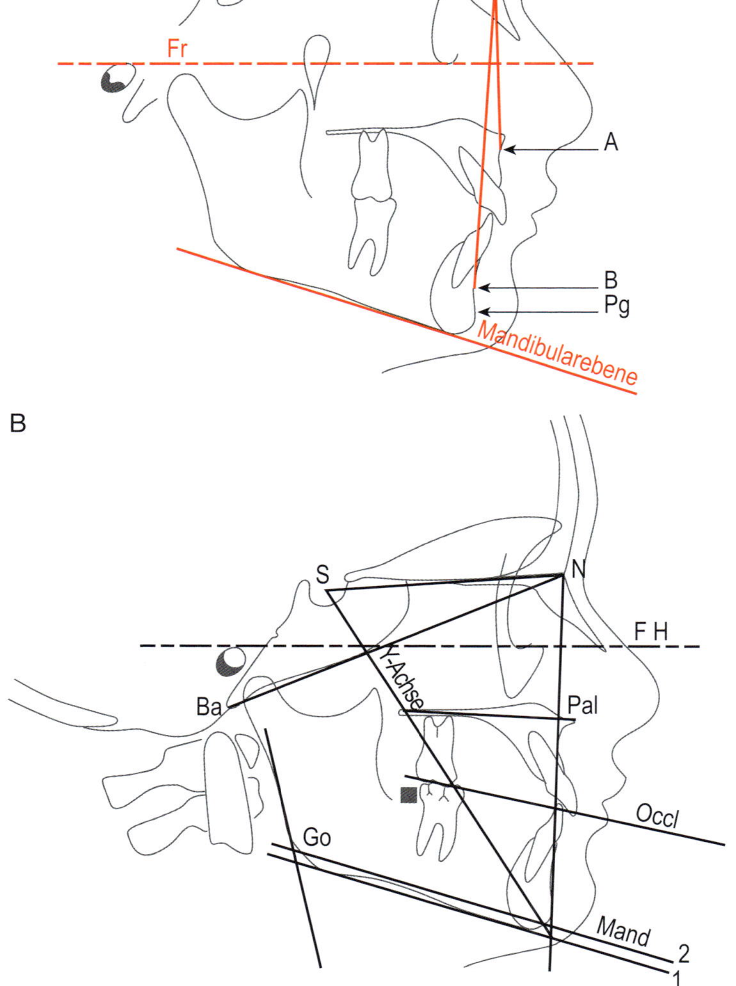

Abb. 7.2 Kephalometrische Punkte in der Profilanalyse
A. Lage der wichtigsten kephalometrischen Punkte. B. Linien und (projizierte) Ebenen der Profilanalyse. Quelle: © Carole Fumat, nach Philippe J, Loreille JP. Analyse céphalométrique simplifiée. EMC - Odontologie/Stomatologie - 2000: 1–12 [23-455-D-10]; Elsevier Masson SAS.

- A: hinterster Punkt in der Konkavität unter der Spina nasalis anterior;
- B: hinterster Punkt in der Region der Symphysis mandibulae.

• In der Profilanalyse verwendete Strecken und Ebenen (➤ Abb. 7.2):
  - Linie S–N: schematisiert die Schädelbasis;
  - Linie N–B: gibt die antero-posteriore Position des Unterkiefers an;
  - Linie A–Pg: Zahnlinie, dient als Referenz für die antero-posteriore Lagebezeichnung der Zähne; is (incisivus superius) für den OK-Schneidezahn, ii (incisivus inferius) für den UK-Schneidezahn;
  - Mandibularebene: tangent zu Symphysis und zum Angulus mandibulae;
  - Fr: Frankfurter Horizontale, verbindet den infraorbitalen Punkt mit dem Porion (oberhalb des äußeren Gehörgangs).
• In der Frontalanalyse verwendete Medianpunkte (➤ Abb. 7.3):
  - ANS (*anterior nasal spine*): Spina nasalis anterior;
  - 1A: Interinzisalpunkt, in Höhe der OK-Inzisalpapille;
  - 1B: Interinzisalpunkt, in Höhe der UK-Inzisalpapille;
  - Me: Menton.
• In der Frontalanalyse verwendete Lateralpunkte (➤ Abb. 7.3); konventionsgemäß beginnen die OK-Punkte mit dem Buchstaben „A“, die UK-Punkte mit dem Buchstaben „B“. Die Lateralpunkte werden durch einen Buchstaben und eine Ziffer gekennzeichnet. Auf der linken Seite wird zuerst der Buchstabe und dann die Ziffer genannt, auf der rechten Seite umgekehrt. Im Gegensatz zum Usus in der Radiologie befindet sich hier die linke Seite der Person auf der linken Seite des Betrachters:
  - A3: Spitze der Krone des linken oberen Eckzahns;
  - 3A: Spitze der Krone des rechten oberen Eckzahns;
  - A5 und 5A: orthogonale Projektion der am weitesten bukkal gelegenen Punkte des linken und rechten ersten Molaren auf die Okklusionsebene;
  - AG und GA: Antegonialpunkte;
  - B3 und 3B: Spitze der Krone des linken und rechten unteren Eckzahns;
  - B6 und 6B: orthogonale Projektion der am weitesten bukkal gelegenen Punkte der linken und rechten unteren Molaren auf die Okklusionsebene;
  - JL und JR: Jochpunkte, befinden sich an der Schnittstelle zwischen den Umrissbildern der Tuberositas und des Processus pyramidalis der Maxilla (L- links, R = rechts);
  - NC und CN: Nasalpunkte, befinden sich in Höhe der größten Breite der Nasenlöcher; bei Nasenasymmetrien können sie auf der Frontalebene gegeneinander verschoben sein.
  - ZL und ZR: Zygomatico-orbital-Punkte, befinden sich an der Schnittstelle zwischen der Sutura frontomaxillaris und dem Umriss der Augenhöhlen;
  - ZA und AZ: Zygomapunkte, befinden sich im Zentrum des Ovalbildes des Jochbogens.

Dreidimensionale Bildgebung

Kephalometrische Analysen entwickeln sich permanent weiter und ziehen großen Nutzen aus der dreidimensionalen Bildgebung. Mit ihrer Hilfe lassen sich sowohl knöcherne als auch kutane Strukturen des Zahnapparates darstellen [41] (➤ Abb. 7.4). Außerdem treibt der Einsatz künstlicher Intelligenz die technische Entwicklung auf diesem Gebiet voran. Spezielle Kameras erzeugen dreidimensionale Bilder, deren Daten anschließend in speziellen CAD-Programmen zu therapeutischen Simulationen verarbeitet werden. Dabei wird in 3D-Druckern das passende Modell zu jedem Behandlungsschritt gedruckt. Der theoretische Behandlungsansatz lässt sich also mit diesen Hilfsmitteln deutlich vereinfachen.

MAN BEACHTE

Malokklusionen stehen unter dem Einfluss genetischer und epigenetischer Faktoren, d.h. sie entstehen sowohl durch Fehlbildungen (Malformationen) als auch durch Verformungen (Deformationen). Häufig sind sie als dentoskelettale Anpassungen an funktionelle Störungen zu betrachten. Mithilfe einer eingehenden klinischen Untersuchung sowie präziser radiologischer und kephalometrischer Analysen lassen sich die jeweiligen skelettalen und alveolären Anomalien feststellen und ein entsprechendes Behandlungsprogramm ausarbeiten.

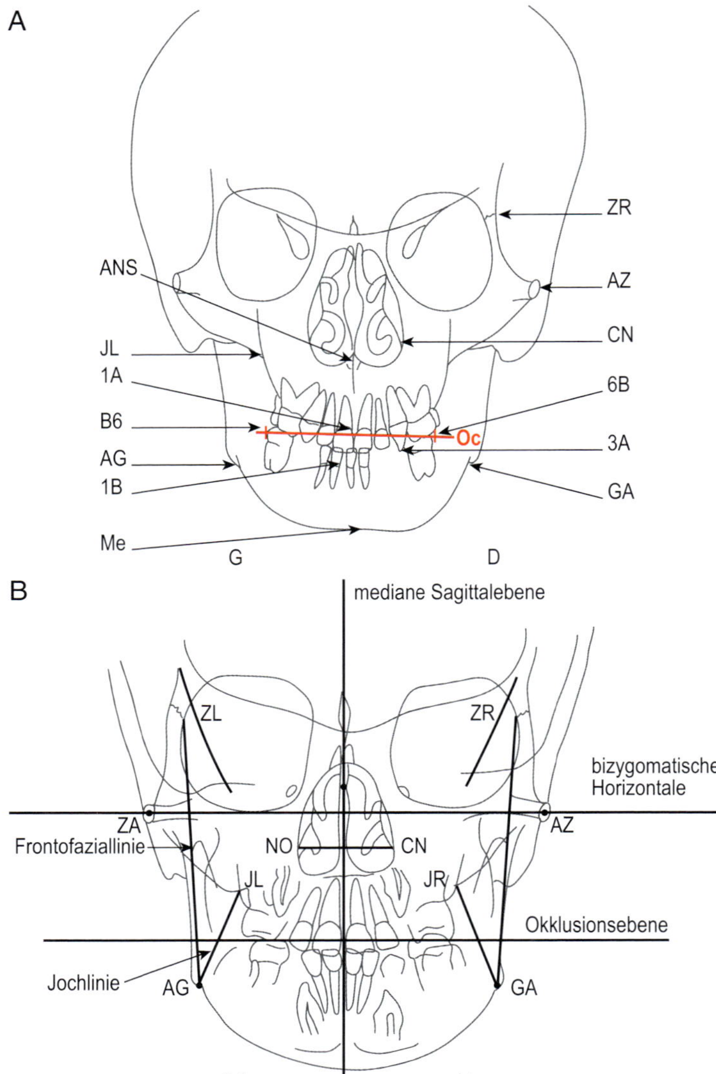

Abb. 7.3 Linien und Ebenen in der Frontalanalyse
A. Kephalometrische Punkte der Frontalanalyse. B. Linien und Ebenen der Frontalanalyse. Quelle: © Carole Fumat, nach Philippe J, Loreille JP. Analyse céphalométrique simplifiée. EMC - Odontologie/Stomatologie - 2000: 1–12 [23-455-D-10]; Elsevier Masson SAS.

7.3 Einteilung von Korrekturapparaturen

Ungeachtet der Methoden sollen bei den verschiedenen Behandlungsansätzen folgende Zielsetzungen erreicht werden [2]:

- korrekte dentodentale Kontakte für eine intakte Kaufunktion;
- eine nicht pathogene funktionelle und statische Okklusion;
- Sicherstellung normaler orofazialer Funktionen;
- muskuläres Gleichgewicht des stomatognathen Systems;
- der Schutz der Kiefergelenke;
- eine für die Person zufriedenstellende Ästhetik;
- Konsolidierung der erreichten Veränderungen.

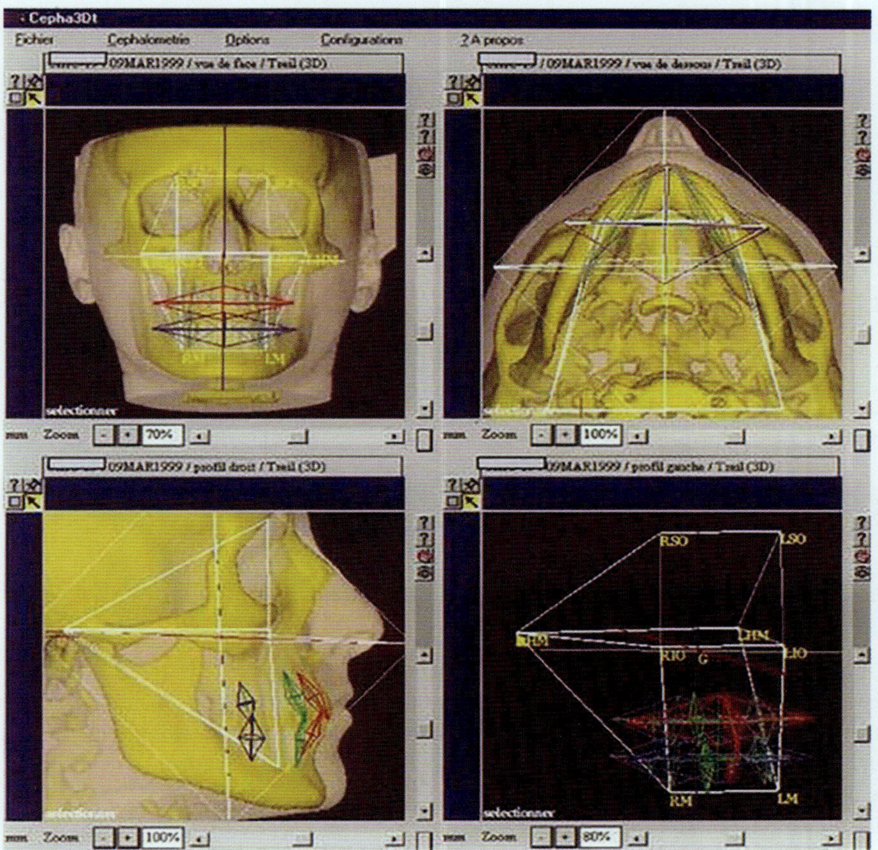

Abb. 7.4 3D-Aufnahmen der knöchernen und kutanen dentalen Elemente
Ansicht von vorne, unten und rechts. 3D-Modell der kranio-fazio-maxillo-dentalen Architektur (Dreiviertelansicht, orthomorphes Modell). Quelle: Treil J, Casteigt J, Faure J, et al. Architecture cranio-facio-maxillo-dentaire. Un modèle tridimensionnel. Applications en clinique orthodontique et chirurgie orthognathique. EMC - Odontologie/Stomatologie - 2000: 1–8 [23-455-E-40]. © Elsevier Masson SAS.

7.3.1 Funktioneller Ansatz

MAN BEACHTE

Der Begriff des „funktionellen Ansatzes" wird in der Osteopathie anders verwendet als in der Kieferorthopädie. Dort steht er für eine ganzheitlich orientierte Zahnheilkunde. Während in der Kieferorthopädie eine Zahnspange eine aktive Beteiligung der Funktionen (Kauen, Atmen, Schlucken, Haltung) beinhaltet, um bestimmte Korrekturen zu erreichen, werden die Gewebestrukturen in der Osteopathie durch die Hände des Therapeuten oder der Therapeutin in die erforderlichen Richtungen begleitet.

Interzeption

Der Fokus der interzeptischen Behandlung liegt auf der Vermeidung basaler oder dentoalveolärer Anomalien. Normalerweise unterstützt die osteopathische Normalisierung eines Neugeborenen die Ausbildung funktioneller orofazialer Strukturen, sodass die spätere Entwicklung frei von orofazialen Dysfunktionen stattfinden kann. Spezielle Empfehlungen und Ratschläge, die wir den Eltern insbesondere im Hinblick auf das Stillen mitgeben, tragen ebenfalls zu einer intakten Entwicklung bei.

Wenn sich orofaziale Dysfunktionen bereits eingestellt haben, sollten diese frühzeitig behoben werden, um deren negativen Folgen entgegenzuwirken.

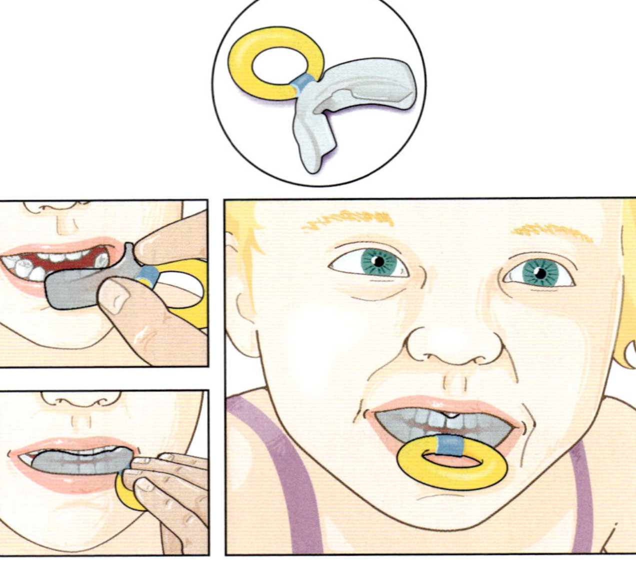

Abb. 7.5 Mundvorhofplatte
© Carole Fumat.

Häufig steht die Zunge in Dysfunktion, etwa indem die Zungenspitze ständig zwischen den Zahnarkaden sichtbar ist. Die Kinder lutschen am Daumen und/oder zeigen Saug- oder Schluckstörungen. Hier gibt es verschiedene Lösungsansätze.

Mundvorhofplatte

Mundvorhofplatten (MVP) gibt es in verschiedenen Ausführungen. Es handelt sich um weiche oder harte Klammern, die in den Mundvorhof zwischen die Frontzähne und die Lippen gelegt werden (➤ Abb. 7.5). Das einfachste Modell drückt zur Korrektur einer Protrusion oder zur Tonisierung der Lippen gegen die Frontzähne. Andere Modelle haben einen Anschlag, der sich beispielsweise zur Korrektur einer mandibulären Retrognathie gegen die Unterkieferschneidezähne legt. Bei wieder anderen Modellen liegt der Anschlag hinter den Oberkieferschneidezähnen, um eine Lingualkippung dieser Zähne zu korrigieren.

Tucat-Perle

Bei Zungenprotrusionen kann eine MVP mit Perle oder eine sog. Tucat-Perle Abhilfe schaffen, indem sie die Zunge daran hindert, sich zu weit nach vorne zu schieben, und sie dazu zwingt, eine korrekte Position am Gaumen einzunehmen.

Rehabilitationsapparate

Zungenpositionierer

Dieser von Dr. Bonnet entwickelte Apparat hilft Personen mit persistierendem infantilem Schluckmuster, ihre Zunge in eine physiologische Position zurückzubringen. Er hat die Form des Gaumens und nimmt die Zunge auf, sodass diese sich gegen den Gaumen legt (➤ Abb. 7.6). Für eine erfolgreiche neuromotorische Reprogrammierung sollte sie während der Nacht und zusätzlich ein bis zwei Stunden am Tag getragen werden.

Aktivatoren

Aktivatoren nutzen die intrinsische Kraft der orofazialen Muskulatur zur Korrektur okklusaler Anomalien. Ihr Wirkungsprinzip beruht darauf, dass die Muskelaktivität des Kauapparates über diese passiven Apparate so geleitet wird, dass sich die Wachstumskräfte

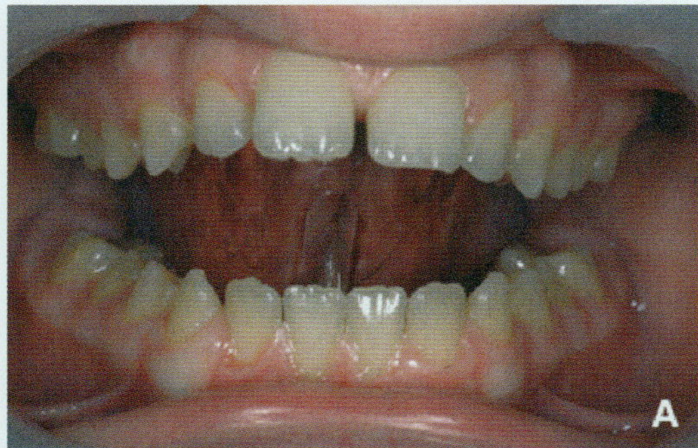

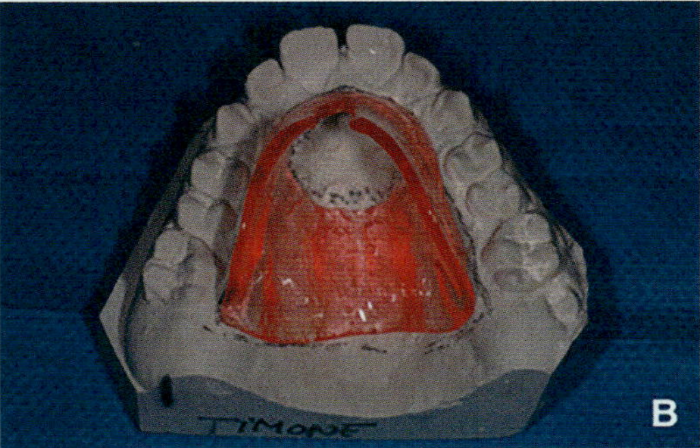

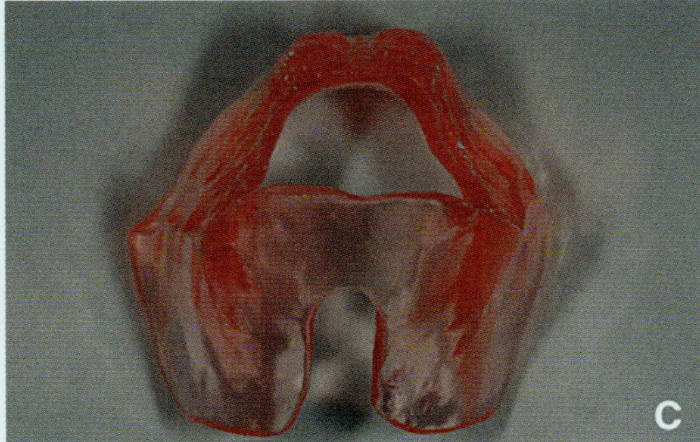

Abb. 7.6 A-C: Zungenpositionierer. Quelle: Chiche-Uzan L, Legall M, Salvadori A. Appareils amovibles à action orthopédique et à action orthodontique. EMC – Orthopédie dentofaciale - 2009: 1–17 [23-493-A-10]. © Elsevier Masson SAS.

der fazialen Strukturen in die gewünschte Richtung anpassen. Gleichzeitig sollten die Betroffenen eine orofaziale myofasziale Rehabilitation bei dafür ausgebildeten Logopäden oder Physiotherapeuten durchführen.

Schienenaktivator nach Soulet-Besombes

Die französischen Funktionskieferorthopäden René Soulet und André Besombes entwickelten in den 1950er Jahren diesen einteiligen Schienenaktivator

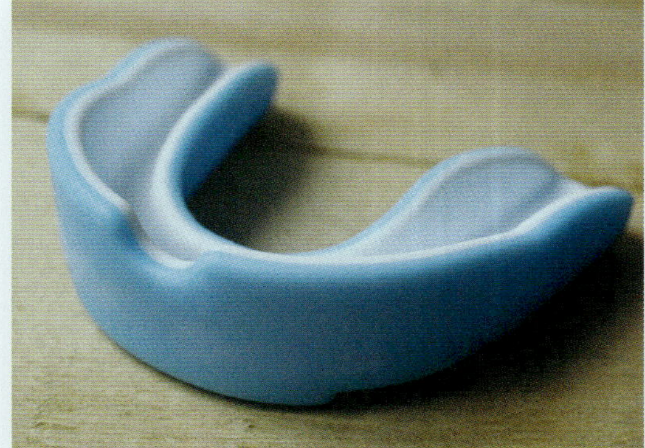

Abb. 7.7 Schienenaktivator nach Soulet-Besombes. © Adobe Stock.

aus weichem Material, der später nach ihnen benannt wurde (andere Bezeichnungen sind z. B. Position-Trainer und Kaukraft-Kiefer-Former). Er besitzt zwei Führungsrillen, eine für die Oberkiefer- und eine für die Unterkieferzähne. Die Dysokklusion, die der Apparat erzeugt, soll bewirken, dass die Zähne beim Durchbruch und danach so geführt werden, dass im Laufe der Behandlung ein normales Ineinandergreifen der Zahnreihen entsteht. Außerdem soll der Unterkiefer auf der Sagittalebene in einem günstigen Verhältnis zur Oberkieferarkade gehalten werden. Die Nasenatmung wird begünstigt und die Zunge in einer physiologischen Position am Gaumen gehalten. Durch die Stimulierung der Wangen-, Lippen- und Zungenmuskeln verbessern sich außerdem die Kau-, Schluck- und Lautbildungsfunktionen. Der Aktivator wird nachts getragen, zusätzlich werden tägliche Kauübungen ausgeführt. Er eignet sich für Kinder ab 4 bis 5 Jahren bzw. ab einem Alter, in dem eine Mitarbeit durch das Kind möglich ist (➤ Abb. 7.7).

Von dem Aktivator nach Soulet-Besombes gibt es mittlerweile viele Varianten. Manche für Kleinkinder entwickelte Ausführungen besitzen spezielle Zungenrampen. Alle Modelle erzeugen stimulierende Kräfte, ohne die Schleimhäute oder die Zähne zu belasten. Zu den Indikationen zählen offene Bisse, enge Zahnarkaden, Infra- oder Supraokklusionen, mandibuläre Retrognathien oder Lateraldeviationen des Unterkiefers.

Funktionelle Kauschiene nach Planas

In den 1960er Jahren entwickelte der spanische Zahnmediziner Pedro Planas einen Apparat, der den Unterkiefer „befreien“ und das – für Planas sehr wichtige – beidseitig alternierende Kauen ermöglichen sollte. Planas erkannte, dass das Kauen von zu weicher Nahrung bei Kindern die normale Abnutzung der Milchzähne und dadurch die Seitbewegungen des Unterkiefers einschränkt. Stattdessen finden die Unterkieferbewegungen zu sehr auf der Sagittal- und zu wenig auf der Transversalebene statt. Dies hat eine unzureichende Entwicklung der orofazialen Strukturen und diverse Störungen zur Folge (Endognathie, Endoalveolie, Gefahr eines Zahnengstands und einer Abweichung der Zähne nach mesial).

Bei der neuro-okklusalen Rehabilitation nach Planas trägt der Patient eine Doppelplatte aus Harz, die mit zwei Erhebungen, sog. Pisten, versehen sind. Beim Mundschluss geraten die beiden Pisten in Kontakt miteinander und verhindern bzw. entprogrammieren den fehlerhaften Kontakt zwischen Ober- und Unterkieferzähnen. Dies ermöglicht dem Unterkiefer, sich frei und ohne Belastung in beide Richtungen zu bewegen. Doppelplatten nach Planas eignen sich für Kinder ab 5 Jahren, mit Milchgebiss oder zu Beginn des Wechselgebisses. Sie werden permanent getragen und nur zu den Mahlzeiten und bei sportlichen Aktivitäten abgelegt. Sie dienen zur Korrektur von Kreuzbissen und zur Verbesserung der funktionellen Kauwinkel nach Planas. Bei Erwachsenen eignen sie sich zur Behandlung von Kiefergelenkstörungen.

Aktivatoren zur Behandlung von Unterkieferfehlstellungen

Der französische Zahnarzt Pierre Robin entwickelte zu Beginn des 20. Jahrhunderts den ersten funktionellen kieferorthopädischen Apparat, den sog. Monoblock nach Robin, zur Reduzierung einer Obstruktion der Atemwege. Kurze Zeit später entwickelte der norwegische Zahnarzt Viggo Andersen seinen „Aktivator“, der den Unterkiefer aus seiner habituellen in eine andere Position führen sollte, um die Kaumuskulatur zu aktivieren und eine kieferorthopädische Korrektur zu erzielen [43] (➤ Abb. 7.8 und ➤ Abb. 7.9). Er führte den Begriff der „funktionellen Kieferorthopädie“ ein und leistete in Zusammenarbeit mit dem österreichischen Zahnarzt Karl Häupl einen wichtigen Beitrag zur Weiterentwicklung der Kieferorthopädie in Europa und Nordamerika.

Bei dieser Art von Aktivatoren handelt es sich um herausnehmbare Apparaturen zur Korrektur von sagittalen Abweichungen, insbesondere Malokklusionen der Angle-Klasse II/1. Es gibt sie in zahlreichen Varianten, von denen die meisten für mandibuläre Protrusionen ausgelegt sind. Sie sind so gestaltet, dass sie eine Kontraktion der Mm. pterygoidei laterales und eine Stimulierung der Wachstumszentren im Unterkiefer bewirken. Die Muskeln, die den Unterkiefer nach dorsal bewegen, geraten in Vorspannung und wirken der Protrusion entgegen. Der Aktivator überträgt diese Kräfte auf den Oberkiefer, dessen sagittales Wachstum dadurch gebremst wird. Kurz gesagt: Diese Aktivatoren stimulieren das Unterkieferwachstum und hemmen das Oberkieferwachstum.

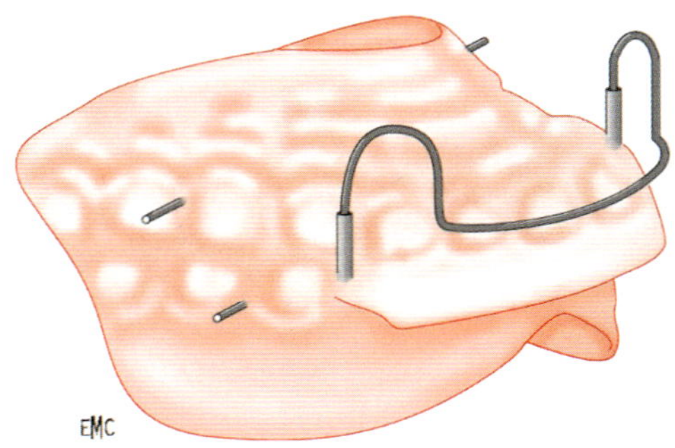

Abb. 7.8 Aktivator nach Andresen (Original von 1903)
Quelle: Amoric M. Orthopédie dentofaciale. Appareillages et méthodes thérapeutiques. Généralités, choix et décisions. Encycl Méd Chir (Elsevier, Paris) Odontologie/Stomatologie, 23-490-A-10, 1999, 10 p. © Elsevier Masson SAS.

Bei Menschen mit mandibulärer Retrognathie lässt sich durch eine solche Behandlung der Rachenraum auf mechanische Weise vergrößern. Bei diesen Kindern wurde nach regelmäßigem Tragen dieser Aktivatoren über einen Zeitraum von sechs bis zwölf Monaten eine Verbesserung der Schlafparameter beobachtet [44].

Funktionsregler nach Fränkel

Der deutsche Kieferorthopäde Rolf Fränkel war der Ansicht, dass die erzielten Korrekturen von längerer Dauer wären, wenn auch die muskulären Dysfunktionen behoben würden. Sein Ansatz misst der muskulären Aktivität eine große Bedeutung für kieferorthopädische Maßnahmen bei. Die von Fränkel entwickelten Apparate zielen auf eine Reprogrammierung der Muskulatur im Umfeld der Mundhöhle. Fränkel teilt die Ansichten von Moss, wonach die

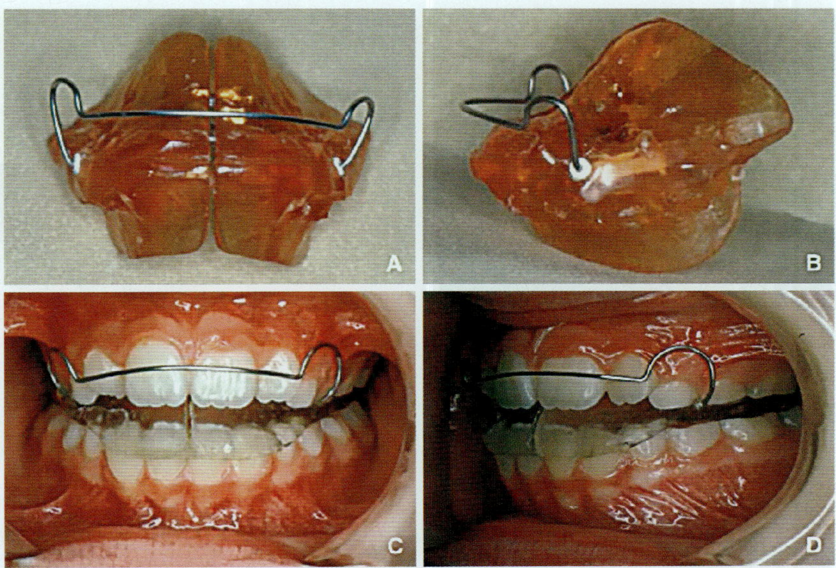

Abb. 7.9 A-D: Aktivator nach Andresen, Klasse II (nach Salvadori). Quelle: Chiche-Uzan L, Legall M, Salvadori A. Appareils amovibles à action orthopédique et à action orthodontique. EMC – Orthopédie dentofaciale - 2009: 1–17 [23-493-A-10]. © Elsevier Masson SAS.

Ummodellierung des knöchernen Gewebes von den umgebenden Einflüssen abhängt [43]. Der Funktionsregler nach Fränkel „verbindet die Wirkung der Einzelteile, die der Rehabilitation der fazialen Strukturen dienen (Pelotten, Bukkalschilde usw.), mit der kieferorthopädischen Korrektur" [9]. Sein Ziel besteht in einer Korrektur der skelettalen und dentoalveolären Strukturen, einer dreidimensionalen Volumenerhöhung der Mundhöhle sowie einer Normalisierung der Tonizität der orofazialen Muskulatur. Je nach Art der Malokklusion gibt es den Regler in verschiedenen Ausführungen. Hauptsächlich kommt er allerdings in der Angle-Klasse II/1 zum Einsatz [46, 47].

Der Regler setzt sich aus mehreren, durch Drähte untereinander verbundenen Einzelteilen zusammen [48] (➤ Abb. 7.10):

- Bukkalschilde halten die peribukkale Muskulatur (Mm. orbicularis oris und buccinator) nach dorsal;
- tränenförmige Lippenpelotten im mandibulären Mundvorhof, die den M. orbicularis oris nach dorsal schieben;
- Zungenschild, das zur Korrektur der Unterkiefermuskulatur gegen die Zungenschleimhaut drückt.

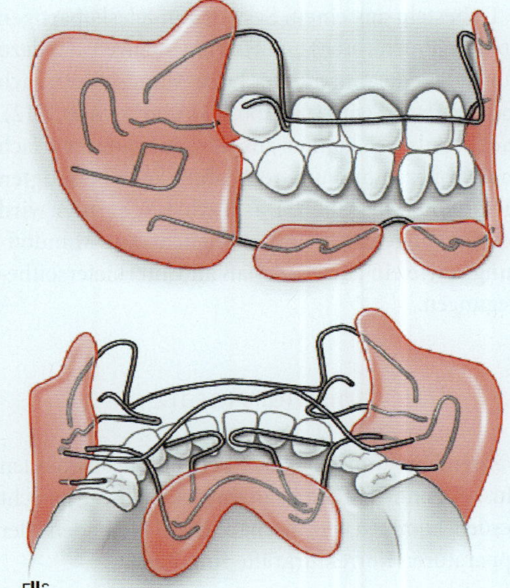

Abb. 7.10 Funktionsregler nach Fränkel. Quelle: Dunglas C, Lautrou A. Orthopédie fonctionnelle. Activateurs de croissance. EMC - Odontologie/Orthopédie dentofaciale - 2002: 1–8 [23-494-A-10]. © Elsevier Masson SAS.

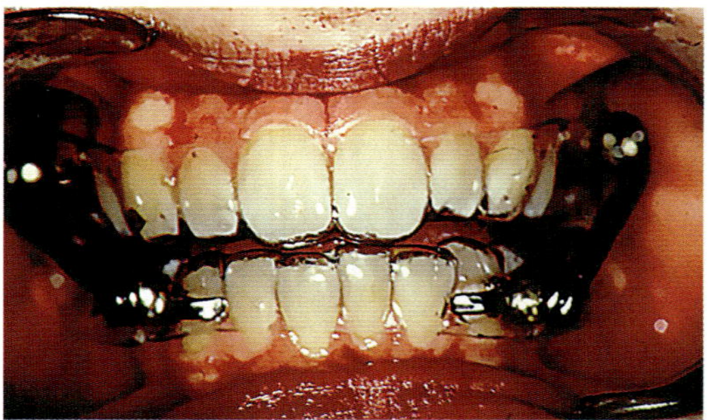

Abb. 7.11 Herbst-Scharnier. Quelle: Amoric M. Orthopédie dentofaciale. Appareillages et méthodes thérapeutiques. Généralités, choix et décisions. EMC - Orthopédie dentofaciale - 1999: 1–10 [23-490-A-10]. © Elsevier Masson SAS.

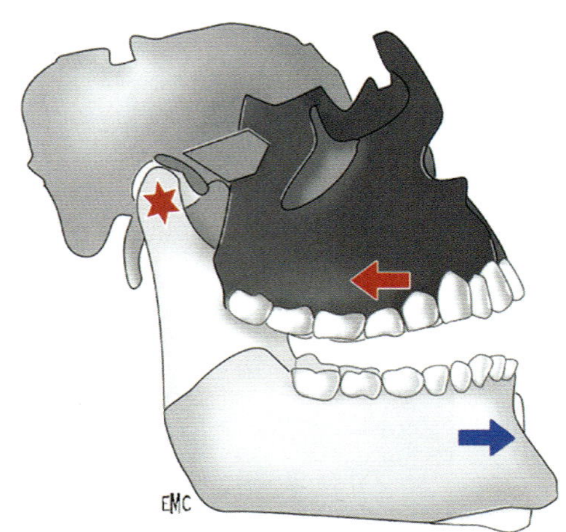

Abb. 7.12 Herbst-Scharnier
Angestrebte reziproke Bewegung der beiden Zahnarkaden, um das konyläre und mandibuläre Wachstum zu verändern. Quelle: Amoric M. Orthopédie dentofaciale. Appareillages et méthodes thérapeutiques. Généralités, choix et décisions. EMC - Orthopédie dentofaciale - 1999: 1–10 [23-490-A-10]. © Elsevier Masson SAS.

Herbst-Scharnier

Das Herbst-Scharnier wird zur Korrektur von Malokklusionen der Angle-Klasse II eingesetzt [47]. Aufgrund ihrer mechanischen Wirkungsweise und ihrer potenziell negativen Auswirkungen auf die Unterkieferkondylen wird die Verwendung dieser Apparatur in der funktionellen Kieferorthopädie kontrovers diskutiert [9].

Es besteht aus einem System von teleskopartigen Rohren (Propulsoren) und Führungsstangen, das dazu führt, dass der Unterkiefer beim Mundschluss nach vorne verlagert wird (➤ Abb. 7.11 und ➤ Abb. 7.12). Die Propulsoren können aus Harz oder aus mehrfach an der oberen und unteren Zahnarkade befestigten Metallteilen bestehen. Das Herbst-Scharnier wird permanent getragen und ermöglicht eine Mundöffnung sowie ein gewisses Maß an Unterkieferseitbewegungen.

7.3.2 Mechanischer Ansatz

Während bei „funktionellen" Behandlungsmethoden Muskeln ohne äußere Krafteinwirkung beansprucht werden, kommen bei „mechanischen" Methoden oder Apparaturen Korrekturkräfte zum Einsatz.

Behandlungen auf der Transversalebene

Zur Behandlung von Anomalien auf der Transversalebene werden verschiedene Apparaturen eingesetzt, z. B. die Dehnplatte, die Bi-Helix oder die Quad-Helix. Die kieferorthopädische Wirkung variiert dabei je nach Alter des betroffenen Kindes und dem Reifezustand der Suturen. Diese Behandlungen sind aufgrund der engen Bezüge zwischen den transversalen Abmessungen der orofazialen Strukturen und der Ventilation von besonderer Bedeutung [49]. Außerdem besitzen die Maßnahmen Priorität, die die transversalen Abmessungen betreffen, da sie chronologisch gesehen als Erste durchgeführt werden, bevor anschließend auf der Frontal- und zuletzt auf der Sagittalebene behandelt wird [50].

Anomalien auf der Transversalebene treten sehr häufig auf und sollten frühzeitig behoben werden. Eine Zusammenarbeit zwischen Kieferorthopäden, Physiotherapeuten, HNO-Ärzten, Osteopathen und Zahnärzten ist hier besonders sinnvoll und erstrebenswert. Bei Kleinkindern bestehen 3,5 bis 5 % der Anomalien aus einem seitlichen Kreuzbiss [51].

Dehnplatte

Die Dehnplatte ist die am häufigsten eingesetzte Apparatur zur Korrektur von transversalen Anomalien. Das Hauptstück aus Harz nimmt die Form des Gaumens

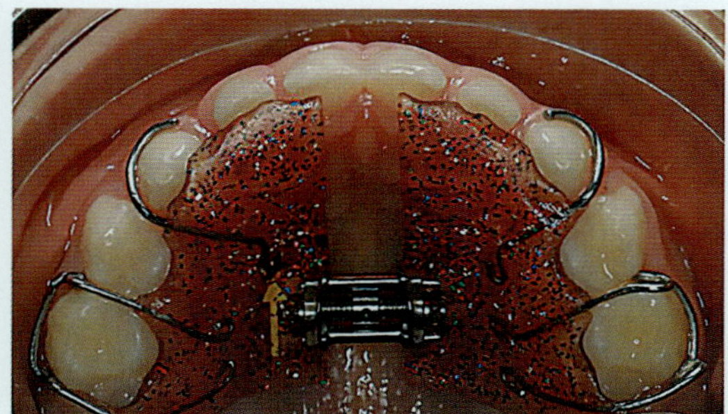

Abb. 7.13 Dehnplatte. Quelle: Aragon I, Rotenberg M. Traitements spécifiques du sens transversal. EMC - Orthopédie dentofaciale - 2016: 1–10 [23-493-D-10]. © Elsevier Masson SAS.

an und enthält eine Schraube in der Mitte. Seitlich wird die Platte mit Metalldrähten an die Zahnarkade befestigt (➤ Abb. 7.13). Die Patienten oder die Eltern drehen die Schraube mit einem speziellen Schlüssel im Intervall von einer Woche um eine Vierteldrehung weiter [50]. So lässt sich der Oberkiefer erweitern, indem man die Sutura palatina mediana um wöchentlich ca. 0,25 mm aufdehnt. Nach Melsen ist dies bei Mädchen bis zum Alter von 16, bei Jungen bis zum Alter von 18 Jahren durchführbar [52]. Mithilfe dieser Methode lässt sich auch die intermolare Distanz überwachen. Die Dehnplatte ist herausnehmbar, sollte jedoch permanent getragen werden. Aufgrund einer Rezidivrate von 45 % wird in der Regel eine leichte Überkorrektur vorgenommen. Anschließend wird der neu gewonnene Abstand über einen Zeitraum von 4 bis 6 Monaten mit einer Retentionsplatte stabilisiert [50].

Quad-Helix und Bi-Helix

Bei der Quad-Helix und der Bi-Helix handelt es sich um feste Apparaturen, die über ein Federsystem auf den Kiefer und die Zähne einwirken. Sie werden im Wechselgebiss eingesetzt, wenn bereits bleibende Zähne vorhanden sind, die einen stabilen Halt für das System bieten (➤ Abb. 7.14 und ➤ Abb. 7.15). Sie dienen zur Korrektur von Endoalveolien.

Multiband-Apparaturen

Im Jahre 1925 präsentierte der amerikanische Kieferorthopäde E. H. Angle das Ergebnis seiner Forschun-

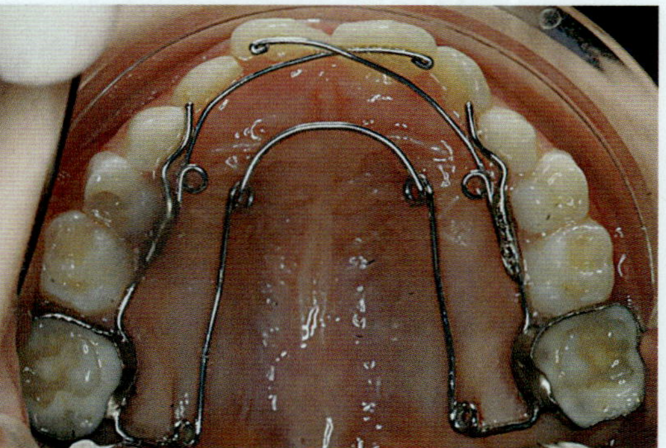

Abb. 7.14 Quad-Helix. Quelle: Aragon I, Rotenberg M. Traitements spécifiques du sens transversal. EMC - Orthopédie dentofaciale - 2016: 1–10 [23-493-D-10]. © Elsevier Masson SAS.

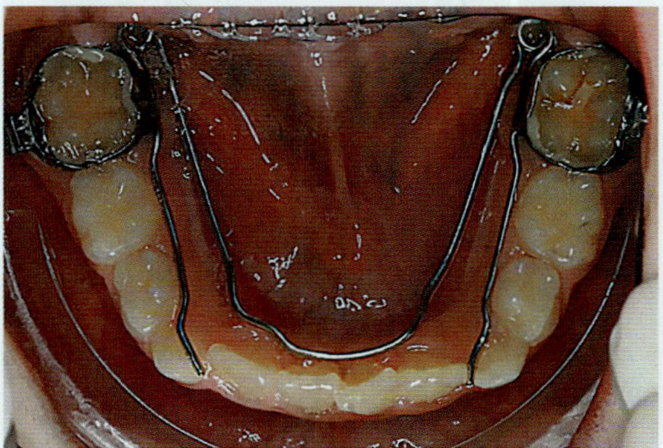

Abb. 7.15 Bi-Helix. Quelle: Aragon I, Rotenberg M. Traitements spécifiques du sens transversal. EMC - Orthopédie dentofaciale - 2016: 1–10 [23-493-D-10]. © Elsevier Masson SAS.

gen, die sog. Edgewise-Apparatur. Bis dahin wurde die Ausrichtung der Zähne mit einem Vestibulärbogen, dem sog. Expansionsbogen, korrigiert, der die Zähne über ein Bracket-System und eine Metallligatur miteinander verband. Die Korrektur erfolgte durch eine Verlängerung des Expansionsbogens, sodass die Zahnarkaden und die Zähne sich gegeneinander ausrichteten. Die falsch stehenden Zähne gerieten dadurch allerdings in eine Labialkippung.

Um diese Labialkippung zu vermeiden bzw. zu korrigieren, arbeitete Angle seit 1915 an einer neuen Apparatur, dem sog. Ribbon-Arch. Bei diesem System wird der Bogen an Ringen befestigt und über sog. Brackets (Klammern) an der Zahnreihe entlanggeführt, was eine Korrektur der Zähne auf allen drei Ebenen

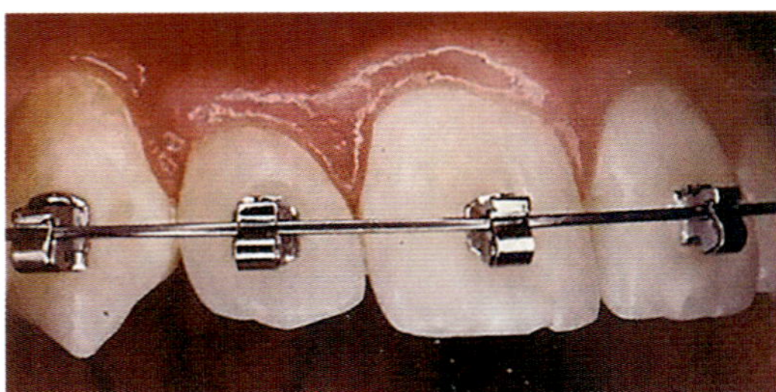

Abb. 7.16 Speed-Brackets. Quelle: Kermer A, Montluc N, Brandy I, et al. Techniques multiattache. EMC - Orthopédie dentofaciale - 2011: 1–15 [23-490-C-10]. © Elsevier Masson SAS.

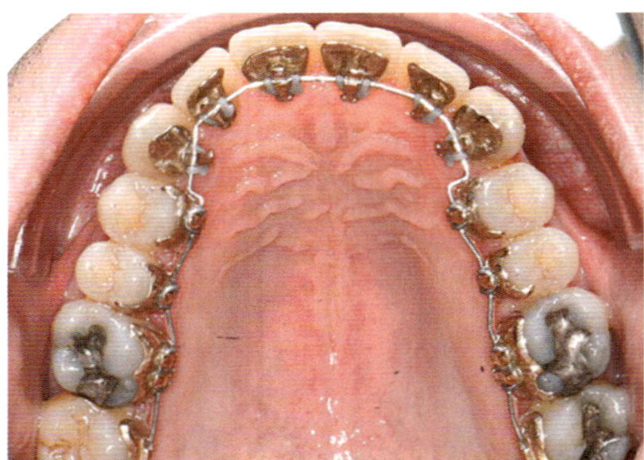

Abb. 7.17 OK-Arkade mit lingualseitiger Incognito™-Apparatur. Quelle: Montluc N, Brandy I, et al. Techniques multiattache. EMC - Orthopédie dentofaciale - 2011: 1–15 [23-490-C-10]. © Elsevier Masson SAS.

ermöglicht [53]. Die Bezeichnung Edgewise-Technik wird für Systeme verwendet, die es ermöglichen, bestimmte Zähne parallel zu ihrer Achse nach distal oder mesial zu verschieben, oder gruppenweise zu stabilisieren, um solche Gruppen als Ankerpunkt für die Verschiebung anderer Zähne zu nutzen.

Multibandsysteme funktionieren mit Brackets (Klammern), die auf die Zähne geklebt werden und mit einer Führung (Slot) zur Aufnahme eines Metalldrahtes ausgestattet sind [54] (➤ Abb. 7.16). Mithilfe dieses Drahtbogens werden die Zähne durch sanfte, kontinuierliche Kräfte in die gewünschte Richtung ausgerichtet. Multibandsysteme gibt es in verschiedenen Ausführungen und Materialien. Sie können labial- oder lingualseitig angebracht werden (➤ Abb. 7.17).

Extraorale Systeme

Bei extraoralen Systemen entsteht die Kraftanwendung definitionsgemäß außerhalb der Mundhöhle. Die Kraftübertragung erfolgt dabei über

- Polster und einen Gesichtsbogen, der die elastische Traktionskraft überträgt, oder
- Kopfkappen oder Nackenbänder, die einen perikranialen Stützpunkt herstellen.

Extraorale Systeme mit Polstern

Diese Systeme werden bei sekundären Angle-Klasse-II-Anomalien mit maxillärer Dominanz und Norm- oder Hypodivergenz, ohne dentomaxilläre Disharmonie und mit korrekt oder leicht labial stehenden Oberkieferschneidezähnen eingesetzt [48]. Der Kraftvektor, der sich durch den okzipitoparietalen Stützpunkt und die hoch ansetzende Traktion ergibt, ermöglicht eine rotationsfreie Wachstumshemmung des Oberkiefers auf der Sagittalebene (➤ Abb. 7.18).

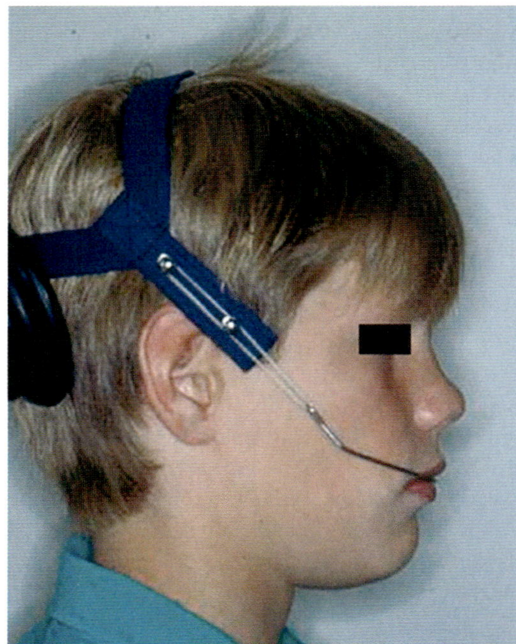

Abb. 7.18 Extraorales Polstersystem nach Salvadori. Quelle: Chiche-Uzan L, Legall M, Salvadori A. Appareils amovibles à action orthopédique et à action orthodontique. EMC – Orthopédie dentofaciale - 2009: 1–17 [23-493-A-10]. © Elsevier Masson SAS.

7

Delaire-Maske

Die Delaire-Maske, auch als Gesichtsmaske bezeichnet, wurde für die Behandlung von Angle-Klasse-III-Anomalien entwickelt. Diese gelten als schwierig zu korrigieren [55]. Sie zeichnen sich durch einen vorderen Kreuzbiss aus, der sich klinisch in verschiedenen Varianten manifestiert. Zu den häufigsten gehören:

- maxilläre Retrognathie mit normalem Unterkiefer;
- maxilläre Retrognathie mit mandibulärer Prognathie;
- normaler Oberkiefer mit mandibulärer Prognathie.

Die Delaire-Maske gilt als Mittel der Wahl zur (interzeptischen) Behandlung von Angle-Klasse-III-Anomalien, die sich durch einen insuffizienten Oberkiefer auf der Sagittalebene auszeichnen. Die Wirkung der Maske besteht in einer Traktion auf den Oberkiefer nach vorne unten. Sie kann ab einem Alter von 4 Jahren eingesetzt werden, erfordert jedoch eine hohe Compliance seitens der Kinder, da die angewendeten Kräfte recht hoch sind und der Apparat vor allem abends und nachts getragen werden soll (12 bis 14 Stunden pro Tag) [48].

Die Apparatur besteht aus einem Stirn- und einem Kinnpolster, die von einem zentralen Metallbogen zusammengehalten werden. An diesem Bogen ist in der Höhe des Mundes ein Haken befestigt, der als Ausgangspunkt für die Kraftübertragung dient. Diese erfolgt über zwei Gummis, die mit einem festen intraoralen Apparat verbunden sind und eine Zugkraft nach vorne unten ausüben (➤ Abb. 7.19). Der intraorale Apparat bewirkt häufig eine zusätzliche Expansion des Gaumens.

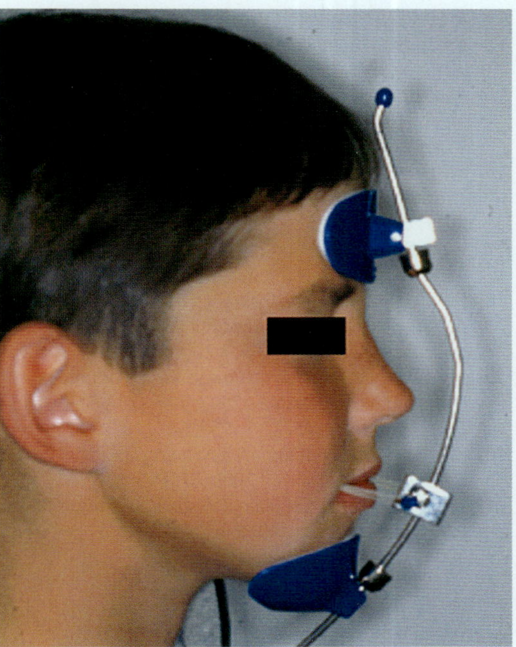

Abb. 7.19 Delaire-Maske mit zentralem Bogen. Quelle: Chiche-Uzan L, Legall M, Salvadori A. Appareils amovibles à action orthopédique et à action orthodontique. EMC – Orthopédie dentofaciale - 2009: 1–17 [23-493-A-10]. © Elsevier Masson SAS.

LITERATUR

[1] CNRTL. Orthodontie. https://www.cnrtl.fr/definition/orthodontie.

[2] ANAES. Indications de l'orthopedie dento-faciale et dento-maxillo-faciale chez l'enfant et l'adolescent. https://www.has-sante.fr/jcms/c_272208/fr/indications-de-l-orthopedie-dento-faciale-et-dentomaxillo-faciale-chez-l-enfant-et-l-adolescent.

[3] L'orthopedie dento-faciale. https://www.adf.asso.fr/fr/presse/fiches-pratiques/orthopedie-dentofaciale.

[4] Philippe J. A history of words. J Dentofacial Anom Orthod 2009; 12: 192–7.

[5] Peck S. Setting the stage for the AJO-DO: the haphazard times before orthodontic specialty journals. Am J Orthod Dentofacial Orthop 2015; 147(1): 1–3.

[6] Philippe J. La chirurgie dentaire d'Ambroise Pare. Actes. Societe francaise d'histoire de l'art dentaire 2014; 19: 63.

[7] Philippe J. Pierre Fauchard the "inventor" of orthodontics. J Dentofacial Anom Orthod 2011; (14): 104.

[8] Angle EH. Classification of malocclusion. Dental Cosmos 1899; 248–64.

[9] Amoric M. Orthopedie dentofaciale. Appareillages et methodes therapeutiques. Generalites, choix et decisions. EMC - Orthopedie dentofaciale - 1999; 1–10. [23-490-A-10]. Elsevier Masson SAS.

[10] Indications de l'orthopedie dento-faciale et dentomaxillo- faciale chez l'enfant et l'adolescent. http://www.has-sante.fr/portail/display.jsp?id=c_272208.

[11] Bery A, Deshayes MJ, Jaunet E. Points de vue sur le traitement precoce. Entretien avec Marie- Josephe Deshayes et Emmanuelle Jaunet. Orthod Fr 2013; 84: 11–4.

[12] SFODF. Dictionnaire orthognathodontie. Paris: EDP Sciences; 2010.

[13] Hippocrate. Traite des Epidemies (I, 5). Environ, 410 av.J.-C.

7

[14] Meeran NA. Iatrogenic possibilities of orthodontic treatment and modalities of prevention. J Orthod Sci 2013; 2(3): 73–86.

[15] Barreto GM, Feitosa HO. Iatrogenics in orthodontics and its challenges. Dental Press J Orthod 2016; 21(5): 114–25.

[16] Wishney M. Potential risks of orthodontic therapy: a critical review and conceptual framework. Aust Dent J 2017; 62(Suppl 1): 86–96.

[17] Farge P, Huet A. Quand conseiller un orthodontiste ? Arch Pediatr 2001; 8(6): 655–60.

[18] D'Apuzzo F, Grassia V, Quinzi V, et al. Paediatric orthodontics. Part 4: SEC III protocol in Class III malocclusion. Eur J Paediatr Dent 2019; 20(4): 330–4.

[19] Lejoyeux E. Esthetique du visage. EMC - Odontologie/Orthopedie dentofaciale - 2003; 1–8. [23-460-C-20]. Elsevier Masson SAS.

[20] Rhodes G. The evolutionary psychology of facial beauty. Ann Rev Psychol 2006; 57: 199–226.

[21] Zaidel DW, Aarde SM, Baig K. Appearance of symmetry, beauty, and health in human faces. Brain Cogn 2005; 57(3): 261–3.

[22] https://www.public.fr/Toutes-les-photos/Voici-lesplus-beaux-visages-du-monde-selon-la-science-1612315.

[23] Tatarunaite E, Playle R, Hood K, et al. Facial attractiveness: a longitudinal study. Am J Orthod Dentofacial Orthop 2005; 127(6): 676–755.

[24] Mascarelli L, Favot P. Examen clinique de la face en orthopedie dentofaciale. EMC - Orthopedie dentofaciale - 2010; 1–17. [28-806-C-10]. Elsevier Masson SAS.

[25] Marchena-Rodriguez A, Moreno-Morales N, Ramirez-Parga E, et al. Relationship between foot posture and dental malocclusions in children aged 6 to 9 years: A cross-sectional study. Medicine (Baltimore) 2018; 97(19). e0701.

[26] Milani RS, De Periere DD, Lapeyre L, Pourreyron L. Relationship between dental occlusion and posture. Cranio 2000; 18(2): 127–34.

[27] Ohlendorf D, Seebach K, Hoerzer S, et al. The effects of a temporarily manipulated dental occlusion on the position of the spine: a comparison during standing and walking. Spine J 2014; 14(10): 2384–91.

[28] Nobili A, Adversi R. Relationship between posture and occlusion: a clinical and experimental investigation. Cranio 1996; 14(4): 274–85.

[29] Bricot B. La reprogrammation posturale globale. Montpellier: Sauramps Medical; 2009.

[30] Leroux E, Leroux S, Maton F, et al. Influence of dental occlusion on the athletic performance of young elite rowers: a pilot study. Clinics (Sao Paulo) 2018; 73. e453.

[31] Maurer C, Heller S, Sure JJ, et al. Strength improvements through occlusal splints? The effects of different lower jaw positions on maximal isometric force production and performance in different jumping types. PLoS One 2018; 13(2). e0193540.

[32] Michelotti A, Buonocore G, Manzo P, et al. Dental occlusion and posture: an overview. Prog Orthod 2011; 12(1): 53–8.

[33] Perinetti G, Contardo L, Silvestrini-Biavati A, et al. Dental malocclusion and body posture in young subjects: a multiple regression study [published correction J Clinics (Sao Paulo) 2012; 67(9): 1123.

[34] Šidlauskienė M, Smailienė D, Lopatienė K, et al. Relationships between malocclusion, body posture, and nasopharyngeal pathology in pre-orthodontic children. Med Sci Monit 2015; 21: 1765–73.

[35] Amat P. Occlusion, orthodontics and posture: are there evidences? The example of scoliosis. J Stomat Occ Med 2009; 2: 2–10.

[36] Saccucci M, Tettamanti L, Mummolo S, et al. Scoliosis and dental occlusion: a review of the literature. Scoliosis 2011; 6: 15.

[37] Laskowska M, Olczak-Kowalczyk D, Zadurska M, et al. Evaluation of a relationship between malocclusion and idiopathic scoliosis in children and adolescents. J Child Orthop 2019; 13(6): 600–6.

[38] D'Attilio M, Filippi MR, Femminella B, et al. The influence of an experimentally-induced malocclusion on vertebral alignment in rats: a controlled pilot study. Cranio 2005; 23(2): 119–29.

[39] Diouf JS, Toure B, Ndiaye M, et al. Correlations entre les mensurations photogrammetriques sagittales de profil des tissus mous et celles des arcades dentaires. Orthod Fr 2015; 86(4): 303–11.

[40] Philippe J, Loreille JP. Analyse cephalometrique simplifiee. EMC - Odontologie/Stomatologie - 2000; 1–12. [23-455-D-10]. Elsevier Masson SAS.

[41] Treil J, Casteigt J, Faure J, et al. Architecture cranio-facio- maxillo-dentaire. Un modele tridimensionnel. Applications en clinique orthodontique et chirurgie orthognathique. EMC - Odontologie/Stomatologie - 2000; 1–8. [23-455-E-40]. Elsevier Masson SAS.

[42] Bonnet B. Un appareil de reposturation: l'enveloppe nocturne Linguale. Rev Orthop Dento Faciale 1992; 26(3): 329–47.

[43] Dunglas C, Lautrou A. Orthopedie fonctionnelle. Activateurs de croissance. EMC - Odontologie/Orthopedie dentofaciale - 2002; 1–8. [23-494-A-10]. Elsevier Masson SAS.

[44] Cohen-Levy J, Couloigner V, Huynh N. Traitements orthodontiques et pluridisciplinarite dans les troubles respiratoires obstructifs du sommeil de l'enfant. EMC - Odontologie - 2017; 1–15. [23-495-A-10]. Elsevier Masson SAS.

[45] Moss ML, Salentijn L. The primary role of functional matrices in facial growth. Am J Orthod 1969; 55(6): 566–77.

[46] McDougall PD, McNamara JA Jr, Dierkes JM. Arch width development in Class II patients treated with the Frankel appliance. Am J Orthod 1982; 82(1): 10–22.

[47] McNamara JA, Amat P. Une approche fondee sur les preuves des nouveaux concepts de traitements, orthodontiques et orthopediques, pour les patients en cours de croissance. Un entretien avec James A. McNamara. Orthod Fr 2017; 88: 117–29.

[48] Chiche-Uzan L, Legall M, Salvadori A. Appareils amovibles a action orthopedique et a action orthodontique. EMC - Orthopedie dentofaciale - 2009; 1–17. [23-493-A-10]. Elsevier Masson SAS.

[49] Baratieri C, Alves M Jr, de Souza MM, et al. Does rapid maxillary expansion have long-term effects on airway dimensions and breathing? Am J Orthod Dentofacial Orthop 2011; 140(2): 146–56.

[50] Aragon I, Rotenberg M. Traitements specifiques du sens transversal. EMC - Orthopedie dentofaciale - 2016; 1–10. [23-493-D-10]. Elsevier Masson SAS.

[51] Le Gall M, Philip C, Bandon D. Les anomalies maxillo-mandibulaires du sens transversal chez l'enfant. Arch Pediatr 2009; 16(2): 209–13.

[52] Melsen B. Palatal growth studied on human autopsy material. A histologic microradiographic study. Am J Orthod 1975; 68(1): 42–54.

[53] Philippe J. La naissance de l'Edgewise ou le dernier et le meilleur mecanisme d'Angle. Orthod Fr 2016; 87(3): 347–51.

[54] Kerner A, Montluc N, Brandy I, et al. Techniques multi-attache. EMC - Orthopedie dentofaciale - 2011; 1–15. [23-490-C-10]. Elsevier Masson SAS.

[55] Salagnac J-M. Classes III squelettiques. Du diagnostic a la therapeutique chez le sujet en cours de croissance. EMC - Medecine buccale - 2016; 1–17. [28-826-C-10]. Elsevier Masson SAS.

Anhang

Schlusswort

Bei der Behandlung orofazialer Störungen bietet die Osteopathie Lösungsansätze, die frühzeitig durch kompetente Therapeutinnen und Therapeuten zum Einsatz kommen sollten. Dabei sollte jedoch stets eine interdisziplinäre Zusammenarbeit zwischen den Vertretern der Osteopathie, der Physiotherapie, der Logopädie, der Kieferorthopädie und der Zahnmedizin angestrebt werden. Die Notwendigkeit einer solchen Zusammenarbeit zeigt sich in jeder Entwicklungsstufe einer Person.

Schon bei Neugeborenen sind wir in der Lage, mit unserem osteopathischen Werkzeug Strukturen und Funktionen zu normalisieren und den Eltern zusammen mit Kinderärzten und anderen Therapeuten Ratschläge und Empfehlungen für die Vermeidung von Folgeschäden mit auf den Weg zu geben. Dazu gehört beispielsweise die Befürwortung des Stillens oder, falls dies nicht möglich sein sollte, die Verwendung einer Trinkflasche mit physiologischem Sauger (wobei der Säugling natürlich abwechselnd von rechts und von links gefüttert werden sollte).

Außer eventuellen Funktionsstörungen beim Saugen, Schlucken, Kauen, bei der Ventilation oder der Phonation sollten auch Unterkieferstörungen, wie z. B. Lateraldeviationen, Prognathien oder Retrognathien, so früh wie möglich diagnostiziert werden. Dazu zählen im weiteren Sinne aber auch bestimmte Parafunktionen, wie Daumenlutschen, Bruxismus oder Schnarchen. Solche Störungen sind unmittelbar nach ihrem Auftreten zu beheben. Die Rolle der Osteopathie besteht dabei in der Normalisierung der Strukturen als Teil einer multidisziplinären, multifunktionellen orofazialen Therapie. Im Falle einer kieferorthopädischen Behandlung trägt die Osteopathie zum Erreichen der gewünschten Ergebnisse bei und wirkt durch die Normalisierung der Funktionen Rezidiven entgegen.

Bei Erwachsenen können wir dazu beitragen, die Funktionen zu verbessern und das Wohlbefinden zu steigern, indem wir die Strukturen normalisieren. Störungen der allgemeinen Haltung oder der kraniofazialen Region stehen häufig in Zusammenhang mit Stress, Dysfunktionen der Kiefergelenke oder schwerwiegenden funktionellen Störungen, wie der obstruktiven Schlafapnoe. Daher kann die Osteopathie durch eine Normalisierung der skelettalen Funktionen, der Gelenkstrukturen, der Faszien und ihren vaskulären, lymphatischen und nervalen Elementen zu einer Linderung der Beschwerden beitragen. Dies gilt auch für die Behandlung nach chirurgischen Eingriffen im orofazialen Bereich. Hier unterstützt die Osteopathie die Selbstheilungskräfte des Organismus, eines der Grundprinzipien der osteopathischen Medizin.

Durch die Befreiung der orofazialen und temporomandibulären Funktionen von ihren Hindernissen steigern wir das Wohlbefinden und die Lebensqualität unseren Patientinnen und Patienten.

Glossar

Acanthion: Kraniometrischer Punkt an der Spitze der Spina nasalis anterior
Agenesie: Fehlende Anlage (in diesem Kontext eines oder mehrerer Zähne)
Alveolarfortsatz: Anteil des Oberkiefer- und Unterkieferknochens, der die Zahnfächer enthält
Alveolitis: Entzündung eines oder mehrerer Zahnfächer
Angle-Klassen: Von Edward Angle beschriebene sagittale Beziehung zwischen den Oberkiefer- und Unterkieferzähnen
Ankyloglossie: Verminderte Zungenbeweglichkeit aufgrund eines (stark) verkürzten Zungenbändchens
Antemandibulie: Nach vorne verlagerter Unterkiefer
Asterion: Punkt an der Verbindung der Ss. lambdoidea, occipitomastoidea und parietomastoidea
Basion: Medianer Punkt am Vorderrand des Foramen magnum
Bezahnung: Gesamtheit der Zähne einer Person
Brachygnathie: Angeborene Anomalie mit zu kurzem Unterkiefer
Bregma: Medianer kraniometrischer Punkt an der Verbindung der Ss. coronalis und sagittalis
Cheilitis: Entzündung der Lippen
Condylion: Am weitesten lateral gelegener kraniometrischer Punkt am Caput mandibulae
Crista alveolaris: Oberer Rand des Alveolarfortsatzes
Dentes lactales, Dentes decidui: Milchzähne
Dentition: Prozess des Zahndurchbruchs aus dem Kiefer in die Mundhöhle
Diastema: Lücke zwischen zwei normalerweise in Kontakt stehenden Zähnen
Distalkippung: Neigung eines oder mehrerer Zähne nach distal
Distalokklusion: Im Verhältnis zum Oberkiefer nach hinten verlagerter Unterkiefer
Dysharmonie, dento-maxilläre : Disproportionales Verhältnis zwischen den mesiodistalen Abmessungen der bleibenden Zähne und dem Durchmesser der entsprechenden Alveolararkaden
Dyslalie: Störung der Aussprache oder der Artikulation
Dysmorphie: Abweichung von der als normal geltenden Form
Ektopie: Verlagerung eines Zahns an eine dafür nicht vorgesehene Stelle
Endoalveolie: Lingualkippung eines oder mehrerer Zähne und ihrer Zahnfächer
Endodontie, Endodontologie: Teilbereich der Zahnheilkunde, der sich mit Erkrankungen des Zahninneren beschäftigt
Endognathie: (Zu) enger Ober- oder Unterkiefer
Exoalveolie: Bukkalkippung eines oder mehrerer Zähne und ihrer Zahnfächer
Exognathie: (Zu) weiter Ober- oder Unterkiefer
Extrusion: Vertikale Verlagerung eines Zahns nach koronal aus der Alveole
Frankfurter Horizontale: Ebene zwischen dem tiefsten Punkt des Unterrandes der Augenhöhle und dem Porion
Glabella: Kraniometrischer Punkt des unteren Anteils der Stirn, der zwischen den beiden Augenbrauen hervorsteht
Glossa: Zunge
Gnathion: Am tiefsten gelegener kraniometrischer Punkt auf der Medianlinie des Unterkiefers
Gnathosonie: Geräusche des Kiefergelenks
Gonion: Am weitesten kaudal und lateral gelegener kraniometrischer Punkt am Unterkieferwinkel
Heterodontie: Gebiss mit unterschiedlichen Zahngruppen
Höcker: Erhebung der Krone auf der Kaufläche eines Zahns
Homodontie: Aus gleichen Zahnarten bestehendes Gebiss
Hormion: Medianer kraniometrischer Punkt zwischen dem hinteren Rand des Pflugscharbeins und dem Keilbein
Hyperdivergenz: Vergrößerte Abmessungen der Unterkieferwinkel und der unteren Gesichtsetage
Hyperdontie: Zahnüberzahl
Hypersalivation: Sekretion übermäßiger Speichelmengen
Hypodivergenz: Verkleinerte Abmessungen der Unterkieferwinkel und der unteren Gesichtsetage

Hypodontie: Fehlen eines oder mehrerer Keime der bleibenden Zähne
Hyposalivation: Sekretion verminderter Speichelmengen
Infraalveolie: Offener Biss, fehlender Kontakt zwischen den Oberkiefer- und Unterkieferzähnen
Infradental: Medianer, an der Schleimhaut gelegener, kraniometrischer Punkt am Zahnfleischübergang zwischen den unteren Schneidezähnen
Infraokklusion, vordere: Fehlende oder unzureichende Überdeckung der Schneidezähne
Infraposition: Nicht vollständig durchgebrochener, zu tief stehender Zahn
Inion: Medianer kraniometrischer Punkt an der Spitze der Protuberantia occipitalis externa
Interferenz, okklusale: Begrenzung oder Abweichung der Translationsbewegungen des Unterkiefers durch dentale Hindernisse
Interkuspidation: Ineinandergreifen der Höcker und Grübchen zwischen den Oberkiefer- und Unterkieferzähnen
Interkuspidation, maximale: Unterkieferposition mit maximalem Vielpunktkontakt zwischen Oberkiefer- und Unterkieferzähnen
Intrusion: Vertikale Verlagerung eines Zahns nach apikal in die Alveole
Inzisalpunkt: Medianer kraniometrischer Punkt in der Mitte des Interinzisalraums
Kontakt, frühzeitiger : Okklusaler Kontakt bei zentrierter Okklusion, der zu einer Abweichung beim Anheben des Unterkiefers führen kann
Kreuzbiss: Fehlerhafter Bezug zwischen den Oberkiefer- und Unterkieferzähnen
Labialkippung: Neigung eines oder mehrerer Zähne zum Mundvorhof
Lambda: Medianer kraniometrischer Punkt an der Verbindung der Ss. sagittalis und lambdoidea
Lateraldeviation: Seitliche Abweichung des Unterkiefers von der Medianebene
Lateromandibulie: Transversale myoskelettale Asymmetrie des Kauapparates
Lingualkippung: Neigung eines oder mehrerer Zähne zur Zungenseite
Malokklusion: Anormales Ineinandergreifen der Zähne bei maximaler Interkuspidation
Mesialkippung: Neigung eines Zahns oder mehrerer Zähne nach mesial
Mesialokklusion: Im Verhältnis zum Oberkiefer nach vorne verlagerter Unterkiefer
Mundvorhof: Raum zwischen den Zähnen und den Innenseiten der Wangen bzw. der Lippen
Nasion: Medianer kraniometrischer Punkt an der Verbindung der Ss. nasofrontalis und internasalis
Offener Biss: Fehlender Kontakt zwischen den Oberkiefer- und Unterkieferzähnen
Okklusion: Beziehung zwischen der oberen und unteren Zahnarkade mit mindestens einem okklusalen Kontakt
Okklusion, zentrische: Zustand der maximalen Interkuspidation der Oberkiefer- und Unterkieferzähne bei maximalem Kieferschluss
Oligodontie: Fehlen von sechs oder mehr Zahnkeimen (mit Ausnahme der Weisheitszähne)
Onychophagie: Kauen der Nägel oder der umliegenden Haut
Ophryon: Medianer kraniometrischer Punkt zwischen den Augenbrauen oberhalb der Glabella
Opisthion: Medianer kraniometrischer Punkt am hinteren Rand des Foramen magnum
Orbitale, Orbitalpunkt: An der tiefsten Stelle des Unterrandes der Augenhöhle gelegener kraniometrischer Punkt
Overbite: Vertikale Überdeckung der unteren mittleren Schneidezähne durch die oberen mittleren Schneidezähne
Overjet: Horizontale Überdeckung der unteren mittleren Schneidezähne durch die oberen mittleren Schneidezähne
Parodontologie: Lehre vom Zahnhalteapparat (Parodontium)
Pogonion: Kutaner, am weitesten hervorstehender, sagittaler kraniometrischer Punkt auf dem Kinn
Polydontie: Zahnüberzahl
Porion: Kraniometrischer Punkt am Oberrand des äußeren Gehörgangs
Praxie: Fähigkeit, erlernte Bewegungen zielgerichtet und zweckmäßig auszuführen
Proalveolie: Bukkalkippung eines oder mehrerer Zähne und ihrer Zahnfächer
Procheilie: Hervorstehen der Lippen
Progenie: Hervorstehendes Kinn
Prognathie: Wachstumsungleichheit zwischen Ober- oder Unterkiefer mit hervorstehendem Unterkiefer
Promandibulie: Nach vorne verlagerter Unterkiefer

Propulsion: Bewegung des Unterkiefers nach vorne unten
Prosthion: Medianer kraniometrischer Punkt am Übergang zwischen den Alveolarfortsätzen der beiden Oberkieferknochen
Protrusion: Anormales Hervortreten oder Hervorstehen einer Struktur
Pterion: Kraniometrischer Punkt an der Verbindung zwischen dem großen Keilbeinflügel, der Schläfenbeinschuppe, der Facies temporalis des Stirnbeins und dem Angulus sphenoidalis des Scheitelbeins
Retroalveolie: Lingualkippung eines oder mehrerer Zähne und ihrer Zahnfächer
Retrogenie: Zurückstehendes Kinn
Retrognathie: Wachstumsungleichheit zwischen Ober- oder Unterkiefer mit zurückstehendem Unterkiefer
Retropulsion: Bewegung des Unterkiefers nach hinten
Rhinolalie: Näseln (Phonationsstörung)
Semiologie: Lehre von den Krankheitszeichen (Symptomen)
Sigmatismus: Lispeln (Artikulationsstörung)
Somniloquie: Sprechen während des Schlafs
Spee-Kurve: Nach oben konkaver Bogen, der die Spitze des Höckers des Unterkiefereckzahns mit den Spitzen der bukkalen Höcker der Prämolaren und Molaren miteinander verbindet
Staurion: Medianer kraniometrischer Punkt an der Verbindung der Ss. palatina transversa und intermaxillaris
Stephanion: Kraniometrischer Punkt an der Verbindung der S. coronalis und der Linea temporalis inferior
Subnasale, Subnasalpunkt: Kutaner medianer kraniometrischer Punkt am Übergang zwischen Oberlippe und Nasenscheidewand
Supraalveolie: Übermäßige Überdeckung der unteren Schneidezähne durch die oberen Schneidezähne
Supraokklusion: Herausragen eines oder mehrerer (Schneide-)Zähne
Tragion: Kraniometrischer Punkt am oberen Ende des Tragus
Translation: Horizontale Bewegung eines Zahns
Trichion: Medianer kraniometrischer Punkt am Ansatz der ersten Haarwurzeln an der Stirn
Vertikaldimension: Abstand zwischen Nasenbasis und Gnathion bei maximaler Interkuspidation
Wilson-Kurve: Bogen, der die Spitzen der bukkalen und lingualen Höcker zweier homologer Zähne miteinander verbindet
Xerostomie: Mundtrockenheit
Zahnalveole: Zahnfach, Vertiefung im Ober- oder Unterkiefer für die Aufnahme eines Zahns
Zahnengstand: Platzmangel mit der Folge von Zahnfehlstellungen
Zentrische Kondylenposition (ZKP): Entspannte, am weitesten dorsal und kranial gelegene Position der Unterkieferkondylen in der Fossa mandibularis

Register